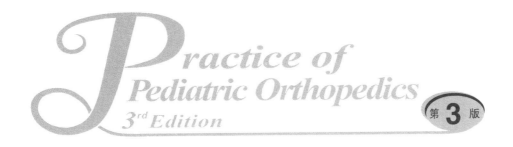

Practice of
Pediatric Orthopedics
3rd Edition
第3版

实用小儿骨科学

主　　编　潘少川

副 主 编　李承鑫　孙　琳　张学军　王　强

编　　者（按编写章节排序）

潘少川　王槿芳　白云松　郭　东　范竟一

张建立　孙　琳　邓京城　李承鑫　曹　隽

张学军　马瑞雪　任秀智　郭　源　许世刚

王晓东　巩纯秀　王　强　李彩凤　段晓岷

宋宝健　祁新禹　孙保胜　杨建平

工作助理　刘淑琴

人民卫生出版社

图书在版编目（CIP）数据

实用小儿骨科学/潘少川主编. —3 版.—北京：
人民卫生出版社,2016
ISBN 978-7-117-22422-2

Ⅰ.①实… Ⅱ.①潘… Ⅲ.①儿科学-骨科学
Ⅳ.①R726.8

中国版本图书馆 CIP 数据核字（2016）第 076259 号

| 人卫社官网 | www.pmph.com | 出版物查询，在线购书 |
| 人卫医学网 | www.ipmph.com | 医学考试辅导，医学数据库服务，医学教育资源，大众健康资讯 |

ISBN 978-7-117-22422-2

实用小儿骨科学
第 3 版

主　　编：潘少川
出版发行：人民卫生出版社（中继线 010-59780011）
地　　址：北京市朝阳区潘家园南里 19 号
邮　　编：100021
E - mail：pmph @ pmph.com
购书热线：010-59787592　010-59787584　010-65264830
印　　刷：北京铭成印刷有限公司
经　　销：新华书店
开　　本：889×1194　1/16　印张：27.5　插页：4
字　　数：798 千字
版　　次：1987 年 8 月第 1 版　2016 年 6 月第 3 版
　　　　　2018 年 11 月第 3 版第 2 次印刷（总第 6 次印刷）
标准书号：ISBN 978-7-117-22422-2/R·22423
定　　价：128.00 元

打击盗版举报电话：010-59787491　E-mail：WQ @ pmph.com
（凡属印装质量问题请与本社市场营销中心联系退换）

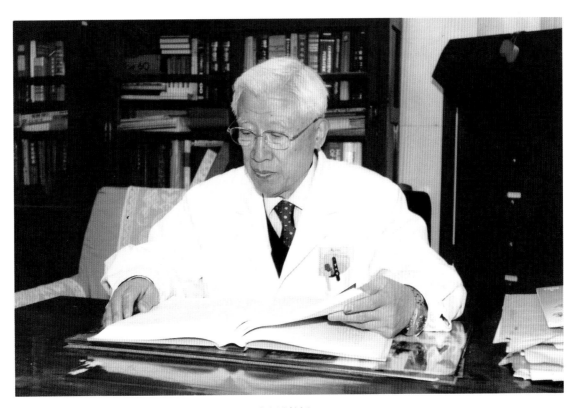

潘少川教授

主 编 简 介

潘少川教授，1926 年生。1951 年毕业于北京大学医学院六年制医疗系。毕业后任北大医院外科助教。1955 年调北京儿童医院任外科主治医师，协助张金哲教授成立和扩建小儿外科，1959 年任外科副主任。1958 年参加我国老一辈方先之教授举办的全国骨科进修班，此后专攻小儿骨科。1981 年任北京儿童医院骨科主任医师。1986 年 8 月迄今任首都医科大学附属北京儿童医院骨科教授。

1980 年 5 月率先开展了小儿脊柱侧弯和后突的器械矫正手术，1982 年赴美国宾赛维尼亚大学匹兹堡儿童医院和纽约州立布法罗大学儿童医院针对小儿骨科新进展和脊柱外科进行为期 1 年的考察。1984 年访问加拿大多伦多儿童医院、渥太华东安大略儿童医院和温哥华 B. C. 儿童医院。1986 年访问德国巴德尔东根脊柱外科中心。1987 年访问意大利罗马儿童医院分院矫形外科，考察 Ilizarov 技术矫治侏儒症。1989 年再次访美，在德克萨斯州的达拉斯市先进医学城访问 3 个月。重点考察脊柱外科新进展、Ilizarov 技术的改进和选择性脊神经后根切断术治疗痉挛性脑瘫。

潘教授率先在国内引进并应用 Ilizarov 理论和技术矫治肢体不等长和先天性胫骨假关节等。

在国内外专业期刊杂志上发表论文百余篇，主编了国内首部《小儿矫形外科学》、《小儿外科手术学》和《实用小儿骨科学》，并参加编写其他 15 部骨科和儿科学专著。2006 年以来主译出版了《Rang 小儿骨折》、《小儿骨科学——骨科核心知识》、《青少年特发性脊柱侧弯》、《实用小儿骨科学》、《小儿骨科规避后患要略》、《发育性髋关节发育不良》和《小儿骨科手术技术》七部译著。

1958 年和 1977 年潘少川教授两次被评为北京市卫生科技先进个人；1988 年和 1998 年卫生部(现国家卫生和计划生育委员会)授予其全国卫生文明建设先进工作者称号；1990—1998 年任中华医学会小儿外科学会主任委员；1990—1994 年为北美小儿矫形外科学会(POSNA)会员；1994 年为亚洲小儿外科学会终生会员。1992 年享有国务院特殊津贴荣誉；1993 年被评为北京市有突出贡献的专家；2009 年荣获中华医学会授予的杰出成就奖和首都医科大学授予的吴阶平桃李奖；2012 年获首都医科大学附属北京儿童医院授予的突出贡献奖。多次获北京市和卫生局科技进步奖。目前潘少川教授仍从事临床、教学和培养研究生工作。

我国小儿骨科三十年

——代第三版序

一、小儿骨科的特点之一是临床工作发展快、病种变化大

我国所有的小儿骨科在 20 世纪 70 年代初所治疗的病种大致相似，如急性骨髓炎、骨关节结核、骨关节损伤和小儿麻痹后遗症等。随着抗生素的正确使用和防痨工作的开展，骨关节感染性疾病日渐减少；脊髓灰质炎免疫接种的普及，使该病的发病率明显降低。因此，小儿骨科所诊治的疾病都以难于预防的外伤、先天性畸形、肿瘤和神经肌肉疾病为主。

1. 最多见的是先天性马蹄内翻足，其病因涉及肌肉肌腱、骨与关节和神经血管结构，男孩较女孩多两倍。X 线主要表现是距舟关节移位。开展的保守疗法多为 Ponseti 技术：一手拇指从外侧推向距骨头；另一手从内向外直推，数次矫形石膏维持。随之，跟腱延长。少数单位用 French 多次按摩加 CPM 机矫正。对顽固性畸形施行后内外松解术。

2. 以脊柱疾病为例，20 世纪 50 年代主要面对的是脊柱结核。临床技术的进步积累了丰富的理论知识，1957 年方先之教授等主编了《骨关节结核病灶清除疗法》专著。到了 20 世纪 80 年代面对的是先天性骨性缺陷的脊柱侧弯、特发性脊柱侧弯、脊柱病变如神经纤维瘤病、先天性成骨不全等，以及涉及椎管本身的脊髓纵裂和脊髓空洞症等。

对胸椎 6 ~ 7 以下 Cobb 角小于 35° 的特发性脊柱侧弯开展了背心支具治疗，目的是使患儿免于或推迟手术，以防止影响肺功能及胸廓和脊柱的生长发育。

石膏和牵引是矫正脊柱侧弯最早使用的方法，20 世纪 80 年代初引进了哈林顿手术，随后植入器械的发展和更新，能更好地满足矫正手法的需要，同时矫正手术采用了不同入路，如后方、前方经胸、腹或前后联合以及经胸腔镜入路等。

为了预防术中损伤脊髓和手术引发血容量过低，术中有了体感运动诱发电位监测、唤醒试验以及患儿血液回收，重新输入装置，以维持平稳的血容量及正常血氧饱和度。

借助植入物进行各种矫正手法可使侧弯在术中得到较快的矫正；对重度侧弯，术前以各种牵引方法预先使侧弯得到一定程度的缓慢矫正或增加柔韧性，以增加手术矫正的安全性。

3. 全国对髋关节疾病的诊治积累了很多经验，其中以发育性髋关节发育不良最为突出。髋关节的基础研究已经起步，对髋关节的组织学和超微结构以及髋脱位复位前后股骨上端静脉回流、血液分布有不同发现。对髋关节表面应力分布、对髋臼指数与治疗方案的关系做了深入观察。对手术复位术后出现的股骨头增大和股骨颈的 X 线变化进行了探讨。

对发育性髋脱位普查初步发现，其发生率从我国北方的 3‰ 到南方的 0.91‰，这与新生儿期不同襁褓方法，髋关节所处的位置即发育条件有关。诊断方面除采用超声波造影和 CT 检查外，还观察到发育性髋关节前脱位的临床特征。指出手法复位后应采取髋关节外展、内旋位制动。证实了婴儿阶段早期

诊断并及早应用 Pavlik 吊带可提高疗效。

根据不同年龄和脱位的病理变化程度,开展了发育性髋关节的各种复位手术,包括内收肌、髂腰肌和下方关节囊松解切开复位(Ferguson),骨盆截骨术(Salter),髋臼周围截骨(Pemberton),骨盆内移截骨(Chiari)、改良 Pemberton 截骨(Dega),以及环绕髋臼重新安置的手术(Steel,Tönnis,Ganz)等,不但追求中心复位,还要求得到良好的包容。

4. 1989 年开展了多功能的 Ilizarov 手术,用于治疗骨折矫形、肢体延长、久治不愈的假关节、髋内翻和顽固的大年龄畸形足等。借三维立体外固定器高坚强度及轴向微动(axial micromotion)功能,使骨、血管等组织生长能力旺盛形成的能力增强,细胞代谢生物合成作用加大了这一生物学规律,解决了临床过去难于解决的许多问题。

二、技术进步、总结经验丰富学术理论

从发表在全国性期刊上的论文和小儿骨科的专著看到了我国小儿骨科的进展。近年来,在《中华小儿外科杂志》《中华骨科杂志》和《中华外科杂志》发表的有关小儿骨科的论文超过 200 篇,说明很多期刊都为小儿骨科开辟了广阔园地。

发表的有关专著代表如下:《小儿矫形外科学》(1987 年,潘少川主编,人民卫生出版社,2005 年第 2 版更名为《实用小儿骨科学》),《小儿外科手术图谱》(1994 年,王果、潘少川主编,河南科学技术出版社),《小儿骨科学》(1998 年,吉士俊、潘少川、王继孟主编,人民卫生出版社),《小儿矫形外科》(2002 年,许瑞江主编,北京科学技术文献出版社),《小儿髋关节外科》(2005 年,吉士俊、马瑞雪、周永德主编,人民卫生出版社),《发育性髋脱位的诊治》(2007 年,张建立主编),《婴幼儿髋关节超声波检查方法和原理》(2011 年,Graf R. 和赵黎主编,第四军医大学出版社)。

此外,潘少川联合全国小儿骨科医生翻译了七部国外小儿骨科专著。

上述专著、译著都为传播小儿骨科领域理论的新进展与新技术起到了积极推动作用。

代表性的科研课题如彭明惺、刘利君等"小儿先天性髋脱位诊疗技术的改进"获 1996 年卫生部科技进步二等奖。卫生部(现国家卫生和计划生育委员会)批准在沈阳中国医科大学成立了吉士俊领导的小儿先天性畸形重点实验室。以上工作说明小儿骨科工作者正从工作和休息中挤出不少时间,有了时间加之勤奋努力成为科研工作的支柱。

三、小儿骨科学组的成立促进了学术交流,有利于医疗质量的提高

1976 年在中华医学会儿科学分会中成立了小儿外科学组。1986 年中华医学会小儿外科学分会正式成立。张金哲院士任首届主任委员,最初只有普外、心胸、骨科、泌尿、新生儿共五个学组,逐渐发展为现在的骨科、泌尿、新生儿、心胸、肿瘤、肝胆、肛肠和微创外科八个学组。吴守义教授为第一届小儿骨科学组组长,随后几届吉士俊、张锡庆、杨建平分别任组长,现今郭源任组长。

各学组在小儿外科学会领导下加强了学术交流,小儿骨科学组相继在 1986 年(杭州)、1989 年(张家界)、1992 年(沈阳)、1995 年(广东中山)、1997 年(重庆)、2001 年(西安)、2004 年(乌鲁木齐)、2006 年(苏州)和 2009 年(南昌)召开。还分别在苏州、香港、贵阳和台湾高雄举办小儿骨科多个专题讨论会,分别是髋关节疾病、小儿骨科与腹腔镜外科、小儿脊柱疾病和海峡两岸三地小儿骨科学术会议。除在全国各地进行经验交流外,有些小儿骨科学组成员还参加了北美小儿骨科学会,成为会员,使学术交流范围扩大到全国和国际范围。理论和技术的进步有利于培养新人才、开展新手术,并促使医疗质量提高。

根据患儿的需要,很多医院小儿骨科专业人员和床位逐渐增加,形成一定规模,目前在综合医院、专科医院及儿童医院小儿骨科已逐渐发展成为独立科室。据目前统计,小儿骨科成为独立科室的有北京积水潭医院、首都医科大学附属北京儿童医院、上海交通大学医学院附属新华医院、上海交通大学医学院附属儿童医学中心、上海市儿童医院、复旦大学附属儿科医院、天津医院、河北医科大学附属第三医院、唐山市第二医院、烟台山医院、郑州大学第三附属医院、郑州市骨科医院、苏州大学附属儿童医院、宁

波市第六医院、安徽省立儿童医院、湖南省儿童医院、湖南省人民医院、广州市儿童医院、深圳平乐骨伤科医院、佛山市中医院、玉林骨科医院、福建中医药大学附属泉州市正骨医院、河南省洛阳正骨医院、江西省儿童医院、内蒙古医科大学第二附属医院、中国医科大学附属盛京医院、华中科技大学同济医学院附属协和医院、西安红会华西医院、重庆医科大学附属儿童医院等。

四、要适应家长的高要求，坚定一切为了患儿的信念

不少患儿的家长推敲对治疗的决定是否正确。他们关注我们建议的手术方法、手术时间是否全面，甚至对患儿所患疾病的病因和遗传因素提出质疑。

越来越多的家长从网上寻找疾病的有关问题，这一切都不是所谓的"找麻烦"，而是对我们工作的提醒；病人是我们的服务对象，从某一个角度看，患儿又是我们的老师。为病人服务也是我们学习提高的过程。这就是所谓的医患关系。

然而医疗费用上涨，少数医务人员服务态度不佳，医疗效果不满意等因素使医患关系紧张，甚至演变成法律问题。这些都有待社会保障体系的改善，绝不能因此而动摇我们一切为了病人的信念，相信随着国家经济水平的提高及对社会福利的大力支撑，改善我们的服务态度，提高医疗质量，一定会使紧张的医患关系改观。

另外，对医务人员超时工作、克己奉公、辛勤劳动更要加以宣传，使社会对我们的工作能充分理解。

我们对小儿骨科发展的最终理想是建立专业学会，创建和办好本专业的杂志，积极参加学术活动，促进专业整体发展。从我们个人成长角度来讲，要靠敬业和自学，既求学又求术，不得偏废，以"学则争先"的理念做个小儿骨科的好医生。

近三十年小儿骨科和其他专业一样都有惊人的进步。但医学在不断发展，小儿骨科专业人员都在追求新的知识和技能，每个小儿骨科工作者如想成功，必须肯于理解患儿的需要，积极接触和面对新事物。

回忆我国小儿骨科三十年的进展，将其用作本书新版（第三版）的序言与读者共享。

2016 年 4 月

第三版前言

《实用小儿骨科学》自第一版出版迄今已近三十年了,第二版也有十一年了。

在这期间,小儿骨科的专业队伍明显壮大。由于有了稳定的专业医护队伍,临床经验较为集中,并有机会做较长时间的病情观察,在小儿骨科的病种方面有了更深的认识。诊断方法如仪器的改进,可按临床需要更新以适应手术操作,从而明显提高了治疗效果。另外,医学专业会议、专业期刊和专业书籍等促进了临床经验的交流和总结。这些均使全国小儿骨科有了较全面的发展。同时,国际交流也给我们提供了开阔眼界的机会,使我们学习了一些先进经验。

综上,小儿骨科多发病(如骨髓炎、骨关节结核和骨关节损伤等)的疗效已有明显提高;过去很多不为我们所熟悉的"少见"疾病,如脊柱侧弯和后突、肢体不等长、脑瘫等病种,现在已有不少医院收治;治疗方法不断更新,矫治效果有了明显提高。上述具体内容均反映在本书第三版内容中。

此外,随着医学知识在社会中的普及,患儿和家长等有了一些医学常识,甚至有些家长在门诊检查前,就从网上查找些有关孩子治疗的信息。这对我们的诊疗提出更高的要求,也使患儿家属与我们更加合作,对促使我们及早诊断和治疗均有不容忽视的正面效用。

我国小儿骨科的发展与日益壮大的小儿骨科专业队伍的辛勤劳动息息相关。他们珍爱孩子,这是第一位的要求;他们热爱小儿骨科专业,工作中培养了他们的敬业精神。因此,这支队伍表现出对孩子和家长的高度负责。对于本书各位编者而言,编写本书既锻炼了自己,也是三十年来辛勤劳动的具体成果展示。光阴荏苒,我们将更加努力,使小儿骨科事业更上一层楼。

2016 年 4 月

第 一 版 序

近年来,人们对有关小儿外科专论的需求骤增,这反映了当前我国儿童卫生工作发展的时代特点。首先,随着人们生活水平、文化水平的提高,相对加强对儿童的重视,必然要求我们的医疗事业不断地进步。其次,随着计划生育工作的开展,一对夫妇只生一个孩子,必定希望自己的孩子能健康茁壮地成长。过去很多一般医师不熟悉的病症,现在都要求治疗并获得完美的疗效。先天性畸形等原因引起残疾的治疗,越来越受到人们的重视。再者,目前虽然已有不少小儿外科专业建立并有不同的发展,但仍赶不上人们的迫切需要。因此,急需一批高级参考书,以培训儿外科专业医师,为成人外科医师补充儿外科知识以及为儿科医师提供儿外科学识。1978年全国儿科学会桂林会议上,小儿外科学组提出编写一套《小儿外科全书),立即得到广大会员的响应。这本《小儿矫形外科学》一书就是上述《小儿外科全书》中的一册。

《小儿矫形外科学》一书著者潘少川医师是我国最早从事小儿矫形外科专业医师之一,早年从师于矫形外科专家陈景云教授和方先之教授门下,20世纪50年代末在北京儿童医院开创小儿矫形外科工作。20多年来不遗余力,从无间断,积累了大量临床经验与教学资料。本书前身即潘少川医师多年来为培养小儿矫形专业进修医师编写的讲义,系按照《小儿外科全书》的统一要求,参考大量国内外重要书刊,充实改写而成。初稿完成后,作者又赴美考察学习9个月,参考国外现代小儿矫形外科工作实际情况作了补充修改,使本书内容愈臻完善,接近现代水平。

本书是以先天性畸形为重点的小儿矫形外科学专著。除先天性畸形之外,还包括创伤、感染、骨病、肿瘤等各方面的问题。其中有些内容,如产伤、新生儿畸形及某些门诊小病等与计划出版的其他有关专册如《新生儿外科学》、《小儿门诊外科学》等可能互有侧重或交叉。本书重点内容是从理论到具体治疗及手术方法上详细描述,并且都有我国自己的材料与经验。其他非重点内容也尽量介绍,以求内容丰富,对临床实践有参考价值。

目前我国的小儿外科尚处于幼年时期,经验知识均很不足,本书也不例外。随着人民需求的不断提高,我们工作的不断进展,期望本书在现有基础上不断修改与提高,成为本领域内有影响的高水平的论著。

张金哲

第 二 版 序

本书的第一版定名为《小儿矫形外科学》,是《小儿外科全书》中的一册,于1987年出版,它是国内首部以先天畸形为重点的专著,对推动我国小儿骨科临床工作的开展起到了重大作用。该书虽经重印,仍未满足需求。最近,作者们决定增修更新内容,编写出版第二版。由于涉及的众多专业,超越了"矫形外科"所能涵盖的范畴,更名为《实用小儿骨科学》,符合学科进程的要求。

20世纪,尤其是50年代以来,科学与医学取得辉煌的成就,抗生素与疫苗分别控制了骨关节感染和脊髓灰质炎,骨关节外科拓展到骨折内外固定、肢体延长及手外科,人工关节置换标志着重建外科的重大跨步,关节镜外科使多种关节内手术微创化,化疗的发展为肢体骨肿瘤病人的保肢手术治疗创造了条件,脊柱侧凸切开器械矫正更新了这一畸形的处理,骨形态发生蛋白的发现与制备开辟了临床应用骨生长因子的途径。21世纪跨入了分子医学时代,多种病理状态下的致病基因已得到识别和定位,包括骨骺发育不良、结缔组织病、肌营养不良等,这些研究在分子水平产生了关于正常与非正常生长发育及组织功能生物学的新信息,它们将逐步进入先天生长发育疾病的诊断治疗领域,同时也指出:在这一方面,小儿骨科医师密切与小儿科医师和临床遗传学家联系咨询的必要性。

晚近,国际上骨科学家认为,新的世纪骨科以生物学为基础,将更多的采用药物治疗,减少介入性处理。组织工程能提供"再生"类的肌骨生物修复,例如软骨组织。不远的未来,将见到采用生长因子、基因疗法治疗一些骨与关节疾病,小儿骨科必将有同样的更变。

本书第一主编潘少川教授,1950年代开始从事小儿骨科工作,随后多次访问美、加、德、意儿童医院骨科及其他骨科中心,2002年还在香港大学及香港中文大学小儿骨科作为交换教授讲学。1980年代集中致力于脊柱侧凸及后突的器械矫正和Ilizarov理论及技术的运用。他以北京市儿童医院骨科万例以上的临床资料和国际晚近的进展为基础,在本书新版中编写了生长发育、检查方法、股骨头缺血性坏死、脊柱畸形、脑瘫等新章节,融汇贯串了前述的新理论、新观点和新方法,指导小儿骨科医生,更好的为病儿服务。

我承邀为本书撰写前言,荣幸之至。期待本书的早日出版,并向编著者和出版者致以崇高的敬意。

2005年　北京

13

第二版前言

第 1 版《小儿矫形外科学》于 1987 年出版,迄今已 17 个年头。相信这本书对推动小儿骨科这一亚专业的传播起了一定作用。在此期间,临床医学飞跃发展,对学术的影响也十分深刻。新的诊断仪器和方法增多,特别是内镜和相应的器械不断完善使微创医学的原则和技术在小儿骨科的临床工作中日益发展,生物-心理-社会医学模式已愈来愈多地为人们所接受。时代促使骨科医师与病儿家长都在思考我们的治疗决定是否十分正确。这是我们提高医疗工作质量的希望和动力,同时要求在医学临床和科学研究中都要体现循证医学的精神。为此,小儿矫形外科学不但要从理论方面反映日新月异的进展,在实践中还需要有特殊的培训。基于这种认识,对书中的有些部分加以改写。对近年在基础理论和诊治方面精进日新的章节,如生长发育、检查方法、股骨头缺血性坏死、脊柱畸形、脑瘫以及创伤等均予重新编写。

骨科这一医学分支服务范围是恢复骨骼、肌肉神经系统的功能,从而维护人体的外形和正常运动。除外伤和发育畸形外,还会受代谢和其他全身性疾病而影响身体形态和功能。同时不少骨科疾病是可以预防的。因之,矫形外科远不能包容本专业的工作范围。小儿矫形外科同样面临这一问题。为此,乘本书新版之际,除将内容做了大量的充实外,特将书名改为《实用小儿骨科学》。

书中内容不只是希望告诉读者能做什么,不能做什么,同时想说明每个操作是以什么经验和理论作为基础,求得安全、有效。各章所列参考文献主要是针对新进展,读者根据需要可在图书馆中进一步详细查阅。本书很多内容是基于国内、外的实际经验。首先要感谢首都医科大学附属北京儿童医院领导对本书再版工作的鼓励与支持;外科骨科专业组的医生、护士的集体劳动和智慧作为本书的基础,尤其是于凤章主任丰富的临床工作经验为本书提供了很大帮助。当然还包括有关科室,如麻醉科、放射影像科和小儿内科同志们的大力支持。

限于北京儿童医院收治创伤病例较少,经验不足,故特邀天津医院小儿骨科杨建平主任改写骨关节损伤一章,在此也一并致谢。

在此还要提出,北京儿童医院科研处和刘淑琴女士对本书的资料整理、插图绘制和文字录入作了大量工作。

最后,感谢人民卫生出版社的全力支持,才能使新版《实用小儿骨科学》得以问世。

由于我们的水平有限,内容难免有不当之处,望广大读者不吝赐教,以利今后再版时修正。

2005 年　北京

目　　录

第1章　我国小儿骨科发展概况和有关史料简介 …………………… 1
　第1节　新中国成立前我国小儿骨科和同期国际情况 ……………… 1
　第2节　世界小儿骨科的发展 ……………………………………… 1
　第3节　我国小儿骨科的发展 ……………………………………… 1
第2章　运动系统的生长发育 ……………… 3
　第1节　各阶段正常生长 …………………………………………… 3
　第2节　结缔组织与生长发育 ……………………………………… 4
　第3节　蛋白多糖(黏多糖)与生长发育 ………………………… 4
　第4节　骨的生长发育 ……………………………………………… 4
　第5节　骨和骨骺的生长发育 ……………………………………… 6
　第6节　软骨的成分 ………………………………………………… 9
　第7节　骨的反应 …………………………………………………… 9
　第8节　关节的生长发育 …………………………………………… 10
　第9节　肌肉的生长发育 …………………………………………… 10
　第10节　神经系统的发育 ………………………………………… 11
　第11节　脊柱的生长发育 ………………………………………… 11
　第12节　小儿生长发育各阶段的特点 …………………………… 12
　第13节　生长异常 ………………………………………………… 13
第3章　小儿矫形外科检查法 …………… 16
　第1节　询问病史 …………………………………………………… 16
　第2节　一般体格检查 ……………………………………………… 17
　第3节　神经系统检查 ……………………………………………… 26
　第4节　影像学检查 ………………………………………………… 29
　第5节　实验室检查 ………………………………………………… 31
　第6节　活体组织检查 ……………………………………………… 32
　第7节　肌电图在小儿骨科中的应用 …………………………… 32
　第8节　小儿关节镜检查 …………………………………………… 38
第4章　小儿下肢和腰背疼痛 …………… 40

　第1节　概述 ………………………………………………………… 40
　第2节　下肢疼痛中常需鉴别的病种 …………………………… 40
　第3节　小儿腰背疼痛 ……………………………………………… 41
　第4节　疼痛与循证医学 …………………………………………… 43
第5章　先天性上肢畸形 ………………… 45
　第1节　先天性桡骨缺陷 …………………………………………… 47
　第2节　先天性尺骨发育不良 ……………………………………… 48
　第3节　先天性桡尺近端骨性连接 ………………………………… 48
　第4节　先天性肩关节脱位 ………………………………………… 49
　第5节　先天性肘关节强直 ………………………………………… 49
　第6节　先天性桡骨头脱位 ………………………………………… 50
　第7节　先天性下桡尺关节半脱位 ………………………………… 50
　第8节　先天性并指 ………………………………………………… 50
　第9节　多指 ………………………………………………………… 51
　第10节　缺指和裂手 ……………………………………………… 52
　第11节　浮动拇指 ………………………………………………… 52
　第12节　巨指 ……………………………………………………… 52
　第13节　短指 ……………………………………………………… 52
　第14节　先天性指外翻畸形 ……………………………………… 53
　第15节　指骨融合畸形 …………………………………………… 53
　第16节　三节拇指 ………………………………………………… 53
　第17节　小指营养不良 …………………………………………… 53
　第18节　手指狭窄性腱鞘炎 ……………………………………… 53
第6章　先天性下肢畸形 ………………… 55
　第1节　发育性髋关节脱位 ………………………………………… 55
　第2节　发育性髋内翻 ……………………………………………… 67
　第3节　下肢扭转畸形 ……………………………………………… 70
　第4节　胫内翻 ……………………………………………………… 72
　第5节　先天性盘状半月板 ………………………………………… 73
　第6节　先天性膝关节脱位 ………………………………………… 76
　第7节　多髌骨畸形 ………………………………………………… 77

第 8 节　屡发性髌骨脱位 ·············· 77
第 9 节　先天性婴儿胫骨前弯和胫骨假
　　　　关节 ·················· 79
第 10 节　先天性垂直距骨 ············ 81
第 11 节　先天性胫骨缺如 ············ 83
第 12 节　先天性腓骨缺如 ············ 84
第 13 节　胫骨后内侧成角 ············ 84
第 14 节　先天性马蹄内翻足 ·········· 84
第 15 节　先天性扁平足 ·············· 92
第 16 节　先天性跟距骨桥 ············ 92
第 17 节　高弓足 ···················· 93
第 18 节　先天性束带畸形 ············ 95
第 19 节　副舟骨 ···················· 96
第 20 节　先天性小趾内翻 ············ 96

第 7 章　肢体不等长 ·················· 98
第 1 节　病因学 ···················· 98
第 2 节　肢体生长的病理生理学 ······ 98
第 3 节　临床检查 ·················· 99
第 4 节　骨骼生长的预测方法 ········ 101
第 5 节　治疗 ······················ 106
第 6 节　Ilizarov 肢体延长术 ········ 108

第 8 章　先天性头、颈、肩畸形 ········ 119
第 1 节　末端小骨和枕椎骨 ·········· 119
第 2 节　先天性第一颈椎枕骨融合 ···· 119
第 3 节　先天性齿状突畸形 ·········· 120
第 4 节　先天性颈椎椎弓根和小关节面
　　　　缺如 ·················· 122
第 5 节　短颈综合征 ················ 122
第 6 节　家族性颈部强硬 ············ 123
第 7 节　先天性肌性斜颈 ············ 123
第 8 节　Sandifer 综合征 ············ 125
第 9 节　眼源性斜颈 ················ 125
第 10 节　颅锁发育不全 ············ 126
第 11 节　先天性高肩胛症 ·········· 127
第 12 节　先天性锁骨假关节 ········ 129
第 13 节　头面和上肢畸形综合征 ····· 129
第 14 节　颈肋 ···················· 130

第 9 章　脊柱侧弯和后突畸形 ·········· 132
第 1 节　概述 ······················ 132
第 2 节　特发性脊柱侧弯 ············ 138
第 3 节　先天性脊柱侧弯 ············ 157
第 4 节　脊髓纵裂和脊髓栓系（约束）
　　　　综合征 ·················· 162
第 5 节　神经纤维瘤病所致的脊柱

　　　　侧弯 ·················· 166
第 6 节　马凡综合征所致的脊柱侧弯 ····· 167
第 7 节　先天性心脏病和脊柱侧弯 ······· 167
第 8 节　开胸引起的脊柱侧弯 ········· 168
第 9 节　脊柱侧弯合并胸腔功能不全
　　　　综合征 ·················· 168
第 10 节　脊柱侧弯矫正术 ·········· 175
第 11 节　脊柱侧弯几种常见弧度的
　　　　　TSRH 手术矫正计划 ······ 179
第 12 节　脊髓空洞症 ·············· 181
第 13 节　先天性脊柱后突 ·········· 182
第 14 节　先天性骶椎和腰椎缺如 ····· 184
第 15 节　其他先天性脊柱畸形 ······ 186
第 16 节　带血管蒂肋骨移植在小儿脊柱
　　　　　前路融合中的应用 ········· 187
第 17 节　胸腔镜在小儿脊柱外科的
　　　　　应用 ·················· 188

第 10 章　先天发育异常 ·············· 193
第 1 节　先天性发育异常的遗传学
　　　　基础 ·················· 193
第 2 节　软骨发育不良 ············· 193
第 3 节　成骨不全 ················· 194
第 4 节　遗传性多发软骨外生骨疣 ···· 200
第 5 节　马方综合征 ··············· 201
第 6 节　股骨头骨骺滑脱 ··········· 202
第 7 节　先天性多关节挛缩症 ······· 203
第 8 节　纤维异样增殖 ············· 205
第 9 节　进行性骨干发育不良 ······· 206
第 10 节　纹状骨病 ··············· 206
第 11 节　点状骨病 ··············· 206
第 12 节　骨骺点状发育不良 ········ 206
第 13 节　多发性骨骺发育不良 ······ 207
第 14 节　单肢骨骺发育不良 ········ 207
第 15 节　干骺端骨发育不全 ········ 207
第 16 节　致密性骨发育障碍 ········ 208
第 17 节　血友病 ················· 208
第 18 节　特发性溶骨症 ··········· 209

第 11 章　股骨头缺血性坏死 ·········· 210
第 1 节　病因 ····················· 210
第 2 节　病理学 ··················· 212
第 3 节　临床表现 ················· 214
第 4 节　影像学研究 ··············· 215
第 5 节　鉴别诊断 ················· 218
第 6 节　治疗 ····················· 219

第12章 骨骺发育异常 …………………… 222
　第1节 胫骨结节骨软骨炎 …………… 222
　第2节 足舟骨缺血性坏死 …………… 223
　第3节 跖骨头缺血性坏死 …………… 223
　第4节 肱骨小头骨软骨炎 …………… 223
　第5节 其他骨软骨病 ………………… 223
　第6节 坐耻骨"骨软骨炎" …………… 224
　第7节 剥离性骨软骨炎 ……………… 224
　第8节 大块溶骨症 …………………… 225
第13章 神经肌肉疾病 …………………… 226
　第1节 神经肌肉疾病病理平面 ……… 226
　第2节 诊断要点 ……………………… 227
　第3节 处理原则 ……………………… 228
　第4节 脑瘫 …………………………… 229
　第5节 Rett 综合征 …………………… 239
　第6节 脊髓发育不良 ………………… 240
　第7节 脊髓灰质炎 …………………… 241
　第8节 脊柱肌肉萎缩 ………………… 242
　第9节 遗传性感觉运动神经病 ……… 242
　第10节 多发性神经炎(急性神经变
　　　　 性病) ………………………… 243
　第11节 遗传性神经变性病和脊髓小脑
　　　　 退行性变 …………………… 243
　第12节 先天性无痛症以及有关的
　　　　 综合征 …………………… 244
　第13节 新生儿臂丛神经麻痹 ……… 245
　第14节 新生儿坐骨神经麻痹 ……… 246
　第15节 肌营养不良 ………………… 246
　第16节 常染色体显性肌营养不良 … 247
　第17节 常染色体隐性肌肉营养不良 … 248
　第18节 肌炎 ………………………… 248
　第19节 先天性和后天性肌挛缩 …… 249
　第20节 多关节挛缩 ………………… 251
第14章 代谢性骨病 …………………… 253
　第1节 代谢性和内分泌骨病的病理
　　　　 生理学 …………………… 253
　第2节 佝偻病 ………………………… 253
　第3节 维生素 C 缺乏病 …………… 258
　第4节 维生素 A 过多症 …………… 259
　第5节 维生素 D 过多症 …………… 260
　第6节 生长激素缺乏症 ……………… 261
　第7节 甲状腺功能低下 ……………… 262

　第8节 甲状旁腺功能低下 …………… 262
　第9节 假性甲状旁腺功能低下症 …… 263
　第10节 膝内翻和膝外翻 …………… 263
第15章 骨关节感染 …………………… 266
　第1节 急性化脓性关节炎 …………… 269
　第2节 急性血源性骨髓炎 …………… 271
　第3节 少见部位的骨髓炎 …………… 275
　第4节 几种少见的骨髓炎 …………… 276
　第5节 骨关节结核 …………………… 278
　第6节 急性髋关节一过性滑膜炎 …… 287
　第7节 色素绒毛结节性滑膜炎 ……… 289
　第8节 婴儿骨皮质增生 ……………… 289
　第9节 幼年特发性(类风湿)关节炎 … 289
　第10节 艾滋病在肌肉骨骼上的表现 … 295
第16章 软组织损伤和感染 …………… 298
　第1节 软组织损伤 …………………… 298
　第2节 软组织感染 …………………… 305
　第3节 椎间盘疾病 …………………… 309
第17章 骨肿瘤和类肿瘤 ……………… 312
　第1节 骨肿瘤概述 …………………… 312
　第2节 组织细胞增生症 X …………… 314
　第3节 良性骨肿瘤 …………………… 315
　第4节 恶性骨肿瘤 …………………… 322
第18章 骨与关节损伤 ………………… 327
　第1节 总论 …………………………… 327
　第2节 锁骨骨折 ……………………… 335
　第3节 创伤性肩关节脱位 …………… 336
　第4节 肱骨近端骨骺骨折 …………… 337
　第5节 肱骨近端和肱骨干骨折 ……… 339
　第6节 肘关节损伤 …………………… 339
　第7节 尺、桡骨骨折 ………………… 356
　第8节 腕及手部骨折脱位 …………… 359
　第9节 脊柱损伤 ……………………… 361
　第10节 骨盆与髋臼骨折 …………… 369
　第11节 股骨颈骨折 ………………… 373
　第12节 股骨干骨折 ………………… 377
　第13节 股骨远端骨折 ……………… 382
　第14节 膝关节损伤 ………………… 386
　第15节 胫腓骨骨折 ………………… 394
　第16节 踝关节骨折 ………………… 400
　第17节 足部损伤 …………………… 407
索引 ……………………………………… 414

第 1 章

我国小儿骨科发展概况和有关史料简介

第1节 新中国成立前我国小儿骨科和同期国际情况

东汉末医学家华佗,精内、外、妇、儿、针灸科,尤其擅长外科,创用麻沸散麻醉后施行腹部手术和治疗骨感染的所谓刮骨疗毒,被奉为我国外科医圣。早在18世纪我国中医骨科已有经验和著作,包括"接骨总论"、"正骨图解"和"接骨经验方"。书中绘有十五母法、三十六子法的骨折整复图及其说明。这些经验后来传播到日本,由二宫献彦可出版。后又由人民卫生出版社1955年译成中文本。建国前国内无现代小儿骨科专著。小儿骨病和外伤通常由负责成人的骨科医师兼治,疗效难以理想。但在北京、上海、天津、广州、武汉等大城市,少数骨科医师根据小儿特点接受了国外当时的理论和疗法。同时将1741年法国Nicholas André所用的矫形外科(orthopaedy)新概念引进,深知该命名主要含意为让孩子(Paidos 小儿;Orthos 站直)免去畸形,可视为小儿骨科的萌芽。

1953年苏联 С. Д. ТЕРНОВСКИИ 著《小儿外科》于1956年由朱洪荫等译,张金哲审校。该书共八章,而其中五章均为小儿骨科内容。纵观骨科有文献记载的已有252年历史,而小儿骨科作为一独立亚专业只有50年左右。

第2节 世界小儿骨科的发展

早在1924年英国 Robert Jones 的著名论文题目为《残疾儿童的照料和治疗》(The Care And Cure of Cripple Children);Agnes Hunt(1867—1948年)开创小儿骨科护理和石膏技术的先河。美国匹兹堡儿童医院 Albert B. Ferguson Jr. 于20世纪50年代撰写了《婴幼儿和儿童矫形外科学》(Orthropaedics in Infancy and Childhood),是小儿骨科的早期著作,为小儿骨科的建立奠定了基础。芝加哥 Mihran O. Tachdjian 于1971年著有《小儿矫形外科学》(Pediatric Orthopedics),继该书第二版后,再由 John A. Herring 主编第三版,更名为《Tachdjian's 小儿矫形外科学》,被公认为有如大词典般的小儿骨科学专著,为人们广泛应用。英国 W. J. W. Sharrad 于1972年著《小儿矫形外科学及骨折》(Pediatric Orthopedics and Fractures)。1976年 Lovell and Winter 著《小儿矫形外科》(Pediatric Orthopedics),于2001年由 Morrissy 和 Weinstein 主编,但仍以 Lovell and Winter 冠名,同时联合出版《小儿矫形外科手术图谱》。此外,杰出的先驱者还有哈佛大学波士顿儿童医院的 John E. Hall,加拿大多伦多儿童医院的 Robert B. Salter 和一生研究先天性马蹄内翻足的 Ignacio V. Ponseti 等。相信他们在小儿骨科领域内的丰富经验和宝贵著作都对我国小儿骨科医师的深造起了明显作用。以上各国小儿骨科先驱和创始人的专著培养了一代小儿骨科人才,对传播小儿骨科知识起了很大作用。美国西雅图 Lynn T. Staheli 作为美国《小儿骨科杂志》的首任主编,为国际小儿骨科学术交流开辟了广阔园地,并主编了《实用小儿骨科学》(Practice of Pediatric Orthopedics)。20世纪70年代欧洲和北美先后成立了小儿矫形外科学会。小儿矫形外科日趋专业化。

第3节 我国小儿骨科的发展

我国现代小儿骨科先驱和创始人,按地区考虑,北京的孟继懋、陈景云、冯传汉和杨克勤教授,上海的叶衍庆和屠开元教授及天津的方先之教授等都为我国培养了不少骨科人才。特别应该提出的是,方先之教授早在20世纪50年代初期受中央卫生部(现国家卫生和计生委)委托举办全国骨科医师进修班,1953年迄今(2003年)共44期,培养了骨科医师近1800名。其中专门从事小儿骨科的医师遍及全国各地。此外,方先之教授于50年代初即在天津骨科医院正式建立小儿骨科专业和病房,由邸建德任主治医师。此外在50年代左右,已经从事小儿骨科的还有上海的过邦辅、吴守义,武汉的徐新六和济南的季海萍等。随后,由诸福棠教授大力支持,张金哲教授亲自筹划,北京儿童医院在外科中成立了小儿骨科专业。由潘少川主持工作。北京积水潭医院宋献文、崔甲荣、梁栋和王承武相继从事小儿骨科专业。

我国小儿骨科初期服务内容大致相似,如急性骨髓炎的治疗,骨关节结核的病灶清除,骨关节损伤和小儿麻痹后遗症矫正等。随着抗生素的普遍应用和防痨工作的开展,骨关节感染性疾病日渐减少,脊髓灰质炎的免疫接种使发病率明显降低。因此大家都以难于预防的外伤和先天性畸形、神经肌肉疾病为主要工作内容。广州的陈之白在我国报道首例脊柱侧弯矫正。潘少川于20世纪80年代引进了Ilizarov肢体延长并率先开展了小儿脊柱侧弯矫正术。

科研方向逐渐转移到以多种畸形,如发育性髋关节脱位、先天性马蹄内翻足以及股骨头缺血性坏死、先天性胫骨假关节、脑瘫和骨肿瘤为重点。在《中华骨科杂志》、《中华外科杂志》和《中华小儿外科杂志》中发表的这方面的论文超过二百余篇。沈阳中国医科大学成立了卫生部批准的小儿先天性畸形重点实验室。1981年潘少川主编了我国第一部《小儿矫形外科学》(人民卫生出版社出版);1998年吉士俊、潘少川、王继孟主编

了《小儿骨科学》(山东科技出版社出版)。这些都是在学习国际先进经验的基础上,加之我国小儿骨科工作者的经验总结的专著。

我国小儿骨科是从综合医院和儿童医院两种环境中发展起来的。综合医院的小儿骨科是从成人骨科中分出的亚专业,有良好的骨科基础训练,平日有与成人骨科各亚专业协作的条件;而从儿童医院成长的小儿骨科医师,他们经过骨科专业进修、培训后,加之原有的小儿外科基础,热爱孩子,谙练小儿生理解剖的特点。前者热心于充分运用先进的骨科技术(与国际上一致)开辟新专业,为儿童患者提高疗效;后者致力于儿童运动系统疾病疗效的提高,为此寻求更先进的骨科理论和技术。在这样的历史背景下,都是为了提高疗效,这更需要交流学术思想和工作经验。自1986年大家都参加了中华医学会小儿外科学分会中的小儿骨科学组。组长为中国医科大学小儿外科的吉士俊,两届成员有吴守义、徐新六、梁栋、于凤章、朱葆伦、夏榕圻、张锡庆、刘正全、周永德、林振福、戴祥麒、马承宣、曾宪民、彭明惺、王代全、刘尚礼、黄耀添、王承武、张新河、赫荣国、马瑞雪、潘少川(小儿外科学会主委兼小儿骨科学组成员),先后主持在成都、沈阳、重庆、中山、苏州、西安、北京和香港举办小儿骨科的学术会议,到会代表80～300人,从代表们参加的如此踊跃程度不难看出我国小儿骨科队伍的成长和发展小儿骨科的高度热情。

(潘少川)

第 2 章

运动系统的生长发育

小儿矫形外科学（Pediatric Orthopedics）是预防和治疗儿童肌肉骨骼疾病的一门医学专业。1741 年巴黎大学医学 Nicholas Andry 教授发表了描述预防和矫正儿童畸形的论文。他把两个希腊单词，即 orthos（"正"的意思）和 Paidios（"儿童"的意思）合并为一个词即"orthopedics"。从此 orthopedics 便成为保持和恢复肌肉骨骼系统功能的专业名称。小儿矫形外科是本专业的核心。原因有三：一是大家都开始把注意力放在了儿童疾病上；二是大量的矫形外科疾病都源于早期生长阶段；三是小儿矫形外科一直是一个充满活力和引人入胜的亚专业。

生长主要指体形变化，而发育主要为功能上的进展。有了正常和异常生长发育的知识，对理解小儿矫形外科至关重要。这方面的知识可增强对肌肉骨骼系统的认识，可以正确理解病因，并能更好地治疗小儿各种矫形外科疾病。

第 1 节　各阶段正常生长

生长期可分为七个阶段，生殖细胞或称配子应是第一阶段（表2-1）。

表 2-1　小儿各阶段生长的时间

阶段名称	时间
配子	受精前
胚胎早期	0～2 周
胚胎期	2～8 周
胎儿期	8 周至出生
婴儿期	出生到 2 岁
儿童期	2 岁至青春期
青春期	转变至成熟

（一）配子

卵子和精子统称配子。在配子形成中，减数分裂使细胞染色体数目减半。遗传物质，包括可

能的缺陷遗传基因，发生重组，于是成熟的卵子和精子形成。通过受精，来自父母双方的遗传特征相结合，创造出一个独特的个体。

（二）胚胎早期

胚胎早期是从受精到胚胎植入子宫的两周时间。

受精之后第 1 周，合子在通过输卵管向子宫移动中数次分裂。合子变成桑葚胚，然后又变为胚泡并将自身植入子宫后壁。

第 2 周羊膜腔和三层的胚板形成。外胚层形成神经组织，而后内陷，成为神经管。中胚层分化为生皮层（节）、肌层（节）和生骨层（节）。此时如有致命的或严重的遗传缺陷，便可发生早期流产。两周内，早期的胚胎易受致畸因素影响。

（三）胚胎期

胚胎期间各器官系统发育。通过"诱导"这一复杂的机制，进一步分化成特殊组织。"诱导"是某些细胞作用于另外的细胞以产生全新的细胞或组织。

胚胎的第 3 周是器官生成的第 1 周。本周内三层的胚板发育，体节开始形成，神经板关闭从而形成一个神经管。

第 4 周可辨出肢芽。体节分化包含三层。生皮层（节）变成皮肤，肌层（节）变成肌肉，生骨层（节）变成软骨和骨。每个肢芽远端发育成外胚层嵴的顶端。该嵴对于肢体间充质有诱导作用，可以促进肢体的生长发育。严重肢体缺陷多发生于这个时期。

第 5 周手板形成，肢体的间充质密度增加。

第 6 周指（趾）明显分开，间充质密度增高，软骨形成。

第 7 周指（趾）分开的切迹出现。如指（趾）不能分开则成为并指（趾）。本周上、下肢向相反方向旋转，下肢向内旋转，蹈趾到中线；而上肢向外侧旋转 90°，将拇指转到肢体的侧面。

第 8 周手指完全分开，胚胎成为人的外形，形

成各器官系统。

（四）胎儿期

胎儿期的特点是生长迅速及身体比例的变化。

9 周至 12 周锁骨是第一个通过膜内钙沉着而骨化。与身体其他部分相比，上肢变得更合比例，下肢仍短。

13 周至 20 周继续快速生长，下肢变得合乎比例，大部分骨已骨化。

20 周至 40 周继续生长，整体比例变得更像婴儿（表 2-2）。

表 2-2　胚胎期和胎儿期肌肉骨骼的发育

时期	周龄	长度（mm）	形体发育	骨	肌　肉	神　经
胚胎期			三层的脊索			神经板
			肢芽	生骨节（层）	体节	神经管
			手板	间育质密度增加	肌肉前期形成	
	12		指（趾）	软骨形成	肌节（层）融合	
	17		肢体旋转	早期骨化	分化	
	23		指分开		肌肉生成	脊髓与脊椎等长
胎儿期	12	56	性别确定	扩展骨化		
	16	112	面部形成	关节腔形成	自主动作	
	20	160	整体合乎比例			髓鞘形成；脊髓终于 L_3
	40	350				

第 2 节　结缔组织与生长发育

胎儿早期的基础为结缔组织构成，大体分为两类大分子：胶原和蛋白多糖。

胶原是含有三股肽链的螺旋结构。已知至少有 10 种不同的胶原型，其中 5 种最为常见。

胶原的生物合成是在内质网中开始的，装配成基本分子。前胶原是在细胞外间隙形成的。然后前胶原组合为原纤维，并相互联合加固而变为胶原。胶原是结缔组织的主要成分。

轻度的胶原疾病常见，仅导致关节松弛度增加。重度胶原异常可引起明显残疾。主要胶原疾病是按照胶原合成通道中发生缺陷的部位而分类的。

人类结缔组织的 5 种基本胶原型：在间质部位的 I 型涉及各组织器官、皮肤和肌腱；II 型与软骨及髓核有关；III 型与 I 型同，但不见于骨内；在分节部位的 IV 型见于晶状体和肾脏；V 型为骨的次要组成部分。

第 3 节　蛋白多糖（黏多糖）与生长发育

蛋白多糖是形成透明软骨和其他结缔组织的细胞内基质的大分子。多肽或蛋白附着于葡萄糖胺聚糖（氨基葡聚糖）就形成了蛋白多糖。蛋白多糖通过连接蛋白与透明质酸结合而形成的，其为分子量超过 1000kDa 的多聚体。蛋白多糖高度亲水。在水中可与大于本身重量许多倍的水结合而产生适合作为关节面的弹性基质。透明软骨由大致等量的蛋白多糖和胶原组成，并与大约 3 倍于自身重量的水结合。这些复杂分子形成过程中的缺陷可产生各种疾病。

黏多糖（mucopolysaccharide，MPS）聚积病是氨基葡聚糖降解过程中所必需的特异的溶酶体酶缺陷所致。降解不完全的分子聚积在细胞内导致细胞功能失调或死亡，从而致病。

第 4 节　骨的生长发育

（一）骨的形成

骨的形成是分阶段的。首先，间充质细胞密集，形成未来骨的模型。第二阶段，即软骨化，是间质的迅速生长期。最后，软骨转化为骨。这一过程是通过膜内和软骨内骨化完成的。

软骨内骨化见于绝大部分骨中。胎儿期初级骨化中心在长骨骨干中发育。骨化首先发生于软骨膜下。在软骨内肥大细胞降解。接着血管长入,然后软骨模型的中央发生骨化,形成初级化骨中心。软骨内骨化是在软骨-骨交界面进行的。之后二级骨化中心在骨的末端发育,位于初级和二级骨化中心之间的软骨变为生长板。

初级骨化中心对于长骨来说,通常在出生前发育。但短骨,如髌骨及大部分腕骨、跗骨,初级骨化中心是在婴儿期发育的。二级骨化中心则多在婴儿期和儿童早期发育,并在儿童期青春期和成人早期时与初级骨化中心融合。骨的成熟一直持续到整个儿童期和青春期,并表现为有序的融合。因此在 X 线片上,骨化的程度已成为判断发育成熟度的标准。

编织骨在胎儿期形成。编织骨结构松散,胶原成分相对多,柔韧度较板状骨大。这种柔韧度在分娩过程中非常必要。到婴儿期编织骨逐渐为板状骨代替,儿童期编织骨极为少见。

在整个儿童期,骨皮质渐增厚。股骨骨干的直径比髓腔的直径增长快。随着年龄增长,骨干厚度增加。骨皮质增厚、板层结构增加及钙的比例加大均使成熟骨可耐受更大的张力,但柔韧度下降。这就形成了婴儿、儿童和成人的骨骼损伤类型各不相同的重要原因。

(二)骨的结构和组织学

骨结构的基本单位是哈氏系统。每一个哈氏系统是由 $20\mu m$ 直径的中央管及其四周的密集板状组织所构成。在这些哈氏系统之间尚有不规则的间质层。这些板状组织均是含矿物质的胶原纤维,其排列的疏密直接影响骨的硬度。每个哈氏系统的中央管长约 9mm,其中有彼此嵌插的网状组织、不同活性的成骨细胞和神经血管束。哈氏系统为组成骨主体的单位,其中的神经血管束再经伏克曼(Volkmann)管向内与骨髓腔和骨内膜相通,向外与骨外膜相连。间质层中有多数小陷窝,彼此有微细导管相连。每个陷窝内均有骨细胞,其原生质延伸到微细导管内,成为一整体。骨的哈氏系统的排列是根据其持重的力学原理组成的。骨外膜为白色纤维组织,具有弹性。骨外膜下由成骨作用强的成骨细胞和血管组成疏松的形成层。此外,骨外膜多与肌肉、韧带等紧密相连,使之成为完整的运动系统。骨内膜则覆盖在骨松质的内面。

骨内血管与有髓鞘、无髓鞘的神经纤维并行,分布在哈氏系统内,骨膜下尤为丰富。因此,对疼痛刺激和震颤都很敏感。一旦失去神经支配,骨的生长和致密度将会受到影响。

骨膜的淋巴管也沿哈氏系统及伏克曼管进入骨内。

骨内的细胞有如下几种:

1. 成骨细胞 在成骨活跃处均可见到,产生于骨膜下的形成层、骨内膜、骨髓的网状结构,还可能来自骨内血管壁的细胞。成骨细胞呈立方形,由细小的原生质突起彼此连接。细胞的大小和形态随其活性变化而不同。在由间质细胞转变为成骨细胞以及成骨细胞进入分泌期,细胞的胞质和细胞核内均含碱性磷酸酶。

2. 骨细胞 主要位于陷窝的表层,四周包以钙化骨基质。骨细胞的作用类似破骨细胞或网状细胞,骨细胞的功能为传递骨与血液间的离子和营养物质,在电子显微镜下此种细胞与破骨细胞的形态相似。有的作者认为骨细胞既有成骨作用,又有破骨的吸收功能。

3. 破骨细胞 为多核间质细胞,凡有骨吸收或溶骨之处均可见到。细胞内含黏液多糖和酸性磷酸酶。不少作者认为此细胞源于组织细胞或网状内皮系统的大吞噬细胞。

4. 其他细胞 如网状细胞,多居于骨髓内的网状基质内,有成骨和造血功能;此外,还有骨内层的结缔组织细胞、成纤维细胞。

胚胎期骨髓腔内充以红髓和骨松质,随年龄的增长,脂肪组织渐增多。约 12 岁时仅能在长管状骨的干骺端内见到红髓,但是在肋骨、椎体、颅骨和无名骨内则终生含有红髓,并具造血功能。骨髓由大量网状结构和松散的造血细胞组成,当成人发生某种贫血性疾病时,脂肪黄髓有时又可转成红髓,再现造血功能。

(三)骨的化学

骨由有机物、无机物和水分构成。

1. 有机物 93% 的细胞基质为胶原,1% 为无定形的黏多糖综合体,余为其他蛋白质。

2. 无机物及其代谢 骨内的无机物,钙质占全身总量的 99%,磷占 90%。它使骨质能承受机械力量,也与全身各组织之间保持化学平衡。经化学分析,骨内的主要离子有钙、磷、氢氧基、碳酸盐和镁,多以羟基磷灰石结晶的形式存在。骨的无机结晶表面尚有格子层(钠、碳酸盐、枸橼酸盐可以透过),含水壳和细胞间液。这种布局与生长、成熟和骨无机盐结晶的消融和沉积有关。

体内 99% 的钙和 90% 的磷均储藏在骨内。

（1）钙的代谢：如凝血,神经冲动的传导,肌肉的兴奋性,细胞膜的渗透压、酸碱平衡以及提供骨骼的机械力,都需要有钙参加。因此,钙的代谢十分重要。

有维生素 D 和高蛋白质饮食,钙极易从肠道吸收。体内特别需要钙质的情况,如小儿生长发育阶段、妊娠和哺乳期,钙更容易吸收。小儿每日需钙 lg,成人需要量较少。每日从尿中排钙 100～150mg,大便排钙 500～700mg。这种钙的需要量和排泄量反映骨内钙的正常交换。临床上常借此来衡量判断骨的代谢情况。

低钙饮食 3～4 日后测定血钙的含量,可进一步了解从骨内脱钙程度。正常情况下,99% 以上的钙从肾小球排出,再由肾曲管重吸收。血钙经常保持 10mg/100ml,其中 70% 处于游离状态,其余是与蛋白质结合的形式。

内分泌系统调节钙、磷代谢。如甲状腺素升高后,小便和大便的排钙量增加。甲状腺功能亢进时可发生全身性或局限性骨质稀疏。相反,黏液水肿时有钙的储留。

肾上腺皮质酮减少时会有骨质疏松。这可能是继发于蛋白质消耗的缘故。

甲状旁腺激素调节血钙使之维持恒定,是借反馈原理。就是说血浆和骨内不稳定的钙(相当于总血钙的 70%)之间保持着平衡,如血钙降低,就增加甲状旁腺激素的分泌,促使骨释放更多的钙,将血钙升高到 10mg/100ml 的水平。

（2）磷的代谢：体内 90% 的磷位于骨内,其余 10% 分布在细胞内和血中。小儿每日磷的需要量约为 1g,在有钙的情况下,磷易自肠道吸收。磷摄入后有 60% 自小便排泄,小儿血磷为 5～6mg/100ml,成人只有 3～4mg/100ml。体内绝大部分磷为无机磷,极少部分属于磷脂。

（3）镁的代谢：成人骨灰的 38% 为钙,19% 为磷,镁只占 0.7%。体内 2/3 的镁居于骨骼内,其中 25% 与蛋白质(主要是白蛋白)相结合。甲状腺激素可使血镁升高,骨内的镁位于骨磷灰石结晶的表面。甲状旁腺参与镁的代谢。甲状旁腺切除后骨内镁与钙的比值增高。

3. 水分　见于间隙(或称细胞外液)以及磷灰石结晶的含水壳层内。此外,黏多糖综合体及胶原等有机物与无机物和骨髓内均含有水分。骨内含水的总量在成骨阶段达 60%,在老年人的骨皮质内只含 10%。

4. 枸橼酸盐　主要覆盖于磷灰石结晶和钙离子的表面,其作用是促使钙离子变为可溶解的钙的化合物以加强肠道吸收,然后再沉积到骨内。同时也可使骨内钙质溶解后从骨内脱出,而不太改变局部的酸碱度。平时每日枸橼酸盐的排出量为 200～1000mg,此即血浆内枸橼酸盐的含量。维生素 D 缺乏性佝偻病的患儿,血浆内枸橼酸盐的含量较正常为低。因此,宜及时予以补充。

5. 骨内酶含量　骨内酶的正常含量与肝脏相似。骨细胞代谢的活跃程度和氧消耗的速度相当于肝细胞的 50%。骨的酶系统在破骨细胞中有糖酵解酶、酸性水解酶、胶原酶和碱性磷酸酶。以上各种酶参与乳糖形成,促进软骨的吸收和骨样组织的形成。另外,破骨细胞中还含有酸性磷酸酶。骨转移瘤、先天性成骨不全的患者血浆内酸性磷酸酶增多。

第5节　骨和骨骺的生长发育

为小儿进行矫形治疗时,不能疏忽患儿还处于生长和成熟过程中。同时应全面留心其功能恢复,对小儿精神创伤和情绪因素也不容忽略。生长本身有时可致畸形复发,如失衡的肌群在发育过程中可加重畸形。此点在术后护理时应给予充分注意。

影响小儿生长的因素很多。遗传因素(如脊柱裂、发育性髋关节脱位、软骨发育不全、成骨不全等)以及母体健康状况均与产前的骨骼生长有关。生后环境和社会因素可延缓青春期发育。小儿自身的健康状况和饮食营养与生长密切相关。

（一）骺的生长

创伤可抑制骨骺的生长,日后可产生畸形。用生后 12～15 天的小鼠做实验。切除一个全部骨骺,可重新生出新的有功能的骨骺。用成熟鼠做同样的实验则观察不到这种再生现象。用兔做实验,在骺板中心钻细孔并不引起任何畸形发育。但破坏骺的表面则导致广泛变形。以 X 线破坏骺的中央部,发现四周健康的软骨细胞向内生长,也不造成畸形。切除兔的部分骨骺,出现相应肢体短缩和畸形。此畸形与残存的正常骺板的多少和骺板提早融合的范围大小有直接关系。软骨没有再生,骺板受损后,若残存的健康骺软骨无骨桥形成,则仍有一定的生长能力。

许多因素可以延迟骨的生长,如损伤、疾病和手术影响。短期的生长延迟可产生生长停滞线。停滞线可以在 X 线片上显示。

（二）骺和骺板的发育

骺板又称生长板，其发生较长骨本身晚，也稍迟于骺的发育。肢体骨骼的发育是胚胎第 5～6 周时，间质细胞出现凝聚而产生肢芽，后不久出现软骨细胞。小小的软骨始基由于基质肥大和全长出现细胞肥大而不断延长。这种纵向生长变化以其两端尤为明显。胚胎第 4 周有骨膜形成。肥大的软骨细胞再经成熟、钙化、骨化和动脉长入的过程，中心的大部化骨，而其两端仍保持软骨状态。最初，骨和软骨之间并无特殊结构。胚胎第 3 个月时软骨和骨之间的软骨细胞变为柱状，进而不同骨的骨端呈现不同形状的骺板。

骺板大体可分为两类，即盘状和球状骺板。大多数长骨的骺板为盘状骺板。介于干骺端和骨骺之间的板状结构内的骺板细胞不断分化而成为成熟的软骨细胞，从而不断使骨纵向延长并变粗。球状骺板多见于短管状骨，如跗骨和掌、指骨等。起初在骨的两端各有一球状骺板，随生长和成熟，只在一端保留一真正骺板，另一端的骺板变成与之并列的球状关节软骨。跟骨骨突的骺板虽呈盘状，但包绕跟骨体的后内侧。一般长管状骨的两端各有一骺板，称双极骺板。脊柱的椎体最初具有球状骺板。随后，骨化中心扩大，致骺板逐渐消失而在椎体上下两个侧面成为盘状骺板。椎体没有真正的骨骺，其位置为椎间盘所占据。髋臼的骺板来自骨盆的髂骨、耻骨和坐骨，呈 Y 形的放射状。

骺板的主要特征是自胚胎早期直至骨骼成熟，其结构始终不变。骺板结构可依组织学和功能特点分为三层——静止层、增殖层和肥厚层（图 2-1）。

增殖层与骨的纵向和横径发育有关。软骨细胞在本层中始变肥大。生长层中血管丰富。血管提供未分化细胞，进而变化为静止软骨细胞。此后，静止软骨细胞分裂。细胞做纵向和横径的肥大改变，并形成很多细胞柱。这也是骺板的一大特征。细胞柱构成骺板总厚度的一半。原来在静止细胞和肥大细胞附近杂乱无章的胶原渐变为纵向排列，与细胞柱的走行一致。

再一层是软骨肥厚层。本层细胞间的基质有明显的生物化学变化，导致最终的骨化。基质转成异染性并有钙化。软骨细胞变肥大，表明其代

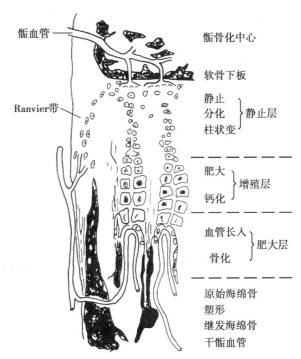

图 2-1　盘状骺板的结构
骺板的结构主要指盘状骺板。球状骺板与之相似，但无软骨下板，且软骨细胞柱很短

谢活性增强。成熟区的软骨细胞的结局有两种不同学说：一种说法是软骨细胞退化，另一种看法是软骨细胞转变为骨母细胞。

最末一层为软骨细胞肥厚层的临时钙化区。软骨细胞间的基质为骨所替代。本层主要特征是有血管长入。经电子显微镜观察确定这种血管襻为一闭襻，同时是骨化所必要的细胞来源。在钙化的软骨上，骨母细胞使其转化为骨。这种围绕软骨的骨组织称原始海绵骨（primary spongiosa），原始海绵骨再经塑形而成熟，称继发海绵骨。新生儿阶段骨的形成、生长和塑形都非常活跃。同时此处也是骨的最软弱部位。新生儿骨折多发生在干骺端的这个塑形带。大儿童的骺板损伤则发生骺板骨折，即所谓的典型的 Salter Ⅰ 或 Ⅱ 型损伤。

生长板　长骨的生长板在一次和二次骨化中心之间生成发育。生长板的功能是使骨产生纵向生长。完成这一功能是一个复杂的过程，包括软骨细胞的增殖和成熟，基质的产生和矿化，以及随后的软骨内化骨。其他部位的生长板的生长潜力不大，包括短小骨四周、跗骨或椎体以及肌肉附着处，如髂骨嵴边缘生长的骨突。

典型的长骨骺可分为若干带（区），各有其形态代谢和功能上的特点（表 2-3）。

7

表 2-3　生长板的不同部位及其有关的生长异常

带(区)		疾　病	发病机制
静止带		弯曲型侏儒 假性软骨发育不良	Ⅱ型胶原缺陷 蛋白多糖代谢不良
增殖带		软骨发育不良 巨人症	细胞增殖不良 细胞增殖过度
肥厚带	成熟区 退化区 临时钙化区	黏多糖聚集病 佝偻病	溶酶体酶缺陷 钙或维生素 D 缺乏
干骺端	初级海绵骨 二次海绵骨	骨髓炎 干骺端发育不良 成骨不全 骨硬化症	细菌停留 肥大细胞伸入干骺端

　　静止带　与二次化骨中心相邻,此区相对无活动性。此区不参加骨的纵向生长,但能产生基质和有贮备的功能。

　　增殖带　是软骨细胞复制和生长区。该区代谢率高,血液、氧和糖原供应丰富。三磷腺苷(ATP)和胶原使骨能迅速生长。

　　肥厚带　由成熟区、退化区和临时钙化区三个亚区组成。肥厚带的软骨细胞增大,其基质为钙化做准备。这一过程与血液供应、氧化、糖原贮存减少及聚集的黏多糖和软骨细胞的解聚有关。在临时钙化区,独特的 X 胶原合成可接受钙的沉积。

　　干骺端　是血管、骨形成和再塑形的部位。该部清除了钙化的基质,形成编织骨,并由板状骨替代。骨的末端包括生长板和干骺端,是最容易发生感染、肿瘤、骨折、代谢和内分泌疾病的部位。在儿童期,生长板的问题成为肌肉骨骼系统疾病的主要组成部分。

　　(三) 骺板的血运

　　骺板的血运来源有三:骺血管,干骺端血管和软骨周围血管。骺血管变化不定,主要取决于骺板的组成,视软骨或骨的成分的多少而定。骺血管多从关节囊及其在软骨周围的附着处进入。骨突处的骺血管来自腱附着处,丰富的血管长入骨突的骺软骨。

　　软骨骺的血管是经软骨管进入的。软骨管系弯弯曲曲的小管道,分布在软骨的各部,为其提供血运。大的软骨管彼此之间有些沟通。软骨管还为生长静止层供血。此种血管偶与干骺血管有吻合支。跨骺板的血管只在生后数个月以内存在,

在大的骨骺方能见到(如股骨两端和肱骨近端)。二次骨化中心形成和长大后则很少能看到跨骺板的血管,这是因为此时软骨下骨板已形成,血管不能再跨过骺板。

　　软骨管有如下特点:①为各部骺软骨提供血运,彼此几乎没有沟通;②定时有血进入骺板周缘部而不定时地进入骺板的其他部位;③为骺基质膨胀提供软骨母细胞的来源;④软骨管四周环以致密的软骨和细胞间基质,使其成为软骨骺的内在支撑系统,同时在承受外力时可防止软骨管的萎陷;⑤对二次骨化中心的发育也起重要作用。

　　一旦骨化中心形成并长大,其血循环的结构也随之改变。一些软骨管向骨骺提供血运,软骨管之间的交通日益增多。骨化中心长大后,在骺板与骺之间出现软骨下骨板。经此软骨下骨板,仍有小分支为柱状排列的软骨细胞提供血运。静止软骨细胞即来源于血管内皮细胞或血管周围组织。上述树枝状的血管从不穿过软骨细胞柱。血管在通过软骨下骨板以前,吻合支极为丰富。

　　骺循环受损后,静止带和增殖带的正常细胞分裂和成熟过程停止。唯周围未受损的骺板继续纵向生长。结果是受损部位的断面观似拉向干骺端。

　　干骺端血管主要来自营养动脉。另外,软骨周围的小血管分支也支配干骺的边缘部分。这两个血运系统的终端形成平行的血管襻,自原始海绵骨之间穿过到达肥大细胞附近。这类血管与骨陷窝不直接通连。小静脉襻的末端形成静脉窦。静脉窦和毛细血管襻没有伴随的网状内皮系统。这种血管网内有一定的阻力。上述解剖构造足以

解释感染何以好发于靠近骺板的干骺端。

阻断干骺端血管并不影响骺板的成软骨作用和软骨细胞的成熟，但妨碍软骨细胞的转化功能。结果使受累部位的骺板增宽，静止层和成熟层软骨细胞增多。相反，转化层软骨不能骨化。因干骺端血管邻近终端的血管襻，该处有丰富的交通枝，故干骺端重建血运较快。

软骨周围的血管除为干骺端的边缘部位供血外，还为骺板四周，即 Ranvier 带供血。骺板环周积累性发育与 Ranvier 带有关。若此处血运受阻，骺板的横径发育落后。

长管状骨除纵向生长外，骺板的横径增粗的方式有二：盘状骺板借细胞分裂和基质膨胀以及 Ranvier 带的细胞增多而增粗其横径。球状骺板主要依靠间质迅速膨胀。

以下举出两个不同部位的骨的生长发育，说明生长的变异。这可用是否存在"间质膨胀"所产生阻力来解释。新生儿的肱骨远端有肱骨小头和滑车两骨骺在断面大体相等。生后因第 3 ～ 5 个月就出现肱骨小头骨骺。因肱骨下端已有肱骨小头骨骺，外下方在早期发育间质膨胀受限。但是滑车骨骺到 7 ～ 8 岁时才出现。故肱骨下端内侧就不受间质膨胀的限制而增大横径。成熟后的滑车骨骺较之成熟后的肱骨小头要大很多。最终这两个骨骺彼此融合，使肱骨下端有完整的发育。又如股骨上端的两个骨骺，即股骨头和大粗隆骨骺也是不同时间出现的，二者之间从无骺板的间质膨胀产生的横向阻力，最后形成粗隆间沟，并构成股骨颈的正常长度。

软骨骨骺形成玻璃样软骨后，从组织学上看，关节面的软骨和骺中心部的软骨并无明显区别。胎儿最后的一个月直到生后一年，关节面软骨和深层的软骨有了明显组织生化的变化。二者有了很多不同之处。关节面软骨从不钙化，更不骨化。若一片关节软骨嵌于深层玻璃样软骨之中，此关节软骨片被环绕而形成骨化中心。但此软骨片本身仍保留为软骨而不改变。骨成熟后，关节面软骨与其下面成熟后的骺软骨和软骨下骨之间出现明确的轮廓界限。

第 6 节　软 骨 的 成 分

软骨可分为 4 种：①玻璃软骨；②弹力软骨；③纤维软骨；④日后化骨的软骨内软骨。

软骨从软骨管中的血管得到营养并借弥散和渗透作用取得营养。

关节软骨在化学上由硫酸软骨素 A、C 及胶原纤维组成。小儿关节软骨内的胶原纤维纤细且疏松。

软骨内的水分含量较高，小儿软骨内含水量可高达 75%，成年后则减少到 60%。

第 7 节　骨 的 反 应

骨骼构成身体的支架并有关节以供活动。虽然骨是硬组织，但它具有活性并符合力学的结构。骨按生物学方式经常塑形，它除起支架作用外，还参与很多代谢过程。此外，对各种全身性或局部疾病、代谢疾病以及生理性和机械外力均有反应。

成人骨骼最后的大小和形状与身体内、外因素有关，胎儿的骨组织培养证明，其形态除受遗传因素的影响外，还受子宫内和生后外界环境的影响。

1. 对功能的反应　依结构和功能相互依赖的生物学基本定律，即 Wolff 定律，骨对外力作用起反应。该定律强调"内在结构和外形改变，骨的形状和功能上的任何变化，或单纯功能的变化，均依数学定律而变化"。但由于生理变化繁多，不能把它真正描写到数学上的准确程度。小儿股骨干骨折的重叠和成角，能够在负重和生长过程中经塑形得到矫正，就可作为例子说明 Wolff 氏定律。负重力和肌肉运动的作用可使骨得到塑形，逐渐矫正畸形。还有的作者提出在生长期间，外力作用和加压能抑制生长，张力可刺激骨生长。

2. 对肌力的反应　肌肉力量也影响骨的形状。事实上，骨的正常发育也要靠肌力的平衡维持。以跟骨畸形为例，腓肠肌和比目鱼肌麻痹后，对跟骨的作用丧失，结果导致跟骨后面向跖侧旋转。小儿生长期间，因患小儿麻痹使脊柱旁肌肉失去平衡，也会造成所谓麻痹性的脊柱侧弯。这又是肌力影响骨骼外形的一个例子。

3. 对应用和失用的反应　经常发挥骨的作用，就是对成骨和骨的生长的一个刺激因素。骨失用后则出现失用性萎缩，包括脱钙和体积的缩小。某一肢体经一段时间制动，或发生广泛的弛缓性麻痹，或长期卧床，均可发生失用性骨萎缩，这种过程发展很快，也会因此而产生并发症，如病理性骨折，有时甚至造成全身性代谢紊乱，如高血钙、钙尿和肾结石。这种现象均系骨骼丢失大量钙质所致。若处于生长发育期,骨可明显变细。生长也可受到抑制。

4. 对循环障碍的反应 无论外伤性或非损伤性血管堵塞引起的血运中断,均可造成骨坏死。股骨颈骨折或髋关节脱位均可产生股骨头缺血性坏死。Caisson病也是一种非损伤性的骨骺和干骺端血管堵塞而造成的坏死。

骨缺血性坏死病变内仍保有部分残存血运。病变经血管纤维组织侵蚀后,坏死骨组织逐渐吸收而代之以新骨。有的作者用"爬行替代"一词描写这种骨的吸收和新骨形成。经过一段时间,恢复血运后的骨组织发生萎缩和脱钙,而丧失血运的骨组织则不能脱钙,在X线照片上显示密度增加。最近经X线照片和病理学对照研究,骨的密度变化表明,凡有反应增生的都是活的骨组织。骨髓炎产生死骨也是丧失血运的结果。

骨对血循环增加的反应是骨增生和过长。如下肢动脉瘤或髋附近的慢性炎症均可导致下肢过长。

5. 对外伤的反应 主要反应是新骨形成,这可见于骨折愈合的过程。除此之外,骨外伤后可由于血运中断或骨局部损伤而发生骨坏死。伤后疼痛或失用也可发生骨萎缩。慢性积累性损伤也可导致局部骨侵蚀和反应性骨硬化。

6. 对放射性物质的反应 大量放射线照射可使骨细胞坏死,血运变化,造成骨损害。生长发育期的骨组织和骺板软骨特别容易被大剂量放射线所破坏。骨的生长也必然受到影响。

广泛放射治疗会造成病理性骨折。大剂量照射有时可引起肉瘤样改变。

第8节 关节的生长发育

关节的发育从在间充质中形成一个裂隙开始,接着发生软骨化和成腔化。约在14周时完成腔化。内间充质变为滑膜,外间充质变为关节囊。正常的关节发育需要关节运动,而关节运动需要正常的神经肌肉系统。因此,关节缺陷常见于有神经肌肉疾病的婴儿,如脊髓发育不良和肌发育不良。

两骨连接处统称关节。但因相邻的组织不同又可分为骨型连接、韧带型连接、软骨型连接和滑膜型连接4种。

常需矫形外科处理的是滑膜型关节。滑膜型关节两骨端由玻璃样软骨覆盖,关节内衬以滑膜,滑膜是一种有特殊适应性的结缔组织,可产生滑液,用以滑润关节并为关节软骨细胞提供营养。正常情况下,滑膜并不覆盖软骨。两骨端借纤维关节囊和韧带相连。这种连接与四周的肌肉力量和关节形状的要求是一致的,由此保证了关节的稳定。

关节液系血浆的透析液,有不含硫的黏多糖,称为透明质酸,很可能是由滑膜细胞所分泌,其确切来源目前尚不清楚。关节的吸收功能是通过淋巴管壁半渗透膜作用实现的,大于100nm的颗粒则不易通过滑膜层。滑液的黏稠度和关节的形态相配合以保护关节软骨面免受体重和肌力作用的不良影响。

滑膜型关节的关节面在形态上并不是完全协调的,特别是从整个活动面积来讲更是如此。上、下关节面只有在某一位置上两者是密切接触的。因而,在关节活动时滑液可在关节的间隙中循环。同时,在关节内产生液体静力压,并分布在关节软骨的表面,以减少关节软骨的摩擦和利于散热。很多作者对正常和异常关节内的压力做过观察,当髋关节在30°～65°屈曲、15°外展和15°外旋时,关节内压力最低。髋关节伸直、高度外展和内旋时,关节内压力升高。膝关节在中性屈曲位(25°～60°)时压力最低,过伸膝关节则压力升高。踝关节在跖屈15°时压力最低。肩关节则在屈曲、外展30°～65°时压力最低。肘关节在30°～70°屈曲时压力最小,与前臂旋前旋后无关。腕关节在中立位时内压最低。

关节软骨的营养主要来自滑液。有的作者观察到关节内游离体能逐渐长大的部分主要是软骨。未成熟的关节软骨的营养由滑液供应,也来自其下方的骨松质。成熟的关节软骨唯一的营养途径来自滑液。骨和软骨交界处的软骨下骨板成为血运的屏障。

第9节 肌肉的生长发育

(一)肌肉的生长与发育

体节生肌节的中胚层,产生成肌细胞,成肌细胞又生成躯干的骨骼肌。体节中胚层产生肢芽的间充质,又形成肢体的肌肉。肢体肌肉由肢芽的间充质发育而来。间充质源于体节的中胚层。胎儿第8周时各部位的肌肉开始出现。出生前后肌纤维数目增加。从出生2个月至成熟，男性肌纤维增加约15倍，女性增加约10倍。肌纤维长度在出生后增加最快，使肌肉占初生时体重的1/4增加到成人的1/2。

（二）横纹肌的解剖和生理

人体内约有434块肌肉。胎儿期肌肉一直发挥骨髓外造血器官的作用。12周的胎儿出现最早的动作，似已有神经支配。但最初的肌肉活动并不像生后那样靠神经支配。没有骨纵向生长的条件下，如先天性腓骨缺如的患儿，该部肌肉照常发育，这就表明肌肉的发育具有独立性。

肌肉内血管床供血丰富。

肌肉由多数肌纤维组成，四周环以结缔组织纤维膜。

肌肉的基本单位为肌纤维，肌纤维与肉膜内层相连，其外与腱的纤维相接。肉膜为肌肉细胞膜，其四周包以肌内衣。肌肉的近端随生长而变长，而其远端形成腱膜。

活动盘大的肌肉内含大量肌质。相反，易疲乏的肌肉或收缩快的肌肉肌质较少。横纹肌的肌质内有一种含铁色素称肌红蛋白，其特性与血液中的血红蛋白相似，即有可逆性的携带氧和二氧化碳的能力。

肌纤蛋白和肌凝蛋白为肌纤维内的两种主要蛋白质。肌凝蛋白有较粗的丝极，沿肌纤维的纵轴排列。而肌纤蛋白的丝极横嵌于肌凝蛋白之间。

肌肉能使化学能转为机械能，从而使机体完成各种运动和各种工作。

神经肌肉连接点是一个运动单位，其中包括前角运动细胞及其轴索，再加上所支配的一组肌肉纤维（平均为100~200个）。运动单位的终端有运动神经和终板。轴索的末端呈管状膨大，称为囊泡体。从终板释放乙酰胆碱作为介质，对神经肌肉起传递作用。

传递冲动，指冲动从轴索传递到肌肉。这既是电的活动，也是化学性质的活动。静止时，肌纤维膜表面和纤维内的电位差约为90mV。这是由于细胞外液中钾离子浓度高，而细胞内液中钠离子浓度低所致。条件变化则会改变电位。一旦在终板局部释放乙酰胆碱就会与感受器的分子结合，从而改变了细胞膜的渗透性。于是钠、钾相互交换，导致去极化作用而产生肌纤维的收缩。

（三）肌肉的反应

肌肉对外伤和某些疾病的反应早已为人们所了解。肌肉失用则萎缩。失用性萎缩发展迅速，如膝关节疼痛性疾病或经长腿石膏固定后很快就发生股四头肌萎缩。坚持抗阻力的锻炼，肌肉可再增强。疼痛刺激可造成肌肉的保护性痉挛。肌肉持久痉挛会产生静力性挛缩。痉挛肌群的对抗肌因处于牵拉延长的状态和非功能位，从而肌力变弱而不利于恢复。

肌肉活动影响骨的生长。生长期间肌力失衡常使骨的外形朝肌力较强的方向弯曲。肌肉对缺血也很敏感，缺血性挛缩就是个说明。全身性慢性病也会导致周身肌肉无力和疲乏。

第10节　神经系统的发育

胎儿第3周神经板发育，其表现为最初外胚层背侧部增厚。然后神经板向内折叠，在中心形成神经沟，在两边形成神经皱褶。胎儿第4周神经沟闭合变为神经管。神经嵴分开并插在神经管和外胚层表面之间。

神经嵴变为后根神经节和后根（或称感觉根）。前根（或称运动根）由位于神经管腹侧部的基底板发育而成。彼此连接形成了周围神经。

周围神经生长并长入相应体节的肢芽，并穿透间充质，分布于发育的肌肉中。皮肤感觉神经也是分节段形成的。

在胎儿晚期，脊髓的髓鞘开始形成，并一直延续到婴儿早期。

最初，相应体节的神经和骨分别位于两侧，脊髓尾端充满了整个椎管，脊神经通过相应的椎间孔穿出。胎儿第24周，脊髓到达骶1；在出生时到达腰2；成人期到达腰1。这个分化生长速率的差异导致了马尾神经丛的形成，即聚集在蛛网膜下腔经椎间孔而出的神经。脊髓的末端通过终丝附着于第一尾椎的骨膜，终丝是胚胎脊髓的残留。

体节产生皮节的感觉神经分布，这一简单分布通过肢体旋转而变得复杂。

第11节　脊柱的生长发育

在胚胎期，中轴系统发育。第4周来自生骨节的间充质细胞围绕脊索生长而变为椎体。围绕神经管生长而形成椎弓。来自相邻近生骨节的细胞结合而形成椎体的前身,即相互成节段的构造。在椎体之间脊索发育成椎间盘。细胞围绕神经管成为椎弓。

胎儿第 6 周软骨化中心在椎间充质的两侧三个部位形成。最前的两个中心联合形成中央部。在骨化中心出现之前,完成软骨化。中央部与两个椎弓的骨化中心成为每个椎体的三个一次骨化中心。

幼儿每个椎弓的中心与椎体融合。借软骨的神经中心接合部(neurocentral junction)使椎管能适应脊髓的增长。神经中心连接部通常于 3~6 岁融合。婴儿或儿童的椎体在 X 线片上可见前切迹,即体节融合的部位。

青春期二次化骨中心在横突和棘突尖端以及椎终板周围发育,到 25 岁时融合。先天缺陷常见于中轴部位。人群中 1/3 有腰椎变异,多为隐性脊柱裂。半椎畸形由椎体形成不良或分节不良所致。这些病变常并发泌尿生殖畸形,有时还并发心脏、肛门、肢体缺陷和气管食管瘘。

衡量年轻患儿的脊柱是否还要继续生长发育常用的 4 个指标:一是 Risser 征(骨盆髂骨的骨突骨骺出现和闭合状态);二是 X 线片上手和腕骨的骨龄;三是生长高峰速度(PHV)以及女性患儿的月经是否出现等生理状况。

第 12 节　小儿生长发育各阶段的特点

(一)婴儿期

婴儿期指从出生到 2 岁,是出生后生长发育最快的一个阶段。

1. 身体比例　身体不同部位的生长各不相同。上肢生长早于下肢,足部发育比下肢其他部位早。儿童时期躯干生长最快,青春期下肢生长最快。在整个生长期身体比例逐渐接近成人外形。

2. 生长　婴儿早期生长最快,儿童期减慢,在青春生长高峰时又有短暂的增快。2 岁时的身高约相当于成人时的 1/2,9 岁时约相当于成年时的 3/4。

不同骺板的生长速率不同。上肢肩和腕的生长最快,而下肢、胫骨上方和股骨下方的生长最快。

不同的组织生长速率也随年龄而异。皮下脂肪生后第一年发育,有贮存营养、防寒冷和减轻外

伤的功能。脂肪使足的纵弓不明显,故婴儿有平足外观。肌肉的百分比随年龄增加,神经组织的百分比却随年龄增长而降低。

3. 调控生长的因素　调控生长的因素既有全身性的,也有局部性的(表 2-4 和表 2-5)。

表 2-4　影响生长的全身性因素

全身性因素	对生长的影响
骨、软骨营养障碍	延缓
神经肌肉异常	延缓
营养缺乏	延缓
大多数代谢疾病	延缓
垂体肿瘤	加速
马方综合征	加速

表 2-5　影响生长的局部因素

局部因素	对生长的影响
物理压力	延缓
去神经	延缓
缺血性损害	延缓
去迷走神经	加速
动、静脉瘘	加速
剥离骨膜	加速
骨干骨折	加速
异物反应	加速
慢性骨髓炎	加速

全身性因素起主要作用,内分泌、营养和代谢异常使生长明显改变。

局部因素可以延缓或加速生长。曾试用加速生长的方法延长脊髓灰质炎后遗短缩的肢体,但增加的长度不能预测,而且也达不到临床需求。

物理压力的大小与延缓生长成正比。用大鼠做实验,截去前肢造成直立行走。结果会使下部腰椎前方呈明显楔形变。这可能是椎体前部承受压力所致。

每个生长板中生长调控因素都有遗传性。将幼鼠的肢体移植到成年大鼠身上后仍继续生长。

4. 粗大运动发育　评价运动发育的标准是学会粗大运动能力的年龄。这种能力容易测定,在评价发育时很有用。婴儿约在 3 个月时能控制头的动作;6 个月时能坐;8~12 个月时扶着站立;12~14 个月时能独立行走。这些指标在筛查时

有用。

（二）儿童期

儿童期指生后第 2 年直到青春期前。这个时期生长和发育虽然一直在继续,但比婴儿期慢。总的说来儿童期时间长,所以生长发育的大部还是在这个时期完成的。

1. 步态 婴幼儿期,步态不如儿童和成人平稳。早期步态的特点是基底宽大、不规律、欠稳定,而且能量利用效率低。婴儿期不稳定步态是由于重心低、肌肉/体重比低,以及神经系统和姿势控制机制的不成熟所致。

2. 发育的个体差异 婴儿及儿童期会有发育的个体差异,这些差异可被误认为是畸形。这些差异包括平足、足尖内指、足尖外指、O 形腿和 X 形腿。这些情况随着时间多能自然消失,很少需要任何治疗。

3. 预测成人后身高 预测成年后身高对处理某些畸形非常有用,特别是对肢体不等长的肢体延长手术。预测方法有多种,见于有关章节。

（三）青少年期

青少年时期又称青春期,是从青春发育开始至骨骼成熟。有些疾病,如脊柱侧凸和股骨头骺滑脱均常见于这个时期。

社会、心理因素对青少年的影响要较儿童期显著。青少年越来越重视体形变化。儿童原不注意的畸形残疾变成很大烦恼。青春期女孩会对以前未注意的手术瘢痕十分关注。

1. 肥胖 肥胖在青少年更加常见。体重超标是某些矫形外科问题的病因,如股骨头骺滑脱和胫骨内翻。

2. 确定成熟程度 生长潜力和骨骺融合的时间对纠正下肢不等长也很重要,对处理脊柱侧凸的患者同样重要。

借手-腕 X 线片用 Greulich-Pyle 图表来估计骨龄。

Tanner 测定乳房和生殖系统发育,需要在成年后进行,所以应用受限。

Risser 征是在骨盆前后位 X 线片上观察髂骨嵴的骨化程度,0 分为未出现骨突骨骺;从前向后出现 1/4 为 I 分,1/2 为 II 分,3/4 为 III 分,全部出现但未与髂骨嵴融合的为 IV 分;从后向前全部融合的为 V 分。Risser 征常用来在处理脊柱侧凸时估计骨的成熟程度。身高增长速度和髋臼发育情况也可用来评价成熟指数。

第 13 节 生 长 异 常

骨骼肌肉系统的疾病较为常见。这些疾病和其他造成儿童活动受限的疾病在过去 40 年中增长了 3 倍,原因是如今有残疾的儿童比过去存活下来的多了许多。

（一）先天缺陷

先天缺陷的常见原因是多因素遗传。新生儿中 3% 有严重缺陷,还有 3% 在以后的婴儿期发现。出生前后死亡的 20% 是由于先天缺陷。许多新生儿有单一的、较轻的缺陷。有多个轻缺陷的婴儿发生严重畸形的概率更高,所以如果发现有较轻的缺陷,应尽快仔细查找有无更严重的问题。先天缺陷的 1/3 是肌肉骨骼问题。髋发育不良和畸形足占原发性肌肉骨骼缺陷的半数。

虽然遗传性疾病可以出现在婴儿期,但是很多婴儿肌肉骨骼问题是由于环境因素如营养不良、感染和创伤所致。

（二）染色体异常

染色体图已能显示矫形外科门诊常见疾病的缺陷基因。致病基因连锁与控制明显特征的基因使识别某些疾病的高危个体成为可能。例如,在第 9 条染色体上致甲-髌综合征的基因与 ABO 血型基因连锁。与患有甲-髌综合征父或母具有相同 ABO 血型的后代也患此综合征。

许多染色体异常是由于染色体数目、结构或内容的改变所致。许多染色体的改变是因为在细胞分裂时未能分离或未能脱连接所造成。未能脱连接导致单倍体或三倍体合子。性染色体单倍体产生 XO 染色体型 Turner 综合征（先天性卵巢发育不良）。

性染色体三倍体引起 47XXX 型女性产生轻微的智力迟缓,而 47XXY 型产生 Klinefelter 综合征,47XYY 型产生有进攻性行为特征的疾病。常染色体（非性染色体）三倍体很常见,并影响第 21 染色体,引起 Down 综合征。13 染色体三倍体和 18 染色体三倍体会引起严重的缺陷,但很少见。

染色体结构异常可以自发,也可继发于致畸因子的影响。致畸因子是能够诱发缺陷并能引起各种综合征的物质。第 4、5、18 和 21 染色体的部分缺失产生特殊的综合征,如第 5 条染色体的短臂末端的缺失引起 cri du chat 综合征。其他常见的改变有易位、重复和倒置（图 2-2）。

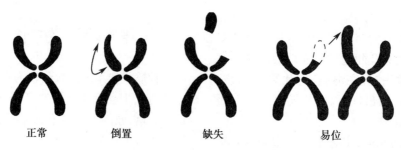

| 正常 | 倒置 | 缺失 | 易位 |

图 2-2　染色体结构异常

单一基因缺陷可以是遗传的,也可由自然突变造成。缺陷一旦建立,就会遵照孟德尔(Mendelian)定律遗传下去。这样个体的遗传物质构成则主要由性细胞核减数分裂和受精时的随机过程所决定(表2-6)。

表 2-6　染色体结构异常与疾病的关系

染色体	疾　病
1	Rh 血型组,Gaucher 病,CTM 疾病
5	MPSVI,cri du chat 综合征
6	组织相容抗原复合体
7	MPSⅦ,Ehlers-DanlosⅦ,某些 Marfan 综合征
9	ABO 血型,甲-髌综合征
15	Prader-Willi 综合征(身材矮小,肌张力低下,精神发育迟缓,性腺发育低下和肥胖)
X	Ducheme 肌肉进行性营养不良,软骨发育不良

（三）遗传性疾病

受精使染色体恢复二倍体数目,并携带来自父母双方的遗传特征。若卵子或精子携带有缺陷基因,受精则可能产生一个异常的合子。异常基因遗传机制有以下几种:

1. **显性遗传**　是由单一异常基因引起的。常染色体显性遗传通常产生身体结构异常。不同表现程度和不完全的外显率可以抑制或使显性遗传的表现到最小程度。

2. **隐性遗传**　只有在一对基因的双方都异常时才能表达出来。诸如黏多糖病等由代谢或酶缺陷所造成的疾病,经常由常染色体隐性遗传所致。

3. **X 性连锁遗传**　只涉及 X 染色体。男性因 Y 染色体无遗传活性,即使是 X 染色体的隐性异常基因也能表达。一个典型的 X 性连锁隐性遗传的例子是假性肥大性肌肉营养不良。女性是携带者,只有男性后代受累。在隐性 X 性连锁遗传中,只有在遗传配对基因的双方都异常时,女性

后代才受累,而且这种情况非常罕见。

4. **多基因遗传(或多因素遗传)**　涉及多个基因、环境"触发"和其他因素。如髋关节发育不良和足畸形这些常见的疾病就是这一遗传机制。

（四）形态生成异常

形态生成异常(abnormal morphogenesis)可分为四大类:

1. **畸形(malformation)**　是在妊娠第 2 个月器官形成阶段受到干扰导致的结构性缺陷,是致畸物或遗传所造成的,如脊髓脊膜膨出、并指、多指、Poland 综合征和先天性股骨发育不全等。

2. **发育异常(dysplasia)**　发育不良是从细胞分化为组织的过程中的异常变化所致。

3. **发育受阻(disruption)**　发育受阻发生于妊娠晚期,在这个时期因药物或毒素等致畸形物、创伤或物理性打击对胎儿的侵害可干扰生长,多致形态异常,如羊膜粘连造成的束带畸形。

4. **变形(deformation)**　变形发生于妊娠末期,是由于宫内挤压所致。内在或外在的机械外力致身体局部外形改变。因胎儿生长较新生儿生长相对要快些,故胎儿更容易变形。畸形较轻,而且通常在婴儿早期自然痊愈,如柔韧性跖内收、先天性膝关节过伸、生理性胫内翻和姿势性仰趾外翻足。

（五）发育性变形

发育性变形(developmental deformities)表现为:

1. **代谢性疾病**　如佝偻病引起骨质减少及长骨逐渐弯曲。

2. **炎性疾病**　可以损害生长板或关节软骨,致肢体缩短或成角性畸形。慢性骨髓炎因充血可导致骨生长加速,从而引起骨的长度增加。

3. **活动可以改变骨的生长**　如让 Perthes 患者长期不负重,可以导致该下肢轻度变短。另外从儿童时就开始练球的职业网球运动员,其用力侧上肢相对过度生长。

4. 因肌力失衡造成神经肌肉畸形 如脑瘫患儿的痉挛。内收肌的痉挛使股骨头长期压迫髋臼外缘,引起软骨的侵蚀和变形,最终造成关节脱位。挛缩、僵硬、重力和时间的联合作用,可造成四肢痉挛性麻痹患者发生严重多发畸形。

5. 创伤后变形 可因骨的畸形愈合或生长板损伤而发生畸形。若未损伤生长板,在整个再塑形过程中,生长本身可矫正某些残存的畸形。

(六) 医源性畸形

已知长期用特殊褓裤方法使婴儿髋关节位于伸直位,可诱发髋关节发育不良。

(王槿芳 潘少川)

参 考 文 献

1. 胡亚美,江载芳.诸福棠实用儿科学.第7版.北京:人民卫生出版社,2002:11-65.
2. Moseley CF. Growth//Lovell WW, Winter RB. Pediatric Orthopaedics. 2nd ed. Philadelphia: J. B. Lippincott, 1986: 27-39.
3. Ogden JA. Development and maturation of the neuromusculoskeletal system//Morrissey RT. Lovell and Winter's Pediatric Orthopaedics. 3rd ed. Philadelphia: J. B. Lippincott, 1990: 1-33.
4. Robertson WW Jr. Newest knowledge of the growth plate. Clin Orthop Relat Res, 1990(253): 270-278.

第 3 章

小儿矫形外科检查法

矫形外科是医学的一个分支,主要研究和恢复骨骼、肌肉和神经系统的功能。小儿矫形外科的工作是预防和治疗小儿骨骼肌肉系统的疾病。生长发育过程中的原发和继发畸形是小儿矫形外科的重点,而外伤后的畸形也与成人不同,常有发展变化。骨骼、肌肉和神经系统的功能彼此紧密相关,某一系统的作用常对另一系统产生影响。肌肉麻痹会造成骨的畸形而其原始病变又是神经系统疾病,如小儿麻痹。生长时期,肌肉的功能对骨骼外形至关重要。肌肉功能失常不但会影响发育,而且可导致骨的畸形。相反,骨骼系统也会对肌肉产生影响,例如肌肉与其附着的骨骼之间有反射作用,通过所谓"不自主的肌肉痉挛"防止引起疼痛的关节活动。此外,小儿时期治疗失败的病例到成年后多数成为矫形困难问题,这一点应当引起小儿矫形外科医师的注意。

矫形外科虽只有 240 年的历史,但是所治疾病可追溯到古代。很多骨病在史前期已经存在,这可从数千年前古墓中出土的骨骼得到证明。在欧洲、亚洲和非洲古墓中发掘出来的骨骼中均发现存在骨髓炎、骨肿瘤、关节炎及其他疾病,骨折尤为常见,其中有的已愈合,力线很好。最早的记录要算 Kirkouf 氏墓大门处的浮雕,表明公元前 2830 年已用拐架。在埃及,第 18 代王子右下肢萎缩和马蹄足是小儿麻痹后遗症。史前期的骨骼表明已有骨科手术。

希波克拉底时代已有诊断和治疗骨折、脱位的详细记录。对牵引、支架和绷带的应用,以及对畸形足和髋脱位均已有所了解。

矫形外科最初只是处理非创伤性的骨骼、肌肉和神经系统疾病,特别是儿童。第一次世界大战后,一些新技术的应用促使对诊治创伤后的残疾和畸形又有了发展。矫形外科逐渐成为研究骨骼、肌肉和神经系统的一门专门学科。目前,矫形外科是兼内、外科领域,内容广泛的一门专业。它同普通外科、神经外科、整形外科、血管外科、腔镜外科、内科以及儿科有密切联系。

第1节 询问病史

(一) 病史

仔细询问病史是诊断的关键之一。不少误诊是因为病史采集不完整或不准确。询问婴幼儿的病史存在一些困难,首先,小儿不能正确描述自己的主观症状。小儿对过去的事情回忆能力有限,因此有时不得不靠家长介绍发病的情况。而家长的因素有时也会影响医生对疾病的评估和判断,例如家长对病史的叙述有时带有个人的主观性。因此不要忽视患儿的叙述,有时从患儿那里会得到很有启发性的线索,对家长的描述要认真分析。其次,小儿常不能合作,要求医护人员耐心,态度友好。

分析病史要从整体考虑,要正确处理患儿、家长和医生三者之间的关系。与患儿和家长建立良好的关系和沟通,是顺利完成医疗工作的首要环节。

从登记患儿姓名、年龄等一般统计资料开始,重点是记录主诉,其要点是肌肉骨骼的畸形、跛行,局部和全身的无力、肿胀,疼痛和关节强直。主诉中应说明发病情况和持续时间。病史内要写明症状的严重程度、影响症状加重和缓解的因素以及既往治疗的情况。如有外伤史,应仔细询问外伤情况,了解外伤是不是真正的病因,还要进一步弄清发病时间和发展过程。

(二) 妊娠史

怀孕 1~3 个月,形成胚胎和器官的进度最快。在此期间,任何意外均有临床重要性。应了解母亲有无因阴道出血而怀疑先兆流产,有无宫内或全身感染。妊娠第 1 个月母亲患风疹,与小儿生后患白内障、耳聋、先天性心脏病、脑发育不全等有关。母亲患梅毒、败血症和糖尿病,其后代发生先天性畸形的百分率较高。还要了解母亲有无接受放射治疗或接触毒物史,有无腹部外伤史,有无出血和低血压病史。

妊娠第4~5个月时应有胎动。如无,则可能与先天性多发性关节挛缩症或 Werdnig-Hoffmann 病有关。

(三) 生产史

应包括患儿生后身长、体重、产程和先露的具体情况。发育性髋脱位和斜颈常是臀先露。记录自然分娩或引产。最常遇到的问题为先天性畸形,首先要仔细询问亲属中有无类似或其他畸形。产前母亲是否接受特殊药物,产前何时用的药,产程中是否用过麻醉剂,如全身麻醉或局部麻醉。

(四) 既往史

1. 新生儿阶段 即对生后4周内的情况应有所了解,有无脑外伤或难产,生后患儿皮肤颜色如何;生后几分钟才有呼吸和哭声,有无窒息,有无发绀,是否经过急救,Apgar 评分是多少(表3-1)。新生儿娩出时的窒息程度按生后1分钟的 Apgar 评分来判断,0~3分为重度,4~7分为轻度。若生后1分钟评分为8~10分,而数分钟后又降到7分或低于7分的亦属窒息。生后5分钟的评分对判断预后特别重要。

表3-1 Apgar 评分标准

体　　征	0分	1分	2分
心率(次/分)	0	<100	>100
呼吸	无	浅表,哭声弱	佳,哭声响
肌张力	松弛	四肢屈曲	四肢活动好
弹足底或导管插鼻反应	无反应	有些动作	反应好
皮肤颜色	紫或白	躯干红,四肢紫	全身红

此外,还要询问是否进行过换血,新生儿阶段有无抽搐,肌肉有无张力改变,如松弛或僵硬,有无斜视,是否用过暖箱,是否吸过氧,喂养情况如何,面部和肢体是否对称。

2. 生后3年内为婴幼儿阶段 家长对孩子的生长发育常有不必要的忧虑,病史常介绍得很详细,如孩子的各种姿势、活动、日常生活、语言发音、发育情况等。但是医生应当重点询问小儿何时会抬头、翻身、爬、坐、站、走、跑、上下楼梯和单腿跳等。此外,也应了解上肢功能,如小儿何时能拿玩具物品、穿脱衣服等。

对外界环境的反应也很重要。如2个月小儿对说话有哭的反应,4个月时听到声音可转头,并可以认出母亲,8个月时对否定语气有反应,10个月时会招呼表示"再见",并会叫爸爸、妈妈,这是学习发音过程的开始。

12个月时对图书画报开始有兴趣并能认识家庭熟识的物品,15个月能说简单的单字,24个月可讲几个字的短句。

3. 学龄前儿童(3~6岁)阶段 此时患儿已能提供简单病史,如是否疼痛,什么部位疼痛等,但时间性很不准确,因此还要从家长处得到补充。相反,这个年龄组患儿外伤机会多,往往患儿和家长都不能描述外伤当时的情况,而需医生去分析。

4. 学龄儿童(6~12岁)阶段 此时患儿叙述病史清楚,即使不愿意向家长和老师讲,也能告诉医生。此时叙述病史的真实性有时要超过成年人。

第2节　一般体格检查

矫形外科的诊断不仅靠矫形外科方面的检查,更重要的是全身检查。

如何识别躯干及肢体畸形? 检查者应仔细观察肌肉、骨、关节畸形的表现,明确变形的类别以及畸形的部位。尝试能否用某一检查试验来表达。为了达到上述目标,可先回答如下问题:①属骨、关节还是软组织畸形? ②畸形的轻重程度如何? ③是固定的还是可经主动或被动矫正的畸形? ④什么原因导致的畸形? ⑤是否并发痉挛、局部压痛或活动时出现疼痛?

患儿需脱去衣裤,青少年最好披一件长袍,进行如下检查:

(一) 站立姿势

从前、后、侧方全面观察;四肢和脊柱有无明显畸形,脊柱生理弧度是超过正常还是减少,骨盆有无倾斜。从侧面观,肩部是否向前超过骨盆、头、肩胛、肩、臀、腘窝位置;髂崤水平;躯干是否向一侧倾斜(枕后经第7颈椎的垂线应通过臀中沟);有无一侧臀部突出;如有脊柱侧弯,患儿弯腰后从后方观察其曲线突向哪一侧。同时观察椎体旋转和胸廓变形的情况。椎旁肌肉痉挛时会发生脊柱活动受限,称拾物试验阳性(图3-1)。此外还要检查脊柱前屈、后伸、侧方弯曲及旋转运动。

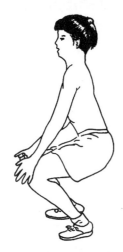

图 3-1　拾物试验阳性体征的外观

1. 川德伦堡(Trendelenburg)试验　让患儿先用一侧下肢站立,再换另一下肢站立。正常情况下,一侧下肢站立,对侧髂骨翼升高,表明同侧臀外展肌的收缩功能良好。若对侧髂骨翼下降(川德伦堡征阳性),表明臀外展肌力弱。

2. 下肢力线判定　有无膝内、外翻,足内、外翻,足弓过高、扁平或正常下肢负重力线如何。正常情况下,身体重心从髂前上棘经髌骨中点向下达足部中心,即第二跖骨处。

(二) 步态

人类最主要的运动目的是借助两足迈步,移动身体。走路的动作是有节律的不怎么费力的活动。但是依赖于姿势、前庭功能和定位反射的完整。患儿情况允许时,让患儿蹲下,然后起立,单腿站立,足跟站立,然后走、跑,观察步态。如果孩子走路不合作,可以把他抱到房间的对面,孩子总是很快走回或者跑回父母的身边。

向前迈步可分成两个阶段:站立阶段和移动阶段。站立阶段,足与地面接触,单侧下肢负重。从足跟着地到足趾落地。站立阶段又有三个组成部分:足跟着地,全足着地和足趾着地。移动阶段

足不着地,体重由另一下肢负担,由足趾向前推动后离地开始到下肢向前移动到足跟落地以前为止。移动阶段也有三个组成部分:加速、移动和减速。

所谓步态就是身体重心从失去平衡到恢复平衡的移动。当用负重的下肢向前移动时,重心也向前移动,趋向于向前跌倒时,向前迈动的下肢立即停止,转变为站立阶段。另一侧下肢再向前移动。反复交替形成步态(图3-2)。

成人身体重心在第2骶椎的前缘——相当于总体高的55%水平面上。正常人的步态,身体重心的起落为一规则的曲线,在垂直面波动范围为4cm左右。曲线的最低点系足跟着地阶段,最高点为中立性全足着地阶段。行走时重心的水平面上有侧方偏移。两侧总移动距离大约也是4cm,朝向负重侧的肢体偏移。向侧方移动的最大限度是在中立性全足落地阶段。身体重心上下和左右活动是结合在一起的,可描出一"双正弦曲线"。

决定步态的因素:

1. 骨盆旋转　正常步态,骨盆有左右旋动。转动是朝向前进的一侧,即下肢向前移动时骨盆同时前旋。旋动的角度,从中心轴一侧约4°,总共旋动约3°。骨盆系一硬环,故实际旋转是在髋关节,即在站立阶段时髋关节有内外旋。髋关节旋转受限时则影响步态。

2. 骨盆倾斜　正常迈步活动时骨盆也有向上的倾斜。骨盆处于水平位时,如负重的肢体对侧向下倾斜即为川德伦堡征阳性。作用于髋关节的倾斜角度,平均为5°。由于骨盆的倾斜,不负重侧的膝关节必须屈曲松弛。骨盆倾斜使身体重心降低,借助于重心下降和屈曲的膝关节的钟摆运动,走路时可节约能量消耗。

3. 骨盆向侧方移动　当体重从一侧负重下肢移到另一负重的下肢时,骨盆在水平位向侧方活动。如双侧下肢相互平行,双髋关节移动轴心距离中心点7cm左右。胫骨和股骨的角度和髋关节的内收可减少侧方移动4cm左右。因此骨盆是垂直向前的移动。

4. 站立阶段的膝关节屈曲　站立阶段足跟落地时,膝关节完全伸直以支持体重。在此以后,膝关节立即开始屈曲,直到完全落地,此时膝关节约屈曲15°。中立性全足落地以后不久,膝关节又伸直,同时立即再度屈曲。这时足跟离地进入

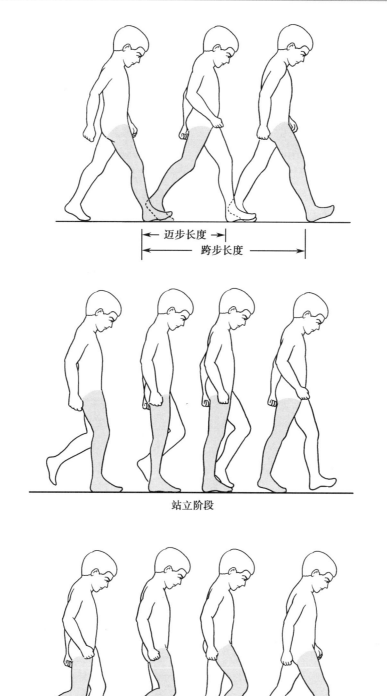

迈步长度

跨步长度

站立阶段

游动阶段

图 3-2　单纯向前迈步的步态分析
迈步长度:一侧足跟落地和对侧足跟落地之间的距离,此时为双侧下肢负重;
跨步长度:指同侧足跟落地到同侧足跟再次落地的间距;站立阶段:一侧单肢
负重;对侧下肢向前游动阶段:一侧足跟离地,该侧下肢向前游动的阶段

移动阶段。站立阶段开始时,膝关节伸直,以后放松屈曲,最后又伸直,故称"膝关节双重交锁"。膝关节屈曲减少重心的垂直移动,从而也减少能量消耗。

5. 膝关节的活动　足跟落地,踝关节背伸时,膝关节呈屈曲状。当向前迈进后踝关节再次抬高。足跟和膝关节运动结合在一起,如此踝关节抬高在很大程度上为屈膝活动所削弱。

19

6. 足和踝关节的活动 踝和膝关节的活动与重心前移是密切相关的。一侧下肢足跟着地时，踝关节背伸、膝关节完全伸直，随即，足跖屈，推动身体重心向前移。足落平以后，足跟再抬起，向前推移，当足跟抬起时重心再向前移。

上述六种因素，某一项加大，可由另一些活动减少而代偿。六项因素的联合动作使身体重心向前平稳移动。

迈步时的肌肉活动：运动当然需要某种动力。下肢起动，加速和减速的动力借助肌肉。同时惯力和重心引力也是参与活动的附加因素。

经肌电图研究，显示迈步时的肌肉动力作用为时甚短，而长时间借助于惯性向前。一般肌肉的作用只限于肢体的加速和减速。

正常迈步活动时，肌肉动作只占移动阶段的10%（移动的减速阶段），包括腘绳肌、背伸肌、胫前肌、髋内收肌和外展肌，再依次为臀大肌和股四头肌。所有这些肌肉活动达到高峰时，相当于足在站立阶段开始或结束前的10%时间。足跟落地后则减弱。只有小腿肌腹的动作不是在这个阶段。小腿肌腹作用在中立性全足落地和推进阶段。在此阶段它是唯一起作用的一组肌肉。站立阶段的最后10%，小腿肌腹作用下降，背伸肌、髋内收肌起主要作用，同时股四头肌和臀大肌也发挥作用。步态中的双足着地瞬间，体重由一侧肢体转向另一侧肢体。总之，活动的60%是站立阶段（全部或部分负重），40%属移动阶段（移动的肢体不负重）。

简而言之，在走路过程中，是由一侧肢体负重（站立阶段——足部落地），而另一肢体负责向前活动（移动阶段——肢体移向另一新的地点）。正常步态全部过程表明为同侧足跟和足趾的交替负重并向前推移，即体重由迈步向前的足跟支持，以后是全足，直到足跟抬起，最终是前足负重。除骨盆、髋和膝的协调配合动作之外，还有上肢的摆动——当一侧下肢向前推移时，另一侧上肢同时向前摆动。

临床上观察步态是很重要的。步态异常有特殊诊断价值。检查时先让小儿正常走路，再用足跟和足趾走和跑。有时还要让患儿上下楼梯。怀疑有肌肉神经系统疾病时，要让患儿定单线，即用一侧足置于另一足尖前的姿态沿一直线向前走路。还可要求患儿在睁眼和闭眼的情况下，向前和向后各走几步，还要向侧方横行和绕椅子走路，

有时还让孩子快走和急停。诊断神经系统疾病有时可从患儿走路的声音变化而得到线索。走路时擦地声常意味着足下垂，擦地声有时也是痉挛性步态的特点。打地声多为共济失调。观察和分析患儿的鞋子磨损部位也很重要。患儿若用支具、拐架，要观察如何具体使用。

临床步态检查非常重要，还可以用仪器分析、研究步态。通过摄像机记录患儿的行走过程，再进行步态分析。还有更复杂的仪器设备可以用来步态分析，例如，动态肌电图可以分析肌肉的运动情况，运动描记仪可以评估关节的活动。这些方法都需要正常情况的对比。

目前，更着重于通过分析氧消耗、心率变化来评估步态的功效。在过去，更多地注意运动的有效性，而较少关注力学的变化。

步态的实验室分析结果对临床的作用仍有一些争议，但不容置疑的是，它是一项非常重要的研究手段。

步态异常的原因：

1. 肌肉无力 系步态异常最常见的原因。肌肉无力的部位和程度决定跛行的类型。

臀中肌是髋关节的主要外展肌。正常情况下，单侧下肢站立，同侧臀中肌使对侧骨盆抬高，从而负重侧的髋关节和躯干保持平衡。臀中肌麻痹时，若以麻痹侧下肢负重站立，对侧骨盆则下垂（川德伦堡征阳性），走路患侧负重时，麻痹的臀中肌不能稳定骨盆。患儿走路的每个步态的站立阶段，躯干均向患侧倾斜，身体重心跨过臀中肌麻痹侧的股骨头以代偿外展肌的力弱。步态中的站立阶段，身体重心总是向麻痹侧倾斜（图3-3）。

臀大肌是髋关节的主要后伸肌。臀大肌麻痹的患儿，患侧肢体负重时，躯干总是向后过伸，使身体重心移到髋关节轴线以后。这种代偿是防止髋关节的被动屈曲。

股四头肌是膝关节的主要伸肌。股四头肌对爬楼梯和稳定膝关节非常重要。股四头肌力弱的患儿平地走路时有时可接近正常，不发生膝关节屈曲问题。这是因为正常情况下，膝部的负重中心是在关节的前方，从而膝关节在站立阶段仍能伸直。膝关节如有屈曲畸形，躯干不向前弯则不能保持膝部的伸直。这是用转移重心来平衡肌肉无力的另一例子。

股四头肌完全麻痹同时伴有膝关节屈曲畸形和臀肌力弱，则患儿只能用手压住患侧大腿前方

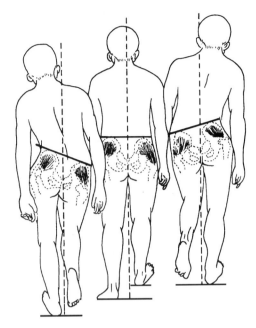

图 3-3 臀中肌跛行

才能走路。

腓肠肌和比目鱼肌负责步态站立阶段的最后（向前推进）动作。腓肠肌和比目鱼肌麻痹时，患儿呈足跟行走的步态。迈步向前推进力减小：胫骨在距骨上后移。正常情况下，腓肠肌和比目鱼肌充分收缩后，可将足跟提起用足趾负重。连续提足跟动作十次以上，仍能充分伸屈踝关节，躯干也不向前倾。垂足步态系因足背伸肌麻痹。在步态的移动阶段，下肢向前移动时，足不能背伸。

由于不能对抗地心引力和对抗小腿三头肌群的作用，造成足下垂。患儿洗脚时需用力屈膝和屈髋外旋并抬起下肢才成。垂足步态主要造成在移动阶段的运动障碍。

2. 骨与关节的结构性畸形 下肢短缩是否发生跛行取决于其短缩的程度。下肢短缩 2cm 左右可借骨盆倾斜而不显跛行，但可看出患侧肩、髂嵴和髂前上棘低。另一种代偿的方式是患侧足下垂，或健侧较长的下肢屈髋或屈膝。下肢短缩引起的跛行，由于体重移向短缩一侧的下肢，故头、肩和骨盆发生倾斜。

下肢关节强直可造成病理步态。跛行的类型与该关节强直和强直在什么位置有关。髋关节强直时，走步的移动阶段骨盆主要借腰椎移动。膝关节僵硬时，借提高骨盆而使足部在移动阶段离地。

踝关节强直时，其步态不易与正常者鉴别。

所谓避痛性跛行是患肢骨关节疼痛，走路的

站立阶段缩短，在负重时出现避痛性"快捣步"。

先天性髋关节脱位时，股骨头失去臼内的正常位置而跨于其上，使臀中肌的肌力减弱，患儿的步态为"臀中肌跛行"或称为川德伦堡步态。

3. 神经系统疾病 神经系统疾病可产生各种不同的步态，有的是该病特有的，举例如下：

（1）痉挛性步态：痉挛指肌张力过高，腱反射亢进，肌牵拉反射增强，与对抗肌力失去平衡而出现的畸形。痉挛性麻痹或为单侧或为双侧，可引起典型跛行。患儿可出现足趾对足趾，足趾对足跟或平足步态。并发胫后肌强直的，则有足内翻；腓骨肌强直时则有足外翻。

痉挛性麻痹患儿出现剪刀步时，髋关节内收，内旋肌包括内侧腘绳肌紧张，一侧膝关节交叉于另一膝关节之前，互相摩擦，同时可能出现川德伦堡步态。走路时患儿上肢也失去正常的移动。上肢的姿势呈肘关节屈曲，肩关节内收、内旋，前臂旋前，腕关节屈曲，拇指内收，其他手指向掌侧屈曲。后天性痉挛性麻痹患儿，肩关节也可能外展，胫前肌收缩力增强，肌力平衡和协调动作受损。轻型病例不能走单线，重症者只能扶双拐走路。检查时应当注意有无相互矛盾的动作。仔细观察患儿爬动的方式。鞋子磨损部位可提示足趾走路情况。拖着脚走步的摩擦声音也是其特征。

（2）不协调的步态

1）脊髓共济失调步态：系脊髓或脑干固有通路障碍所致。小儿常见于周围神经炎或脑干病变，成人多系脊髓痨、侧索硬化症。引起失调步态系失去体位感和方向感。在睁眼走路时，患儿步态借助于视力的感受并不显示异常。但重症患儿则采双足分开的宽基底步态，先用足跟着地，然后用足趾负重，并出现磨地声响或双响步态。有时根据这种双响步态足以诊断脊髓性失调。仔细观察患儿在走路时是用眼盯住地面和自己的脚。如要求患儿闭眼走路，则不知向何处迈步，而无法走路。

2）小脑共济失调步态：无论睁眼和闭眼均呈现失调。这种失调系因小脑和其连接系统受损。患儿有宽基底的步态，不稳、不规则且不能沿单线走路。有全身性抖动和肌肉颤动。这种步态见于小脑疾病。若病变只限于一侧小脑半球，出现向患侧倾斜。

Friedreich 共济失调兼有脊髓性和小脑性失调的特点，原因系病变波及后束、脊髓小脑束、侧索和小脑,膝腱反射消失,Babinski 征阳性,眼球震颤明显,以及其他肌肉骨骼异常,这些可协助诊断。

（3）营养障碍性步态:多见于肌肉病变,如肌营养不良。患儿常因不能跑步或不能上楼梯而来就诊。在站立和走路时腰椎生理前突加大,要靠晃动髋关节走路,即加大骨盆倾斜和骨盆旋转用来代偿力弱的臀肌。上述过分使用躯干和上肢的步态称为"企鹅"步态。患儿从平卧起立十分困难,必须先翻身,然后用上肢支持跪起,再用手压住膝关节上方,两手交替压到髋关节前,才能逐渐站起,称 Gover 征。其机制是股四头肌和臀大肌无力,不用手压住大腿无法起立。上楼梯时也常需用同侧手协助下肢的动作。

（三）畸形

畸形的不同表现以及确切部位需予以测定,源于软组织、骨或关节;严重程度如何;属于固定性畸形,还是经自动或被动活动可得到矫正;产生畸形的因素是什么;有无肌肉痉挛,有无局限性压痛以及活动时的疼痛;对成角畸形要测量它的角度,并像测量关节运动一样加以记录。有时还需做其他方面的客观测量,如膝外翻,把髌骨摆向前方,两膝相遇,伸直膝关节测量两侧内踝之间的距离称"踝间距";相反,膝内翻患儿使两踝靠拢后测量"膝间距"。

最好用画图或照片留影记录畸形,备日后对比。

有些特殊检查可表达畸形的程度:

1. 髋关节的固定畸形　有时会由骨盆的动作所掩盖。因此,在检查髋关节的被动活动时应仔细观察骨盆。髋关节屈曲畸形在一定程度上会因骨盆前倾和腰椎生理前突加大而变得不明显。为了解决这个问题需要做托马斯试验,即让患儿平卧,将健侧下肢充分屈曲,大腿前方靠紧胸壁,从而使腰椎变直。如此,骨盆则恢复正常体位。此时患肢股骨屈曲与床面所呈角度乃是畸形的真正角度。如脊柱强直,或在站立姿势下髋关节屈曲畸形已很明显,或二者同时存在,患侧膝关节必有一定程度的屈曲,只能足趾落地。这表现有明显的下肢短缩。

2. Ober 试验　用于测定髋关节外展挛缩的程度。令患儿侧卧,健侧在下,并使下面的膝髋高度屈曲以使腰椎变直。检查患侧下肢时,先屈曲膝关节90°,再屈曲髋关节90°,然后外展髋关节,

最后使髋过度后伸和高度内收。在检查过程中膝关节始终保持90°屈曲。若大腿只能与检查台平行,则说明髋关节有外展挛缩。正常情况下,患侧大腿能达到水平线以下(图3-4)。

3. 肢体的短缩和延长　患儿直立,双侧足跟着地,双足靠拢,伸直膝关节。下肢长度变化可对比腘窝和臀部横纹观察有无异常。其次,可用双手拇指置于患儿髂前上棘,对比两侧骨盆的高度。还可用不同厚度的木块放在短缩一侧下肢的足下,使骨盆两边高低一致。然后观察已知厚度的木块,得出该侧下肢的短缩程度。但是此检查法可因骨盆有畸形而有误差,骨盆会有萎缩变形。

为了精确测量肢体的长度,还可让患儿平卧,用皮尺测量。首先,要把两下肢的位置摆成对称的体位。下肢"真正长度"的测量方法是从髂前上棘的下缘到内踝下缘或足跟的跖侧(要求踝关节保持中立位)。"外表长度"是下肢功能性长度。测量方法是从脐量至两内踝下缘(图3-5)。这种测量方法已把骨盆的倾斜考虑在内。髋关节内收会导致畸形一侧的下肢"外表长度"短缩。相反,髋关节外展畸形同侧下肢"外表长度"延长。

无论大腿还是小腿的长度异常,均应分别测量。膝关节内侧关节间隙可用作测量起止点的标志。屈曲膝关节45°时内侧关节间隙很容易摸到。

测量上肢全长的方法为,先将患儿肘腕手指放于中立0°位置,从肩峰后方顶点到中指的顶端。上臂的长度是从肩峰后顶点到尺骨鹰嘴突尖端。前臂的长度是从尺骨鹰嘴量至尺骨或桡骨茎突。

小腿周径要在其最粗部测量。大腿周径要在两侧同等已知高度处测量,如髌骨上缘以上数厘米处或髂前上棘以下数厘米处。上肢全长、前臂和上臂的周径也要取指定的相同水平部位测量以供比较。

4. 成角和(或)内、外翻畸形　成角一词系指畸形以下的远端与近端的位置关系。内翻指肢体远端部分向内与身体的中线成角,而外翻指成角远离身体中线。例如,肘外翻即前臂肘关节远端向外偏离中线;肘内翻即向内朝向身体中线。髋外翻系股骨颈干角度大于正常(30°左右),即股骨干自股骨颈以下有远离中线的成角。髋内翻则相反,其股骨颈干角往往小于90°。

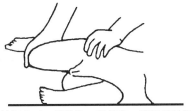

健侧在下，侧卧位，健侧髋、膝尽量屈曲

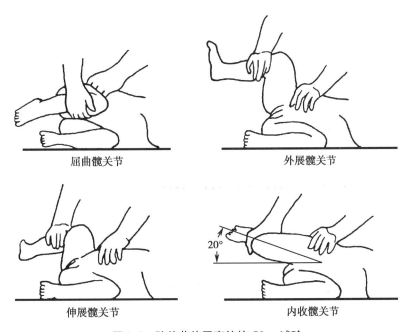

屈曲髋关节　　　　　　　　　　外展髋关节

伸展髋关节　　　　　　　　　　内收髋关节

图 3-4　髋关节外展挛缩的 Ober 试验

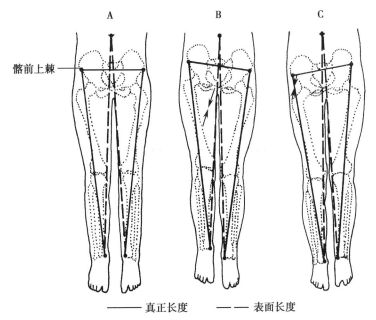

髂前上棘

—— 真正长度　　　---- 表面长度

图 3-5　下肢的真正长度和表面长度测量
A. 正常；B. 内收肌挛缩；C. 外展肌挛缩

（四）关节活动范围（ROM）

对关节活动的描述：

屈曲（flexion）：从0°起点弯曲关节。

伸展（extension）：伸直关节回到0°起点。

过度伸展（hyperextension）：与关节正常屈曲相反的动作或指向头和躯干后方弯曲。常见于肘或膝关节（也指关节伸展超过0°起始位）。

外展（abduction）：指肢体从躯干中线向外的动作或指肢体头或躯的外侧倾斜。

内收（adductipn）：肢体向躯干中线的动作。

旋后（supination）：前臂或手旋转动作使手掌向上或朝向身体前方。

旋前（pronation）：手掌向下或向躯干后方的动作。

内翻（inversion 或 varus）：向内翻动，多见于足部的距下关节。

外翻（eversion 或 valgus）：向外翻转的动作。

内旋（internal rotation）：向躯干轴线内侧转动。

外旋（external rotation）：向躯干轴线外方转动。

正常情况下，关节活动范围因年龄而异，婴儿期关节活动范围最大，之后逐渐减小。测量和记录关节活动范围的方法应该统一。以关节为活动的圆心，测其活动范围。统一规定关节伸直位为零度"起始点"，而不称为180°。如肘关节伸直为0°，屈曲到直角则为90°屈曲。

测量关节的运动范围应包括主动活动和被动活动两方面。检查关节运动范围时动作要轻柔，否则会引起患儿疼痛。患儿肢体先放在舒适的位置，一般应该用量角器测量，有时可用目测估计。值得注意的是，用量角器测量也会因骨性标志不清或软组织肥厚、萎缩和测量时局部压力不同等缘故而有误差（图3-6～图3-8）。

屈曲一般指关节折回的动作，即远离零度"起始点"的体位。伸展和过度伸展两个名词的界限应予明确。与屈曲相反的动作不一定都是正常范围以内的，如肘、膝关节的过伸。内收动作是指朝向身体轴心的活动。外展运动则是远离身体轴线的活动。此动作在腕关节则描写为尺偏和桡偏。旋后是指手掌转向身体前方或手掌向上，旋前是手掌转向身体后方或手掌向下。内翻一词系指关节向内侧翻转，如足的距下关节的内翻，即是抬高足内侧缘的动作。外翻为相反的动作。内旋和外旋则不言而喻。

典型的枢纽关节是指关节只能在一个平面上自由动作，如肘关节和膝关节即是。肘关节伸直时定为零度"起始点"。肘关节的正常活动范围为屈曲0°～150°，伸展150°～0°，过伸从0°起测量，一般为5°～15°。过伸运动并非每人都有。肘关节活动受限可作如下表示：肘屈曲30°～90°或肘30°屈曲畸形可屈曲至90°。

髋关节有三个方向的动作，检查髋关节应注意骨盆有无旋转或倾斜。检查时要一手置于髂前上棘以了解骨盆在什么时候开始转动。让患儿平卧于硬板床上，先使对侧髋关节充分屈曲腰椎变直，再检查髋关节的屈曲挛缩。正常情况下，髋关节可从0°屈曲到150°。屈曲受限可用描写肘关节的方法表示：髋关节屈曲30°～90°，或髋关节屈曲30°畸形，可进一步屈曲至90°。

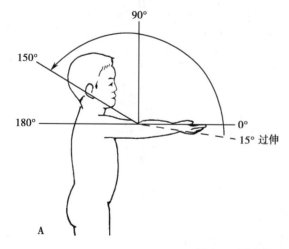
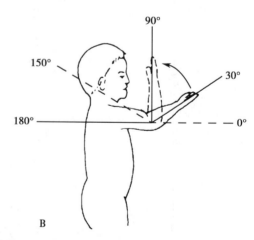

图3-6 肘关节活动范围的测量

A. 正常：伸从0°开始屈曲到150°，有时可过伸15°；B. 活动受限：记录为伸30°至屈90°

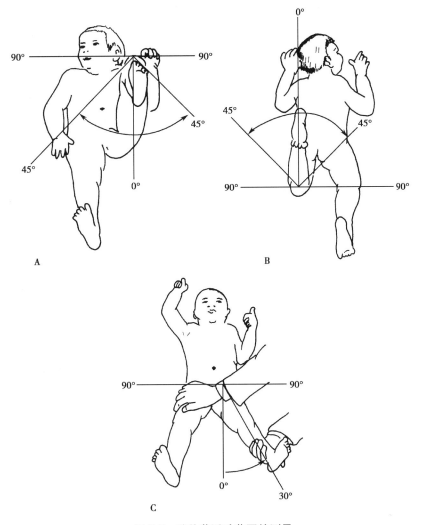

图 3-7　髋关节活动范围的测量
A. 屈髋测旋转；B. 伸髋测旋转；C. 测髋关节外展度

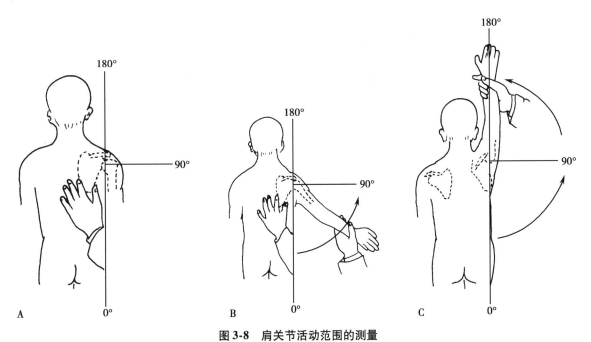

图 3-8　肩关节活动范围的测量
A. 中立位即 0°，固定肩胛骨以限制肩胸动作；B. 肩外展；C. 肩肱和肩胸联合动作可外展到 180°

其次,患儿仍平卧,检查髋关节在屈曲状态下旋转,髋和膝关节各屈曲90°。大腿前方要面对髂前上棘,与检查台呈垂直的位置。测量内旋时,以大腿为轴,将小腿远离身体中线即髋内旋。外旋是以大腿为轴,将小腿向中线旋转。

最后,检查髋关节的内收和外展活动。测定髋关节外展时一定要注意髂前上棘的位置。一手按住骨盆,逐渐使髋关节外展以了解骨盆有无活动。从0°开始记录外展的度数。测内收时,需先将对侧下肢提起,以使患侧下肢能从其下通过。此外,还可以在下肢伸直位测量髋关节旋转动作。最好取患儿俯卧位检查。膝关节屈曲90°,小腿与两髂前上棘的连线垂直。此时,小腿向外落,系髋关节内旋,向内落系髋关节外旋。髋关节伸展运动也取俯卧位检查,或在患儿腹下置一薄枕垫,或将对侧下肢屈曲于检查台的尾端。伸直下肢或屈膝位时检查髋关节的伸展角度。检查髋关节伸展时脊柱下段也会有若干度的活动。

检查肩肱关节应先固定肩胛骨。肩肱关节和肩胸关节联合动作能外展90°,并上举上肢至180°。此时肩胛骨向上和向外旋转。

(五)肌力测定

肌力可分为运动肌力和静止肌力两种。运动肌力指改换体位的力量;静止肌力系对抗外力的力量。运动肌力可借对抗检查力或地心引力的动作来检查。测定静止肌力可借检查者对抗患儿某一特定部位的指定动作查出。"力弱"一词系指肌力减弱,而麻痹则为肌力完全丧失。

肌肉力弱不仅表现在运动肌力和静止肌力两方面,而且还包括容易疲乏,运动速度慢、不规则、笨拙、颤抖、不协调和不能做精细的动作等。

对肌肉力弱还应进一步明确属于广泛的力弱还是局限性的力弱。广泛性(或全身性)的肌肉力弱多见于肌肉病变,如肌营养不良、电解质紊乱、中毒、营养不良以及各种类型的肌炎和重症肌无力等。局限性肌肉力弱要进一步检查是哪个肌肉,是否为同一神经支配的肌肉,系脊髓神经某一节段所支配的肌肉或某一种动作的肌群力弱。严重者甚至发生某一个肢体无力,即丧失运动功能。某一肢体无力称为单肢麻痹,一侧肢体无力称"偏瘫",双下肢无力称"截瘫"。此外还有"四肢麻痹"。

肌力弱还应测定其程度、特点和原因。具体地讲要测定肌无力是属于弛缓性还是痉挛性,是

否合并知觉改变,反射有无改变,肌肉萎缩的程度,有无假性肌肥大,有无肌肉震颤,肌收缩一段时间,是否产生静止性挛缩。由于对抗组肌肉麻痹,肌肉静止性挛缩,即长期处于收缩状态,则不能恢复原有的长度。如脊髓灰质炎后遗肌肉挛缩可造成骨和关节的畸形。值得注意的是,这种畸形是否会进一步产生其他肌肉无力。另外,检查时留心被动或自动运动时是否引起疼痛。还应仔细检查运动受限或不能运动是否为麻痹的结果,有无自主或不自主的肌肉痉挛、关节肿胀及纤维性或骨性关节强直。最后,应酌定肌肉无力是可逆性的还是已经完全麻痹。同时,应该考虑肌腱转移手术能否改善其功能。

对肌肉力弱的程度应客观地评定级别并加以记录,供日后进行比较。肌力可根据其能否运动关节、肢体以及对抗阻力和地心引力定为如下6级:

0级 肌力完全消失,无收缩,肌电图检查无电位变化。

1级 肌肉收缩力微弱,仅有抖动,关节不能活动。

2级 肌肉可以活动关节,但不能对抗地心引力。

3级 肌肉收缩可以对抗地心引力,但不能对抗阻力。

4级 肌肉收缩可对抗一些阻力,比对侧差。

5级 肌肉可对抗阻力,与对侧相同。

检查婴幼儿的肌力比较困难。明显的肌肉无力可在其自主活动时和游戏时从旁观察,3~6个月的小婴儿还可给予诱发Moro反射来检查肌力。

第3节 神经系统检查

在诊断肌肉、骨骼系统疾病时,全面系统地检查神经系统是十分重要的。出现肌张力低下、运动共济失调和其他神经肌肉功能紊乱等情况下,神经系统检查尤为必要。对深、浅反射,感觉功能,脑神经,智力和情绪状态均应逐一了解。

新生儿和婴儿阶段有一些原始性反射,应常规进行检查。中枢神经系统控制神经肌肉功能的有两个部分,即大脑皮质和皮质下神经核。皮质下神经核较之皮质更为原始。皮质下神经核的成熟和对肌肉功能的控制均较大脑皮质为早。新生儿娩出后,大脑皮质尚不起作用。因此新生儿的

动作主要为皮质下神经核所支配。有些功能终身以皮质下支配为主。

大脑皮质发育以后,可控制神经肌肉功能。同时对皮质下神经核起抑制作用。

新生儿的几种主要反射和反应:

1. 握持反射或称抓握反射　检查者将手指或铅笔、木棍、体温计筒从小儿手掌的尺侧送入,小儿屈指肌群的张力随之增加,当即屈指握拳,但拇指不对掌。如试验前拇指伸直,试验时也屈曲。若将小儿握住的物品试行拉出时,上肢屈肌张力增加,甚至可借此拉起小儿的躯干。做此检查时,小儿应平卧,将头放正。否则靠近枕侧的手握持反射加强。此外,触动小儿手背,手指随之张开,乃相反的一种反射。

新生儿时期已出现手握持反射,生后 2~4 个月时消失。检查此反射时应注意其强度;两侧是否对称和到时是否消失。较大儿童其手握持反射被锥体束和皮质运动区的功能控制;只有在发生大脑皮质功能障碍从而有"释放现象"时才出现。生后 4 个月的婴儿仍保留此反射则可能为痉挛性脑性瘫痪。痉挛性偏瘫可出现不对称的手握持反射。如生后手握持反射很强,以后一侧消失表明有弛缓性麻痹,如产伤性臂丛麻痹。

2. 屈趾反射　足部也有类似握持反射的屈趾反射。刺激跖底,特别是在足趾基底处加压,可出现足趾内收和屈曲。新生儿时出现,1 岁时消失。但在产伤和脑发育不全时可持续存在。

3. Moro 反射　Moro 于 1918 年描写了这个重要反射。患儿取平卧位,使其四肢完全伸展,任何刺激均可引出此反射。常用的刺激是突然后伸颈部,方法是将患儿头托在手上,稍抬起,突然使之跌落,或轻握起患儿双手向上,然后松开,颈椎骤然屈曲,或猛敲检查台或轻敲其腹部均可。反射的表现包括四肢外展和伸直、脊柱伸直。同时除拇指和手指末节外,其他手指均伸直并展开。紧跟上述的动作,有肢体内收和屈曲,故又称拥抱反射。反射出现的同时,患儿可有啼哭。

Moro 反射于生后 3 个月内出现,4~6 个月时由于髓鞘发育而逐渐消失。

以下情况 Moro 反射可出现异常,如外围神经损伤、产伤麻痹、锁骨骨折、肱骨骨折和痉挛性瘫痪时两侧反射不对称。若生后 6 个月仍有此反射,说明中枢神经系统成熟迟缓,如脑性瘫痪。严重的肌张力增强反而会使反射减弱,系肌张力过强妨碍了肢体活动。反射高潮时手不能张开或由于肢体强力屈曲而不能引出反射。

全身性肌肉力弱或肌肉张力增高,如先天性肌弛缓症等,Moro 反射只部分引出甚至消失。早产儿由于肌肉力弱不能抗地心引力,在反射的内收阶段肢体呈现下垂姿势。

4. 惊吓反射　不要与 Moro 反射混淆。惊吓反射可因噪声或敲打胸骨后出现,肘关节屈曲而手处于半握拳姿势,不像 Moro 反射的伸直肘关节。

5. 安放反应和迈步反射　为引出安放反应,将婴儿扶成直立位,使其胫骨远端或足背贴在检查台边。此时患儿可自动屈曲髋关节和屈曲膝关节,背伸踝关节,随即将足部放在台面上,然后伸直双下肢,使足底被动或自动落于台面上。上肢的安放反应是将尺骨背侧靠在台边而测出的。婴儿的安放反应应与大儿童的类似动作相区别。正常情况下,足月新生儿均有这种安放反应。如不存在则说明有脑损伤。

为测定迈步反射或行走反射,扶婴儿直立,使其足落于台面或地面上。这个体位会引出双下肢相互交替的伸屈动作,类似走路。行走反射与成熟地独立走路动作的不同点是,行走反射既没有平衡动作也没有上肢的联合运动。行走反射只是在向前方推进时才能引出,向后倒退时则不存在。正常情况下这种反射于生后 1~2 个月即告消失。

6. 交叉伸直反射　将一侧下肢膝关节伸直,在足底加压或搔抓,对侧未被固定的下肢则屈曲、内收,然后伸直,并有足趾分开,交叉伸直反射似乎是表示婴儿欲排除外界刺激。刺激足底部使同侧下肢屈曲,远离刺激。对侧下肢伸直,趋向刺激物。刺激新生儿腹股沟也可引出交叉伸直反射,即同侧下肢屈曲,对侧髋关节、膝关节伸直。交叉伸直反射也称 Philippson 反射。正常情况下出生 1 个月后则不能引出。若持续存在则多为脊髓病变。

7. 后撤反射　针刺足底部引起踝关节背伸和髋关节、膝关节屈曲,后撤下肢远离恶性刺激。脊髓脊膜膨出和其他脊髓疾病引起的麻痹患儿此反射消失或减弱。

8. 颈张力反射　颈张力反射有对称和不对称两种。检查不对称的颈张力反射时,让婴儿平卧,将头旋向一侧而不要向侧方倾斜。旋转 5~10 秒后再转向对侧。阳性反应是下颌指向的一侧上肢变僵、伸直,同侧的下肢也伸直。相反,婴儿枕侧指向的上下肢屈曲,在屈曲一侧的上肢极易引出握持反射。

正常情况下,出生4～6个月后不对称颈张力反射消失。但有些疾病,如严重的脑性瘫痪患儿此反射持续存在,甚至逐渐加强。

对称性颈张力反射即头颈伸展时,上肢伸直,下肢屈曲;相反,颈部屈曲时,上肢屈曲而下肢伸展。检查对称性颈张力反射时,患儿俯卧于检查者的膝部。在屈曲患儿头颈时,上肢屈曲或屈肌群张力增高。相反,患儿的下肢伸直,伸肌群张力增高。伸直头颈时,上肢伸直或伸肌张力增加,下肢屈曲或屈肌张力增强。对称性颈张力反射于生后6个月时出现,消失的时间不定。

9. "敞篷轿车"反射(Landau reflex)　小儿俯卧,检查者用手托起胸腹部,使小儿身体悬空并与地面平行。检查时注意患儿颈、脊柱和髋关节是在过伸还是软弱无力。反射阳性时,身体伸直时被动屈曲头部,躯干、上下肢均屈曲,当伸直头部时,四肢和躯干均呈伸直。正常情况下,此反射从生后6个月到2岁半均可引出。2岁半以后如仍存在,表示反射成熟延缓。

10. 伸肌推进反应　下肢屈曲时,在足底部加压刺激,婴儿会突然伸直下肢。伸直后有时伴有屈曲动作。伸肌推进反应在生后2个月以内可见。持续存在表明有脑损伤和中枢神经系统成熟迟缓。

11. 正直反射　是一种复杂的反射动作,可分为以下几种类型:

(1) 颈正直反射:小儿平卧,头置正中位,四肢伸直。将头转向一侧10次。如出现颈部正直反射,则全身向头部所转动的方向转动。如不出现上述反射,则身体不转动。反射的输入冲动源于颈部的肌腱以及其他深部组织,由 $C_{1~3}$ 神经及其节段扩散,先作用于头颈,然后波及全身。于生后出现,如生后1个月仍不出现,也表明反射成熟迟缓。

(2) 身体正直反射:检查时患儿的体位和刺激方法与颈正直反射相同。但不只转动头部,而是从头端到尾端的全身转动。即先转头,后转肩,最后转动骨盆。此反射于生后6个月时出现。

(3) 内耳正直反射:测此反射时,须将小儿双眼盖住以排除视力正直反射。首先让患儿俯卧,将其托起。出现反射时,头部后伸使面部与地面垂直。俯卧位的反射于生后1～2个月时出现,并持续终生。若生后2个月仍不出现,则可能为神经生理成熟迟缓。其次,蒙住小儿双眼,小儿平卧位托起。反射出现时为颈、头后伸,使面部与地面垂直。最后托起小儿骨盆使之直立。左右倾斜时,患儿的头部始终保持正直,使口部与地面平行。于生后6～8个月出现,持续终生。

(4) 视力正直反射:患儿睁眼检查。试验体位和刺激方法与内耳正直反射相同,包括俯卧、平卧和直立左右倾斜三种体位。此反射出现时间也与内耳正直反射相同。

12. Galant 反射(或躯干弯曲反射)　婴儿取俯卧位以手指刺激腹部侧面。如反射出现,躯干向刺激侧屈曲。刺激臀部外侧面时也可出现同样反应。

13. 口腔反射　包括以下两种反射,均在足月新生儿出现。若不出现则说明有严重的脑发育不全或早产。

(1) "吸吮反射":可用奶头和手指放入口腔引出。

(2) "搜寻"或"寻找"反射:婴儿面颊一旦贴紧乳房,自己就可找到乳头。用手指轻触其口角时,其下唇则向刺激方向寻找,舌也向该侧转动。刺激的手指改变方向,婴儿头部也随之转动。如轻微触动上唇中部,唇也向上动,舌也随之向上,用手指沿鼻唇沟轻轻向上滑动,头也向后伸。若在下唇中部给予轻刺激,则唇随之向下,舌也朝此方向动。手指滑向面颊,下颌后退,颈也屈曲。搜寻反射在喂奶前,婴儿饥饿时最易引出。

14. 支持反应或下肢伸直反射　扶患儿直立,足底落在地面上或台面上数次。支持反应阳性时,落地的脚同侧的下肢和躯干呈伸直状态,随后双腿负重。此反应于生后4个月时出现,运动系统进一步发育后,此反射则消失。

15. 倾斜反应　倾斜反应可用来测定平衡的成熟程度。各种体位重心不同。通过这个反应可观察保护性的适应反应。有以下几种测定方法:

(1) 婴儿俯卧于平木板上,四肢完全伸直,然后将木板向一侧倾斜,倾斜反应阳性指木板抬高一侧的上下肢外展、伸直。头与胸部保持正直,同时在木板低的一侧上下肢出现保护性的反应。患儿仰卧位再以同样方法重新测定。俯卧位的倾斜反应于生后半年出现,两者终生存在。

(2) 患儿坐于检查台或矮的椅子上,向两侧倾斜。反应阳性时,头、颈、躯干保持正直,抬高侧的上下肢伸直、外展。保护性反应出现在低落的一侧,阳性反应出现于生后 7 ~ 9 个月。所谓保护性反应是指拟用手或足支撑身体的动作。

（3）使患儿四肢向下,左右倾斜。阳性反应包括抬高侧上下肢外展和伸直,头、颈后伸,低侧肢体呈现保护性反应。生后 8 个月时开始出现这种反应,到生后 12 个月时表达最好,终生存在。

（4）扶患儿腰部成直立姿势,尽可能使其双下肢负重。躯干两侧倾斜,然后做前后活动,患儿则用足趾动来维持其平衡。这种趾动反应于生后 12 ~ 18 个月出现。

16. 降落伞反应或保护性上肢伸展反射　扶住患儿腰部,俯卧位托起,然后突然使其头部朝地面冲下。阳性反应指小儿立即伸直上肢和腕关节去保护头部以免落地。降落伞反应于生后 6 个月时出现,且终生存在。

第4节　影像学检查

新的影像学检查手段使得骨骼肌肉系统疾病的诊断更准确、更快速和更全面。但是阅片仍需谨慎,即使读片经验非常丰富,有时也很难区别病变和正常变异。缺乏新方法的经验同样影响阅片的正确性。阅片失误可能导致过度治疗（overtreatment）,例如,椎间盘炎在 MRI 显示周围软组织过度肿胀,如果对此认识不足,可能导致不恰当的外科引流手术。

（一）普通放射学检查

普通放射学平片检查仍是影像学诊断的主要手段。平片最便宜,最可靠,也最不容易误读。X线平片显示骨骼、水、脂肪和空气比较清楚,将骨密度下调 30% ~ 50% 观察骨骼变化更清晰。拍摄 X 线平片时患儿的体位很重要,例如,检查患儿是否有髋内翻或髋外翻,一定要使患儿处于髌骨冲前的解剖位置,但是放射技师往往去旋转患儿下肢使下肢适合 X 线片盒,这样会照出引起误解的 X 线平片。

避免过多的放射学检查,减少患儿的放射线下暴露。一次胸部放射检查的危险相当于抽 1.4支香烟,或者驾车行使 30 英里。尽管危害很小,但是还是应当尽可能地减少射线暴露。因此,在对患儿进行放射学检查时,应当遵循以下原则:

（1）除了拍摄骨盆片,都应当遮挡患儿的生殖腺。

（2）可能的情况下,尽量选择合适的照射体位。例如,怀疑有脊椎滑脱,拍摄一张站立位腰骶椎侧位 X 线片就能清楚地观察到病变,前后位和斜位都不再需要。

（3）普通 X 线平片常常就已经能够满足诊断要求。例如,髋关节脱位依靠 X 线平片即可诊断。

（4）拍摄脊柱和下肢的 X 线片应当采用直立位。这些标准的拍摄体位通常不需要再重复。

（5）需要会诊的片子,请家长亲自携带 X 线片子前往会诊,不要邮寄,因为邮寄的片子可能会莫名其妙地丢失。

（6）建议只有在有可能需要调整治疗的情况下,才申请随访放射学检查。例如,腕部骨折 3周进行 X 线复查一般没有意义,因为去除外固定时间太早,调整治疗时间又太晚。

（7）最后,常规照对侧对比也不足取。

下面是避免阅片失误（reading errors）的几项建议:

（1）遵循常规的阅片顺序,从软组织开始。

（2）在集中观察病变部位之前,先注意其周围骨骼。

（3）如果 X 线片所见与体格检查不相符,应加照其他体位的片子。例如,一个不能解释的肘关节肿胀的患儿,在 AP 位和侧位上没有看到骨折征象,那么需要加照肘关节的斜位片。

（4）在某些情况下可能出现假阴性。例如,骨髓炎和化脓性关节炎的早期,以及新生儿时期的发育性髋关节脱位。

（5）最后,骨化中心的变异,有可能发生错误诊断。例如,足部的副骺可能被误认为骨折;骨股外侧髁的不规则骨化可能被误认为剥脱性骨软骨炎（osteochondritis dissecans）。

（二）CT 扫描

CT 扫描可以提供良好的骨骼和软组织影像。通过计算机处理可以将软组织影像突出,这对检查骨盆软组织病变很有帮助。对一些特殊的病变可以结合造影剂进行 CT 检查,例如,CT 脊髓造影。CT 通过横断面获得影像,通过计算机处理可获得冠状面和矢状面的影像,得到三维重建图像（3-D）。3-D 图像可以清晰地显示骨骼之间的彼此关系,例如,发育性髋关节脱位手法复位之后的同心圆情况。对于更复杂的畸形,可以根据 3-D

成像,采用石膏模型予以复制。

CT 检查的不足之处是婴幼儿需要镇静,射线接触较多,费用较高。

CT 在小儿骨科的应用:①骨骼病变的详细观察:在普通平片上观察不满意;②脊柱和骨盆病变:炎症、肿瘤、创伤;③复杂的髋关节病变需要三维重建;④DDH 复位之后的效果评估;⑤骨桥的观察;⑥复合骨折的观察:如踝关节的骨折。

（三）关节造影

通过关节造影可以显示关节软组织的影像。常用的造影剂有空气、氮气、二氧化碳和碘制剂。关节造影可以结合 CT 或者断层摄影检查,关节造影最适于观察髋关节和膝关节病变。在化脓性关节炎,通过造影可以发现感染的入路。关节造影对诊断髋关节发育不良、膝关节半月板以及关节内异物非常有用。其不足之处有婴幼儿需要镇静,以及偶尔的碘造影剂过敏。

关节造影在小儿骨科的应用:①DDH:治疗前的评估以及治疗后的疗效观察;②Perthes 病:观察股骨头软骨的形状;③复杂创伤:如婴幼儿的肘关节创伤;④分离性的骨软骨炎。

（四）闪烁照像

闪烁照像(scintography)是利用锝-99m、镓-67及铟-111 的吸附显像显示不同的组织影像。与普通放射影像相比较,闪烁照像对病变的显示更敏感,更容易早期发现病变。此外,闪烁照像在骨骼检查方面应用非常广泛,包括轻微的骨骼疼痛。闪烁照像的射线暴露与普通放射检查相当。影像闪烁照像效果的因素有同位素的选择、校准扫描的应用、扫描的时间,以及特殊技术的应用。

1. 校准 "针孔"校准扫描可以提高图像的清晰度。该方法对检查股骨头缺血性坏死特别有帮助,可通过前后位和侧位片观察。

2. 同位素 绝大多数闪烁扫描采用锝-99m,其半衰期为 6 小时,与磷酸盐结合可以进行骨扫描。它具有高度敏感性,一般在 24～48 小时呈阳性表现。镓-67 和铟-111 主要用于感染的定位。

3. 时段(timing) 分段骨扫描应当在注射后立即开始。软组织像或者软组织池通常在注射后10～20 分钟显示,骨组织则在 3～4 小时后。骨扫描不受关节引流的影响。

4. 骨扫描在小儿骨科的应用:①筛查:虐待婴儿综合征的检查;②四肢:病变的定位;③创伤:早期发现应力骨折;④肿瘤:部位、分期以及与囊性疾病的鉴别;⑤感染:定位,骨髓炎椎间盘炎的早期诊断;⑥缺血性坏死:LCP 病,骨软骨炎的分期。

（五）外观照片

医学大体外观照片是临床资料的重要组成部分。外观照片便宜、安全和准确,可用于收集临床资料和进行家庭教育。下列建议可帮助你获得更有价值的医学外观照片:

1. 姿势 外观照片的姿势和放射照片体位相同,包括前面观、后面观、侧面观以及特殊的姿势。应当将患儿置于解剖体位。

2. 背景 尽量选择中性的、不杂乱的背景。

3. 距离 应当尽可能地接近患儿,在包括所需部分的前提下,调节距离,尽量显示身体。

（六）磁共振

磁共振(MRI)可以清晰地显示软组织影像,不必接受电离辐射。但是,MRI 价格昂贵,设备复杂,婴幼儿需要镇静甚至麻醉,以保持必要的安静。MRI 的骨骼相差,但软组织相非常好。若经验不足,则阅读 MRI 比较困难,容易"过读"(over-reading),将问题扩大化。尽管如此,MRI 的应用范围正逐渐增加。

MRI 在小儿骨科的应用:①软骨的观察:盘状半月板,生长板损伤;②缺血性坏死:Perthes 病,髋关节脱位复位后的股骨头坏死,股骨远端的缺血坏死;③神经组织的观察:脊髓损伤;④肿瘤:界限和分期;⑤感染:软组织炎症。

（七）超声检查

超声检查在骨骼肌肉系统可以应用的地方很多,但是超声检查技术还不成熟。

1. 围生期超声检查 在骨科方面的应用还有待于进一步加强研究。以下为比较常用的超声检查:

（1）病因学研究:增进我们对某些疾病的了解,提高预防和治疗的能力。

（2）胎儿外科:采用替代或者置换方法,或者改善宫内环境,或许能够纠正或者改善某些疾病。

（3）家庭准备:超声检查出疾病后,可以使患儿生后尽快得到治疗。通过超声向家长予以解释,让他们作好心理上的和思想上的准备。

（4）终止妊娠:对一些严重的疾病,根据家长的要求,超声在终止妊娠方面可以提供帮助。

（5）骨骼肌肉疾病:有些骨骼畸形可以利用

孕期超声检查早期诊断。这方面的应用正快速增加，而且经验越来越丰富。但是，假阳性的情况也有发生，这会使孩子的家庭增添不必要的紧张。

2. 超声检查的临床应用　其效果很大程度上依赖于超声使用者的技术和经验。随着技术的进步和经验的积累，超声检查将会有很广泛的临床应用前景。超声检查安全，价格不贵，可以多角度观察，但技术有待改进。

（1）超声检查在小儿围生期骨科的应用：马蹄内翻足、骨骼发育不良、四肢发育畸形、脊柱裂、关节弯曲（arthrogryposis）。

（2）超声检查在小儿出生后骨科的应用：①髋关节脱位在新生儿期的早期诊断；②脓肿和关节积液的定位；③足部异物的定位；④肿瘤，尤其囊性病变；⑤低年龄儿童的软骨损伤；⑥扭力的测量，关节结构的组成。

第 5 节　实验室检查

实验室检查在矫形外科中起有限的作用。结合实验室检查可以减少穿刺等有创检查。

1. 血常规　在患儿出现某些症状时，进行血细胞计数（CBC）、血细胞沉降率（ESR）和 C 反应蛋白（CRP）检查，可协助诊断。在怀疑患儿有感染性疾病、肿瘤或者血液病时，也可以进行上述检查。

ESR 对区别感染性疾病和创伤性疾病有帮助。CRP 与 ESR 相比，升高得更快，恢复正常也早。ESR 正常值的上限为 20mm/h，一般炎症性疾病，如一过性滑膜炎，ESR 常常升高至 20 ～ 30mm/h。如果 ESR 超过 30mm/h，则意味着可能存在严重的感染、肿瘤或者创伤。除了新生儿，ESR 和 CRP 升高，常见于化脓性关节炎和骨髓炎，而白细胞增高并不常见（表 3-2）。

表 3-2　检查 CBC、ESR、CRP 的指征

临床症状	CBC、ESR、CRP 检查的指征
生长性疼痛	可疑某些症状，需要除外白血病
骨骼疼痛	除外镰状细胞贫血
应力骨折	除外感染
髋关节疼痛	区别化脓性关节炎和一过性滑膜炎
腰背痛	是否为椎间盘炎症引起
感染	随访感染的治疗效果

2. 生化检查　怀疑佝偻病时检查血清钙，对诊断有时有帮助。但其正常值随年龄增长而变化。

3. 酶学检查　碱性磷酸酶（CPK）对肌肉发育不良的诊断有帮助。当你发现患儿步态笨拙无力时，可以给他做 CPK 检查。

4. 染色体检查　怀疑患儿患有某种基因异常的综合征时，可以申请对其做染色体检查。这些综合征涉及多个系统的先天性畸形，不明原因的智力减退，手、足、耳异常，皮肤起皱褶。

5. 骨矿物质测定　骨骼矿物质成分可以通过多种方法定量测定。骨皮质可以拍摄放射学片子，通常用第二掌骨作为标准。单相或者双相光子吸收法（photon absorptionmetry）是常用的另一种方法。骨骼矿物质成分测定常用于代谢性疾病，如特发性骨质减少（idiopathic osteopenia）等。

6. 关节滑液检查　关节滑液需要肉眼观察和实验室检查，后者包括细胞计数、生化值测定、细菌培养及涂片染色。关节滑液在不同的关节疾病有着不同的理化形状（表 3-3）。关节液中的糖含量相当于血清的 90%，在感染性疾病患者中含量下降。约有 1/3 的化脓性关节炎病例细菌培养阴性。

表 3-3　不同疾病的关节液性状

检查项目	正常性状	化脓性关节炎	青少年类风湿关节炎	创伤性关节炎
外观	淡黄色	暗灰色	淡黄色	血性
清亮度	清亮	混浊	轻微发浑	血性
黏滞度	正常	下降	下降	下降
白细胞总数（×10⁶/L）	0 ～ 200	50 000 ～ 100 000	20 000 ～ 50 000	红细胞（外伤后始出现）
多形核白细胞（PMNS）	90%	多数 PMNS	占优势	
细菌	无	半数可见	无	无

续表

检查项目	正常性状	化脓性关节炎	青少年类风湿关节炎	创伤性关节炎
培养	阴性	2/3 阳性	阴性	阴性
蛋白	18g/L	40g/L	30~40g/L	正常
糖	1.11mmol/L 低于血清水平	1.67~2.78mmol/L 低于血清水平	正常	正常
肉眼所见				引流液有脂肪滴

第 6 节　活体组织检查

用活体所取的标本做组织学检查,对诊断小儿某些肌肉骨骼疾病十分有用。本法有助于明确X线照片上显示的骨的囊性病变、破坏性病灶和反应性骨增生的诊断。值得注意的是,怀疑恶性骨肉瘤者虽多可借此确诊,而软骨母细胞瘤或软骨黏液纤维瘤组织学可表现为恶性改变,又可错误地按恶性病变对待。对一般光学显微镜不易区分的病变还可用电子显微镜协助诊断。例如,尤因肉瘤和恶性神经母细胞瘤中有继发化骨的病例(表3-4)。

表 3-4　小儿骨科常见的组织活检指征

组织	活检指征
肌肉	肌肉发育不良,肌炎
骨骼	肿瘤,感染
皮肤	成骨不全(osteogenesis imperfecta)
神经	神经性疾病

肌肉、肌肉神经或神经的活体组织检查能诊断出上运动单位或下运动单位的病变。有的组织化学检查需将取下的活体标本立刻用特殊试剂固定。另外,应从病变和正常组织的交界处取标本。

超微结构的研究,组织化学和组织培养对骨、软骨和肌肉的某些疾病能作出诊断。此外,皮肤活检做成纤维细胞组织培养和生化检查有助于探索有无先天性酶缺乏。

第 7 节　肌电图在小儿骨科中的应用

肌电图检查要求患儿充分合作。检查时要在特定姿势下收缩和放松肌群。插进电极针后,小儿多不能很好合作。因此,测定小儿肌力曲线和神经传导速度较为可靠。小儿对神经传导速度测定能很好地耐受。同时,对鉴别多发神经炎的急性期和确诊全身性神经系统病,如腓骨肌萎缩、肥大性多发性神经炎以及异染性的脑白质病(metachromaticleucodystrophy)都很有价值。新生儿神经传导速度较成人的极限低50%,到3~5岁以后才能达到成人的水平。肌电图对诊断可疑脊髓性肌萎缩(Werdnig-Hoffmann 病)有所帮助。一般说来,肌电图测定小婴儿的肌肉病有困难。但对测定大儿童的肌肉营养障碍还是有用的。但因小儿对插入电极针后再改变肌肉张力多不能耐受,故更应耐心细致。

研究肌肉收缩的电活动可说明运动单位的结构和功能。还可测定出肌肉和支配神经的病变部位以及提示病变过程的性质。

支配肌肉的神经纤维系脊髓灰质的神经轴索的延伸。每一肌肉纤维受神经纤维末梢的支配。神经细胞和肌纤维构成运动单位(图3-9)。

运动单位的活动产生运动单位活动电位。这可以用肌电图记录。疾病可影响运动单位的结构和功能。于是,肌肉收缩时运动单位活动电位图形呈现异常。

(一) 临床应用

肌肉的活动电位要用细胞外电极记录。这种电位较细胞内电位小得多。通常是 15μV 至 10mV。因此需要放大以后才能在阴极管上显示出来。为了研究运动单位活动电位,须将电极针插入肌纤维之间或用皮肤表面电极板观察多数运动单位活动电位的总和。

(二) 记录用电极

临床肌电图常用的电极有皮肤表面电极板、同圆电极针、双极电极针、单极电极针、细丝电极、多导电极和细胞内电极。其中以同圆电极针最为

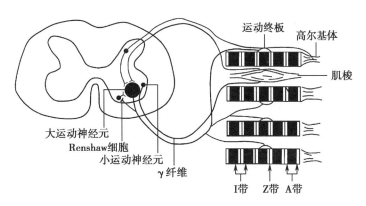

图 3-9 运动单位的神经支配

大的前角细胞支配四条横纹肌纤维,肌梭与肌纤维平行排列,肌梭的传入神经纤维对大运动神经元只起一闸门作用。肌梭内的肌纤维通过 γ 输出纤维接受脊髓内的小运动神经元的支配。腱内的高尔基体与横纹肌纤维一致,经过单个中间神经元与前角细胞相连接

常用。

(三)肌电图的放大和示波

用电极记录电位变化,以伏特(V)差异说明。从数微伏到10mV不等(图3-10)。因此必须先放大然后才能示波。对电位变化有时耳的听觉较视觉敏感,故还可利用扩音器的方法测定。

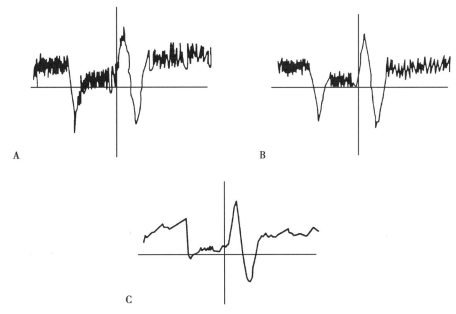

图 3-10 腕部刺激正中神经,在肘部正中神经所测的活动电位

A. 未放大前 40 000Hz;B. 降到 10 000Hz 的图形;C. 再降到 1000Hz。表明降低带谱的变度会降低刺激电位。横轴代表 1ms,纵轴为 10mV

(四)操作

除特殊病种如肌强直(myotonia)宜低温测定外,其他均需注意肢体的保暖。用皮肤表面电极板时,应先用酒精或乙醚备皮并涂电极胶冻。用电极针时皮肤和针均应灭菌。电极针要清洗并高压消毒。

插入电极针时肌肉要放松。先记录自然电位。然后让患儿自主收缩肌肉,在不同的收缩状态下记录运动单位活动电位。如此按需要检查的肌肉依次进行。

(五)肌电图的各种电位

1. 自然电位 正常松弛的肌肉,肌纤维不收缩,电极针测不出电效应。如果还有运动单位活动电位,就说明肌肉未完全放松。但是,正常肌肉放松后,单个肌纤维或小组肌纤维仍可出现低的活动电位。这说明电极针邻近肌肉的终板区域。

某些神经肌肉疾病出现自然电位有临床意义。最常见的是震颤。从皮肤表面看不到震颤,但可经电极针记录下来。

自然电位有以下几种:

（1）插入效应:电极针插入肌肉可引出一活动电位。电极针稳定后则消失。这种活动电位与运动单位活动电位相比,其时间短、振幅小。虽正常肌肉可见插入效应,但多见于失神经支配的肌肉。多发性肌炎出现的插入效应时间较长（图3-11）。

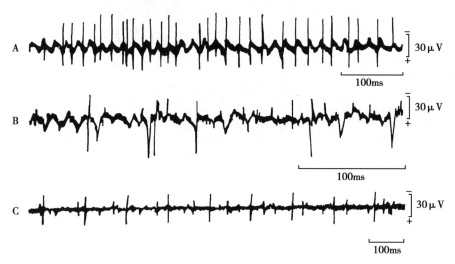

图 3-11　部分失神经支配肌肉的插入效应和震颤电位
A. 活动电极针诱发的高频率释放;B. 有初发正相电位;C. 每秒约有 10 次震颤电位。
B 和 C 表明震颤电位

（2）终板骚动:肌肉终板处可记录出两种终板骚动。第一种是简单的 2 毫秒高频率电位。这说明是细胞外微终板电位。第二种是双相电位,时间长达 2～3 毫秒,振幅可高达 200μV。这种电位性质不明,可能系来自肌肉的小神经纤维束。

（3）震颤电位:震颤电位为一种小电位,时间只有 0.5～2 毫秒,振幅为 30～150μV。任何部位的肌肉均可出现震颤电位。但在终板区域会呈双相并有初发负性偏转,因而与终板骚动不易区分。除终板区域以外的其他部位,震颤电位均为初发正相。一般每秒出现 2～10 次可为双相或三相（图3-12）。

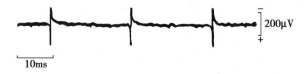

图 3-12　部分失神经支配肌肉的震颤电位

震颤电位是失神经支配肌肉的特征之一。对诊断下运动单位病变是有价值的。运动神经元与肌肉纤维之间中断联系 3 周后才会出现震颤电位。

从操作上讲,温暖环境中才能查出震颤电位。

（4）正相尖波:正相尖波较震颤电位时间稍长,电压相似（图3-13）。尖波包括初发正相尖波,随之而来的是缓慢改变延长的负相电位。二者加在一起约 10 毫秒。有的作者描写为"正相锯齿电位"。正常肌肉没有这种电位。正相尖波可见于失神经支配的肌肉、多发性肌炎和并发肌强直的病例。

（5）束颤:无需关节活动而诱发的、肉眼可见的一组肌纤维或运动单位的自然收缩称为束颤。这种波型可见于神经根受刺激等下运动单位病变。还可见于脊髓空洞症或急性脊髓灰质炎麻痹前期阶段。

用皮肤表面电极板同样可测出束颤电位,还可在体表的不同部位反复观察。

（6）肌肉强直反应:肌肉强直病时可因电极针活动,叩打肌肉或自主收缩肌肉而诱发高频率的活动电位（图3-14）。特点是频率逐渐增强,随后振幅和速度降低（图3-15）。

（7）假性肌肉强直波形:特点是突然释放停止。但一般有恒定的振幅和频率。有时呈复杂多相电位。因之,称为"特殊高频电位"。这种波形可见于神经性萎缩或肌肉病变引起的力弱,尤其多见于脊髓肌肉萎缩症和多发性肌炎（图3-16）。

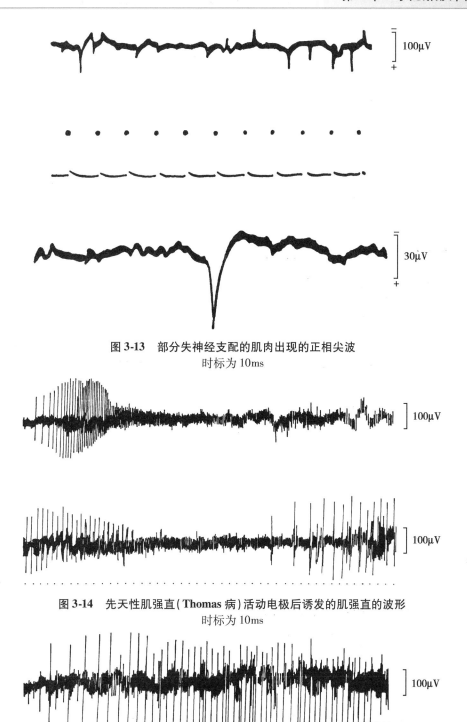

图 3-13　部分失神经支配的肌肉出现的正相尖波
时标为 10ms

图 3-14　先天性肌强直(Thomas 病)活动电极后诱发的肌强直的波形
时标为 10ms

图 3-15　先天性肌强直借活动电极针而诱发的肌强直波形
时标为 10ms

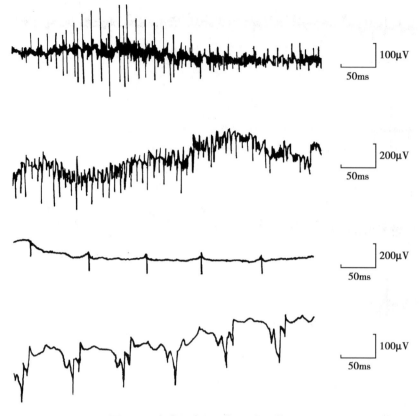

图 3-16　多发肌炎(胫前肌)患儿的图形
反复出现不同形状和不同频率的电位

（8）肌纤维颤搐(myokymia)：这是一种连续释放的运动电位，可见于脑干的结构性病变，如脑瘤或多发性硬化症。

（9）痛性痉挛和肌痉挛：痛性痉挛可作为一个症状独立存在，也可与不同疾病并存。正常人在夜间也可发生。有的痛性痉挛系因运动神经元疾病或缺乏电解质所致。肌电图的图型为连续以 200～300Hz 高频率释放的运动单位活动电位。

破伤风的肌肉痉挛主要系反射性自然运动电位。产生的原因系抑制性中间神经功能低下，从而增强了运动神经元的反射性兴奋度。相反，手足搐搦症只是发生肌痉挛时有运动单位活动电位。这是因为低血钙使调节能力丧失而又会因缺血加重。潜在的手足搐搦症的调节能力受损但未完全丧失，出现两个成对的运动单位活动电位或三个运动单位活动电位(图 3-17)。

2. 自主活动电位

（1）运动单位活动电位：此电位系肌肉自主收缩时可记录出的主要电位。这种电位系几组肌纤维近乎同步收缩的活动电位的总和。这种电位可能为单相、双相或三相，偶为 5 个以上的多相。持续时间一般介于 2～10 毫秒，振幅介于 100μV

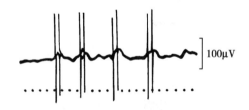

图 3-17　从运动神经元患儿记录的成对的电位
时标为 10ms

到 2mV 之间。这与检查时用的电极不同有关。对正常人来讲，不同肌肉的活动电位也很不一致。这是由于组成每块肌肉的肌纤维数目不同(图 3-18)。

运动单位活动电位的形状和波型受疾病的影响。周围神经疾病常发生部分失神经支配和再生。再生的纤维传导冲动的速度较正常轴索慢。此外，不少周围神经疾病的神经传导速度也降低。对周围神经疾病的运动单位活动电位进行分析，发现平均活动电位时间延长，但振幅还在正常范围以内或稍有降低，同时还会有不正常的多相电位(图 3-19)。

（2）自主收缩的图型：正常肌肉完全放松后无电效应。肌肉稍有自主收缩则能查出运动单位

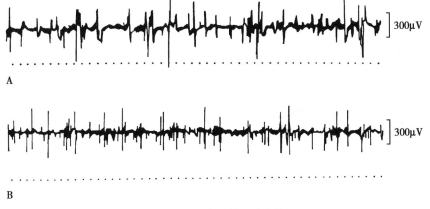

图 3-18 随意肌的运动电位

A. 第 1 骨间肌的运动单位活动电位；B. 额肌的运动单位活动电位面部肌肉波形时间
较四肢肌肉的短暂。时标为 10ms

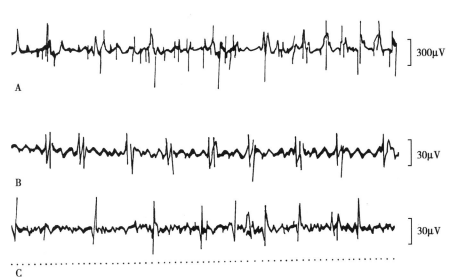

图 3-19 周围神经疾病的多相电位

A. 周围神经炎患儿三角肌的记录；B. 颈神经根病变引起三角肌部分失神经支配的波形；
C. Bell 麻痹患儿额肌的电位。时标为 10ms

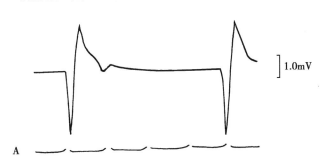

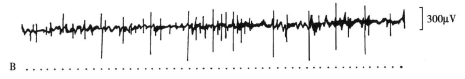

图 3-20 高振幅长时间电位和多相运动单位活动电位

A. 运动神经元疾病的高振幅长时间的电位（时间可超过 12ms，振幅可高过 10mV）；
B. 肌营养障碍患儿股四头肌的多相运动单位活动电位。A 和 B 时标均为 10ms

活动电位。每一次收缩的电位均各自断开,其时间、振幅和形态均可认出。用力收缩后又重新出现运动单位活动电位。因之,强力收缩可产生很多运动单位。但是彼此重叠而不易测出其各自的特征。这种波型就称为"干扰该型"。任何原因影响肌肉的神经支配均不会在强力收缩时重新出现大量的运动单位活动电位,肌电图的"干扰波型"减少。严重的病例,甚至根本见不到"干扰波型"的电位(图3-20和图3-21)。

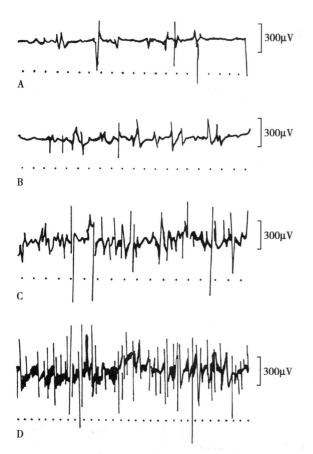

图3-21 随意肌的运动电位和干扰图形
A和B. 正常骨间肌持续强力收缩的运动单位活动电位;C. 干扰图形出现后,使个别波形无法识别;D. 为强力收缩时的干扰图形。时标为10ms

第8节 小儿关节镜检查

自1806年Botzini创造双管烛光膀胱镜以来,内镜的发展已经历了两个世纪。关节镜检查最初为1918年日本Takaji首先试用,1959年Masaki Watanabe设计的关节镜至今仍在沿用,并于1957年和1969年相继发表了最早的关节镜检查图谱。目前,关节镜检查除可照相记录外,也能在电视辅助下观察。

小儿诉说膝关节疼痛的病例颇多,但临床方面又往往不能单靠病史作为诊断依据。通过检查和X线照片有时仍不能建立正确诊断,有的病例经长期保守治疗不能奏效。因之,有的患儿手术治疗后,关节内的继发病变或滑膜炎已相当严重。近年文献报道,自从采用小儿膝关节镜检查以来,发现剥脱性骨软骨炎(osteochondritis dissecans)和先天性膝关节外侧半月板畸形的发病率有增加的趋势。

目前公认关节镜诊断膝关节病变的准确程度很高,并且在诊断的同时可以进行治疗,关节镜检查已几乎替代了关节探查术。

关节镜的应用范围日益广泛,肩、肘、腕、髋、膝、踝等关节均可以实施关节镜手术。

儿童关节镜检查主要用于髋、膝关节疾病,同时经关节镜开展手术治疗也十分普遍。关节镜下膝关节外侧盘状半月板切除术、半月板损伤修补缝合术、关节内异物取出术、滑膜活检术,都是很成熟的手术。对于儿童期发病的、较严重的色素绒毛结节性滑膜炎,行关节滑膜清扫,也可以通过关节镜完成。在低年龄先天性髋关节脱位的患儿治疗中,有报道可以在髋关节镜辅助下,清理髋臼内容物,然后再通过石膏固定,可达到较好的治疗效果。

采用关节镜检查的几点注意事项:

(1)检查要在全麻下,手术室内进行。

(2)对手术医生、助手以及手术人员要有特殊训练。

(3)每次检查前应对镜管和有关器械进行检查,防止在术中折断而成为关节内异物。

(4)详细记录检查所见,有条件时要利用照像、录像记录检查结果。

(5)镜检过程中要用生理盐水加压灌注关节腔。因此要注意无菌操作和防止无菌单的渗透而影响无菌操作。近来有采用关节内充气法检查的报道,多主张以N_2O替代CO_2以防止对关节滑膜的刺激。

(6)开展经关节镜的手术,要求器械小巧、坚固,防止折断。操作过程中切勿损伤关节内的组织及正常结构。

文献中报道关节镜检查的准确性高达80%,经关节镜能够进行的手术除半月板切除、髌骨外侧支持带松解、滑膜粘连带松解和切除骨软骨缺损病变刮平、钻孔、异物摘除外,还可缝合破裂的半月板。

（潘少川　白云松）

参 考 文 献

1. Staheli LT. Prdctice of Pediatric Orthopedics. Philadel-phia：Lippincott Williams & Wilkins，2001：1-16.

2. Herring JA. Tachdjian's Pediatric Orthopaedics. 5th ed. Philadelphia. London，New York. St. louis Sydney. Toronto：Elsevier Saunders CO. ，2002：23-59.

第 4 章

小儿下肢和腰背疼痛

第1节 概 述

小儿下肢和腰背疼痛可以是一时出现的轻微症状,也可能是比较严重的疾病,但均不容忽视。处于生长发育阶段的小儿脊柱和下肢担负运动和体重,躯干直立要靠脊柱的支撑。脊柱和环周的肋骨、前面的胸骨形成胸廓,容纳保护心、肺和纵隔中的大血管,与横膈一起参与呼吸运动。腹腔内的各个脏器都悬吊固定在脊柱上,并由脊柱最下方的骶尾椎与髋、坐和耻骨共同组成骨盆,容纳和保护内脏。更重要的是脊柱中央的椎管,包容并保护中枢神经的脊髓。脊柱四周有强有力的韧带和肌肉维持脊柱的正常外形和姿势并完成各种动作。一旦出现上述结构异常较其他部位容易察觉。无论主观感觉痛苦或客观步态异常均能为家长及早发现。小儿感觉异常因受语言词汇少的限制往往不能准确描述,如对疲乏、不适或疼痛等常笼统以哭闹、喊"疼"和拒绝走路等表达。因此症状虽出现早,但需要的是尽早明确诊断给以恰当治疗。

小儿下肢痛是在门诊经常遇到的一大组疾病,而腰背疼痛相对少见。在门诊短时间内协助诊断的方法之一是要注意患儿的步态有无跛行和快捣步。同时留心其主诉的部位,如下肢痛是单侧还是双侧?跛行在哪一侧?固定在单侧的下肢痛伴有跛行的更应当引起重视。

小儿下肢痛的时间长短不定,短则几天、数周;长者可以数月、数年。发作的方式是偶尔间断疼痛还是持续性疼痛,这对诊断也有帮助。持续性疼痛且发病时间较短更是诊断严重疾病的线索。

疼痛可局限于下肢任何部位,髋关节疼痛可放射到膝关节。病变的部位可在髋关节或向下到大腿、小腿直至足部。应全面检查肢体的长度、关节活动范围、肌肉有无萎缩、局部肿胀、压痛和实验室检查以及 X 线照片等,始不致漏诊。当然定期随诊,争取能有一段观察的过程,这对明确诊断有时是不可缺少的。

脊柱本身的疾病和四周结构一旦有病,都能出现腰背疼痛。小儿腰背疼痛不如成人多见,但比预想的要多些,经调查,15 岁以前小儿曾有过腰背痛的约占 50%。之所以忽视就是认为腰背疼痛和脊柱变形少见。另一个不重视的原因是把"腰"误认为祖国医学讲的"肾",后者有内分泌和性功能的含意。因此有小孩没有"腰"的说法。不承认有"腰",自然就认为小儿不可能有腰痛。另外孩子的脊柱疾病加重,又不知道是否能治;有的对手术治疗又担心会不会损伤神经、发生瘫痪等顾虑。家长的顾虑有的是个别医务人员解释时无意渲染的结果。

第2节 下肢疼痛中常需鉴别的病种

对下肢疼痛的患儿自髋关节向下,结合症状、体征和特殊检查逐一考虑。

1. 髋关节急性一过性滑膜炎(acute transient synovitis of the hip) 这是一种原因不明的无菌性滑膜炎症和关节积液。学龄前儿童发病较多,常在发病前有上呼吸道感染的病史,临床特点是症状重而体检相对较轻。所谓症状重是指患儿不肯下地走路而引起家长的焦急。髋关节活动受限程度较轻,加之常有向同侧膝关节放射性疼痛(Hilton 定律),常误导医生拍照膝关节 X 线照片而忽略了髋关节的检查,导致诊断不及时。X 线平片可见髋关节的关节囊有不同程度的膨胀,无骨质异常变化。经过不负重卧床休息数日可痊愈。值得注意的是股骨头缺血性坏死的患儿早期表现与本病相似。有的学者称髋关节急性一过性滑膜炎患儿4%左右实际上是 Legg-Perthes 病的初期阶段,宜及时告知家长做随诊证实。

2. 股骨头缺血性坏死（Legg-Perthers 病）本病好发于男孩，男女之比为 5∶1。病因不明，主要有血管学说，如静脉回流不畅，或为动脉受阻；血液黏度学说，有的指血液黏度增高而造成的循环障碍，与特异性血凝固异常和蛋白 C、S 缺乏以及纤维蛋白溶解低下有关。此外，有生长停滞学说，即有的学者发现患本病的患儿常伴有身材矮小，体重较正常同龄儿轻而疑有内分泌障碍。总之，缺血因素占上风，但为何引起缺血则不明了。临床的主要表现为髋关节疼痛，跛行和髋关节多方向活动受限，以内旋受限突出。X 线照片可明确诊断。

3. 膝外翻（genu valgum）　小儿在 3 岁以前常发现有膝内翻，即 O 形腿。而 3 岁以后逐渐形成膝外翻，这是小儿诉说下肢痛的最多见的原因。其中有的主诉是足尖内指、易跌跤。症状的轻重与畸形的严重程度有关。踝间距在 5cm 以内的多属发育性，即大腿肌肉发育尚不足以维持膝部的稳定和正常解剖关系，可随生长而自行矫正；踝间距在 10cm 左右的应追查病因如佝偻病，有时需在治疗佝偻病的同时，辅以支具矫正；踝间距在 10～15cm 以上者应注意有无全身性疾病如抗 D 型佝偻病或肾性佝偻病等，宜在儿科治愈疾病的基础上再行截骨矫形手术。

4. 胫骨结节骨软骨炎（Osgood 病）　发病年龄平均在 10～12 岁，常有踢球运动史，目前认为本病已不属骨软骨炎而是髌腱在胫骨结节连接部的积累性损伤所致的异位化骨。疼痛局限，可单侧也可双侧。暂停运动，戴"护膝"局部制动多可自愈，很少需手术治疗。

5. 胫骨疲劳性骨折（fatigue frature）　即"应力性骨折"。除小腿疼外，无明显外观异常。平时缺少运动而突然长时间过量锻炼可致本病。骨的弹性正常，由于肌肉反复牵拉和踏地动作所致。病变为局限性骨皮质不连续，X 线片上可出现细微的创伤性骨折线和修复性新骨相间。胫骨和跖骨为好发部位。主要表现也是下肢局部疼痛。制动可治愈。

应与失用性、炎症性、发育性、内分泌引起的以及维生素缺乏等原因所致的骨折相区分。同时也要与骨肿瘤、骨髓炎和放疗后的局部骨质疏松等造成的"病理性骨折"分开。要针对病因参照有关章节给予相应的治疗。

6. 足舟骨缺血（Köhler 病）　表现有足中部局部疼痛，避痛性跛行和局限性压痛。X 线照片可作出诊断，行走石膏保护 6 周可自愈。

7. 第二跖骨头栓死（Freiberg 栓死）　疼痛和跛行与足舟骨缺血坏死相似，但第二跖骨远端常有肿胀，局部有压痛。X 线片上可显示局部骨密度增高，节裂甚至有游离体。行走石膏保守治疗多可自愈，偶需伸展截骨术始能缓解症状。

8. 甲下骨疣（Subungual exostosis）　多因足趾外伤后引起。外观异常明显、局部疼痛和有避痛性跛行。X 线照片可协助明确诊断。手术切除骨疣，保留甲床可治愈。

9. 跟骨后方疼痛　既往称之为 Sever 病或跟骨骨突骨骺炎。X 线所见为骺密度较高，实际上系正常所现。本病为跟腱在跟骨附着处的积累性损伤或对平时经常调换有后跟鞋和平底鞋的不能适应。垫高鞋跟 2～4 周多自愈。

跟骨下方疼痛多由踏地过重的步态引起或因足跟落地的受力点不均匀所致，鞋内加软垫可缓解症状。

10. 骨样骨瘤（ostoid osteoma）　肿瘤的特点为体积小，疼痛重，常需服止痛剂。X 线照片上可见瘤穴，闪烁造影可见热点。手术切除，症状立即消失。

11. 生长痛（growing pain）　常见于 4～8 岁女孩，多在晚间出现下肢疼痛，白天症状消失，常诉双下肢疼痛，症状不加重，无跛行。应注意的是，诊断"生长性下肢痛"除靠上述病史、体检、随诊以外，还要依靠排除其他疾病的方法。治疗包括口服维生素 C 和局部肌肉牵动理疗。对全身性疾病如白血病引起的骨疼痛，以及局部性疾病如骨样骨瘤和小儿常见的肌间血管瘤（局部有边界不清的肿物和压痛，血管造影可定位，了解病变的范围，证实诊断）等鉴别至关重要。

总之，在小儿矫形外科门诊工作中遇到的小儿下肢痛的原因多种多样。咨询性质的问答占了大部时间，对家长应应耐心解释，采用简单的保守疗法往往就能给孩子解除病痛。问题是如何从较多的可自愈的病种中不漏掉个别严重疾病，因此广泛周密考虑、仔细检查至关重要。

第 3 节　小儿腰背疼痛

一、病情分析

引起腰背疼痛的原因很多，有的症状很轻，无

大碍;有的病情严重,应明确诊断。为此应作如下分析:

1. 首先要辨别腰背疼痛的性质。急性突发的腰背疼痛多与外伤有关;慢性缓发的多为驼背变形和某些脊柱肿瘤引起;短暂的背痛很可能是体育锻炼的肌肉拉伤;反复发作的疼痛可能因某些特殊训练,如舞蹈、武术等原因;持续性的疼痛和夜间疼痛应该注意椎体的肿瘤或感染(如结核、骨髓炎等)。

2. 仔细了解腰背疼痛的具体部位,是局限小范围的疼痛,还是向下肢和臀部放射性的串痛。若有串痛要想到椎体骨折、硬膜外脓肿或椎管内肿瘤等。

3. 要注意病情是否同时伴有全身不适,如发热、发冷、厌食、体重不增、贫血等。有的白血病患儿开始的主诉就是腰背疼痛。椎体的炎症也会有全身症状。这时就要追问有没有神经方面的异常,如肢体麻木、肌肉力弱,步态不稳、大小便失禁等。这些都应进一步检查。

4. 分析有无使腰背痛加重和减轻的因素。例如某个活动可使之加重,休息后疼痛减轻,多与肌肉拉伤和脊柱驼背变形等原因有关。夜间疼痛加重,休息并不能减轻,可能是肿瘤的表现。服止痛药可减轻疼痛,换言之疼痛已经到了需要长期服用止痛药的程度,很可能是肿瘤引起的,如骨样骨瘤。

5. 关注患儿年龄。虽然年龄并不是确定因素,但对明确诊断有用。4岁以下患儿诉腰背痛应考虑感染和肿瘤的可能性较大;10岁以下的学龄儿童腰背疼痛常为椎间盘炎或椎体骨髓炎引起的。另外在这个年龄段好发的肿瘤有良性的类肿瘤如嗜酸性肉芽肿,恶性的如白血病和神经母细胞瘤等。超过10岁的小儿腰背痛最多见的原因是运动量过大、驼背和脊柱滑脱等。小儿良性骨肿瘤中骨样骨瘤、动脉瘤样囊肿多与年龄因素的关系不大,任何年龄都可发生。

经过以上分析,只是得到了初步线索,还不能确定腰背疼痛的具体原因。为此,还要根据需要做如下检查:重点包括患儿的坐、站、走的姿势,向前弯腰、下蹲拾物、平卧和直腿抬高等试验;有没有局部压痛点,肌肉有无痉挛;运动、感觉功能以及深浅反射等;必要时还要拍X线片、同位素扫描、CT、磁共振及实验室检查等。

二、病因分析

根据病情和检查的结果,大都能找出腰背疼痛的病因。临床常见的病因和治疗方案如下:

(一) 物理机械性因素

1. 急性发作的肌肉劳损(acute muscle strain) 多见于学龄儿童,神经系检查正常,疼痛不向其他部位放射。治疗包括改变活动方式,局部先冰敷1~2日以减少渗出,2日后热敷促使渗出吸收,避免因局部粘连遗留慢性腰背疼痛。可用止痛药,疼痛时间超过2周的应拍X线片除外骨病变。

2. 椎间盘疝(disk herniation) 较成人少见,与慢性反复外伤有关。疼痛向下肢放射,咳嗽和打喷嚏会使疼痛加重,走路步态有异常改变(腰肌痉挛)。腰前弯困难,直腿抬高受限。休息可缓解,少数需要手术治疗。

(二) 发育性因素

1. 青年驼背(Scheuermann's kyphosis) 外观可见后背有圆形后突,脊柱不能伸直,疼痛部位介于两个肩胛骨中间。坐、站和活动稍久疼痛加重,平时疼痛较轻。无神经和全身症状。X线侧位片可见多数椎体前方楔形变。轻者可用支架背心治疗。锻炼腰背肌和大腿后方的腘绳肌,可减轻症状。痛苦持续加重,在X线片上测量后突超过70°者,可以考虑手术治疗[矫形和(或)脊柱融合术],效果满意。

2. 特发性脊柱侧弯(idiopathic scoliosis) 过去认为侧弯常有腰背疼痛,实际上2/3以上患儿并不感疼痛。侧弯在30°以下的宜用背心支具治疗;45°以上,骨龄尚未成熟的需手术矫正。

3. 特发性少年骨质疏松(idiopathic juvenile osteoporosis) 属小儿罕见的骨代谢病,其特点为原因不明的骨量丢失。主要表现有:青春期前发病;椎体和长管状骨压缩骨折;骨折后有新骨形成但骨质仍疏松;随骨骼发育成熟自然缓解。病因不明,很可能是骨的形成和骨的吸收二者之间不平衡所致。平均发病年龄为7岁,偶有小到1岁发病的。从定义上讲,应在青春期前发病。性别无差异。患儿常有背痛和肢体疼痛。有的表现为拒绝走路或走路慢,步态有跛行。跛行是骨科常见的问题,应牢记有因特发性少年骨质疏松引起的跛行,但又确属罕见。X线片上显示脊柱和四肢长管状骨广泛性骨质疏松。正常骨小梁明显减少,骨皮质变薄。脊柱侧位片椎体如鳕鱼形或葫芦状。胸椎后突加大或胸腰段后突。椎体前缘楔形变和压缩骨折以及脊柱侧弯。长管状骨能看到骨折的不同阶段。骨折多位于干骺端或受力较大的股骨颈、股骨下端和胫骨上端。颅骨基本正常。诊断常借助于除外法。小儿骨质疏松可能的原因如下:①内分泌疾病,如甲状腺功能亢进;②代谢性疾病,如高胱氨酸尿、特发性低蛋白血症;③肾病,如慢性肾小管酸中毒;④骨疾病,如先天性成骨不全;⑤恶性肿瘤,如白血病、淋巴瘤等。主要是内科治疗。

(三)感染和炎症性因素

1. 脊柱结核(tuberculosis of spine) 多发生在胸腰椎交界处,呈角形驼背。有低热、食欲缺乏、阳性家族史、皮肤试验阳性、血沉增快和胸片中的原发灶。腰背疼痛轻。严重的可发生下肢瘫痪。治疗需要抗结核药,增加营养,与传染源隔离。严重的需手术治疗,病灶清除术的指征包括有寒性脓肿、死骨、结核性肉芽组织和坏死的椎间盘等病变或有神经症状。

2. 椎间盘炎(diskitis) 年龄介于 1～5 岁的多见。表现有腰背痛或腹痛、跛行。半数病人有发热,拾物试验阳性,X 线片上病变部位的椎间隙变窄。磁共振可清楚看到病变范围,明确有没有硬膜外脓肿。后者除腰背疼痛外,还有发热和神经根牵涉性痛、肌肉力弱。治疗对抗生素有效,已形成脓肿的有时需手术引流。

3. 椎体骨髓炎(vertebral osteomyelitis) 临床表现和治疗与椎间盘炎相仿。

(四)肿瘤

良性肿瘤和类肿瘤有骨样骨瘤、骨母细胞瘤、嗜酸性肉芽肿和动脉瘤样骨囊肿等。椎体的恶性瘤有白血病、骨肉瘤,也应想到恶性转移瘤。常需手术或化疗。

(五)腹腔和胸腔内疾病

肠道感染、泌尿系统感染、肾盂积水和肺炎也会引起腰背疼痛或胸痛。除严重的肾盂积水外,大都可在保守治疗后缓解。

(六)心理性腰背疼痛

心理性腰背疼痛(psychosomatic back pain)多是因为家庭成员常诉腰背痛,给孩子带来的心理影响造成的,可见于青少年,心理学中称转换反应。应仔细除外其他原因所致的腰背疼痛始能诊断。本病很少见,需多学科治疗。

第4节 疼痛与循证医学

无论是下肢疼痛或腰背疼痛都是患儿的主观感受和自我表达。其诊断与治疗尤其是进行医学研究应有客观依据。对依据的分析又需要医生的判断。这就涉及一种思维方法,即临床医学的模式。这就是说要墨守经验医学还是强调循证医学,关系到医学自身能否进步,医学能否适应社会进步的需要。后者的核心思想是对患者作出决策时,要明确、尽责地用当前的最佳证据。决策的信息来源,包括病人的临床资料(病史、体格检查、实验室资料)、病人的要求、医生的临床经验、外部的规定和科学的证据。证据也在与时俱进;依据来源于医学期刊的研究报告和对这些研究的共分析(meta-analysis)。循证医学与医学各个领域相结合,产生了循证诊断、医疗、决策等分支;也与临床各专业结合,产生了循证内、外、妇产、骨科、儿科和循证护理学等分支学科。当然也理应会渗透到疼痛的诊治原则中来。20 世纪 90 年代中期循证医学在发达国家已得到高度重视和日益普遍的应用。

为了寻找最好的可遵循的证据,要学习和掌握循证医学的方法;查询他人进行循证医学研究的成果和有关的综述。

对待小儿下肢疼痛和腰背疼痛,原则上与诊治其他领域病痛一样,都不应再坚持传统的经验医学解决临床问题的方法,如局限于自己的经验和知识,仅靠阅读教科书,简单地请教专家以及只阅读杂志的引言和结论。

医生和患儿家长往往关心的是临床诊治的最终指标,如生活质量、能否致残和病死率等。然而临床治疗的后果除了治愈以外,对五种(5D)不满意的后果也要做客观分析。只有如此开展临床医疗和研究工作,才符合循证医学的要求。所谓的 5D 即①Discomfort:痛苦是否缓解或消失;②Drug toxicity:所用的药物有无毒副作用和轻重;③Dollar cost:给家庭造成的经济负担能否承受;④Disability:是否遗留、可否避免残疾;⑤Death:有无死亡和死亡率。

(潘少川 郭东)

参 考 文 献

1. Wenger DR,Rang M. The Art and Practice of Children's

Orthopaedics. New York: Raven Press Ltd, 1993: 455-486.

2. Staheli LT. Practice of Pediatric Orthopaedics. Philadelphia: Lippincott Williams & Wilkins, 2001: 67-85.

3. Dimar JR 2nd, Campbell M, Glassman SD, et al. Idiopathic juvenile osteoporosis. An unusual cause of back pain in an adolescent. Am J Orthop (Belle Mead NJ). 1995, 24 (11): 865-869.

4. Smith R. Idiopathic juvenile osteoporosis: experience of twenty-one patients. Br J Rheumatol. 1995, 34(1): 68-77.

5. Narayanan UG, Wright JG. Evidence-based medicine: a prescription to change the culture of pediatric orthopaedics. J Pediatr Orthop. 2002, 22(3): 277-288.

6. Herring JA. Tachdjian's Pediatric Orthopaedics: From the Texas Scottish Rite Hospital for Children: Expert Consult. 5th ed. Saunders, 2014.

7. Herring JA. Tachdjian's Pediatric Orthopaedics. 5th ed. Elsevier Science Health Science div, 2013: 79-100.

第 5 章

先天性上肢畸形

人类骨骼系统发育存在正常差异,如果差异超出正常范围而影响功能,视为畸形。先天性畸形在出生前或出生时业已存在。

肌肉骨骼系统的先天性畸形很常见,导致畸形的原因有:

1. 分化不良　指胚胎始基在不同阶段本应形成身体的某一部分而没有完成。如果分化不良发生在胚胎初期,可造成部分身体缺如。若未形成骨和软骨,则说明分化不良发生在胚胎的晚期。例如多发性内生软骨瘤的病变就是软骨替代了应有的骨组织。

2. 分节缺欠　如尺桡关节融合,先天性肋骨融合,并指以及先天性短颈(Klippel-Peil 综合征)等。

3. 成骨中心融合不良　由此可造成先天性锁骨假关节和多髌骨畸形。

4. 移行不良　由此引起的畸形如高肩胛症等,肩胛未从颈部向后背移行。

5. 赘生畸形　多见于手、足。

6. 骨结构缺欠或畸形　如先天性成骨不全,长骨弯曲等。

近年来发现成纤维细胞生长因子(FGFs)对肢体的萌出起关键作用。研究表明,向鸡胚的腹部注射 FGFs 能刺激赘肢的完全发育。*Hox* 基因能起到转录因子的作用。*HoxA* 负责远近方向的复制,而 *HoxD* 则在前后方向的复制中起作用。

为了取得比较理想的治疗效果,宜及早诊治。针对畸形的类型及可能造成残疾的严重程度慎重考虑其治疗程序。治疗一个严重畸形往往需要相当长的时间,有时在整个生长发育阶段都需要给予指导。要把患儿作为整体考虑,同时要充分估计到训练后的潜力。对日后所能担任的职业有时也需提出指导意见。

分类　Frantz 和 O'Rahilly 于 1961 年提出肢体发育缺陷分类法,至今一直被广泛应用。该法将肢体发育异常划分为末端缺陷和中段缺陷(图 5-1)。

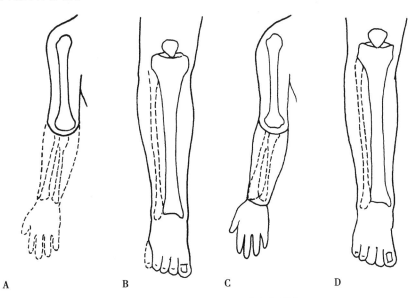

图 5-1　先天性肢体末端和中间部缺如

A. 横向半肢缺如;B. 纵向轴旁腓骨半肢(外侧足趾缺如);C. 不全性远心缺肢(远端尺桡骨缺如);D. 轴旁腓骨半肢(足趾正常)。A 和 B 为末端缺如;C 和 D 为中间部缺如末端缺陷是指缺陷远侧的整段肢体或缺陷部分一侧的远侧部分肢体缺如。中段缺陷是指肢体的中间部位发育缺陷,而缺陷部位远近侧的肢体均存在。末端缺陷及中段缺陷均可表现为横向缺陷及轴旁缺陷(图 5-2 ~ 图 5-4)。1991 年国际分类法诞生,它把所有的肢体缺陷分为横向缺陷和纵向缺陷,其中横向缺陷按肢体缺如的水平来命名,纵向缺陷按缺失的骨骼来命名。

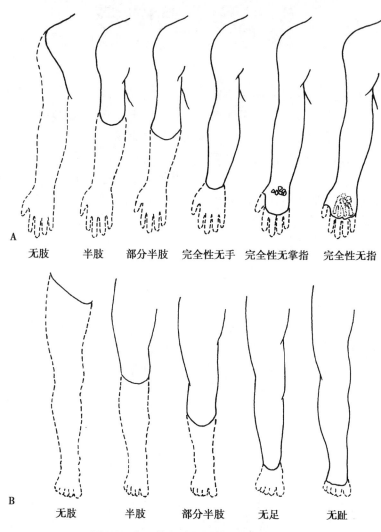

A　　无肢　　　半肢　　部分半肢　完全性无手　完全性无掌指　完全性无指

B　　无肢　　　半肢　　部分半肢　　无足　　　无趾

图 5-2　先天性上肢和下肢末端横向缺如

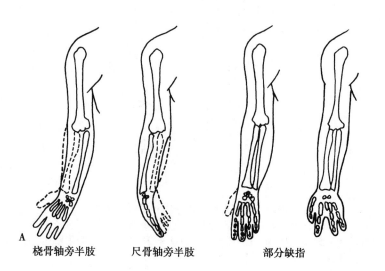

A　桡骨轴旁半肢　　尺骨轴旁半肢　　　　部分缺指

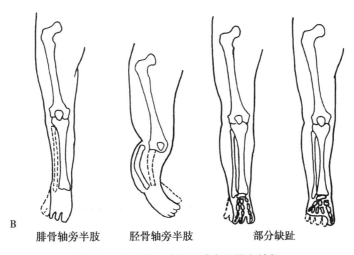

腓骨轴旁半肢　　　胫骨轴旁半肢　　　　部分缺趾

图 5-3　先天性上肢和下肢末端纵向缺如

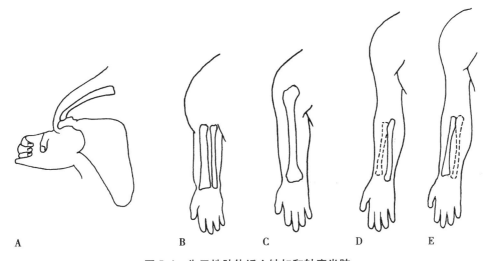

A　　　　　　B　　　　　C　　　　　D　　　　　E

图 5-4　先天性肢体近心缺如和轴旁半肢

A. 完全性近心缺如；B. 近端肱骨缺如；C. 远端尺桡骨缺如；D. 桡骨轴旁半肢；E. 尺骨轴旁半肢

关于分类所用名词,有的从拉丁文而来。"a"为"不存在"的意思。"amelia"为肢体缺如；"acheiria"为手缺如,"aapodia"为足缺如,"aadactylia"为缺指,"aaphalangia"为一手指或多手指缺如。有的名词又源于希腊文,如"heroin"为半侧之意,"hemimelia"为肢体的一半即半肢。"phocomelia"指发育极差的肢体连在躯干上,又称鳍状肢体,"intercalary"为肢体的中段缺如。

本章介绍上肢的先天性畸形。

第 1 节　先天性桡骨缺陷

先天性桡骨缺陷(congenital radial deficiencies)又可称轴旁桡侧半肢畸形(paraxial radial hemimelia),在上肢畸形中相对常见。临床主要表现为前臂短缩、腕关节桡偏以及拇指发育不全。

男性较多见,半数病例为双侧,单侧者以右侧多见。

(一)病因

桡骨缺陷多存在许多不同的基因及染色体异常,可同时合并身体其他多个系统的发育异常。这表明桡骨发育受诸多因素的影响。

(二)病理和临床表现

临床上依残存桡骨的多少进行分类：

Ⅰ型　表现为桡骨远端较正常短。

Ⅱ型　不常见,桡骨小但远近侧均有生长板。

Ⅲ型　桡骨只有近侧一小段。

Ⅳ型　最常见,桡骨完全缺如。

部分缺损的病例常为桡骨的远端部分未发育,而近端部分发育不全并与尺骨融合形成骨性连接,有时可与肱骨融合。桡骨近端或其骨干也可发生部分缺损,但极少见。

尺骨缩短、增粗且弯向桡侧。手因无桡骨的支撑而向桡侧偏斜。如不予以治疗,畸形可随生长发育而加重,手的桡侧边缘与前臂相接触。

桡侧的腕骨、掌骨和指骨也常缺如。舟骨缺如或与其他腕骨融合。大多角骨常不发育。第1掌骨和拇指可发生缺如或发育不全。肱骨和肩胛骨也较正常短小。

患肢的肌肉发育不良。腕和指的屈肌正常,但有时互相融合。如拇指和第1掌骨缺如,则拇长屈肌、拇长伸肌、拇短伸肌、拇外展肌和大鱼际肌也常缺如。骨间肌、蚓状肌和小鱼际肌常存在。在桡骨缺如时,旋前方肌,桡侧腕长、短伸肌、肱桡肌和旋后肌也常缺如,或者发生纤维性变而与正常的指总伸肌融合。肱三头肌和肱肌正常。肱三头肌可缺如或附着于腱膜,有时与附近肌肉融合。胸大肌、胸小肌和三角肌存在,但其止点不在正常位置,可与肱三头肌或肱肌融合。

掌指关节和指骨间关节屈曲受限制。桡神经止于肘部。手背的感觉为异常的正中神经支配。手的桡侧部分的感觉神经支与尺神经的感觉支吻合。

此外,尚可合并其他先天性畸形,如唇腭裂,肛门闭锁,肺发育不全或萎陷,泌尿生殖系畸形,脊柱椎体分节不良及神经管发育不全,以及 Fanconi 综合征合并严重贫血等。

(三) 治疗

出生后即应治疗,以防止手向桡侧进行性偏转和软组织挛缩。可用被动手法牵拉桡侧和掌侧短缩的肌肉,随后用矫形石膏维持。掌指关节和指骨间关节也应当用被动手法使之恢复屈曲。此后,通常还需手术将尺骨中央化,并行肌腱转移平衡肌力和关节囊成形。术后需长期佩戴支具。中央化手术的目的是使尺腕结合部强直,并增强跨腕关节的肌肉的活动范围及稳定性。然而,新的"关节"很难保持功能性运动,也难以达到稳定和肌力平衡而不会随生长致畸形复发。如果患儿的肘关节呈伸直位强直,则不要行腕部中央化手术,因为会导致术后患手不能够达面部而影响功能。软组织牵拉延长技术可能适用于本病。延长可为尽早中央化手术创造条件,也不妨碍实施其他手术。拇指畸形的治疗有赖于其邻指及前臂的发育状况。如果拇指有稳定的腕掌关节,可通过调整相邻组织的分布、肌腱转移及恢复对线来改善发育缺陷。如果拇指基底部缺少正常的关节结构,或为浮动拇指及拇指缺如,需行拇指再造。

第2节　先天性尺骨发育不良

先天性尺骨发育不良(congenital ulnar dysplasia)又称为轴旁尺侧半肢畸形(paraxialulnar hemimelia),包括尺骨缺如和尺骨发育不全,常合并手指畸形。有报道该畸形为隐性遗传,或 X 连锁隐性遗传。可并发一些先天性综合征和心血管异常。

(一) 分类及临床表现

最常用的分类法为 Bayne 法及 Manske 法。前者针对前臂及腕的畸形,后者则针对手的畸形。从功能恢复的角度看,Manske 分类法在临床上更适用,因为手术矫正手部畸形比矫正前臂畸形能获得更多的功能恢复。尺骨和尺侧 2~3 个手指完全缺如极为罕见,尺骨部分缺损者较多。患肢桡骨短缩弯曲,可与肱骨融合。前臂和手的外观不良,但功能尚好。

(二) 治疗

既往对手术治疗持谨慎态度,因为从功能角度看不手术比手术后更好。但目前认为应当采取手术治疗,而且事实证明,术后功能的恢复通常在很大程度上取决于对手部畸形的矫正而不是腕和前臂。因此,治疗的核心是促进手的功能的恢复,手术方法包括并指分离、指蹼加深、掌骨旋转截骨、拇指再造及延长术。于前臂或肱骨行矫形或旋转截骨能使手处于更好的功能位。由于脱位,肘关节成形术难以恢复功能,而切除桡骨小头可增加肘关节不定。Ilizarov 技术牵拉软组织及骨痂可改善外观。

第3节　先天性桡尺近端骨性连接

先天性桡尺骨连接(congenital radioulnar synostosis),即桡骨和尺骨的近端融合,常常使前臂固定在不同角度的旋前位。病变可发生在一侧或两侧。男性和女性的发病率大致相等。

(一) 病因

某些病人可呈常染色体显性遗传。大约在妊娠第5周,由三个分别代表肱骨、桡骨和尺骨的软骨聚集而形成了肘关节。这些软骨起初共有一个软骨膜,后来发生腔化,从而形成三个独立的骨。如果这一过程出现问题,则由于软骨内化骨而导致彼此发生骨性连接。因为当前臂处在旋前位置时前臂骨发生分离,因此基本上所有的前臂骨性连接都固定于这个位置。该病系胚胎早期的发育异常,因此可以并发其他一些疾病,如 Apert 综合征、Carpenter 综合征、关节挛缩症等。约 1/3 的病例有心、胸、泌尿、神经及骨骼系统的异常。

低等脊椎动物,如骆驼和鹿的桡骨和尺骨是连接在一起的,故有人认为这是返祖现象。

（二）病理

真正的先天性桡尺骨连接,桡骨和尺骨近端紧密地融合在一起。桡骨和尺骨连接部的骨松质之间无骨皮质隔开。桡骨头可与尺骨融合,或看不出桡骨头即所谓的"无头型"。桡骨的骨干比正常的弧度更弯曲,比尺骨长而粗。

（三）X 线所见

近侧尺桡骨融合,有时可见广泛融合到前臂远端。依据 X 线片的表现有几种分类法,其中 Tachdjian 将其分为三型:

Ⅰ型　真正的桡尺骨连接,或无头型。表现为桡骨头缺如,有桡尺骨间骨性融合(图 5-5)。

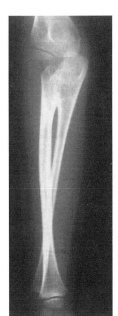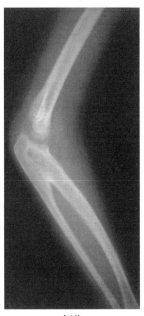

正位　　　　　　侧位

图 5-5　近侧尺桡关节融合 X 线片

Ⅱ型　桡骨头脱位性。畸形的桡骨头向后脱位,桡骨近端又与尺骨融合。

Ⅲ型　未见骨性连接,而是形成一个厚的骨间韧带将桡尺骨连接起来。该型最少见。

（四）临床表现

病人有因尺桡骨连接而引起的功能受限,即桡骨和尺骨不能旋转活动。前臂固定在中度或过度旋前位,可有腕关节代偿性旋转增大。前臂不能旋后而由肱骨的旋转动作代偿。肘、腕关节可自由活动。应尽可能精确测量前臂固定的旋前角度,这是手术矫形大的依据。

（五）治疗

切除骨性连接,做人工关节使之恢复旋转活动的各种手术效果均不理想。这可能与前臂肌肉发育不良有关。如有过度旋前畸形(通常大于60°)并伴随功能受限时,可在桡骨和尺骨上 1/3 做切骨术,考虑到现在的生活习惯及将来可能从事的职业和技能,旋转矫正畸形后将前臂固定在功能位置。

第4节　先天性肩关节脱位

先天性肩关节脱位(congenital dislocation of the shoulder)是一种罕见的先天性畸形。此种畸形可以引起不同程度的功能障碍。由于肩胛盂或肱骨头的缺如或发育不全,肩关节表现为不稳定或脱位。

发育性肩脱位多为外伤所致,占大多数。生后即发现的应考虑产伤臂丛麻痹引起的肩关节脱位。外伤性和先天性二者性质不同,应予鉴别。

功能障碍不严重的,一般不需要治疗。手法复位后不稳定的可折叠缝合关节囊。若有骨性阻挡,如肩峰畸形而限制活动,可予切除。

第5节　先天性肘关节强直

先天性肘关节强直(congenital ankylosis of the elbow)是一种非常罕见的先天性畸形。强直可发生在肱桡关节、肱桡尺关节或肱尺关节,后者更常见。本病可伴有其他上肢畸形,如肱尺关节强直者桡骨常缺如,而肱桡关节强直者尺骨常缺如,此外可有腕骨、掌骨或指骨的融合或缺如。男性和女性发病率无明显差别。

患肘通常固定于屈曲 60°~90°位不能活动,功能障碍的程度可因关节强直的角度而不同。前臂常常也没有活动。由于肘部缺乏伸屈活动,功能良好的手的活动空间也受到限制,躯干、头部及肩部随之出现代偿运动。

过去曾施行切除骨性连接并重建肘关节活动，但成功率很低。单侧肘关节强直，可做切骨术将畸形矫正到功能位置。注意一次性矫正明显的屈曲畸形增加了神经血管损伤的危险。如双侧均强直，可在不致损伤骨骺骺板的前提下，手术切除一侧肘关节的骨性连接，中间填塞肌肉、脂肪或硅化橡胶，或行牵拉性关节成形术，但术后骨性连接往往复发。使用 CPM 装置或牵拉肘部铰链装置，效果也不满意。

第6节　先天性桡骨头脱位

先天性桡骨头脱位（congenital dislocation of the radial head）很少见。桡骨头可向前、后或外侧脱位。病理变化和临床表现因脱位类型和病人的年龄而不同。此畸形在出生时常不易发现。患儿很少有症状。在肘部的前侧或后外侧可摸到突出的桡骨头。桡骨头呈圆形。肱骨小头发育不全。桡骨头向前侧脱位时，肱二头肌肉的肌腱突出。脱位的类型决定尺骨弯曲的方向。前脱位时，尺骨向前弯曲；后脱位者，尺骨向后弯曲；外侧脱位时尺骨向外弯曲。一旦脱位，随生长桡骨头会越来越突出。

X 线见桡骨头呈半球形。桡骨颈与肱骨小头构成关节，前者在接触部位有压迹。此畸形须与外伤性脱位相鉴别。先天性桡骨脱位的病例，肱骨小头有明显的发育不全。

儿童时期本病多无症状，故不需治疗。手术复位以及重建环状韧带的效果不佳。年长后如肘关节活动范围受限制，桡骨头明显突出，可手术切除桡骨头和一部分桡骨颈，以改善活动及减少不适症状。如果可能，最好在患儿发育成熟时手术。

先天性及后天性桡骨头脱位的鉴别见表 5-1。

表5-1　先天性及后天性桡骨头脱位的鉴别

特　　点	外伤性	先天性
外伤史	有	无
合并其他缺陷	无	经常
脱位方向	向前	向后
桡骨头	顶端凹陷	顶端圆隆
肱骨头	正常	发育不良
尺骨	正常	弯曲

注：正文中已做较详细的叙述，如桡骨头呈球形、相对应的肱骨小头发育不全等

第7节　先天性下桡尺关节半脱位

先天性下桡尺关节半脱位（congenital sublaxation of the distal radioulnar joint）又称 Madelung 畸形，是由于桡骨下端尺侧和掌侧部分的骨骺发育缺陷所致，呈进行性加重，导致桡骨下端缩短并向掌侧弯曲。桡骨下端缩短并向掌侧弯曲。尺骨继续按直线方向发育，保有正常的位置和长度。两骨的远端不在同一平面，桡尺骨下端有半脱位。

发病机制不明。多为特发性，合并身材矮小者通常为常染色体显性遗传。女性发病率高。多为双侧，但两侧畸形程度不同。

正常情况下，桡骨远端骨骺的骨化中心在 2 岁时出现，靠近桡骨，呈圆形。6 岁时骨化中心开始变扁，向桡侧伸展形成桡骨茎突。到 19 岁时与干骺融合。正常桡骨下端关节面向掌侧倾斜 5°，向尺侧倾斜 25°。

可分为典型和不典型两类。典型者桡骨远端关节面向掌侧倾斜可达 80°，向尺侧倾斜可达 90°。近排腕骨排列失去正常的弧形，整个腕骨移向腕部的尺侧指向月骨。不典型者，桡骨远端倾斜的方向则相反。

患儿表现为腕部的背伸和尺偏动作受限制。前臂旋后受限较多，对旋前影响较小。不典型的畸形，桡骨下关节面及腕骨均向背侧倾斜。尺骨下端向前侧脱位，腕部的屈曲功能受限制，而背伸动作的幅度增加。畸形加重后患儿可感觉腕部疼痛。

畸形不严重则无需治疗。畸形严重者需手术治疗，以防止畸形进行性加重，发展成为尺骨远端背侧半脱位。对生长期儿童，行尺骨远端骺融合术及桡骨骺板骨桥切除脂肪填塞术。对生长期已结束的患儿，有腕关节疼痛和活动受限者，行桡骨干骺端的楔形截骨矫形及尺骨下端切除或尺骨短缩术，通常可以改善外观，增加握持力，恢复关节活动及减少疼痛。

第8节　先天性并指

并指（syndactyly）是手部常见的畸形。畸形表现不一，有的只是在两指之间有不完全的皮蹼，骨和关节无畸形。较重者，两个以上手指的皮肤与皮下软组织合并在一起，指甲各自分开。严重

者各手指合并,同时有骨的分节不完全和多发的关节畸形。此外,有的指端融合,即末节指骨和指甲融合,手指的其余部分正常。并指大都发生在中指和无名指之间,而且两手均有畸形。部分患儿有遗传性。一些患儿并发指骨融合畸形、短指、多指、同侧胸大肌发育不良。该畸形也见于 Apert 综合征、Poland 综合征及先天性束带。多个手指有并指者影响手的功能。

治疗　手术宜在 4～5 岁后进行。皮肤做曲折线样切口,分开并指,小心保护指神经和血管。用各自皮瓣作为指间蹼外,其余缺损部用全厚皮片植皮。

第9节　多　　指

多指(polydaetycly)是手部最常见的畸形之一。其中有些畸形有遗传性,如中指及小指多指通常为常染色体显性遗传。诸如镜手和五指多指等复杂畸形也属于多指这类。不少病人同时有并指、短指和其他先天性畸形。此畸形可简单分为三类:①异常的软组织块,其中无骨、关节或肌腱,与正常骨无连接;②一个重复的手指,包括骨、关节、肌腱等,近端指骨分叉或与一个掌骨头或分叉的掌骨形成关节;③完全额外的手指,包括一个完全的掌骨,畸形借外观即可诊断。每一病人宜摄 X 线片以明确指骨和掌骨的发育情况,确定畸形的类型,有时须结合手指的功能来确定赘生指。多指依发生部位分为桡侧多指、中央多指及尺侧多指(见文末彩图 5-6)。

桡侧(拇指)多指占手部畸形的 5%～10%。Wassel 将其分成 7 种类型,McKusick & Temtamy 也有类似的分型(图 5-7)。其中 4 型最常见。1～6 型通常为单侧,男孩最常见。7 型可遗传,常为双侧,且可合并其他畸形。

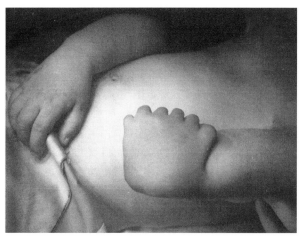

外观

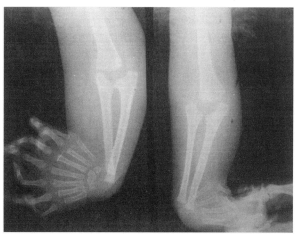

X线照片

图 5-6　多指畸形

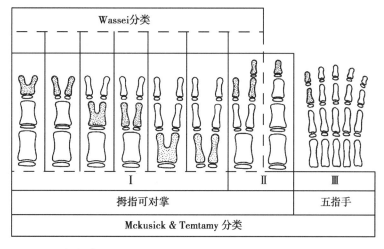

图 5-7　拇指赘生指 Wassel 和 McKusick & Temtamy 两种分类方法

治疗　可手术切除赘生指。独立的指骨或掌骨可做关节离断术。对分叉的指骨或掌骨应切除叉状的分支。必要时做截骨术矫正弯曲畸形。手术时掌侧皮瓣应多留一些，以避免缝合困难和掌侧的瘢痕增生引起疼痛等问题。

第10节　缺指和裂手

缺指(ectrodactyly)和裂手(cleft hand)是一种少见的遗传性缺陷。可分中央型和边缘型两种。中央型表现为示指、中指和无名指缺如，有时掌骨也缺如。手掌部裂开，将手分成两部分，形如龙虾爪手(lobster clawhand)，称为裂手。裂手代表手的中央部分完全或部分纵向发育缺陷，肘、前臂及腕往往发育正常。常伴有多指和手指发育不良，且同时侵犯手及足，呈现常染色体显性遗传。

有些裂手仅缺中指和第三掌骨，手的外观不好，但功能尚可。一般不必治疗。也可施行整形手术，切除手掌部裂口的皮肤，将两侧掌骨靠拢、缝合缺口。边缘型缺指是指拇指或小指缺如，手

较窄。如拇指缺如，不能做对掌动作，影响手的功能，宜在成年后做拇指再造手术。

第11节　浮动拇指

浮动拇指(floating thumb)表现为第一掌骨先天性缺如，拇指发育较差，鱼际肌缺如，屈拇长肌和伸肌尚有一些活动功能。对无功能者往往在接近1岁时切除浮动的拇指，并行示指拇指再造。

第12节　巨　　指

巨指(megalodactyly)是指某个或数个手指其至全手肥大。这种过度生长可能继发于种种发育异常疾病，或者是一种原发性疾病。

分类　原发性巨指包括成比例生长及加速生长。继发性巨指包括血管瘤、淋巴管瘤、神经纤维瘤病、纤维发育不良、脂肪瘤、纤维瘤、神经的纤维错构瘤。对于不同的继发性巨指，过度生长的组织可能各不相同(见文末彩图5-8)。

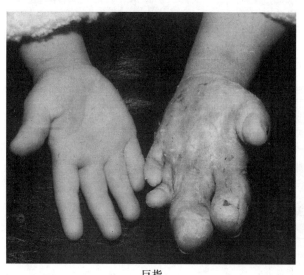

巨指

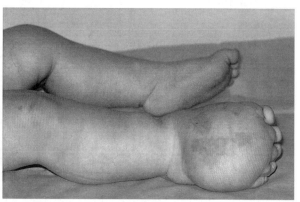

巨肢

图5-8　淋巴血管瘤引起的巨指(肢)

原发性巨指的组织结构正常，但生长加速。这种过度生长可能大于、相同或小于其余肢体。继发性巨指的组织结构异常，有的其组织类型明显呈血管瘤样改变，其他则可能需要做MRI及活检来作出诊断。

治疗往往比较困难。手术方式包括软组织切除术、骨骺融合术、短缩截骨或骨切除和手指切除。手术切除肥大软组织及多余的皮肤，使手指

的形状接近正常。术后手指的感觉稍受影响。手术可分期进行，以免损伤手指所有的血管。对手指骨太长、畸形较严重且影响功能的，可切除手指的一部分，但是术后往往复发。

第13节　短　　指

短指(brachydaetyly)是指一个或数个手指因

发育落后而变短。掌骨或手指短缩,指骨的数目有时减少。通常为常染色体遗传,并可以并发其他疾病,如 Poland 综合征、Holt-Oram 综合征或 Silver 综合征。此畸形常和并指或多指同时存在。多无需行手指延长术。

第 14 节　先天性指外翻畸形

手指弯斜(clinodactyly)又称先天性手指外翻畸形(congenital valgus deformity of the finger)。此畸形较少见,大多发生在小指,有明显的遗传性。小指常向桡侧倾斜,并稍屈曲,常常侵犯双侧。X 线片显示畸形发生在中节和末节指骨。如有三角形的指骨(deltaphalangx),可造成更严重的畸形。此畸形常同时有并指畸形。

通常认为此畸形是一种正常变异,不致残,因此轻度畸形多无需治疗。如小指畸形严重而影响其他手指屈曲,则须做截骨矫形术,将中节或末节指骨做成青枝骨折或楔形截骨,矫正畸形。如数个手指均有此畸形而影响手的功能时,可做多个手指的截骨术。手术可推迟到 10 岁以后再做,以免畸形复发。

第 15 节　指骨融合畸形

指骨融合(symphalangism)系指骨的指间关节发育障碍引起。畸形类型不同,但大都发生在远节指间关节。该畸形常有遗传性。病人常不会感觉到畸形存在,可适应日常活动,一般无需治疗。有时需行截骨术,将手指重新固定于功能更好的位置。

第 16 节　三　节　拇　指

三节拇指(triphalangeal thumb)属于 Wassel Ⅶ型,可以是拇指多指畸形的一部分,而不合并多指时常常有成角畸形。鱼际肌发育受影响。第 1、2 掌骨之间的间隙变窄。

既往认为如果拇指功能正常,一般不需要治疗。但发现未曾接受治疗的成年患者尽管声称其长而常常弯曲的三节拇指功能良好,而仔细观察却发现其精细运动技能减弱。同时有多指者,有时需要各取二者的一部分来重建拇指。对无多指而有成角畸形者,切除其中一个活动最差的关节

而使拇指短缩,同时矫正成角。

三节拇指可合并许多严重的心血管异常及造血系统异常疾病,需要在治疗前加以明确。

第 17 节　小指营养不良

小指营养不良(dystrophy of the fifth finger)罕见,末节指骨向外侧弯曲。病变常是双侧的,女性占多数。畸形在 10 岁左右出现。小指较短,指尖向外侧弯曲。患儿无任何症状。病因不明,可能是先天性的。

第 18 节　手指狭窄性腱鞘炎

一、拇指狭窄性腱鞘炎

拇指狭窄性腱鞘炎又称"板机拇指"(trigger thumb),表现为拇指指间关节屈曲畸形。它是由于屈指肌腱局部获得性结节样增大所致。结节较大时,往往被卡在腱鞘内,导致拇指固定于屈曲位。当结节较小时,它可在腱鞘内通过并产生弹响。在小儿多是先天性畸形,但多在出生后数周或数月始被发现。成人常表现为弹响,而小儿则较少。

（一）病理

掌指关节部位的拇长屈肌的腱鞘增厚狭窄,呈纤维软骨性改变。切开腱鞘后,可见到肌腱有切迹或凹沟,切迹的上下部分肌腱略有增粗,有时在凹沟部的肌腱增粗一倍。

（二）临床表现

拇指指间关节固定在屈曲位,不能主动地伸直拇指。有时拇指间关节可暂时强迫伸直,但很快又回到屈曲位。被动伸展关节时,局部可有疼痛,拇指掌指关节掌侧面的局部软组织增厚,可摸到增粗的肌腱,犹如一小肿物,随拇指伸屈而上下活动,有时有压痛。

（三）治疗

早期只需观察。如果局部肿物及关节活动受限持续存在,则考虑手术松解拇长屈肌腱鞘。手术是在拇指掌指关节掌侧横纹处做一小横切口,显露腱鞘的狭窄部分,上下纵行剪开,拇指便可自由屈伸。手术中应注意保护指神经和血管。手术效果满意。

二、其他弹响指

通常是由于先天性屈指机制异常所致。单纯腱鞘松解往往无效,常常需要行屈指机制探查及修复。

（潘少川　范竞一）

参 考 文 献

1. Sachar K,Akelman E,Ehrlick MG. Radiovlnar synostosis. Hand Clin,1994,10(3):399-404.

2. Peimer C. Surgery of the Upper Extremity. New York:McGraw-Hill,1996.

3. Flatt AE. The Care of Congenital Hand Anomalies. 2nd ed. 1994:292.

4. Syndactyly EM∥Green DP. Operative Hand Surgery. 4th ed. New York:Churchill Livingstone,1999:414.

5. Herring JA. Tachdjians Pediatric Orthopaedics. 3rd ed. Philadelphia:W. B. Saunders Co,2002:1745-1804.

第 6 章

先天性下肢畸形

第1节 发育性髋关节脱位

本病既往一直被称为先天性髋关节脱位（CDH），目前认为应称作发育性髋关节脱位（developmental dislocation of the hip，DDH）。Klisic 于1989 年建议使用这一名称，因为该病呈现一种动态的发育异常，可能会随着婴儿生长发育而好转或加重，因此脱位并不真正是先天性的。发育性髋关节脱位包括髋关节可复位和不可复位的脱位、易脱位及半脱位，以及新生儿及婴儿的髋发育不良（髋臼及股骨近端的骨发育不全）。

本病与先天性马蹄足差不多一样常见，但出生时不明显，需经专科医生采用特殊方法才能作出诊断。而且，如果得不到早期的正确治疗，由于其继发改变使复位愈加困难，并将在成年期发展成退行性髋关节炎而致残。对本病而言，早期诊断事半功倍，贻误诊断事倍功半。

（一）发病率

陈景云 1974 年在北京地区调查 11 188 名新生儿中发现有髋脱位者 42 例，发生率为 3.8‰。国外报道新生儿髋关节脱位的发生率为 4‰ ~ 11‰，而"易脱位"的高达 8‰ ~ 21.8‰。

女孩的发生率较男孩高 4 倍，右侧较左侧约多 10 倍。家族中上代有髋脱位者，其下代的发生率高达 36%，孪生姐妹均发病的占 5% ~ 6%。

（二）病因

目前认为本病是遗传因素及环境因素共同导致的结果。

1. 遗传因素　Wynne-Davies 于 1970 年提出发育性髋脱位的主要遗传机制之一是遗传性韧带松弛。另一个提示与遗传有关的现象是，如果单卵双胎中的一个患发育性髋脱位，则另一个患病的概率为 34%，而双卵双胎则为 3%。此外，分娩过程中母体产生松弛激素导致韧带松弛而使骨盆扩张以利分娩。这种激素通过胎盘进入婴儿体内，同样使女婴产生韧带松弛，而对男婴的作用较小。流行病学调查发现亚非人的发病率较东欧白种人明显低。

2. 胎位　胎位与发育性髋脱位的发病关系密切。Muller 发现患发育性髋脱位婴儿中的 16% 为臀位产，其中伸膝臀位的发病率明显高于屈膝臀位。动物实验表明跨屈曲髋关节的腘绳肌的牵拉是其中原因之一。此外，第一胎及羊水过少，尤其是较多并发其他姿势性畸形（斜颈、跖骨内收）均提示与宫内挤压作用有关。

3. 产后环境因素　已发现将婴儿双髋固定于伸直位包裹的习俗是发育性髋脱位高发的直接原因。据此给婴儿常规穿戴外展裤和宽尿布巾后，发现发病率大为下降。

（三）病理演变

正常新生儿髋臼呈半圆球状，边缘有盂唇环绕，盂唇与关节囊之间有一浅沟，股骨颈前倾角介于 25° ~ 30°，颈干角为 135° ~ 145°，髋臼的方向介于后倾 2° 到前倾 14° 之间，股骨上端前倾角为 15° ~ 47°，男孩为 26°，女孩为 32°。

在出生时，患侧髋臼的后上缘变扁并增厚，股骨头由此可自动滑进及脱出。随股骨头脱出，沿髋臼的后上缘形成增厚的软骨嵴，进出髋臼的股骨头通过它产生弹响，即 Ortolani 征。

有些出生时不稳定髋能自行复位并逐渐发育正常。而另一些将最终发展成永久性脱位，并逐渐产生一些继发改变。

持续脱位产生继发改变，成为影响同心圆复位的因素，其中包括：①关节外因素：髂腰肌和内收肌紧张；②关节内因素：关节囊缩窄，臼内纤维脂肪组织填充，圆韧带拉长增厚，盂唇内翻及圆韧带上移。如将股骨头复位并保持不脱位，上述病变可最终消除。

如果继续脱位，髋臼发生进一步改变。臼顶越来越陡峭，臼窝变平，内壁增厚，过度前倾。在一定程度上，这些改变在复位后也可恢复，但尚不知在多大年龄以前能恢复。

如果再不经过治疗,可导致髋关节全脱位或半脱位。全脱位时,股骨头位于臼缘上方,呈椭圆形,内侧扁平,关节囊明显增厚;髋臼充满纤维脂肪组织,关节软骨萎缩或缺如;附着在股骨近侧的肌肉短缩并且更趋于横向走行。成年人患髋关节全脱位,可在许多年内不发生退行性变。半脱位时,股骨头与髋臼的接触区不固定,股骨头在陡峭的髋臼表面上下滑动。这种不稳定接触导致在青少年期就出现明显的不可逆转的退行性变。

(四) 临床表现

体征取决于患者的年龄与脱位的类型。

新生儿期

该病的最佳治疗时间是生后第1天,因此最好在婴儿室就对新生儿进行筛查。

1. Ortolani 试验 1937年 Ortolani 描述了所谓的"弹响"征。其病理基础是股骨头从髋臼脱出后越过髋臼后缘又被重新复位进入髋臼,检查者试图将已脱位的股骨头复位。该法可用于新生儿,但只能轻微感觉到弹响。婴儿期出现继发性肌肉紧张时此征明显,但过度紧张时测不出而只表现有外展受限。Ortolani 试验:患儿平卧,屈膝、屈髋各90°。当充分外展大腿时可感觉到弹响。若将拇指置于小粗隆部,中指放在大转子部,可感觉更清楚。此征应与髂胫束、臀肌腱的滑动,髌骨半脱位及盘状半月板的弹响区别。髋关节过于松弛的病例,此体征不明显(图6-1)。

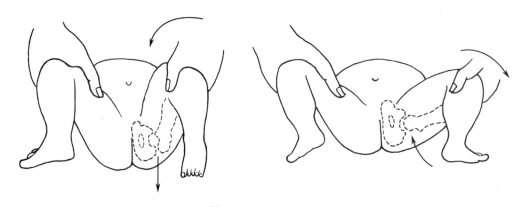

图6-1 Ortolani 试验
屈髋内收后股骨头可致后脱位,然后外展髋,在大转子处轻前推即复位以试验髋关节的可复位性

2. Barlow 试验 1962年,Barlow 指出 Ortolani 试验的局限性并阐述了他的二步试验法用于检查新生儿的髋关节是否稳定。借此可发现一种尚未脱位,但可能脱位的关节,即所谓的"易脱位"者。病理基础是股骨头受外力作用沿髋臼后唇滑出髋臼,与 Ortolani 试验相反,检查者试图将股骨头从髋臼内脱出或半脱出。Barlow 试验的检查步骤有二:第一步,于股骨大转子部朝耻骨联合方向加压,脱位股骨头即可滑进髋臼。第二步,患儿平卧,屈髋90°并尽量屈膝。医生用虎口握患儿双大腿,将拇指放在患儿大腿内侧,四指放在大腿外侧。当拇指向小粗隆部加压时,股骨头可经髋臼后唇脱位。解除拇指压力,股骨头又可自动弹回髋臼内。第一步可诊断脱位,第二步可验证是否有"易脱位"倾向(图6-2)。

临床上发现,即使早期进行上述检查,仍不断

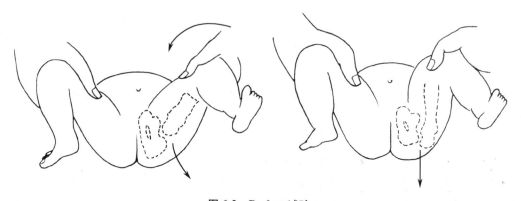

图6-2 Barlow 试验
屈髋后内收股骨,然后向后下推以试髋关节的稳定性(易脱位)

有相当多的漏诊病例报道。对于有经验的检查者,进行上述两项试验结果的假阳性率很低,但假阴性率却很高。因此检查一定要耐心、放松,不厌其烦,把握住细微感觉,不要与其他弹响混淆。不轻易放过有危险因素的患儿,同时要重视母亲怀疑孩子异常的直觉。

婴儿期

婴儿期的病髋可由不稳定变成脱位,由可复位变成不可复位。3个月以后,由于内收肌挛缩,Ortolani征和Barlow征可以消失,代之以外展受限。还可有如下表现。

股骨头向外向上移位可产生下列体征:

(1) 外观:大腿、臀以及腘窝的皮肤皱褶不对称,患侧下肢短缩(图6-3)。大转子外侧明显突出,臀部变平。患肢有15°~20°外旋,站立时尤易看出。

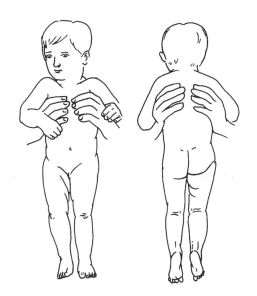

图6-3 两侧大腿皮纹、腘窝皱褶和臀部
不对称,一侧肢体短

(2) 屈髋90°时外展受限(图6-4)。

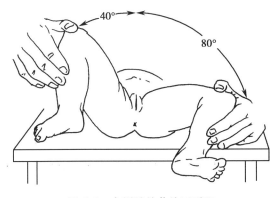

图6-4 右侧髋关节外展受限

(3) 大腿缩短,两足尖摆齐后屈髋屈膝时两膝的高度不等(Galeazzi征)(图6-5)。

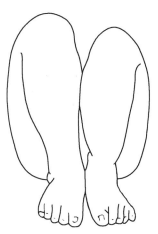

图6-5 Galeazzi 或 Allis 征
双足并齐,两膝不等高

(4) 被动活动患髋时,可觉患髋松弛。

(5) 股骨头不在深层托起股动脉,因此触摸不清股动脉搏动(图6-6)。

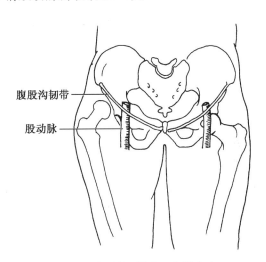

图6-6 脱位的股骨头远离股动脉,
搏动触摸不清

(6) 内收患肢,牵拉推动髋关节时有所谓的活塞样或望远镜感。

(7) 完全脱位者,大转子位于 Nelaton 线以上(图6-7)。

上述体征只是提示髋脱位,仍需拍 X 线片加以证实。

学会走路后

患儿学会走路后,患肢跛行,有垂直的望远镜样动作,脊柱向患侧偏斜。双侧脱位者会阴加宽(图6-8A),大转子向外侧突出,臀部平而宽,因股骨头后移骨盆前倾,导致脊柱腰椎生理前突加大

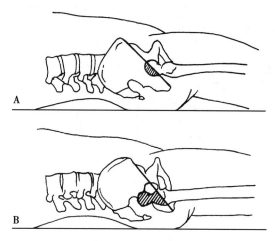

图 6-7 Nelaton 线(髂前上棘至坐骨结节)
A. 正常大粗隆与 Nelaton 线重叠;B. 脱位后
大粗隆居 Nelaton 线以上

(图 6-8B),走路呈"鸭步"(图 6-9)。因大转子上移致外展肌力弱,患侧下肢单独负重站立时,骨盆向健侧倾斜,即川德伦堡(Trendelenburg)试验阳性(图 6-10)。

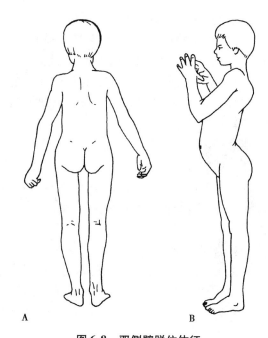

图 6-8 双侧髋脱位体征
A. 双侧髋脱位时会阴增宽,大粗隆向两侧突出;
B. 腰椎前突明显加大

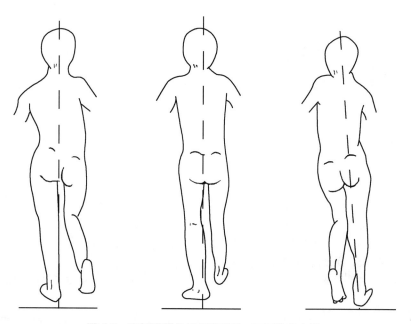

图 6-9 双侧髋脱位摇摆的鸭步,躯干脱离中线

并存畸形及易患因素可用于辅助诊断:①发育性髋脱位可并存斜颈、跖骨内收等姿势性畸形;②有无易患因素,如女性、阳性家族史、臀位产及羊水过少。

(五)超声波检查

1984 年 Graf 最先报道使用超声方法检查婴儿有无髋发育不良。经过对尸体解剖、X 线表现及超声检查结果进行对比后,发现关节软骨很少有回声,关节囊和肌肉有中度回声,而纤维软骨样

盂唇、软骨性的股骨颈和股骨上端连接部均有强回声。将传感器置大转子部位,从侧方观察。骨化的髂骨呈一直的白线,骨化的髋臼及盂唇的内壁即为臼盖。经过骨化的髂骨外侧壁的直线,分别与经过骨性臼盖的直线的交角及与经过软骨性臼盖的直线的交角,分别称为 alpha 角及 beta 角。据此角的大小进行分型并提出其对应的病理特点及治疗原则。但目前这些原则在临床应用上还未得到统一。

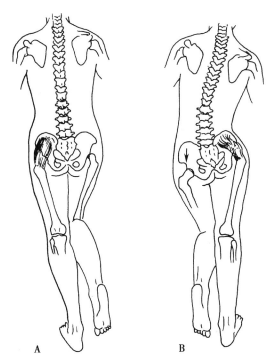

图 6-10　Trendelenburg 试验
A. 健侧下肢负重屈髋后骨盆抬高以维持平衡;
B. 脱位侧下肢负重屈髋后因臀外展肌松弛无力,
致健侧骨盆下降。即 Trendelenburg 试验阳性

多数研究表明,在检查婴儿髋关节发育是否异常方面,超声比 X 线片更敏感。超声筛查确实能检出临床上无法确诊的发育不良髋,同时对可以自行好转的轻度发育不良髋并不会增加误治率。但也有作者认为超声检查结果太敏感,对 3 个月以下的小婴儿的诊断有假阳性,从而导致误治。也有作者选择有易患因素的婴儿进行超声筛查,结果发现其对减少日后髋脱位的发病率没有价值。

因此,尽管超声可应用于检查新生儿及小婴儿是否有髋发育不良,但要应用得当以避免对轻微异常者进行误治。超声检查对早期发现 Pavlik 吊带治疗是否成功也很有用。

（六）X 线检查

生后 5~7 个月以前的小婴儿股骨头的二次骨化中心尚未出现。髋脱位患儿股骨头骨化中心出现又较正常为晚。发育性髋脱位在 X 线照片上,可见股骨头向外上方脱位,髋臼发育差。在 X 线照片上划定几条连线有助于判断。

1. Hilgenreiner 线或称 Y 线　即通过髋臼最深处的 Y 形软骨中点即髂骨最低处的水平线（图 6-11）。

2. Ombredanne 垂直线或 Perkins 线　即通过髋臼骨化边缘外上界的垂直线与 Y 线交叉形成 4

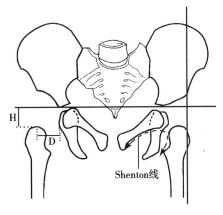

图 6-11　Y 线、Perkin 垂线和干骺端中线
与髋臼距离
H:上方间距;D:内侧距;Shenton 线:闭孔上缘与
股骨颈内缘呈连续抛物线,脱位后此线中断

个象限。正常股骨头骨化中心位于 Y 线之下并在内下象限内。

3. 髋臼指数　由髋臼外上缘至髋臼最深处连成与 Y 线的交角。正常新生儿平均为 27.5°,两岁时降至 20°,髋脱位者大于 30°。正常的髋臼指数 6~13 时大于 190°,14 岁以上 25°（图 6-12）。

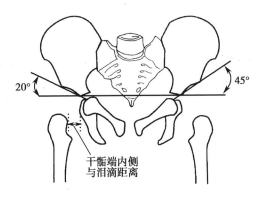

图 6-12　髋臼指数（AI）
髋臼外上缘与水平线交角称髋臼指数（AI）,
表示臼的深浅

4. Y 等同线（Ponseti）　即骶骨中心的垂直线。测量此线与股骨头骨化中心或股骨颈内侧突出缘之间的距离,对比健侧距离,股骨头脱位后此距离加大。

5. 股骨头中心和臼外缘的连线与经髋臼骨化边缘外界垂直线相交的角度。此角又称 Wiberg 的 C-E 角（图 6-13）,用于测股骨上端的外移情况,故多用于衡量半脱位的程度。全脱位时此角翻转。

6. Shenton 线或 Menard 线　即股骨颈内缘与闭孔上缘即耻骨下缘的连续线。此股骨颈闭孔线

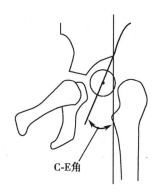

图 6-13　C-E 角示意图
经髋臼外上缘的垂线与股骨头中线连线的夹角为 C-E 角，正常为 20°，如有半脱位则此角减小，全脱位时此角消失或反转

可衡量股骨头的上移程度。正常时此线为平滑的弧形抛物线。脱位者此线中断。

7. 为了确定股骨头向上脱位的程度，患儿平卧，下肢伸直，髋处于中立位，球管对准耻骨联合上缘拍 X 线片。沿髂骨上缘画一与 Y 线平行的线。股骨头向上脱位时股骨干骺端处于两线之间。

8. 为了衡量尚未骨化的股骨头的位置、方向和它同臼的关系，采用双髋对称外展 45°~50°，双股内旋位包括双股骨干拍片（Von Rosen 位）。正常股骨干中心的延长线通过髋臼之外上缘，脱位者则通过髂前上棘甚或高于骶椎（图 6-14）。

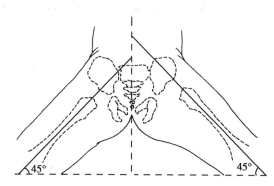

图 6-14　新生儿 Rosen 体位 X 线表现
双股骨外展 45°，作股骨干中轴线，正常情况下此线与臼缘相交，脱位侧相交高于骶椎

发育性髋脱位患儿的坐耻骨联合的骨化较迟。股骨头骨化中心正常于生后 5~7 个月时出现，脱位者出现晚且不规则。

髋臼底部的 U 形"泪滴"影为 X 线正常所见，婴儿时期生后 6~24 个月就可见到。此影为三条线组成，外侧的半月线系臼的侧壁；内侧的几乎是垂直线，为小骨盆壁；另一短曲线系臼底尚不成熟的骨皮质。泪滴是衡量 X 线球管是否对准骨盆

的正中线，是骨盆有无旋转和两侧骨盆是否对称的重要标志。发育性髋脱位的病例，生后 29 个月始能见到泪滴。脱位和半脱位时泪滴从上到下逐渐增宽，随复位可渐变窄。复位后 6 个月内出现泪滴者较晚出现者预后好。泪滴形态可分为 U 形及 V 形，呈现 V 形的常合并有发育不良，治疗效果差。

9. 股骨颈前倾角的测量方法　内旋股骨，股骨颈最长的体位时髋内旋角度即是股骨颈的前倾角。此外，蛙式位投照，股骨干纵轴延长线和股骨颈所交之角也反映股骨颈前倾角。

10. 不正的侧面轮廓　为站立位髋关节的近乎侧位片。拍片时病侧足与片盒平行，健侧髋向后旋转 20°~25°，摄病髋侧位片。用于观察髋臼前上部分发育情况。

（七）治疗

治疗具有挑战性，方法因年龄、脱位轻重和髋关节发育缺陷程度而异。及早诊断和整复并保持复位状态，能给股骨头及髋臼的发育提供最佳的环境和时机，髋臼在复位后的几年中都有进一步发育的潜力，股骨头及前倾角也将会重塑。治疗本病的目标是：①及早整复脱位；②防止股骨头骨骺发生缺血性坏死；③矫正残留的发育不良。

1. 出生到 6 个月　是理想的治疗时间。早期发现者，宜使用外展支具，最常用的是 Pavlik 吊带。该法使双髋呈屈曲外展位，并防止伸髋及内收，不但能促进髋臼的发育，也促进已脱位的髋关节自行复位。它适用于 Ortolani 征阳性的新生儿，以及有髋关节发育不良、半脱位或脱位的 1~6 月的婴儿。存在肌力不平衡（脊柱裂）、僵硬（多发性关节挛缩征）及关节松弛征者，为禁忌证。

如果使用得当治疗顺利，常需佩戴 6~12 周，其间每 2~4 周复查超声波及 X 线片，直到结果正常，可获得稳定的髋关节。据统计，对髋臼发育不良及半脱位其成功率为 98%，对全脱位其成功率为 85%。并发症包括：①复位失败：由于屈髋不够及软组织阻挡；②股骨头缺血性坏死：由于髋关节过度外展；③髋臼发育延迟：由于内收肌等软组织紧张。

若 3~4 周后仍不能复位，可用手法复位。屈髋外展下肢，用手指压大转子部使之复位。然后用 Pavlik 吊带或其他髋外展支架如 Frejka 枕、Putti 垫或 Von Rosen 支架等固定 4~6 个月。按两种体位可使髋关节扣紧，一是髋外展，屈曲和外旋位，另一种是伸直外展和内旋位。上述治疗支具、

吊带均是利用这种原理。

2. 6～18个月 大于6个月者,难以佩戴支具及吊带,失败率高。此年龄组多数可行手法复位,然后以髋人字石膏固定。随股骨头向外上脱位,内收肌可有不同程度的挛缩而影响手法复位。

目前对多数病例不主张牵引,但年龄接近2岁或髋关节较僵硬难以手法复位者,牵引可能有益。采用皮牵引,健侧也做对抗皮牵引。当股骨头牵下后,采取下肢充分外展位以放松挛缩之内收肌,牵引一般不超过两周,以免因失用性萎缩而于复位时引起骨折。

复位的方法很多,常用的是 Lorenz 法(图6-15)。全麻下,轻柔地屈髋、牵引及外展,从中了解稳定性及外展稳定区。复位时触到或听到弹响为复位最可靠的体征。此外,腹股沟空虚消失,股动脉深层可触到股骨头,大腿变长,腘绳肌张力加强,膝伸直受限。

打石膏前应拍片证实复位。对复位困难或有其他可疑的需做关节造影。

复位成功后,用髋人字石膏固定。最稳固的位置是屈髋90°,外展60°～70°,自然外旋的"人类体位",避免过度外展髋关节以防止发生股骨头缺血性坏死。有内收肌挛缩者蛙式体位对股骨头血运影响更大。切断内收肌对防止股骨头缺血性坏死有些作用,尤其是不用牵引而直接手法复位者更应注意内收肌挛缩问题。小婴儿复位稳定者,髋人字石膏可打到膝上。年龄大的有时需包括下肢全长。手法复位困难的可行 Ferguson 手术切开复位,即沿内收长肌做小切口,松解髂腰肌和髋关节囊下方。

测定复位后的稳定性十分重要,要拍 X 线照片证实。

每2个月更换一次石膏,第二、三次石膏由人类位改为伸直外展内旋位。石膏固定的总时间为

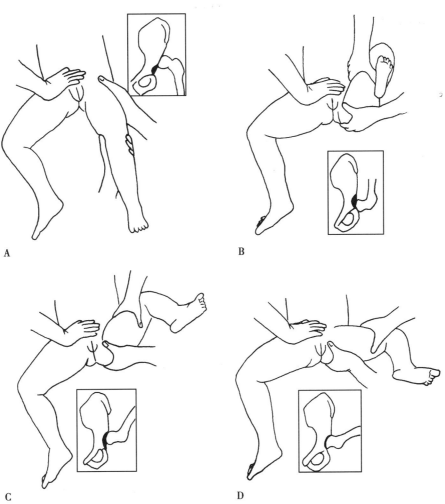

图6-15 发育性髋关节脱位手法整复技术
A. 麻醉后患儿平卧,助手压住骨盆固定,术者牵引;B. 牵引下屈髋使股骨头向下达到臼的后方;C. 持续牵引下屈髋外展;D. 最后在大粗隆后部加压以使股骨头复位

6~9个月。若复位不成功,则需手术切开复位。

3. 18个月~3岁 随年龄增长及负重增加,软组织挛缩加重,前倾角加大,髋臼外形更不正常。两岁以后这些骨性改变的塑形能力有限。常需切开复位及 Salter 骨盆截骨术(图6-16),甚至需要做股骨粗隆间旋转截骨矫正前倾角。

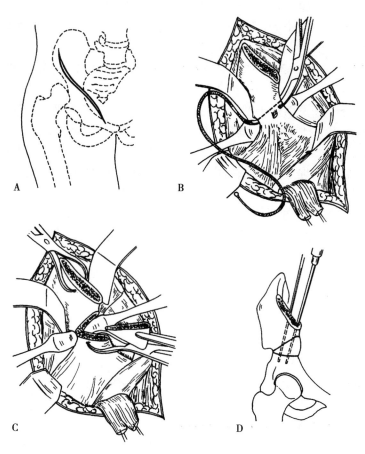

图6-16 发育性髋关节脱位手术复位和 Salter 骨盆截骨术
A. 手术切口;B. 用线锯自坐骨切迹到髂前下棘处截骨;C. 截骨下段向下、外、前分开,送入备好的楔形骨块;D. 两枚克氏针固定

切开复位:

(1)指征:闭合复位失败,持续性半脱位,软组织阻挡,可复位但除非固定于极度外展位,否则不稳定。

(2)内容:髂腰肌松解,关节囊成形,横韧带切开,纤维脂肪垫刮除,切除长而厚的圆韧带及整复盂唇。

(3)内侧入路(Ferguson):优点为损伤轻,直接抵达关节内侧及髂腰肌,不损伤髂嵴骨骺,出血少及伤口隐蔽等。缺点有视野狭小,不能行关节囊成形,大龄儿的手术难度较大,股骨头缺血性坏死率可能增加等。术后需每4~6周更换髋人字石膏,总共石膏固定3~4个月。

(4)前方入路(Smith-Peterson):优点为更熟悉,可方便地进行关节囊成形,便于同时行骨盆截骨等。缺点有需更广泛切开,可能损伤髂嵴骨骺

等。术后需髋人字石膏固定,4~6周后麻醉下更换石膏,总共固定2~3个月。

(5)随诊:复位成功后定期拍双髋正位 X 线片,观察复位是否满意及髋臼的发育情况。婴儿每3个月一次,幼儿每年一次,依病理程度及残留发育不良情况而定。

4. 4~7岁 就诊相对已晚,无论哪种手术其效果难以尽善尽美。一般需松解内收肌、髂腰肌以后,牵引股骨头达到髋臼水平,再行切开复位,可能需同时行 Salter 手术改善髋臼覆盖。是否需要做旋转截骨以纠正前倾角,要根据手术中前倾角的程度以及髂骨截骨复位后的稳定性决定。对较顽固病例,有时为了使髋臼能更好地容纳股骨头,髋臼指数大于30°而股骨头小的,适于行关节囊周围截骨术(Pemberton 截骨术)(图6-17)、Tonnis 臼成形术或髋臼基底球面截骨术(spherio-

osteotomy),以加深髋臼或调整髋臼的方向。另外,在旋转截骨术的同时,往往需做股骨短缩截骨术,有的还要做内翻截骨。否则骨盆截骨术后会使患肢过长或股骨颈外翻致患髋仍然不稳。有时作沙氏截骨术(Zahradnick)挖深髋臼和股骨上端截骨术(图6-18),但容易并发关节僵直。

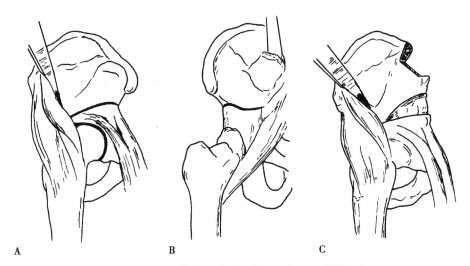

图6-17 髋关节囊周围截骨术(Pemberton 截骨术)
A. 自髂前上棘向后,沿关节囊附着处与Y形软骨等距离截骨;B. 从前方看到的截骨线;
C. 在髋臼顶部截骨处插入植骨块,使臼顶向下加深髋臼

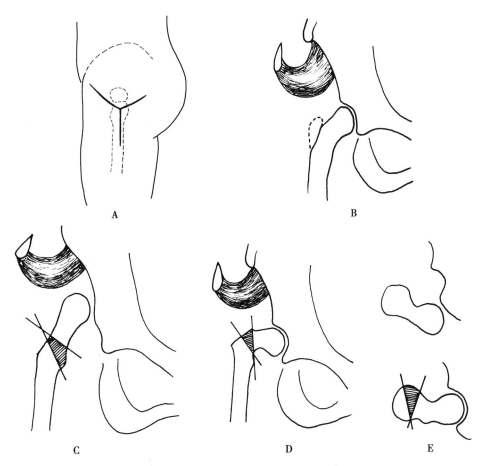

图6-18 沙氏截骨术(Zahradnick)图解
A. T形切口,自髂前上棘,经股骨大粗隆弯向坐骨结节;纵向切口起自股骨大粗隆,向下长度根据情况定;B. 在股骨大粗隆处作斜形截骨术臀肌连同大粗隆骨块向上后方翻转;C. 伴髋外翻的可内翻截骨;D. 伴髋内翻的行外翻截骨;E. 股骨前倾角过大的截骨矫正前倾角

5. 8 岁以上　本组患儿软组织与骨结构畸形均较固定。复位的可能性较少,即使积极手术,也难于获得接近正常功能的髋关节。10 岁以后的青少年,常只能做原地臼盖稳定髋关节或 Shanz 截骨术改善步态。双侧脱位者,手术对改善功能无助,故多不主张手术。

Chiari 截骨术(图 6-19)为关节外髋臼上缘髂骨截骨,使髋臼内移的手术,向内推入的标志是相当于髂骨厚度的一半。截骨的上段形成髋臼顶。手术截骨部位尽量靠近髋臼上缘,切勿过高。截骨后远段内移,关节囊包住股骨头,顶在髂骨截骨下缘形成的髋臼顶上。术后石膏裤固定 4～6 周,尽早练习活动。功能恢复后即可负重。因术后改变了臀肌的力矩,因此对缓解髋关节疼痛的效果较好。但日后可因髋臼的平顶和股骨头磨压而产生退行改变,还可因髋臼顶凹入,适应股骨头的形状而致下肢短缩。

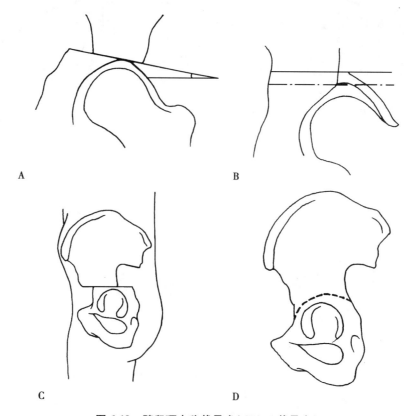

图 6-19　髋臼顶内移截骨术(Chiari 截骨术)
A. 截骨部位紧靠关节囊附着处,向内、上各 10°,向内滑动 50% 厚度;B. 实线为截骨恰当部位,虚线损伤关节囊;C. 侧面如向后滑动,髂前上棘突出,后方刺激坐骨神经;D. 拱形截骨示意

6. 残余发育不良的治疗　治疗目的是改变自然病程,提供更好的负重面,恢复正常关节生物力学,防止出现退行性关节病。

(1) 骨盆一侧的手术:髋关节发育不良,原发病变常是骨盆一侧表现严重,头臼形状不匹配,最好从髋臼下手。

1) Salter 截骨术:适合各年龄的较轻畸形。截骨部位是从坐骨切迹向前到髂前上棘;截骨后固定截骨的上段,将截骨下段拉向下、外和前方。牵拉后出现的空隙用备好的三角形骨块自然插入,切忌锤入。三角形的后方间隙不应移位,不能撑开。保持后方不移动而增加前方遮挡。术后用 X 线照片验证:两侧闭孔形态应不同;坐骨切迹术侧不能张开,其下方只能向外移。

2) Sutherland 截骨术(图 6-20):适合重度发育不良的大儿童,本术式是在 Salter 截骨术基础上切断耻骨以增进局部的柔韧性。

3) Ganz 截骨术(图 6-21):适合骨发育成熟前后,其髋臼发育不良的病例。因术式深入,故需一特殊骨凿;截骨的一段为盲凿且失血较多,需少数术者积累经验后再行推广。

4) Steel 截骨术(图 6-22):适合耻骨联合已失柔韧,且 Y 形软骨已闭合的青少年病例。患者的股骨头和髋臼匹配为中度发育不良。本术式从

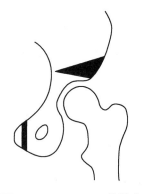

图 6-20　Sutherland 截骨术

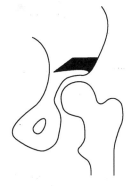

图 6-23　Dega 截骨术

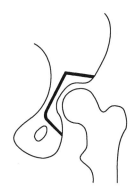

图 6-21　Ganz 截骨术

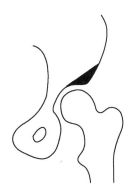

图 6-24　Lance 截骨术

1）Chiari 骨盆截骨术：紧贴原髋臼上缘，关节囊间置于股骨头和髋臼顶之间，使之转成向外移动，加大的骨面转化为纤维软骨，加大臼的容积。适合伴髋关节疼痛的大儿童。

2）造盖术（图 6-25）：属于姑息性手术，可增大髋臼。与 Chiari 手术相反，适合没有外移的重度发育不良患儿。手术打击小，安全性高，但要随访注意臼顶外缘的植骨块有无吸收。

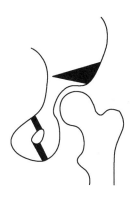

图 6-22　Steel 截骨术

理论上讲是髋臼整体转动，但实际操作有困难。

为了增加髋臼的包容作用反而会减少髋臼容积的术式如下：

1）Dega 截骨术（图 6-23）：适合以加大后方及侧方覆盖为目的的患儿。

2）Pemberton 截骨术：适合 6 岁以下小儿，Y形软骨未闭的中、重度发育不良。术后臼加深，但其容积变小；选股骨头、臼匹配的。对股骨大的不适宜。

3）Lance 截骨术（图 6-24）：适用于轻度病例，髋臼上缘少量下翻。

增加髋的包容属于姑息而不是矫正的手术有：

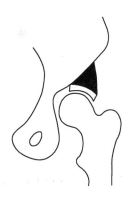

图 6-25　造盖术

（2）股骨一侧的手术：对稳定髋关节，增加覆盖、包容有益，多联合其他手术应用。

1）股骨近端内翻截骨术（图 6-26）：通常可增加颈干角 20°。

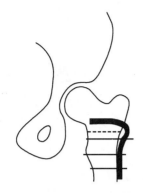

图 6-26 股骨近端内翻截骨术

2）短缩截骨术：有利于关节复位。

3）去旋转截骨术：多限于矫正 20°左右的前倾角过大的病例。

（3）软组织手术：对关节复位及维持复位后的关节有利。

1）关节囊成形术（图 6-27）：术后在石膏固定前即有助于关节稳定。

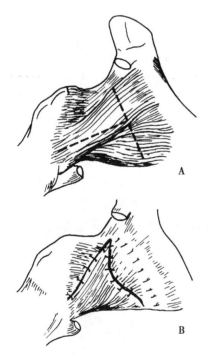

图 6-27 关节囊成形术

2）松解横韧带：可去除复位过程中的障碍。

3）切除拉长而粗大的圆韧带，增大髋臼容量，使关节复位稳定。

4）切除盂唇要慎重，争取将其内翻。

5）髂腰肌腱不宜常规切断。

上述手术往往需要联合施行。

（八）影响复位的因素

1. 关节外的因素　因髋关节四周的肌肉与筋膜缩短，使股骨头不能向下拉至髋臼水平。内收肌挛缩使髋不能外展，也是复位困难的因素。由于大转子向近端移位，致臀中、小肌短缩。髂腰肌位于髋臼的前内侧，紧贴关节囊。股骨头向上外方脱位时，髂腰肌随小粗隆上升而拉紧，压在关节囊上，甚至发生粘连。

2. 关节内的因素　①关节囊由于负重，包在股骨头上的关节囊肥厚并可与局部的髂骨翼外侧面粘连。关节囊峡部过窄，致股骨头不能通过。关节囊封住髋臼开口部或与股骨头粘连，使股骨头与髋臼隔开。复位后很不稳定。X 线照片显示有侧方移位或不能中心复位。②盂唇，复位手术中发现盂唇内翻者约占 35%。正常髋臼的盂唇位于臼缘，向外呈弧状突出，加深髋臼覆盖股骨头的面积。股骨头向上脱位时，盂唇部向外翻出，压在髂骨上。股骨头进一步向上移位。从后方离开了盂唇。此时盂唇反因自身的弹性向内翻入髋臼，成为复位的另一障碍。③圆韧带过度肥厚、拉长或呈片状，均可影响股骨头复位。

3. 骨性因素　股骨颈前倾角过大，股骨头不朝向髋臼，髋臼对股骨头包容不良，可引起半脱位和再脱位。股骨头的梨状变形会使复位困难。另一骨性因素为髋臼发育不良，这是由髋臼未容纳股骨头，失去正常塑形过程引起的。新生儿髋脱位伴髋臼发育不良的较少。髋臼发育不良随脱位时间的延长而加重。复位后，股骨头对髋臼产生压力，髋臼又进一步发育，1～2 岁以内的大都可恢复（图 6-28）。

（九）并发症

1. 再脱位　可发生在手法复位当时或在复位以后。再脱位的程度可从轻度半脱位到完全脱位。晚期再脱位可发生在石膏固定期间或拆去石膏后。

妨碍复位的因素亦可引起再脱位，更换石膏时患儿躁动或粗暴检查也可引起再脱位。前倾角过大是后期脱位的原因，多在开始走路后发生。在石膏内发生脱位者，需拆去石膏做关节造影。对复位不满意的，需再切开复位。

2. 股骨头缺血性坏死　为医源性并发症。可由于闭合复位石膏固定于过度外展位及内收肌紧张而对软骨及骨造成的机械性压迫，或切开复位的创伤，以及拆除石膏后强力活动髋关节所致。若发生在股骨头骨化中心出现以前，X 线照片表现为骨化中心出现晚、股骨颈变宽。若发生在股

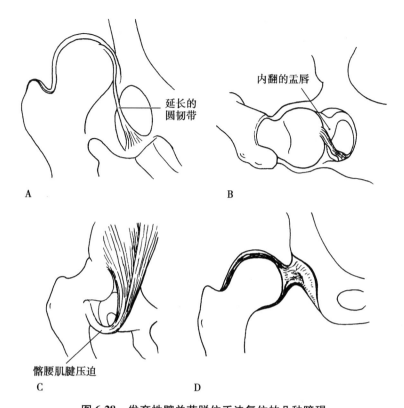

图6-28　发育性髋关节脱位手法复位的几种障碍

A. 关节囊的异常；B. 关节盂唇内翻阻挡；C. 髂腰肌压迫；D. 关节囊向上外拉长呈沙钟样狭窄

骨头骨化中心出现后，则先表现为化骨核密度增加，继而有吸收变化。最后股骨头扁平。缺血坏死后期，因粗隆代偿发育而并发髋内翻。

3. 骨折　闭合或切开复位时可因暴力而引起股骨头骨骺分离，股骨颈或粗隆下骨折。大儿童多并发于长期牵引，骨失用萎缩。一旦发生骨折，要待骨折愈合后再处理脱位。若术前有前倾角过大者，在处理医源性骨折时可一并纠正。

4. 神经麻痹　复位时过牵或手法使股骨头与骨盆压挤，均可损伤神经。坐骨神经或股神经可受损伤。如能及早诊断，应使之再脱位以减少神经的张力。

5. 术后关节活动受限或强直　其原因多与手术破坏关节软骨面，术前或术中松解关节四周软组织不充分，术后石膏固定过久，过早负重或术后牵引不足，感染及患儿年龄太大有关。个别患儿有瘢痕体质也是关节强直的因素。

第2节　发育性髋内翻

小儿发育性髋内翻（developmental coax vara）又称婴儿型髋内翻（infantile coax vara），是小儿跛行的原因之一。本病属股骨近端发育异常，其特点是股骨有程度不等的短缩和颈干角减小，即髋内翻。

胚胎发育的早期，股骨上端骺板如一半月形软骨板，不久分成颈部和大转子两部。内侧的股骨颈部分成熟较早。股骨头的骨骺于生后6～9个月出现。随着走路和髋内收肌的活动，外侧的半月形骺板前身形成，大转子骨骺到4岁时骨化。颈干角和股骨干上端的长度就取决于这两部的生长。1岁时颈干角为148°，成年时减少到120°（图6-29）。

（一）发病率

本病罕见，有学者统计大约每25 000个新生儿中可见1例。发育性髋内翻与发育性髋关节脱位之比约为1∶13，即每1000个新生儿中可有1例发育性髋关节脱位，而每13 000个新生儿中有1例发育性髋内翻。本病无种族差异，男女发病率相仿，单侧髋内翻较双侧者多见，约为2∶1～3∶1。

（二）分类

Elmslie及Fairbank根据病因学不同将髋内翻分成三类。

1. 先天性髋内翻　包括股骨近端发育缺陷、先天性短股骨和先天性弓形股骨，可能为胚胎肢芽异常所致。出生时即有明显股骨短缩和股骨近

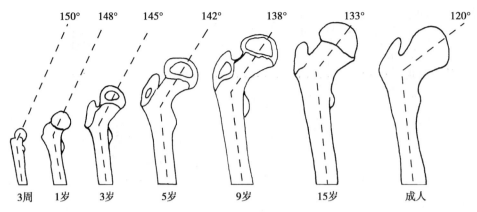

图6-29　股骨颈干角各年龄组的平均值

端内翻,但随生长发育其内翻程度通常仅有轻度加重,常合并明显的下肢不等长和先天性全身性发育紊乱,如黏多糖病、颅锁发育不全、多发性骨骺发育不良、软骨发育不良以及身材矮小等异常。

2. 获得性髋内翻　包括继发于佝偻病、骨纤维结构不良及以往的创伤性股骨近端骺板早闭等疾病的髋内翻。还可继发于发育性髋脱位和戈谢病,股骨头缺血性坏死,股骨头骨骺滑移,化脓性关节炎并发股骨头骺破坏,纤维异样增殖等。

3. 发育性髋内翻　又称为婴儿型髋内翻。该型在出生时并无异常,但从幼儿期开始随生长发育,颈干角进行性减少,不合并其他骨骼肌肉系统异常。仅有轻度下肢不等长,股骨长度无明显短缩。

本节主要讨论发育性髋内翻。

（三）发病机制和病因

因有同一家族发病者和异卵孪生发生髋内翻者,所以从理论上支持本病有遗传性。胚胎早期,股骨近端的骺板呈半月形,其软骨柱不久分化成为股骨颈的骨骺和大转子的骨突骨骺两部分。内侧股骨颈部分成熟较早,延长的股骨颈和股骨头的化骨中心于生后3~6个月即可出现。受走路和髋外展运动的影响,半月形的骺前期的外侧分化成熟,至4岁时大转子骨突骨骺渐骨化,说明股骨上端有两个发育中心,促使快速生长。颈干角的大小和股骨的总长度取决这个发育区。正常股骨的颈干角在1岁时为148°,及至成年逐渐降至120°。

发育性髋内翻可能是股骨颈内侧软骨化骨的缺陷,但真正病因尚不十分明了。对胎儿股骨头颈的观察,发现股骨颈的干骺部内侧为大量纤维组织而不是海绵骨。因之,股骨颈有力学上的弱点,经肌肉拉应力和体重作用下出现内翻的成角。

发育性髋内翻的病因尚不清楚。推测可能与股骨近端正常的骨化过程出现障碍或延迟,部分血管损害引起股骨头、股骨颈的早期发育受阻,以及股骨颈部的生长板异常早闭等有关。

（四）病理

与Blount病相似。生长板的增宽,静止层的原始生发细胞分布不规则,软骨细胞缺乏正常演变过程,临时钙化区缺如。软骨细胞向干骺端扩展,干骺端骨质疏松。有学者提出股骨颈下部的初级骨化有缺陷,负重后该处生理性剪力使营养不良的骨质出现疲劳,从而导致进行性内翻。

（五）临床表现

髋内翻在生后即存在畸形,一般到学会走路始被发现。临床上患儿有歪向一方的蹒跚跛行。患儿极易疲乏。双髋可同时发病,单侧与双侧的比例为3:1。双侧髋内翻患儿的步态呈鸭步,有如双侧髋关节脱位,患儿体高一般较矮,并常有腰椎生理前突加大。

平卧检查　患髋外展及内旋受限,外旋加大。严重髋内翻时大转子突出,臀中肌的起止点距离变近而导致肌肉无力,出现川德伦堡体征阳性,但抽拉试验和Ortolani征阴性。患侧下肢短缩,短缩的程度取决于股骨颈下弯程度。

（六）X线诊断

X线照片上除股骨的颈干角缩小（通常<90°）外,在股骨头的内下方邻近的颈部可见一三角形的骨块。骨块的边界如一倒Y字形的透亮区。其内侧界为股骨头下的骺板,外界为X线透亮度增加的发育异常区域。此区域随患儿的年龄增长、体重加重而日益加宽并垂直。晚期还有大转子变长,向近端呈钩状,可与髂骨接触形成假关

节。同时股骨头扭曲或呈椭圆形。髋臼变浅。头干角（head shaft angle）为取股骨头最宽处做一横径直线，此线中点的垂直线与股骨干外侧骨皮质的长轴线相交，其夹角即是。H-E 角（Hilgenreiner-epiphyseal angle）为连接双侧髋臼 Y 形软骨的 Hilgenreiner 线，与股骨头骺板的延长线相交角度。依此测量可随诊观察髋内翻有无进展，是否需要手术矫形以及衡量截骨所需纠正的角度始能防止复发。

（七）治疗

治疗目标包括矫正内翻，使股骨颈部异常的剪应力变成压力，肢体等长及恢复外展肌力。

定期拍髋关节 X 线照片观察至关重要。保守治疗无助于颈干角的改善，一旦有手术指征，则无须考虑年龄。手术指征为：H-E 角大于 45°～60°，颈干角进行性减少或已经小于 90°～100°，或有臀中肌跛行明显。

先天性髋内翻主要是在股骨颈骨化不良的基础上，站立行走时的体重因素使之承受弯曲应力导致颈干角变小，股骨头骺由水平位日趋垂直，出现剪应力的不良影响。

这些应力随髋内翻的加重，到股骨大转子向上变形移位接近骨盆为止。从生物力学的角度来看，治疗应通过调整股骨颈干角而使股骨头的骺板从垂直位改为水平位。换言之，截骨手术要使局部的剪应力变成生理性压应力，此后，体重的压力反而会促使其愈合，畸形理应不会复发。

手术的指征为 H-E 线小于 60°；患儿年龄在 1.5～2 岁为最佳手术时机。

1. 常用的手术方法　如 Langenskiöld 粗隆间截骨术、Borden 粗隆下截骨术（图 6-30）、Pauwel 的 Y 型截骨（图 6-31）及 Ilizarov 矫正法。必须将 H-E 角矫正至小于 30°～40°，这样将股骨近端骺板处的剪应力变成压应力，同时需采用坚强内固定来维持矫形。先天性髋内翻常伴有短股骨，因此术中应非常注意勿损伤股骨头和大转子骺板。手术前应在麻醉下测定患髋的被动外展范围，如有受限，应先做内收肌切腱术。术中充分推开骨膜有助于调整截断端的对位。

2. Ilizarov 外固定器矫正髋内翻（图 6-32）

（1）手术优点

1）有肌肉挛缩的逐渐缓慢矫正；有的病例也可快速矫正。

2）除矫正髋内翻外，同时从三个平面矫正

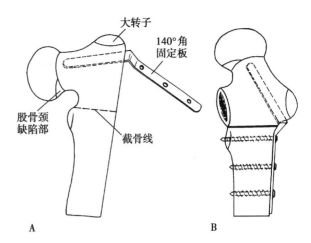

图 6-30　先天性髋内翻 Borden 粗隆下截骨术

（大转子　140°角固定板　股骨颈缺陷部　截骨线　A　B）

屈曲和内旋。

3）必要时同时恢复髋-膝-踝的正常负重轴线。

4）术后能很快负重并恢复活动。

5）拆除外固定器较拆除内固定植入物容易，且不会因去除螺钉而降低骨局部应力，且不遗留明显瘢痕。

6）可同时进行股骨或胫骨延长。

（2）操作方法

1）遵循 Ilizarov 安装外固定器技术，一般采用股骨上端两枚半环，下端两枚整环的方法。

2）在钻入克氏针前注意将局部皮肤向上推移，以免在即刻矫正时发生压疮。

3）髋内翻角度越大，最近端的半环越应接近竖直安放。

4）与近端半环相邻的第二枚半环要与股骨干长轴垂直，两个半环之间要留下行粗隆下截骨的间隙。

5）外固定器安装完毕后，行粗隆下截骨术或骨皮质切开术。

6）利用最上端的半环从近端向下垂直位下压，直到髋内翻角度矫正满意为止。然后将上部两个半环之间用丝状杠连接固定。

7）若股骨颈存在过多前倾或后倾角时，可同时矫正。

8）并发股骨短缩需要矫正时可利用下部环形配件加以延长。

（3）术后护理

1）通常采用快速矫正法，如此粗隆下截骨部位术后 2 个月连接愈合，省去每 6 小时转动螺母的负担。

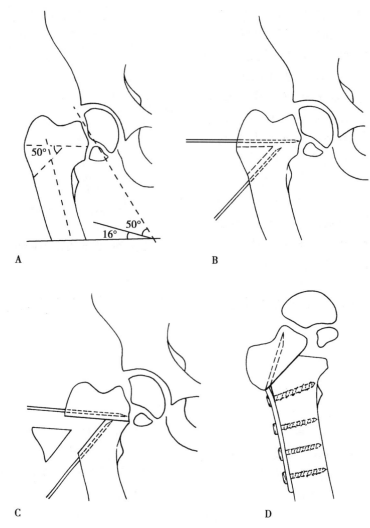

图 6-31　Pauwels 粗隆间 Y 形截骨术
A. 按 X 线照片上描测需要截除的楔形角度；B. 自楔形截骨上下钻入
克氏针；C. 楔形截骨，取下骨块；D. 截骨面靠拢，钢板内固定

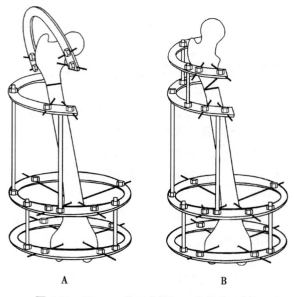

图 6-32　Ilizarov 外固定器矫正髋内翻示意图
A. 组装和粗隆下截骨术前；B. 术后矫正

2）术后次日可借助双拐下地部分负重。术后 1 个月可用拐杖支持下完全负重。

3）术后尽早进行物理治疗以利功能恢复和预防关节僵硬。

4）复查拍 X 线照片时要注意避开外固定器与截骨部位的重叠遮挡。

50% 以上的患者在术后 1～2 年内出现股骨近端骨骺早闭，因此术后要定期拍片明确有无明显的下肢不等长。矫正效果可因生长发育而有所丢失，导致畸形复发。其机制不甚清楚。如果手术充分矫正内翻，并采用坚强内固定，则畸形很少复发。

第 3 节　下肢扭转畸形

下肢扭转畸形在儿童较常见，临床表现为走

路呈内"八"字或外"八"字。内"八"字是指行走时足向内侧旋转，而正常行走时足呈0°～30°的外旋。临床上引起内"八"字的情况有股骨内旋、胫骨内旋、前足内收及膝外翻。外"八"字是指行走时足朝行走方向的外侧旋转超过30°，可见于股骨外旋及胫骨外旋。大多数患儿可随生长发育而自行矫正。

诊断下肢扭转畸形主要靠临床检查及观察儿童步态。

一、股骨扭转畸形

髋关节伸直时其旋转幅度与髋臼的倾斜角、股骨近端的扭转角度以及软组织（关节囊、韧带，肌肉、筋膜、髂胫束）的挛缩有关。股骨扭转（femoral torsion）的度数仅是决定髋关节内旋和外旋幅度的因素之一。

1. 股骨内旋或股骨过度前倾　股骨内旋是3岁以上儿童内"八"字走路的常见原因，系股骨向内过度扭转引起足趾指向内侧。女孩较男孩多。患儿多习惯于看电视坐姿（即双小腿位于大腿的外侧呈倒"W"形）而非盘腿坐姿。

临床不仅表现为行走时呈内"八"字足，膝和髌骨也旋向内侧，这区别于胫骨内旋。当膝关节伸直，两足朝前站立时，髌骨朝向内侧，两小腿呈弓形。当大腿外旋，髌骨面朝正前方时，两足和小腿旋向外侧。俯卧髋关节伸直时，前侧关节囊和髂股韧带紧张致使大腿外旋受限制，而内旋幅度增加，最大可达90°左右。仰卧髋关节屈曲90°时，前侧关节囊和髂股韧带松弛，大腿外旋可达45°。俯卧位屈膝90°，观察大腿及足的轴线之间的夹角正常。

股骨内旋的程度可通过股骨前倾角的大小来衡量。测量股骨前倾角的方法有：①股骨远近端CT扫描；②患儿俯卧位下检查髋关节内旋超过外旋的度数。正常情况下，股骨前倾角在出生时为30°～40°，以后随年龄而逐渐减小，到8岁时基本接近骨骼发育成熟时的10°～15°。

治疗　本病会随年龄而逐渐改善。佩戴夜间或白天支具及特制鞋等方法无确切的效果。如果患儿俯卧位时髋关节有至少10°～15°的外旋幅度，则无须治疗。如果髋关节不能外旋且患儿超过8岁，从功能及美观角度考虑可施行股骨去旋转截骨术。

2. 股骨外旋或股骨后倾　虽然外"八"字较

多见，但真正股骨外旋较股骨内旋少见。

体检时注意患儿行走中足外旋的角度及髌骨的朝向，双侧是否对称，因为单侧下肢的过度外旋可能系该侧髋关节疾病所致。注意有无跛行及川德伦堡征阳性。仰卧位屈髋，如果大腿呈过度外旋要想到存在股骨头骨骺滑脱的可能。俯卧位伸髋，可发现股骨外旋角度明显大于内旋。

股骨外旋一般无须治疗。但股骨过度后倾可能会导致严重的后果，如股骨头骨骺滑脱。

二、胫骨扭转畸形

胫骨扭转畸形（tibial torsion）指胫骨的内旋或外旋超出正常范围，是围绕下肢力轴的旋转力作用的结果。正常胫骨有轻度的向外扭转，膝关节和踝关节不在同一轴线。膝关节伸直，髌骨指向前侧时，外踝在内踝的后侧。膝关节屈曲呈直角时，足的轴线与大腿的轴线在婴儿呈5°内旋，而到8岁步态成熟时呈15°～20°外旋，以后保持不变。

1. 胫骨内旋　是幼儿内"八"字走路的最常见原因。其发生与宫内姿势有关。

临床上胫骨内旋畸形较常见，又称"鸽状趾"。一岁以下婴儿有此种畸形时常伴有弓形腿。患儿走路时两足内旋，足尖指向内侧。站立时身体重心落在第二跖骨的外侧。两足并齐朝前时，两侧髌骨旋向外侧。较大儿童为了避免足部不良姿势，走路时常将足的前半部外翻和外展，结果形成外翻足畸形。检查发现足与大腿的轴线交叉向内成角，外踝与内踝齐平或位于其前方。X线片示胫骨正常，内旋严重时，见膝关节呈正位而踝关节呈向内的斜位。

胫骨向内扭转畸形必须与先天性马蹄内翻足、距骨内翻畸形、胫骨内翻、膝外翻，股骨颈前倾角加大、脑性瘫痪引起的髋内收肌痉挛和髋臼方向异常等相鉴别。

大多数畸形不需要治疗，可随生长而自行矫正。如2岁以上内旋仍超过40°，可考虑夜间使用Denis-Browne支架矫正到3岁。支架上的鞋应为高帮并呈45°外旋，间距应与双髋或双肩距相等。7岁以上患儿畸形严重者，从美容角度考虑可行胫骨旋转截骨术。

2. 胫骨外旋　婴幼儿外"八"字走路多由胫骨外旋所致。大多系宫内足过度背伸致胫骨外旋，也可因髋关节周围软组织挛缩或股骨外旋。

临床上胫骨外旋较少见。

患儿步行时足尖指向行进方向的外侧。站立时足呈外旋,严重者外旋达 90°,并呈平足。检查见外踝位于内踝后方 30°以上,大腿及足的轴线的夹角增大。

胫骨外旋可自行矫正,一般无须治疗。若 4 岁以上,畸形持续存在或明显不对称,可考虑手术治疗。

第4节　胫　内　翻

胫内翻又称 Blount 病,系胫骨近端内侧骺板受负重压力而破坏了正常生长,导致胫骨近侧干骺端向内侧弯曲。本病并无缺血性坏死改变。

本病有两种类型,即婴儿型和少年型。婴儿型的畸形在生后数年内出现,双侧者居多。少年型多在 8～13 岁时才出现畸形,多为单侧。

（一）病因

过去认为胫内翻系胫骨上端骨骺的内侧部分的局部骨软骨病所致,目前认为该病属于骨骺局部发育不良。骺板内侧部分生长缓慢而外侧部分持续正常生长,从而导致进行性内翻成角畸形。骺板的内侧部分提前闭合。其病理改变与股骨头骨骺滑脱非常相似,并可同时存在。

婴儿型胫内翻在早期与生理性膝内翻并无差别,二者均系过早负重所致。过早负重使骺板受到更大的切应力,从而破坏内侧骺板及骨的正常生长。肥胖可加重这种破坏。骺板与相邻的骨骺及干骺端受压后可产生继发性骨软骨病。

少年型胫内翻不是婴儿型胫内翻的延续,前者在儿童期可无生理性膝内翻,而后者进展到少年期病变更重。

（二）临床表现

婴儿型胫内翻患儿往往开始走路较早,生后 10～12 个月会独立走路。起病之初很难与生理性膝内翻鉴别。双侧发病的占 50%～75%。一般主诉是生后 1 年小腿变弯。畸形发展很快,膝以下骤然向内翻转。胫骨内上髁处可摸到一骨尖突起,不感疼痛。常伴有肥胖,胫骨内旋,单侧者患肢轻度短缩。

少年型在 8～13 岁以前没有症状。90%的病例系单侧,患肢短缩可达 2cm,内翻畸形一般不太严重,很少超过 20°。体力正常,不并发胫骨内旋

和平足症。胫骨上端内缘突起处常有疼痛和压痛。

（三）X 线检查

1. 婴儿型　X 线照片的主要所见是胫骨上端内翻成角,股骨远端也呈内翻畸形。胫骨上部的干骺端和骨骺有一系列的改变,具体变化依骨的发育和成熟程度而定。本症的严重程度和病程的变化均较大,有的患儿到 3～4 岁时 X 线表现完全消失。但另外一些患儿到 10～13 岁时,改变依然存在。根据 X 线发展变化可分为六个阶段。

第一阶段(2～3 岁)　胫骨内翻畸形不断发展,以干骺端骨化不规则为特点。透明带内有散在钙化团块。内侧骨骺发育落后,干骺端内侧向内向下突出。

第二阶段(2.5～4 岁)　有明显愈合的倾向。骨骺线的内 1/3 有一锐性斜行凹陷,形成鸟嘴状。鸟嘴的上部较之干骺其他部分的透明度均高。骨骺内侧呈楔形,边界不清,发育较外侧差。

第三阶段(4～6 岁)　特点是骨骺内缘的鸟嘴突起处的凹陷加深,充以软骨。在干骺端处形成一阶梯状。骨骺内侧呈楔状变形,边界不清,其内缘下方偶有小钙化区。

第四阶段(5～10 岁)　骨骼日益成熟,骺板日益变窄,骨骺变大。同时干骺端内侧的阶梯加大。骨骺向阶梯形状的凹陷处长入而居于干骺端的内侧面。此时骨骺内缘很不规则。常可发现有骨桥。婴儿型部分愈合的第四阶段和少年型的晚期改变相似。

第五阶段(9～11 岁)　骺板侧面到关节软骨面有一透亮带将骨骺分为两块,看起来有如双骺。靠近关节软骨处有三角形的骺块,边缘不规则,软骨覆盖其内缘。胫骨上端的内侧关节面形状异常,从髁间部向内下方呈一斜块状。

第六阶段(10～13 岁)　分叉的内侧骺板均骨化,外侧生长发育正常。第五、六阶段意味着畸形已不能修复。13 岁以后看不到婴儿型的胫骨内翻(图 6-33)。

2. 少年型　本型的 X 线所见与婴儿型有很大的不同之处。因为此时二次骨化中心已经形成,病变较为局限。骺板内侧 1/2 的中部变窄,对侧的骨密度增加,骨骺形状正常,骺板不呈阶梯状。股骨远侧也呈内翻畸形,而胫骨远端呈外翻畸形。与自然发展到少年时的婴儿型不同,少年

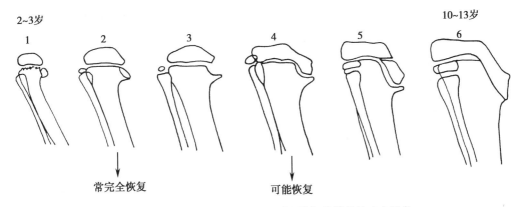

图 6-33　婴儿型胫内翻（Blount 病）随年龄增长的 6 个阶段

型的胫骨内侧骺板表现为早闭,而前者有骨桥形成。

（四）治疗

1. 婴儿型　生后 4 年为本症的发展阶段,此后畸形进展缓慢或数年内保持原状。从 9 岁起到发育成熟这段期间,凡未治疗的病例,畸形逐渐加重。

治疗方法取决于畸形的程度和患儿的年龄。2～3 岁 X 线片有Ⅰ～Ⅱ期改变者,可使用膝踝足支具,也可用高帮靴加纵弓支持,楔形垫垫高外侧鞋底 0.3cm,对内翻畸形及胫骨近端内侧生长紊乱有肯定的疗效。一般需佩戴 1～2 年,直至 X 线片上骨性改变完全恢复。单侧发病者其疗效远比双侧发病者好。如畸形有所纠正,则继续保守治疗。但连续 X 线照片发现畸形有发展,则应考虑手术矫正。年龄超过 3 岁或 X 线片呈Ⅲ期改变者不适宜支具治疗。

手术治疗旨在矫正下肢异常负重力线,从而为胫骨近端内侧恢复生长潜力创造条件。4 岁前手术效果好。对大龄儿或病变在Ⅲ期以上者,还需纠正胫骨近端内侧骺板或关节面的骨性变化。胫腓骨截骨后,外翻矫形要充分,外移下肢力轴使之通过膝关节中心。术后需定期复查 X 线片,畸形复发可能系内侧骺板生长缓慢或有骨桥约束,可分别行胫骨近端外侧铆钉生长阻滞及骨桥切除术。严重内翻畸形者,往往有胫骨平台内侧部分塌陷,韧带松弛和继发性股骨远端外翻成角。治疗包括胫骨平台内侧部分截骨抬高,胫骨外翻截骨,股骨内翻截骨及胫骨外侧骺阻滞等。

2. 少年型　治疗目标是重建下肢正常的解剖轴和负重线,单侧畸形者要同时纠正下肢不等长。对这种患儿,治疗以截骨矫形为主,如骨骼仍处于生长阶段,除做胫骨截骨术之外,还应附加胫

骨近端骺板外侧部分和腓骨上端骺板的骺融合术。如日后患肢有明显发育落后,还可做健侧胫腓近端骺板融合术。开口的楔形切骨,其中充填髂骨块,可稍过度矫正,也可增加患肢的长度。如生长不对称致畸形复发,可再次手术矫正之。后者的优点是可避免健侧下肢骺融合术。对延误诊断,骺板内侧已经过早融合的患儿,膝关节外侧韧带定有明显松弛,胫骨上端的内髁也会明显倾斜。首先植骨垫高胫骨内髁,随后再做胫骨截骨术和胫骨上外侧骺板和腓骨上端骺板融合术。截骨后,即可采用立刻矫形内固定,也可通过单臂或环形外固定器来逐渐矫形。

（五）鉴别诊断

1. 先天性胫骨弯曲,变弯处位于胫骨远端。

2. 未经治疗的急性佝偻病,诊断不太困难。但轻型已治愈的佝偻病并发残留的 O 形腿则与婴儿型胫内翻的第二阶段较难区别。佝偻病有全身性体征,局部改变对称以及胫骨上端没有典型胫内翻改变等有助于明确诊断。必要的化验室检查也有利于鉴别。

3. 多发性内生软骨瘤病和胫骨上端外生骨疣在临床上也会考虑为胫内翻,但 X 线照片容易鉴别。

4. 胫骨近端骺板骨折也会误诊为胫内翻,特别是陈旧的向内移位的骺板骨折。日后显示骨折愈合和塑形更可确诊。

5. 胫骨上端骨髓炎影响局部发育者,也可造成胫内翻。

第 5 节　先天性盘状半月板

盘状半月板（discoid meniscus）是一种先天性畸形,表现为膝关节的半月板呈盘形肥大。Young

于1889年最先报道此病，Kroiss首先发现"弹响膝"与盘状半月板有关。本病绝大多数发生于外侧半月板，偶尔也见于内侧半月板，内外侧均有畸形者较为罕见。发病率在3%～20%，日本人高发，无性别差异。

（一）病因

过去认为盘状半月板是由于胚胎发育停滞，股骨与胫骨之间的间充质层中央部吸收障碍所致，但后来的研究表明在胚胎发育的任何阶段均未发现半月板呈盘状形态，即在形成的一开始就呈半月形。显然该病是由间充质细胞内纤维软骨异常生成所致。目前认为该病是由于原本正常的半月板因其在股骨附着异常，当膝关节伸直时被拉进关节内，这种异常活动产生的反复的创伤使其从原有的形态变成肥厚的纤维软骨团块。

（二）病理

Watanabe将其分为三型：

1. Wrisberg韧带型　最少见，其外侧半月板胫骨韧带缺如，这样外侧半月板的后角在胫骨平台上没有附着点，而代之以由半月板股骨韧带（即Wrisberg韧带）将半月板后角和股骨内髁的外侧面连接起来。由于它的束缚，当膝关节伸直时半月板无法向前滑动而是被拉进髁间窝，直到膝关节屈曲时才恢复到正常位置。在伸屈活动中由于半月板的移动而产生弹响并使其变得肥厚而不规则。该型经常有临床症状。

2. 完全型　最常见，其特点是肥厚的外侧半月板周围有正常的附着，并且不随关节屈伸活动而从关节中心移进和移出。该型是真正的盘状半月板，因为有稳定的附着而通常不产生临床症状。

3. 不完全型　不同于完全型之处在于肥厚的半月板较小而未占据整个外侧胫骨平台。

盘状软骨是一硬纤维软骨团块，呈卵圆形或圆形，厚度可为0.5～1.3cm。其内缘均与髁间窝和十字韧带相连，偶尔其前角和体部为一硬团块，而其后角正常。不少的盘状软骨其中央部有囊状退行性改变。病理切片发现多数有不同程度的黏液退行性变。由于外伤原因也可发生水平或垂直的撕裂。

（三）临床表现

盘状软骨本身并不造成残疾。婴幼儿阶段多无症状，因为即便有盘状半月板，膝关节检查也可以正常。6～8岁以后患儿常诉膝关节有弹响或称膝关节无力，由于盘状半月板较易于发生软骨撕裂，因此常于正常活动或外伤后出现疼痛等症状。

屈曲膝关节后，再伸直到最后15°～20°时于外侧关节线感觉到弹响，此乃外侧盘状半月板在股骨外侧髁与胫骨平台之间受挤压而移位所造成。膝关节伸直时外侧半月板与胫骨的后方并不固定，因此它可以不在股骨髁的下面，而被短缩的半月板股骨韧带拉进髁间窝。屈曲膝关节时半月板股骨韧带放松，外侧半月板又被髁间窝的冠状韧带重新牵拉复位。高度屈曲膝关节后，髌骨外侧相当于关节线处比较丰满。一般没有明显的肌肉萎缩，可有关节积液或滑膜肥厚。若不合并外伤，膝关节功能多不受影响。少数情况下用力过伸膝关节时，关节外侧疼痛。疼痛明显、关节绞锁及关节渗出往往提示有半月板撕裂。

（四）辅助检查

如果外侧盘状半月板明显肥厚，可见膝关节外侧的关节间隙较内侧宽。有时可见股骨外髁发育落后。平片也可除外骨性异常。膝关节造影尤其是MRI检查对该病有诊断价值，并可显示是否有半月板撕裂等其他病变，有条件时应成为常规的检查方法。

（五）治疗

本症并不一定因产生明显的临床症状而就医。偶尔膝关节活动时感觉或听到弹响而疼痛不明显，不影响关节活动的不需手术治疗，无需限制活动，仅需定期复查。如疼痛较重或反复发作，膝关节肿胀有渗出，关节功能受限，则应手术全部或部分切除半月板以防止其对关节软骨造成损伤[（图6-34（A），图6-34（B）]。目前多采用关节镜下半月板切除，可以部分切、次全切或全切，也可去除撕裂的部分。Wrisberg韧带型须行全部半月板切除术。半月板全部切除后，多数患者出现关节退行性改变。因此应尽可能保留周缘的半月板，这样有助于防止关节退行性变。无明显症状的半月板不应切除。

（六）鉴别诊断

膝关节弹响还可能是由于腘窝韧带弹响，腘绳肌腱弹响，关节内游离体，近侧胫腓关节半脱位，髂胫束腱炎，前交叉韧带松弛以及半月板撕裂。

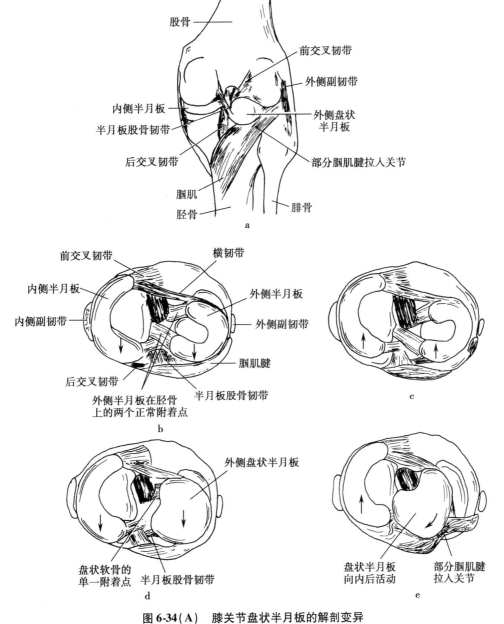

图 6-34(A)　膝关节盘状半月板的解剖变异
a. 膝关节有关解剖;b、c. 正常半月板伸屈膝关节的活动;d、e. 盘状软骨缺少在胫骨上的附着,
伸展时拉入股骨髁间内后

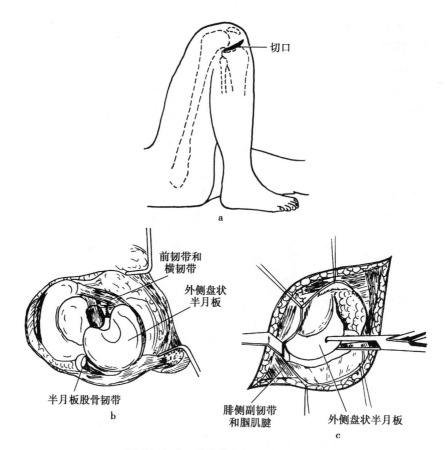

图 6-34（B）　膝关节盘状半月板切除术
a. 手术切口；b. 切断前韧带和横韧带以及后侧的半月板股骨韧带；
c. 牵开腓侧副韧带和肌腱，切除盘状软骨

第 6 节　先天性膝关节脱位

先天性膝关节脱位（congenital dislocation of the knee）为胫骨向前脱位，患儿在生后即可见单侧或双侧膝关节过伸，甚至小腿折回足趾可贴到面部。股四头肌腱和髂胫束短缩，腘绳肌发育缺陷，导致胫骨上端关节面向股骨下端的前外方移位。膝关节前方关节囊挛缩，而后方关节囊和前十字韧带拉长、松弛（图 6-35）。

本病往往合并先天性髋关节发育不良和马蹄内翻足，因此可能系多基因遗传。轻度脱位且不并发其他畸形者可能由于胎儿在宫内呈臀位所致。

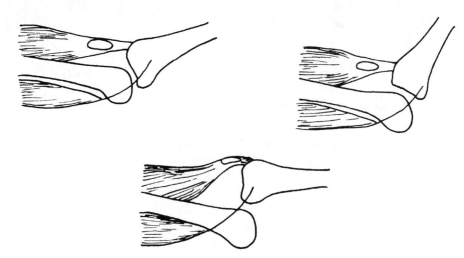

图 6-35　先天性膝关节半脱位和脱位

患儿有明显的不同程度的膝关节过伸。Finder 根据脱位程度将其分为三型：

Ⅰ型　为膝关节过伸，多见。

Ⅱ型　为膝关节半脱位。

Ⅲ型　为膝关节全脱位，少见。

膝关节的主、被动屈曲活动均明显受限。股四头肌肌肉明显挛缩，髌骨较正常小或摸不到，常常外移，胫骨也有外翻。畸形严重者多并发髋关节发育不良及马蹄内翻足。摄膝关节侧位 X 线片可区分膝关节过伸、半脱位和全脱位。

保守疗法对膝关节过伸效果好，包括连续手法按摩和石膏固定 6~8 周。然后用 Pavlik 吊带动态维持膝关节屈曲，逐渐使膝关节屈曲至超过 90°为止。保守治疗效果不太满意者可行经皮髂胫束切断，然后再用支具维持。恢复股骨与胫骨的正常关系非常重要，治疗中要拍片加以确定。

严重病例及保守治疗无效者（屈膝小于 60°）须手术治疗，最好在半岁内施行。手术采用从大腿近侧向远侧达胫骨粗隆的蛇形切口，游离皮瓣暴露股四头肌，充分延长股四头肌，并要松解此肌群与股骨前面的粘连。挛缩轻者可于髌骨上方行股四头肌腱倒 V 形切断，严重挛缩者可行股四头肌腱 Z 成形术。同时要广泛松解纤维化组织，横向松解前方关节囊，使屈膝能超过 90°。合并胫骨外翻及外旋者，需松解髂胫束及外侧腘绳肌。于屈膝 30°位修复股四头肌腱，术后髋人字石膏固定于屈膝 30°。拆除石膏后开始关节功能训练并佩戴支具。经治疗者膝关节过伸一般不会复发，但可并发屈膝幅度丢失及屈膝挛缩，可考虑再行松解或股骨截骨。

第 7 节　多髌骨畸形

多髌骨（multipartite patella）畸形系先天性髌骨发育不良。正常情况下，髌骨于 4~6 岁开始骨化，并逐渐发育增大，于青少年期完成骨化。常常于 12 岁左右开始出现次级骨化中心，其通常位于髌骨的外上部分，偶可有两个以上的骨化中心。约在 2% 的人群中，这些髌骨的次级骨化中心未能与初级骨化中心完全融合，可形成双髌骨、三髌骨或多髌骨畸形。

一般无明显症状，偶然拍 X 线片发现而作出诊断。某些病例有膝关节疼痛，源于髌骨与其次级骨化中心的界面的活动，这与足副舟骨及骨不连时产生疼痛的机制相同。

X 线所见双髌骨是这类畸形中较多见的，即一大髌骨的上外方另有一小髌骨。两个髌骨紧密相连，构成完整的髌骨外形。膝关节轴位 X 线照片偶见双髌骨的关节面不平滑。值得注意的是，不要把这类畸形与髌骨骨折混淆。本畸形与髌骨骨折的区别是：①畸形多为双侧；②大小髌骨之间分界线的走行方向是向下、向外；③二者的边缘平整而致密，并可见骨皮质结构。

治疗多采取保守方法，如休息、减少运动及佩戴"护膝"等。如果疼痛持续不能缓解，切除双髌骨中的小块则可使症状完全消失。如果两块均较大，最好行内固定。

第 8 节　屡发性髌骨脱位

屡发性髌骨脱位（recurrent dislocation of the patella）不常见，几乎总是向外侧脱位，可以是先天性、发育性或继发于创伤后。屡发性髌骨半脱位较常见，女性多见，并有遗传性。

（一）病因

促使髌骨脱位的因素有：

1. 韧带松弛，膝关节内侧关节囊松弛是该病的确定因素，多见于有全身性韧带松弛的疾病如成骨不全、马方综合征、皮肤弹性弛缓综合征（Ehlers-Danlos）。

2. 髌骨外侧支持带及髌股韧带挛缩，股外侧肌挛缩、肥大且附着点过低，或髂胫束在髌骨上极或外缘有异常附着点。

3. 髌腱过长和高位髌骨，股骨外侧髁在髌骨远侧而起不到防止髌骨外移的作用。先天性股骨外髁发育不良或扁平也有类似情况。

4. 肌力不平衡如股内侧肌萎缩、无力，或附着点过高。

5. 下肢的旋转及成角畸形，如股骨内旋、胫骨外旋及膝外翻使髌腱附着点外移，也使股四头肌力线偏外。

6. 外伤导致膝关节外侧脱位后治疗不当，会导致内侧关节囊及股内侧肌薄弱，从而后遗屡发性外侧半脱位。

（二）临床表现

可见髌骨的正常隆起向外侧偏移，患膝轻度屈曲。当屈髋伸膝时，脱位的髌骨可复位。外伤引起初次发作时膝内侧关节囊常有撕裂，关节内有积血。此后,局部感觉酸痛并常有压痛,髌骨内侧软组织松弛而导致反复出现脱位或半脱位。反复脱位的异常活动可致髌骨和股骨外髁的关节面磨损变薄,髌股关节出现退行变化,内侧关节囊受牵拉变长且松弛。髌腱延长及髌骨位置升高时,由于髌骨位于股骨外侧髁上方而失去外侧的支撑,导致伸膝时出现脱位。

发病过程中常见的体征:①髌骨内侧关节囊压痛;②向外被动推移髌骨,其活动范围超出正常;③股四头肌萎缩,股内侧肌尤甚;④膝外翻,胫骨外旋,股骨内旋和膝反张;⑤髌骨下有捻发音;⑥髂胫束挛缩,如将髌骨固定在中线上则膝关节屈曲受限。

Fairbank 颖悟试验:令患儿伸膝并放松肌肉,医生用手法试图使髌骨向外侧半脱位。如患儿突然"理解"医生的意图并努力抵抗髌骨进一步外移,即为试验阳性,表明存在屡发性髌骨不稳定。

还可通过测量 Q 角来了解股四头肌的力线的异常走向。方法是:髂前上棘与髌骨中心点连线,髌骨中心再与胫骨粗隆的中心连线,两线的交角即为 Q 角。正常时 Q 角在 $10° \sim -20°$,Q 角增大会导致伸膝时股四头肌对髌骨产生一向外的拉力,造成髌骨不稳定。

(三) X 线检查

X 线诊断半脱位远较脱位难。膝关节伸直位拍正侧位 X 线片,看有无髌骨异常高位、膝外翻及股骨外侧髁发育不良。还需投照髌骨的切线位,以显示髌骨的关节面和股骨的髁面。读片时应仔细寻找游离体,而软骨构成的关节内游离体只能借关节造影显示。

髌股关节退行性变可按其严重程度分为以下五期:

Ⅰ期　X 线所见正常,只在手术中才可见到有退行性变。这种初期改变只是表现为在髌骨的内侧关节小面有皱纹。

Ⅱ期　X 线可见髌骨内侧关节小面有退行性变。邻近处可见游离体。手术中还可见小龛,四周环以有皱褶的关节软骨。

Ⅲ期　髌骨和股骨均有退行性变。软骨下骨裸露并有硬化。侧位片可见面对髌骨上缘的股骨上有骨赘形成。

Ⅳ期　髌股关节有真正的骨性关节炎。髌骨内侧缘变薄。对侧的股骨面扁平。

Ⅴ期　整个膝关节均有骨性关节炎。

(四) 治疗

治疗方法取决于:①髌骨向外脱位的程度,半脱位或全脱位;②脱位的原因;③有无髌骨软骨软化,及髌股关节面退行性变的程度;④患儿年龄。

1. 保守疗法　急性期可用石膏固定 6 周,以后行积极的康复训练锻炼股四头肌。膝外翻随生长发育可获矫正。鞋跟内侧加垫使呈内八字脚步态加快矫正。

2. 手术疗法　术前应对解剖和病理有明晰的判断,始能选择适宜的手术。

髌骨关节面上有退行性变的病例,轻者需刮平,重者可切除髌骨,以防止病变波及全关节。Q角过大者可行髌腱内移,调整股四头肌的力线以防止脱位复发,方法包括部分髌腱移位或胫骨粗隆内移。关节内有游离体的应取净。内侧关节囊变薄而松弛及股内侧肌力弱的,需将其肌腱附着点及内侧副韧带向下外移位。外侧软组织紧张的应松解。髂胫束的异常附着点应予切断。股外侧肌止点宜向上移,外侧肌间隔也应松解。髌腱拉长的,青少年可行胫骨结节转移,骨骺未闭合的小儿则需做重叠缝合。

调整股四头肌力线的手术主要有以下几种:

(1) 胫骨结节转移(Hauser)术:将胫骨结节向内侧转移。这种手术对生长中的小儿是禁忌的,原因是会造成胫骨上端骺板的过早融合。特别是胫骨上端前半部骺板提早闭合,可引起严重膝反屈畸形。胫骨结节随生长向下转移,可使髌股关节不吻合,诱发骨性关节炎。还可造成过度胫外旋。因此,对生长发育中的小儿只应做软组织手术。

(2) Roux-Goldthwait 手术:即纵劈髌腱后,将外侧一半从内侧半下方转移并缝合固定在胫骨内侧干骺端的骨膜上。

(3) Galeazzi 手术:于髌骨内下缘向外上方斜向钻孔,将内侧的半腱肌从髌骨内下缘经此隧道于髌骨外上缘穿出,并与周围软组织缝合固定。同时,将股内侧肌向远侧移位于覆盖 1/3 髌骨的位置固定。这样可加强髌骨内侧的约束作用,并将髌腱的走向内移。

还可行外侧软组织松解,加强髌骨内侧力量的股内侧肌成形术。

(五) 鉴别诊断

除屡发性髌骨脱位外,在小儿还可见到外伤性、习惯性和先天性髌骨脱位三种。

外伤性髌骨脱位多见于体重大、有膝外翻的女孩。患儿的髌骨小且位置较高。伸膝后常可复位,但随后可发现局部肿胀和摩擦音。外伤后有软骨游离体的少见。病理为膝内侧关节囊及其扩张部有撕裂。因此,合理的治疗是手术缝合修补。临床上经保守治疗往往也可治愈。重点是长腿管型石膏固定6周以防复发。

习惯性髌骨脱位系每次屈膝均发生脱位。主要体征是固定髌骨于中线位时,膝关节屈曲不能超过30°。随髌骨脱位,膝可充分屈曲。这类患儿几乎均有股四头肌挛缩或髂胫束附着点异常,甚至二者均存在。治疗原则正好与屡发性髌骨脱位相反,即不是在髌骨下拉紧或调整髌腱而是在髌骨上延长股四头肌腱或切断髂胫束的异常止点。有时需松解股外侧肌和股直肌的外缘。术后制动6周。术后半年内会有膝关节伸展力弱。习惯性髌骨脱位还可发生在伸直膝关节时的最后几度。

先天性髌骨脱位的特点是髌骨位于膝关节外侧,不能复位。临床上见到的病例常为双侧,有家族史。因伸膝力弱,日后多发展成屈膝畸形。病理为股四头肌力线偏外,股外侧肌挛缩以及髌骨与阔肌膜之间有横向的硬纤维条索相连。手术治疗包括髌外侧广泛松解直到外侧肌间隔,重新调整股四头肌的力线。

第9节 先天性婴儿胫骨前弯和胫骨假关节

先天性胫骨假关节(congenital pseudarthrosis of the tibia)是矫形外科医师所遇到的最难治疗的一种骨不愈合。由于胚胎发育中胫骨的下1/3处不能横向生长而变细,导致出生前即有胫骨前弯,并在出生时或生后发展为假关节。本病于1708年由Hatzoecher首先报道,本症常常合并神经纤维瘤病。

(一) 发病率

本病较罕见。Anderson估算约在190 000个新生儿中有1例。意大利学者Pais报道,50年中遇到50例,Sofield统计美国Shriners医院治疗的总病例中占0.1%。左侧稍多于右侧,双侧者罕见。

本病可分为四型:一是胫骨前弯并因神经纤维瘤病致假关节,二是前弯并因外伤或截骨术致假关节,三是胫骨纤维异样增殖症并自发骨折致假关节,四是既无前弯又无神经纤维瘤病或纤维异样增殖的胫骨假关节。

(二) 病因和病理

先天性胫骨假关节的真正病因尚不明了。过去有不少理论性解释,如宫内外伤、代谢障碍和血管畸形等,近年多被否定。1937年Ducroquet首先发现本病与神经纤维瘤有关。在他报道的11例中9例有皮肤咖啡色素斑,2例有皮下结节,证实为神经纤维瘤病。有学者报道胫骨假关节部位的骨内的神经纤维瘤,还有的作者发现胫骨假关节与骨纤维异样增殖症(osteofibrous dysplasia)有关,并认为胫骨假关节、神经纤维瘤和骨纤维异样增殖症三者均有局部成纤维细胞团块,可能系神经通路受阻而产生异常生长。

神经纤维瘤病是常染色体显性遗传,但胫骨假关节多为散在发病。

又有学者发现假关节四周多环以增厚的骨膜和纤维组织的瘤状物,妨碍局部骨的形成,不能产生正常骨痂,降低局部血运以及因压力导致骨萎缩。同时有实验证实,小鼠胫骨骨干用玻璃纸条约束可造成胫骨假关节的模型,其X线照片和病理切片宛如人类的胫骨假关节。该实验提示骨内机械性因素与疾病的形成有关。因而使人推测胫骨假关节与先天性束带综合征和先天性截肢的成因有关联。还有的学者采用电镜的超微结构观察,有的胫骨假关节内含施万(Schwann)细胞、成纤维细胞和无髓鞘的轴突。经电镜检查还不能区分神经纤维瘤病、骨纤维异样增殖和与两者都不相符的结构,因此超微结构研究既不能证实本病的真正原因,也不能支持本病系由神经组织或血管组织分化而来。因此,本病病因复杂,可能系多因素造成。

(三) 临床表现

典型表现为生后即出现胫骨前弯或前外侧弯,绝大多数为单侧畸形,如已经发生骨折则表现为假关节处有异常活动。生后即有胫骨假关节的较罕见。少数病例无胫骨前弯而仅表现为胫骨干有局部囊性病变,随即发生骨折,多数病例先有胫骨前弯,站立行走后加重,产生疼痛,随后患儿不能走路并出现假关节。有时胫骨先有不全骨折,然后出现胫骨前弯,而使医生提高警惕。发病较晚的大龄儿可能仅表现为骨折而无其他体征,需靠X线片诊断。大约50%的患儿合并神经纤维瘤病,其临床体征随年龄增长而愈加明显。

（四）X 线检查所见及分类

首次拍片时的具体表现不尽相同。通常有三种分类方法,即发育不全型、囊样型和晚发型。

1. 发育不全型　是胫骨中下段直径变窄、硬化以致髓腔部分或完全消失。此种变化有时也波及腓骨。长管状骨的沙钟样狭窄为其特征。股骨前弯或向前外侧弯曲,生后可能出现骨折,但大多数为走路后的 18 个月左右出现假关节。一旦发生假关节则骨端变细、骨膜肥厚、骨折处不愈合或愈合后再骨折。

2. 囊样型　开始在胫骨中下段为囊状骨质稀疏,囊状部位的组织很像骨纤维结构不良。最初胫骨可能并不弯曲,随后逐渐向前变弯,平均在出生 8 个月后发生骨折。此型多无神经纤维瘤病变。

3. 晚发型　开始小腿外观正常,但较对侧小腿轻度短缩。多在 5 岁以后因轻微外伤而致骨折。本型患儿本身和家族史中均无神经纤维瘤病。有的病例是因为胫骨弯曲经截骨术矫正后发生胫骨假关节而难治愈,故对此种病情施行截骨术应慎重。

根据 X 线表现分类,通常是根据未经治疗的假关节的 X 线表现,如硬化、囊性变、发育不良及沙钟样缩窄等,以及出生时有无胫骨骨折及有无腓骨假关节等进行分类。目前认为这些分类法尚不能对选择治疗及判断预后有确切帮助。因此有作者提出简单分类方法,认为其能提供临床所需的全部信息,并对指导治疗有意义:①有无胫骨骨折;②发生第一次骨折的年龄(4 岁前为"早发",4 岁后为"晚发")。

临床常用的 Boyd 法将其分为六型:

Ⅰ型　出生即有骨折。

Ⅱ型　发育不良型,胫骨呈沙钟样缩窄,常合并神经纤维瘤病。

Ⅲ型　骨囊肿。

Ⅳ型　病变部位硬化而无缩窄,导致应力骨折。

Ⅴ型　腓骨发育不良。

Ⅵ型　骨内神经纤维瘤。

（五）鉴别诊断

腓骨半肢畸形也可表现为胫骨前弯。胫骨后内侧弯合并跟骨外翻足者预后良好。佝偻病和先天性成骨不全引起的胫骨内外翻均有全身性改变。

（六）治疗

本病不治疗很难愈合,治疗极具挑战性。

一旦确诊胫骨前弯即应注意防止发生骨折。对于小婴儿可不必佩戴保护性支具,但需向其父母交代病情并介绍如何注意保护患肢。患儿能负重行走后,应长期佩戴膝踝足支具加以保护直至骨发育成熟,除非发生骨折。患儿需定期拍 X 线片复查以明确有无进展。凡只有胫骨前弯的患儿不宜做截骨术矫正,也不需做活检。

小婴儿发生假关节很难愈合,年龄稍长则愈合机会增高。两次手术失败者宜推迟到 7 岁以后再次手术,则成功机会增高。对形成假关节的病例,3 岁以前最好暂不施行手术。无论进行任何类型手术治疗,均应切除假关节的硬化骨端和附近异常增厚的骨膜。有时需要反复植骨来促进愈合,而即便愈合,该处的骨质也往往不能保证患肢能恢复正常功能,且有再骨折的危险。为提高愈合率及保持患肢的功能,有人强调需遵循两条基本的治疗原则:①必须保持下肢的正常力线;②最好永久放置髓内钉固定,以维持下肢力线并为愈合提供长期稳定的环境。

手术方法主要有以下几类:

1. Williams 髓内针固定加表面植骨　先取充足的髂骨,再切除假关节,然后用 Williams 髓内针固定胫骨远近段。于假关节处,经胫骨远段向髓腔远侧插入髓内针,经踝关节、跟骨后穿出皮肤。在穿经踝关节时,要注意矫正存在的足踝外翻畸形,并使踝关节处于中立位。于假关节处用手法使胫骨解剖复位后,将髓内针逆向打入胫骨近段。有时另需在胫骨近段截骨,以使髓内针保持在髓腔内并恢复胫骨的正常负重线。髓内针的近端接近骺板,远端延伸到后足。若同时存在腓骨假关节,可于腓骨髓腔穿入另一枚克氏针,可以增加内固定的稳定性。将髂骨屑植于假关节处周围。术后石膏固定 4 个月,然后佩戴膝踝足支具。髓内针穿经踝关节及后足能为假关节的愈合提供更为稳定的环境,缺点是长期贯穿距下关节和踝关节固定有可能造成骺板及关节软骨的损害和钢针折断。但随着胫骨远段的生长,髓内针的远端会向近侧移行而最终留置在胫骨远段。

2. 带血管蒂的腓骨移植　即用带血管蒂的骨移植取代假关节和病变骨。适用于病骨有显著的发育不良,以及假关节处有较大间隙者。术前进行双下肢血管造影。取健侧带血管蒂腓骨,将剩余的远侧部分腓骨用螺钉与胫骨固定以防止发生足外翻。骨膜外切除假关节直至露出正常骨。将移植腓骨置于胫骨缺损处,吻合腓动脉与胫前动脉,腓静脉与隐静脉。术后髋人字石膏固定 3 个月,然后佩戴几年支具。术后注意局部保温和使用血管解痉药物,如罂粟碱。该法系活骨移植,较易融合,也可部分解决患肢短缩问题,但技术要求高且有可能术后出现成角愈合及取骨侧产生踝外翻。

3. Ilizarov 外固定器加压治疗　手术方法是彻底切除假关节及周围的骨膜,并使骨端相称且有足够大的稳定的接触面。安装 Ilizarov 环形外固定器,纠正力线长轴,并可在胫骨近端截骨同时延长解决短缩。胫骨穿髓内针并贯穿踝关节和距下关节,以控制断端方向并增加稳定性。为增加愈合率,也可在假关节处大量植骨以增加该处横截面。术后每日加压两次,每次 0.5mm,并鼓励患儿带外固定器负重行走。为防止拆除外固定器后发生再骨折,髓内针还要保留 8 周。

4. 电刺激疗法　直流电的阴极插入假关节,20mA 共 12 周。或用脉冲电磁场,$1 \sim 3mV/m^2$ 的方法,患儿于睡眠时间每日刺激 12 小时,共 $3 \sim 6$ 个月。电刺激疗法的优点是微创,缺点是不能矫形并需长期固定。其疗效逊于其他三种方法,最好联合应用。

北京儿童医院从 1956 年至今于三个时期采用三种方法,即最初 1956 年至 1977 年不带血管蒂的自体骨移植,1977 年至 1990 年带血管蒂腓骨移植,以及 1990 年至今 Ilizarov 外固定器加压治疗。20 例获得随访,每种方法的治愈率分别为 60%(3/5)、71%(5/7)及 87%(7/8),Ilizarov 外固定器加压治疗方法的疗效明显提高,当然该法也可与其他两种方法并用。总结治疗成功病例的经验,我们认为采取以下措施有利于假关节的愈合:①彻底切除病灶,三种方法联合应用行植骨及外固定,使用髓内针可增强假关节处的稳定性,有利于加压愈合;②鼓励患儿早期带支具行走,发挥 Ilizarov 外固定器的轴向微动作用,以刺激骨形成;③达到临床骨愈合的标准后,遵循 Paley 的"去除外固定器晚一个月要比早一天好"的原则,适时拆除外固定器,在支具保护下行走以防假关节愈合处再骨折。

先天性胫骨假关节的病因和治疗方法均有莫名其妙之处,但正因为如此而促使很多骨科医师想出更多的方法治疗本病。

（七）并发症

胫骨假关节治愈后仍可能遗留如下问题和并发症:

1. 再骨折　治疗之初是千方百计地促使假关节愈合,而愈合后可在若干年后发生再骨折。正是因为这种愈合容易发生再骨折,手术中应矫正其前弯;术后虽有愈合现象,一定要用膝踝足支具保护数年。待愈合部位更加成熟后,仍应坚持小腿夹板保护直到胫骨髓腔畅通,到骨龄发育成熟为止。成年后虽有发生再骨折的报道,但属罕见。

髓内针作为体内保护措施宜尽可能拖晚取出。

2. 踝关节和关节僵硬　多由于长时间石膏固定或经关节的髓内针的影响。这种并发症不易避免,宜预先向家长耐心解释。

3. 肢体短缩　是常见的并发症,平均治疗后患肢短缩5cm。手术切除病变骨和胫骨下端骺生长障碍都是造成肢体短缩的原因。此外,患肢缺少负重的刺激和其他致病因素的影响也应考虑。对侧股骨下端或胫骨上端骺阻滞术等可矫正患侧肢体的短缩,待双下肢等长后可取出锔钉;还可在假关节完全愈合数年后,也可慎重考虑肢体延长术。近年来 Ilizarov 外固定器加压和同时撑开用单侧架桥式的 DeBastiane 技术均有成功经验。

截肢后配制假肢也可补偿患肢不等长。

4. 踝外翻　这是由胫骨下端内外侧骺板发育不平衡所致。个别病例是由于腓骨同时有假关节使踝关节外翻。治疗之初行胫腓下端骨融合和胫腓骨同时用髓内针固定可发挥预防踝外翻的作用。此外,胫骨假关节愈合后并发的踝外翻,可采用 Wiltse 截骨术矫正。

第 10 节　先天性垂直距骨

先天性垂直距骨(congenital vertical talus)并不常见,但它是新生儿及婴幼儿僵硬性平足的最常见原因。该畸形系距舟关节向背外侧脱位,表现为距骨呈严重而僵硬的跖屈,距下关节外翻,中足呈固定的背伸,足底呈摇椅状突出。

（一）病因

本病可单独出现,但常并发于神经肌肉系统

疾病或染色体异常综合征。脊髓脊膜膨出并发足部畸形中,本症约占10%。本症也常并发于多发性关节挛缩、髋内翻和髋脱位。

原发垂直距骨畸形的原因不明。曾发现同一家族内父子均发病。一位作者曾报道过同卵孪生胎均有垂直距骨。因此本病可能与遗传有关。另外,宫内第二和第三骶神经麻痹畸形时,也可造成本病。

本症的发病率很低。男性患儿多,可单侧或双侧发病。单侧发病者,对侧足也可有仰趾外翻、马蹄内翻或前足内收等畸形。

(二)病理

骨与关节的变化,核心为距舟关节的异常,即舟骨向背侧移位同距骨颈的背侧面相关节,并驱使距骨朝下呈垂直位。距骨颈发育不良,其背侧可有异常的关节面与舟骨相关节。跟骨位于距骨的后外并跖屈。跟骨前方向外,使跟距角异常加大。跟骨的载距突变钝,对距骨头无支持作用。跟骨跖侧面较突出。距下关节面不正常,前方消失,中部发育落后,后方形状失常并向外侧倾斜。这些变化系距舟关节失去正常接触所致。跟骰关节可有不同程度的向背向外的半脱位。舟骨同骰骨、楔骨间的正常解剖关节不变。正常足跟骨与第一跖骨的延长线相交约55°左右,先天性垂直距骨者此角消失,因第一跖骨背伸和跟骨跖屈,致上述角度呈-40°(与正常比较可相差95°),称摇椅足(图6-36)。

韧带的变化:胫舟韧带(三角韧带的前部)和背侧距舟韧带明显挛缩,成为整复的主要困难。跟骰韧带变短,使前足外展。距跟和跟腓的骨间韧带均有挛缩,使跟骨向后外半脱位的复位发生障碍。未及时治疗的病例,踝后关节囊和距下关节囊也有短缩。跖侧的跟舟韧带即弹簧韧带被牵拉,呈中等度的变薄。

肌肉和肌腱的畸形:胫前肌、伸踇长肌、伸趾长肌、腓骨短肌和小腿三头肌均有短缩。胫后肌和腓骨肌腱常前移到骨茎突沟内,不能跖屈足,反而起背伸足的作用。严重的病例,胫后肌腱跨踝关节如一弓弦。这些肌肉无论肉眼和组织学检查均正常。而其挛缩是长度的变化引起的继发改变。

(三)临床表现

生后足部即呈特殊外观的僵硬畸形,难以手法矫正。足弓消失,足底突出呈摇椅状。距骨头

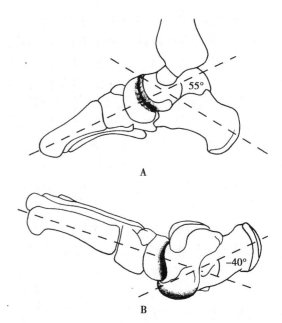

图6-36 先天性垂直距骨与正常足距舟关节对比
A. 距舟关节正常解剖:跟骨长轴与第1跖骨呈55°角;B. 先天性垂直距骨右足内侧观:前足自中跗关节背伸,跟骨-第1跖骨角度消失,可呈-40°背伸(与正常相差95°)。垂直的距骨造成摇椅足畸形,舟骨位于距骨的背侧使距骨不易复位,跟骨有20°左右的跖屈

于足部内侧及跖侧明显突出。前足中立或外展,中跗关节背伸。伸趾长肌、胫前肌、腓骨肌明显变短,紧张的肌群和挛缩的胫舟韧带和距舟韧带使足跖屈及内翻受限。小腿三头肌短缩,跟骨外翻并向跖侧倾斜。在距骨颈部可以摸到脱位的舟骨。

患儿学步不晚,患足站立时呈明显外翻,足跟不接触地面,前足外展,足的负重部位主要集中在距骨头,步态很不灵活。畸形僵硬固定,不受负重影响。儿童时期多无疼痛,但到少年时逐渐出现症状。

(四)X线检查

新生儿的X线照片即具有特征。距骨垂直,与胫骨长轴平行,而跟骨处于马蹄位。前脚背伸,从中跗关节起向外侧偏斜。足底部软组织阴影向外突出。跟距角度异常加大。

为了确定本症的诊断,投照时必须采用足尽量跖屈位,以显示出舟骨移位至距骨颈的背侧。3岁以前未出现舟骨化骨核,因此在X线照片上不能显示。3岁舟骨骨化以后,可见脱位到距骨背侧。

距骨发育落后,其颈部尤甚,如沙漏或葫芦状。

（五）治疗

治疗的目的是使跟骨、舟骨同距骨的关系恢复到正常解剖位置，并修复关节囊和软组织以保持矫正后的关系。治疗方法及运用原则如下：

1. 早期诊断和及时处理 患儿生后即可借助足底突出摇椅状畸形，畸形僵硬固定和X线照片等特征得出诊断。因此治疗能于生后立即开始。同治疗马蹄内翻足一样行手法按摩加连续石膏矫形，只是矫正方向相反。牵拉患足使之跖屈及内翻，以拉长背外侧挛缩的皮肤、肌腱及关节囊。拖延诊断及治疗可造成畸形足矫正更加困难。因为患儿年龄越大，韧带、关节囊和软组织挛缩，骨骼的结构性变化越大。

2. 矫正软组织挛缩 对婴儿可开始用矫形石膏，以使挛缩的皮肤和软组织达到松弛状态，这些软组织的挛缩是复位的障碍。首先，将前足向下做跖屈内翻和内收的轻柔有力的手法矫正。然后一只手向远端和向内牵拉跟腱。另一只手使跟骨前部背伸。每次手法进行15分钟。皮肤涂以安息香酸酊等无刺激性的黏性溶液保护皮肤并可以防止石膏脱落。用长腿石膏将患足固定在已矫正的姿势，即前脚处于马蹄内翻姿势，足跟塑形于被动背伸位。上好石膏后，用拇指压住跟骨的前端。每隔7天更换石膏一次，每次更换石膏前，都行手法牵拉软组织15分钟，以进一步矫正软组织挛缩。保守治疗不能取代手术，但由于其对背外侧软组织的牵拉作用可降低手术难度。

3. 闭合复位 手法牵拉并用矫形石膏治疗6~8周后可试行手法整复距舟关节。方法是使前脚马蹄内翻，同时使后脚跖屈内翻。拍摄X线片证实舟骨和距骨头的关系是否恢复正常。但婴儿时期舟骨尚未骨化，因而舟距之间的正常关系不易测定。软骨状态的舟骨居于内侧楔骨和距骨头之间还是可以查出的。临界或可疑患者可试行关节造影。

距舟关节偶可整复成功。对这样的病例，可用克氏针自1、2趾蹼钻入距舟关节以保持复位后的位置。并保持前脚于高度跖屈和内翻位。开始后足和踝关节可固定于跖屈位，2~3周后更换石膏增加背伸。石膏固定时间至少3个月。值得注意的是，反复而粗暴地闭合复位可损伤尚未骨化的足舟骨，对治疗不利。

4. 切开松解复位 适宜小于2岁的患儿。手术可一期进行或分两期。第Ⅰ期手术包括延长背外侧短缩的肌腱，松解背外侧挛缩的关节囊，并将前足复位。第Ⅱ期手术包括松解后外侧挛缩的关节囊，延长跟腱及腓骨肌腱。整复距舟关节后用克氏针贯穿固定（图6-37）。临床发现两期手术并发距骨坏死的概率增加，因此目前多主张一期手术，其手术操作较两期手术有所简化但矫正效果相似。

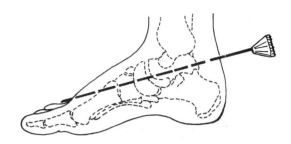

图6-37 复位术后纵弓复原及内固定

5. 其他手术方法 部分胫前肌腱后移至距骨头，产生持续动态的矫正力，理论上讲可行，但临床效果不确定。脱位持续存在会导致患足内外侧柱不对称生长，内侧柱由于脱位而缺乏生理性压力致过快生长，外侧柱由于有过大的压力而使生长受到抑制。距舟关节复位仍有残余畸形的，需行内侧柱短缩及外侧柱延长。

6. 6岁以上患儿的治疗 此年龄范围的患儿，畸形很僵硬，手术很难成功。术后几乎均并发距骨头缺血性坏死。最好等到10~12岁以后行足部稳定手术。在矫形石膏和软组织延长术后行三关节固定术、跗骨楔形切除以矫正畸形。常需切除距骨头和颈以及部分舟骨。但应尽量不要减少足部的高度。

第11节 先天性胫骨缺如

先天性胫骨缺如（tibial deficiency）或称轴旁性胫骨半肢畸形（paraxial tibial hemimelia），胫骨可发生部分或全部缺如。患肢短缩，腓骨短小，而且腓骨上端移位到股骨外髁的外侧面；腓骨下端移位到距骨和跟骨的外方。因缺乏胫骨的支持，足部呈严重马蹄内翻畸形。整个小腿自中线向内移位。腓骨弯曲（图6-38）。

治疗的目的在于保持股骨与足部之间骨的连续性。手术宜尽早进行：游离腓总神经后，自腓骨上端剥下股二头肌，切断腓骨。然后将腓骨上端置于股骨的髁间，使其成骨性融合。因软组织紧

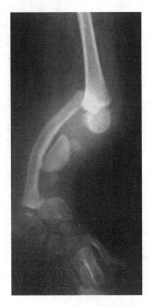

图6-38　先天性胫骨部分缺如

张而不能伸直膝关节的,可借分期石膏矫正。待腓骨下端和距骨、跟骨进一步骨化后,可将腓骨下端转移到距骨上。如距骨缺如,可移到跟骨上。

腓骨负重数年后可增粗,犹如胫骨。

第12节　先天性腓骨缺如

先天性腓骨缺如(fibular deficiency)或称轴旁性腓骨半肢畸形(paraxial fibular hemimelia)。本病表现为胫骨前弯,小腿下1/3外侧皮肤凹陷,严重马蹄外翻足。同时患儿可有一个或几个距骨、趾骨缺如或有两个以上的并趾。此外,由于小腿三头肌和腓骨肌的牵拉,上述畸形加重。患肢较健侧短小(图6-39)。

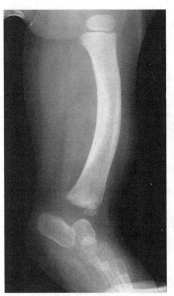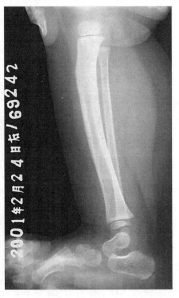

图6-39　先天性腓骨缺如

治疗是使患肢锻炼负重,并用轻金属支架保护。2~3岁后,可行跟腱延长术,踝关节外后方关节囊松解加胫骨截骨术矫正畸形。生长发育阶段还可做健肢的骨骺阻滞术,以使双下肢等长。足部畸形严重的可做跗骨融合术。

若矫形手术失败,再考虑行足切断术(Syme截肢)。

第13节　胫骨后内侧成角

胫骨后内侧成角(congenital posteromedial bowing of the tibia)系胫骨中下1/3交界处成角畸

形,但腓骨也同样向后内侧弯曲。多为单侧发病,胫骨往往短缩。仰趾畸形,小腿前方肌群挛缩以及小腿三头肌力弱均很显著。成角顶端处的皮肤常有一凹陷。胫骨上端骨骺发育规则,无骨折的趋势。骨结构正常。骨成角突侧的骨皮质随负重而变厚。

治疗时可分期反复牵拉小腿前方肌肉,如收效则用石膏保持足跖屈位。

第14节　先天性马蹄内翻足

正常足的长短、宽窄和外形大同小异。其功

能为站立时可稳定地支撑体重,走路时有一定的弹性。上肢严重残疾患儿,有时足能发挥类似手的抓拿作用。

（一）足的解剖

足由7块跗骨和5块跖骨及14块趾骨构成,诸骨借关节囊和骨间韧带连接,并形成纵弓、横弓。为了便于检查和描述,可分为前足和后足。后足包括跟骨和距骨,形成纵弓的后半部;前足包括舟骨、楔骨、骰骨和跖骨,形成纵弓的前半部。关节囊的松紧和韧带的弹性对维持足的外形至关重要。足跖侧的跟舟韧带即弹簧韧带居距骨头的下方,加之跖长和跖短韧带对维持纵弓的形态起很大作用。胫前肌、胫后肌和腓骨肌,特别是胫后肌的收缩,在行走过程中足以影响足的外形。肌电图研究表明,松弛地站立时,这些肌群呈静止状态,靠肌肉的自然弹性的张力起保持站立平衡作用。例如,小儿麻痹的患儿其膝关节以下全部肌肉麻痹或坐骨神经损伤时,其足弓并不塌陷。

足中部关节扣紧则变稳定僵直。此时足部韧带尤其是弹簧韧带拉紧。走路时胫前肌和胫后肌产生内翻动作。关节不紧,足弓越发明显。走路时足的弹性主要靠肌肉,而不是借拉紧韧带的稳定性。膝关节以下肌肉麻痹的患儿,其足部弹性丧失,因牵扯韧带而有疼痛。

足部动作还涉及踝关节。足背伸和跖屈大都为踝关节的动作,而足内外翻主要靠距下关节。但应指出跗骨各关节均为联合动作。一旦中跗关节活动受限,即使距下关节未受累,其活动范围也会减少。足和踝关节跖屈常伴有内翻,背伸多伴外翻。同时,前足内翻时也常有内收,足外翻常伴有前足外展。

跟骰关节有滑动和旋转的联合动作。当足跟落地时,足部内外翻常伴有足跟皮肤连同跟骨下面的纤维脂肪垫的滚动。

婴儿足的发育主要有以下几点变化:①初生时,足有轻度背伸和外翻。被动跖屈可达50°,背伸约45°。内翻时因距下关节扣紧,其背伸范围缩小为15°。足部侧位X线照片,能见到跟骨、距骨和骰骨的化骨核,而且距骨常有一些跖屈。②1岁时,跖侧面因脂肪较多,足纵弓不明显。学习站立和走路之初,双足保持较大距离,以便有一较宽的基础来支持体重。同时足部有轻度外翻和外旋。③2岁时,双足逐渐靠拢。足的外翻和外旋也较前减轻。同时,足跖面脂肪渐消失,足纵弓和横弓日益显著。

2岁末时,足部X线照片中出现跟骨、距骨、骰骨及楔骨。此时,足部活动范围为跖屈50°、背伸30°。站立时足尖轻度内指和外旋均属正常。足内侧纵弓已发育良好。

足部诸骨中最后化骨的是舟骨,其化骨中心最早见于3岁的前半年。此外,足背伸动作随年龄增长而有所减少。成年后,足背伸减少到25°～30°,而跖屈为50°。足部诸骨发育停止的年龄,女孩是14岁,男孩为16岁。

（二）发病率

先天性马蹄内翻足(clubfoot 或 talipes equinovarus)在足部畸形中最多见。无明显种族差别。每1000个新生儿中约见1例。男孩较女孩多两倍。单侧者稍多于双侧者。

（三）病因

1. **遗传因素**　本病的发病率依种族及性别的不同而有很大差异,而且患者中24%有家族史。第一胎有本畸形的,第二胎患同样畸形的机会较一般人群高20倍。无家族史者治疗后不易复发,而有家族史者治疗后复发的占10%,后者为常染色体显性遗传。

2. **组织学异常**　研究发现所有组织均有异常。Ⅰ、Ⅱ型肌纤维的比率由正常的1:2增加到7:1,这是否与神经发育异常有关尚未证实。骨异常包括骨的原始胚浆缺陷导致距骨、舟骨异常,软骨发育缺陷,胶原生成增加。对内外侧筋膜的电子显微镜观察发现,成纤维细胞可能是导致挛缩和畸形的原因。还观察到从纤维细胞到成纤维细胞均含有收缩蛋白,这是导致畸形及术后畸形复发的原因。

3. **血管异常**　有发现大多数马蹄足合并胫前动脉发育不良或缺如。

4. **宫内因素**　胎儿生长停滞学说指胎儿第9周开始足部一度呈马蹄内翻状,第10周马蹄内翻和跖内收明显。由于某种不明因素致胎儿生长发育停滞而出现此畸形。另有推测在胚胎发育相应阶段感染病毒,损伤前角细胞而导致足畸形。

（四）病理

畸形包括足下垂,前足内收内翻,后足也有内收和内翻。

1. **骨改变**　跟骨内翻,内侧结节接近内踝,跟骨后端向上,临床检查易错觉为跟骨小。跟骨前端向内接近距骨长轴。但生后在正常范围以内,上述变化不明显。

距骨跖屈,其上方关节面越出踝穴。距骨颈向内,较正常小,而且其位置也不在距骨的中央。

舟骨旋转,其长轴几乎垂直。同时,舟骨结节可与内踝接触而产生新的关节小面。其他诸骨在新生儿时期大体正常。负重后有骰骨楔形变和跖骨内弯等。胫骨正常。

2. 关节改变　跟、距、骰三骨构成中跗关节和距下关节。此外,跟、距、骰三骨形成一复合体,包括距舟关节、跟距关节的前部和中部以及跖侧的跟舟韧带(弹簧韧带)。这种特殊的球臼关节除跟距关节的后部以外,为一共同滑膜关节腔。距骨头(球部)与舟骨的臼部相关节,其背内侧为三角韧带、距舟关节囊和胫后肌腱。外侧为分叉的 Y 形韧带。跖侧有跟骨前、中部和弹簧韧带支持。此球臼关节与一般球臼关节不同,特点为臼随球转动。同时,关节四周有弹性纤维韧带附着,这可使此关节拉紧或放松。跟骨虽不和舟骨直接相连,但二者有强有力的弹簧韧带连接,因此可视为一个单位而共同活动。足背伸和跖屈时,踝关节和跟距舟关节均参与活动。过去认为只是胫距关节的运动是不全面的。足背伸时就有旋前(外翻),跟骨也随之外翻。跟骨的前端向外移动,舟骨也随之向外,跟骨后结节向下。距舟关节覆盖距骨头的面积加大。足跖屈时有足旋后(内翻),跟骨也内翻。同时,跟骨的前端在距骨下向内移。相反,跟骨的后端向上外。此外,舟骨在距骨头上向内活动。跟距舟关节的容量减小。距骨头在外侧显露得较多。

足内外翻动作大部是距下关节的前部和距舟关节的运动。跟骰关节和距下关节的后部参与的不多。畸形足较正常足做马蹄内翻姿势时要僵硬得多。顽固性畸形足因软组织挛缩,跟舟骨均不能自距骨头部复位。

3. 肌肉和肌腱改变　手术松解挛缩的软组织时可发现三组病变,即后、内和距下三组。后方挛缩主要是小腿三头肌,其次是踝和距下关节囊以及距腓和跟腓韧带。由于跟腱的附着点偏跟骨后内侧,跟骨内翻。内侧挛缩包括三角韧带、弹簧韧带、距舟关节囊、胫后肌、屈趾长和屈跚长肌腱。距下关节挛缩系距下关节前部的骨间韧带和 Y 形韧带的变化。

距骨在正常情况下稳定在踝穴中,并无肌肉和韧带附着。畸形足跖屈时,距骨随跟骨一同向

下呈马蹄位。因此,距骨脱出踝穴。矫正足下垂位时,阻力来自距骨下的跟骨及其后方挛缩的胫距关节囊和后距腓韧带。

足内侧挛缩使舟骨、跟骨的载距突和内踝聚集在一起。挛缩组织包括胫后肌腱、三角韧带、弹簧韧带和距舟关节囊。手术时可见挛缩组织融成一致密纤维团块。这种软组织病变使距舟关节间隙和距骨颈难于分辨。

大儿童的畸形足常伴有空凹足,系跖腱膜和外展跚趾肌挛缩的缘故。畸形足患儿的小腿三头肌萎缩。严重的或晚期病例则更明显。

(五) 临床表现

马蹄足在生后有两种类型:内因型(特发性)和外因型(姿势性)。外因型的畸形较柔韧,手法易矫正,系宫内体位所致,多伴有宫内压力增高。骨性排列可不正常,但无明显严重的软组织挛缩。患儿的足跟明显,外踝部皮肤纹理正常。内因型的畸形僵硬,手法只能矫正一小部分畸形。生后即有上述骨性改变,单侧病变常较双侧者轻。马蹄足严重者,足跟似乎变小,是由于跟骨后端上翘藏于胫骨下端后侧之故,其上方有皮褶。从后方看,跟骨内翻。距骨跖屈,可从足背侧皮下摸到突出的距骨头。舟骨居于足内侧深处,靠近距骨头。骰骨突向足外侧,前足内收、内翻(图 6-40)。足内侧皮纹增多,而足外侧和背侧皮肤拉紧变薄,负重后又出现增厚的滑囊和胼胝。此外,可合并胫骨内旋及小腿三头肌萎缩。

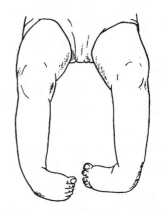

图 6-40　先天性马蹄内翻足外观

要强调全身检查,明确有无其他骨骼肌肉异常。如合并上肢、下肢、背部畸形,以及腹壁反射异常,则能发现其病因并作出预后判断。

要在初次就诊及手法按摩或连续石膏矫形间期,按统一方法对患足进行检查,并记录各种畸形

的程度。

（六）分型与评分

1. 病因学分型

1）姿势性马蹄足：可能是妊娠晚期宫内体位造成的。畸形足的柔韧性好，经连续石膏矫形后多能较快治愈。

2）特发性马蹄足：病因为多因素。呈典型马蹄足表现，中等僵硬度。

3）畸胎性马蹄足：常并发多发性关节挛缩症、脊髓发育不良和其他全身性疾病。足畸形非常僵硬，治疗困难。

2. Dimeglio 评分法　根据畸形及其僵硬度进行评分。其中，足下垂、跟骨内翻、前足内收及内翻各占 4 分，轻度僵硬为 1 分，极其僵硬为 4 分。此外，跟骨上方皮褶、足内侧皮褶及肌肉发育差各占 1 分。将分值相加后，按分值大小分级。Ⅰ级，<5 分，占 20%，表明畸形轻微或为姿势性，无须手术；Ⅱ级，=5<10 分，占 33%，表明很容易复位；Ⅲ级，=10<15 分，占 35%，表明畸形僵硬但可部分复位；Ⅳ级，=15<20 分，占 12%，表明为畸胎性。

（七）诊断与鉴别诊断

该病不难诊断。应与跖内收畸形区分。跖内收的病例后足正常，且无足内翻和下垂畸形。也应与并发于脊髓脊膜膨出的麻痹足的跟骨内翻畸形鉴别。除新生儿时期应注意是否为脊膜膨出的并发症外，大儿童还应考虑到小儿麻痹、脑性瘫痪和坐骨神经损伤等引起的畸形足。

（八）X 线检查

X 线检查有助于评价畸形程度及矫形效果和选择治疗方案。

X 线检查应常规包括足前后位和高度背伸位的侧位片。单侧畸形要投照健侧以作对比。投照时最好取负重体位。侧位时要以足中部为投照中心。前后位时，球管应与足跖面呈 45°，对准足跟，注意小腿不要与足部重叠。

正常新生儿足部 X 线片可见跟、距和骰骨的化骨中心。马蹄内翻足的患儿足部诸骨的骨化中心出现较晚。舟骨在 3 岁后才出现。出生时距骨干骺化良好。

正常足的正位 X 线照片，跟骨和距骨头成角。距骨头与第一跖骨呈一条直线；跟骨则朝向第 4、5 跖骨。马蹄内翻足的跟、距骨重叠，均朝向第 5 跖骨，舟骨向内移位，与距骨关系失常（图 6-41）。正常足侧位片，跟距角介于 35°~50°，强力

背伸时此角增大；而畸形足跟距角小于 35°，强力背伸时此角反而减小（图 6-42）。

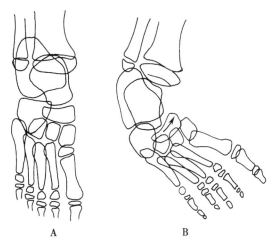

图 6-41　先天性马蹄内翻足与正常足正位 X 线片对比

A. 正常足部 X 线照片，跟骨和距骨头成角。距角头与第 1 跖骨呈一条直线；跟骨则朝向第 4、5 跖骨；B. 马蹄内翻足的跟距骨二者重叠，均朝向第 5 跖骨，舟骨向内移位，与距骨关系失常

3 个月时的马蹄内翻足，侧位片见距骨长轴线与第一跖骨长轴线呈钝角。跟、距二骨长轴交角多小于 35°，一般为 20°或更小，足部越背伸则表现越明显。正位片的距骨长轴线向外远离第 1 跖骨，跟距骨的长轴交角（Kite 角）缩小或消失。3 岁后患儿舟骨骨化，正位片可见到舟骨向内移位。测量跟、距二骨的正位和侧位长轴线交角大小，可衡量治疗效果。两个交角数值相加作为距跟指数。矫正效果好的，此指数大于 40。投照侧位片时，务必将患足尽量背伸。X 线片可见跟骨缺少应有的背伸，跟、距骨前端正常足应有的交叉重叠部消失而呈完全平行。侧位片可衡量治疗效果，矫正后可见跟、距骨恢复正常关系。凡跟、距骨关系保持正常 4 个月以上的，临床证实无复发。

治疗过程中，长期固定会有骨质稀疏。若强力矫正足下垂，会出现距骨上关节变平、距骨颈变短，距骨头扁平。一旦并发摇椅足，则跟骨的跖面和第 5 跖骨的角度与正常者相反。

（九）治疗

治疗目的是矫正畸形，保持足部柔韧度和肌力，负重面接近正常，维持矫形不复发。但很难完全彻底矫正，通常会残留一定程度的僵硬、短小和畸形，应避免不必要的复杂而太久的治疗。治疗应注重维持足部活动度和小腿三头肌的肌力，这

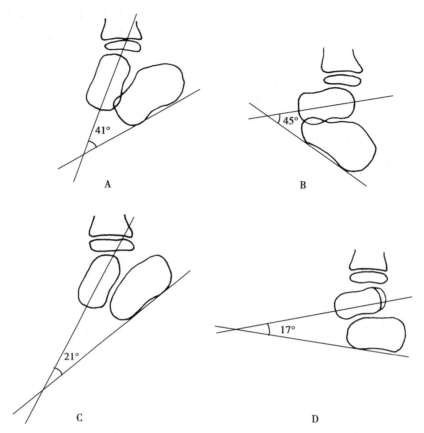

图 6-42　先天性马蹄内翻足 X 线侧位片测跟距角
A. 正常跟距角介于 35°～50°之间；B. 强力背伸时此角增大；C. 畸形足跟距角
小于 35°；D. 强力背伸时此角反而减小

比依靠 X 线片判断疗效更重要。目前的治疗方法趋向于矫形石膏，被动牵拉活动，石膏治疗过程间期行跟腱松解，根据不同的畸形采取相应的术式，简化手术，避免过多的手术干预。

保守治疗

适用于新生儿及小婴儿的特发性马蹄内翻足，治疗应于生后尽早开始。

1932 年，Kite 就指出强力的矫形按摩及广泛的手术松解是有害的，并建议恢复采用轻柔的手法按摩及石膏固定。由于结缔组织的黏弹性特点，在连续手法牵拉及石膏固定作用下，短缩的组织受到张力的作用并发生应力松弛，从而产生永久性的弹性形变。处于石膏固定的最大矫正位置，短缩组织的张力随时间减少，在下次的牵拉固定中可进一步获得矫形。但相对于其他的结缔组织而言，对先天性马蹄内翻足组织的特殊黏弹性尚缺乏研究，因此有关牵拉的时间长短、力量大小以及间断还是持续进行等问题尚不清楚。

1. Kite 方法和 Ponseti 方法　目前被越来越广泛地采用。前者先对患足牵拉按摩，均采用手

法按摩先使距舟关节复位。方法是，拇指置于足外侧跗骨窦处的距骨头表面，前者用食指轻柔地将舟骨推向距骨头，后者用另只手将前足连同舟骨一起向外牵拉。Ponseti 认为在复位过程中，保持前足足底外翻时不要使之扭曲，而是向足外侧直推（即前足要与内翻的后足保持对线）很重要，否则将导致弓形足。然后按一定的顺序进行连续长腿石膏矫形。先矫正高弓，将距骨以下部分外旋矫正内收，最后矫正足下垂。通常行经皮跟腱延长，便于矫正足下垂，有时对低幼儿可行胫前肌外移术。治疗后，足的柔韧性和肌力多能较好维持。

2. French 方法　是 Dimeglio 等提出的一种新的非手术方法。强调长期的、有力的手法按摩和支具矫形。通常在生后 2 周开始治疗。先由理疗师进行 30 分钟的手法按摩后，将患足置于 CPM 机上行软组织牵拉，每天持续 8 小时，然后用支具将患足固定于最大矫正位，并维持到第 2 天下次治疗前。每天检查患足的矫形效果，据此调整 CPM 机。据称该法效果良好，但不易为患儿家属

接受及坚持。

3. 被动手法矫正　手法操作应轻柔。开始应先矫正前足内收。后足的马蹄畸形可暂不矫正。矫正内收后再依次矫治内翻和马蹄。胶布固定前要在足趾基底和前足部加衬垫。足跟、内踝和膝关节以上大腿前方也应加以保护。然后用2.5cm宽的胶布从足背中部经内侧绕跖底斜向上到小腿外侧面，绕过膝上折回达小腿内侧。另一条胶布从小腿内经足跟上返折到小腿外面以维持跟骨背伸和外翻。第一次手法不一定充分，只注意矫正前足内收。数日后可进一步矫正，并再换一层胶布，以维持手法的效果（图6-43）。1周后取下胶布，如前足内收已获得纠正，则集中力量矫正内翻和马蹄畸形。如此，每周重复一次，约需6~10周。此时可借助 X 线照片测量跟、距角来衡量矫正效果。往往是跟骨内翻在外观上得到纠

正，而 X 线检查仍不满意。手法治疗常需 3 个月的巩固阶段。每 2~3 周更换一次固定石膏。矫正效果好的也可用 Dennis-Browne 支架维持。每月随诊一次，足跟位置不理想的，还需进一步治疗。

固定时间的长短因人而异。患儿可主动做背伸和外翻动作后即可取消固定。矫正前足，背伸肌和腓骨肌因受牵拉而变长，矫正后可随生长发育恢复肌力。一般治疗时间约需 9~12 个月或更长。对 6 个月未经治疗的婴儿来说，长腿矫形石膏也可应用，但应注意防止压疮和血运障碍。患儿走路后，鞋跟外侧应垫高 3mm，以巩固疗效。

手术治疗

保守治疗效果不太理想的应考虑软组织松解手术。长期坚持不正确的非手术治疗不但可引起骺损伤，还可导致摇椅足、垂直距骨以及后足和踝

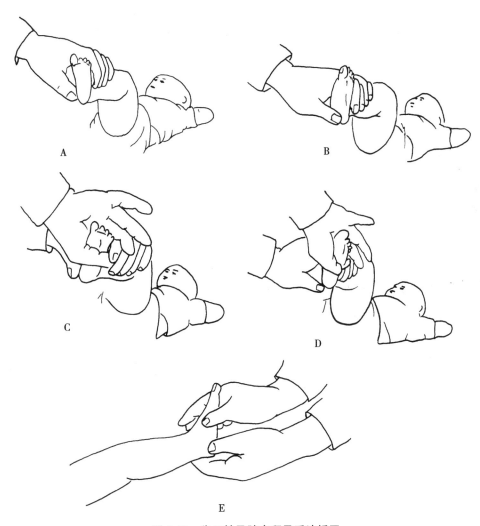

图 6-43　先天性马蹄内翻足手法矫正
A、B. 矫正前足和后足的内翻；C、D. 推动跟骨和第 1 跖骨头矫正前足内收；
E. 矫正马蹄足，拇指和示指握跟骨，牵动跟骨和跟距关节

关节残存马蹄畸形。

1. 后内外一次松解术　手术指征有二:一是充分保守治疗而不能彻底矫正的,二是畸形于保守治疗后复发的。手术年龄以1~2岁为宜。临床经验丰富的医师,对畸形较重的患儿也可于生后2个月施行手术。患儿年龄越大,手术效果越差。

手术的原则为切除或松解全部妨碍矫形的病理性挛缩的软组织。术中易损伤各关节的软骨面。操作要求在直视下锐剥离,防止盲目松解。最后要使舟骨复位并用克氏针固定距舟关节和跟距关节以求彻底矫形和稳定。

手术切口,自第一跖骨基底起,经内踝平绕跟腱,达外踝下。切口全长平均为8~9cm。一般切口不需向小腿方向垂直延长,否则容易发生伤口裂开和局部皮肤坏死。

手术宜先显露胫后肌腱、屈趾长肌腱和胫后血管神经束,然后找到屈拇长肌腱、跟腱及外侧的后距腓韧带。胫后静脉可作为寻找血管神经束的标记。通常血管神经束位于屈趾长肌腱的下方。对游离出的腱鞘也应松解或切除,这对显露深层结构和矫形均有利。切除亨利结有助于游离舟骨。显露上述结构后,手术分三步进行:

(1) 后方松解:宜首先进行。这有助于暴露和切除内侧和跖侧的挛缩。Z形延长跟腱后,向前牵开血管神经束和屈趾长肌腱。至此,可直视踝关节后方(图6-44),便于做胫距关节囊松解。同时,还可切断外侧跟腓韧带(外侧松解)。下一步是松解距下关节囊和跟腓韧带。这个步骤对有足跟畸形的大儿童更属必要。最后提起血管神经束,将距下关节囊的切口向前延长。目的是切断三角韧带在跟骨上的附着点。

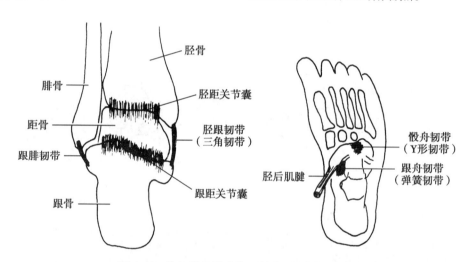

图6-44　先天性马蹄内翻足的内后侧局部解剖

(2) 内侧松解:内侧瘢痕组织团块中包含胫后肌腱、三角韧带的浅部、距舟关节囊和弹簧韧带。此团块遮盖关节线和距骨颈。可先在内踝上方找出胫后肌腱做Z形切断。牵拉其远端可协助游离和识别舟骨。切除内侧瘢痕组织的团块后,牵拉舟骨切除三角韧带在舟骨上的附着和距舟关节囊。然后切除胫后肌在跟骨载距突上的附着和弹簧韧带。此时可看到舟骨在距骨头近端和内侧的假关节面。对附着在距骨体深部的三角韧带应予保留,若一并切除可导致距骨倾斜和平足。(注:胫跟韧带和胫舟韧带为三角韧带的浅部,舟跟韧带为弹簧韧带)。

(3) 距下松解:系对跟骨前端和舟骨的彻底松解。跟距骨间韧带位于跟骨载距突之上。外翻足时可显露清楚,应在直视下将其切断。松解Y形韧带后,舟骨可完全松动。Y形韧带从跟骨到舟骨外侧缘和骰骨的内侧缘。牵拉胫后肌的远端有助于完成上述步骤。

完成上述后内侧和距下松解,全部畸形则可毫不费力地得到矫正。一旦舟骨与距骨头的关系摆正,其余诸骨的解剖关系随之恢复正常。就是说,舟骨内移,跟骨前端外移而其载距突反而内移。矫正后跟骨也恢复到距骨下的正常位置。

距骨头和舟骨摆正关系后,用0.45mm直径的克氏针固定。经皮进针的位置在第一跖骨干部位。另外再用一针自跟骨下垂直向上固定距下关节。

完成内固定后,无需外力即可保持矫正后的

外观。此时,足背伸达 0° 位,缝合跟腱。皮下和皮肤间断缝合。皮外的克氏针弯回。用长腿石膏固定,膝关节屈曲 20° 左右。足部维持在中立位,过伸可能影响切口皮肤愈合。完成石膏后松开止血带。矫正后往往有足内缘皮肤紧张趾有些屈曲。

术后 3 周在全麻下更换石膏,可暂不拆线。增加些足背伸角度,再上长腿石膏管型。术后 6 周拆除石膏并拆线。此时拔除克氏针。再换一新的长腿石膏,并将足部矫正到充分背伸和外翻位。固定时间全长为 4 个月。会走路的患儿拔除克氏针后,可直接上行走石膏。固定 4 个月后,夜间再用 25cm 长的 Denis-Browne 支架保护一年。

2. 学龄前儿童并发高弓足畸形的治疗　3～5 岁的患儿常伴有严重的高弓畸形。患儿第一跖骨明显跖屈。对此,做完后内侧一次松解术后加用跖筋膜松解术(Steindler 手术)。同时,松解内收跆趾肌、足内在屈肌和外展肌。有的患儿还并发舟骨结节变长。因此,术后局部更显突出。对此,术中应予切除。如此可防止压迫皮肤发生坏死。有时也需切开舟骨和第一楔骨之间的关节囊。

手术后患儿都会有些可以接受的残留问题,如小腿三头肌萎缩、平足、柔软的跖内收、双足大小不等以及足部活动轻度受限等。

3. 跟骨截骨术　经过治疗跟骨仍有内翻或顽固马蹄畸形的病例,可行跟骨截骨术矫治。矫正前足内翻而忽略后足内翻,其后果不仅遗留后足内翻且会产生前足内收。行此手术的理想时间是 3～4 岁。跟骨外侧做一楔形切除。再将此楔形骨块,基底向内插入跟骨截骨缝内,最后将跟骨外侧截骨部位靠拢。若跟骨过小,可从胫骨取一小楔形骨块反向插入跟骨截骨缝内。楔形的基底太厚会感到足内侧皮肤张力太高致手术困难。石膏固定 6 周后,截骨部位和植骨块即可融合。一般术后效果满意。

4. 跟骰关节融合术　4 岁以上的马蹄内翻足患儿,仅靠彻底内后侧软组织松解,常不能完全矫正前足内翻和内收。因此有时需行跟骰关节楔形切除。楔形基底在外侧,若切除骨质过多,日后可发生足外翻畸形。9 岁以下小儿适用此手术。效果良好者约为 70%。

5. 跗跖关节松解和跖骨截骨术　保守或手术治疗均可能残留前足内收和足跟内翻畸形。对

此不急于矫正。大部分患儿于穿鞋走路后或在发育过程中可以恢复正常。对较顽固的病例,5～8 岁期间可行跗跖关节松解。手术包括剥离 5 个跖骨基底关节囊。5 个跖骨中只有第一跖骨的骨骺在基底一侧,在手术中应防止损伤。逐个切开背侧关节囊后,再取跖屈位切断其跖侧的韧带,保留侧方韧带,以免丧失跖骨的稳定性。4 岁以上患儿还可松解第一跗跖关节,同时行外侧 4 个跖骨的基底截骨术。

术后长腿石膏固定于矫正位 3～4 个月。

6. 腱转移术　对胫前肌或胫后肌转移的指征应仔细斟酌,否则可能导致矫枉过正。继发性残余畸形或隐性脊柱裂造成的原发腓骨肌力弱均适于转移胫前肌或胫后肌。在腱转移前应先矫正畸形。胫前肌转移的部位取决于足的外翻肌力,外翻肌力近于零的应向外转移到第 5 跖骨。转移胫前肌的缺点是,术后伸跆长肌失去了拮抗力而出现第 1 跖骨下垂。而且,术后足部若不摆在背伸位置上,马蹄畸形有复发趋势。

转移胫后肌的手术指征是,矫正以后仍残存足内翻,矫正后有复发趋势以及腓骨短肌力弱者。

6 岁以上的儿童,腱转移术后石膏固定 6～8 周。术后万一腓骨肌恢复功能则会产生严重外翻足。遇到这种情况应将屈跆长肌转移到胫后肌原先的止点上去。

7. 三关节固定术　患儿到 10 岁以后就可以用楔形切除距跟、距舟和跟骰三个关节面,以矫正马蹄足的残余畸形。理想的手术年龄是 12 岁。手术指征是足部疼痛、功能不良和畸形。在外踝茎突下做切口,切口的皮下层如遇到皮神经,应予牵开。从骨膜下显露,然后依次看清跗骨窦、距舟和跟骰关节。局部的骨间韧带可予切除。楔形切除上述三个关节面矫正畸形后,骨面应完全靠拢。术后用短腿石膏固定 3 个月左右。

8. 胫骨截骨术　过去认为畸形足并发胫骨内旋。目前的看法是胫骨内旋并不是畸形足的组成部分。相反,踝关节侧位 X 线照片显示,外踝居内踝的后方,说明胫骨有外旋。造成胫骨内旋的原因是强力矫正足内翻和内收,挛缩的软组织牵不动踝穴,反致腓骨压向后方。

患儿到 4 岁以后可行胫骨内旋截骨术。以后再做内侧松解纠正足的内翻、内收,或行跟骰关节融合。

（十）并发症

治疗后的并发症屡见不鲜。

1. 伤口愈合不良　松解手术有时会有伤口愈合不良问题。做横切口、短切口和采用克氏针内固定均对伤口愈合有利。石膏只是起保护作用,而不靠其矫形。相反,若依赖石膏矫形,则易并发皮肤糜烂和坏死。距下关节恢复到矫正位则不需用力背伸足。术中要避免游离皮缘,也不要向小腿方向延长切口。畸形足的内缘皮肤均较紧缩。同时,此区域皮肤营养的条件差,不利愈合。因此,伤口缝线要在术后6周再拆除。

2. 空凹足　术中可发现内收踇趾肌的止点较胫后肌靠背侧。胫前肌有的止于第一跖骨的最远端。经验证明,术中从其异常的止点剥下比切断为好。

3. 术后石膏脱落　术后石膏脱落会影响矫正效果。凡足部发育小,第一跖骨短和小腿肥胖的患儿易发生石膏脱落。用长腿石膏,屈曲膝关节30°左右则可防止石膏脱落。

4. 矫形不彻底　欲使疗效满意,其条件是术中对各种畸形解剖均应彻底矫正。术后要牢牢保持矫正位以便在生长过程中进一步塑形。若不松解跟距的前后两端,则很难纠正跟骨内翻。反之,内翻不矫正,跟骨锁在距骨下面,也呈内翻和马蹄位。因此,一次手术全面松解至关重要。

5. 矫枉过正和平足　彻底松解有可能产生严重平足。因此,矫正稍稍不足要比矫枉过正好些。矫枉过正会发生痉挛性平足。但最终并无临床症状。

6. 跖内收和腓骨肌力弱　重症跖内收多见于对足跟外翻矫枉过正的患儿。临床可见斜脚(skew foot)畸形。一般跖内收到患儿的骨骼发育成熟时多不成问题。

7. 术后僵硬和强直　有的系因术中损伤距舟关节、距下关节和踝关节等医源性因素或因矫正不彻底。

第15节　先天性扁平足

先天性扁平足(congenital flatfoot)包括前足背伸、外翻、外展和距舟关节向背侧半脱位。婴幼儿足底脂肪丰富,外观似平足,应与先天性扁平足鉴别。

常并发于先天性髋关节脱位和羊水过少,因

而考虑子宫内生长受限和塑形不良等发病因素。

舟骨居距骨头的背侧,迫使距骨头下垂。继而出现腓骨肌、踝背伸肌和伸趾肌短缩,跟腱也稍紧张。

患儿的足部表现为前足较后足背伸、外展和外翻。若再上推动前足的跖面使之进一步背伸时,足背可与小腿前方靠拢。此时,足跖面突出,皮下可摸到距骨头。足跖屈曲后几乎可恢复正常足的纵弓。跟骨只能内翻到中立位,进一步内翻则受限。腓骨肌、伸趾肌和跟腱略紧张,但这些肌肉的紧张较先天性垂直距骨要轻微。

足部的正位X线照片可见楔骨、距骨轻度内移。足侧位X线照片可见前足背伸,后足处于中立位。距骨头轻度下垂。前足跖屈位投照侧位X线片可见距舟关节恢复正常解剖关系,这一点可与先天性垂直距骨区别。

生后应尽早手法矫治。尽量使前足跖屈、内翻和内收,然后用长腿屈膝石膏保持矫正位。石膏每2周更换一次,2个月多可矫正成功。

患儿就诊时已超过6个月,手法治疗不易成功,对畸形严重的病例始按先天性垂直距骨进行手术治疗。

第16节　先天性跟距骨桥

过去笼统地把先天性跟距骨桥(tarsal coalition)视为腓骨肌痉挛性平足症。后来发现腓骨肌痉挛性平足的部分病例乃是足内侧有跟距骨桥畸形所致(图6-45)。另外,跟舟和舟骰、距舟和舟楔之间也可能发生骨桥。

上述跗骨之间的异常连接可为骨性或为软骨。这类畸形中以跟距和跟舟骨桥最为多见。病因系胚胎期间原始间叶组织发育过程中有分离不良。本畸形属常染色体显性遗传。家族中患有类似骨桥畸形者发生率高达40%左右。

畸形的骨桥在8~9岁以前多为软骨性质,故婴幼儿时期不易查出。随体重和活动量的增加,跗骨劳损的机会逐渐加大。平均在11~13岁时出现症状。主诉多为轻微外伤后有一侧或双侧足部疼痛。跟舟骨桥的症状多属急性发作,跟距骨桥多为慢性持续性疼痛和足部关节僵硬。少数病例没有自觉症状,系X线照片上偶然发现。

患儿距下关节和中跗关节有不同程度的外

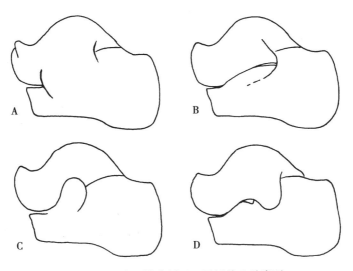

图 6-45　先天性内侧跟距骨桥的几种类型
A. 完全性内侧跟距骨桥；B. 不全性内侧骨桥；C. 载距突成分为
主的残留性内侧骨桥；D. 距骨成分为主的残留性内侧骨桥

翻。多数患儿有腓骨肌痉挛。严重的病例伸趾长肌也处于痉挛状态。用局部麻醉剂封闭腘外侧神经后，肌肉痉挛消失。

距骨头、颈部的外伤和此处类风湿关节炎的症状很像跟距骨桥。X 线照片看不到骨桥有助于明确诊断。

足部正位和侧位的 X 线照片不能看出骨桥畸形。应让患儿站在 X 线片盒上稍屈膝、屈踝；X 线球管从后方向前下投照可显示跟距骨桥或用 CT 扫描法容易确诊。个别病例需断层造影。怀疑跟舟骨桥时应投照足中部的斜位片始可看出。

骨桥形成假关节的，局部有骨硬化等退行性变化。局部关节间隙变窄也属继发性改变。

关于治疗，症状轻微的病例可用纵弓鞋垫支持。急性发作期可用短腿行走石膏保护 6 周。手术切除骨桥可缓解疼痛和改善足部的活动范围。个别病例切除骨桥无效，只能等患儿到 12 岁以后行三关节固定术。

第 17 节　高 弓 足

高弓足（pes cavus）系前足呈马蹄固定性畸形，并发有爪形趾畸形的称爪形足。

（一）病因

高弓足多为神经肌肉疾病的一种表现，病变平面各异。

1. 肌肉病　如肌营养不良引起的肌性高弓足。

2. 周围神经或腰骶脊神经根病变　如间质型肥大性神经炎，多发性神经炎和外伤性坐骨神经损害所致高弓足。

3. 脊髓前角细胞病变　如脊髓灰质炎、脊髓脊膜膨出、脊髓纵裂和脊髓肿瘤的一个临床表现。

4. 脊髓小脑束功能障碍　如共济失调和遗传性家族性脊髓小脑束疾病的体征之一。

5. 椎体系或椎体外系病变　如脑性瘫痪（痉挛性半侧瘫痪）和畸形。肌张力失调（锥体系和锥体外系）后果。

6. 大脑皮质产生的癔症性高弓足。

构成高弓足的几个因素尚不十分清楚，诸如胫前肌力弱和腓骨长肌过强、单独腓骨短肌力弱、足内在肌麻痹、小腿三头肌麻痹，足内在肌功能亢进，肌肉纤维化和挛缩以及遗传因素等，均只能解释某一方面。

总之，对每个高弓足患儿应了解其可能存在的病因。如详细的家族史，肌肉检查以排除麻痹性疾病；全面的神经系统检查；整个脊柱 X 线照片；测定神经传导和肌电图；个别病例如有指征，应行脊髓造影或 MRI 检查。

（二）临床表现和 X 线检查

1. 单纯高弓足　其前足跖曲程度内外侧相等。负重时，第 1 和第 5 跖骨平均受力。足跟仍呈中立位或轻度外翻。

2. 高弓内翻　只有前足内侧跖屈。第 1 跖骨明显呈马蹄状，而第 5 跖骨仍处于正常水平位。

不负重时(患者坐在检查台上,小腿下垂),可见第5跖骨很容易背伸到中立位。

3. 仰趾高弓足　多发生在弛缓性麻痹的患儿,如小儿麻痹或脊髓脊膜膨出。小腿三头肌麻痹,后足呈仰趾状,前足固定于马蹄位。马蹄高弓足常继发于马蹄内翻足。

一般足跖侧软组织较紧,前足固定于跖屈位。挛缩的组织有跖腱膜,内收踇趾肌、屈踇短肌、屈趾短肌、外展小趾肌、骨间肌、胫后肌在楔骨和跖骨基底跖侧的附着点,Y形韧带(跟骰和跟舟韧带),舟楔关节跖侧关节囊和楔骨同跖骨之间的关节囊。

软组织挛缩后逐渐产生骨性畸形。足部站立

侧面X线照片最能描绘骨与关节畸形。正常情况下,第一楔骨两端的关节面几乎是平行的。高弓足前足马蹄以第一楔骨的跖屈为最重。第一楔骨关节面朝向跖侧。其次,舟骨位于高弓畸形的顶端。舟骨在足背部突出,形成一骨性隆起。由于鞋的刺激,局部可产生滑囊。少数病例前足从跗跖关节处下垂。拍摄足部负重与不负重两种X线侧位片时应尽量背伸前足以显示高弓足的顶端。

测量高弓足的角度可用经过跟骨和第一跖骨纵轴中心的延长线,或用距骨(Meary法)或跟骨(Hibb法)和第一跖骨纵轴中心线的角度测量(图6-46)。

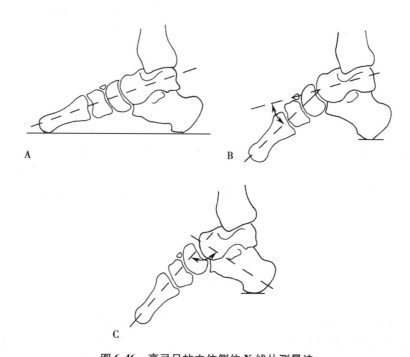

图6-46　高弓足站立位侧位X线片测量法
A. 正常足,距骨长轴与第1跖骨的延长线一致;B. Meary法,距骨长轴与第1跖骨长轴的延长线交角;C. Hibb法,跟骨和第1跖骨长轴延长线交角

高弓足的足趾可能正常,但多数有进行性回缩和爪状畸形。各跖趾关节过伸和趾间关节屈曲。通常踇趾和第5趾的畸形最重。由于鞋的刺激,趾间关节的背侧常有疼痛性滑囊。因跖趾关节半脱位,近端趾骨基底将跖骨头向下压,进一步加重前足畸形。严重的爪形趾畸形,每个足趾均不能落地。走路时不起推动步态的作用。此外,主要由跖骨头承受体重,故局部发生胼胝。

后足依高弓足的类型不同或处于中立位,或内翻或马蹄或呈仰趾状态。高弓内翻足的足跟内翻,而且X线照片显示距跟角度增加。

三头肌挛缩可使后足固定在跖屈位。站立时足跟不能落地。体重落在跖骨头,如果马蹄畸形不矫正,跖骨头肯定会产生疼痛性胼胝。角质增生的皮肤也可能发生溃疡或继发感染。

(三) 治疗

早期和轻型病例适于保守治疗。对紧缩的跖腱膜和跖侧小肌群作被动牵拉。鞋底于跖骨头后加高0.3cm以抬高跖骨头。足跟外侧加0.1~0.15cm高的鞋跟防止后足内翻。

畸形严重的适于手术疗法。一般应明确没有进行性神经肌肉疾病时再施行手术治疗。依患儿年龄、畸形的轻重和固定程度决定手术的类型。无骨性畸形者适合软组织手术。

（1）足跖侧挛缩松解，如跖腱膜皮下切腱术，跟骨附着点处切断跖侧短肌和跖腱膜松解。

（2）伸趾长肌腱转移至距骨头，此法对麻痹性高弓足特别适用。并发爪形趾时应同时做趾间关节融合术。移植后增强足背伸和抬高距骨头的能力。转移的肌腱从内向外移，增加了足的外翻力量。通常只做趾伸肌腱移至第一跖骨头的手术。

中度畸形的病例，预先做好跖侧软组织松解术。上述两种手术可同时进行。严重的病例，一定要先做 3 个月的矫形石膏纠正前足的马蹄畸形。肌腱转移前必须先将固定的高弓足纠正。

足部诸骨发育成熟后，跗骨及前足有固定马蹄畸形者，可采用骨性手术矫正。

跗骨背侧楔形截骨术可矫正马蹄畸形。楔形切除跗骨会使足变短，因此足部未发育成熟的患儿不宜施行。这种方法一定不要和跟骨截骨术一起进行，否则会发生足趾坏死。

跗骨 V 形截骨术矫正高弓足。V 字顶端置于高弓之顶，V 之外侧线伸入骰骨，内侧线沿第一楔骨。这个方法可延长空凹足底的长度。小儿 6 岁后即可施行这个手术。

第 18 节　先天性束带畸形

先天性束带畸形（congenital constriction band）或称 Streeter 发育不良。本畸形为肢体某部呈环状紧缩伴局部发育缺欠。畸形发生在下肢者多于上肢，肢体的远端者多于近端，但偶见于躯干。病因不明，不是以往认为的胚胎期间羊膜粘连所致。畸形的成因很可能系胚芽原生质发育的缺陷。有的作者提出本病与唇裂的成因相似，均系皮肤下的中胚层发育不良所致。北京儿童医院 1955—2000 年仅收治本病 17 例。

环形束带形成的浅沟，仅使皮肤和皮下组织受累。严重的束带可深达筋膜以至骨面。深的束带有时会影响淋巴和静脉回流以致远端肢体水肿。最严重的病例在胎内可形成先天性截肢。

不影响淋巴或静脉回流的浅束带畸形不需特殊治疗。深束带可做 Z 字形切口直达正常组织，然后延长松解缝合。有时为了不干扰患肢的血运，手术可分期进行（图 6-47）。

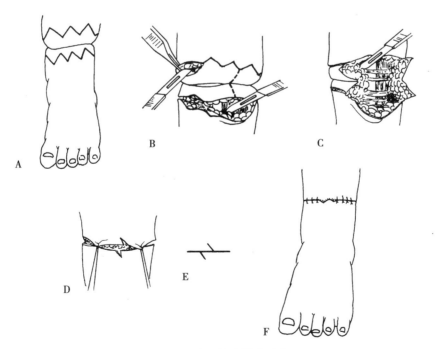

图 6-47　先天性束带成形术
A. 距束带上下各做 Z 环周皮肤切口；B. 切口深达筋膜并做上下游离，切除的束带部分先做纵向切开；C. 环形切除束带；D. 切口做 Z 形缝合；E. Z 形切口长 0.8cm，呈 45°～60°角；F. 间断缝合皮下和皮肤

第19节　副　舟　骨

副舟骨(accessory navicular)也称外胫骨(os-tibiale externum)或赘踇(prehallux)。副舟骨作为一单独骨块,在人群中占10%。胎儿时期副舟骨可为一单独的化骨中心,到少年时期多数与舟骨结节融合,但其中的4%～14%仍保持为一单独骨块。常双足均有副舟骨,也可能每侧有两块。Mekusick认为此畸形为常染色体显性遗传。

副舟骨居舟骨的内侧。胫后肌腱于该处附着。胫后肌绕过舟骨内侧,止于副舟骨上,而不再固定于舟骨下方。因此,维持脚的纵弓力量削弱,从而产生外翻平足。患儿走一段长路后,诉足中央部疼痛,由于鞋的摩擦压迫,副舟骨局部可因炎症而产生滑囊,发生局限性肿胀和压痛。另外,可并发胫后肌的非特异性腱鞘炎。

临床上将副舟骨可分为两种类型:一种副舟骨很小,直径在0.2～0.5cm,圆形,患儿无自觉症状;另一型的副舟骨较大,呈长方形或钩状。

(一)X线检查

在舟骨的内侧近端可见副舟骨,外形圆滑,可与边缘不规则的骨折块相鉴别。到青年时,副舟骨可与舟骨融合,使舟骨内侧异常突出,称为角状舟骨,症状与副舟骨相同。

(二)治疗

对有症状者开始应采取保守疗法。鞋内加0.3cm厚的纵弓垫加以支持。发生急性疼痛时,可在滑囊内和胫后肌腱处注射氢化可的松。此外,可用膝下行走石膏,为时2周左右。

保守疗法无效时,可手术切除副舟骨,并将胫后肌腱加固于舟骨跖侧面(Kidner法)。

Kidner手术:切口起于内踝茎突尖下1cm、前2cm处,向前达第1跖骨基底,全长5cm。切开皮肤、皮下组织和深筋膜,显露胫后肌腱和舟骨的内侧突起。一般胫后肌腱附着于舟骨结节,3个楔骨的跖面和第2、3、4跖骨基底进入骰骨。手术时,尽量将其在副舟骨的附着点加以剥离,不去干扰其他附着处。

副舟骨切除后,再将舟骨的内侧面削平,使之与距骨和楔骨平面一致。骨松质的出血点用电刀凝固止血。胫后肌腱向外、向跖侧而滑入舟骨下方的自然沟槽内。再用2～3针间断缝合,固定于骨膜和跖腱膜上。一般不需在舟骨上钻孔固定肌腱。缝合切口后,用膝下行走石膏制动。

于2～4周后去除石膏,然后加用纵弓平足鞋垫。

Kidner手术的效果很好。疼痛可缓解。但不能期望术后能矫正外观平足。

北京儿童医院共收治31例,采用作者自己设计的胫后肌附着点深层切除副舟骨,同时将松弛的胫后肌腱折叠缝合(图6-48),术后用短腿石膏管型保持足内翻和高弓位6～8周。经随访3～10年,效果良好。

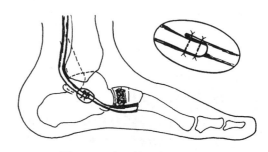

图6-48　先天性副舟骨切除术
胫后肌腱附着点下切除舟骨,
重叠缝合胫后肌腱

第20节　先天性小趾内翻

先天性小趾内翻(curly toe)又称第5趾背侧重叠。本病有家族性,第5跖趾关节向背侧和内侧半脱位。第5足趾过伸、内收,骑在第4趾的基底上。该足趾的内侧和背侧的关节囊有挛缩,伸趾肌腱短缩。第5趾背侧和第4、5趾间的皮肤紧张。严重病例,第5趾的纵轴外旋,趾甲朝向外侧。趾间关节并无屈曲畸形。病趾背侧受鞋的挤压刺激而有厚胼胝。

婴儿时期可做被动牵拉并用胶布固定足趾于跖屈位,但临床疗效多不显著。手术疗法的种类颇多,如将第5趾伸肌腱移至第5跖骨基底;延长第5趾伸肌腱并行跖趾关节囊背内侧松解术等。实践证明若同时切除病趾的近端趾骨,并将第4、5足趾并缝则效果更好(图6-49)。

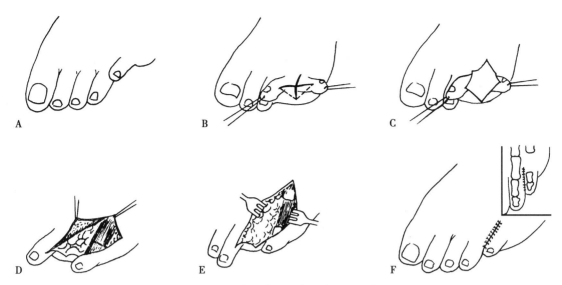

图6-49 先天性小趾内翻畸形矫正术
A. 先天性小趾内翻上翘外观；B. 皮肤切口和牵引线；C. 切除部分皮瓣；D. 切开小趾的跖趾关节囊；
E. 切除小趾近端趾骨；F. 并缝皮肤

（潘少川 张建立）

参 考 文 献

1. Davies SJ, Walker G. Problems in the early recognition of hip dysplasia. J Bone Joint Surg Br, 1984, 66 (4): 479-484.

2. Klisic PJ. Congenital dislocation of the hip—a misleading term. J Bone Joint Surg Br, 1989, 71 (1): 136.

3. Bianchi-Maiocchi A, Aronson J. Operative Principles of Ilizarov. "Congenital coxa Vara." Williams &Wilkins Baltimore-Hong Kong-London-Sydney, 1991.

4. McKay DW. New concept of and approach to clubfoot treatment: Section I -principles and morbid anatomy. J Pediatr Orthop, 1982, 2 (4): 347-356.

5. McKay DW. New concept of and approach to clubfoot treatment: Section II -correction of the clubfoot. J Pediatr Orthop, 1983, 3 (4): 10-21.

6. McKay DW. New concept of and approach to clubfoot treatment: Section III -evaluation and results. J Pediatr Orthop, 1983, 3 (4): 141-148.

7. Herzenberg JE, Goldner JL, Martinez S, et al. Computerized tomography of talocalcaneal tarsal coalition: a clinical and anatomic study. Foot Ankle, 1986, 6 (6): 273-288.

8. Staheli LT. Practice of Pediatric Orthopedics. Philadelphia: Lippincott Williams and Wilkins, 2001.

9. Ohasshi H. Hirohashi K. Yamano Y. Factor influencing the outcome of Chiari pelvic osteotomy: a long-term follow-up. J Bone Joint Surg Br, 2000, 82 (4): 517-525.

第 7 章

肢体不等长

肢体不等长(anisomelia)是矫形外科常见的问题。所谓不等长系指单一或多个骨短缩或生长过度。不等长的病因很多。矫正前应预先明确病因,分析其病理生理和临床后果。对小儿肢体不等长施行延长术前要注意预测成熟后是否等长。一侧肢体长度发生变化会使运动中的动力学受到干扰。

第1节 病 因 学

脊髓灰质炎在过去是肢体不等长的最常见原因。经普及免疫接种后脊髓灰质炎的发病率已明显降低。近年来,感染、外伤以及先天性或发育异常引起的肢体不等长日益多见。骨折常致轻度不等长。肢体过度生长可见于先天性半侧肥大或血管畸形,如动静脉瘘。邻近骺板的炎症(如干骺端骨髓炎或膝部类风湿关节炎)可使骺板的血流量加大,从而刺激骨的生长。长管状骨的骨折和截骨术的愈合过程也会因骺板充血而致生长过度。综合肢体不等长的原因如下:

1. 生长停滞所致的肢体短缩

(1) 先天性肌肉骨骼发育异常:股骨近端局部发育不良;先天性短股骨;先天性膝关节脱位;先天性骨纵向发育不良——腓骨半肢;先天性半侧萎缩;足部先天性严重畸形,如马蹄内翻足。

(2) 骨发育性疾病和肿瘤:纤维异样增殖——Albright 综合征;内生软骨瘤病——Olier病;遗传性多发骨疣;骨骺点状发育不良;单肢骨骺发育不良(Trevor 病);神经纤维瘤病。

(3) 骨关节感染(骨骺破坏致短缩):股骨或胫骨骨髓炎;髋、膝、踝关节结核;化脓性关节炎。

(4) 创伤:损伤骺板致过早融合和骨短缩;股骨或胫骨骨折对位不良、重叠;严重灼伤。

(5) 神经肌肉病:不对称性麻痹可致短缩;脊髓灰质炎;脑瘫;脊髓脊膜膨出;脑或脊髓的肿瘤或脓肿;周围神经损伤,如坐骨神经麻痹。

(6) 其他:股骨头骺滑脱;股骨头骺缺血性坏死;长期用不负重支具制动;放射治疗或骺阻滞术后。

2. 刺激生长致肢体过长

(1) 肌肉骨骼先天性异常:先天性半侧肥大;局限性肥大并发或不并发血管畸形。

(2) 发育性或肿瘤致骨骼和软组织畸形:神经纤维瘤病;软组织血管瘤病;动静脉瘘。

(3) 骨关节感染和炎症(骺板和干骺端血运增加):干骺端或骨干骨髓炎;类风湿关节炎;血友病关节积血。

(4) 创伤:干骺或骨干骨折致骺板血运增加而刺激生长;外伤性动脉瘤或动静脉瘘;股骨、胫骨的干骺端或骨干部手术(医源性外伤);骨膜剥离;骨合并术(osteosynthesis);骨移植成活过程。

两下肢轻微不等长是常见的,其原因尚不清楚。轻微下肢不等长没有临床意义,可经骨盆倾斜而代偿。右下肢轻度短缩的多于左侧。临床无症状的轻度下肢不等长可并发功能性脊柱侧弯。

第2节 肢体生长的 病理生理学

长管状骨可分为中部(骨干)和两端区。中部又可分为骨干和上、下端的干骺端。两个端区包括骨骺和骺板(软骨生长板)。

四肢骨的骨骺有两大类,即压力骨骺和拉力骨骺。压力骨骺系关节骨骺,位于长骨的近端,参与关节的形成。长管状骨的主要纵向生长部位是在压力骨骺。拉力骨骺远离关节,在肌肉的止点,如股骨小转子是髂腰肌的止点。因其只承受拉力,对长骨的纵向生长无大作用。

股骨、胫骨、腓骨、肱骨和尺骨、桡骨等主要长骨的两端均有骨骺和骺板。短管状骨（指骨、掌骨和跖骨）只有一个骨骺和骺板。指骨、第1掌骨和第1跖骨的骨骺和骺板在骨的近端，而其他掌骨和跖骨均在远端。

长骨的纵向生长均在其端区的骺板软骨部。对此1731年Stephen Hales以雏鸡做实验。在其长骨中部钻两孔，两个月后处死动物，发现该长骨虽增长很多，但两孔之间的距离未变。

1736年Belchier发现用茜草根标记猪骨长度的方法。数年后，Duhamel研究骨生长，发现用茜草作饲料，喂养前和日后骨的颜色正常而生长的骨呈红色。同时证实长骨生长部位是在骨的两端。他的实验还表明骨干直径的积累性增粗源于骨膜而不靠骨组织的间质生长。

矫正小儿肢体不等长之前，重要的是要测定既往生长状况，也要预测未来的生长。

1. 生长率　年龄不同，其生长率各不相同。婴儿时期生长最快。其后的十年生长渐慢。及至青春期的生长高峰阶段，生长再次加快。青春期生长高峰阶段可持续1~2年。此阶段还与小儿年龄和性别有关，女孩在10~12岁，男孩在12~14岁。生长快的青少年，其长骨的生长率加倍；在随后的4年左右，其生长率降至零。在青春期生长高峰前的数年间，下肢生长较躯干快，而生长高峰后，躯干生长又较下肢为快。长骨生长停止后，脊柱仍继续生长两年左右。

生后最初十年，男孩和女孩的生长率相似。青春期生长高峰阶段，男女的生长率明显不同。一般来讲，女孩生长高峰的开始和结束均较男孩早两年。女孩完成下肢生长是在14岁，而男孩是在16岁。正常情况下从4岁起到发育成熟，股骨平均每年增长2cm，胫骨平均每年增长1.6cm。

根据Digby研究，下肢全部生长的65%围绕膝关节（股骨下端骺板占35%，胫骨上端骺板占30%）。股骨近端负责下肢总生长的15%，胫骨远端为20%，上述数字是大概值，因Digby是用干燥骨测量的，并没有把性别、年龄、生长高峰和相对体高等因素考虑进去。

有的作者以骨的暂时生长停止线的方法研究骨的纵向生长。所谓暂时生长停止线见于X线片上在骨干的一端，与骺板平行，境界清晰的致密带。此线的形成与饥饿或患病时软骨生长差，不

能形成软骨细胞柱有关。但成骨细胞仍持续产生骨样组织。因之有新骨堆积，在X线片上就形成横向的条纹。Green和Anderson用暂时生长停止线作为观察手段，发现10~15岁间股骨全长增长的75%在其远端，胫骨全长的57%长在近端。通常股骨远端每年生长1cm，胫骨近端每年生长为0.6cm。

2. 相对长度　从骨龄角度看，股骨和胫骨的相对长度是预测日后生长的重要因素。显然，未来身材高的孩子，到成年后最终体高增长较多。父母身材或成年的孪生兄弟之一高低对预测成年后的体高有重要参考价值。

3. 相对成熟　相对成熟是借骨龄测定的。Todd Greulich和Pyle用新生儿到18岁不同年龄小儿的手和腕部X线片做成统一标准。再用患儿的手或腕部X线片与标准X线片的相应部位对照，或用骨盆髂骨骺突的Risser征测出骨龄。对可疑患儿或疑难病例用膝部X线片测骨龄也有帮助。

骨龄是衡量骨成熟的最好方法。骨龄对预测未来生长较年龄更为可靠。测骨骼成熟的另一线索是第二性征，包括阴毛出现、发音变化、乳房发育和月经初潮。但外表体征出现的早晚及其明显程度个体差异很大，只能作为参考。

4. 短肢对侧肢体的生长　骺阻滞术矫正下肢不等长只是暂时限制较长的肢体生长，等待短侧肢体的增长。若短侧肢体生长不正常则需重新调整。若下肢不等长系因胫骨上端骺板损伤提早融合，长肢骺阻滞并不能矫正胫骨短缩问题，总的效果只是控制住进一步不等长。

生长抑制的程度可分为低度（0%~10%）、中度（11%~20%）、高度（21%~30%）和重度（30%以上）。依生长抑制率，对骺阻滞的每个病例宜调整到预测表的低值。例如，某女孩，骨龄11岁，中度生长抑制（11%~20%），预测矫正长度限定在2.5cm；若为高度抑制（21%~30%），预测矫正长度为2cm；如属重度抑制，到成熟期最多矫正到1.5cm。

第3节　临床检查

1. 用已知厚度的木板临床测量下肢不等长的方法（图7-1）

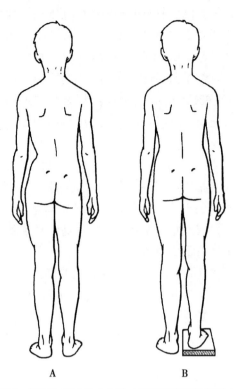

图7-1　用已知厚度的木板临床测量下肢不等长的方法

（1）让患儿双膝伸直站立，双足跖侧面平稳落地负重，真性或固定性功能性下肢不等长会出现骨盆双侧不等高。

（2）逐渐垫高短侧下肢，使骨盆双侧等高后，可读出垫高木板的厚度，用以测定下肢短缩的程度。

2. 用软尺测量区分真性和功能性下肢不等长（图7-2）　通常是从脐部至双足内踝尖端，测出功能性或外观性下肢不等长。从同侧髂前上棘到内踝测出的是真性或结构性长度。

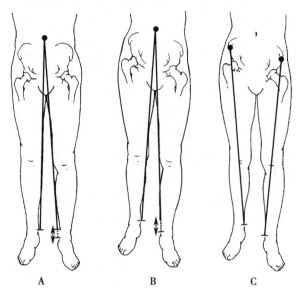

图7-2　用软尺测量区分真性和功能性下肢不等长

（1）体位摆正，双下肢伸直，结构性不等长时脐至内踝和髂前上棘至内踝距离均不等长。

（2）有固定性骨盆倾斜而无真性下肢不等长的患者，脐至双侧内踝距离不相等，即骨盆低落的一侧长度增加。

（3）与 B 同样病例，髂前上棘至内踝间距双侧相同。

3. 在检查台上平卧位测量大腿和小腿长度的另一方法（图7-3）

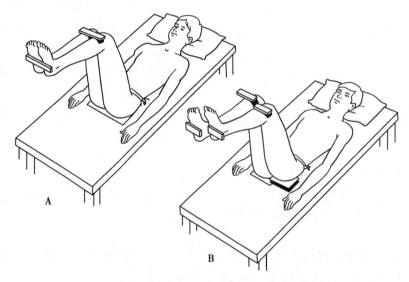

图7-3　在检查台上平卧位测量大腿和小腿长度的另一方法

（1）患者平卧于检查台上，髋、膝各屈曲90°，分别测台面和大腿、大腿与膝前以及足底到膝的长度差距。

（2）用这三个水平的差距测定肢体不等长。

要考虑某些实际变化。首先是头、颈、躯干和骨盆的平衡。脊柱突向下肢短的一侧。在足下置木板垫，记录其高度和有无结构性脊柱侧弯，垫高短肢后能否调直脊柱。脊柱不能代偿的患者行下肢等长术是不可取的。

还要注意步态有无异常。注意下肢不等长造成功能障碍的轻重；患儿自己能否调整；不垫高鞋底或鞋跟，患儿能否正常走、跑。短下肢如需配制

支具，最好要较对侧（长肢）短 1～1.5cm。这样的支具在向前迈步时可减少疲乏和劳损。同时应注意双下肢不等长的差距有无增加。

第 4 节 骨骼生长的预测方法

一、Moseley 直线图预测法

Moseley 直线图预测骨骼生长的方法和原理与传统方法有两点不同，其一是下肢生长用图中的横坐标移动来表示；其二是绘出下肢长度的骨龄作为生长百分位的核准因素（图 7-4）。

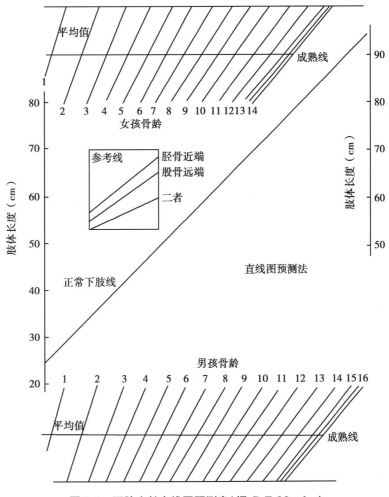

图 7-4 下肢生长直线图预测表（据 C. F. Moseley）

直线图中的男孩与女孩的"骨龄图线"、股骨远端和胫骨近端以及二者的"参考斜线"，系根据生长数据标出的。这两条已知图线可反映小儿生长的百分位。图上的垂直线代表生长停止的时间。此线除可预测小儿下肢不等长的最后差距，也能估计矫正术的最终效果。

直线图可衡量已有的下肢生长。同时，可预测未来生长进度。它运用生长线来衡量手术效果。肢体延长术后将短肢的生长线上移，骺固定术后将长肢体的生长线向下降低角度。如此运用这两条生长线直到小儿生长停止。

下肢生长直线图具体运用方法如下：

（一）过去生长记录

1. 每次门诊测定如下三个数值：①正常下肢长度，从 X 线片上计量，从股骨头最高点到踝关节面的中点；②短肢的长度；③X 线片上估计的骨龄。

2. 在正常下肢线上选定正常下肢长度点。

3. 经该点垂直画线，按患儿性别向指定方向延长直到骨龄线。此线代表当时的骨龄。

4. 再按短肢的长度在上述当时骨龄线上定短肢点。

5. 在当时骨龄线与图纸上的骨龄斜线相交叉处做出标记。

6. 如此，用三次数值以同法画出相应点和线。

7. 将三次的短肢点连成直线即为短肢生长线，长肢体和短肢体的两条生长线之间的垂直距离代表不等长的差距，两条斜线的斜度差别代表生长抑制的程度（正常侧的斜度为 100%）（图 7-5）。

（二）预测未来的生长

1. 向右延长短肢生长线。

2. 从骨龄三点之间选一水平线（三次骨龄的平均数）。

所谓生长百分位就是对照比较此水平线与平均值的高低差，如此可预示未来身材的高矮。

按骨龄标记，即延长骨龄区水平线与图中的成熟线相交，定出"成熟点"。

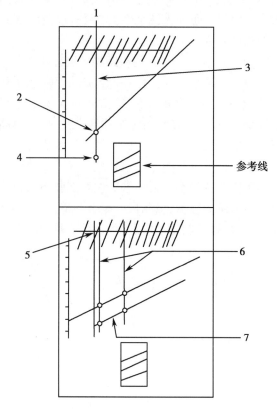

图 7-5　过去生长情况

3. 从"成熟点"向下做垂直线称成熟线。此线代表生长停止时的成熟时间。此线与正常肢体和短肢的生长线均相交，即该肢体在成熟时的预测长度（图 7-6）。

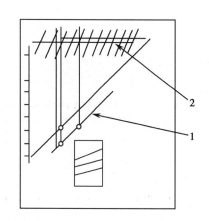
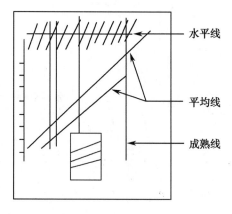

图 7-6　预测未来生长

（三）衡量手术效果

1. 骺固定术

（1）术前再一次确定健侧肢体长度，按其长度在正常肢体线上定点。

（2）从该点按固定的骺部位的参考线画线，为健肢的新的生长线。

2. 每一骺板对下肢生长的作用是已知的股骨下端 37% + 胫骨上端 28% = 65%。

原斜度为 100%，新生长线斜度向下降低的百分数代表骺固定术后对生长抑制的程度。

3. **肢体延长**　按肢体延长后的长度在坐标上定点，与原短肢生长线平行描画出新的生长线。此线上移的程度为延长的长度。因骺板不受影响,也不改变肢体生长的速度,故此线的斜度不变(图7-7)。

此线与成熟线相交点为短肢延长术后到达成熟时的最终长度。

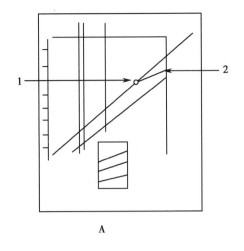

A

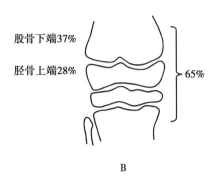

股骨下端37%

胫骨上端28%

65%

B

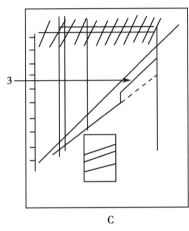

C

图 7-7　手术效果

(四) 骺固定术选择手术时间(图 7-8)

1. 将短肢延长后的新的生长线延长使之与成熟线相交,为延长术后的效果。

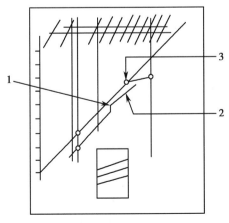

图 7-8　选择手术时间

2. 从新生长线与成熟线相交之点描另一线,

使之与参考线平行。

3. 此线与正常肢体的生长线相遇处为应行手术的时间。注意此点是依正常肢体的长度计,而不是按时间定。即指健侧下肢到达此骨龄即应行骺固定术。

因肢体延长不影响肢体的生长速度,所以手术时间可按临床条件考虑。

(五) 术后随访

1. 为衡量手术效果,同样为健肢画一新生长线。

2. 然后按前法先画短肢的生长线(图7-9)。

对研究生长来讲,用骨龄较一般年龄更为适宜。但骨龄也非尽善尽美,还可能发现其他生长指标更接近生长的真实情况。肢体延长术后,生长线的斜角不变,但延长术本身有可能刺激或延

103

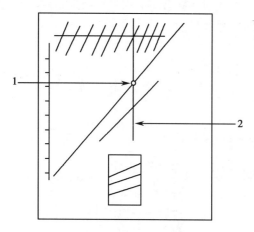

图 7-9 下肢生长直线图

1. 按图 7-8 的方法画健肢的新的生长线,经当时的骨龄点画一垂直线并将健侧的长度和骨龄定在此线上;2. 先将短肢的长度在原短肢生长线上定点,其余数据完全按上述方法描定

缓该骨骺板的生长速度。本法不能显示,个别病例在骺固定术后,在一定时间内仍继续生长。除应改进手术操作外,还存在难于预料的因素。

二、Paley 乘数法预测法

Paley 乘数法预测法是采用现有的数据库资料,根据不同年龄段的男女儿童的胫骨和股骨长度的每一百分位数组(即均数、均数加一个标准差、均数加两个标准差、均数减一个标准差、均数减两个标准差,分别对应第 5、33、50、67、95 百分位数)的数据,将骨骼发育成熟时的股骨及胫骨的长度除以各个年龄段的股骨及胫骨的平均长度,所得数值称为乘数。利用乘数,得出一些公式来预测骨骼发育成熟时的下肢不等长差值及剩余的生长量。

因为先天性肢体不等长的差值按照与生长成比例的速度增加,将目前的不等长差值乘以与目前年龄及性别相应的乘数,便可算出发育成熟时的肢体不等长差值。这种计算法仅靠单次肢体不等长的测量结果(最好是半年至一年前的)便可进行。对于进行性的发育性肢体不等长,是将目前的不等长差值加上生长抑制量与剩余生长量的乘积。施行骺阻滞术的时机也可采用该法计算出来。

通过对两组因患先天性肢体短缩而根据该法分别接受骺阻滞术和肢体延长术的患儿的疗效进行评价,证明了这种方法的精确性。采用乘数法得出的预测与 Moseley 方法做出的预测具有很好的相关性,而且可能比后者更为准确。

该法的优点是简单,不需画图表,仅需 1~2 次测量结果,不受不同的百分位数组的影响,也不受种族差异的影响,并且同时适用于股骨、胫骨及整个下肢。

具体计算方法如下:

(一)先天性下肢不等长

$$\Delta m = \Delta \times M$$

Δm:骨骼发育成熟时的下肢不等长差值(即需要延长的量);

Δ:目前下肢不等长差值;

M:为乘数(可查表得出)。

该公式可用于预测患先天性短股骨、腓骨半肢、单侧肢体肥大及单侧肢体萎缩的患儿将来发育成熟时的下肢不等长差值。

举例:8 岁男孩患先天性短股骨,目前的下肢不等长为 6.9cm。查乘数表得男孩 8 岁时股骨的乘数为 1.46,因此骨骼发育成熟时的下肢不等长(LLD)为 $\Delta m = \Delta \times M = 6.9 \times 1.46 = 10.07cm$。

(二)发育性肢体不等长

$$\Delta m = \Delta + (I \times G)$$

I:生长抑制量;$I = 1 - (S - S')/(L - L')$;

G:剩余生长量;$G = L(M - 1)$;

S:目前短肢的长度;

S':既往(最好为此次拍片前 7~12 个月所拍)拍片测得的短肢的长度;

L:目前长肢的长度;

L':既往(最好为此次拍片前 7~12 个月所拍)拍片测得的长肢的长度。

该公式可用于预测患软骨发育不良、脊髓灰质炎或生长阻滞的患儿将来的下肢不等长差值。它还可以用于预测患有先天性肢体不等长的患儿将来的下肢不等长差值。它同样可用于预测曾接受一次或多次肢体延长术的患儿会在剩余生长期内出现的下肢不等长差值。

举例:8 岁女孩,因 3 年前外伤导致左股骨远端生长抑制,目前短缩 2.7cm。目前右侧股骨长(L)28cm,其一年前的长度(L′)为 26cm,而左侧股骨长(S)为 25.3cm,其一年前的长度(S′)为 24.4cm。女孩 8 岁时股骨的乘数为 1.33。

右侧股骨的剩余生长量为 $G = L \times (M - 1) = 28 \times (1.33 - 1) = 9.2cm$。

过去一年中右侧股骨的生长量（L-L）= 28-26 = 2cm。

过去一年中左侧股骨的生长量（S-S'）= 25.3-24.4 = 0.9cm。

这样,生长抑制量为 I =（1-S-S'）/（L-L'）=（1-0.9）/2 = 0.55。

至发育成熟时的不等长为 $\Delta m = \Delta + (I \times G)$ = 2.7+（0.55×9.2）= 7.8cm。

（三）骨骼发育成熟时的肢体长度

$$Lm = L \times M$$

Lm：骨骼发育成熟时的股骨或胫骨的长度。

该公式可用于预测骨骼发育成熟时的股骨、胫骨、股骨和胫骨,或整个下肢包括足的长度。它同样适用于短侧及长侧下肢的预测。

（四）确定骺阻滞术的时机

$L\varepsilon = Lm - G\varepsilon$ 和 $M\varepsilon = Lm/L\varepsilon$

$L\varepsilon$：为施行骺阻滞术时,要求被阻滞的下肢骨应具备的理想长度;

ε：为希望于骺阻滞术后能产生的理想的生长抑制量;

$G\varepsilon$：为股骨或胫骨在接受骺阻滞术的年龄时本应具有的剩余生长量（股骨 $G\varepsilon = \varepsilon/0.71$；胫骨 $G\varepsilon = \varepsilon/0.57$）；

$M\varepsilon$：为与施行骺阻滞术时的年龄相应的乘数。

根据计算得出的 $M\varepsilon$ 的值于乘数表中查找,确定哪个年龄对应于该乘数值,此年龄即为须施行骺阻滞术时患儿的年龄。

举例：7岁女孩,预测骨骼发育成熟时股骨不等长为5cm,目前股骨长度为28cm,目前年龄的乘数为1.43。通过骺阻滞术所希望获得的矫正为 $\varepsilon = 5cm$。

与施行骺阻滞术的年龄相应的乘数为：

$M\varepsilon = Lm/L\varepsilon = Lm/(Lm - G\varepsilon) = (28 \times 1.43)/(28 \times 1.43 - 5/0.71) = 1.21$

对于女孩股骨,10岁时的乘数为1.19,9岁6个月时的乘数为1.22,因此,适宜施行骺阻滞术的年龄应在9岁6个月与10岁之间并接近前者,为9岁8个月。以上 Paley 乘数见表7-1。

表7-1 0~18岁 Paley 百分位组下肢骨乘数

年龄（岁）	股骨				胫骨			
	男		女		男		女	
	均值	平均	均值	平均	均值	平均	均值	平均
0	5.09	5.13	4.64	4.63	5.04	5.04	4.76	4.63
1	3.26	3.27	2.94	2.94	3.21	3.21	2.99	2.99
2	2.60	2.61	2.39	2.39	2.56	2.56	2.39	2.39
3	2.24	2.25	2.05	2.05	2.22	2.22	2.06	2.06
4	2.00	2.00	1.82	1.82	2.00	2.00	1.84	1.84
5	1.82	1.83	1.66	1.66	1.82	1.82	1.67	1.67
6	1.68	1.69	1.53	1.53	1.69	1.68	1.54	1.54
7	1.56	1.57	1.42	1.42	1.57	1.57	1.43	1.43
8	1.46	1.47	1.33	1.33	1.47	1.47	1.34	1.34
9	1.37	1.38	1.26	1.26	1.38	1.38	1.26	1.26
10	1.30	1.31	1.19	1.19	1.31	1.31	1.18	1.19
11	1.24	1.24	1.12	1.13	1.24	1.24	1.12	1.12
12	1.18	1.18	1.07	1.07	1.17	1.18	1.06	1.06
13	1.12	1.13	1.03	1.03	1.11	1.12	1.02	1.03
14	1.07	1.08	1.00	1.00	1.06	1.06	1.00	1.00
15	1.03	1.04	1.00	1.00	1.03	1.03	1.00	1.00
16	1.01	1.02	1.00	1.00	1.01	1.01	1.00	1.00
17	1.00	1.01			1.00	1.00		
18	1.00	1.00			1.00	1.00		

第5节 治 疗

下肢不等长可选用下列任何一种方法矫正：①阻止长侧肢体生长，即骺固定术；②减慢长侧肢体的生长即暂时骺阻滞术；③长侧肢体短缩术；④短侧肢体用各种外固定器或用刺激骺生长的延长术。

轻微不等长可用垫高鞋跟法，特别严重的下肢不等长并伴严重畸形者，可行截肢并装配假肢。

一、骺固定术

提早融合长侧肢体的一个或几个骨骺，待较短侧下肢继续生长以减少二者的差距。对生长的小儿来说，骺固定术简单易行且安全。但应仔细选定手术时间和预测正常一侧的生长。骺固定术后约有 5%～10% 的病例有估算错误及术后感染等并发症发生。

二、骺阻滞术

骺部加钉锯的暂时性骺阻滞术指骺板两侧嵌入金属 U 形锯抑制骨的生长。临时阻滞骨生长是可以控制的。一旦下肢不等长得到矫正，即可取出钉锯使恢复生长能力。在 X 线控制下行钉锯手术，定位更为准确。术中不损伤骨膜和骺血管，则不会发生永久性骨阻滞。钉锯的拐角部嵌入骨内太多，会造成取锯困难。取出钉锯时不要切开骨膜，也不要干扰骺板。

三、长侧肢体的短缩手术

骨骺成熟后可用切除一段股骨或胫骨的方法使双下肢等长。但这种方法不宜用于生长期间的小儿。

保持膝关节同一水平，对外观来说是很重要的。胫骨短造成的下肢不等长，缩短对侧胫骨是合乎逻辑的。但切除胫骨 3cm 以上，控制足踝的小腿肌群将长期松弛无力。而切除股骨 5～7cm，大腿肌肉并不变弱。因小腿肌力明显减弱以及胫骨的血管解剖特点，胫骨短缩后常有延迟愈合和不连接。股骨短缩术只切除一段股骨，而短缩小腿要切断胫骨和腓骨。另外，切除一段胫骨会发生小腿前区肌肉缺血性坏死。因此行胫骨短缩术要特别慎重。

缩短股骨的主要方法有：

1. 斜行截骨，利用下段的外侧骨皮质嵌插在上段髓腔内。

2. 截骨后断端重叠并以 3～4 枚螺丝钉固定。

3. 阶梯状截骨再用髓内针或螺丝钉做内固定。

4. 单纯横断截骨，切除一段并以髓内针固定。

5. 双段 V 形截骨，其中间一段切除。

6. 斜形滑动截骨。

7. 粗隆下截骨，切除一段再用接骨钢板固定。

8. 股骨髁上切除截骨术等。

四、肢体延长术

（一）肢体延长的适应证

从传统上讲，双下肢相差 2～2.5cm 者应行肢体等长术。但综合文献看，已很难说明上述标准完全正确。合理的指征是下肢不等长相差在 5% 以上（大约相当于骨龄成熟在第 50 百分位时的 4cm）。同时患儿已用足下垂步态代偿，步态分析可见异常，以及走路时能量消耗增大。临床经验是：两侧下肢相差 5cm 以上，患儿年龄大于 6～7 岁，身材中等者为肢体延长术的最佳适应证。轻型病例主张用骺固定术治疗。骨龄成熟的患者也可短缩长侧肢体。如为侏儒，延长肢体不能单纯为了提高身材，而应对患者做全面考虑。原则上一定要有功能障碍，如上肢过短而影响洗澡、挂衣服、接电话、打字等，造成生活或工作困难；或在延长下肢的同时还有明显的其他畸形需要矫正或上肢过短致上厕所后清洁会阴困难。另外，为侏儒延长肢体，要注意心理反应，估计能按计划分期完成延长步骤。

（二）延长术的必要条件

1. 延长骨的上、下关节要稳定，如延长股骨、髋和膝关节要稳定。有髋臼发育不良或髋关节半脱位者，在延长术前要先得到矫正。

2. 神经肌肉的功能应正常。

3. 肢体的血运要好。

4. 无皮肤和软组织异常。

5. 骨结构正常。

6. 患者精神状态稳定。

7. 患儿已达到了解手术的年龄，而且手术后能够合作。

（三）肢体延长术的禁忌证

1. 关节不稳定,如先天性短股骨常并发交叉韧带缺如所致的膝关节不稳定。

2. 肢体麻痹也属禁忌,因延长术后正常肌肉也会发生肌力减弱。例如,臂丛麻痹并发上肢短则不适于延长。因原有的力弱肌群在术后更加无力,以致丧失功能。

3. 骨结构不良,如胫骨假关节初期。

4. 精神状态不稳定。

5. 缺乏主观愿望,术后不能充分合作者。为6岁以下的小儿行肢体延长术宜慎重。

（四）肢体延长术的几种方法

鉴于经骺板牵开延长肢体可导致关节僵直及骺板早闭等并发症,故目前多不主张用经骺板牵开法,故在此不用赘述。经骨延长的技术有如下几种:

1. Wagner 技术　骨干延长、植骨并用钢板固定(图7-10)。

Ilizarov 和 De Bastiani 骨痂延长术:切开干骺端骨皮质,缓慢延长。延长后的间隙无需植骨(图7-11)。

Wassertein 技术:延长后用皮质骨填充,再以髓内针固定。

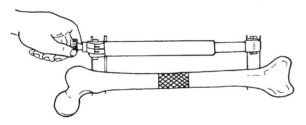

图7-10　Wagner 肢体延长术——牵开区植骨

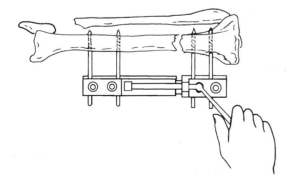

图7-11　De Bastiani 法用 Orthofix 固定器延长软骨痂

延长用的外固定器可分为两大类:

（1）粗钢针(Shanz 螺钉)单臂系统:Wagner延长器和 De Bastiani Orthofix 轴向加压牵开器。

（2）细钢针贯穿系统:钢针具张力连以环形外固定器(Ilizarov 系统)。

Wagner 于 1978 年首创骨干中部截骨,并将骨膜、骨皮质、骨内膜和髓腔内组织切断。截骨的两端以四枚粗 Shanz 钉和特别设计的单臂架桥式外固定器固定。粗钉只从外侧钻入骨的双侧骨皮质,而不贯穿肢体对侧软组织。术中当即用外固定器延长 0.5～1.0cm。随后每日延长 1mm,直到计划长度后,在延长间隙内植入骨松质并以钢板做内固定。待骨实变并有骨皮质形成后,取出钢板并更换一种有韧性的半管状钢板做内固定。待骨皮质坚强,髓腔重新贯通后再取出半管形钢板。此后,用拐杖支持,患肢部分负重。

2. De Bastiani 技术　为软骨痂牵开的肢体延长术(callotasis-callus distraction)(见图7-11)。

De Bastiani 首先采用软骨痂牵开法。切开骨皮质,软骨痂形成后再以活动轴外固定器(orthofix)缓慢延长。术后 10～14 天开始牵开。达到计划延长的长度,继续用此固定直至软骨痂实变开始负重。待 X 线片可见到新骨皮质后再取下外固定器。

选择骨皮质切开的部位,最好在骨干的近端——股骨宜在髂腰肌止点稍下;胫骨在髌腱止点稍下;肱骨在稍低于三角肌止点处。

外固定器的安装位置:股骨和肱骨在外侧面;胫骨在小腿前内侧。

3. Wasserstein 技术　1963 年 Wasserstein 又在截骨部,立即以每日 1～2mm 的速度牵开。达到计划延长的长度后,切开骨膜管,将预备的植骨块嵌入间隙中。最后,以髓内针固定并用外固定器加压,使植骨块稳定。植骨块放在血管丰富而有高度成骨能力的骨膜管内。因此,骨连接较快。通常经两个月即能连接,届时可去除外固定器。

Wagner 认为延长肢体前要先矫正肢体的其他畸形,肌肉功能和骨结构接近正常,如延长股骨前,股骨髁后倾致膝关节屈曲者应先行髁上伸直截骨术,1～2 年后膝关节活动达正常范围、骨结构良好后,再行股骨延长。若髋关节有明显内收畸形,应先行内收肌腱松解术。严重髋外翻或股骨前倾角过大,先用内收或去旋转截骨术矫正。踝关节不能背伸到中立位者,要先做跟腱延长矫正足下垂。髋关节强直者可行股骨延长术。

相反,Ilizarov 认为矫正肢体畸形可与肢体延长术同时进行。通常不应为了延长肢体而牺牲肢体的功能。

后天性肢体不等长,其软组织的长度相对正常,延长肢体后软组织可恢复其原来的长度。先天性肢体短缩则不然。先天性腓骨发育不良或缺如伴短胫骨或短股骨,不仅骨短,而且筋膜、肌间隔、骨间膜、肌肉和血管均有明显短缩。因此,常需预先松解软组织,待广泛松解 6 ~ 12 个月后再行骨延长术。Wagner 坚持上述意见,但 Ilizarov 主张用他的方法可延长骨,还可同时延长软组织,无需广泛松解。

短股骨的软组织松解技术如下:自大转子顶部到股骨外髁做一纵切口,对深筋膜到皮肤的静脉应尽量保留,游离髂胫束并予切断。于大腿中 2/3 从前、后两侧切断深筋膜,小心提起股外侧肌或股二头肌,仔细剥离并切除外侧肌间隔。外侧肌间隔的上端系臀大肌的止点,厚而硬韧,部分切除使之达到正常厚度。并发膝关节屈曲者,如腘绳肌紧张,宜将内、外两侧肌肉和腱之间做分段延长。髂胫束可做一斜切口,滑动延长后再于新的位置上重新缝合。切口逐层缝合,患者于术后 1 ~ 2 天可下地行走。

也有学者主张对腓骨半肢伴短胫骨广泛松解软组织。取外侧纵切口,自腓骨头下达踝关节。切开皮下组织、深筋膜,全部切除腓骨的纤维性或软组织始基,否则可致畸形复发。在延长过程中牵拉胫骨远端可造成足外翻。从近端切除前后方的肌间隔,应细心游离腓总神经及其分支,并切除覆盖神经的筋膜以防止延长过程中压迫神经,对足不能背伸到中立位者宜延长跟腱。

第6节 Ilizarov 肢体延长术

一、Ilizarov 对肢体延长术的基础研究

(一)张力-应力对组织的形成和生长的作用、延长段再生区的超微结构和生化观察

延长段再生区的中部有一生长带,延长过程中活跃的成骨均源于此带。延长后的固定阶段生长带逐渐骨化。受延长中张力-应力的影响,生长带的类成纤维细胞形成胶原纤维,其走行方向与牵开方向一致。在胶原纤维上,骨母细胞产生骨样组织。此骨样组织逐渐成为新的骨小梁,并远离中部的生长带。牵开期的全过程新骨生长在两

端趋向成熟,即提高成骨活性(导致形态上和结构上的成骨)。类成纤维细胞存在于生长带的中部,长条形并延张力-应力的方向排列。这些细胞集中在毛细血管四周,超微结构检查发现这些细胞的特点是胞质中内质网(granular endoplasmic reticulum)和细胞核核仁均增殖。这是生物合成作用增强的两种典型所见。在类成纤维细胞四周有纵向排列成束的胶原纤维,也与牵开方向走行一致。凡固定坚固的,牵开区受张力-应力影响,表现为成骨作用活跃,成骨快,短时间内跨过软骨阶段直接骨化。骨母细胞产生骨样组织延胶原纤维走行,形成网状结构进而成为骨小梁。电镜检查生长区内骨母细胞的线粒体(mitochondria)的数量和体积均增加,并出现大而多的嵴,排列紧密。随后在胞质内质网出现空腔,其中充满核糖体(ribosomes)。这都说明代谢和蛋白合成活跃。拉长的骨母细胞及其细胞器(organelle),包括线粒体、Golgi 体、溶酶体和中心体等也均与张力-应力方向一致。骨样组织、骨小梁和其中的骨细胞也沿纵轴排列。

对生长带的组织学也做了研究。生长区的代谢可因其成骨活性高而得到证实。成纤维细胞合成的碱性磷酸酶参与胶原基质的形成及其矿质化。在延长全过程中,成骨作用始终增强,生长区的丙酮酸(pyruvic acid)增多,有如乳酸脱氢酶降低氧耗一样,为生物合成提供能量。

新生的血管也沿张力-应力的纵轴走行,在理想的牵开条件下,第 7 天出现两类毛细血管:①毛细血管窦,管腔大,通向内皮细胞;②交通毛细血管,管径小。上皮细胞呈连续状。牵开 21 天后,张力影响产生新的毛细血管,其生长速度超过牵开的速度,血管内皮出现纵向和环形皱褶,新生毛细血管借许多交通支与牵开区四周软组织内的血管吻合,不论纵牵或横牵均出现这种形成血管的能力。

延长过程中,受张力-应力的影响,横纹肌的能量供应和蛋白合成都有变化。牵开后第 14 天(0.125mm/6h)供氧的线粒体肥大,嵴增多,表面积扩大。取肌肉两端和肌纤维膜下(subsarcolemmal)标本可见肌动蛋白(actin)和肌凝蛋白(mysin)合成活跃。核仁小体肥大并出现核膜内陷(karyolemmal invaginations),说明核仁的功能增强。在张力-应力影响下肌肉生长不仅是已有的肌纤维内肌原纤维的形成(myofibrilogenesis),而

且有新的肌肉形成。新肌肉内细胞增多，出现肌母细胞，融合成肌管（myotubes）。新肌肉内肌纤维出现肌原纤维（myofibril）和肌节（sarcomeres）。

血管壁平滑肌的生长也受张力-应力的影响，牵开的第1周末（0.125mm/6h），在内皮下的内板间隙中出现活跃的血管壁平滑肌细胞。牵开第14天，活跃的平滑肌细胞又出现在血管的中间层。这种细胞（不同于有收缩性的肌细胞）有大量线粒体、核糖体（ribosomes）、胞质内质网和其他胞质内的细胞器。同时这种细胞也不同于正常动脉壁的肌细胞，其细胞核肥大、分散，细胞核内正染色质（euchromatin）功能活跃。这种平滑肌细胞生物合成、增殖活跃，在新形成的弹力结构间，细胞内的接触范围大、数目多。进而，平滑肌细胞的排列方向由通常的环形变为纵向，并在靠近弹力内膜处有细胞形成。这种动脉壁平滑肌细胞的形态变化与胎儿生前和生后的快速生长的动脉拉长非常相似。在张力-应力影响下，拉长的平滑肌细胞形态学表现为：①生物活性增加，平滑肌细胞数目增多，彼此紧连；②动脉壁内形成新的弹力结构；③平滑肌细胞纵向排列。具有上述类似表现的还有筋膜的结缔组织、肌腱、真皮、肌内膜、外膜、动脉外膜、神经外膜（epineurium）和神经干的神经束膜（perineurium）等。胶原纤维一般沿张力-应力的方向与成纤维细胞胞质内细胞器的方向一致。同时，在牵开过程中成纤维细胞的数目增多，彼此接触密切，不少区域连接紧密。这些都是胚胎、胎儿和新生动物成纤维细胞产生结缔组织的特点。成纤维细胞在牵开区的另一特征是Golgi体肥大，伴随线粒体、骨细胞微丝（cytoskeletal microfilaments）和内质网的增大，这种细胞的变化与B型胶原母细胞（collagenoblasts）相同，即典型的胚胎的结缔组织细胞。成纤维细胞内微原纤维（microfibrilla）的生命合成产物位于大的分泌空泡内或在内质网的小池内（cisternae of the granular endoplasmic reticulum）。有些可显示微原纤维绕过Golgi体而直接分泌到细胞周围间隙，表明分泌胶原和弹力纤维前体增多。进而，成纤维细胞的方向与牵开方向一致，新形成的胶原纤维的方向和结缔组织内新微循环血管的排列方向也一致。

如同正常肢体生长，拉长的肢体除受张力-应力影响也要受神经支配。延长7天，拉长的轴索由施万细胞的胞质突起包围，最后完全包裹轴索并彼此相连。牵开第21天，施万细胞拉长、螺旋状围绕轴索并形成鞘膜。这种变化，用电镜观察胎儿神经的形成已有了解，但在成年动物受张力-应力影响见于延长的肢体尚属首次发现。

皮肤也有相似变化。主要见于表皮的基底细胞层，牵开第21天，基底细胞明显呈圆柱状。长的染色质过多的细胞核也与细胞的方向一致，与基底膜垂直，基底细胞内可见很多丝状分裂。由于增殖的结果，基底细胞明显增厚（因而皮肤也变厚），达10层以上（对侧肢体皮肤内只有3~5层）。随之，增厚的基底细胞出现四个不同形态的层次：生长层、颗粒层、鳞状层和角质层。此系表皮基底膜增生的典型所见。此外，皮肤的附件也随张力-应力作用而活跃。牵引21天，毛囊数目增多，皮脂腺和汗腺也如此，进而腺体，特别是皮脂腺肥大，毛根在真皮内彼此紧靠，不分散，与表面平行。进一步延长，则每个断面的毛囊数目持续增多，牵开侧毛囊内的毛发较对侧粗。

从超微结构角度研究，牵开区的细胞生长发育酷似胚胎、胎儿和新生儿的肢体，很多组织都可见到有线粒体、胞质内质网、核仁、Golgi体和其他组织的增生、肥大。细胞均按张力的方向拉长，同时也有细胞质内细胞器官的变长。截骨时保留骨内和骨外血管早已为人们所认识，并用于肢体延长术以及矫正畸形和治疗骨骼肌肉系统疾病。本技术可称为骨皮质切开（corticotomy）或称致密结构切开术（compactotomy），至于用哪种方法要看截骨平面。显然，经同一切口，又不横断骨髓很难做对侧面骨皮质截骨术。为此，不能达到的对侧骨皮质可在截骨同时加折骨术。临床也能证实保留骨髓和血管的重要性。作者医院治疗先天性侏儒延长上下肢时用同样的固定器，双侧固定相同只是偶伤一侧骨髓内血管，或截骨时一侧移动骨端过多，结果损伤少的一侧延长后成骨快而且坚强。临床用本法治疗骨折时也证明这个道理。很多闭合性横断骨折或短斜面骨折，移位轻的核素扫描，22天后同位素在局部聚集多，而移位超过骨横径的则聚集少。用环形固定器复位后，移位多的骨连接慢，反之则快。

动物实验表明，横向牵开区骨小梁在全过程中均与牵开方向平行。临床上可应用本原理增加骨的横径，解决美观及功能问题。如脊髓灰质炎并发骨萎缩，术后可使胫骨变粗近于正常。这种矫形可与肢体延长同时进行，也可分期手术。同样，治疗先天性胫骨假关节，增加骨的周径可防止连接后的再骨折。胫骨的骨干全长缺损的患者可延长腓骨,同时加宽腓骨,最后完成胫腓融合。

牵开区血管再生能力强,也可用于临床。对于闭塞性脉管炎引起的局部缺血,定位后在缺血平面纵劈胫骨,使用横向牵开设计的简单固定架。临床效果经血管造影和体积描记器(plethysmo-graph,测定某一器官或肢体大小变化,得知血液量的一种仪器)均证明周围血运改善,缺血症状减轻。

受张力-应力影响,皮肤及其附件生长活跃,可以此治疗皮肤大面积缺损、瘢痕、营养性溃疡而无需植皮。如逐渐拉长指间皮肤可治疗先天性并指而不需再植皮。

(二) 延长时牵开速度和频率的影响

对肢体延长过程中骨形成的质量和数量因素进行的研究表明,骨形成的质量取决于延长器械的稳定,截骨局部保留骨膜、骨髓和营养血管的程度。每日牵开速度和频率不同,张力-应力对骨和软组织的作用各异。为此,对不同速度和频率影响的骨形成做了观察。

1. 方法和材料　用狗的胫骨做实验,120 只狗分为两组。第 1 组用手术截断胫骨,第 2 组用闭合折骨术。两组用相同的四个环形固定器,以张力克氏针连接上下骨端。

两组再各分为 6 个亚组,每组的第 1 亚组每 24 小时一次牵开 1mm;第 2 亚组每 24 小时分 4 次(0.25mm/6h)延长 1mm;第 3 亚组延长 1mm/d,用自动撑开器(autodistractor),每 24 分钟延长 0.017mm(相当于 60 次/日);第 4 亚组延长 0.5mm/d,分 4 次(0.125mm/6h);第 5 亚组延长 0.5mm/d,用自动撑开器,每 24 分钟延长 0.0085mm,60 次/日;最后的第 6 亚组延长 2mm/d,0.5mm/6h,4 次/日。牵开速度和频率关系见表 7-2。

表 7-2　牵开速度和频率

速度 (mm/d)	每日延 长次数	频率
1.0	1	1.0mm/24h
1.0	4	0.25mm/6h
1.0	60	0.017mm/24min
0.5	4	0.125mm/6h
0.5	60	0.0085mm/24min
2.0	4	0.5mm/6h

每个实验动物,无论手术截骨或闭合折骨后,均单纯固定 5~7 日,然后进行 28 天延长,再固定 6 周。每周拍 X 线照片。各亚组中选 1 只狗按如下时间处死:截骨术或折骨术后 7、14、21、28 日,6 周,2、3、4 和 6 个月。用胫骨做组织学和生化检查。组织染色除一般方法外,特殊染色包括 Gieson 和银染。对牵开段组织的生化检查包括氧还原酶(oxidative-reductive enzyems)、琥珀脱氢酶(succinyle dehydrogenase)、碱性磷酸酶和 ATP 酶。此外,还做组织化学检查。活体组织取自牵开区及其四周。同时做扫描和透射电镜检查。准备、固定和染色均采用常规方法。

2. 结果　用折骨术的实验动物,以 0.5mm/d 速度,每次 0.125mm,分 4 次牵开,其中 3/4 发生提早连接。这说明骨形成速度超过牵开速度。牵开区范围内在第 10 日时连接。切开截骨组实验动物的胫骨,以同样速度和频率牵开,虽骨形成显著,但不发生提早连接。

截骨后用自动撑开器以 0.5mm/d,60 次/日(0.085mm/24min)的方法延长,骨断端之间充以致密的再生骨,牵开的第 23 天骨实变。

每日一次完成延长 1mm,对成骨作用是有害的,闭合折骨组也不例外。闭合折骨后第 28 日,骨端之间部分区域充以低密度再生骨。若以相同速度(1mm/d)而频率为 0.25mm/6h 的方法牵开,则骨端之间充以致密骨,其中央部有 2~4mm 范围的生长带。

用自动撑开器,以 1mm/d 延长的实验动物,其成骨尤为活跃,可看到生长带。

闭合折骨组的成骨活性也有显著不同。同样以 1mm/d 速度延长,唯频率不同,均固定 5 日,延长 1 个月并经 1 个月固定,术后第 60 日可见明显区别。用自动撑开器以 0.017mm/24min 的方法,牵开区内已形成骨皮质。此骨皮质与原骨皮质的厚度和密度完全相同。

若同样以 1mm/d 速度,但以 0.25mm/6h 频率牵开,第 60 日时牵开区的骨皮质尚不明显。每日 1mm 一次牵开的,骨端间无新生骨,要到第 180 日时才能达到用自动撑开器延长 60 日时的成骨程度。

有的动物用自动撑开器每日牵开 1mm,其成骨速度超过牵开速度,第 21 日时发生提早连接。如继续延长,在原骨皮质和再生骨之间会发生牵开性骨折。

闭合折骨术组,延长速度最快的 2mm/d,q6h,牵开处第 28 天牵开区已有中等度的成骨;而横断截骨组只充以致密的结缔组织而无成骨。而截骨组每日一次延长 1mm 的,术后第 28 日在牵开区内仍充以纤维组织而不是骨组织。

牵开区活组织的组织化学研究表明延长速度和频率对成骨的质量和数量都起作用。琥珀酰氢酶的活性反应与氧代谢(aerobic metabolism)水平(测定成骨作用方法之一)列为本实验的一部分。反应程度可用再生区细胞原浆 phormasan 蓝染度测定。细胞蓝染的越多,范围越大,说明需氧代谢水平越高。

无论截骨组或闭合折骨组,凡每日一次完成 1mm 的,其 phormasan 蓝染程度差,反映琥珀脱氢酶的活性低下,即牵开区内成骨作用不良。相反,以 1mm/d,0.017mm/24min 方法延长的,其蓝染程度更高。而以 2mm/d,0.5mm/6h 法延长的,蓝染程度又下降。

碱性磷酸酶法做组织化学检查也有相似所见。碱性磷酸酶可见于已矿化的骨样组织中。每日一次延长 1mm 的,再生区内碱性磷酸酶的活性低。每日分 4 次延长 1mm 的,此酶的活性分布不均匀,从中部向两端有所增加。用自动延长器以 1mm/d 法延长的,全部再生区此酶的活性均增强,这说明再生区的各部分成骨速度高。

两组凡是每日延长 2mm,q6h 的,再生区内碱性磷酸酶均低于 1mm/d,q6h 组,但高于每日一次完成 1mm 延长组。

再生区 ATP 酶做组织化学测定有相同发现。ATP 酶反映原始骨基质(primary bone matrix)内骨母细胞的形成速度。反应的强弱借区域内染色细胞局部密度的饱和度测定。观察 ATP 酶的水平与琥珀脱氢酶水平相仿。

每日一次完成 1mm 法,牵开区散在有 ATP 酶弱活性,说明此方法成骨作用低。1mm/d,q6h 法 ATP 酶的活性较高,该组动物再生区中部 ATP 酶最高,而两端的活性降低。

自动撑开器,每日 1mm 延长的,整个牵开区的碱性磷酸酶和 ATP 活性均增强,表明再生区内各部的成骨快。而每日 2mm,q6h 法,其碱性磷酸酶低于 1mm/d,q6h 组,但高于每日一次延长 1mm 组。

可见,不同条件延长其牵开区成骨取决于延长的速度和频率,随频率增加其成骨速度也增快。

骨四周软组织的组织化学也有相似所见。撑开方法和截骨的方式二者是独立因素。

光学显微镜检查正常状态下的筋膜呈波浪状。每日 1mm 一次完成法牵开,第 14 天时筋膜的胶原纤维松弛,失去原有的波浪形,对银染色也呈不均匀状态。这是水肿和局灶性同质化(homogenization)的缘故。若每日 1mm,q6h 法延长,第 14 天时较对侧未延长的肢体仍有少许纤维水肿,并失去波浪形。延长区边缘出现未分化的类成纤维细胞,系生长刺激的结果。纤维的同质化是组织受损的征象,在少数区域内仍可见到。

自动撑开器每日延长 1mm 组,在延长第 14 天筋膜近似正常,保持原有的波浪形,较上述标本有更多的未分化类成纤维细胞,表明微纤维生成(fibrillogenesis)活跃。对比发现每日延长 1mm 而频率低(次数少)的纤维水肿少,受损轻。

每日 1mm 一次完成牵开的,第 28 天完成延长时胶原纤维呈直线形与牵开方向一致。纤维束的界限因水肿和局灶性同质化而不清晰。切片内只见少数成纤维细胞,说明生长慢。

1mm/d,q6h 组第 28 天胶原纤维失去其波浪形,因水肿而密度增加。幼稚成纤维细胞积聚在纤维束的边缘,表明新组织形成活跃。

自动撑开器每日 1mm 组,第 28 天筋膜组织与对侧未延长的肢体相似。纤维水肿很轻,保持其原有的波浪形。沿纤维束边缘有多数成纤维细胞,证明组织形成的活性很高。

筋膜内的毛细血管也与牵开的频率有关。1mm/d 一次完成的,筋膜内只有很少量的毛细血管形成。1mm/d,q6h 延长的毛细血管形成的较多,而且有终端方向性细胞(terminal directional cells)。这种毛细血管尚未形成毛细血管网。自动撑开器 1mm/d 延长的,多数毛细血管形成并从各个方向朝牵开区的深部生长,彼此靠拢易于吻合。

1mm/d 一次完成延长的,骨四周的小动脉受损,牵开第 28 天电镜观察小动脉的内皮细胞线粒体结构受损,大量微噬细胞(micropinocytic cells)彼此形成细胞内接触,这种表现表明小动脉有广泛的扩张。0.25mm/6h 延长的,第 28 天这样的营养不良的变化不太明显。线粒体的内部结构轻微受损。但生物合成的细胞活动却显著增多,并与受张力-应力影响所新生的组织相平行。小动脉壁内活跃的平滑肌细胞说明组织在生长。

0.25mm/6h 法延长的胞质增多,胞质内器官小体丰富,细胞内接触的长度增加等都是血管生长活跃的特征。

自动撑开器以 0.017mm/24min 的方法延长,小动脉组织生长活跃尤其。特点是血管内平滑肌细胞胞质器官小体肥大,可收缩的肌细胞(myocyte)保持正常结构。内皮细胞的胞质量增加,而且细胞内接触的长度和串联增多。

2mm/d,q6h 快速牵开,小动脉的细胞生物合成活性下降并有负性反应,特点是出现多数胞质的赘疣(cytoplasmic excrescences)。

神经组织对牵开的速度和频率也有不同反应。1mm/d 一次完成的,神经轴索的直径不均匀,有不规则的胞质蓄积。此改变在 2mm/d,q6h 组则不明显。1mm/d,q6h 组神经轴索的改变与对侧未牵开的肢体对比仅稍有变化;自动撑开器以 0.017mm/24min 延长的,其神经纤维结构正常。0.25mm/6h 组或牵开更慢的组可见处于分化不同阶段的新形成的神经纤维。0.25mm/6h 或 0.017mm/24min 两组均可见施万细胞围绕轴索。自动撑开器延长组的动物的组织学所见确有典型的胎儿型神经干。

上述研究结果清楚地表明,在张力-应力影响下,牵开的速度和频率对骨形成都是重要的。0.125mm/6h,0.5mm/d 法延长,成骨速度超过延长的速度导致提早连接。这种现象更多见于闭合折骨组。相反,2mm/d(0.5mm/6h)法延长,不仅成骨作用迟缓,而且对延长区四周的软组织也是有害的。1mm/d(0.25mm/6h)的效果要比延长更快的或更慢的都好。

上述实验还表明在已知延长速度和频率高(延长的次数多)的效果好。自动撑开器以 1mm/d 的方法证实比每日 4 次延长的还要好,比每日一次完成延长的更好。筋膜的牵开也证明如此。正常筋膜在休息的状态下其胶原纤维束呈波浪状。1mm/d 一次延长筋膜呈受牵拉状态,不少区域有同质化改变,这说明有组织受损。1mm/d,q6h 法延长的,仍有受牵拉现象,但同质化现象要少得多。1mm/d,分 60 次延长时,筋膜的成纤维细胞增殖,超微结构观察有胶原生成。虽有组织生长,但仍保持原有的波浪状。其他组织的变化均说明同样问题。

简言之,自动撑开器延长时,多种组织都有细胞增殖、代谢和生物合成等细胞内活性的变化。而这些改变都是胚胎、胎儿和初生后的组织形成的特点。本实验观察张力-应力对组织的影响,认识到固定器的稳定和保留骨髓完整的重要性。同时,也清楚表明延长肢体的速度和频率同样重要。理想的条件加上正确使用外固定器,牵开区内有生长板形成,骨四周的软组织在组织学上和功能上都产生适应性变化,这些创造了正常生长的条件。

延长过程中,牵开区内骨髓的造血功能暂时增强。延长后的固定期逐渐成熟的再生骨内的骨髓造血细胞又逐渐恢复至正常状态。这一所见可设想造血细胞和成骨细胞之间有共同的基因关系。而两者均受张力-应力的影响。已知失血可刺激造血功能,可否观察失血刺激造血的同时或可增强成骨作用?

曾在另一研究中以家兔腓骨 5mm 缺损做模型,使之失血量为体重的 1%,失血 1 小时后在腓骨上做一 5mm 缺损作为对照。另在不失血家兔也做同样骨缺损作为对照。结果失血组较对照组的成骨作用强。失血组动物于第 21 天骨缺损完全修复,而对照组则需 35 天。对这两组均用放射免疫法测定,集中观察血浆中单磷酸核腺苷(cyclic adenosine-3,5-monophosphate)。若血浆中单磷酸核腺苷的浓度升高,同时伴骨髓内成骨细胞和造血细胞功能活跃则有意义。起初刺激骨髓造血功能,结果对成骨也有好作用,这说明造血细胞和成骨细胞的前身都是基质干细胞(stromal stemcell)。

正确应用作者设计的环形固定器能使骨端在各个方面都能得到固定,但同时又能使骨端有轴向的微量活动(axial micromotion),这又可刺激成骨作用。用细克氏针将骨端固定在环形固定器上可减少对软组织、骨膜和骨髓的血供的损伤。固定器的各部件又允许各环形固定器在各方向上变动位置,所以可同时矫正成角、旋转和短缩。临床应用自动撑开器可加速矫正过程中骨形成的坚强度。

因先天性畸形、肿瘤手术切除、外伤性骨缺损或骨髓炎大块死骨摘除后的骨缺损等均可安全、有计划地延长残存部分,本方法可保持肢体的长度并治愈病变。还可用环形固定器在远离病变处做骨皮质切开术(corticotomy),同时矫正畸形。骨皮质切开后,上下骨端(缺损以上或以下)均用细克氏针连在环形固定器上,以此作为交通环向上或向下延长,即在牵开的同时对原病变加压。牵开区在张力-应力影响下形成新骨延长,同时骨缺损消失而无需植骨。

二、Ilizarov 肢体延长操作技术

（一）理论根据

Ilizarov 根据大量实验室研究发现一生物学规律,即任何组织在张力-应力的影响下均表现出极高的生成能力(genesis),细胞代谢旺盛,生长能力强。但这要靠消除其他应力,如扭曲、旋转、剪力等应力为条件,单纯施加张力-应力始能实现。

由于 Ilizarov 环形骨外固定器可以达到上述要求,同时加用一些配件即可组装成各种部位所需要的矫形工具。具体来讲,这种骨外固定器可以发挥纵向延长、加压、去成角、去旋转和横向移位等各种功能。近年来借助此种骨外固定器组装成有推拉双重功能的装置来矫正严重足部和踝关节畸形,因此受到很多骨科医师和患者的欢迎,已经在许多国家普遍推广使用。

（二）手术适应证

张力-应力生物学原理加之骨外固定器使骨科医师能治疗许多过去不能解决的外伤和矫形方面的问题。

1. 经皮治疗闭全性干骺端和骨干的骨折以及不少骺骨折。

2. 一期修复广泛骨、神经、血管和软组织的缺损而无需移植术。

3. 骨加厚(横向延长)以加强骨的负重能力。

4. 经皮一期治疗先天性或外伤性假关节。

5. 因肢体延长或骺延长所造成的肢体发育停滞。

6. 长骨或关节畸形,包括顽固性或复发性畸形足(图7-12)。

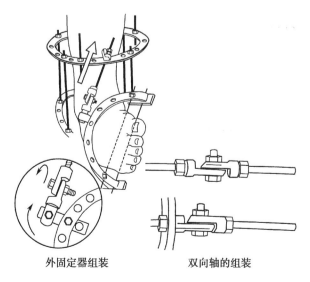

图 7-12 外固定器加双向轴矫正畸形足

外固定器组装　　　　双向轴的组装

7. 经皮矫正关节挛缩畸形(图7-13)。

8. 配合截骨术矫正关节畸形强直并能调整关节面的角度(图7-14)。

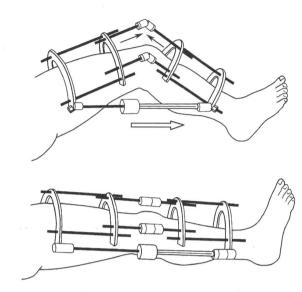

图 7-13 前方加轴,后方撑开,矫正膝关节屈曲挛缩

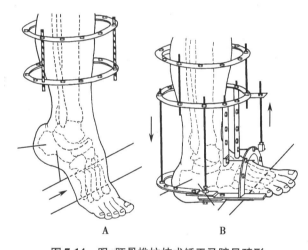

A　　　　　　　　　　　B

图 7-14 跟、跗骨推拉技术矫正马蹄足畸形

A. 跟骨和跗骨穿过 4 枚克氏针再连外固定器;
B. 跗骨截骨加推拉技术矫形

9. 经皮关节融合。

10. 延长肢体同时行关节融合(融合大关节而不引起肢体短缩)。

11. 骨囊肿的侧壁加厚(横向延长),以消除骨囊肿及类似病变(图7-15)。

12. 借助刺激感染骨的愈合,治疗化脓性骨的不连接。

13. 逐渐加厚一侧骨腔的壁而消除骨髓炎的空洞。

14. 延长截肢后的残端。

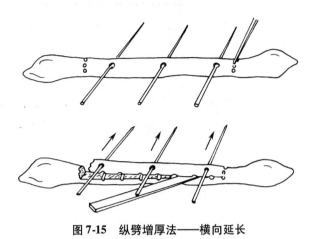

图 7-15　纵劈增厚法——横向延长

15. 治疗下颌骨发育不良的类似病变。

16. 解决因血管栓塞的病变而不用血管移植。

17. 矫正软骨发育不全(achondroplasia)和其他类型的侏儒。

（三）Ilizarov 外固定器简介

Ilizarov 外固定器由四个基本配件组成。

1. 不同直径的环形配件（图 7-16）　还包括克氏钢针、螺纹杠和固定钢针用的螺栓。环形配件通常按直径大小分为 13 种（80mm、100mm、110mm、120mm、130mm、140mm、150mm、160mm、180mm、200mm、220mm 和 240mm）。小儿常用的是 80～140mm 直径大小的配件，成人则多用 150～240mm 直径大小的配件。另外，环形配件又可分为半环和整环两类。半环组装方便，有 18～28 孔，每孔直径 8mm，孔与孔之间的距离为 4mm，而整环不用螺栓连接，故重量较轻，且较半环组装后平均多 6 孔，为插入螺纹杠和固定栓有了更多的余地。

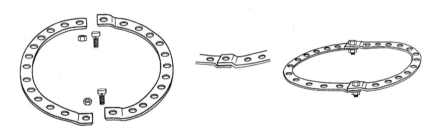

图 7-16　环形配件及组装法

另外，为延长肱骨使用的有近端的 Omega 环和远端的相当于全周径的 5/8 环，以利肘部屈伸（图 7-17）。

2. 克氏针　按体重和肌肉力量选择直径 0.8～1.2mm 的克氏针。根据解剖学知识，避开大的神经、血管钻入克氏针。每个环形配件的平面可钻入 2～3 根（图 7-18）。

每根钢针尽量接近 90°最为稳定，否则过针的骨局部承受外力过于集中，而且钢针易在骨内滑动（图 7-19）。

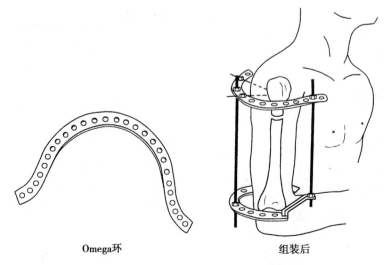

Omega环　　　　组装后

图 7-17　上臂延长，上方用 Omega 环，下方用 5/8 环

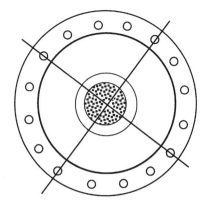

图 7-18 克氏针贯穿肢体和骨外端连环形配件

3. 固定螺栓 分为中央孔洞和偏口型两类(图 7-20),目的是保持钢针笔直而不应利用弹性而任意弯动。克氏针穿过中央孔洞或偏口沟槽中,然后将螺栓的螺纹部插入环形配件的对应部位的孔中,再以螺母拧紧在环形配件上,拧紧前要将钢针以 90 ~ 110kg 力量拉紧。拉紧钢针方法很多,有很多种钢针拉紧器,其中以俄法最简易(图 7-21),即克氏针一端固定直接转动中央孔洞的固定螺栓,其另一端缠绕在螺栓的螺纹。

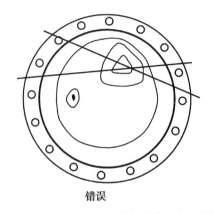
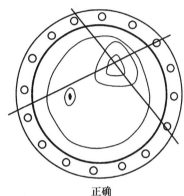

错误　　　　　　　　　　　　正确

图 7-19 两枚钢针交叉角尽量接近 90°,否则骨内受力过于集中

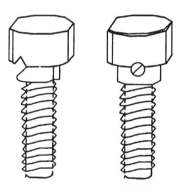

图 7-20 两种固定螺栓

4. 螺纹杠 通常直径为 6mm,螺距为 1mm,即螺母在螺纹杠上转动一圈,可前进 1mm(图 7-22)。此外,有一些其他配件可为不同目的而选用,如增高柱、2 ~ 8 孔的条形长板、活动轴、弓形板(Cattaneo 板)以及斜行连接杠等(图 7-23)。

增高柱多用于在环形配件以上或以下固定钢针,或增加另一排钢针之用。

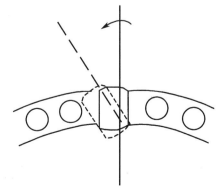

图 7-21 克氏针一端固定,另一端转动拉紧后固定

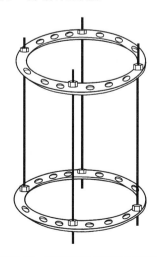

图 7-22 环形配件用螺纹杠连接

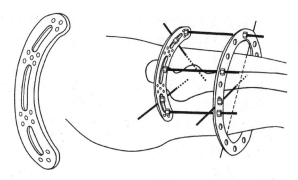

图 7-23　弓形板用于大腿上方的固定

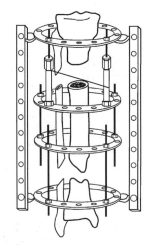

图 7-24　长条形固定板的应用

条形长固定板可加强组装后骨外固定器的整体稳定性(图 7-24)。

活动轴多在矫正成角时用,但要注意安装部位一定要恰当,应与成角平面一致。轴有单向和"万向"(多方向)两种。

弓形板常借斜行连接杠与其下方的环形配件连接,在弓形板上利用钢针夹子与钻入股骨上端的粗钢针相连接,达到不贯穿肢体预防损伤神经和血管的目的(图 7-25)。

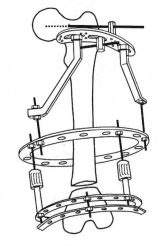

图 7-25　弓形板和斜形连接杠的应用

（四）技巧要点

1. 克氏针的应用　钻入克氏钢针时,两根之间尽可能保持接近直角交叉以求稳定。进针和出针的位置和方向应与环形配件平行一致,提前注意钢针走行方向的环形配件上有无合适的用孔。此外,钻入对侧骨皮质后宜改为锤出而不再用钻,以免扭卷神经和血管,造成严重损伤。

2. 橄榄针的作用　欲横向移动截骨断端时可用橄榄针,平行贯穿两枚橄榄针可起到理想的横向拉动矫正的功效。

3. 骨皮质切开取代截骨术　切开部位习惯在干骺端和骨干的移行部,以免损伤骨的主要营养血管。一般采用皮肤小切口,逐步调换骨刀的方向,逐渐切断骨皮质,保持髓腔完整。后面的骨皮质切断有困难时,偶可增加另一小切口。相反方向扭转上、下环形配件以确定骨皮质是否已全部切开(图 7-26)。

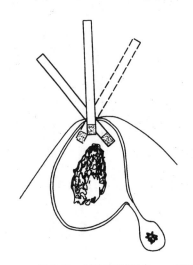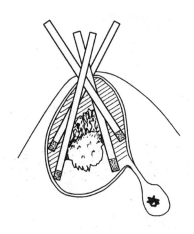

图 7-26　骨皮质切开术——渐进截开骨皮质,不损伤骨髓内的血管

在干骺端截骨也可用传统截骨术,但需预先考虑邻近关节的环形配件的位置,钢针是否有穿入关节的可能性。

4. 环形配件的选择　手术前要按患者的肢体直径,尤其是计划安装环形配件水平的粗细选用口径合适的环形配件。最准确的测量方法是在术前将组装的环形配件套在患肢上,肢体的相应高度与环之间要有两横指宽(two-fingers breadth rule)的间距。环的口径过小,术后软组织肿胀会引起压迫性坏死;环过大会影响骨外固定器的稳定性。

5. 去除骨外固定器的标准　一般延长进度是每日 4 次(频率),每次延长 0.25mm,全天延长 1mm(速度),即螺母在螺纹杠上转动一圈。假如患者需延长 100mm 时,则需时 100 天。另外,骨外固定器的全部固定时间,即延长的软骨痂实化(consolidation)的时间平均为自开始延长之日算起,每延长 1cm 需固定 1 个月,称之为平均延长指数(average lengthening index),但这与骨皮质切开的技巧、部位及患者骨的质量、年龄等因素有关。为此应注意两项条件:①X 线片上延长段实化的同时,已出现新的骨皮质;②将螺纹杠固定环形配件上、下的螺母松开 0.5cm,患者继续负重而无异常感觉。综合以上三个条件(即固定时间大体符合平均延长指数,X 线片上延长段有新骨皮质形成和松动螺母后无异常感觉),始可拆除骨外固定器,切勿提前,否则有发生再骨折的可能。若因某些原有计划,提前拆除骨外固定器,宜在麻醉下拆除,并立即用石膏固定。

三、Ilizarov 肢体延长术的临床应用

(一) 临床资料

我们依不同年龄的患儿,对 Ilizarov 外固定器进行了改进,观察是否能完成多项矫形问题,1989—2002 年共 13 年,总计治疗了 154 例,资料如下:

1. 肢体延长 96 例。其中股骨 22 例,胫骨 60 例,肱骨 10 例,尺骨 3 例,桡骨 1 例。

2. 骨缺损 8 例。其中胫骨 6 例,股骨 2 例。

3. 假关节 20 例。其中胫骨 18 例(先天性 14 例,骨髓炎 2 例),股骨 2 例(骨髓炎)。

4. 先天性肱骨头内翻 10 例。

5. 髋内翻 4 例。

6. 顽固性畸形足 5 例。

7. 侏儒 6 例。

8. 膝关节屈曲挛缩 5 例。

随访 3 ~ 10 年,平均 6.5 年,治疗结果分别是:

1. 肢体延长 3 ~ 16cm,平均 8.7cm。

2. 假关节愈合 17/20(85%)。

3. 骨缺损连接 6/6。

4. 颈干角恢复正常,肱骨上端 9/10,股骨颈 4/4。

5. 膝关节屈曲消失 5/5。

本组病例的问题和并发症为:针道表浅感染 12 例;原螺丝杠短,需延长过程更换 2 例。其他包括假关节再骨折 4 例(26.66%),膝关节半脱位 2 例,踝关节脱位 1 例,足下垂 7 例(12.5%),延长段成角 2 例,延长段过细 1 例。

(二) 问题和并发症

问题和并发症均有明确的定义。问题是指在延长过程中所遇到的困难,这些困难常是可以想到而又不容易避免的。问题本身多不致影响治疗的最终效果。在处理上,只要做适当改变,即可得到解决。例如,螺钉或钢针滑动、皮肤受压等可用延长皮肤切口而缓解。

并发症多是没有预料的,但采取预防措施有些也是能够预防的。例如,伤口感染就属于并发症而不是问题。轻的并发症不妨碍治疗及其效果。相反,较重的并发症会遗留永久性后遗症,并可能无法达到原定的治疗目的。延迟愈合在小儿属轻的并发症,但对青少年或成人来讲,这类问题一定要预先对患者讲清楚可能需要再植骨。骨不连接则属于并发症。

肢体延长手术一般无大风险,但在延长的过程中,时常发生问题和并发症。因此术前要对患者讲清。对并发症的病因、预防和处理依时间顺序介绍如下:

1. 术中

(1) 钻针过程中的神经和血管损伤。

(2) 骨皮质切开术:①干扰骨内、外膜的血运;②截骨部位发生斜形或粉碎性骨折;③牵拉腓总神经。

2. 术后早期

(1) 间隙综合征。

(2) 皮肤坏死。

(3) 切口感染。

3. 牵开延长期

(1) 螺钉或针道问题:①软组织坏死;②软组织感染;③骨髓炎。

(2) 肌肉挛缩。

（3）肌肉无力。

（4）神经损害：①筋膜条压迫腓总神经；②腓骨近端骺分离致腘窝外侧神经损害；③股神经或坐骨神经损害罕见——延长速度低于2mm/d不易发生。

（5）血管问题：①高血压；②晚期——钢针腐蚀血管；③深层静脉栓塞；④Sudek骨萎缩；⑤肢体软组织水肿和肥大性肿胀。

（6）关节半脱位和脱位。

（7）关节僵硬。

（8）轴性偏离。

胫骨：①外翻和前弯（小腿前弯）——延长远端干骺端或骨干中段；②内翻和前弯——近端干骺或骨干中段延长。

肱骨：①内翻和屈曲——近端干骺延长；②屈曲——骨干中段或远端干骺延长。

前臂：桡尺骨屈曲。

4. 骨实变延迟。

5. 应力骨折和延长段弯曲。

6. 精神状态异常。

（三）术中、术后并发症的预防

Ilizarov手术矫治膝关节屈曲畸形时，偶尔在患肢伸屈过程中发生血压的骤然突变，甚至在完成矫形的各个阶段，发生深层血管的血栓或脂肪栓塞。卧床时间过长可能是发生血栓的诱因。若血栓发生在肺部或心、脑部位则有猝死的危险，病变发生突然，且缺少明显征兆；且患儿在矫治前并无凝血异常，致防治困难，应予重视和警惕。

钻入钢针或螺钉时可能伤及血管或神经，在小腿、前臂的操作过程中尤为可能。为此，术者应熟悉局部横断面解剖学。Ilizarov手术，最好先将钢针刺入直达骨面，然后钻透两层骨皮质，再改用槌子将针逐渐深入，直至从对侧软组织贯穿而出。用此法预防仍然会发生血管、神经损伤。停用麻醉前先松开止血带并做唤醒试验，及时发现血管、神经损伤并发症。还可用体感兴奋电位监测神经功能。怀疑有损伤应立即更换进针部位。

1. 骨皮质切开的问题　首先应尽量少干扰骨内膜和骨髓的血运。骨锯的速度过快而产热，可将表面骨细胞灼伤，故不宜使用。骨钻或骨刀只能进入骨皮质。另外，截骨时可能造成斜形骨折或粉碎骨折。应于截骨后向外转动远端环形配件以检查截骨是否完整，而避免远端环形配件向内转动，以防止牵拉腓总神经。

2. 术后早期的问题　骨皮质切开或因钢针、螺钉损伤血管可导致间隙综合征。缝合切口前应仔细止血。必要时可延长切口，用电灼止血。胫骨截骨术后应纵向切开筋膜，但Ilizarov手术行骨皮质切开的切口只有1cm长，切开筋膜就比较困难。可留置负压吸引管。术后早期宜对血管、神经功能进行监测。一旦可疑出现间隙综合征，要测间隙内压并进行相应减压治疗。

胫骨和尺骨延长，因骨皮质切开部位就在皮下，故可能发生皮肤坏死和脱落，还可能发生伤口感染。

（四）结论

1. 严格按Ilizarov的理论和技术，进行矫治，对各年龄组小儿是安全、有效的。

2. Ilizarov方法损伤极小，是治疗许多矫形外科难题的新方法之一。术中安全性高，但术后宜密切观察有无问题和并发症，以及早解决。

（潘少川　孙琳　邓京城）

参 考 文 献

1. Paley D, Bhave A, Herzenberg JE, et al. Multiplier method for predicting limb-length discrepancy. J Bone Joint Surg Am, 2000, 82-A(10): 1432-1446.

2. Ramaker RR, Lagro SW, van Roermund PM, et al. The psychological and social functioning of 14 children and 12 adolescents after Ilizarov leg lengthening. Acta Orthop Scand, 2000, 71(1): 55-59.

3. De Bastiani G, Aldegheri R, Renzi-Brivio L, et al. Limb lengthening by callus distraction(callotasis). J Pediatr Orthop, 1987, 7(2): 129-134.

4. Moseley CF. A straight-line graph for leg-length discrepancies. J Bone Joint Surg Am, 1977, 59(2): 174-179.

5. Paley D. Problems obstacles and complications of limb Lengthening by the Ilizarov technique. Clin Orthop Relat Res, 1990(250): 81-104.

6. Kocher MS, Willers MS. 小儿骨科手术技术. 潘少川, 主译. 北京: 人民卫生出版社, 2013.

7. Saleh M, Bashir HM, Farhan MJ, et al. Tibial lengthening: does to fibula migrate? J Pediatric Orthop B, 2002, 11(4): 302-306.

第 8 章

先天性头、颈、肩畸形

第1节　末端小骨和枕椎骨

末端小骨和枕椎骨是两种类型的小副骨,是胚胎第4周分节异常造成的。两者都位于脊髓的前方,寰椎和枕骨之间。畸形源于枕骨第4体节发育不全的脊索下弓。枕骨大孔边缘增厚,乳突旁突起成一个前侧游离的小骨。这些畸形仅在X线片上偶尔被发现,无临床症状。发生率约1%。

第2节　先天性第一颈椎
枕骨融合

先天性第一颈椎枕骨融合是寰椎的枕骨化。

正常情况下,在胚胎分节期,枕骨第4体节发育成致密的后部和不太致密的前部后半部与其下方椎骨的前半部不连接。此点与颅颈连接部以下的脊柱完全不同。寰椎如同化到枕骨内。枕骨后半部致密的第4体节与寰椎的前部融合。寰椎的中心部分和脊索下弓(包括前部)是分别发育形成的。致密的后部不与枕骨融合可形成正常的齿状突。

（一）临床表现

患儿在8岁左右出现症状和体征。有些患儿是受轻微外伤后出现症状,甚或终生毫无症状,仅在X线片上偶尔被发现。约有1/3患者被误诊为神经系疾病,如多发性硬化。此病应与脊髓的退行性疾病鉴别。

最初下肢无力和运动失调,有时上肢也有类似体征。约半数患者有麻木和疼痛,有的感头痛和颈痛。脑脊液循环在枕骨大孔处梗阻,引起眼底视神经盘水肿,使视力模糊或有复视。患儿还可有头晕、吞咽困难、发音变化和交感神经症状。临床症状与一些退行性神经疾病相似。

（二）诊断

X线片上看到枕骨和寰椎有骨性融合即可确诊。拍颈椎侧位X线片如曝光过度也像骨性融合,必要时可做断层摄影检查。并发阿-奇(Arnold-Chiari)畸形者,做脊髓空气造影有助于明确诊断。

（三）治疗

脊髓后方受压的患者应施行椎板切除枕骨部分和脊柱融合术,脊髓或脑干前方受压宜行经口齿状突切除。有时需切除硬脊膜束带。有阿-奇畸形时可做颅后窝减压手术。

儿童颈椎畸形的3D打印模型是理想的辅助颈椎后路椎弓根螺钉固定技术。

三维打印成型技术(3DP)最早由美国麻省理工学院于1993年开发,奠定了原型制造技术的基础。它通过液态媒介将各断层粉末连接固化,从而建立三维实体原型。

Mimics(医学工程软件)是一种高度集成的三维图像处理软件,它能将CT数据转换成三维快速成型所需的模型文件。对颈椎畸形儿童进行CT扫描后,在工作站观察图像信息,根据需要进行颈椎三维重建。再将三维重建数据输入Mimics软件加以处理后,输入三维打印机即可打印三维实体原型。

根据采集的畸形颈椎的CT数据,运用3D打印技术,可获得个体化颅底及颈椎1∶1模型。术前借助模型,可以对复杂畸形进行直观评估,并模拟预固定椎体椎弓根螺钉的最佳进钉点、进钉的安全角度及长度。将模型进行低温消毒,拿到手术台上,便于术中对比参考。

儿童颈椎结构细小,椎弓根钉置入往往只有一次机会,加上各种畸形复杂多变,手术难度明显增加。但是借助个体化3D打印模型,通过有限的后路显露可以推测病椎的整体结构,从而提高椎弓根钉置入的精确度及安全度。临床实践证明,采用这种方法,占据手术大部分时间的置钉过程明显缩短,一次置钉的成功率高,术中未发生椎动脉损伤,术后未发现神经结构损伤,术后CT显示置入螺钉的精确度高,术后内固定牢固,复位未见丢失,融合率高。

将3D打印技术引进到儿童颈椎畸形的治疗,可以有效提高手术的安全性,符合精准医学的要求。

第 3 节　先天性齿状突畸形

先天性齿状突畸形(congenital odontoid anomaly)包括齿状突分离或称齿状突游离骨(osodontoideum)和齿状突完全缺如和部分缺如。这些畸形均可导致寰枢关节不稳而出现神经症状甚至死亡。

一、齿状突分离

（一）病因和临床表现

齿状突分离可为先天性或外伤性。这两种原因的齿状突分离均会出现神经功能障碍,但治疗各不相同。人类齿状突的形成是在脊柱分节后发育的,寰椎前身与枢椎前身之间只有疏松的间叶组织相连。成软骨后将二者连为整体。若该间叶组织的成软骨不良则齿状突仍为一分离的骨块。此处间叶组织经牵动和受压可形成一真正的关节,关节表面有关节软骨覆盖。

正常齿状突生后 2 年开始骨化,12 岁时始与枢椎骨性融合。2~5 岁的 X 线片可见齿状突的尖端。齿状突的骨化中心和枢椎的骨化中心的连接处高于枢椎上关节突上缘,据此可区分齿状突骨折和齿状突分离。齿状突的尖端可成为单独骨块,其下方的齿状突常前屈也会使寰椎向前骑跨,导致寰椎的后缘和枢椎齿状突基底靠近而挤伤脊髓。通过上颈椎的侧位 X 线照片测量正常容纳脊髓间隙(space available for the cord,SAC)和寰齿间隙(atlanto-dens interval,ADI)有助于早期发现(图 8-1)。

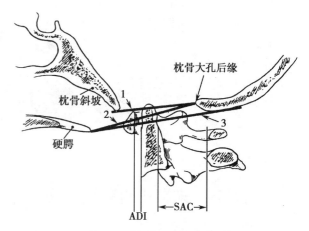

图 8-1　枕颈侧位:颅底凹陷界定和 $C_{1\sim2}$ 有无不稳定

1. 枕骨大孔的前后径。齿状突向上超过此线会出现症状(McRae);2. 枕骨大孔后缘至硬腭尖端连线(Chamberlain);3. 硬腭后缘至枕骨下端连线,界定 $C_{1\sim2}$ 有无上移(McGregor)。ADI: atlantis-dens interval,寰椎-齿状突间隙;SAC: space available for the cord,容纳脊髓空间

（二）鉴别诊断

先天性齿状突分离靠颅颈正位和颈椎侧位 X 线片的三个所见来确诊。

1. 齿状突基底与分离的齿状突之间有一定的距离。

2. 二者之间的缝隙居枢椎上关节面之上,即齿状突残端的上缘高于枢椎关节面水平(图 8-2)。

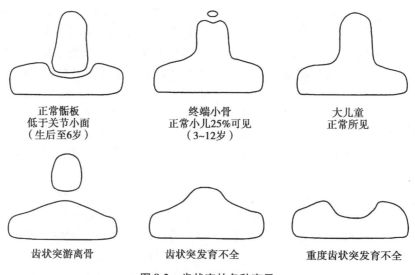

正常髓板
低于关节小面
（生后至6岁）

终端小骨
正常小儿25%可见
（3~12岁）

大儿童
正常所见

齿状突游离骨

齿状突发育不全

重度齿状突发育不全

图 8-2　齿状突的各种变异

3. 伴其他骨性畸形。

齿状突骨折的特点是骨折线参差不齐,骨折平面在枢椎上关节面以下。另外,骨折时,游离的齿状突下方见不到骨皮质。

CT 有助于明确诊断。

侧位颈前屈和后伸的 X 线照片可显示寰枢椎不稳。可用 Power 比值法测量(图 8-3),但拍照 X 线片摆正体位时,对近期有过外伤的患者要特别慎重,操作应轻柔、缓慢。

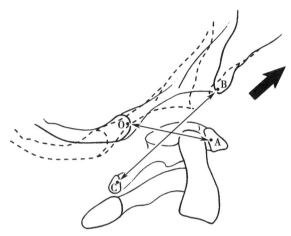

图 8-3 寰枕脱位的测量——Power 比值
从寰椎后弓(C)画一直线至枕骨斜坡(B)(C-B)。再从寰椎前弓(A)画一直线至枕骨大孔后缘(O),将 C-B 线分为两段。正常此两段之比小于 0.9。若此比值大于 1.0 则可诊断为寰枕脱位

(三)治疗

齿状突骨折可用颈后伸石膏背心制动 3~4

个月有助于愈合。拆除石膏仍不稳定或出现神经症状的,其治疗应与先天性齿状突分离一样施行融合术。

先天性齿状突分离无神经症状的也应行颈椎后方融合术,否则轻微损伤可导致四肢瘫。

二、齿状突发育不全

完全性或部分性齿状突发育不全(aplasia of odontoid)可为先天性或后天性。轻微外伤可致脱位或半脱位伴神经症状。寰枢椎不稳所致的神经并发症,早者 2 岁时即可出现,晚者 50~60 岁也可发生。因寰枢椎之间只是韧带维系,一旦丧失稳定性,可出现前脱位、后脱位或侧脱位。

X 线照片上看不到齿状突,轻度发育不全(hypoplastic odontoid)者其基底在枢椎关节面以上,重症发育不全者其基底在枢椎上关节平面以下(见图 8-2)。其余骨性结构均正常。

有学者报道一家族性齿状突发育不全,3 代中有 5 人发病。5 人中 1 例因上颈椎脱位死亡,2 例因脊髓受压而有严重的神经并发症,只 2 例无症状。一旦发现先天性齿状突缺如或发育不良,最好做家系调查以预防神经并发症。

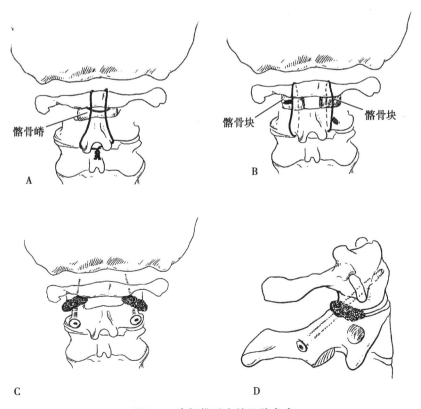

图 8-4 寰枢椎融合的几种术式
A. Gallie 术式;B. Brooks 术式;C、D. Magerl 术式(显示椎弓根钉的正侧位)

后天性齿状突缺如者寰枢关节同样不稳。后天性的病因有骨折后齿状突吸收,有的与骨髓炎和颈部感染有关。X线片上齿状突消失。

无论是先天性或后天性齿状突缺如,其尖端骨化中心即终端小骨(os terminale)可能显影,这是因为部分齿状突系枕部第4体节而来。鉴别诊断要靠过去颈椎X线片上有齿状突,有颈部炎症或咽后感染的病史;同时也有赖于X线片上的影像变化。

鉴于神经并发症的危险,对无症状的齿状突缺如和齿状突分离均宜行寰枢椎融合术(图8-4)。

第4节 先天性颈椎椎弓根和小关节面缺如

先天性颈椎椎弓根和小关节面缺如系指此两部分同时发生先天性缺失。畸形可发生在软骨形成期。缺如是神经弓的形成不完全所致。大多数青年人因轻微的外伤引起颈部僵硬和疼痛,神经根受压后出现根性疼痛和体征。有的患者自幼即有手部间歇性麻木。

颈椎45°斜位片显示畸形部位的椎间孔变长,横突的后侧也有缺损。如后侧下关节面也缺如,邻近上一椎骨的下关节面和其下椎骨的上关节面形成一骨桥,使局部相当稳定。缺如常为单侧性,颈椎大多向侧方成角。

本病首先要与恶性肿瘤、神经纤维瘤等破坏性病变相区别。有时须与颈椎外伤鉴别。X线检查,尤其是斜位片可帮助确诊。神经弓的代偿性肥大和小关节面的结构变化可作为鉴别诊断的根据。这些代偿性的变化不可能发生在肿瘤破坏性病变。必要时可做脊髓造影和椎动脉造影帮助诊断。

一般不需手术治疗。症状长期存在或加重者可做脊柱融合术。

第5节 短颈综合征

短颈综合征(Klippel-Feil syndrome)又称颈椎先天性融合。本畸形少见,系颈椎两节以上的先天性融合。

临床表现为颈短、颈部活动受限和后发际低。此三联征有时还并发先天性生殖、泌尿、心、肺和神经系统发育异常。

(一)病因

本畸形为3~8周时胚胎脊柱分节不良。近年发现颈椎畸形常与Homeobox基因异常有关。有时同一家族中发现几个病例,女性稍多见。

(二)临床表现和并发畸形

颈椎2~3节融合多为偶然发现的。波及颈椎多节段的,表现为短颈,颈胸靠近,后发际低,颈椎活动明显受限。颈前屈后伸主要是枕骨和寰椎之间的动作,因之较侧方活动受限轻。颈部两侧可有皮蹼,上自乳突、下至肩峰。皮蹼使颈部外观增宽。皮蹼包括皮肤、皮下组织,其中有时有肌肉。

一些患儿表现为无痛性斜颈,有的可能是胸锁乳突肌挛缩,有的是骨性畸形所致。斜颈伴面部不对称,并发先天性高肩胛的也不少见。约有60%的短颈畸形患儿并发先天性脊柱侧弯。还可并发其他肌肉骨骼畸形,如颈肋、肋骨融合、肋椎关节异常、并指、拇指发育不良、赘生指、腭裂、胸大肌发育不良、上肢半侧萎缩、马蹄内翻足和枢椎发育不全等。

常见的泌尿系畸形有肾发育不全、马蹄肾、肾盂积水、肾异位等。静脉肾盂造影对短颈畸形患者十分重要,本病首例报道即死于肾脏疾病和尿毒症而不是神经并发症。

短颈并发心血管畸形的约占4.2%,其中室间隔缺损最为常见。

并发耳聋的可有讲话和发音障碍。

有的患儿出现协同性自动运动(synkinesia)障碍,如患儿不能独立活动双手。

神经症状系脊髓或神经根受压所致,可并发面神经麻痹、腹直肌麻痹、眼睑下垂等。

(三)X线片所见

X线片对本病确诊和了解畸形范围都很重要。枕骨和下颌的重叠可使颈椎观察不清。为此,有的需行体层摄影术(laminagraphy)或CT检查。椎体变扁而宽,椎间盘变窄甚至消失。同时颈椎有脊柱裂的非常多见。

侧位颈椎前屈后伸X线片可显示颈椎的不稳程度和融合范围。

(四)治疗

宜尽早被动牵引,争取最大限度恢复活动,整个生长阶段都应维持。用头环牵引,发挥撑开作用有利于矫正脊柱侧弯和后突。

对颈椎不稳的要融合颈椎。年幼患儿椎板后方融合较椎体融合更简便、安全。有神经症状的，可选择枕骨后和 C_{1-2} 椎板切除或经口行齿状突切除术。Z字成形术松解颈蹼的皮肤、筋膜和肌肉。术后有时可改善外观和活动范围。

有胸锁乳突肌挛缩的可用切断或部分切除术矫正。并发高肩胛症的，下降肩胛骨有助于改进短颈的外观。所谓的上胸椎颈椎化成形术系切除双侧的 1~4 肋(Bonoia A,1956 年)。但应慎重考虑手术的安全程度。该手术的优点是能改善外观，但应权衡其并发症，如臂丛神经损伤等。

第6节　家族性颈部强硬

家族性颈部强硬是遗传性疾病。由于脊柱后纵韧带和软组织缩短，颈部不能向前屈曲。有时可与强直性关节炎混淆。目前尚无有效的治疗方法。

第7节　先天性肌性斜颈

一侧胸锁乳突肌挛缩可导致先天性肌性斜颈(congenital muscular torticollis)，女性较为多见。

（一）病因学

斜颈的真正病因不甚明了。胸锁乳突肌的变化很像间隙综合征造成缺血的病理改变。引起这样的病变几乎可以肯定与宫内的环境有关。常发生于高龄初产妇和臀位。通常认为颈部在宫内扭转，又因宫内体位限制直至分娩，导致肌肉的缺血、水肿以致纤维化，致使起于乳突止于胸骨和锁骨的胸锁乳突肌(SCM)挛缩。

还有线索表明因副神经的长期受压类似失神经支配，这更加重该肌肉的纤维化反应。因宫内限制还会出现发育性髋关节脱位、足部畸形、患侧耳廓压迹变形以及同侧面部扁平。上述都可解释先天性肌性斜颈的成因。

因胸锁乳突肌纤维化逐渐挛缩而成斜颈外观。对肌肉纤维化的原因也不十分明了。最早有肌肉内静脉回流受阻的学说。实验证实肌肉内的动脉完全闭合可引起肌肉的坏死或萎缩而不出现纤维化。肌肉内的出血无论是否同时有神经损伤也不发生肌肉的纤维化。臀位或产钳助产的新生儿中发现肌性斜颈的相对多见，因而有人认为外伤致肌肉断裂产生血肿，最终导致肌肉纤维化。

但手术标本的镜下检查从未见到有出血和含铁血黄素，故不支持肌肉纤维化系外伤后的反应。问题是臀位是肌性斜颈的诱因，还是肌性斜颈是臀位或宫内体位异常的原因，均难讲清。75% 的肌性斜颈为右侧，每 5 个肌性斜颈患儿中可见到 1 例髋关节发育不良，这说明先天性因素在起作用。虽家族史不能说明有遗传倾向，但有肌性斜颈发生在同卵孪生的文献报道。北京儿童医院1955—2010 年共手术治疗 340 例。

（二）临床表现

一侧胸锁乳突肌的中或下部有一质硬的梭形肿块。肿块可在出生后或在第2、3 周出现。头部向肌肉缩短的一侧倾斜，下颌旋向对侧。颈部向患侧旋转和向对侧倾斜均受限制。有的病例肿块有压痛，牵扯颈部时也有痛苦表情。肿块可逐渐缩小，2~6 个月则渐消退。有的胸锁乳突肌形成索条，此时颈部活动更加受限。

如果年幼时不治疗，3 个月后逐渐出现面部和头部继发性畸形。肌肉缩短的一侧，面部变短，整个面部增宽。可能由于地心引力和随着骨的生长发育，面部更加不对称。健侧面部明显肥大，患侧眼的外眦与同侧口角的距离小于健侧。两眼和两耳不在同一平面。这些缺陷在头倾斜时，不甚明显，而头和颈摆正时畸形反而突出。两眼不平行可引起眼疲劳。颈椎下段和胸椎上段可发生侧弯畸形，脊柱的凹侧朝向患侧。

畸形如不矫正，患侧软组织随生长发育而缩短。颈部深筋膜增厚并紧缩。以后，颈动脉鞘及鞘内的血管也变短。此时即使松解挛缩的胸锁乳突肌以后，上述后果又变成斜颈的原因，使畸形纠正不满意。偶有不是因为胸锁乳突肌纤维化而致斜颈，有文献报道因前斜角肌挛缩和肩胛舌骨肌短缩所致的斜颈。后者可伴有喉头和气管拉向患侧。

双侧性斜颈罕见，颈部在中线显得缩短，下颌抬起，面部向上倾斜。

（三）诊断

早期胸锁乳突肌为肿块，以后呈索条状挛缩；晚期有头面部畸形，诊断并无困难。有些患儿的梭形肿块可被忽视。此畸形尚须与以下疾病鉴别：①颈椎先天性畸形（半椎体、先天性短颈）；②颈椎损伤（骨折或旋转性半脱位）；③锁骨产伤骨折；④炎性病变（扁桃体炎、颈淋巴结结核、颈椎结核）引起胸锁乳突肌痉挛；⑤自发性颈椎半脱位;⑥视力障碍引起头部倾斜等。必要时,拍颈椎 X 线片以明确诊断(表8-1)。

表 8-1 斜颈的鉴别诊断

一、先天性——无痛性	嗜酸性肉芽肿
1. 先天性肌性斜颈	骨样骨瘤或骨母细
2. 椎体畸形	胞瘤
椎体分节不良	4. 颈椎间盘钙化
Klipple-Feil 综合征	5. Sandifer 综合征
颈椎第一节枕骨化	三、后天性——痛性或
椎体形成不良	非痛性
半椎体	1. 婴儿阵发性斜颈
椎体分节不良伴半椎体	2. 中枢神经系统肿瘤
3. 眼源性斜颈	后颅凹
二、后天性——疼痛性	脊髓颈段肿瘤
1. 外伤性	听神经瘤
寰枢椎旋转性移位	3. 脊髓空洞症
齿状突游离骨	4. 癔症性斜颈
寰椎骨折	5. 视神经脑回危象(酚
2. 炎症性斜颈	噻嗪类毒性)
寰枢椎旋转性移位	[ocologyric crisis(phe-
(Grisel 青少年类风湿关	nothiatine toxicity)]
节炎综合征)	6. 并发韧带松弛
椎间盘炎或骨髓炎	7. Down 综合征
颈部其他炎症	8. 脊柱骨骺发育不良或
3. 肿瘤	黏多糖症

(四)鉴别诊断

先天性肌性斜颈表现不典型或经保守治疗无效或颈部出现疼痛者应考虑其他罕见原因导致的斜颈。

1. 神经性斜颈 如后颅凹肿瘤、阿-奇畸形、脊髓空洞和婴儿阵发性斜颈,常同时有运动功能障碍、反射异常、颅内压升高或 MRI 显示脑干位置下降。此外,颈部运动时受限伴有疼痛、斜视、眼球震颤、眼外肌麻痹、肌体僵硬、过度兴奋等均为颅内病变的重要体征。

婴儿阵发性斜颈可能为前庭功能障碍所致,女孩多见,年龄多小于 2 岁,所谓的阵发,可从数分钟到全天发作。除斜颈外,可伴有躯干倾斜,眼球偏斜。更为突出的是颈部倾斜的左右方向可以变化。本病可能因前庭功能障碍导致的偏头痛诱发斜颈。本病可自愈,不需特殊治疗。

2. 炎症性斜颈 浅在的颈部淋巴结炎、深在的椎体骨髓炎及椎间盘炎主要表现为颈部活动障碍、疼痛伴全身发热,颈椎嗜酸性肉芽肿,骨样骨瘤,椎间盘钙化,青少年类风湿关节炎溶蚀齿状突,颈 1~2 半脱位以及 Sandifer 综合征。本综合

征的主要表现为食管胃反流、头颈位置异常。患儿呕吐、体重不增、反复发作呼吸道感染,也可见于脑瘫,一旦反流治愈,斜颈消失。

3. 眼性斜颈 多为先天性斜视,眼球外上方肌肉麻痹致斜颈。通常在生后 9 个月以后,患儿能坐稳后才能诊断,因斜视或复视企图自我纠正始出现斜颈症状。矫正眼肌失衡后,斜视消失。

4. 骨性斜颈 如先天性短颈综合征,除颈部姿势异常,还有颈部活动受限。后发际低、颈两侧皮蹼等也同时存在。

(五)治疗

一旦确诊应及早行主动矫正。这要比过去提倡的反向牵拉颈部要更安全有效。约 90% 的病例在 2 岁以内能逐渐得到矫正。强调患儿主动旋转的保守治疗最为安全有效。应当指出,牵拉和按摩手法不当可能造成新的意外损伤。

主动矫正方法内容有三,应逐一向患儿家长解释清楚,因都要依靠家长来付诸实施。

1. 每次喂奶、喂水时都从斜颈的患侧方向给予;应尽可能多地用声音和彩色玩具引导患儿主动向患侧转头。

2. 在卧床时最初可将患儿颈部健侧卧于小床墙壁的一侧,其视野为单调的墙壁,而患侧为经常出现的家庭成员讲话声、走步声和电视、电话的声响,这样会促使患儿主动转动头部朝向患侧,从而起到自动矫正作用,达到主动牵动治疗的目的。

3. 待生后 5 个月左右,白天试行让患儿俯卧,如观察到患儿能较长时间抬头玩耍,不致堵嘴而影响呼吸,此时,说明颈后伸肌群有力,可让患儿在夜间俯卧位睡眠。如此,患儿必定会将头颈转向两侧入睡,轮替休息。在下颌转向健侧时纵然不起矫正牵动作用,但每次转向患侧时就能收到治疗的效果。

保守疗法无效或患儿就诊已迟的适于手术。超过 3~4 岁的患儿,其纤维化的胸锁乳突肌为纤维条索替代。颈部向患侧旋转平均受限 30° 和面部发育不对称的均为手术适应证。手术方法有胸骨头和锁骨头下方一端切断松解,胸锁乳突肌上下两端切断松解和锁骨头缝接在预留的胸骨头残端的延长术三种术式(图8-5)。上下两端切断的疗效优于下端松解。下端松解的适用于幼儿,上下两端松解的适用于儿童或畸形较重的。延长法

可保留颈前方正常肌肉轮廓,但操作复杂,延长程度不易掌握,多不需要。更有作者推荐完全切除纤维化的胸锁乳突肌,但这只偶尔用于该肌肉已完全纤维化的青少年。

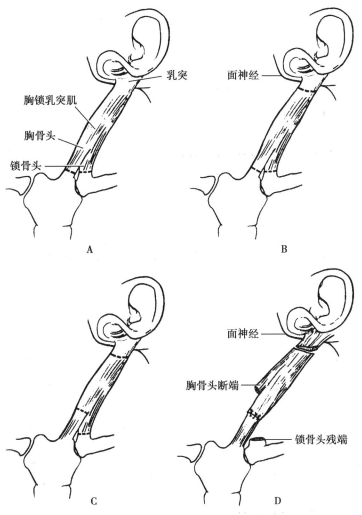

图8-5 先天性肌斜颈的手术治疗
A. 胸锁乳突肌远端松解术;B. 胸~锁乳突肌远近端双极松解术;
C、D. 胸锁乳突肌延长术

无论采用哪种手术方式,都应防止损伤颈部血管、副神经、膈神经和舌下神经。在做上端切断术时还应避免损伤在耳下通过的面神经。

5岁以下患儿术后不需外固定。个别大龄儿童需在术后将头放于过度矫正位,头颈胸石膏固定4~6周。注意下颌旋向患侧,尽量使患侧胸锁关节与乳突间保持最大距离。术后一旦患儿局部疼痛消失,宜尽早开始牵动练习,经验证明轻柔被动牵拉练习可替代术后石膏制动和各种支具。

第8节 Sandifer 综合征

Sandifer 综合征包括头颈姿态异常和胃食管反流。Sandifer 综合征多见于脑瘫和其他导致胃食管反流的病例。出现类似斜颈姿态的原因是为了缓解因反流而引发的痛苦。除反流所致的痛苦以外,患儿常有呕吐、体重不增以及反复出现的上呼吸道感染。鉴别诊断除肌性斜颈外,还有先天性颈椎畸形。患儿每因食管炎和并发的气管炎而烦躁外,颈部各方向活动范围多不受限,胸锁乳突肌也无挛缩现象。经食管造影和测定食管内容的 pH 值可明确食管炎的诊断。治愈食管炎则斜颈姿态消失。

第9节 眼源性斜颈

眼源性斜颈(ocular torticollis)虽在生后出现,

但其病因可能是先天性的。患儿生后 9 个月,能独立坐起,头部能保持平衡,此时可明确诊断。患儿眼外斜肌麻痹,多为该肌的上斜部,每当患儿头部保持水平位时便引发斜视和复视。

患儿为了纠正复视而将头部旋向健侧。无论体检、X 线造影和神经系统检查均不能查到胸锁乳突肌挛缩时,应想到眼源性斜颈的可能。需请眼科专家会诊以明确诊断。

第 10 节 颅锁发育不全

颅锁发育不全(cleidocranial dysostosis)的特点是膜内化骨部位的骨化不良,主要发生在锁骨、颅骨和骨盆。但软骨内化骨也会有些影响。患儿有轻度侏儒表现。

(一)病因

此种畸形为常染色体显性遗传。与发育不全有关的基因为 6p21。该基因已经克隆过,称之为 CBFA1,是骨母细胞特异的转录因子和骨母细胞分化的调节剂。大约 2/3 的患者为家族性,其余为散发。男性和女性的发病率无差别。

(二)临床表现和 X 线检查

2 岁以下畸形最明显,容易确诊。典型体征是头大、面小,有怪样表情。肩下垂和胸部狭窄。一侧或两侧锁骨的胸骨端或肩峰端缺如明显可见(图 8-6)。锁骨完全缺如者极少见。两侧均有病变时,两肩可放到胸前,双肩和颏部接触(图 8-7)。患侧肩胛骨较小,呈翼状。有时有肱骨头半脱位。

颅骨膜部骨化不完全,但颅底正常。骨缝推迟闭合或不能闭合。前囟门增大,有时可达到眶上嵴部位。一些患儿的前囟直至成人仍不闭合。在蝶骨部和乳突部也出现"囟门"。病变严重的颅顶大部分不能骨化。额窦和副鼻窦小或缺如,偶有额窦特别扩大者。鼻骨、泪骨和颧骨部分或

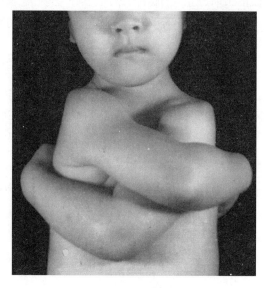

图 8-7 颅锁发育不全外观

完全缺如。上颌发育差。下颌正常,但在下颌联合部不融合。头部短,两眼距离增宽。腭弓高而窄,下颌有凸出畸形。乳牙生长正常。恒牙生长延迟并有发育不良。

骨盆的两侧骨化不正常,耻骨联合宽,有时骶髂关节也增宽。骨盆畸形不影响胎儿的娩出。

此种畸形常伴有单侧或双侧髋内翻和股骨颈短(图 8-8)。胸椎和腰椎的神经弓不连接。因肋骨倾斜和胸骨柄缺损,胸廓也有畸形。有时并发脊柱侧弯、颈椎横突加大和脊椎滑脱。有报道腰椎滑脱的发生可达患儿的 24%。

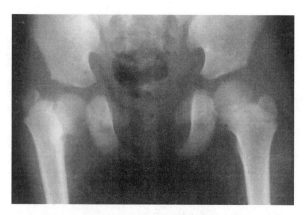

图 8-8 颅锁发育不全并发髋内翻的 X 线片
(图 8-6 ~ 图 8-8 三幅照片均由北京大学人民医院冯传汉教授提供)

腕骨和跗骨骨化缓慢。第 2、5 掌骨和跖骨的近端和远端均有骨骺。第 2 掌骨过长,其基底部附加的骨骺增大。有时可发生指骨短小或缺如。

锁骨缺损常伴有肌肉异常,如三角肌前部纤

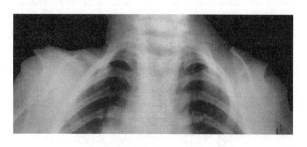

图 8-6 锁骨发育不全的 X 线片
左侧锁骨缺如,右侧锁骨发育不全

维或斜方肌的锁骨部缺如。臂丛可因残损的锁骨刺激引起疼痛和麻木,偶并发脊髓空洞症、皮肤和软组织钙化。

（三）治疗

畸形虽多,但对功能的影响较小。锁骨外侧端刺激臂丛时,可做锁骨部分切除以解除压迫。并发的髋内翻的手术指征与发育性髋内翻相同。并发的脊柱侧弯治疗原则同特发性脊柱侧弯。

第11节 先天性高肩胛症

先天性高肩胛症（congenital high scapula）又称 Sprengel 畸形,是一种少见的先天性畸形。一侧肩胛骨的位置比正常高,同时可伴有颈胸椎、肋骨等畸形。

（一）病因

这类畸形是肩胛带下降不完全的结果。胚胎期第 3 个月末,两侧肩胛带应从颈部下降到胸廓的上部。羊水量不正常导致子宫内压力过高,肌肉发育缺陷,肩胛骨与脊椎间有异常的软骨或骨性连接,可能是发病的直接原因。概括来说,肩胛骨下降不良可能不是肌肉异常,而是因为子宫内环境或其他因素致肩胛骨不能下降。但也可能是肩胛骨的大小和形态正常而因肌肉张力不良使肩胛骨发育停滞。一些患者有遗传性。

（二）病理

骨和肌肉均有异常。肩胛骨的形状多较正常者小,横径增宽,位置高,靠近脊柱,甚至接近枕骨。冈上部位向前倾斜,与上胸壁适应。肩胛骨的内上角延长或增宽。枕部、颈椎与肩胛骨的内上角之间由发育有缺陷的肌肉构成束带、纤维组织、软骨或不正常的骨组织——肩椎骨（omovertebral bone）相连。有肩椎骨的病例约占 1/3。这种肩椎骨自肩胛骨的上缘向上内侧伸展,附着于下部颈椎的棘突、椎板或横突的软骨或纤维组织上,很像低级脊椎动物的肩胛上骨（suprascapula bone）。

此外,可有一些先天性畸形同时存在,如颈胸椎的半椎体、楔形椎体、颈椎侧弯、颈椎脊柱裂、寰椎与枕骨融合,以及短颈、肋骨缺如、肋骨融合、颈肋等。偶见肱骨缩短,锁骨有畸形或发育不全,并不与肩峰构成关节。肩胛带的肌肉也有缺陷,斜方肌下部可缺如或力弱。菱形肌和肩胛提肌常发育不全或部分纤维化。前锯肌力弱,胸大肌、胸小

肌、背阔肌和胸锁乳突肌也可有相似的病变。

Cavendish 在 1972 年对并发畸形的统计如下:常有几种并发畸形相互重叠,无并发畸形的只占 2%,脊柱侧弯 39%,脊柱裂 28%,脊髓纵裂 3%~20%,肋骨畸形 25%,短颈畸形 20%,其他畸形 47%。

（三）临床表现

两侧肩部不对称。患侧肩胛骨较小,向上方和前侧凸出,并有旋转,位置高于健侧 1~12cm（平均 3~5cm）。肩胛骨的上角可达到第 4 颈椎,其下角可达到第 2 胸椎。患侧颈部较丰满且变短,颈肩弧度平坦,在锁骨上区可摸到肩胛骨的冈上部分。锁骨向上方和外侧倾斜,并与水平线呈 25°角（立位）。也可摸到肩椎骨。举起上臂时肩胛骨向外侧和旋转的活动均受限。患侧肩部外展受限。肩肱关节的被动运动幅度正常。肩胛骨与肋骨之间的活动受限。视诊和触诊可查出斜颈、短颈、脊柱后凸、脊柱侧弯等畸形。如两侧均有畸形,颈部显得粗而短,两肩外展受限,颈椎前凸增加。

X 线照片对比两侧肩部,可显示患侧肩胛骨位置较高,并伴有某种畸形。如拍照两上臂外层位的 X 线片,可见到患侧外展受限。

（四）治疗

选择外科手术的因素有四:

1. 畸形的严重程度　按 Cavendish 畸形外观分类法:

Ⅰ度　畸形很轻,在穿衣后双肩高度几乎对称。对此,手术无收益,无手术指征。

Ⅱ度　畸形轻,双肩几乎等高,但不着装时可见一侧肩胛骨上内角隆起,有如皮蹼。对此可切除冈上嵴部分,但皮蹼状外观和手后瘢痕孰轻孰重,要在术前与家长或患儿讨论。

Ⅲ度　肩部中等度增高 2~5cm,容易看出。因随发育畸形会加重,因此宜手术矫正。

Ⅳ度　严重畸形,患侧肩胛骨很高,其内上角几乎达枕骨,肩部有皮蹼,并呈短颈畸形。若为双侧严重畸形常伴真性先天性短颈。

2. 功能障碍　肩关节外展受限或有肩椎骨桥或因肩胛骨与胸廓之间纤维性粘连,甚或由于局部肌肉纤维化发育不良或未发育而力弱。手术切除肩椎骨桥或松解粘连后可使功能明显改善。

3. 是否并发其他畸形　如短颈综合征或严重的先天性脊柱侧弯和后突。

4. 患儿的年龄　过去很多作者主张在 3～7 岁之间手术。这主要考虑到手术创伤较大。但 7 岁以后手术容易并发臂丛的牵拉损伤。目前因麻醉的进步及手术技术的改良，可将手术提早到生后 6～9 个月。

手术方法包括切断或切除纤维索带，切除不正常的肩椎骨，剥离肩胛骨，从高位下移至正常部位，或切除部分肩胛骨（图 8-9）。手术最好选在 2～4 岁进行，6 岁以后手术效果常不满意。有时是因单侧肩胛骨较小或脊柱有畸形而表现为外观异常。手术效果应以改善功能为主。常用的手术方法有 Green 和 Woodward 术式。各种方法均可发生暂时性臂丛麻痹，应予警惕。

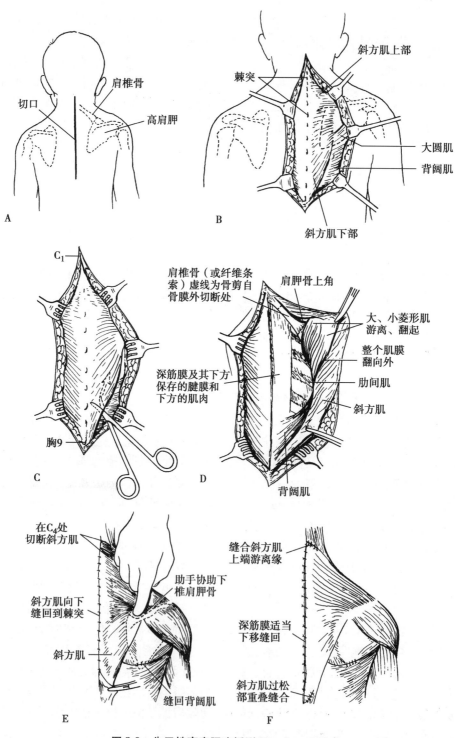

图 8-9　先天性高肩胛症矫形 Woodward 手术

第 12 节　先天性锁骨假关节

先天性锁骨假关节是一种少见的先天性畸形，系锁骨不能正常骨化所致。所有病例的畸形几乎都发生在右侧。病因可能系锁骨中 1/3 被锁骨下动静脉压迫，尤其是并发颈肋的患儿，其颈肋与第一肋的间隙狭窄，故受压尤为明显。左侧者均并发右位心畸形。出生时或在生后不久，可在锁骨中段的外侧部分发现一个无压痛的肿块。患儿无产伤或其他外伤史。在假关节的部位锁骨断端增大，有活动性，但无疼痛。内侧断端较大，向上方和前侧倾斜。外侧断端较小，常在内侧断端的下方。由于上肢重量的关系，外侧断端随肩部向下垂，并向前侧移位。

畸形随生长发育而加重。在假关节部位活动性增加时畸形也明显。畸形对功能无影响或甚少影响。

锁骨骨折与此畸形不同，有外伤史，伤肢不能活动，有假性麻痹，被动运动时局部疼痛，局部很快出现骨痂。X 线片上锁骨假关节多居中点偏外，断端变粗为其特点。内侧胸骨端较大，位于外侧端之前上方。相反，颅锁发育不全的病例常伴有颅骨、面颌骨和骨盆的畸形。

一般不需要治疗。功能影响较大时可做切除隆起的骨质或行植骨和内固定手术。

第 13 节　头面和上肢畸形综合征

这组综合征指主要病变在头、面和上肢的一组先天性病变引起头面和上肢的畸形，比较罕见。

一、尖头并指（趾）畸形（Apert 综合征）

尖头并指（趾）畸形（acrocephalosyndactyly）的特征是颅缝过早连接和并指（趾）。本畸形为常染色体显性遗传，也有突变的散发病例。

头纵向较长，尖顶位于前后囟门之间。面部宽，鼻扁平，下颌突出。上腭高，有时有腭裂。颈部有短颈畸形（Klippel-Feil 综合征）。颅骨畸形主要是冠状颅缝过早融合所致。若一侧冠状缝提早融合者产生斜头畸形（plagiocephaly）。

有的病例颅压增高、突眼、斜视以及视神经萎缩。智力低下并发有胼胝体发育不全。

上肢畸形中常有对称性并指，手指短小，指间关节僵硬或融合。各手指靠拢在一起，几个手指只有一个共同的指甲。手掌呈汤匙状。拇指短小，虽没有并指但只有一节指骨。拇指的掌指关节有桡侧偏移。前臂短，可有尺桡关节融合。下肢畸形主要在足趾，均呈并趾畸形。

治疗应在 2 岁以后分离并指。有时需从掌指关节处截除中指，以保证第 2、4 指皮肤松弛覆盖。

手指的畸形会有些变异，如部分手指并指。

二、尖头多指畸形（Carpenter 综合征）

头部小宛如 Apert 综合征，而手指和足趾为多指（趾）畸形为主。并指较轻，常只是软组织相连。患儿还可能并发轻度髋内翻，肥胖和外生殖器发育不良。本综合征属常染色体隐性遗传。

三、面颌骨发育障碍综合征

面颌骨发育障碍综合征（Treacher-Collins syndrome）包括睑裂向下倾斜，颧骨和其他面骨发育不良。外耳道细小，口角和外耳之间常有盲端窦道以及下颌发育不良。上肢畸形中有并指，拇指发育落后，尺桡关节融合甚或有桡骨缺如。本畸形为常染色体显性遗传。常需分期成型手术治疗。

综合征的变种有外耳椎体综合征，如下颌骨发育不良并发先天性椎体融合或半椎体。

四、下颌发育不良综合征

下颌发育不良综合征（Pierre-Robin syndrome）中的小下颌向后退缩，严重者可并发舌下垂而致呼吸道梗阻。有时并发腭裂，以及眼、大脑和内脏的畸形。肢体畸形有并指、短指和多关节挛缩。下颌畸形随年龄增长而有所减轻。

五、眼下颌面综合征

眼下颌面综合征（Hallerman-Streiff syndrome）包括颅骨发育不良，前额隆起，面部狭小，缩颌（retrognathism）、眼和牙齿畸形以及轻重不等的侏儒。肢体畸形中有爪形手，并指、尺骨和桡骨发育异常，以及先天性髋关节脱位。

六、眼牙指综合征

眼牙指综合征（oculodentodigital syndrome）包

括小头畸形,双眼靠拢,牙齿发育不良,多指和并指。有时中指缺如。本畸形可能属常染色体显性遗传。

七、口面指综合征

口面指综合征(oral-facial-digital syndrome)只见于女性,特征是面部异常包括鹰鼻、鼻翼软骨发育不良、腭裂、分叶舌,部分唇裂和多发上唇系带。上肢畸形有并指、短指。手部的 X 线照片可显示指骨短小并有多发囊状改变。有些面部畸形可行手术治疗。

八、耳腭指综合征

耳腭指综合征(taybi syndrome 或 otopalatodigital syndrome)只发生于男性。特征为腭裂,2 岁以后出现耳聋,侏儒,拇指(趾)短小扁平,中间三个手指末节指骨粗大,小指向外侧弯曲。X 线照片可见第 2、3 掌骨基底有骨骺炎改变。指骨和腕骨的形状和大小均有异常变化。

九、Weill-Marchesani 综合征

本综合征包括身材矮小、眼晶体畸形和手指短小。晶体小,呈球状,常有脱位。掌骨、足跖骨和指骨均短小。

十、颅腕跖综合征

颅腕跖综合征又称 Freeman-Sheldon 综合征,或口哨面容综合征(whistling face 综合征),非常罕见。特征是口小而紧缩,双眼靠近并下沉,鼻孔小,上腭高,舌小。患儿吃东西和吞咽均有困难。肢体畸形中有手指屈曲和尺偏畸形以及双侧马蹄内翻足。有时可见脊柱侧弯、隐性脊柱裂和桡骨头脱位。X 线照片上骨畸形不明显。患儿有肌肉萎缩、纤维化和脂肪性退行性改变。足部畸形很顽固,常需多次手术矫正。面部畸形每致麻醉困难且易发生术后并发症。

十一、Rubinstein-Taybi 综合征

本综合征的特征为面部、手、足畸形,身材矮小和智力低下。面部外观异常,有耳的位置低,形状异常。眼裂向下斜,眼睫毛多,眼球下视,有时有白内障。鼻小和下颌较尖。手足肥大、短小,拇指(趾)宽并有移位。末节指骨粗大。患儿可并发心脏或生殖泌尿系畸形。X 线照片可见第 1 掌

骨、足跖骨和第 1 指骨增粗,肋骨融合,股骨颈短小等。遗传方面的异常可能是染色体 14、15 异位。

十二、Smith-Lemli-Opitz 综合征

本综合征的特征是侏儒,面部改变,手足异常,大脑发育不全和生殖系畸形。面部外观鼻根宽而平,鼻孔向前。眼睑下垂、斜视。下颌小且回缩,上腭高,齿槽嵴大。骨改变还有小指、中指和拇指短小,第 2、3 趾并趾和前足内收。有时并发脊柱侧弯。

十三、Laurence-Moon-Biedl-Bardet 综合征

本综合征为常染色体隐性遗传,特征是患儿肥胖,智力低下并有色素性视网膜炎,生殖器发育不良和多指畸形。还可并发心、肾畸形。外科治疗只限于赘生指切除术。

十四、Holt-Oram 综合征

本综合征包括心脏畸形和手指异常。心脏畸形常系间隔缺损和心律不齐。手指多为三指畸形,拇指无对掌能力或拇指缺如。上肢畸形严重的,可有桡骨缺如或短肢。有时可并发椎体畸形。

十五、Cornelia DeLange 综合征

本综合征的特征为侏儒,智力低下以及小颅,短肢体和毛发过多,眉毛稀少等。X 线照片可见全身性骺发育迟缓,上肢还可有桡骨头脱位,肘关节挛缩或强直。手部畸形有短指,腕骨缺如,拇指向近端移位。患儿还可并发髋脱位。

十六、Cockayne 综合征

本综合征的特点为侏儒。2 岁后出现智力低下,面部缺少皮下脂肪,眼下沉,皮肤色素对光过敏、手部短管状骨小,运动受限。骨盆显示髂骨翼上下径增大。椎体扁平。长管状骨的骨皮质薄,干骺端膨大。

神经活体组织检查可见外围神经有变异。患儿常有髋内翻和马蹄足,后者常需软组织松解手术。

第14节　颈　肋

颈肋是常见的先天性畸形。在儿童时期很少

出现症状,成人患者常因压迫锁骨下血管而出现症状。小儿则多因臂丛受压,如压迫 C_7、C_8,在有关部位产生麻木和感觉异常。叩锁骨上窝可诱发感觉异常。

X 线照片能显示颈肋。

手术能缓解神经根受压,但术中不必要将颈肋全部切除。颈部环形切口,断颈阔肌和肩胛舌骨肌的中央腱,再向内侧牵开前斜角肌和膈神经。此时可显露臂丛。手术野中见到颈肋后,切除其尖端即可收到满意效果。

(李承鑫 潘少川)

参 考 文 献

1. Copley LA, Dormans JP. Cervical spine disorders in infants and children. J Am Acad Orthop Surg,1998,6(4):204-214.

2. Drummond DS. Congenital anomalies of the pediatric cervical spine//Bridwell KH, DeWald RL. The Texbook of Spinal Surgery. Philadelphia:Lippincott-Raven,1997:951.

3. Fielding JW, Hensinger RN, Hawkins RJ, Os odontoideum. J Bone Joint Surg 1980;62-A:376

4. Hall JE, Simmons ED, Danylchuk K, et al. Instability of the cervical spine and neurological involvement in Klippel-Feil syndrome, a case report. J Bone Joint Surg Am,1990,72(3):460-462.

5. Loder RT. The cervical spine//Morrissy RT, Weinstein SL. Lovell and Winters Pediatric Orthopaedics. Philadelphia:Lippincott-Raven,1996:739.

6. Mubarak SJ, Camp JF, Vuletich W, et al. Halo application in the infant. J Pediatr Orthop,1989,9(5):612-614.

7. Rouvreau P, Glorion C, Langlais J, et al. Assessment and neurologic involvement of patients with cervical spine congenital synostosis as in Klippel-Feil syndrome;study of 19 cases. J Pediatr Orthop B,1998,7(3):179-185.

8. Chen CE, Ko JY. Surgical treatment of muscular torticollis for patients above 6 years of age. Arch Orthop Trauma Surg,2000,120(3-4):1491-151.

9. Cheng JC. Tang SP, Chen TM, et al. The clinical presentation and outcome of treatment of congenital muscular torticollis in infants-a study of 1086 cases. J Pediatr Surg, 2000,35(7):1091-1096.

10. Cleeman E, Flatow EL. Shoulder dislocations in the young patient. Orthop Clin North Am. 2000,31(2):217-229.

11. Borges JL, Shah A, Torres BC, et al. Modified Woodward procedure for Sprengel deformity of the shoulder, long-term results. J Pediatr Orthop,1996,16(4):508-513.

12. 胡亚美,江载芳,申昆玲,等. 诸福棠实用儿科学. 第8版. 北京:人民卫生出版社,2015.

第 9 章

脊柱侧弯和后突畸形

第1节 概 述

一、定义

脊柱侧弯在希腊文中称 Scoliosis, Galen（131—201 年）首先用此名词命名。现已在医学英文著作中普遍沿用。脊柱侧弯是脊柱最常见的畸形,早在希波可拉底时代已对脊柱弯曲有过描述。André 于 1741 年就用弯曲的脊柱作为矫形外科学的标记。

脊柱侧弯的定义为脊柱前后位 X 线照片上有超过 10°的侧方弯曲。由于脊柱向侧方弯曲,其弧度范围内的椎体会发生旋转,可导致三维变形。复杂的畸形在三个方面有异常:①椎体在矢状面上有伸展,使侧弯段有脊柱前突;②额状面椎体向一侧倾斜;③轴面上有旋转。从而使脊柱扭曲,其最主要的变形在弧度的顶端。畸形逐渐加重,椎体和胸廓都会发生结构性改变。胸腹腔内的器官和椎管内的脊髓彼此的解剖关系逐渐失常,也可并发器官功能受损。

二、脊柱和脊髓的胚胎学及其正常发育

（一）脊柱和脊髓的生成

脊柱和脊髓从胚胎的复杂过程发育而来。了解发育的每一步都很有用,从中可深入了解其相互关系。对于脊柱的很多畸形能从其胚胎学知识得到很好的理解,也能知道异常发育与正常之间的差异。在治疗脊柱疾病时特别是婴幼儿期的病症,更与脊柱的生长发育过程密切相关。

1. 胚胎期脊髓的生成 胚胎发育的第 2 周,生成两层扁平细胞,即下胚基（hypoblast）和上胚基（epiblast）。此阶段上胚基开始通过空腔化（gastrulation）而转化为 3 个胚层。这个过程的特点是出现脊索,这与脊髓和椎体的形成关系密切。

1）空腔化的过程:空腔化始于上胚基的细胞向背侧中线移动形成原始槽（primitine streak）。在细胞卷入时细胞变形成为有特点的间质细胞。此沟槽随细胞向中央移动,最终成为原始沟（primitine groove）,而后以另一新形式向外侧和腹侧退出。

空腔化最终使胚胎成为 3 个胚层（germ layers）:外胚层（ectoderm）,由残存的上胚层细胞构成;中胚层（mesoderm）,由向腹侧移动的新的间质细胞形成;内胚层（endoderm）,由上胚基下方的胚层,即最终从先前形成腹侧的下胚基细胞演变为卵黄囊。在空腔化期间可以找到脊索（nvtochord）的起源。原始沟的最后阶段成为一个小凹。原始结自上胚基移动后形成脊索突起,系间质细胞团的一个棒状空腔。空腔化的过程界定了胚胎发育的头端-尾端基轴;原始槽（prinitine streak）随原始结向头端延伸。第 18 日,原始沟从头端退化,随后形成脊索突。脊索突从腹侧张开,与外胚层衬托的卵黄囊融合成为脊索板（notochordal plate）。胚胎第 22～24 天时,脊索板与外胚层彻底分离,形成一个实体的棒状脊索。在此过程中起源于内胚层的细胞组成脊索。

2）神经管的形成:神经管在萌芽状态的外胚层背侧形成。它是由下胚基、中胚层、脊索和原始结通过信号感应而形成的。此信号促进形成增厚的神经板,由外胚层细胞组成,使其高度不断增加。本过程始于妊娠后的第 18 日。随后 2～3 日,神经板（neural plate）从头端向尾端延长。到第 22 日神经板的两侧缘向内折叠形成神经管（neural tube）,这一过程称为神经转化（neurulation）。从神经管背侧融合。表面覆盖的外胚层与神经管分离。同样,神经嵴的细胞系多种组织结构的前身,包括大部自律和外围神经系统。从发育的神经褶的两侧分离,并开始移动。典型的神经转化过程是从神经管开始向尾端凸起,有如前方（头端）和后方（尾端）的神经孔（neuropores）,象征着尚未闭合的神经

管的末端。

神经转化本身并不能形成全部神经管。神经管最头端部分在妊娠 28～48 日时形成管道，称之为管道化（canalization）。在神经孔后侧下方，原始槽部未分化的细胞形成尾端细胞团块或称之为尾端隆凸。妊娠 28～42 日细胞团块出现空泡，融合成为远端神经管。这些细胞最终形成脊髓圆锥、马尾和终丝。在 43～48 天时，终末空腔（ventriculus terminalis）成为邻近终丝部的囊状结构，即尾端神经管。终末空腔标定了日后圆锥的部位，最初是在尾椎水平。跨过妊娠期（转入胎儿期），脊髓尾端经历变性分化（retrogressive differentiation）过程，形成终丝，马尾和圆锥与骨性的脊柱相对上升。神经管居于终末空腔的尾端，变性分化成为终丝的纤维条索，牵拉日后形成的圆锥到尾髓遗留部，在尾椎水平仍留有上皮细胞。由于脊柱的生长与脊髓的发育不完全一致，圆锥对比脊柱有相对的上升，且终丝有所变长。同样，神经根的水平也与其相对应的神经孔出口水平不完全一致。为此脊髓的适应性上升，形成马尾。这个过程延伸到分娩后。生后 2 岁时圆锥达到成年人的邻近脊柱腰 1 的平面。

3）脊髓的成熟过程：神经管闭合后，神经上皮细胞开始分裂，随之神经管壁增厚。在增厚的阶段，细胞失去其上皮性质而成熟为双潜能的祖细胞。这种细胞或可成为神经元祖细胞或成为神经胶质祖细胞。神经元祖细胞可分化为双极成神经细胞，具有神经质的突触，布满神经管的内壁和外层的表面。最后这种突起缩回而成为单极成神经细胞。随后形成新的轴突和树枝样突起，进而成为更加成熟的单极成神经细胞，即最终的神经元前身。

神经胶质祖细胞进而分裂，分化成为少突神经胶质细胞（oligodendrocytes）和星形胶质细胞（artroeytes）。少突神经胶质细胞与神经元排列紧密形成髓鞘。星形胶质细胞呈星状支撑神经元细胞。还有第三型的神经上皮细胞，呈辐射状胶原或称柱状细胞。放射状纤维作为神经细胞和胶原母细胞移行的通路。这种突起都暂时布满在神经管内外层的表面。随着神经元细胞的移行，柱状细胞再次重返有丝分裂循环，其潜能可变成不同类型的胶质细胞。神经管最内侧的细胞层仍保持

柱状上皮的特性，最终演变为室管膜（epedyma），衬托整个中央管。在增殖、移行和分化阶段，神经管可描画成三个同心层。基质层（或称脑室或室管膜层），包含增殖上皮细胞向中央管移行。成神经细胞和神经胶质细胞即源于此。成神经细胞而后向外移行又成为外罩层（mantle layer）（又称中间区）。此处的细胞最后成为脊髓的灰质。边缘层（marginal layer）在中间层的外侧，包括轴索和树枝样突起，最后成为成熟的脊髓白质。脊髓形成了上述三层之后，在中央管内出现明显的沟状界限。神经管内的外侧凹陷可作为背侧翼板（dorsal alar plate）和腹侧基板（ventral basal plate）之间的分界线。

基板含有前角运动细胞；翼板含有感觉神经元。从前角细胞突起的神经元状似生长的圆锥体延伸为伪足，沿移行的硬节（sclerotome）细胞寻求新途径。最后，伪足与肌肉纤维接触形成神经突触（synapse）。此过程开始作为"先驱纤维"沿其他轴突移行。以同样形式移行的感觉脊神经节细胞中的树枝样突起沿运动纤维，在翼板中的感觉神经元形成突触。源于神经嵴细胞的自律神经元的细胞体在胸 1～12 平面背侧角和腹侧角之间形成灰质的小突起，即内外侧之间的灰质柱。

2. 椎体的发育

1）体节和节段配置：神经管发育成熟而成为脊髓时，中轴骨骼围绕神经管发育。空腔化的另一副产品是发生了 3 个胚细胞层。中胚层与神经管与脊索最近，称之为中轴旁中胚层。妊娠第 20 日时，轴旁中胚层渐变致密而形成体节（somite）。这个过程持续到第 30 日，而且从头端向尾端进行。体节是暂时性的胚胎器官，代表着胚胎发育体节化（metamerism）的基本要素。体节的最初始结构是松散细胞所组成的中胚层细胞呈放射状排列的围绕中心。形成后不久，体节的腹侧内面沿中心细胞移行变成为硬体节（sclerotome），此即椎体的前身。体节的其余部分最终成为肌节（myotome），即躯干的肌群。此外，还有皮节（dermatome），系皮肤成分，包括脂肪及结缔组织。体节的节段配置维持到日后肌节和皮肤的神经支配。

硬体节细胞继续移行到发育的神经管和脊索四周，外侧的硬结移行到背侧，内侧的细胞到腹

侧。腹侧的硬结细胞从神经管的基板和脊索接收到感应性信号使其分化成椎体的前身。同样方式,外胚层表面背侧硬结细胞分化成为椎弓。

如上所述,脊神经按照体节的节段配置发育。如此肌节和皮节妥当分布。但是,硬结的发育过程称为再节段化(resegmentation)。在硬结细胞移行到神经管和脊索的四周时,裂开为头端和尾端。头端的一半硬结与邻近的上方的半个硬结相融合成为椎体。再节段化的过程可使神经根引出并形成椎间盘神经孔。成熟间盘的髓核中包含残有的脊索细胞。间盘四周的纤维环由硬结分裂部位残留的硬结细胞组成。再节段化的最终结局是节段配置与椎旁肌群并不协调,使节段的肌肉跨过椎间的关节。

2)软骨化(chondrification)和骨化(ossification):在妊娠40~60日,脊椎骨的间质细胞发生软骨化。此过程源于脊索两侧的融合成特异的软骨化中心。后方的软骨化中心从两侧向中线融合形成一个完整的神经弓和棘突。另一个软骨化中心位于中心部和神经弓之间,最终形成横突。软骨化中心逐渐扩大成为一个完整的椎体。

此后,又发育成骨化中心。骨化是一较长的过程,持续到生后仍在发育。寰椎以下的每个椎体究竟有几个骨化中心仍有争论。多数学者认为每个椎体有1~2个骨化中心;每侧后方神经弓部也各有1~2个骨化中心。寰椎的神经弓有2个后方骨化中心以及前方的1个迟显的骨化中心,多在生后7~24个月始可看到。枢椎具有5个原始骨化中心(在齿状突两侧还有2个额外的中心)。神经中心软骨联合是中央部(椎体)原始骨化中心和后方神经弓之间的连接部。一对神经中心的软骨联合位于椎体以内。颈椎的软骨联合呈矢状方向。相反,胸、腰椎的则呈冠状位。第3个后方的软骨联合位于后方神经弓中线的棘突内。生后因这些软骨联合持续生长发育使神经管不断扩大。典型的是后方软骨联合率先闭合,而只要神经中心的软骨联合仍保持开放,椎管将继续扩大。各骨化中心的软骨联合闭合时间依不同部位和不同患儿而各不相同。6~8岁时椎管的直径始能达到成年人大小,此时软骨联合多已闭合。表9-1说明不同部位,各个软骨联合的标准闭合时间。

表 9-1 椎体骨化时间

部位	骨化年龄
C₁(寰椎)	
前方原发骨化中心	6个月~2岁
后方软骨联合	1~7岁
神经中心软骨联合	5~9岁
C₂(枢椎)	
齿状突原发骨化中心	3个月
齿状突中心软骨联合	3~7岁
后方软骨联合	4~7岁
终端小骨	2~10岁
齿状突全部骨化	10~13岁
枢椎以下的椎体	
神经中心软骨联合	3~7岁
后部软骨联合	4~7岁

C_1 和 C_2 的骨化模式独特,寰椎的一对神经中心的软骨联合埋于前弓内;在后方的中线只有一个软骨联合。闭合时间也不尽相同,典型的是在5岁完成。软骨联合开放时间比一般的时间更长些的也不罕见,尤其是后方的软骨联合。枢椎的前后方骨化模式也见于枢椎以下的椎体。除了齿状突发育的有独特性以外,还有一对原始骨化中心,通常生后3个月在其中线融合。齿状突骨化从枢椎中央部分离。上方另有一骨化中心,形成软骨的终端小骨(os terminale)。这个小骨能发挥使齿状突向上生长变长的功能。终端小骨在8~10岁时显现。7岁时齿状突中心的软骨联合闭合。终端小骨与齿状突在13岁时融合。

3. 椎间盘和环形骨突的生成 关于椎间盘的起源要回溯到"再节化(resegmentation)"阶段。椎体间的脊索残留物成为髓核(nucleus pulposus);四周环以硬节细胞而后形成纤维环(annulus fibrosis)。髓核的上下两侧与发育中的椎体上的玻璃样软骨板邻接。源自发育中的纤维环的纤维细胞逐渐侵入髓核,从而替代脊索细胞的残余。随胎儿的生长,椎体在骺板(环形骨突)和玻璃样软骨之间纵向增厚。在真正的骺板以外,在椎体的边缘上下两侧产生软骨的环形骨突或称骨骺。环形骨突并不参与椎体的纵向生长。纤维环最外层的纤维(sharpey纤维)嵌入骺环,使髓核牢固地连接在邻近的椎体上。14岁起环形骨突骨化,最终在18岁时与椎体融合。环形骨突骨化前,它与椎体之间的骨软骨性连接处较自身与髓核之间的连接要软弱得多。因此,小儿环形骨突与椎体之间的分离骨折损伤或髓核疝并不少见。

（二）脊柱和脊髓的正常发育

椎体的形成是从间叶组织过渡到软骨，最终形成骨的结构。正面观，脊柱整体发育呈一直线。侧面观，脊柱生后为单一弧度，及至 6 岁左右发育为 3 个弧度（图 9-1）。弧度的变化虽属适应直立体位的需求，但也会给腰椎增加负荷。因而小儿可发生脊椎滑脱（spondylolysis），青年后能引发椎间盘疝以及成年后会并发退行性关节炎。

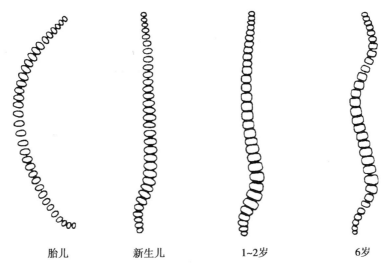

胎儿　　　新生儿　　　1~2岁　　　6岁

图 9-1　脊柱正常矢状面弧度的发育

小儿脊柱畸形有可能致残，故需认真对待。成年人常有背痛，而小儿背痛却很少见，常系特殊器质性病变而需治疗。小儿脊柱畸形之所以被人关注，是因为小儿处于生长期间畸形可能加重。然而有时家长对小儿躯干轻度不对称过度焦虑而要求不必要的治疗。

三、脊柱弧度正常变异和分类

正常胸椎矢状面有 20°～40° 的生理后突以加大胸廓。后突介于 45°～55° 的为边缘性界限。后突小于 20° 的称为后突减少（hypokyphosis），而超过 55° 的称后突过多（hyperkyphosis）。后突过多有时又称为驼背或圆背畸形。腰椎正常前突介于 20°～ 55°。同样，前突变小称为前突减少（hypolordosis），前突加大的称前突过多（hyperlordosis）。前突减少也称平背，而前突过多又可称为前突畸形。在额状面若见轻度躯干不对称而 Cobb 角在 10° 以内的可视为正常变异，在儿时或成年后通常都不会导致任何功能障碍。

脊柱侧弯弧度的分类　依弧度部位、形态、原因的不同有不少专用名词，如结构性和非结构性（前者为某段脊柱有固定性弯曲）；原发弧和继发弧；先天性、特发性、神经肌肉性；颈胸段、胸段、双主弧、胸腰段、腰段、腰骶段、前突侧弯和后突侧弯等（图 9-2）。通常脊柱侧弯畸形可分别在胚胎期、婴儿期、儿童期或青少年时期出现，而其残留畸形可持续终生。

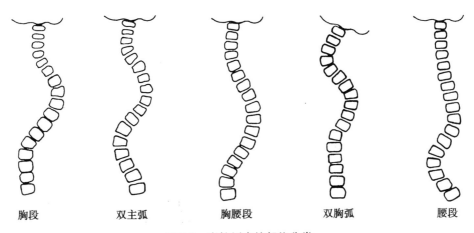

胸段　　　双主弧　　　胸腰段　　　双胸弧　　　腰段

图 9-2　脊柱侧弯按部位分类
图中所示均为后前位

135

依脊柱侧弯研究学会（SRS）标准，脊柱侧弯的病因学分类如表 9-2 所示。

表 9-2　脊柱侧弯的病因学分类（SRS 标准）

1. 特发性	（2）脊膜膨出
（1）婴儿型	（3）脊柱闭合不全
自然消退	脊髓纵裂
进展恶化	其他
（2）少年型	6. 神经纤维瘤病
（3）青年型	7. 间充质异常
2. 神经性	（1）马方综合征
（1）上运动神经元	（2）高胱氨酸尿症
脑瘫	（3）Ehlers-Danlos 综合征
脊髓小脑退行变	（4）其他
Friedreich 病	8. 外伤性
Charcot-Marie-Tooth 病	（1）骨折或脱位（非麻痹性）
Roussy-Levy 病	
脊髓空洞症	（2）放射治疗后
脊髓肿瘤	（3）其他
脊髓损伤	9. 软组织挛缩
其他	（1）脓胸后
（2）下运动神经元	（2）烧伤后
脊髓灰质炎	（3）其他
其他病毒神经炎	10. 骨软骨发育不良
外伤	（1）软骨发育不全
脊髓肌肉萎缩	（2）脊柱骨骺发育不全
Werdig-Hoffmann 病	（3）弯曲变形性侏儒
Kugelberg-Welander 病	（4）黏多糖病
脊髓脊膜膨出（麻痹性）	（5）其他
自主功能不良（Riley-Day 综合征）	11. 肿瘤
	良性
其他	恶性
3. 肌肉性	12. 类风湿病
（1）多关节挛缩	13. 代谢性
（2）肌肉营养不良	（1）佝偻病
Duchenne（假性肥大性）	（2）青少年骨质疏松症
肢带	（3）先天性成骨不全
面肩肱	14. 腰骶部有关异常
（3）Fiber 型失比例	（1）脊椎滑脱
（4）先天性肌张力低下症	（2）脊椎前移
（5）营养不良性肌强直	（3）其他
4. 先天性	15. 胸廓性
（1）形成不良	（1）胸廓成形术后
楔形椎	（2）胸廓切开术后
半椎体	（3）其他
（2）分节不良	16. 癔症性
单侧骨桥	17. 功能性
双侧融合	（1）姿势性
（3）联合型	（2）继发肢体不等长
5. 并发神经组织缺陷	（3）肌肉痉挛
（1）脊髓脊膜膨出	（4）其他

四、脊柱外科矫形所用的技术

矫正各种脊柱侧弯畸形并无单一技巧。术前仔细计划如何发挥植入物的最大功能，术中观察脊柱畸形的变化是手术成功的关键。应考虑脊柱畸形的柔韧度，所用植入器械的物理性能，对椎体固定的方式以及预期矫正程度。

针对脊柱的柔韧性，考虑可能或需要矫正多少。矢状面和冠状面的柔韧性均应注意。胸椎的反突过少甚至出现前突常很难矫正。除了矫正畸形以外是否需要进行松解？若需要松解，需选用什么样的松解方法？是否需要单纯棘突间韧带切除加关节突间关节切除甚或某种截骨术？柔韧的脊柱对任何整复方法都可能有效。僵硬的脊柱无论对哪一种矫正方法效果均不理想，除非行前方椎体全切除术。

所用的植入物材料的性质也值得注意。不锈钢在矫正畸形中有不少优点。材料强硬的矫正棒变形不多，但要注意可能把螺钉拔出。同时不易弯曲的矫正棒能更好地保持原有形状而钛钢材料则相反。一旦完成全部结构组装，这两种材质都可接受。钛钢材料术后对 X 线造影有其优点。这点超过不锈钢，因有时对椎管内的观察非常重要。

椎体固定的器材对整复策略也有很大影响。单轴、多轴能矫正的和单平面多轴的螺钉，固定钩和钢丝均有不同的特殊矫正功能。

术前计划对植入物类型和在整个结构中的位置应予认真考虑。

矫正棒的外形和对其如何安置对矫正作用很大。在矫形阶段有很多矫正的手法可供选用。最有效的手法是在安装第一根棒时运用。第二根棒只是为了增加稳定性和防止金属疲乏所致的断棒。有时只需用棒起临时矫正作用。起这种作用的棒多安置在要矫正的对侧或第一根棒的对侧。与矢状面不相称的长弧度在矫正畸形时常适用临时矫正棒。

（一）加压和撑开

凹侧撑开棒可减轻脊柱侧弯。对特发性脊柱侧弯的患儿，撑开胸椎弧度常会加重后突，这也是我们所希望的。因胸椎侧弯常降低正常的后突。加压对矫正胸椎过度后突有用。同样对腰椎来说,用矫正棒在弧度的突侧加压,不但可矫正侧弯,而且还能恢复或维持腰椎的前突。将加压和撑开作为主要矫正方法时,要切记这一技术会加重后突或加大前突而不致对脊柱矢状面的平衡造成负面影响。但是,用加压-撑开作为主要技术,安装好两根棒并加以恰当地预弯则其负面影响或可忽略不计。若用两侧,节段椎弓根钉这种节段调整定会加大其矫正力。本技术的负面作用包括对邻近节段传递不对称外力,尤其是对没有器械固定的邻近节段造成不良力线。过度作用外力会导致植入物松动。单轴螺钉不宜用在本技术中。

(二) 整体去旋转

对典型的伴脊柱前突的胸椎弧度可用标准的Dubosset 的去旋转手法。但用本手法时有几点应予注意。最重要的是用整体去旋转时确可造成一定程度的侧移。此外,理想的矢状面的外形很少能与侧弯的冠状面相一致。因之,有从冠状面畸形在错误部位转变成后突或前突的可能。拟定用此技术,矫正棒一定要放在凹侧全部固定钩内。螺钉帽置在螺钉头上但不拧紧,然后将棒旋转到正确位置,随后将第二棒放好。这一技术对矫治胸椎侧弯的后突不足(hypokyphosis)很有用。棒的长度和坚强度要足以维持其形状。骨质也要坚强,足以能保持螺钉不致拔出。脊柱也要有一定的柔韧度,能从后方矫正。本技术有时不宜用钛棒,因较不锈钢柔软以至于可能弯曲变形。

(三) 局部去旋转

还有一种可供选用的复位技术是局部椎体去旋转。本技术在棒已置于整体去旋转位置后使用。手法包括只在顶椎附近各段直接施加矫正力。先分别在邻近顶椎的3~4个节段上安置好钉、棒。去旋转只在弧度的凹侧进行。一旦完成矫正,拧紧螺钉帽,使椎体保持矫正后的位置。

(四) 椎体直接去旋转

这一手法的概念与局部去旋转相同,但在具体手法上只用于某单一椎体。本技术逐渐缓慢加力求得节段性去旋转,与反复逐渐撑开和重复加压的手法相似。目的都是改善脊柱矢状面的力线。采用本法在去旋转时凹侧螺钉必须松开。椎体直接去旋转可能对其上、下椎体的活动有利。操作次序可从头或尾端开始。稳定整个矫正器械更靠先拧紧头尾两端的螺钉,然后借助于在对侧的有螺钉的椎体上施加去旋转。一旦取得满意的矫正,则拧紧该螺钉。逐一在各节段用同法操作直到效果满意为止。本法对双侧已加棒后的病例可能效果不佳。

(五) 特定造形棒去旋转

在一定限度内对棒进行特定造形,并在凸凹两侧的矢状面及在顶椎施加去旋转力。典型的右凸侧后突不足或胸弧前凸病例,右凹侧的顶椎需要向后移位或旋转;而右凸侧椎体,需向前方旋转。从横向移动实现去旋转,左侧棒造形轻微过度后,右侧棒则有些后突不足。双侧节段椎弓根钉固定能有效地把矫正效果维持在椎体上。这种矫形的扭转力对矫正这个平面畸形有益。

(六) 椎体直接横向移位

为矫正胸段弧度,单纯横向移位非常有效。本技术在顶椎或邻近部的凹侧用椎板下钢丝或复位螺钉就能达到目的。在顶椎和邻近部位用4~5个复位螺钉既易于放棒也有助于矫形。横向移位的整复顺序是,首先将棒的远近两端置入钩内,但不要扣紧;然后将棒逐一置入最近的固定钩或其他植入物内。最初螺钉帽保持松开状,加好套环以防止螺钉过早松开。最后,将棒置入最头端和尾端的植入物内,稍加扣紧。将棒预弯使之适合矢状面弧度而在冠状面上保持笔直状。此时可旋转棒以求矢状面和冠状面的矫形。逐个拧紧每一螺钉,也就是将脊柱拉向棒,从而达到矫正目的。结果是侧弯得到矫正,产生后方矢状面横向移位并显出脊柱后突。本技术的好处是可利用脊柱黏弹性缓慢矫形。还能将整复的外力均匀地散布到畸形的各个节段。螺钉既作为最终的植入物,又是起到复位的工具,从而减少手术的额外的矫形器械。其延长部有助于将棒旋转到最后位置,而无需增加太大的外力。这还可防止棒过多弯曲变形。利用固定钩施行横向移位对僵硬的侧弯弧度效果较差。若用钛棒其效果同样也不太理想,原因已经在上文提出。术中应注意会有螺钉拔出的问题。一定程度上,可借助于脊柱的柔韧度、骨的坚强度及合理的矫正程度来防止螺钉拔出。螺钉尽量选用粗而长的以及钻入椎体内的部位均有助于防止钉的拔出。

(七) 原位预弯造形

合适地折弯器械,从冠状面和矢状面两个方

向行原位造形能改善脊柱的力线。在旋棒时,造形是重建冠状外形的一个有用的技术。全部植入物都固定在棒上以后,矫正冠状面较矢状面更为有效。棒送入固定的植入物有困难时,从矢状面用原位弯棒器使棒卧入的方法常很有用。矢状面弯棒器对弯出一个腰椎前突很有用。无论用哪种技术,都要注意避免植入物灾难性的固定失灵。尤其是用固定钩作为脊柱固定物时更要当心。用钛棒时不宜用原位造形技术。因过度弯曲才能达到矫形所需,因而不切实际。本技术也不能用于矫正胸椎后突不足的病例(如为了加大胸椎中段后突)。

(八)悬臂技术

悬臂技术(cantilever technique)对矫正脊柱后突最为有用。对胸椎或腰椎过度后突也能从冠状面用悬臂技术矫正前突。针对这个类型的病例,可先安置凸侧棒。在这种情况下最好用双侧螺钉作为固定植入物。棒可从头端或尾端开始置入螺钉,然后用悬臂手法逐渐将棒依次卧入钉槽。暂先稍加拧紧,接着可适当加压或撑开完成矫形,可直接拧紧螺钉帽。如果在冠状面上仍残留明显的畸形或旋转变形,可按前面描述的方法在安置第二根棒以前先行椎体间去旋转的操作。最后置入第二根棒并加以拧紧。

(九)牵引

牵引在过去曾广泛使用,但目前已不作为常规的矫形方法。牵引可在术中或每个操作之间应用。在用器械矫正以前,可在前、后方松解的同时加以牵引。松解可分阶段进行,也可在手术开始时完成。对畸形严重的或对一期前、后重建不能耐受的病例,用牵引技术。术者应熟悉头环和牵引设备。手术小组成员均应警惕在牵引过程中有无出现神经功能障碍。牵引所用的重量不尽相同,这取决于患儿的耐受情况、病变的部位、弧度的大小和病变的僵硬程度。患儿诉颈部疼痛是牵引重量的极限要素。轮椅-头环牵引较平卧牵引法效果更好。但前者所需时间较长,必要的器材较多,更需要患儿的合作。选用时还应注意对松解术后脊柱的稳定性如何,对患儿对从床上转移到轮椅上是否会增加神经损伤的风险应予重视。

第2节 特发性脊柱侧弯

特发性脊柱侧弯是所有脊柱侧弯中最多见的,原因不明。80%的患者为结构性侧弯。诊断要在全面体检和X线照片分析,除外神经肌肉原因和其他综合征(如神经纤维瘤病)以后始能确定。特发性脊柱侧弯可发生在生长期的任何阶段,但多在3个生长高峰出现:生后1岁、5~6岁和11岁到骨龄成熟。

因此,特发性脊柱侧弯常按发病年龄划分。婴儿型特发性脊柱侧弯,多指在3岁以前发病。少年型特发性脊柱侧弯多在3~10岁出现。青年型特发性脊柱侧弯指10岁到骨骼成熟期间发现。三种类型中,青年型最为常见。成年后出现的脊柱侧弯称为成年型侧弯。

婴儿型和少年型特发性脊柱侧弯(infantile and juvenile idiopathic scoliosis)的区别只在于患儿的年龄。婴儿型特发性脊柱侧弯的患儿年龄小于3岁。凡年龄介于3~10岁的特发性脊柱侧弯列为少年型。此二型在治疗方面和青年型都有很大进展,但其原因仍不清楚。临床上无神经肌肉疾病,放射学检查椎体无先天性异常。

一、婴儿型特发性脊柱侧弯

本型多见于男孩,1973年婴儿型特发性脊柱侧弯在英国约占特发性脊柱侧弯的41%,而近年报道下降到4%,究其原因可能与婴儿的睡眠姿势由平卧改为俯卧位有关。

(一)临床表现

多数病例于发病后6个月以内得到诊断,常为左侧突,斜头是多见的并发畸形,其原因与睡眠姿势或宫内体位有关。

(二)自然转归

随时间进展未经治疗的弧度也可能消失。对此现象有不同看法。Lloyod-Robert等人于1965年报道92%的婴儿型特发性脊柱侧弯自然消退,而James(1954)观察到自然缓解的约为20%。

1. 预测是否进展的方法 预测弧度加重或消失的方法,Mehta于1972年提出的用X线片上画肋椎角差(rib-vertebral angle difference, RVAD)非常有用。本法在后前位X线片上定出胸椎弧度的顶椎及其终板的水平线,再画出与该椎相关肋骨长轴的延长线。二者形成角度,用突侧的角减去凹侧角度。二者之差用来预测弧度的发展。Mehta 称,此差在 20°以内的患儿,83% 弧度将消失;而此差别超过 20°的,有 84% 的弧度会加重。迄今为止,20°的差别仍为有用的参数。

Mehta 还描写了 X 线有两种表现,依肋骨头的位置而画定。第一种弧度顶椎的两侧肋骨头与椎体不重叠;第二种突侧的肋骨头与椎体重叠。有第二种表现的婴儿型弧度肯定恶化,不必再测量肋骨椎体角差。

Mehta 将进展的婴儿型特发性脊柱侧弯进一步分为良性和恶性两种。两型在 5 岁以内均发展快,5~10 岁有更大的恶化并在青年时明显加重。区分恶性靠的是早期弧度发展过快,最终治疗困难。

2. 影响弧度加重的因素　主要包括患者发病的年龄、早期测量弧度的大小和并发的发育问题。1 岁以内出现的弧度常能自然消失,而在 1 岁以后发现的弧度则预后不佳。大的弧度容易加重,但即使弧度小于 20°也应密切随诊。所谓并发的发育问题包括发育性髋关节脱位、先天性心脏病、先天性腹壁疝及早产等。

3. 神经轴异常　近年报道称在婴儿型和少年型特发性脊柱侧弯中并发神经轴异常的发病率有所增加。虽然报道的病例数不多,但经 MRI 检查,其发生率高达 50%。因此,弧度加重的病例宜做全脊柱的 MRI 检查。多数患儿在做 MRI 检查前应给予镇静剂。

(三) 治疗

1. 弧度消退后的处理　最初检查时弧度小于 25°的,肋椎角差小于 20°的,不需特殊治疗。每 4~6 个月应拍 X 线片复查。俯卧位睡眠可能有益。如此处理常在 1~2 岁内弧度消失。少数弧度在数年后始能消失。弧度消失者到青年时仍会复发,因此应继续随访。

2. 进行性加重的病例非手术治疗　治疗不应拖延,否则到 10 岁时弧度可达 70°以上,到青年生长高峰阶段弧度会更加严重。支具治疗的目的是控制弧度加重直到患者骨龄成熟能接受矫形手术为止。家长要充分了解手术治疗是不可避免的。凡是用支具治疗弧度消失的,大概不需要任何治疗。

对弧度柔韧的小儿来说,要 24 小时全天使用 Boston 支具或改良的 Milwaukee 支具。治疗能否成功需家长的大力支持和支具专家的经常调整。

婴儿型特发性脊柱侧弯未及时就医弧度加重而僵硬的,在用支具前应先用矫形石膏。术前给予全身麻醉和纵向牵引,同时要在弧度顶部侧方加压的条件下打好石膏背心。每隔 2~4 周更换,平均 2~3 次始能得到充分矫正。然后改用热塑料制成的支具。宜不断按此治疗数年。个别情况需行头环牵引(不断增加牵引力)才可将已僵硬的弧度用石膏使之初步矫正,然后改用支具。

3. 进行性加重的病例手术治疗　对连续石膏和支具治疗不能奏效的患者有手术指征。幸好多数病例经积极的保守治疗可将手术推迟到 7~8 岁,届时肯定需手术矫正。手术包括前方椎间盘切除、融合和后路器械矫正以及脊柱融合术。依本法治疗,侧弯弧度可得到明显矫正,并可避免发生曲轴现象。大儿童和弧度僵硬的儿童术前需头环牵引 6~10 周。其他可考虑的手术方法还有弧度突侧前后路半侧骺固定术。术后未融合的弧度凹侧可继续生长,使畸形逐渐矫正。用本技术治疗半椎体引发的短段侧弯已有成功报道,但对婴儿型特发性脊柱侧弯成功报道的不多。对弧度的突侧脊柱半固定术治疗婴儿型的病例,经 Mark D. S. 1996 研究观察(平均手术年龄 6 岁)发现只做半侧骺固定而不用器械矫正的,弧度仍会不断加重。间或采用器械间断撑开矫正,效果似乎好些。

另一选择为采用皮下杠而不行脊柱融合。这对小儿来讲既可控制弧度的发展,又能延缓脊柱融合的时间。用本法治疗已有很长时间,可收效。但反复撑开也会遇到器械受阻使矫正困难。近年有报道,67 例小儿第一次手术平均为 7.8 岁。经 3.2 年,平均 4.4 次撑开或换杠。结果脊柱在器械范围内的纵向生长平均为 3.1cm(每年 1.2cm)。阻止顶椎前方生长,同时后方器械矫正而不融合,结果更好些。但器械矫正后可能发生意想不到的自然融合。因此术前应与前方融合、后方器械矫正的疗效对比权衡,后者对弧度严重的病例确能收到满意效果,立即增加体高,可预防畸形复发且并发症少(图 9-3)。

139

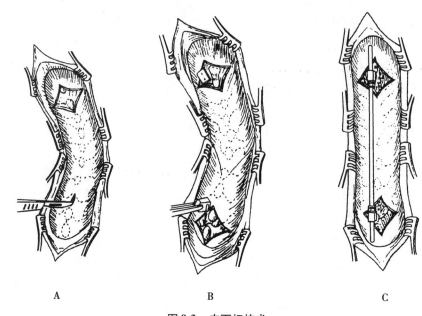

图9-3 皮下杠技术
A. 只从皮下做小切口安装固定钩;B. 安装上、下固定钩的操作过程;C. 在皮下层
安装撑开杠,不刺激骨膜和肌肉层,以防止意外的自然脊柱融合

二、少年型特发性脊柱侧弯

诊断本型的患儿年龄应介于3~10岁。临床发现脊柱变形的时间平均在6~7岁。男女之比介于1:1.6~1:4.4,随年龄增长,此比值加大。突向右侧的胸椎弧度最为常见,胸腰段和腰椎弧度少见。

(一)自然转归

少年型特发性脊柱侧弯在脊柱发育的稳定阶段(5~10岁)弧度加重较慢。10岁以后加重快。研究发现本型弧度加重的占95%。该组109例患儿随访到发育成熟时,86%的患儿需行矫正和脊柱融合术。

1. 弧度进展的预测 用肋椎角差预测少年型特发性脊柱侧弯是否加重不如对婴儿型有效。弧度进展的患儿,其肋椎角差稳步增加。而弧度消失的其肋椎角差也减小。凡用支具治疗后肋椎角差不改善的,宜行脊柱融合。原发弧度的旋转顶椎的水平是判断预后的有用指标。弧度的顶椎位于T_8、T_9或T_{10}的患儿,80%在15岁时需行脊柱融合。原本认为两个判断预后不良的指标(小于20°的胸椎后突和男孩突向左侧弧度),近年对此已有疑问。

2. 神经轴畸形 少年型特发性脊柱侧弯可用MRI做深入了解。本型并发神经轴畸形的高达18%~26%,患儿多无症状,除脊柱侧弯外,也无其他体征。MRI可发现并发Chiari Ⅰ型畸形、颈髓积液、胸髓积水、脑干肿瘤、硬膜扩张及圆椎低位等。神经外科手术对多数畸形有益。很多作者均主张在检查本型患儿时应行MRI造影。一旦确定手术矫正侧弯,术前一定要行MRI检查。有报道术前未发现神经轴异常,而术后却发生神经功能障碍。

(二)治疗

区分4~5岁的特发性脊柱侧弯是婴儿型还是少年型较难。对男孩有左侧胸段弧度者尤甚。不少患儿在初诊时弧度已很重,对此宜及早手术矫治。

一般来讲,小于25°的弧度应密切观察,每4~6个月复查一次。若初诊时在20°以内而后弧度加重10°以上的,或初诊时介于20°~25°弧度加重5°的也应给予积极治疗。严重弧度者应当立即手术为好。

非手术疗法的指征与婴儿型一致。多数病例需支具治疗。有些柔韧度差的,开始时需石膏矫正。对畸形已严重,和婴儿型病例所讲的一样,推荐手术矫治。

三、青年型特发性脊柱侧弯

(一)流行病学

一般有两种研究流行病学的方法探讨百人中

发病情况。第一种根据肺结核普查的X线照片回顾。此法受限之处有:①很少包括腰椎;②多数X线片不适合观察脊柱;③胶片太小。第二种方法是学校中对学生的体检。这方面的报道多且较准确。流行病学调查结果显示,侧弯超过10°的有1.5%~3%,弧度超过20°的有0.3%~0.5%,弧度大于30°的占0.2%~0.3%。

特发性脊柱侧弯与性别有明确关系,特别是与弧度的进展有关。弧度在6°~10°时,男女之比为1:1;弧度在11°~20°时为1:1.4;超过21°的尚不需特殊治疗的侧弯,男女之比为1:5.4。需要手术矫形的弧度,男女之比则为1:7.2。女孩的脊柱侧弯容易进展。

(二) 自然转归

了解本病的转归和自然发展情况对选定治疗的时间至关重要。一旦进行治疗应明确疗法是否有效。但对此研究甚少。在门诊遇到中等度的侧弯多采用支具控制弧度的发展。文献中很难找到有关弧度加重的标准。弧度增加5°~10°均用来说明弧度有了进展。但这类报道中多注意的是长的弧度,且包括不同原因的侧弯。

1. **骨成熟前的自然转归** 多数轻度特发性脊柱侧弯患儿在日常生活中常不会因弧度而发生问题。有文献报道20°以内的弧度及至骨成熟多无明显进展。但有的患儿随年龄增长而影响健康。因此应注意与弧度发展的有关因素。预测弧度是否加重的因素有患儿的性别、生长潜力、弧度的大小和弧度的类型。骨成熟前,有些因素对预测弧度是否变化没有帮助,如有无脊柱侧弯的家族史,患儿的体高与体重之比,腰骶移行部异常,胸椎后突,腰椎前突和脊柱是否平衡等。

(1) 性别:女性居患儿中的大多数,其弧度会加重,最终需要治疗。原因虽不完全了解,但内分泌影响不容忽视。

(2) 有生长余地的患儿弧度容易加重,对其生长潜力有两个方法预测:①Risser征指骨骼特征(图9-4);②对女孩,其月经状况为生理特征。

(3) 第三个指标为生长高峰速度(peak height velocity):此指标日益受到重视,用此可测定骨骼的生长潜力。Risser征是根据X线片上对髂骨骨突骨化表现的观察。用常规脊柱和骨盆的92cm片盒拍照的后前位X线片。骨化起自髂骨嵴的前方(或外侧)向后方(内侧)进展。将髂骨

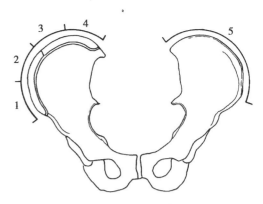

图9-4 Risser征

骨突的骨骺分为四等份,从0(尚未骨化)到4(全部骨突均已出现骨化)。骨化的骨骺与髂骨翼完全融合,即为Risser 5,代表患儿骨骼已成熟。患儿处于Risser 0或1或2说明脊柱的生长潜力大,其弧度加重的机会也很大。

(4) 月经状况:月经状况对女性患儿来讲是一项临床衡定的方法。初潮前的女孩处于生长活跃阶段,初潮后患儿的生长进入减速阶段,说明其侧弯弧度的进展渐缓。Tanner生长指标也是根据乳房和外生殖器发育程度作为临床另一衡量生长潜力的方法,间接预测弧度是否会发展。

(5) 髋臼Y形软骨闭合:髋臼Y形软骨闭合是X线片上骨成熟的另一指标。文献中介绍女孩每年增长约8cm,男孩每年9.5cm。生长高峰速度用于临床,要连续测量患儿的体高。一般每6个月测量一次。间隔短的常出现误差。获得生长高峰速度虽需较长时间,但能及早发现生长已减缓,弧度加重的可能已减少。

(6) 弧度的大小:弧度的大小可以协助预测其是否加重。将上述因素联合使用很有帮助。未成熟的小儿(初潮前,Risser 0)弧度超过20°,其脊柱畸形发展的危险很大。若弧度超过20°~30°,加重的机会更高。对这类患儿在第一次门诊时,就需要佩戴支具开始治疗。

(7) 弧度类型:双弧和胸椎侧弯最易加重,而腰椎侧弯加重快的较少。

2. **骨成熟后的自然转归** 通常成人的脊柱侧弯较青年的恶化慢。在很大程度上取决于弧度大小。不论弧度类型,弧度小于30°,对骨已成熟的患者则不再加重。相反,弧度超过50°的胸椎侧弯,每年会加重1°。腰椎侧弯即使弧度小于50°,与下一椎体有移行变化的在成年后也有加重倾向。

对成年无治疗的脊柱侧弯的观察,瑞典的几个报告报道的总死亡率高于其他国家。但其内容包括了非特发性脊柱侧弯和有婴儿畸形的患者。婴儿型和少年型特发性脊柱侧弯的死亡率高于其他,其中呼吸衰竭和心血管疾病是早死的原因。成人脊柱侧弯如超过110°,与老年肺活动量低的影响相似,易并发呼吸衰竭。手术矫正后的脊柱侧弯患者很少发生呼吸衰竭,提示手术有防止此并发症的作用。

总之,超过50°~60°的胸椎侧弯弧度会有进行性加重,并可能降低患者的肺功能。腰椎弧度,特别是大于50°的,成年后还会有所加重,并可导致骨性关节炎。因此,即使不考虑美容外观因素,对小儿侧弯畸形也应给予积极的治疗。

(三) 筛查

1. 学校筛查项目　脊柱侧弯研究学会推荐对10~14岁的儿童进行筛查。临床方面认为:①筛查对弧度的测定准确、可信;②早期检测常可改善健康状况;③支具治疗可扭转其自然转归。这就意味着筛查出的小的弧度会发展加重;脊柱侧弯可引起健康问题;尽早查到侧弯的好处超过筛查和治疗本身的副作用。有报道称早期筛查出的轻型病例经支具治疗而使需手术治疗的病例减少。

对学校筛查工作也有相反的意见,认为:①并不能降低脊柱侧弯的发病率及所需治疗;②从代价-效益比看不合算;③造成矫形外科医生和放射科医生对患者的不必要转诊。1983年英国矫形外科学会即持此观点,近来美国预防机构也不赞成对毫无症状的青年进行常规筛查。临床需进一步研讨学校普查是否有效。

2. 筛查方法　一些临床体征可用来作为筛查方法,如双肩是否对称,肩胛骨隆起不等,臀部突出,一侧上肢与躯干之间的缝隙过大,头部与骨盆不在一直线上以及Adams前弯试验。

Adams前弯试验系让患者向前弯腰直到后背与地面平行,医生从后方观察有无一侧后背较高。此临床检查属脊柱侧弯的一种无创性的检查方法。

结构性脊柱侧弯的一个固有表现为弧度可致有关椎体沿轴向旋转。棘突总是朝向弧度的凹侧。胸椎旋转畸形会导致胸廓肋骨的旋转,弧度突侧隆起,凹侧低下。上述变形在前弯时更加明显。

对广大人群进行筛查时,前弯试验是一标准方法。但在检查时发现的轻微畸形不宜向专科医生转诊。为了量化此畸形,Bannel在1984年介绍了一种侧弯尺。该尺的设计基于测量倾斜度,有如木工的水平仪。用此尺可量化旋转造成的畸形,测量时也按Adams前弯试验,患者背部前弯至水平位,检查者从后方的水平位观测后背畸形最重的部位。从胸到胸腰再测腰部。若后背上下均有旋转畸形,则将侧弯尺置于弧度的顶部,并与躯干长轴垂直。此时可从尺的刻度直接读出倾斜程度。

(四) 病因学

虽经多方研究,特发性脊柱侧弯的真正原因尚不明了。尽管生长与侧弯有明显关联,但并不是致病因素。在过去10年中,多数的研究集中在中枢神经功能障碍、结缔组织异常和基因问题。这些研究补充了过去所提出的生化因素、营养缺乏、结构缺陷或内分泌异常等学说。

1. 神经功能障碍　近年来很多文献都支持下列神经功能异常为特发性脊柱侧弯的病因学因素,即前庭功能、眼的功能和本体感系统功能障碍可导致平衡失常。这种异常波及脊髓近端的后柱、脑干和大脑皮质。患者对震颤刺激的反应明显下降,在侧弯左右两侧或与对照组相比都不一致。本体征表明脊髓后柱的传导功能受损,在发病原因上起作用。但有的学者认为上述意见尚不确定。失去平衡会影响足部体位、步态,特别是出现高弓足。此外,感觉通路异常、运动功能异常均有报道。有学者指出脊柱侧弯的患者其脑的全部结构失去对称性。

特发性脊柱侧弯发病的另一神经因素为褪黑激素(melantonin)调节脊柱生长失常。该神经激素由松果体分泌,用以调节每日生物活动节律。切除鸡的松果体显示褪黑激素缺乏从而产生脊柱侧弯的动物模型,这可能是干扰了本体感系统对称性的正常生长从而影响了椎旁肌肉和脊柱。有报道称脊柱侧弯患者的褪黑激素水平与对照组相比明显降低。但另外一些作者反驳这个看法。

2. 结缔组织异常　另一研究的目标集中在脊柱和椎旁肌肉的结缔组织和血小板的异常。特发性脊柱侧弯和正常人的胶原也有区别。但这些发现不具有普遍性。可能是继发于脊柱畸形造成的力学影响而不是胶原自身变化。本学说已经由基因标志物证明为Ⅰ和Ⅱ型胶原差别。

其他结缔组织的成分也可能有异常之处。脊柱侧弯患者的黄韧带组织，其弹性纤维排列失常，纤维的致密度明显降低，全部黄韧带的纤维分布很不均匀。此一发现提示弹力纤维系统（主要是原丝纤维，fibrillin）可能是某些特发性脊柱侧弯的致病因素。有些特发性青年型脊柱侧弯患者的骨密度低下。这一所见尚不能确定是致病原因还是继发于脊柱畸形不对称的机械力学因素所致。

3. 肌肉异常　脊柱侧弯患者的椎旁肌肉的肌纤维形态学、组织化学和肌电图均能显示肌梭异常。这些变化在某些弧度大的患者非常突出，使人相信这可能是肌肉的继发适应性改变而不是病因。

脊柱侧弯患者的肌板结构和功能异常也有报道。调钙蛋白（calmodulin）是肌板和横纹肌内与钙相结合的蛋白质，其功能是调节可收缩性蛋白系统包括肌动蛋白（actin）和肌球蛋白（myosin）。假如有全身性肌肉收缩异常疾病，肌板和横纹肌均可受累。肌板中的调钙蛋白测定可说明肌肉的异常。青年型脊柱侧弯其弧度进行性加重的，其肌板内的调钙蛋白水平较正常人或弧度不加重的患者明显增高。此发现虽不能认定为脊柱侧弯的病因，但可用作预测弧度是否加重的方法。

4. 基因问题　因脊柱侧弯可见于同一家族中多名成员，从而有学者感兴趣研究其基因问题。对此，在50年前即做过广泛研究。家族性发病在近亲中可达6.9%～11.1%，提示显性遗传或多因素遗传也可能是青年特发性脊柱侧弯的病因。有的病例与大龄初产妇有关。近年研究再度倾向青年型脊柱侧弯有基因问题，且对双胞孕生的脊柱侧弯患儿进行分析后又重新确认。单卵孕生发生率高于双卵孕生儿，同时单卵孕生的患儿均发生脊柱侧弯，且都有进行性加重趋势。

目前正在研究引发脊柱侧弯及加重的特殊基因。这种前沿性研究用正染色体显性遗传脊柱侧弯家族的基因重组和DNA回溯其家系，预测下一代的基因图，有可能研究出异常基因的特异性标志物，从而透视特发性脊柱侧弯的病因。

（五）病理生理学

结构变化的范围与脊柱侧弯的程度有关。变化最大的部位是弧度的顶端，而弧度两端变化渐轻。结构性侧弯椎体的旋转总是朝向侧弯的突侧，而棘突转向侧弯的凹侧。

压力和牵张力作用会使生长中的脊柱椎体变形。楔形变化厚的一面位于突侧，变窄的一面在凹侧。凹侧的椎体因承受压力大而变得更加致密；相反，弧度突侧厚且较稀疏。除冠状面和轴向的改变以外，侧弯的额状面呈前突。这种三维变化最好的形容词是脊柱扭曲，其主要改变位于弧度的顶端。

侧弯的脊柱同时伴有椎管和后方附件的变形。严重的侧弯畸形，其凸侧的椎板增宽，韧带拉长，而弧度凹侧的椎板变窄，椎板间紧密靠拢。弧度凹侧的椎弓根短而粗。椎管因椎弓根和关节突的形状异常也随之变形。

因长期受压，弧度凹侧的椎间盘变窄，且有退行性改变，邻近的椎体呈现硬化，边缘有唇样变。

胸廓也受脊柱侧弯胸椎的旋转影响，弧度突侧的肋骨更多地朝向后方，产生剃刀背。在弧度凹侧，肋骨旋向前方，从后方看相对塌陷，而从前方看呈隆起状态。胸骨不对称，从中线移向突侧，乳房也可因胸廓变形而有轻度不对称，这种不对称常使患儿特别关注。

因脊柱畸形使胸廓不对称。弧度突侧的肺活量降低，凹侧有所增加。严重畸形的患儿凸侧后方肋骨明显成角使肺功能受损。

重症患儿椎管变形，脊髓在凹侧受牵拉，但由此而出现神经症状者并不常见。脊髓受压并发神经功能异常者常发生在极度畸形并伴有明显胸椎后突的患儿。

（六）对患者的评估

1. 主诉　青年患脊柱侧弯常不去看医生。除背部不适以外，还有一侧肩高，一侧肩胛骨或乳房隆起，髂骨翼升高或突出以及腰部皱纹不对称。但这些畸形大多不是患者自己发现的。

特发性脊柱侧弯患儿有背部疼痛的不如过去想像的多。青年型特发性脊柱侧弯有近1/3的患儿在某段时间诉背部不适或疼痛（25%的患者有过背部疼痛，9%的患者在观察期间有腰背不适）。腰背部疼痛与年龄（超过15岁）、骨龄（成熟）、大于或等于Risser 2、已有月经和外伤等有明显关系。背痛好像还与患者性别、脊柱侧弯的家族史、双下肢不等长、弧度的大小类型和脊柱力线也有关。主诉腰背痛的患儿中，仅有10%能指出不适的时间。背痛常见的原因有脊柱滑脱、脊柱前移或青年性驼背；较少见的原因有脊髓空洞症、椎间盘疝、脊髓栓系和肿瘤。胸段左侧弯或神经检查有异常的应考虑为脊髓病理所致。

青年型特发性脊柱侧弯主诉有背痛时宜仔细询问病史,全面的体检和拍脊柱的X线平片。若初步检查结果正常,可诊断为特发性脊柱侧弯并给予恰当治疗。对背痛者可先用非手术治疗,如果症状持续存在,日常活动明显受限,而神经系检查正常,锝扫描可能有用。对神经系统检查异常的患儿,脊髓的磁共振造影(MRI)有指征。青年的腰背痛不同于成人腰椎侧弯,后者常因后方关节的退行性关节炎或神经根受刺激所致。

青年特发性脊柱侧弯发生呼吸道症状的不多见。研究证实,侧弯弧度超过100°,肺功能降低45%或有明显胸椎前突,导致胸廓前后径狭窄的始有心肺功能受损。多数手术治疗的病例尚未严重到如此程度。神经功能受损也不多见。对出现可疑症状时(如持续颈部疼痛,经常头痛,共济失调和力弱)应仔细做神经系统检查。一旦发现神经受损或胸椎突侧向左,应做影像学检查。正常青年型特发性脊柱侧弯其胸椎突向右侧。异常的左侧突常有深部脊髓病变。

2. 体格检查　患儿的后背、双肩、髂嵴均需显露,应仔细观察皮肤,有无后背中线血管瘤、毛发丛生以及腰骶部的皮肤凹陷。这些所见常反映深部的脊髓异常,如栓系或脊髓纵裂。要从颈部触诊棘突直到骶椎,看是否有缺失和压痛。偶可发现棘突缺失,可能与X线片上的脊髓纵裂或隐性脊柱裂符合。

患儿直立,视双侧髂嵴是否处于同一平面。若不在同一平面,可能有双下肢不等长。此时宜在短侧足下置测量木块使双侧髂嵴等高。从而测出两侧下肢不等长的具体长度。相反,双下肢不等长可出现脊柱侧弯的外观,此点也不容忽视。背部检查还应包括观察双肩和腰部皮纹是否等高、肩胛骨隆起程度、髂嵴外形和对比双侧上肢与躯干的距离是否相同(双侧上肢应取松弛下垂姿势)。Adams前弯试验是无创检查,可明确显示侧弯的程度、方向以及伴发的椎体旋转。检查者站在患儿的后方,患儿向前弯腰直到后背与地面平行。患儿双膝应伸直,双上肢下垂,手指对齐,手掌合拢。椎体旋转可致后背一侧增高。胸部可见一侧肋骨后突或腰椎丰满。此双侧不对称可用侧弯尺定量,并加以记录。

从患儿前方观察,常见前胸部乳房和胸廓不对称。这些变形虽与脊柱侧弯有关,但有时也可见于无脊柱畸形的病例。偶尔乳房不对称是患者或家人最为关心的问题。但应告知家属,脊柱畸形矫正后乳房不对称畸形不会完全消失。

脊柱失衡可用两种方法检测。第一种方法是检测头部中线是否与骨盆中线一致。脊柱侧弯的患者其头部中线应与臀中沟处于一条直线上。测量这种平衡是用线垂从枕骨结节或颈7棘突放下,此线不应偏离臀中沟1~2cm以上(图9-5)。否则应仔细检查神经系统以除外并发的神经病变。第二种检查方法是测定躯干和骨盆的关系。不像头和骨盆的正常关系,躯干和骨盆之间可能有明显的不平衡,常出现在单一胸椎弧度的病例(图9-6)。

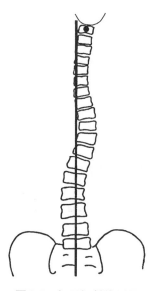

图 9-5　躯干倾斜的测量

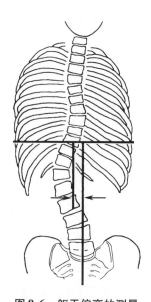

图 9-6　躯干偏离的测量
骶骨中线向上画一直线,另在侧弯顶椎水平胸廓横径连线,中点画一垂线,此二线距离为躯干偏离程度

然后,再从患者侧面观察脊柱矢状面轮廓,一般情况下,特发性脊柱侧弯在矢状面上生理后突减少,严重病例呈胸椎前突,使胸廓的前后径变窄。个别最严重的,弧度的顶椎可有90°的旋转。

3. 神经系统检查　特发性脊柱侧弯的诊断基本上靠除外法,故需全面检查神经系统以排除致病的神经因素。测腹壁反射可决定是否需行MRI以除外脊髓空洞症。刺激腹壁肚脐向检查的一侧收缩偏移,如两侧不对称则应注意神经系统异常。也应检查髌腱和跟腱反射是否对称。四肢肌力和关节活动范围,手和足部体位、姿势以及有无感觉障碍(如有无过度骨痂形成和甲床不规则)。某一异常体征可引出神经系统病理,如脊髓空洞症或脊髓栓系。

4. 患儿的成熟度　按 Tanner 系统检查患儿的性成熟程度,包括女孩的乳房、阴毛发育,男孩的外生殖器和阴毛的发育程度。但 Tanner 系统只能作为患儿体格发育的成熟度,而临床上更为实际的是询问初潮情况、体高是否增长快以及测定骨骼是否成熟(如 Risser 征,髋臼的 Y 形软骨是否闭合)。

（七）影像学研究

1. X 线平片　对脊柱第一步检查宜用 92cm×36cm 胶片投照后前和侧位片,借助一张长 X 线片可获得一切重要的 X 线片的表现。后前位片的表现包括整体弧度类型,侧弯的种类(先天性或特发性),脊柱和骨盆的整体平衡,骨骼成熟度(Risser 征,Y 形软骨和股骨头骨骺)和有无下肢不等长(骨盆倾斜)。侧位片可了解脊柱侧方序列,是否存在胸椎生理后突减少、脊柱滑脱(spondylolysis)和脊柱前移(spondylolisthesis)。对婴幼儿可用 43cm×36cm 的片盒即能得到上述信息。但此种短片对青年则显得不够。对女性患者一定要询问上次月经时间,若有怀孕可能,应推迟 X 线检查。

研究证明,脊柱侧弯患者多次反复拍 X 线片可能增加乳房和甲状腺癌的发病率,故近年来重视如何降低 X 线曝光量。尽管后前位拍照的骨骼影像较前后位稍有逊色,但投照后前位替代前后位可减少对乳房和甲状腺的照射量。还可采用特殊设计的加铅的丙烯过滤器(leaded acrylic filters)、高速荧光屏-胶片系统、平行校准光束(beam collimation)特制的片盒支架和栅格以及乳房和性腺的防护板等。然而有时为了观察骨的细节而不能使用防护板。近年采用数码 X 线照片更可降低放射线的影响。初次拍照后常需多次拍照以观察其变化。因此也应注意降低 X 线的曝光程度。常规随访仅需用后前位一张 X 线片。对每位患者来讲不能设定一个固定的随访间隔,这要依据患者的成熟度和侧弯的弧度大小而定。例如,11岁女孩,初潮前,Risser 0,患有 25°胸椎弧度,应该在 4 个月后再拍 X 线片随访。相反,14 岁女孩,初潮后 2 年,Risser 4,患 30°侧弯,则 1 年内不需再拍片,对大多数患者讲,拍 X 线片的间隔时间为 4~6 个月。

拍片时患者应直立,双膝伸直,双足靠拢。如考虑有双下肢不等长时患者宜脱鞋赤脚站立,短侧下肢用已知高度的木板垫高,使骨盆摆平。若患儿不能站立,宜采取坐位,注意躯干不能扭动。要满足对弧度上端的观察,片盒的上缘应达患者外耳道水平。拍侧位片时,患者应向前屈肘 90°,上臂置支架上以使上肢不与脊柱重叠。有的骨科医师采用左手腕前后位片测定骨龄,而通常用髂嵴的 Risser 征。

2. 脊柱柔韧度　术前为确定脊柱的柔韧度可拍反向侧弯 X 线片,对决定融合范围有益。

3. 弧度大小的测量　Cobb 法是测量弧度大小的标准方法。开始选定弧度上下两端的椎体。弧度凹侧的椎间隙较窄,凸侧椎间隙较宽。上端椎体的上缘和下端椎体的下缘对弧度讲是椎间隙最为平行并倾斜部分。用透明的角度测量尺,在上端椎体的水平线向下和与下端椎体的水平线向上各画一垂直线。此两条垂线相交的角度即 Cobb 角。如在主弧下方还有另一相反弧度,主弧下端椎体可作为下方弧度的上端椎体。同样再找出继发弧度的下端椎体,各描出其垂线(图 9-7)。

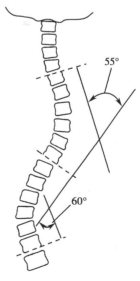

图 9-7　测量 Cobb 角

虽都用 Cobb 角作为标准,但不同医师测量的结果会有些出入。若上下端椎体未预选定,差别平均为 7.2°;而上下端椎体是预先选的,则测量的差别可减到 6.3°。另有报道称 Cobb 法测量的精确程度会有 10°左右的出入。这是因为在不同时间拍的 X 线片,其弧度确实有些变化,因此该方法的统计学可信度为 95%。问题是采用支具治疗也许只差 5°~6°的变化恰可界定治疗的成败。为此画线应尽量精确,测量一定要严谨。

4. 椎体旋转的测量 在额状面平片上最常用的测量椎体旋转方法有两个,即 Perdriolle 法和 Nash-Moe 法。Perdriolle 法是用一透明的旋转测量器放在 X 线片上,顶椎的边缘到旋转的椎弓根即为旋转程度。该法可准确测出小于 30°的旋转。但经器械矫正后,顶椎常与金属植入物重叠而难于准确对比(图 9-8)。

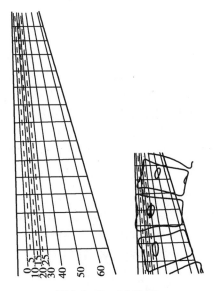

图 9-8 Perdriolle 法

Nash-Moe 法是根据前后位 X 线平片上椎弓根与椎体中线的关系将旋转分为 4 度。0 度为双侧椎弓根对称。Ⅰ度为突侧椎弓根从椎体边缘内移。Ⅲ度指突侧椎弓根到达椎体的中线,而Ⅱ度介于Ⅰ度和Ⅲ度之间。Ⅳ度为椎弓根内移跨过中线(图 9-9)。

5. 侧位 X 线片上后突和前突的测量 上下端椎为向凹侧最倾斜的椎体。胸椎范围内,上端椎多在 T_3 或 T_4,下端椎常在 T_{12},画与上下端椎终板的各自垂线,两条垂线交角即代表胸椎的后突程度。正常胸椎后突介于 20°~45°。胸腰交界处(T_{11}~L_{1-2})不会有后突或前突。腰椎前突多

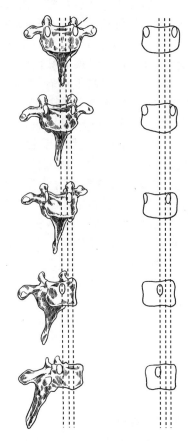

图 9-9 Nash-Moe 法

从 L_{1-2} 开始,逐渐达骶椎上端。在测量腰椎前突时,胸椎下端椎体则用作腰椎上端椎,而下端椎多在 L_5 或 S_1 水平。近年来不少学者设计测量腰椎前突的方法,但尚未统一。文献中认为腰椎正常前突范围为 50°~65°,青少年和成人胸、腰段的局部生理弧度大小极为相似。

6. 表面成像(surface imaging) 治疗脊柱侧弯的过程为减少接受放射线,发展了观察患者表面改变的技术。该技术可监测侧弯弧度的进展,为治疗提供必要的信息。表面成像是否实用要靠能否与 Cobb 法的测量结果一致。Moire 高低形态法、raster 立体摄影术和完整外形成像系统(integrated shape imaging system,ISIS)三种技术均较复杂。还有数码高低形态信息电脑分析。这些方法虽可较好地记录有旋转变形的侧弯和弧度部位,但不能测出弧度的大小,故仍待进一步研究。

7. CT 检查 可用来测定椎体旋转,虽然费用较高,但其准确程度超过 Nash-Moe 法。例如,用 Nash-Moe 法定为 0 度的,在 CT 测量上可测出 11°旋转。术后可疑融合骨块有假关节形成,CT 是非常有用的(特别是三维重建),同时能清楚显

示脊柱的先天异常。另外,对打入椎弓根钉的方位可能有些变化,宜预先了解脊柱旋转的程度。用金属植入物后,CT 脊髓造影较 MRI 更为适合。

8. 磁共振成像　磁共振成像(MRI)对脊柱侧弯的椎管内异常可提供清晰影像。最初考虑为特发性脊柱侧弯的,最终 MRI 可查到脊髓空洞、Arnold-Chiari 畸形、脑干畸形、脊髓肿瘤、脊髓栓系和脊髓纵裂等。但这些畸形较为罕见,而 MRI 费用高,故当作常规检查尚不实际。

对特发性脊柱侧弯而有些不典型之处的患者,MRI 对确诊是有帮助的。首先,非典型患者需要进一步明确诊断,虽“不典型”尚无明确界定。例如,一女患者到青年时发现侧弯,无症状,无神经方面缺欠,为一右侧胸段弧度。但有颈部疼痛和头痛(用力时尤甚)并伴有共济失调、力弱、进行性足部畸形,或侧弯弧度进展快,或有左侧胸段侧弯或腹部反射不对称而需手术的患者,弧度超过 70°并不表示有脊髓异常。对典型的特发性脊柱侧弯而神经检查无异常的青年病例,并不适于 MRI 检查。

(八)治疗原则

青年特发性脊柱侧弯多数患者因其弧度加重的可能性小而无需特殊治疗。对弧度有加重危险的或弧度已很重的患者始需治疗。在本病“自然发展转归”一节中已提到已知的加重危险因素,不管患者骨骼成熟与否,对是否需要治疗都是有用的。

如何选择疗法,应重视生长发育潜能,对当时的弧度大小、弧度的类型和部位、外观和社会因素等均应予以考虑。治疗方案包括观察、非手术治疗和手术。对特发性脊柱侧弯的治疗参考意见如表 9-3。

表 9-3　特发性脊柱侧弯的治疗原则

弧度大小	Risser 征 0 级/初潮前	Risser 1～2 级	Risser 3～5 级
<25°	观察	观察	观察
30°～45°	支具治疗(从超过 25°开始)	支具	观察
>45°	手术	手术	手术(弧度超过 50°)

1. 观察　一般来讲,不论患者的生长发育成熟程度如何,弧度小于 25°的不需治疗。根据患者的成熟度和弧度的大小,决定随访的间隔时间。例如,月经初潮前 Risser 0 级,最初弧度测量为 24°的应每 3～4 个月复查一次。随后如弧度有所加重则应佩戴支具。对骨骼日益成熟的患者(Risser 3 级以上),因其弧度发展较慢,可延长复查时间(如 6 个月)。当然,计划的观察间隔不一定适合每个患者,复查时间还需因人而异。

第一次见到患者,其弧度的大小也有助于决定患者复查的时间。一般情况下,生长中的小儿弧度轻(<20°),可在半年后复查。弧度介于20°～30°的,应每 3～4 个月重复拍 X 线片。理由是假若弧度加重 5°以上则需要治疗。弧度无发展的,复查的间隔逐渐延长直至骨成熟。

弧度发展的真正原因目前仍有争议。传统说法是弧度加重 5°～6°,说明弧度有发展,但精确测量仍会有 7°～10°的变化,作为弧度加重的可信度只是 95%。应以弧度变化决定非手术治疗还是手术矫正,故应重视。

弧度增加 5°～6°只是说明弧度有所加重。弧度加重超过 30°的并不一定都需要治疗;治疗方案取决于青年患者是否已成熟和弧度的大小。医师必须知道每个患者之所以需要治疗的理由。生长活跃的青年患者(Risser ≤2 级),弧度在 30°～45°,在第一次门诊应立即开始支具治疗,对很不成熟患者(Risser 0 级,女孩初潮以前)弧度大于 25°的也应及时给予支具治疗。大多数在生长中的青年,弧度超过 45°～50°的需手术治疗。骨骼已成熟,弧度大于 50°～55°的仍有加重的危险,因此也应该手术治疗。有一个例外,即已平衡的小于 60°,临床外观尚可接受的可以继续观察。一旦加重仍需手术治疗。

2. 非手术治疗　对有可能恶化的病例采用非手术治疗要考虑是否有效,能否控制弧度不加重(25°,Risser 0 或 1 级),是否对任何类型的弧度都有益,治疗后外观能否接受。换言之,要注意非手术治疗能否比不予治疗的效果好。多年来已积累了不少各种非手术治疗经验,其中有些已证明是有效的(如支具),有的尚不能证明其有效性(如电刺激、锻炼及生物反馈)。

(1) 支具治疗:历史上,Ambrose Pare 首先用有如盔甲的金属支具治疗脊柱侧弯。此后有多种类型的支具和石膏背心,如有枢纽的石膏背心(Hibb 和 Risser)。1946 年 Milwaukee 支具问世,替代了术后的石膏背心。随后又用来作为非手术治疗。认为可以起被动和主动撑开作用,防止侧弯弧度发展。经研究了解支具的矫正作用主要是支具内的矫正垫对脊柱的横向载荷。1960 年热塑料引入支具制造业,成为今日的"胸腰骶支具"(TLSO)。

1) 支具治疗的指征:支具治疗仅用于未成熟儿童在生长期间预防弧度加重。对青年患者,Risser 0、1 或 2 级,初诊时其弧度在 30°~45°,或过去的弧度介于 20°~30°,又加重 5°以上的。另外,患者对侧弯的外观可以接受,并同意佩戴支具数年。TLSO 在当前最常用,但限于弧度的顶椎在 T_7 或以下的患者。幸好多数青年特发性脊柱侧弯符合此要求。

2) 支具治疗的禁忌证:①多数研究赞同对较大弧度(超过 45°)的青年患者用支具不能控制其发展,而适于手术治疗。弧度到此程度即使支具可起控制作用,其躯干偏斜和剃刀背的外观也难于接受。仅有的例外是发育很不成熟的青少年,尚未达到生长高峰而弧度已在 50°左右,此时用支具有可能等待成熟而延缓弧度加重。支具治疗对这类患者可能避免用前方融合来预防曲轴现象。②另一禁忌证是用支具而情绪上不能耐受的患者。但经劝告有可能接受支具治疗。③严重的胸椎前突患者支具内所用的正常衬垫会加重肋骨变形。用于 20°或小于 20°弧度的脊柱前突的支具,其矫正垫应尽量放在侧方,避免向前的推力。④支具对骨骼已成熟的青年患者(Risser 4 或 5 级,女孩月经初潮已过)是无效的。⑤最后一个相对禁忌证是支具治疗对高位胸段或颈胸段弧度通常不能奏效。

3) 支具的比较:文献已证实支具治疗的有效性。多数学者认为治疗前到完成治疗时的弧度相差不足 5°~6°。甚至包括有些危险因素为

Risser 3~5 级,弧度在 20°以内,年龄小于 10 岁的患者。有些研究未列入不能合作的患者。所以上述因素分析比较困难,尤其是对多数有加重危险因素的患者(Risser 0~1 级,月经初潮前的女孩,弧度在 25°~45°),判断其有效性更为困难。但是最近的文献更集中于有加重危险因素的病例分析。经过这些研究更增强了支具可控制弧度发展的认识。

关于用支具背心治疗脊柱侧弯功效问题,1995 年脊柱侧弯研究学会进行过前瞻性研究。对 10~15 岁、弧度介于 25°~35°的 286 例(其中单纯观察未做任何治疗的 129 例,采用支具背心治疗的 111 例,夜间电刺激治疗的 46 例)对比观察。凡骨龄未成熟前采用支具背心治疗的,弧度加重小于 5°的占 74%;无治疗的弧度发展 5°以内的为 34%,而用电刺激治疗成功的只占 33%。

当前所用的支具有多种,多数是以发源地命名,如 Milwaukee 支具、Boston 支具、Wilmington 支具及 Charleston 支具等。所有这些支具均被报道能有效地防止弧度加重。骨科医师在决定选用前应熟悉每种支具的优缺点。

Milwaukee 支具是 1946 年由 Blount、Schmidt 和 Bidwell 介绍的,属现代设计支具的创始者。支具包括三部分:皮革制的骨盆带、上部铁条结构和侧方托垫。改进后当前使用的 Milwaukee 支具,其骨盆带已是用热塑料制成。制造方法是借助患者骨盆阳性模具。上部结构包括一个前方和两个后方竖杆,一个带喉部模枕的颈环和后枕托。多数患者只用肩上固定取代颈部支撑。用侧方托垫对侧弯的顶椎施压。

Lonstein 和 Winter 的大组病例报道中说明 Milwaukee 支具对控制特发性脊柱侧弯的加重是有效的。Herring 发现用 Milwaukee 支具治疗 20°~39°的侧弯,其弧度变化不超过 5°,对比不治疗的类似患者是有效的。目前很强调自我成像感,因此 Milwaukee 支具的使用率大为降低,而多为低轮廓的支具所替代。低轮廓的支具如 Boston 支具、Wilmington 支具和 Miami 支具均可藏在宽松的衬衣里面而不外显,为青年患者提供了更多和易接受的选择。

Boston 支具是 1971 年由 Hall 和 Miller 推荐

的。该设计是一预制的对称的胸腰和骨盆为一体的筒柱,内置腰生理前突和弧度突侧的加压衬垫。支具是以脊柱全长的 X 线照片为蓝图,按不同患者分别制造的。支具的范围多以胸腰骶支具(TLSO)为主,证实对控制弧度与 Milwaukee 支具对控制弧度同样有效。曾有报道称 Boston 支具有矫正脊柱旋转功效,但最近研究发现并非如此。Boston 支具对顶椎在 T_7 或 T_7 以下的单一弧度或双弧度类型均有效。对控制顶椎高的胸椎侧弯需要在一般支具上增加上部结构。已有个别地方据此设想做了改进。

Wilmington 支具是在 1980 年设计的,仍按传统方法给患者躯干做一阳性模型,最好在做模型以前先用 Risser 石膏或 Cotrel 石膏将侧弯弧度做最大程度的矫正。Wilmington 支具的使用指征也有一些限度(顶椎在 $T_{7~8}$ 以上的无效)与 Boston 支具相同。

每日必须戴支具的时间仍欠明确。最早对未成熟的青少年有进展的弧度每日要穿戴 Milwaukee 支具 20 ~ 22 小时,低轮廓的 TLSO 支具同样如此。对此有的患者不能合作。后来又有了每日戴 16 小时的方案。同意后者的主张在学校就读时脱去支具。历经 13 年多方研究提出部分时间用支具的方法与戴支具 22 个小时对控制弧度有同样功效。

基于部分时间也有效的概念,发展出了 Charleston 支具。该支具保持患者最大的侧方矫正,只在夜间穿用 8 ~ 10 小时。支具的侧方矫正力无法在直立下使用,只能在患者平卧时穿用。此支具的主要用意在于夜间用数小时。尽管原始报道称 Charleston 支具与 Milwaukee 支具和 Boston 支具有同等功效,而有的作者对只用数小时能否有效控制弧度持怀疑态度。长期观察提出对扭转特发性脊柱侧弯的转归确实有效。然而 Katz 及其同事将 Boston 支具与 Charleston 支具进行对比,发现 30° ~ 45° 的患者用 Charleston 支具,83% 的患者弧度加重了 5° 以上,而用 Boston 支具,只有 43% 患者有同等加重。总体来看,Boston 支具较 Charleston 支具对防止弧度加重,避免手术更为有效。对于二者的选择,Herring 的结论是只有对单一弧度或胸腰椎弧度小于 35° 时始用 Charleston 支具。

4)支具治疗方案:对支具的疗效,文献中曾探讨过部分时间和全部时间用支具对控制弧度效果是否一致。脊柱侧弯研究学会对 20 个研究中心 1900 例患者做过分析。结论是 TLSO 和 Milwaukee 支具对控制特发性脊柱侧弯均有效。同时,全部时间戴支具(23 小时/日)较部分时间(8 ~ 16 小时/日)更为有效。最近的研究是将用 Boston 支具的患者分为三组:不能合作的(<12 小时/日),部分时间(12 ~ 18 小时/日)和全部时间(18 ~ 23 小时/日)。结论是全部时间组效果最好,效果最差的是不合作组。

评定用支具的合作程度仍然非常主观,完全依患者家长的报道。观察好的均有详细记录,这对比较穿用时间的效果有用。资料表明,穿用支具时间每日能达到 20 小时的效果良好。但部分时间穿用的对控制青年特发性脊柱侧弯的自然转归也有用。

一旦选用支具治疗应有个总的指导原则。配好支具后患者应按规定时间穿用。2 ~ 4 周后,患者应到门诊复查,此时宜询问有无不能耐受的压迫点。同时,应拍摄戴支具的 X 线片与未用支具的近期 X 线片对比,以了解所得到的矫正情况。用 Boston 支具可获得 40% ~ 50% 支具内的矫正效果(图 9-10)。Charleston 支具,戴支具的 X 线片对柔韧弧度应矫正 90%,对僵硬弧度可矫正 70%。不论用哪一种支具,其戴支具的矫正度不足,则预期效果不理想。凡支具治疗效果不好的,宜停止支具治疗。

生长快的青年患者用支具治疗,每 4 个月应复查一次;接近成熟的患者,近期弧度无变化的,复查间隔可延长为 6 个月。此时复查宜脱下支具拍胸腰段后前位 X 线片。若弧度加重宜考虑变更治疗方案。有的医师主张在戴用支具条件下拍 X 线照片,为的是观察支具的功效和了解躯干是否平衡。但这样做会漏掉观察弧度是否加重的机会。

证实支具对控制弧度有效的女性患者,在月经初潮后 18 ~ 24 个月,Risser 4 级,体高不再增长时停用支具。Herring 主张在此条件下不宜再逐渐减少支具时间而是完全停用。对男性患者,虽然有 Risser 征 4 级的成熟情况,弧度超过 25° 仍有加重趋势。因此,男孩支具要戴到 Risser 征 5 级。

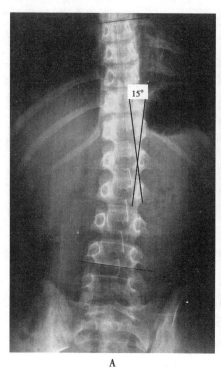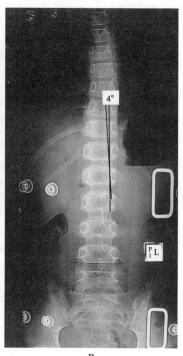

图 9-10　支具治疗前后效果对比
A. 治疗前 15°；B. 治疗后 2 周 4°

（2）电刺激治疗：在 20 世纪 80 年代初期电刺激和支具均是可选择的疗法。在弧度的突侧用表面肌肉刺激器，每晚用 8～10 小时。加拿大 Bobechko 还将刺激用的电极植入椎旁肌肉。虽初步报道称经皮刺激治疗有效。但多数报道称此种治疗不能改变自然转归。当今，不再认为电刺激是治疗特发性脊柱侧弯的有用方法。

（3）物理治疗/生物反馈：锻炼的目的是改善脊柱姿态，增加躯干肌力和保持脊柱的柔韧性。无明显证据说明理疗能控制弧度并改善侧弯畸形。同样，推拿手法和生物反馈并不能改变脊柱侧弯的转归。

3. 手术治疗　手术治疗的主要目的是减轻侧弯弧度，融合以防止矫正后弧度再加重，同时应重视手术的安全性。手术后要使患者头、肩、躯干和骨盆恢复平衡，侧弯的弧度明显减轻。

目前，矫正器械较 30 年前的哈林顿植入物矫正力更强。这些器械也较过去的复杂，因而需要更多的培训。新的器械包括 Cortrel-Dubousset（C-D）系统、德州斯考瑞特医院（TSRH）系统及 Isola 系统。这些新的方法自 20 世纪 80 年代中期普及以来迄今仍在应用。每种器械均能增加矫正效果，改善矢状面的外形，术后可不用支具制动且有 MRI 的相容性（钛合金）。

北京儿童医院 1980—1989 年主要采用哈林顿器械矫治为主；1990—1998 年开展 Luque 方法和改良的 U 形杠技术；1998 年迄今主要采用 C-D 和 TSRH 系统，同时增加前路 Ponte 截骨的后路松解，甚至前方椎体切除松解和前后方器械矫正以及椎弓根螺钉技术，累计 4000 余例（包括弧度重和难以矫正的病例），平均矫正率近 70%。

20 世纪 90 年代手术技术有了新的进展，很多其他器械问世并有相似的优点，例如，AO 万能脊柱系统，Moss Miami 器械，协同脊柱系统（Synergy Spine System），CD 地平线（CD Horizon）和 Kaneda 脊柱侧弯系统等。熟悉其中一个或几个技术，包括其优点和限制对治疗不同类型的特发性脊柱侧弯是有益的。

（1）手术指征：与手术有关的很多因素中侧弯弧度的大小是主要因素。不论是哪种类型的侧弯只要弧度小于 30°，骨骼已成熟，多不再有明显加重，因之不需手术治疗。超过 50° 且骨骼已成熟的胸段侧弯和双主弧还很有可能加重，几乎均需手术矫正。骨已成熟的胸腰椎和腰椎侧弯，虽弧度不甚严重但顶椎有明显旋转，躯干偏斜常会加重。对这类患者，如弧度超过 40°～45° 应考虑手术。

除了弧度大小以外,患者的外观(患儿、家长和医生的感觉)因素也与应否手术有关。患儿及其家长更注意外表的畸形。患者会有弧度失代偿,胸部偏离中线,肋骨驼峰或剃刀背畸形以及肩、髋不等高等。

背部疼痛少见,不能作为脊柱侧弯的手术指征。近30%的脊柱侧弯患者有些腰痛,但不到10%的患者能查出不适的原因。因此不能根据患者的主诉而行脊柱融合术。

(2)术前计划:术前应考虑如下问题,即患者弧度类型,脊柱是否失衡,术前弧度柔韧度,神经系统状况,肋骨畸形,骨骼成熟度和生长发育潜能以及其他与手术有关的需求(是否需输血,骨移植,脊髓监测和术后止痛措施)。医师应根据个人经验和已有的器械种类,选择前路或后路手术。

(3)弧度类型:需要按特发性脊柱侧弯类型做好术前计划。因为这与选择器械,脊柱融合的长度以及确定前路或后路有关。1983年King-Moe的分类包括五种弧度类型。虽然近来也有作者对其可靠性和可重复性提出质疑,但此分类法迄今仍在应用(图9-11)。

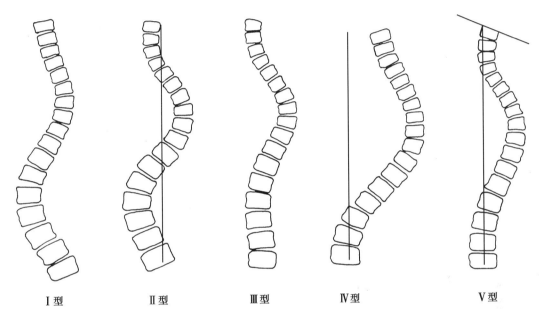

Ⅰ型　　　　Ⅱ型　　　　Ⅲ型　　　　Ⅳ型　　　　Ⅴ型

图9-11　King弧度的分型
Ⅰ型:腰椎弧度较胸椎弧度大3°或3°以上,在仰卧的反向弯曲X线片上胸部弧度的柔韧度超过腰椎弧度。Ⅱ型:胸椎弧度等于或大于腰椎弧度,反向弯曲的X线照片,腰椎弧度的柔韧度好于胸椎弧度。Ⅰ和Ⅱ型混合型:S形弧度,其胸部和腰部弧度均跨中线。Ⅲ型:单一胸椎弧度,其下端不跨中线。Ⅳ型:胸椎长弧,L₅居骶椎中线,而L₄包括在弧度以内。Ⅴ型:胸椎双弧,T₁向上方弧度的突侧倾斜(上方弧度在反向弯曲线片上显示为结构性)

King的弧度分类中以Ⅱ型和Ⅲ型最为多见,也是手术治疗患者中的大多数。有些类型的弧度并未包括,如单一的胸腰段弧度、单一的腰椎弧度和S形双主弧患者。有的胸腰椎双主弧,上下弧度相等,均为结构性且柔韧度较差,应将此类双主弧与KingⅡ型弧度区分。

"稳定椎体"系胸椎弧度最下端由骶椎中线(CSL)分为二等分的椎体。所谓骶椎中线即由骶椎中心向上画的垂直线(图9-12)。King发现稳定椎体可用来确定所有各类型弧度的融合平面。King建议哈林顿(Harrington)植入器械可止于稳定椎体水平。适度的矫正可获得脊柱的平衡。对KingⅡ型弧度也建议行选择性胸椎融合,腰椎可不做器械矫正。该方法可使Harrington手术后恢复脊柱的平衡和保持腰椎的必要的活动度。

1983年King分类完全基于冠状面X线照片,缺少从三维角度认识脊柱侧弯;分类中未能涵盖某些弧度的双主弧和三主弧。同时限于当时采用的疗法均为Harrington器械做冠状面的矫正,对指导更新的器械矫正缺乏可靠性。

2001年Lenke分类方法(表9-4)要求提供站立的正、侧位和平卧的左右反方向脊柱X线长片4张。

表 9-4　Lenke 分类法

弧度类型	描述	弧度特点 *			每型弧度的结构变化部位
		胸段近端	胸段为主	胸腰/腰段	
1	胸段为主	非结构性	结构性(主弧)	非结构性	胸段为主
2	胸椎双弧	结构性	结构性(主弧)	非结构性	胸椎近段 胸椎为主
3	双主弧	非结构性	结构性(主弧)	结构性	胸椎为主 胸腰/胸段
4	三主弧	结构性	结构性(主弧)	结构性(主弧**)	近胸段 胸椎为主 胸腰段/腰段
5	胸腰段/腰段	非结构性	非结构性	结构性(主弧)	胸腰段/腰段
6	胸腰段/腰段 以腰为主的胸段	非结构性	结构性	结构性(主弧)	胸腰段/腰段 以胸为主

　*：近胸段结构性弧度在站立位反向弧度 Cobb 角≥25°，同时后突在胸 2～5 水平至少增加 20°；胸椎为主的结构弧度在其反方向弧度 Cobb 角≥25°，同时胸 10～胸 2 的后突至少为 20°；胸腰段/腰段结构侧弯，反向弧度 Cobb 角≥25°，介于胸 10～腰 2 的后突至少为 20°

　**：胸椎为主或以胸腰段/腰段弧度均可成为主弧

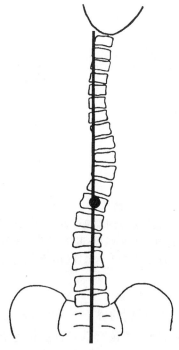

图 9-12　稳定椎体的定位

1) 站立位冠状面 X 线片。

2) 骨盆倾斜<2cm 的可以接受，若>2cm 的需加木块使骨盆等高。

3) 画骶椎中线垂直线(CSVL)，要求经骶椎近端中点向上并和 X 线片侧边垂直。

4) 画出稳定椎体——将 CSVL 线向上与下胸椎或腰椎平分相交。若某一间盘近乎平分则用其邻近的尾端椎体作为稳定椎。

5) 弧度的顶椎是最水平的且其椎体或间盘位于最侧方。

6) 脊柱侧弯研究学会(SRS)定义见表 9-5。

表 9-5　SRS 定义

名称	端椎
胸弧	胸 2～胸 11-12 间盘
胸腰弧	胸 12～腰 1
腰弧	腰 1-2 间盘～腰 4

腰椎校正法包括 ABC 三种(图 9-13)：

1) 腰椎校正法 A

◇ 骶椎中心垂直线经稳定椎体，到达腰椎的一个椎弓根

◇ 一定要有一个胸椎顶椎

◇ 如怀疑骶椎中心垂线能否经过腰椎顶椎的椎弓根，选用 B

◇ 包括 King Ⅲ、Ⅳ和Ⅴ型

2) 腰椎校正法 B

◇ 骶椎中心垂直线落在腰椎弧度凹侧的内缘和顶椎椎体(或其间盘)的侧缘

◇ 一定要有一胸椎顶椎

◇ 如怀疑骶椎中心线是否经过顶椎体的外缘，选用 B

◇ 包括 King Ⅱ、Ⅲ和Ⅴ型

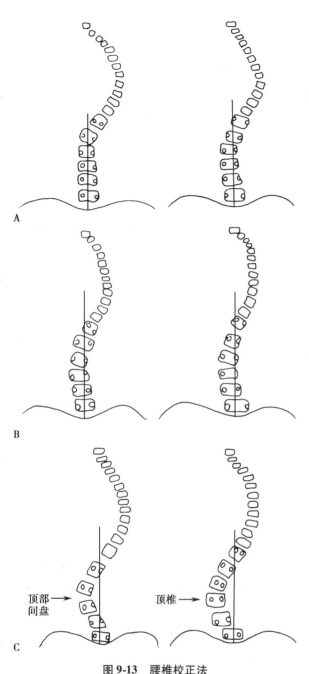

图 9-13　腰椎校正法
A. 骶椎中心垂直线介于稳定椎的椎弓根之间,腰椎无侧弯或轻度侧弯和旋转;B. 骶椎中线触及顶椎体或椎弓根,腰椎轻度或中度旋转;C. 骶椎中线并未触及顶椎椎体或其间盘

腰椎校正法 C

◇ 骶椎中心垂线落在腰椎顶椎体(可能是其间盘)凹侧以外

◇ 可能有胸段、胸腰段和(或)腰椎顶椎

◇ 如不能确定骶椎中心垂直线是否触及椎体外缘,选用 B

◇ 包括 King Ⅰ、Ⅱ、Ⅴ型和双主弧

将脊柱侧弯弧度的类型(1~6)和腰椎弧度

校正后进行分类,见表9-6。

基于上述分类方法,该作者推荐脊柱融合固定只需包括主弧和结构性次弧。

三种腰椎校正法可用来界定腰椎与6种弧度类型的力线。同时可用以评估术后腰椎的姿势。

本法虽将二维畸形纳入分类的基础,并用校正法以体现三维分析。但对结构性次弧的定义仍欠清楚。

Lenke 分类法只适用于青年型特发性脊柱侧弯。本法经研究证实可靠性和可重复性均优于King 分类法。但方法复杂,对日常工作本已非常忙碌的骨科医师来讲还有待改进。

(4) 按弧度类型选定融合平面

King Ⅰ型　根据胸椎的弧度大小和柔韧度选择手术。通常胸段弧度较大,有结构变化和明显的旋转,而且弧度明显跨过中线。对此需经后方入路,器械矫正始能恢复脊柱的平衡。胸椎弧度较轻(等于或小于30°),几乎刚刚跨中线,旋转程度不大的,对腰椎弧度行前方器械矫正可导致最大限度额状面和旋转的矫正。术后虽仍会残留很轻的胸椎弧度,但通常不引起注意。

King Ⅱ型　胸椎弧度用哈林顿器械矫正并融合到稳定椎体,可收到良好效果。很多报道一致称矫正后弧度残留 40% 并能保持脊柱平衡。于20世纪80年代晚期出现较新的去旋转器械加之选择性脊柱融合脊柱还会失衡。这表明患者的头或躯干(或二者)均跨过中线的左侧。

对新一代的器械矫正加选择性融合后仍有脊柱失衡,理论上的解释有选择融合的平面失当,对胸椎弧度矫正过度,对弧度类型识别错误,腰椎弧度僵硬和加重以及固定钩的种类等。较新的器械肯定较 Harrington 系统对脊柱有更强的矫正力。哈氏系统的两点固定撑开杠若改用多个固定钩可使杠与脊柱固定得更加牢固。一旦杠落实在固定钩内,并用90°旋转手法矫正,给予脊柱的力量足以使未包括器械之内的腰椎弧度恢复平衡。幸好,术后失衡的脊柱经过一段时间由未加器械的腰椎逐渐适应。

用较新的器械矫正 King Ⅱ型弧度,应牢记两个原则有助于减少术后失衡。一是植入物不要超过稳定椎体。融合宜包括稳定椎体以下 1~2 个椎体,这样会使患者的躯干向左移。二是旋转第一根杠应小于90°,有限的旋转手法可避免矫枉过正和过度拉直胸段弧度。这对于未加器械矫正

表9-6 弧度类型(1~6)

类型	胸段近段	以胸段为主	胸腰/腰	弧度类型
1	非结构性	结构性(主弧*)	非结构性	主要为胸弧
2	结构性	结构性(主弧*)	非结构性	胸双弧
3	非结构性	结构性(主弧*)	结构性	双主弧
4	结构性	结构性(主弧*)	结构性	三主弧
5	非结构性	非结构性	结构性(主弧*)	胸腰/腰
6	非结构性	结构性	结构性(主弧*)	胸腰/腰 主要为胸弧

* 主弧为 Cobb 测定最大弧,常为结构性;次弧为符合结构性标准的其他弧度

结构性标准

(次弧*)

近胸段:反向弧 Cobb 角≥25°

$T_{2~5}$ 后突≥+20°

胸主弧:反向弧 Cobb 角≥25°

$T_{10~12}$ 后突≥20°

胸腰/腰段:反向弧 Cobb 角≥25°

$T_{10}~L_2$ 后突≥+20°

腰椎弧度校正法

腰椎	骶椎中心垂直线到腰椎顶椎		胸椎矢状面弧度 $T_5~L_{12}$	
A	骶椎中心垂直线介于椎弓根之间		(低下)	<10°
B	骶椎中心垂直线贴近顶椎		N(正常)	10°~40°
C	骶椎中心垂直线完全处于弧度的凹侧		+(过多)	>40°

A B C

弧度类型(1~6)+腰椎修饰(ABC)+胸椎矢状面修饰(-,N 或+)

分类(如1B+):_____

的腰椎日后代偿较好。对 King Ⅱ型弧度和真性双主弧未能区分也是在选择性融合后发生失衡的原因之一。现已有一可区分 King Ⅱ型弧度和双主弧的准则。用术前站立位 X 线片上的胸椎和腰椎的弧度大小,旋转,偏离中线者相对比(即胸段弧度的参数除以腰椎弧度的参数),此比值小于1.0的两个弧度均应融合。如弧度大小和躯干偏斜的比值均大于1.2,而旋转比值大于1.0,选择性胸椎融合可安全无误。对真正的双主弧用 CD、TSRH、Isola 及其他较新的器械矫正后,胸、腰两个弧均应行后方融合。近来有学者主张对 King Ⅱ型的胸椎弧度突侧行前方(螺钉和螺纹或光面杠)矫正和选择性融合。报道中指出前方器

械矫正的优越性包括可改善脊柱平衡,可矫正胸椎前突和保留弧度下方的脊柱活动度。但有31%的患者螺纹杠折断。此并发症可用较粗杠改进。在少数熟悉胸腔镜的单位可用胸腔镜安置前方器械。

King Ⅲ型和Ⅳ型 此两型均为单一胸段弧度。这两种类型的患者躯干向右侧失衡较双主弧更为明显。后方器械矫正(用 CD、TSRH 或 Isola 系统)会收到较好效果。更可显著改善患者的脊柱失衡。King Ⅲ型弧度能得到非常好的矫正,并在器械止于稳定椎体的条件下可以保持脊柱平衡。有些 King Ⅳ型弧度,植入物可高于稳定椎以上两个椎体。近年来的经验,用前方器械可使弧

度下方保持更多的活动度。

King V 型　此型为双胸椎结构性侧弯,其第一胸椎向上方的弧度突侧倾斜,患者表现在上方弧度的突侧肩部升高,假如只对下方弧度行器械矫正,其上方弧度将加重,肩部升高也会更为突出。因此,多数的 King V 型的上下多个胸段弧度均需行后路器械矫正。若①T_1向上方弧度倾斜和上方弧度突侧的肩部升高;②上方弧度大于 30°并柔韧度差,或③两弧之间的移行椎位于 T_6 或低于 T_6,器械矫正的植入物应高于 T_2 椎体。

单一胸腰弧和腰椎弧度　这两型和 King I 型胸段轻侧弯可用前方器械矫正而收到最佳效果。有报道称弧度矫正度大于 75%,旋转几乎可完全矫正。在 20 世纪 90 年代初期用一个或两个坚强杠减少了假关节发病率。可保持恢复矢状面的前突以及术后可不用支具制动。

(5) 术前弧度的柔韧度:术前弧度的柔韧度可用反向弯曲的 X 线照片测定。Herring 等人主张用仰卧位的 X 线片,因可真实地反映矫正效果。有作者用站立位反向弯曲的 X 线片,为的是预测残留的失衡和腰椎的旋转。值得注意的是,用反向弯曲 X 线片判定后方矫正器械下端界限。器械向下安置不够可发生失代偿和后加现象。要牢记一重要规则,即决定矫正器械的上下界限最好是仔细观察站立的后前位和侧位的 X 线片,而不是靠反向弯曲的 X 线片。若用前方器械矫正胸腰段或腰段弧度,反向弯曲的 X 线片对选定下端椎体也有参考作用。该椎体应在反向弯曲 X 线片上与骶骨上端接近平行。不然躯干仍会与骨盆失衡,术前牵引下的 X 线片也有助于了解弧度的柔韧度,对超过 50°的弧度更为有用。

(6) 神经状况:不仔细检查则难于发现隐匿的神经系统异常(如不对称的腹壁反射)。除了仔细体检外,需做 MRI 检查椎管情况以除外脊髓积水、脊髓栓系或脊髓纵裂。对左侧胸段侧弯的患者也应行 MRI 检查,因可能并发椎管内畸形。

(7) 肋骨畸形:胸椎旋转过多可致肋骨隆起,严重的称作"剃刀背"。幸好青年型特发性脊柱侧弯发生剃刀背的不多(常见于非特发性侧弯如神经纤维瘤病)。什么样的病例需行胸廓成形以减少肋骨畸形,矫正到什么程度要凭医生个人经验。有作者建议术前肋骨隆起超过 10°(前屈 90°的切线位 X 线片),术前侧弯弧度大于 60°,柔韧度小于 20% 行胸廓成形可能有益。

此外,在肋骨隆起的顶点部分切除 3~5 段肋骨,既可改善患者的外观,又可补充髂骨取骨量的不足,使植骨融合更好。后方入路的同时还需行前方操作时,行内侧胸廓成形反而安全。后路操作同时行胸廓成形术的先决条件是患儿肺功能正常。换言之,术前患者肺功能或心脏功能受损是胸廓成形的禁忌证。

(8) 未来生长潜力:患者的成熟程度可从生理方面测定(注意生长高峰和月经初潮状况)又可从骨骼方面衡量(Risser 征)。多数青年特发性脊柱侧弯在成熟后始手术(即初潮后,在生长高峰以后)。从后路矫正侧弯和融合后,对脊柱的前方生长无不良影响。但对未成熟小儿单从后方融合不足以控制脊柱前方生长,脊柱侧弯会继续加重,这是所谓的曲轴现象。这种现象常伴有弧度加大,剃刀背加重以及脊柱失衡。Dubousset 创造了一个新名词——曲轴现象。他观察到以融合的骨块为轴,脊柱前方继续生长,致脊柱和躯干逐渐扭转变形。这种变形与汽车曲轴相似。

为了更好地了解为什么会发生曲轴现象,应熟悉脊柱的生长知识。每个椎体有三个生长部位:椎体的终板,围绕关节突的软骨和神经管软骨联合部(neurocentral synchondroses)。上下两个终板(骺部)是每个椎体的主要生长部位(构成脊柱纵向生长)。胸椎每个椎体每年增长 0.7mm;腰椎每个椎体每年增长 1.0~1.2mm。后方融合只限制了后方关节突的生长而不影响前方的椎体终板和神经管软骨联合部的发育。对年纪很小的患儿来说,即使后方有很厚的融合骨块,但脊柱前方仍继续生长。未融合的生长中心数目和潜在生长时间成正比。对婴儿型和少年型特发性脊柱侧弯来说曲轴现象发生率最高。同时也可发生在发育不成熟的后方融合的青年患者。

对曲轴现象的量化尚有一定困难,不妨拍摄一系列的临床照片以显示其肋骨畸形的进行性变化、胸廓变窄和脊柱的胸腰段失衡。经过一段时间 X 线照片上也可看出加重的改变,如①弧度大小,旋转和肋椎角差(RAVD);②顶椎的突侧向胸壁一侧横向移动;③植入物由纵向倾斜。X 线片上常见弧度增加 10°,顶椎旋转,和肋椎角差加大均可认为是曲轴现象加重。应注意术后最初 6~12 个月会将 X 线片上的改变误认为脊柱经应力而松弛,融合骨块的日益成熟和弧度改善。

对尚未达到生长高峰,初潮前,Y 形软骨仍未闭的女性青年如需手术,宜行前后路联合植骨融合以预防发生曲轴现象。开胸前方植骨可由电视协助的胸腔镜(video-assisted-thoracoscopic surgery, VATS)替代。VATS的优点是不切断肌肉层,美观(少瘢痕),可了解全部胸椎。经多个肋间隙送入,可切除间盘,施行前方松解和送入植骨块以满足融合的需要。但操作前要经过认真的培训,对此新技术的用途还需进一步研究。

(9)输血的要求:对脊柱侧弯后方矫正术如何减少输血有不少措施。控制性低血压麻醉;术前患者自己献出1~2单位血液,正常血容量血稀释,手术中和术后回收血液以及根据临床判断而不是按预测的血红蛋白值输血等。上述种种措施使脊柱手术的输血量大为减少。

(10)植骨术:脊柱侧弯手术的主要目标之一是求得坚强的融合。为了达到这一效果要从脊柱的植骨床上清除所有软组织,切除关节突间关节,去椎板的皮质和准备足量的植骨材料。自体植骨是最理想的方法。自体骨的来源(一般取决于手术途径),包括髂骨嵴的后部、棘突和肋骨。从髂骨嵴后方做直切口取骨最多,且减少损伤皮神经的可能。

近十年来有不少关于特发性脊柱侧弯用异体骨及骨库冰冻骨替代自体骨植骨的成功经验报道。假关节的发生率并未增加,但随访时间还不够长。用骨库冰冻骨的好处是减少手术失血量,缩短手术时间,也可杜绝髂骨嵴取骨的并发症。为了降低艾滋病、肝炎和其他可能的病毒感染,应在手术前、后和恢复期做有关检查。对冰冻干燥的海绵骨一般均用Gamma射线照射以消除细菌和霉菌污染。近年来对骨形态形成蛋白(BMP)的研究表明它能对脊柱融合起很大作用。有可能不用再做骨移植术行脊柱融合。

(11)脊髓监测:最早用Stagnara描述的唤醒试验监测侧弯矫正后的脊髓功能。该方法是在手术中减轻麻醉深度,使之达到能按医生的指令完成动作。术前预先训练,使患儿熟悉口令的声音(麻醉师或患儿母亲的录音),并能配合活动足、踝和足趾,以了解脊髓运动功能是否正常。

之后,持续监测脊髓功能的技术逐渐形成常规。从监测脊髓感觉和运动通路的技术角度看,监测感觉更容易些。因此,感觉监测法已被广泛采纳。具体讲,体感兴奋电位(SSEPs)是在远端(肢体)给以刺激,在近端(脑)观测反应的神经功能的反馈。但是,脊髓受损到监测波型异常的时差为10~20分钟。此外,低血压、低体温、监测导联脱落和机械故障等均会出现假阳性。当然属于机械故障的应及早排除。监测出现持续异常的应行唤醒试验,加以证实。一旦可疑或证实脊髓功能受损,应尽快松开矫正用的植入物或彻底去除植入物。同时按脊髓损伤的常规给以甲泼尼松龙(methylprednisolone)。多数病例可以恢复正常功能,解释是矫正过程中牵拉脊髓的供血的血管以致缺氧的缘故。

用体感兴奋电位(somatosensory-evoked potentials, SSEPs)行脊髓监测已是脊柱外科手术中的标准方法。自始至终监测并记录手术中患者的脊髓感觉功能,这种试验可能会受麻醉平面和灌注的影响。近来又改用运动电位器来监测脊髓的运动传导功能。若与体感电位器联合应用,意外损伤发生率会大为降低。运动电位的监测不像体感电位,在异氟烷或脱氧烷(desflurane)麻醉下表现也很可靠。

唤醒试验已不作为术中常规监测脊髓运动功能的手段,仅在SSEPs监测中出现异常改变,才加用唤醒试验。为了做唤醒试验,麻醉师必须在术中先恢复患者的运动功能和清醒状态。

近年研究踝震挛试验较清醒试验和SSEP对预测神经是否部分受损更为准确。在麻醉变浅的一短段时间内应有踝震挛,如果不出现即为异常。

(12)术后疼痛的处理:术后常规由患者自己控制的止痛方法(patient-controlled analgesia, PCA)和硬膜外止痛法。PCA对小至5岁的患儿均能安全有效地止痛。患者可按预先程序化的剂量按泵,将鸦片类制剂注入静脉输液管内。患者能按疼痛的程度来滴定血内药物浓度,PCA的内置安全系统可防止药物过量。PCA设备也可持续输入,患者入睡后仍维持止痛作用。

脊柱侧弯术后用硬膜外止痛效果很好,且应用日益普遍。手术结束在缝合前,手术医生可直接送入硬膜外导管,从切口旁的皮肤穿出,通常保留48~72小时。小剂量的类鸦片制剂由有经验的医师指导注入,止痛效果好。停药后24小时内仍应密切监测患者呼吸状况和监测血氧浓度。本法对清洁呼吸道有益。

酮咯酸(ketorolac)为一注射用非甾体抗炎药(nonsteroidal anti-inflammatory drug, NSAID),术后短期应用也对中重度疼痛有效。此药如与类鸦片药联合使用较各自单独使用效果更佳。但近来研究提示 NSATD 术后常规应用的止痛剂量对脊柱融合有明显的抑制作用。因此,术后近期不宜使用。

第3节 先天性脊柱侧弯

先天性椎体畸形(congenital spine deformities)的原因仍不清楚。在胚胎发育期,妊娠后第 5~8 周时脊柱可发生异常,但不能证明是由于母体的外伤致成畸性损害。

近来研究发现一氧化碳致缺氧症能重复造成幼鼠的脊柱畸形。该畸形包括楔形椎体、半椎体、椎体融合和椎体缺失以及肋骨融合。畸形的严重程度与一氧化碳环境中的剂量和妊娠时间有关。临床上化学气体和一氧化碳也会影响脊柱的正常发育。

遗传学研究的线索为脊柱畸形患者 1% 有阳性家族史。单一局限畸形,如半椎体多是散发的而没有遗传倾向。孪生兄弟,其中一个有脊柱畸形,而另一个则没有类似异常。最近有一例报道兄弟均患有同样的腰椎先天性畸形,又提示可能有遗传因素。科学家证实人类 *HuP48* 基因,为发育控制基因 *PAX* 族中的一员,对脊柱分节起作用。在脊柱分节不良的患者中尚未发现有此基因的突变。

先天性脊柱侧弯(congenital scoliosis)也有染色体异常的报道,17p11.2 缺失,但仍需进一步证实。到目前为止,椎体发育异常的确切原因尚无定论。

(一) 并发畸形

胚胎的神经轴、脊柱和其他系统的器官均发生在同一阶段。Goldberg 及其同事提出先天性椎体异常源于在胚胎一定时期受非特异的损害,使发育控制系统不稳定,从而导致同时生成的器官发生先天性畸形。并发最多的为脊柱闭合不良,其中包括脊髓纵裂、脊髓空洞症、双脊髓、阿-奇畸形和脊髓肿瘤。流行病学统计发现并发上述之一的约为 40%,脊髓纵裂最为多见。所有上述畸形最好用 MRI 证实。

一旦证实有椎管内异常(如脊髓纵裂),出现神经症状或矫正脊柱侧弯以前应预先行神经外科治疗。有的医生认为潜在性脊髓栓系也应行手术治疗,在未出现神经功能受损前及早积极治疗的方案是合理的。神经轴发育异常可同时有肉眼的临床异常如毛发丛生、皮痣或神经症状。对微小的神经体征应仔细检查。

除神经轴异常以外,约 40% 的患者并发其他 7 个系统的畸形。大约 20% 的患者有泌尿生殖系统异常。心脏畸形约 12%。其他畸形包括脑神经麻痹,桡骨发育不良,畸形足,髋关节脱位,高肩胛症,肛门闭锁和偏侧面的身材矮小(hemifacial microsomia)等。

先天性脊柱侧弯在出生时椎体畸形已存在,及至大儿童时始明显。婴儿型特发性脊柱侧弯和先天性脊柱侧弯在 3 岁以内很难鉴别。先天性脊柱侧弯经影像学仔细检查常能显示椎体和肋骨的异常。

先天性脊柱侧弯的椎体畸形变化多端,因而其自然转归不易预测。有的畸形很轻,但有的迅速加重并最终导致脊柱严重畸形和肺功能受损。了解其弧度进展情况以便在适当时间进行手术矫治。

(二) 分类

先天性脊柱侧弯有两个基本类型:椎体形成缺陷和椎体分节不良。半椎体和楔形椎体属于椎体形成缺陷,椎体分节不良包括大块椎体、单侧骨桥和单侧骨桥同时伴有半椎体。先天性脊柱侧弯患者的椎体畸形约 80% 可按上述两大类型分类,其余 20% 不能明确区分。有的患者有多种畸形,只是其中某一型较为突出而已。

1. 形成缺陷 可分为部分形成不良和完全形成不良,部分形成不良可致楔形椎或梯形椎体。此畸形有两个椎弓根,只是其中一个椎弓根发育不良。由此造成的脊柱侧弯加重缓慢,可能不需外科治疗。

半椎体是一侧椎体完全没有形成,对侧成为一个楔形的半个椎体,只有一个椎弓根和半个椎板。胸段的半椎体伴有一个额外的肋骨。半椎体可分为分节成熟的(最常见),半分节的或分节不良的和嵌闭型(最为少见)。区分各种类型是重要的,因变形的椎体生长不同而导致的脊柱畸形也各异。完全分节的半椎体畸形最容易加重。畸形的椎体与邻接的椎体之间有完整的终板和椎间盘。半椎体几乎都位于侧弯的顶部。胸段或胸腰段的弧度较其他部位的弧度加重快。一侧有两个半椎体则弧度加重得更快。相反,左右两侧各有一个半椎体,弧度可能平衡或不进展(图 9-14)。

分节不良

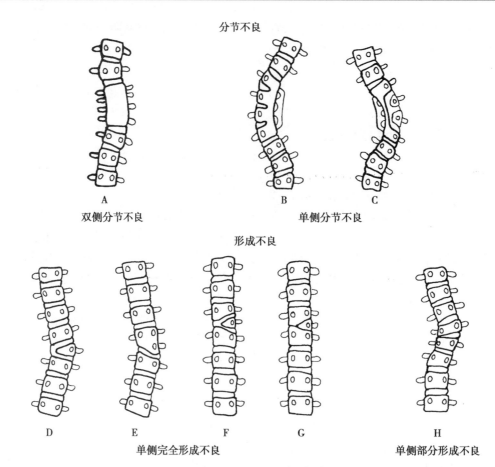

A
双侧分节不良

B   C
单侧分节不良

形成不良

D   E   F   G   H

单侧完全形成不良   单侧部分形成不良

图9-14 先天性脊柱侧弯的分类
A. 大块椎体;B. 单侧骨桥;C. 单侧骨桥和半椎体;D. 分节完整(单侧完全形成不良);
E. 半侧分节;F. 嵌闭;G. 未分节;H. 楔形椎体(单侧部分形成不良)

腰骶交界部的分节完好的半椎体可产生脊柱和骨盆之间的倾斜(图9-15)。同时常有腰椎或胸腰段代偿性的长弧度。对这种明显畸形最好在代偿弧度未僵硬以前及早行半椎体切除术。

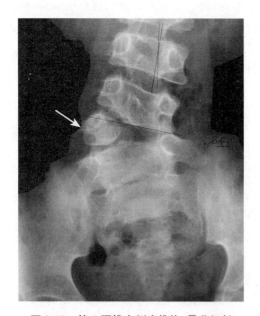

图9-15 第5腰椎右侧半椎体、骨盆倾斜

分节一半的半椎体与上或下邻接的椎体有正常的终板和间盘,但与另一椎体融合。虽脊柱的生长发育仍能保持平衡,半椎体自身可逐渐引起脊柱侧弯。只有在畸形确有加重的情况下需要手术。

分节不良的半椎体与上下的椎体融合,无正常的终板和椎间盘。在没有非对称性生长的情况下不会造成脊柱的进行性畸形。嵌闭型的半椎体更接近于卵圆形,体积较小。其上下的椎体可以代偿,有脊柱侧弯也很轻。

2. 分节不良 由于在两个或更多的椎体间有骨桥使之分节不良,骨桥可在椎体间的一侧,或涉及全段。环周性对称的分节不良则为大块椎体。大块椎体并不造成脊柱的成角或旋转畸形,但可影响脊柱的纵向生长。颈椎的短颈综合征(Klipple-Feil综合征)代表一种严重的分节不良。

两个或两个以上的单侧分节不良(单侧骨桥)是先天性脊柱侧弯最常见的原因。通常骨桥融合脊柱。某一侧的椎间盘、椎弓根和关节突间关节妨碍弧度凹侧的生长。突侧继续生长致使侧弯加重。凹侧的肋骨融合和肋骨其他畸形常与骨桥相邻。

另一亚型为单侧分节不良，弧度的突侧有一个或数个半椎体。先天性脊柱侧弯并发这种联合畸形时其弧度加重快，预后不良。2岁时弧度常超过50°，胸腰段和胸部中段弧度加重快而早，畸形严重。患儿多并发双肩不对称，胸廓旋转变形，躯干失衡，骨盆倾斜以及下肢外观不等长。

除了胸和腰段受累外，先天性脊柱侧弯还可波及颈椎和颈胸椎，从而出现严重的颈部畸形和头的位置异常。颈部畸形导致头的倾斜（斜颈外貌），原因是畸形的椎体以上没有太多的椎体使之代偿性平衡。颈和颈胸段侧弯者近50%并发短颈综合征（Klipple-Feil综合征）。

（三）自然转归

先天性脊柱侧弯弧度加重和最终的严重程度与两个因素有关：椎体畸形的类型和诊断时患儿生长潜力。先天性脊柱侧弯在生长快的两个阶段，即2岁和青年生长高峰，加重最快。

先天性脊柱侧弯中一侧分节不良的骨桥对侧并发半椎体（一至数个）肯定将日渐加重。该型的胸腰段弧度预后最差，10岁以前每年可加重7°，到青年生长高峰期每年加重14°。因此，应及早手术矫正。

严重性居第二位的畸形为孤立的单一骨桥和多发完全分节的半椎体，而单一分节的半椎体以及大块椎体依次减轻。Mc Master和Ohtsuka复习202例未经治疗的先天性脊柱侧弯随访到10岁以后，发现弧度无进展的只占11%，弧度稍有加重的为14%，而75%的病例加重显著。随访中观察到弧度介于40°~60°的占36%，弧度超过61°的居28%。

先天性脊柱侧弯会因不同的类型联合出现，致使预后难以预测。有时经多次门诊发现弧度有了些明显变化后始能决定是否需要治疗。

先天性脊柱侧弯以T$_5$、T$_6$或T$_7$为顶椎而其余的脊柱正常始能有代偿弧度。原发弧度加重后，继发弧度随之加重且僵硬的则需要治疗。胸腰和腰段弧度凡有长弧代偿才能使躯干平衡。这种病例可出现明显的骨盆倾斜和下肢不等长，借这种代偿作用以求躯干直立。

（四）放射线检查

弧度未加重前可清楚地看到椎体的畸形。X线照片多系婴儿阶段的平卧片。随患儿发育长大，侧弯加重，椎体异常的细节反而不够清晰。第一次的X线片上就可看到并发的畸形，如脊髓纵裂（中线骨嵴）、隐性脊柱裂以及弧度凹侧的肋骨融合。

尽管早期平卧的X线照片显示畸形清楚但不能用作弧度对比。第一张站立位X线片始能用于与日后弧度的比较。先天性脊柱侧弯较特发性脊柱侧弯的弧度测量出入较大，这是因为骨骼不成熟，骨化的不完全和端椎的发育畸形。这种测量不太容易反映弧度的真实进展。为此要采用同端椎，仔细观察弧度进展变化并从原发弧度和继发弧度协同测量。一定要用最近的立位X线片和最早的立位X线片对比，以确定弧度有无缓慢进展。4~6个月以前的X线片与最近的X线片对比常可发现弧度稍有加重。若与数年前的X线片对比更可发现弧度明显加重。坚持测量继发弧度也能查出弧度变化从而协助是否需要治疗。

对严重的先天性脊柱侧弯，X线平片并不能看出椎体畸形的细节。CT三维重建造影对需要手术的病例制定术前计划有用。

对要手术的先天性脊柱侧弯患儿都应做MRI检查。大约40%的患者并发椎管内畸形。凡有此畸形的都能在MRI显出。当前重建的MRI影像可提供椎管内的一切结构，包括畸形的三维改变。

（五）治疗

非手术治疗

支具治疗先天性脊柱侧弯不如对特发性脊柱侧弯有效。对半椎体和分节不良的骨桥不能用支具控制其发展，但对暂时控制柔韧性好的大的继发弧度仍可考虑。目的是在手术前给脊柱进一步生长发育时间。在用支具治疗期间，如果原发或继发弧度加重，则应及早手术。一般说来，支具对先天性脊柱侧弯无甚帮助。

手术治疗

手术的主要目的是防止弧度的加重。如果能

安全矫正部分弧度则属附加效益。即使是轻弧度（40°以内的），一旦证实有加重也应手术矫治。应强调如下观念：手术要在弧度未加重前进行。对年轻的患者行脊柱融合术后应追踪到骨骼成熟。理由是在融合畸形以上或以下部的椎体会产生进行性的变形。对个别病例日后可能还需要治疗。

可用的手术方法不同，要根据患儿发育成熟程度，畸形部位和先天畸形的类型加以选择。手术方法包括前、后方突侧半骺固定，前、后方脊柱融合，后方融合±器械矫正，半椎体切除和脊柱截骨术。

1. 前、后路弧度突侧半骺固定　对小弧度并加重的脊柱侧弯患儿是理想的治疗方法。因这种侧弯的凹侧有生长潜力。本法适合 5 岁以下，弧度在 40°以内的分节完整的半椎体患儿。理论上讲，弧度突侧融合后，凹侧椎间盘保持开放仍有生长能力故有进行性矫正功能。本方法对凹侧有未分节的骨桥患儿是无益的。胸椎前方半骺固定术经胸腔镜操作最为适宜。胸腰段或腰段半骺固定术可经两种途径。虽有报道经椎弓根入路行前方半骺固定术，但一般常经前方突侧，术中应切除部分椎间盘和终板。再经后方入路，椎板去皮质和切除关节小面，同时植骨融合。术后护理包括石膏背心 4～6 个月使限制突侧的生长更加牢靠。

2. 前、后方融合　本法适用于骨骼未成熟，弧度突侧前方仍在继续生长可能导致曲轴现象的患儿。单侧分节不良的骨桥（有时无此畸形）对侧有半椎体的患儿大多需此手术。对幼儿讲，融合范围包括畸形椎体以上和以下各一节，日后仍可能发生"后加"现象。术后需用石膏背心 4～6 个月，直到植骨愈合为止。后方用皮下杠而不融合凹侧的方法也曾用来做部分矫正。希望延缓彻底矫正和融合的时间直到患儿超过 10 岁。但有些单位认为该方法并不理想，因而提早到 7～8 岁行根治手术。

3. 后方脊柱融合　对持续加重的先天性脊柱侧弯，术后不致并发曲轴现象的大儿童和前方无生长潜力的儿童适合脊柱后方融合。

先天性脊柱侧弯常因前方生长板不正常，故不像特发性脊柱侧弯容易发生曲轴现象。对此术前不易预测，故手术指征也应包括前方操作有困难的。

任何矫正手术以前应先行 MRI 检查以除外椎管内有无并发畸形，如脊髓纵裂、瘘管、肿瘤等。确诊后应在脊柱融合前先行神经外科的治疗。采用器械矫正时，一定要行脊髓监测和唤醒试验。矫正畸形时只能对柔韧部分施加矫正力而不能对僵硬段起作用。对任何类型的先天性脊柱侧弯，术中发生神经并发症的危险都较高。

对一些患儿在术前可借助头环牵引逐渐矫正严重畸形 6～12 周。这种方法在患者睡眠、走路或坐轮椅时均可进行。家庭牵引法虽有可能，但需密切观察有无神经功能异常（如麻木、耳鸣、力弱）。矫正到一定程度后，可用器械和融合术稳定脊柱。

4. 半椎体切除术　半椎体继发脊柱侧弯而需行半椎体切除的患者不多。多数病例可用上述较为安全的手术治疗。半椎体切除可发生临时或永久性的并发症以及神经根的损伤。本手术适用于弧度已有固定性失衡而其他治疗无效的病例。通常为 T_4 或 T_5 的半椎体。此部位较更高位的半椎体切除安全。这是因为马尾神经对手术推动耐受性好些。切除半椎体的最大优点是侧弯矫正充分并可恢复脊柱的正常力线。手术先从前方入路切除半椎体的体部和邻近的椎间盘向后直到椎管以及椎弓根的前部。然后重新调整体位，从后背中线做切口切除后方附件。采用后方加压器械内固定或术后用石膏 4～6 个月直到融合为止。本手术的主要并发症为弧度突侧神经根受压。原因为半椎体近端的椎弓根压在已切除的半椎体部位。腰骶部半椎体的对侧腰段另有一半椎体的为手术切除的禁忌证。

5. 脊柱截骨术　适用于弧度僵硬，严重成角畸形且脊柱失代偿的大儿童。脊柱前后方楔形切除和器械矫正（见文末彩图 9-16）。本法若用于胸椎则需同时切除肋骨。因手术的危险性较高，应由有这方面经验的医生操作。

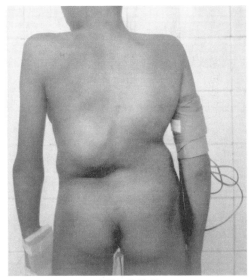
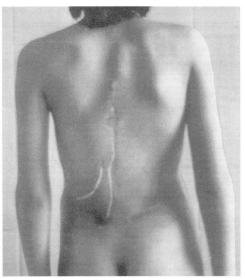

术前正位外观　　　　　　　　　　　　术后正位外观

A

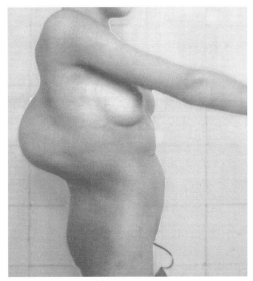
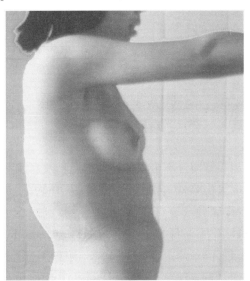

术前侧位　　　　　　　　　　　　术后侧位

B

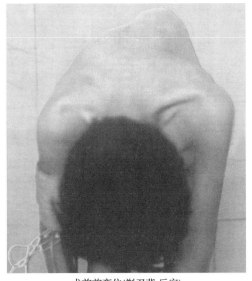
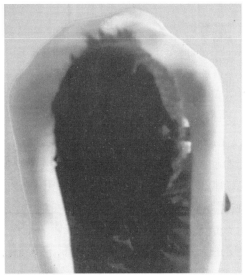

术前前弯位(剃刀背,后突)　　　　　　　术后前弯位

C

161

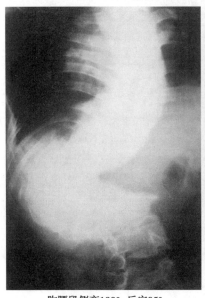
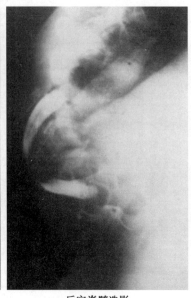
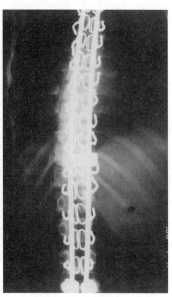

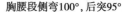

胸腰段侧弯100°，后突95° 　　　后突脊髓造影 　　　E. 术后X线片

D

图 9-16　严重脊柱侧弯手术后对比

第 4 节　脊髓纵裂和脊髓栓系（约束）综合征

脊柱神经管闭合不全系脊柱和神经轴发育畸形所致的一大类疾病，包括脊髓纵裂、双脊髓、皮样窦道、皮样囊肿或表皮样囊肿、神经肠囊肿、骶骨缺如、异常背部纤维索条（anomalous dorsal fibrous band）、终丝约束、神经根异常、硬膜内血管瘤或脂肪瘤和阿-奇综合征等。脊髓脊膜膨出也可列为严重的神经管闭合不全。本节内容的重点为脊髓纵裂。

（一）病因

VonReckinghausen 认为脊髓纵裂系因神经管和神经芽未能闭合所致。Bremer 称脊髓纵裂和神经肠囊肿系神经管部分闭合或停滞的缘故。胚胎发育期，神经管暂时将卵黄囊和羊膜之间的原始结（Hensen 结）相连。此原始结向远端移行至尾骨附近而消失。若异常副管出现则使外胚层的神经管由其下方的内胚层分开。这样可出现中线部位的瘘管，但最终可消失。Bently 和 Smith 观察到若神经肠管持续存在，则有 3 个胚层的组织残留，随生长远离其原来部位，因而发生畸形范围广泛，包括肠、椎体、颅骨、囊肿性病变和脊髓纵裂。Morgagnl 研究脊柱

神经管闭合不全，源于已闭合的神经管再次穿通或裂开。Padget 支持再穿破的理论，提出脊髓纵裂是继发于背侧和腹侧裂自中线分割神经板。因此将两半部分别闭合，间叶组织填充两者之间形成骨和中胚层的异常。

（二）临床分类

有的研究者按发生畸形的胚胎组织来源分类。但从临床实用角度，最好按脊髓是否受约束来划分。

1. 神经、肌肉、骨骼检查正常　此种患者较通常多。这是因为畸形多伴有后背局部毛发丛生、脊柱畸形或自觉疼痛等而及早就诊（见文末彩图 9-17），但皮肤色素沉积和毛发丛生的部位不一定与内在病变的高度一致。一般脊髓纵裂的骨崎水平较皮肤病变高 1~2 个椎体。最好是对可疑的病例投照脊柱全长的 X 线片。先天性脊柱侧弯和后突常并发脊髓纵裂。脊髓纵裂引起的脊髓约束与椎体畸形常同时存在，北京儿童医院治疗的 55 例脊髓纵裂患儿，其中 75% 并发先天性脊柱侧弯，而该组病例中无脊柱侧弯的也有椎体畸形、分叉状棘突或隐性椎板裂。1 例脊髓纵裂在其骨崎以上 3 个椎体高度同时有椎管内皮样囊肿。Kelm 等复习了文献中 112 例脊髓纵裂，其中只有 2 例无脊柱骨畸形（图 9-18）。

2. 神经、肌肉系统正常而骨骼异常　这类脊

柱神经管闭合不全患儿虽不直接引起症状,但并发骨骼异常,如肢体短缩、足部发育落后或高肩胛症,这可能与骨生长的神经营养有关。

值得注意的是,神经管闭合不全并发的肢体畸形与平时遇到的畸形表面上极为相似,如都是马蹄内翻足或髋脱位,但经同样治疗难以收效或易复发。

3. 神经、肌肉和骨骼均有异常 感觉失常包括震颤感、位置感和触觉的失常,临床上常因皮肤溃疡才被注意。肌功能失常多表现为肌力减弱和肌张力变化,由此影响步态和肢体变形。Hendrick 将此分为两组:一是患儿因下肢屈曲、畸形足等学走路困难;二是患儿学会走路后下肢有进行性跛行和变形。

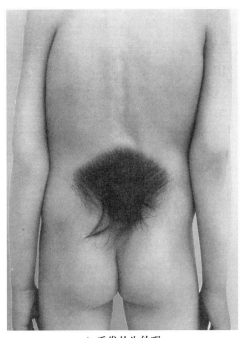
A. 毛发丛生外观

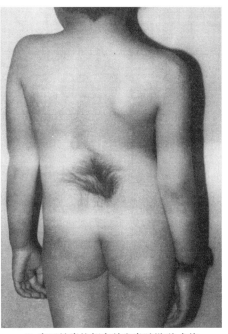
B. 先天性脊柱侧弯并发脊髓纵裂,术前

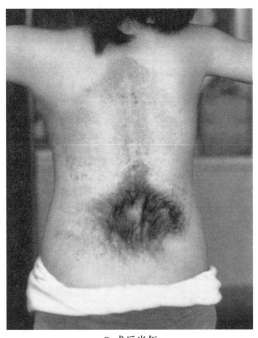
C. 术后半年

图 9-17 脊髓纵裂病儿又恢复局部毛发丛生外观

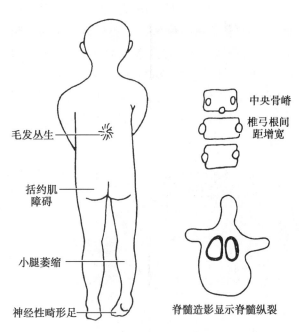

毛发丛生

括约肌障碍

小腿萎缩

神经性畸形足

中央骨嵴

椎弓根间距增宽

脊髓造影显示脊髓纵裂

图 9-18 先天性脊髓纵裂的主要病变所见示意图

4. 膀胱功能失常 上述 3 种异常均可并发膀胱自动反射和排尿等功能障碍。因此,询问病史时要注意了解有无泌尿系统感染史和膀胱控制能力失常。小儿哭闹时的尿失禁和尿床有时不易与病理性的区分,需定期随诊。

（三）病理生理

脊髓可因神经管闭合不全而受约束。具体原因可能是脊髓纵裂、脂肪瘤、终丝紧张或异常纤维索条。

脊髓约束可能是限制了脊髓的活动性。神经管闭合不全的症状过去认为是由于病变使脊髓圆锥在生长过程中无法上移到 $L_{1\sim2}$ 的正常水平。Benson 的研究结果证实,脊髓圆锥在生后 2 个月时即已完成其上移位置。若生长牵拉的理论正确,一切症状在婴儿时期就应表现出来。但是,从文献中很难查到本病的体征在如此早期出现。Benson 复习了 112 例脊髓纵裂,47% 的患儿是在 6～10 岁期间因出现症状而诊断的。

脊髓受约束出现症状是由于脊髓正常活动性受到限制,原因有终丝紧张、异常条索或脊髓纵裂等。躯干前屈时对脊髓有一定程度的牵拉。这对已受约束的脊髓来说就增加了牵拉张力,于是脊髓局部经受反复性的牵拉和放松。Yamada 等研究了人类和实验动物脊髓受约束时的氧化代谢功能。他们的结论是脊髓约束使细胞线粒体氧代谢因牵拉而受损。这种结果是否因局部缺血引起尚不能得出定论,但足以解释症状出现较晚的理由。Yamada 还证实了去除约束因素,患儿脊髓局部的氧化代谢有所改善。同时患儿年龄越小,手术后的症状进步越明显。这与损害神经细胞和轴突所致的结构性功能失常不能恢复的理论一致。

（四）检查

晚期病例可能因脊髓和神经损害而出现肌力减弱,肌电图显示失支配电位差和纤颤。这与临床检查一致,但并非确诊。无创的按神经支配皮区的体表兴奋电位更为敏感。出现双侧不对称波形则有脊髓造影的指征。

1. X 线检查 对临床疑有脊髓约束的患儿应先拍脊柱全长的 X 线平片。椎体畸形并发脊柱神经管闭合不全的 X 线片可分为 4 组:①先天性椎间盘狭窄,说明有脊索畸形;②椎体前后径短小;③半椎体畸形;④矢状裂或蝴蝶椎。

椎弓根间距增宽是最多见的椎弓异常,笔者所见的 55 例脊髓纵裂患儿 X 线片均有此表现。椎弓根间距增宽部位就是骨嵴的水平,此 X 线表现对脊髓纵裂有诊断意义。James 和 Lassman 报道了 51 例腰骶部的脂肪瘤,其中有 42 例有椎弓根间距增宽而无脊髓纵裂。椎弓根受压变形或融蚀最常见于局部良性或恶性肿瘤,可见于大的皮样囊肿和脂肪瘤。我们的经验是平片中可见纵裂骨嵴的约占半数（55%）。而大多数的患儿（81%）均有椎板和棘突变形,如局部椎板增厚、椎板融合、棘突分叉等,这种附件变形均与纵裂的骨嵴水平一致。这一点为手术后方入路、椎板切除和摘除骨嵴有引路的作用。

用 X 线平片不能作出诊断时,需行脊髓造影。对软骨或纤维性间隔而不是骨嵴的病例,更需脊髓造影才能作出诊断。同时若存在终丝紧张或其他多发病变时也可作出诊断。

2. CT 检查 CT 检查所见更为细致,可发现骨性间隔不一定在椎管的中线（图 9-19）。就是说脊髓纵裂的左、右两部分可以是对称的,也可能并不对称。临床发现这种纵裂的影像虽有不同,但与神经症状无明显关系。肢体异常的一侧可能是分裂脊髓的粗侧,也可能是细的一侧。

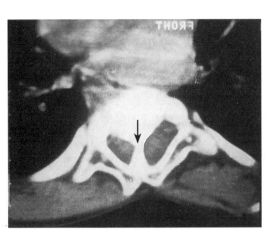
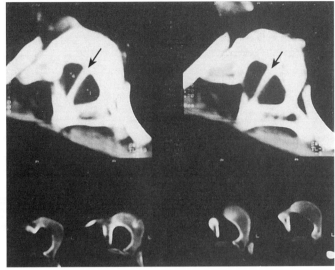

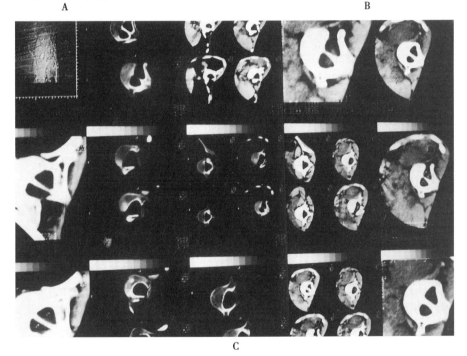

图 9-19 脊髓纵裂的 CT 所见
A. 胸段脊髓纵裂;B. 多节段纵裂;C. 双段脊髓纵裂

(五) 治疗

脊髓纵裂并发脊柱侧弯者,在矫正侧弯手术前一定要先切除骨嵴,否则矫正会导致脊髓损伤。从多数的先天性脊柱侧弯患儿中找出少数并发脊髓纵裂的病例有实际意义。这是认识本病的重要性所在。

对长期无症状的脊髓纵裂的治疗方针有两种意见:一种是无需手术,只应认真观察,一旦发现异常再行手术;而 Guthkelh 则建议及早手术切除骨嵴,对无症状的患儿也如此。他报道的 37 例患儿中 20 例采取了预防性手术,其他未手术的 17 例均发现有新的神经症状和体征。同时,他还发现腰部的骨嵴较之胸部纵裂更容易出现问题。

手术效果各家看法也有所不同。Hendrick 一组术后症状均有很大改善,大小便障碍较肢体功能进步更为明显。Guthkelh 报道术后患儿的括约肌功能异常、肌肉痉挛和背部疼痛均能缓解,相反,运动力弱、感觉迟钝和反射减退等多无大变化。Fukui 等的体会是术后除排尿障碍以外均有好转,而大小便失常问题恢复迟缓。笔者总结了一组55例的病例,发现术后1年患儿的大小便困难、下肢肌力减弱等都有明显进步,只是一侧小腿细或足部发育落后等局部生长问题恢复迟缓,术后2～3年仍然存在。

（六）体位和麻醉

俯卧于Relton支架上,气管内吸入麻醉。

（七）操作步骤

行椎板切除要做好高度定位,骨嵴切除避免损伤硬膜和蛛网膜,以防止脑脊液漏。骨嵴切除后是否需要并缝硬膜目前意见尚不一致。

第5节 神经纤维瘤病所致的脊柱侧弯

神经纤维瘤病(neurofibromatosis)发生在骨骼的异常中脊柱侧弯最为多见。典型病理是在胸椎短段的急性成角,通常波及4～6个椎体。据报道称,发病率介于10%～40%。发病率较高的报道可能源于转诊较集中的肌肉骨骼专家统计。最近报道脊柱侧弯的发病率为10%,这是从整个神经纤维瘤病的人群中统计的,更为可靠。

神经纤维瘤病引起脊柱侧弯的原因尚不十分明了。解释有原始中胚层发育不全,骨软化,局部神经纤维瘤对骨的侵蚀或浸润以及内分泌障碍等。

神经纤维瘤病所致的脊柱侧弯可分为营养不良型和非营养不良型,取决于伴随的特异性改变。由于预后和治疗不同,故区分二者十分重要。营养不良型脊柱侧弯更为多见,弧度加重快。本型有另一亚型,表现为严重的脊柱后突和侧弯,有发生神经症状的危险。非营养不良型宛如特发性脊柱侧弯的弧度和病程。近年来了解到年龄小的非营养型的弧度,数年后可转变为营养不良型。

1. 非营养型脊柱侧弯(nondystrophic scoliosis) 本组病例外观尚可,其临床表现、X线照片所见和病程均与特发性脊柱侧弯相仿,但是弧度较特发性脊柱侧弯加重的早些,治疗也与特发性侧弯一致。小于25°的只需密切观察。支具治疗对骨龄尚未成熟的25°～40°的弧度有效。但非营养不良型弧度一旦超过40°,宜行器械矫正和脊柱融合。有两个原因致术后仍需密切观察,其一是本组病例发生假关节的概率高;其二是随着时间的推移,有的非营养型可转变为营养不良型。

2. 营养不良型侧弯(dystrophic scoliosis) 本型脊柱侧弯的特点为短段,弧度重,出现早,常在3岁以内发生皮肤咖啡色素斑。X线照片有助于与非营养不良型区分。具体表现包括海扇贝状椎体,梭形横突,顶椎呈明显楔形变并有旋转,神经孔扩大,椎弓根缺损,肋骨呈铅笔样变(近端细),椎旁软组织病变以及偶尔有椎体间的半脱位。上述所见是由于椎管内神经纤维瘤病对骨的侵蚀,椎旁神经纤维瘤或硬膜膨胀所致。硬膜膨胀是流体静力学压力增加造成的硬膜宽度的扩展。

多数营养不良型的弧度并不伴有明显的脊柱后突。侧弯伴后突的则易并发神经功能障碍。脊柱后突有两种形式,早期可能为明显成角后突,另外的一型为脊柱侧弯加重和旋转而逐渐出现的侧弯后突。识别这两者都很重要,因二者均需尽快施行前、后路脊柱融合。

保守治疗对营养不良型脊柱侧弯从不生效。这一型的弧度需尽早积极手术治疗。即使对年龄小的儿童也应如此。延缓手术只会使弧度加重,侧弯每年要加重8°,后突每年会加重11°。多数患者10岁以前弧度明显恶化。营养不良型侧弯加重快,起病年龄小,初诊时弧度多已明显,可看出椎体呈海扇贝状,多个肋骨铅笔样变以及顶椎旋转超过11°(用Perdriolle法测量)。

手术前进行全面的神经系统检查,明确有无隐匿畸形十分重要。MRI可显示胸腔内、脊柱旁、神经孔和椎管内神经纤维瘤病变。硬膜膨胀、假性脑脊膜膨出和脊髓受压(局限性后突、肋骨的压迫或神经纤维瘤的肿块压迫)均可从MRI看出。CT可显示椎体前方海扇贝样变,椎体后部和(或)椎板因硬膜膨胀侵蚀以及肋骨侵入椎管的影像。CT三维重组对弄清严重畸形的解剖无益,但对做好术前计划却十分重要。

脊柱后方融合和器械矫正可用于某些营养不良型弧度,如侧弯弧度在20°～25°,后突小于50°无急性成角者。因植骨块发生假关节的危险高于特发性脊柱侧弯,术后半年应行断层造影。若发现植骨块不充分,需再次补充植骨以加强之。

对营养不良型的患者多数需在后方植骨的同时增加前方融合。前后联合植骨融合多能成功。融合范围要较通常大些,对年龄小的患儿也应如此。有些患者在坚强融合后,弧度仍会加重。

严重的后突侧弯绝对需要前、后方联合植骨融合。经前路切除椎间盘,植骨、用肋骨或胫骨条植入。有些重症后突,其顶椎旋转明显,椎体朝向后外。对此,经前方植入肋骨条困难。前方入路有时须从弧度凹侧进入。胸腔内神经纤维瘤导致的椎体融蚀或硬膜膨胀严重的均妨碍前方显露和融合。营养不良病变波及后方附件的,限制了后方坚强融合。椎体软弱,后突的部位及其严重程度均不能耐受固定钩的张力。骨的质量难于稳定器械。故应想尽办法稳定脊柱,因稳定可改善预后。术后很需要用石膏或支具制动。尽管非常注意做好前、后方融合仍应关心有否假关节的问题。

神经纤维瘤和脊柱畸形所致的后突是并发神经功能障碍的最常见的原因。一旦发生需行部分椎体切除以减压脊髓。要极力避免行椎板切除减压。理由是术后使脊柱进一步不稳,加重脊柱后突,增加后方融合所需的植骨量。更重要的是,该手术并不能从前方缓解对脊髓的压迫。神经症状还可能是由于椎管内神经纤维瘤的压迫。需要鉴别神经纤维瘤压迫,还是脊柱后突造成的神经症状。目的是为正确研究手术方案。对此 MRI 可帮助弄清二者的区别。

第 6 节　马凡综合征所致的脊柱侧弯

马凡综合征是一种常见的结缔组织疾病。该综合征体高超常,手指(足趾)修长,漏斗胸和眼晶体移位,常发生的脊柱畸形为脊柱侧弯,占50% ~55%。马凡综合征的患者中6%并发脊柱前移。虽本综合征为常染色体显性遗传,但未发现所并发的脊柱侧弯有家族型。

本综合征中的侧弯类型有如特发性脊柱侧弯。有时可见三个弧度和胸腰弧。男女发病无差别,而特发性脊柱侧弯多见于女性。本症的脊柱矢状面外形变化很大,计划治疗前应仔细检查。胸椎前突曾认为非常多见,而新近报道,出现胸椎后突的(超过50°)可多达45%。胸椎后突和腰椎前突之间的移行部低于第二腰椎的,肉眼看长胸椎后突非常明显。胸腰段连接部的局限性后突,则其上的胸椎生理后突通常减少。

马凡综合征的患者诉后背疼痛的较多见。但有无脊柱侧弯则无大区别。

马凡综合征并发脊柱侧弯的患者,其自然转归尚不明确,但有些倾向明显。婴儿时发现的弧度加重快。与婴儿型特发性脊柱侧弯有自然消失的情况不同,也不常见胸段右侧弧度。骨骼发育

尚未成熟的较大儿童,所有大于30°的侧弯很容易加重10°。到骨龄成熟时至少已达40°。

支具治疗不能有效地控制马凡综合征的脊柱侧弯。婴儿期弧度几乎都加重到需要手术的程度。婴儿阶段小于40°的侧弯支具对推迟手术时间仍然有用。这一点很重要,因马凡综合征患儿在 4 岁以前手术容易发生心脏问题。对大儿童,支具仍是一时有益,可等待发育更加成熟,从后路器械矫正。

弧度超过45°的青年、50°的成年人则有手术指征。手术首选后方器械矫治和脊柱融合术。融合段的考虑与特发性脊柱侧弯相同。仔细了解矢状面的弧度变化很重要,因其变化多端对胸腰段或腰段突的病例在器械矫正前有可能需要前方松解。目的是求得矢状面弧度的柔韧度。这种病例的脊柱融合后常发生假关节,但其确切发生率仍不尽知。

婴儿期矫正效果一般,在 20% 左右。为此,最好推迟手术到 5 岁以后,不宜过早手术。不少患儿在 5 岁以前矫正常死于心脏并发症。如果可能应增加前方融合以防止曲轴现象和预防后突畸形。

心脏功能不全和主动脉夹层瘤为手术的相对禁忌证。若有上述病情,应在脊柱手术前预先给予治疗。

第 7 节　先天性心脏病和脊柱侧弯

脊柱侧弯可并发先天性心脏病,业已明确。对此,由于心脏外科的进步,目前患儿的生存时间较前大为延长。同时也使很多并发严重脊柱侧弯的患儿仍可成为手术治疗的对象。

脊柱侧弯并发先天性心脏病的发生率约为4%。对曾因先天性心脏病而做心脏手术的患儿中,脊柱侧弯的发生率更高些,达11%。这样的统计数字令有些作者考虑开胸术治疗先天性心脏病与发生脊柱侧弯有关联。但有的学者对此持相反意见。虽先天性心脏病外科治疗可能并发脊柱侧弯,而两者之间具有多因素关系。

两种脊柱侧弯可同时患有先天性心脏病:先天性脊柱侧弯和发育性脊柱侧弯。对先天性脊柱侧弯来说,其弧度类型和自然转归不受并发的先天性心脏病影响。弧度的进展需有限的矫正和融

合,方法可按先天性脊柱侧弯节中提出的意见做。

患发育性脊柱侧弯的平均年龄为11岁。突向左侧和右侧的频率相同。逐步突向左侧的胸椎弧度多在上胸椎,而突向右侧的弧度多见于下胸段。患儿年龄、心脏手术时间、发现脊柱侧弯的时间以及侧弯严重程度均无明显关系。

轻度的发育性脊柱侧弯(弧度小于30°)只需观察。超过30°的,每年平均加重9°,对支具治疗多不能奏效,而需后方融合。在施行脊柱外科手术以前,应先修复心脏畸形或行临时的心脏分流术。行矫形外科治疗时,术中需有心肺麻醉经验的麻醉师合作,术后要有监护室的支持。

第8节 开胸引起的脊柱侧弯

很多开胸治疗先天性心脏病术后发生脊柱侧弯。其他需要开胸治疗的,如修复气管食管瘘,也能导致脊柱侧弯。多数患者其弧度突向开胸手术的一侧。有时开胸后两条肋骨在开胸部融合在一起,可成为发育障碍的因素,这种脊柱侧弯的凹侧朝向手术的一侧。

年龄小的患者,切除肋骨数目多或多次开胸的更易并发脊柱侧弯。一般切除后方肋骨可致侧弯。切除前方肋骨的常不产生明显的脊柱侧弯。支具治疗对长弧度多不奏效。这可能是由于不能在异常的胸壁上施加矫正力的缘故。手术矫正常获满意效果。

第9节 脊柱侧弯合并胸腔功能不全综合征

胸腔功能不全综合征(thoracic insufficiency syndrome,TIS)系指胸廓发育受限导致容量下降,以致不能支持正常的呼吸功能及肺脏的发育所引起的一种病理状态。先天性脊柱侧弯由于脊柱弯曲或合并肋骨融合,单侧或全胸腔容量下降、发育受限,严重者可引起此病。Boffa等在1984年曾有过描述。本病需对患儿的病史、体征、影像学及实验室检查结果综合分析作出诊断,目前对此病的治疗仍存在一定困难。

一、TIS 的发生机制

(一)正常胸廓及肺脏的发育

正常的胸廓为进行呼吸运动的一个动态的容器,在结构上它包括脊柱、肋骨、胸骨及底部的横膈。胸廓除支持、保护的功能外,主要功能是参与呼吸运动。而这分为以横膈运动为主导的原发呼吸运动和以肋间肌肉运动为主导的辅助呼吸运动。胸廓有两个重要的特性,即胸廓有着正常的、固定的容积,并可以在一定范围内改变容积。这些都是进行呼吸运动的基础。胸廓正常容积取决于胸椎的高度以及肋骨围笼的宽度和深度。胸廓改变其容量的能力,即胸廓功能,取决于肋骨之间的相对独立从而能够相对活动,肋间肌肉的存在以及胸廓的对称性。胸廓的另一个重要作用是通过其脊椎及肋骨从新生儿期到青春期对称的生长支持的肺脏的生长。

胸椎生长纵向扩大了胸廓的容积。它的生长速度主要取决于年龄:从出生到5岁,胸椎的生长速度为每年1.4cm;从6岁到10岁为每年0.6cm;从11岁到15岁为每年1.2cm。一些脊柱发育障碍性疾病可能会影响胸椎的生长,从而影响支持胸廓功能的足够胸廓容积的形成,如脊椎胸廓发育不全综合征(Jarcho-Levin综合征),胸椎变成了一个单节段、短小的椎体,一般只有正常人胸椎的1/4高,这种患者早年就存在较高的呼吸道并发症的致死因素。即使能活到成年,仍然有着严重的症状,如限制性肺部疾病,其平均肺活量只有正常人的27%。

肋骨围笼的生长扩大了胸廓的宽度和深度。出生时,肋骨基本为水平的,肋骨长度的增长增加了胸廓的直径。此时胸廓容量只相当于成人的6.7%。到了2岁时,肋骨的方向发生了变化,肋骨的外侧逐渐向下倾斜。胸廓此时的容量增长同时取决于肋骨长度的增长和肋骨的倾斜角度。但肋骨过度向下方倾斜会使胸廓平坦,减小了矢状面深度,从而减小胸廓容量。在发育过程中,5岁儿童的胸廓容量为成人的30%,10岁儿童为成人的50%。进入青春期后,生长加快,胸廓的容积也会在10岁的基础上翻倍,胸廓的形状也随之定型。

在肺脏的发育中,85%的肺泡生后就已经成形,剩下的也基本会在2岁前发育完成。关于肺泡确切的发育完成时间目前还存在争议,Langston认为2岁发育完成,Dunhill等认为在8岁,Emery等认为发育停止于10岁,但以上的分界方式都以年龄为限。由于确切计数肺脏标本的肺泡数量本身就存在困难,所以也很难确切定义肺泡发育完成的时间。肺脏在肺泡发育完成后仍然增大体积。在伸长应力作用下肺脏能够代偿性生长。通过在实验性肺切除的动物实验中,以及随访年龄自30个月到5岁的行治疗性部分肺切除术的小儿过程中发现,肺泡也存在代偿性生长的现象。

（二）TIS中胸廓的发育及胸廓容量下降分型

TIS概括了胸廓功能不全的两个特性。

1. 不能维持正常的呼吸运动 由于先天性脊柱侧弯合并肋骨融合时肋骨之间不能相对移动,导致辅助呼吸运动受限。双侧胸腔的容量均下降,以凸侧下降明显。因此患者要维持正常的呼吸运动,需要由主要呼吸运动即横膈的运动来代偿。这也是小年龄患儿出现单侧胸廓容量下降但没有明显临床症状的原因之一。但这种代偿机制是有限的,随患儿的生长呼吸功能的障碍就会逐渐显现,一般患儿在青春期就会出现运动耐量下降等症状。以后,这种呼吸功能不全的症状会逐渐加重,成人期患者会出现明显缺氧、呼吸困难,甚至需要供氧治疗,患者会出现反复的呼吸系统感染,而呼吸道感染又会造成肺组织的纤维化,从而造成恶性循环。患者的死亡率也随之上升（图9-20）。

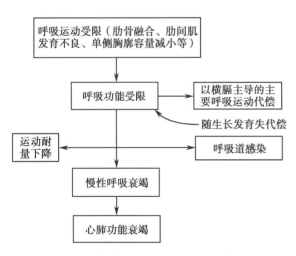

图9-20 TIS患儿病理生理改变流程图

2. 胸廓不能维持正常的肺泡发育 由于肺泡的发育主要在2岁以内完成,而在这段时间,由于并肋畸形凹侧胸廓容量下降,限制了肺泡的分化和肺脏的发育。肺部感染又会使本来有限的肺组织纤维化,从而造成肺活量的下降、肺顺应性下降和气道阻力的上升,使得单侧横膈加快呼吸频率的代偿作用的效果逐渐下降。McCarthy等报道一例女性先天性脊柱侧弯患者,在7个月时行脊柱后路融合术以减慢脊柱侧弯进展,但其胸廓的发育随之受限,患儿儿童期无明显呼吸道症状,但21岁时出现呼吸功能不全,25岁时因肺炎并发症去世。肺活量只能达到预计值的28%,其胸椎的高度只相当于1岁幼儿的高度。

Cambpell将胸廓容量下降分为以下几类:Ⅰ型为肋骨缺如合并脊柱侧弯,表现为单侧胸廓发育不全,同侧肺塌陷导致肺容量下降;Ⅱ型为融合肋合并脊柱侧弯,同样表现为单侧胸廓发育不全;Ⅲa型为胸腔短缩型,表现为全胸廓发育不良,胸廓高度减小使得肺脏纵向受压,全胸腔容量下降;Ⅲb型表现为胸腔横向受压,全胸廓发育不良,肋骨畸形使得肺侧方受到压缩,导致全胸廓容量下降。

二、TIS的诊断及检查方法

TIS的诊断应该从以下六个方面进行综合分析判断:病史,体格检查,X线平片,CT检查,肺功能检查和实验室检查。

（一）病史

TIS患者由于胸廓发育受到限制,呼吸运动及肺脏发育受到限制。患儿一般有运动耐量受限的表现,家长常诉患儿玩耍时易疲劳或不能与同龄儿共同玩耍。随着患儿年龄的增长,其病情亦逐渐加重,青春期患儿出现明显的运动受限,并有反复的呼吸道感染史。严重者需要进行吸氧治疗。患儿成年后,症状可加重至出现呼吸功能不全症状,需插管辅助通气呼吸。在这里需要指出的是,小年龄患儿在此病的早期由于可以通过横膈的辅助呼吸进行代偿,故没有明显的呼吸系统异常的症状。

（二）体格检查

先天性脊柱侧弯合并TIS的患者除具有脊柱侧弯的体征外,早期可由于横膈代偿呼吸而出现呼吸频率升高。对于双侧胸廓发育受限的患者,可测量其胸围,测得值较正常儿童明显减小。在并肋畸形的存在导致单侧胸廓发育受限的患儿,可通过拇指偏移试验来进行衡量。即检查者位于患者背后,以双手置于患者胸廓后方:拇指置于患者背部脊柱两侧,余指置于患者腋前线,手掌靠于患者背部。嘱患者深呼吸,测量双手拇指至脊柱正中线侧向偏移的距离。无偏移记为+0,≤0.5cm记为+1;0.5~1cm记为+2;>1cm记为+3。偏移的距离越大,说明辅助呼吸代偿的作用越明显（图9-21）。

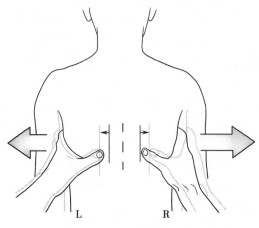

图 9-21 拇指试验

（三）X 线平片

先天性脊柱侧弯的患者合并单侧并肋畸形，在脊柱的 X 线片上可以明确看出，测量 Cobb 角除了反映脊柱侧弯的程度，也可反映胸廓畸形的程度。随年龄增长 Cobb 角进行性增加反映凹侧胸廓的高度不断下降。在脊柱 X 线平片上能测得椎体的旋转，但不如 CT 或 MRI 检查冠状面图像那样能够精确计算出角度数值（椎体的旋转导致脊柱的扭转，扭转的脊柱使得连于脊柱上的肋骨也出现扭转，从而使得双侧胸廓对称性下降）。对于 TIS 患者容积下降的胸廓评估，Campbell 介绍了一种实用的方法：将全脊柱正位 X 线片横放于灯箱之上，凹侧向上，从而形成一个"假卧位片"。取凹侧最靠近头侧的肋骨中央至横膈的距离作为凹侧半侧胸廓高度，并以相同的方法取凸侧半胸廓高度，以凹侧半胸廓高度除以凸侧半胸廓高度，得出的数值以百分位表示。此值即为凹侧肺脏的可发育空间。正常人此值接近 100%，而在 TIS 患者，此值都有明显的降低，一般都低于 80%，并随着患儿病情的进展进一步降低（图 9-22）。还可以在脊柱的正位 X 线片上，根据脊柱的椎弓根偏移率以判定脊柱的侧弯情况，具体方法是取脊柱侧弯的起始两椎体，连接两椎体同侧的椎弓根划一直线。两直线在侧弯最重的位置之间的距离为 A，偏凹侧直线到侧弯最重椎体凸侧椎弓根的距离为 B，B 除以 A 即为椎弓根偏移率。此值在正常人一般在在 1.5 以内，TIS 患者椎弓根偏移率会明显升高。在脊柱侧位片上，可观察脊柱矢状面改变，胸椎前凸会减少胸廓前后径线长度从而减小胸廓的容积。

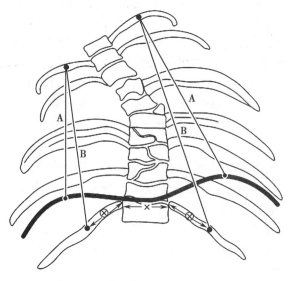

图 9-22 肺可容空间（SAL）示意图

（四）CT 检查

TIS 畸形为一种三维结构的畸形，CT 检查能够更好地反映这种畸形情况，对此病的诊断及评价手术效果有着重要作用。

在 TIS 患者的 CT 平扫水平面图像中我们可以看到右侧的肋骨塌陷，倒向左侧，从而变得偏平，失去正常肋骨的弓形外观；胸骨亦随之偏移中线而偏向左侧胸廓。右侧肺脏的空间受到明显挤压。而椎体转向右侧从而进一步挤压肺脏，使得其空间进一步减小。整个胸廓如同被来自右侧的风吹倒偏向坐侧，称之为风吹样改变（图 9-23）。

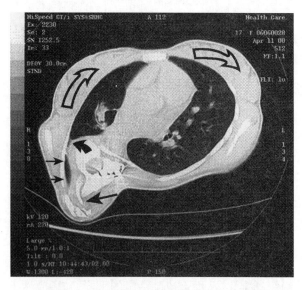

图 9-23 TIS 患者 CT 水平面示"吹风样"改变

TIS 患者胸廓发育畸形，失去原有的对称性外观，在 CT 检查的水平面图像中可以清晰地看到,后位胸廓对称比例能够反映出胸廓非对称性的程度。在 CT 水平面上,取胸椎两侧肋骨头连一直线,直线向两侧交于两侧胸内壁,各衡量两端脊柱到胸廓内壁的距离,较长的一段 A 除以较短的一段 B 即为后位胸廓对称比例。在正常人,此比例近乎为 1,但随着椎体旋转和肋骨逐渐平坦,此值会逐渐增加。胸骨旋转度,即取

椎体通过棘突的与椎体前缘平面垂直的直线与胸骨至椎体前缘直线的夹角。此角度的增加也反映了胸廓对称性的下降。椎体旋转度,取椎体通过棘突的与椎体前缘平面垂直的直线与胸廓最后方肋骨之间直线的垂线的夹角角度,反映了胸廓对称性下降过程中椎体旋转的情况(图 9-24)。

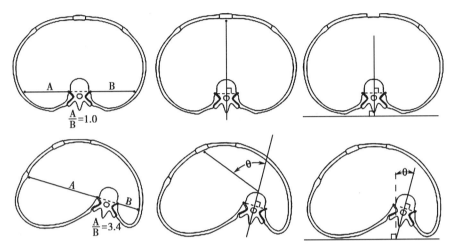

图 9-24 CT 水平面几种描述脊柱旋转的方法

CT 检查除了反映胸廓及椎体等畸形情况外,还能使用相应软件实现肺脏的三维重建并测量肺脏实质容量,即基于 CT 的肺脏容量测算法。这对于临床上评估 TIS 患者肺脏容量性受限情况有很大帮助。

尝试通过影像学结果评价患者的肺脏容积的想法由来已久,最早的先驱者是 Hurtado 和 Fray,他们在 1933 年试图通过成人患者的胸部平片评价肺脏的容积。在这之后,很多的专家和学者不断总结经验,通过平片来评价肺脏容积。但由于胸廓和肺脏是一三维结构,通过二维的胸部正侧位 X 线片评价胸廓及肺脏的容积不可避免地会出现一些误差。

直到 CT 检查技术被发明并应用于临床,利用三维的 CT 检查方法对实体脏器进行容量测量成为可能。在成人中,应用 CT 检查在吸气末及呼气末屏气扫描胸部可测算出肺容积。Hans-Ulrich 等发现成人屏气下 CT 测得肺容量结果与肺功能各项反映肺容量的结果具有较高的相关性,因此认为 CT 测得的肺容量结果可以用于指导临床。

Schlesinger 等在 1993 年介绍了其应用 CT 测量儿童脾脏容积的方法(手绘法),这个方法也适

用于测算儿童肺脏容积。Sohrab Gollogly 及 John Smith 首先介绍了其在小儿自主呼吸下应用基于 CT 的肺容积测算方法并对比一组 TIS 患儿经 VEPTR 器械手术前后肺容量改变的情况。此后,一系列学者也采用此方法进行了类似的研究:应用 CT 机以 5mm 层厚扫描患儿胸廓并在工作站上调出水平位扫描结果,分别于左右肺用鼠标手动描绘肺脏边缘以完成一包容这一层截面所有肺脏的闭合区域,并由软件计算描绘出的二维肺横截面面积,依次计算出每层的肺脏二维横截面面积并乘以 5mm 的层高,将结果相加求和就能得到左、右肺及总肺容积。这个方法的本质就是分别计算 CT 扫描中每个断层肺的体积,最后求和从而得到总肺体积。需要注意的是,在描绘每层肺边缘时应绕开肺脏内大的血管以保证结果的准确。基于 CT 手绘法测量实体脏器的体积结果准确可靠,有研究表明其结果与实际肺脏容积的误差在 3.5% ~ 5.5%。

手绘法虽然能够算出肺脏容积,但其中过多的人工手动描绘和测算过程十分烦琐耗时。Sohrab Gollogly 等介绍了其应用软件测算的方法,即基于 CT 的三维容量性肺实质重建法。应用一款名为 Voxtool 的软件,将患者的肺脏 CT 结果转

换为一系列容积像素构成。每个容积像素既包含了三维位置的容积特征，又包含了灰度这个像素特征，而灰度的大小取决于相应部位的密度大小。这样一系列的容积像素构成了胸廓的三维结构。只需要设定一个灰度范围就可以将肺脏的三维结构从整个胸廓组织中分离出来。Sohrab Gollogly推荐的范围为-992～-198HU，这样软件就会重建出肺脏及气管的三维结构并自动计算出左右肺、气管以及总肺的容量大小（图9-25）。Sohrab Gollogly在其研究中发现其基于CT的三维容量性重建法与之前应用的手绘法比较计算肺容积的结果差异不大。但基于这种方法的快捷高效，其在临床有着广泛的应用前景。

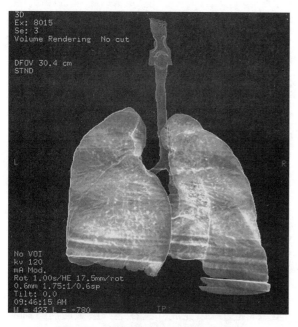

图9-25　肺脏容量性三维重建效果图

Sohrab Gollogly及John Smith等评价了5例应用VEPTR器械行胸廓撑开术的患儿肺脏在手术前后改善情况，基于CT的肺容量结果显示其术后肺容量较术前改善了25%～90%，这个研究同时也显示出基于CT肺容量测算法在TIS患者手术后疗效评估中的优势和可靠性。

为了进一步完善基于CT的肺容量测算法，Sohrab Gollogly等在进一步研究中测算了1050例年龄从1岁到18岁的健康儿童肺容量数据，并按照左、右肺及性别分别制作了年龄-肺容积对照表，从而为临床在小儿CT肺容量测算方面提供一组可供比较的标准数据。

由于肺功能检查仅能测得双肺的总容量而不

能比较左右两肺容量的差异，而这种基于CT的肺脏容量性测算法能够测得双肺各自的容量大小，并比较两肺的容量比，从而为临床上对TIS引起的肺容量下降情况作出参考。更重要的是，常规肺功能检查需要患儿配合，因此在婴幼儿以及大年龄的智力受损患儿的肺功能测定上肺功能检查并不适用，而CT三维重建肺实质容量测定，则可在患儿自主呼吸状态下完成检查。脊柱侧弯的小儿常规要行脊柱CT检查，因此行肺实质CT三维重建亦不会明显加重就诊费用。但此检查法仍有缺点及局限性。首先，CT检查时患儿（尤其是小年龄患儿）处于自主呼吸状态，这样测得的肺容量可能存在一些不可知的误差，因此在可重复性和可信性上受到影响。其次，此检查法仅能反映肺实质的容量，并不能像肺功能检查一样全面地反映肺脏的容量及功能情况。但是，随着CT等各种影像学技术的发展，此种检查法由于无创伤、方便、适用面广泛等优点，能够辅助肺功能检查，为临床评估患者肺脏容量和功能以及手术后肺脏恢复提供较为精确的参考。

（五）肺功能检查

肺功能检查能从肺脏通气换气等功能的角度上评价肺脏发育受限情况，所以在诊断TIS以及评价病情上有着重要意义。

在大年龄的能够合作的儿童（大于5岁），可以进行常规肺功能试验检查。在TIS患者，胸廓容积受限导致肺的发育受限，故在肺功能检查时表现为限制性改变，肺总量、肺活量、残气量及功能残气量均下降。而最有临床意义的表现为肺活量下降，这是因为肺活量的下降与有功能的肺组织的减少量呈对应比例。一般认为其低于预测值80%即为下降。此外，TIS患者除肺脏发育受限导致肺活量下降外，由于反复的感染及纤维化，肺的顺应性降低，故其气道的阻力有所升高。在肺功能检查中可发现$FEV_1/FVC\%$的显著下降，低于70%或较正常预计值减少8%以上。流速-容量曲线的特征性改变为呼气相降支向容量轴的凹陷，凹陷愈明显者气道阻塞愈重。因此TIS患者的肺功能结果还有阻塞性改变的特征，所以大年龄TIS患者（进入青春期）肺功能可表现为混合性改变。

在小年龄的婴幼儿（小于3岁），由于其不能主动配合治疗，难以配合进行常规肺功能检查。可在药物镇静下利用非配合性婴幼儿肺功能检查,以及脉冲震荡检查测定其肺功能。在婴幼儿肺功能检查中,由于测试技术的限制及婴幼儿的不配合,一般只能测定潮气量和功能残气量,此两项数值与肺活量之间有着对应关系,故可间接评价肺活量的改变。在婴幼儿,由于肺脏的发育没有完成,肺脏也未遭受过多的反复呼吸道感染,以及气道和肺组织纤维化的侵袭,故其气道压力一般无明显变化。在肺功能检查上只表现为单纯的限制性改变,甚至正常。

虽然肺功能的检查可帮助诊断,但检查结果也会受一些因素的影响。首先,呼吸系统本身的疾病或呼吸系统畸形等因素会影响肺功能的结果。一般认为,无先天性呼吸系统畸形的患儿在近期(小于 1 个月)无上呼吸道感染、肺炎等呼吸系统疾病,其测得的肺功能结果才有参考价值。其次,某些药物,如激素类药物可能影响肺功能结果。因此肺功能检查前需停用可能影响呼吸功能的药物。最后,3 ~ 5 岁患儿由于年龄小不能配合行常规肺功能检查,而又不适于行专为婴幼儿设计的婴幼儿肺功能检查,故难以测定其肺功能;大年龄存在智力障碍或患精神疾病的患儿由于不能配合,也不适于常规肺功能检查。因此肺功能检查本身的适应人群也不能覆盖所有患儿。

正因为常规肺功能检查及婴幼儿肺功能检查的这些局限性,利用影像学检查了解 TIS 患者肺脏情况的方法逐渐发展起来。其中最重要的检查方法就是基于 CT 的肺容量测算法(详见 CT 检查部分)。此外,肺灌注扫描在区别双侧肺脏通气换气功能的差异上有着一定作用。由于先天性脊柱侧弯合并 TIS 的患儿一侧肺脏由于发育受限而功能受限,而肺灌注扫描能够测得单侧肺脏在整个肺通气换气中所占的比例,因此能够定量地评价患侧肺脏功能下降的程度。肺灌注扫描理论上可以适用于任何年龄的患儿,因此可弥补常规肺功能检查和婴幼儿肺功能检查的不足。但此检查需要特殊的仪器,且目前仅能测得双侧肺脏通气换气区别的比例,因此其临床应用受到了一定的制约。

总的来说,肺功能检查对于 TIS 的诊断和病情的评估有着重要作用。但对肺功能的结果不能孤立地分析,仍要结合临床患儿病史及体格检查等多方面因素来综合评判。

(六)　实验室检查

TIS 患者,由于正常的呼吸运动受到限制,当其代偿机制不能满足机体需求时会出现机体的氧合障碍,表现为血氧下降。血气分析及末梢动脉 Pulse 检查可以提供帮助。

综上所述,TIS 的诊断应从以上几个方面综合考虑。但诊断方法中目前没有一个广泛适用的金标准。Campbell 介绍其诊断 TIS 的经验,由三位医师,分别为小儿矫形骨科医师、小儿普外科医师以及小儿呼吸科医师共同讨论,并从以上六个方面依严重程度每项予 0 至 10 分的评分。这样,每一个方面由三位医师评分,评分之和可得到 0 至 30 分,将六个方面的得分取平均值。平均分大于 20 分可诊断 TIS,并可随分数的高低,评价 TIS 的严重程度。20 ~ 23 分为轻度,23 ~ 27 分为中度,28 ~ 30 分为重度。Campbell 介绍的诊断方法在诊断 TIS 是比较全面和可靠的。但其方法过于烦琐,并且一些检查难以开展,如常规肺功能在小于 5 岁患儿中无法进行,使得其临床应用受到了一些限制。随着对 TIS 认识的加深,设计一种更加简洁方便的诊断体系将更好地指导临床。

三、TIS 的治疗

由于 TIS 的基本病理改变是基于胸廓容积的受限,合并融合肋骨的先天性脊柱侧弯以及其他的幼年发病的脊柱侧弯均可能造成 TIS。一些胸段脊柱侧弯在早期行后路脊柱融合术的患者,由于导致胸椎进一步生长受限,减小了胸廓的高度,也会导致 TIS。肺脏的发育主要在 8 岁以前,肺泡的分化更是在 2 岁以前就会结束。因此在患儿早期采取治疗措施扩大胸廓容积就能明显改善预后。

基于上述想法,Campbell 等于 1987 年在治疗一例先天性脊柱侧弯连枷胸的婴儿时使用斯氏针和硅胶板等改善单侧胸廓容积减小的问题。为进一步治疗这类患儿,Campbell 等更是在 1989 年发明了一种特制的纵向可撑开钛制肋骨假体(vertical expandable prosthetic titanium rib, VEPTR),通过纵向撑开并固定一侧肋骨来改善并提高单侧的胸廓容积,从而为肺脏的生长提供了空间,改善了预后。同时头尾两侧肋骨在撑开的作用下将力传导至脊柱,也能在一定程度上间接改善脊柱侧弯的情况(图 9-26)。

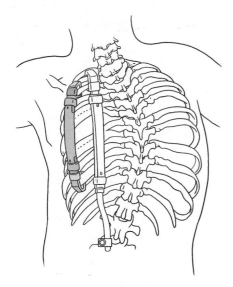

图 9-26　VEPTER 器械示意图

需要补充的是,手术前对患者的一般情况评估也很有意义。TIS 患儿由于长期生长受限,营养状况普遍不佳,皮下组织及脂肪少,肌肉不发达。术后恢复较慢。此外,由于皮下组织及皮肤薄,植入物缺少覆盖,易在术后压伤皮肤。因此,在术前先要评估患儿营养状况,检查其心脏功能能否接受手术,适当改善营养状况后再行手术。

Campbell 等报道,经 VEPTR 器械胸腔扩大成形术治疗的 27 例 TIS 患者,平均年龄 3.2 岁(0.6～12.5 岁),所有患儿均存在先天性脊柱侧弯进展性加重,Cobb 角在术前平均每年增加 15°。术后平均随访 5.7 年(2～12 年)。Cobb 角从术前平均 74°降至最后一次随访平均 49°。胸椎高度增加平均每年 0.71cm。肺活量较术前有了明显提高。因此,Campbell 等认为在治疗先天性脊柱侧弯存在并肋的 TIS 患者中,使用 VEPTR 胸廓成形术能够解决患者胸廓容积减小问题,并能间接改善脊柱侧弯问题,是一种有效的治疗方式。

Waldhausen 等报道,22 例患者共植入 36 件 VEPTR 器械。其中 2 例为 Jeune 综合征患者,19 例存在脊柱侧弯,1 例存在胸壁肿瘤并予切除。绝大多数存在二氧化碳潴留、限制性肺疾病或呼吸衰竭。11 位患者存在多段并肋,予以手术切除分离。术后大多数患者进行过再撑开术。所有患者都在术中行脊髓检测。7 例患儿术后出现 VEPTR 器械的松动和移位,需要再调整,并有 3 例去除内固定器械;5 例患儿由于生长造成器械不匹配而去除器械;1 例出现感染并予手术调整。3 例二氧化碳潴留的患者中有 2 例在术后恢复正常。因此,John 和他的同事认为使用 VEPTR 是治疗 TIS 患者的一种新颖安全的方法,在存在二氧化碳潴留的小年龄患者的治疗中很有益处。

Motoyama 等报道,10 例存在进展性脊柱侧弯的 TIS 患者。在行 VEPTR 胸腔扩大成形术前行肺功能检查,测定其肺活量、最大呼气流量曲线、呼吸系统顺应性等指标,并在术后每 6 个月行肺功能检查,随访最长至 33 个月。结果显示,术前患儿的 FVC 基线存在中度至重度下降(69% 预计值),提示存在严重限制性缺陷。1 例患儿存在呼吸道梗阻。术前肺顺应性基线显著降低。术后即刻,患儿肺容量及肺功能并没有显著的改善。但随着时间推移,FVC 显著提高,约每年提高 26.8%,与正常同年龄儿童增长量接近。故他们认为使用 VEPTR 植入胸廓,扩大胸腔的治疗方法有效,为此类患者肺的发育提供了足够的空间,改善了肺功能。

Emans 等报道了 31 例患者,在术前所有患者均存在进展性脊柱、胸廓畸形加重或半侧胸廓受限加重。其中 26 例位存在先天性椎体畸形和并肋,其中 2 例为 Jarcho-Levin 综合征。4 例为脊柱侧弯合并并肋:3 例为融合肋并为食管气管瘘修补术后,1 例为胸壁肿瘤切除术后,1 例为先天性胸廓发育不良,4 例患者曾行脊柱后路融合术,但畸形仍有加重。术前平均年龄 4.2 岁,所有患者行 VEPTR 器械植入胸腔扩大成形术后,30 例畸形得到控制。平均随访时间为 2.6 年,CT 检查示术后胸椎平均增长 2.3cm,曾行脊柱后路融合术的 4 例患儿其平均年胸椎生长长度较未融合患儿小[每年(0.49±0.5)cm]。Cobb 角由术前 55°(30°～92°)降为术后 39°(12°～65°),末次随访为 43°(12°～80°)。CT 测量肺容积从术前的 369cm³(32～1254cm³)增加至术后 394cm³(76～1317cm³)。末次随访测量肺容量为 736cm³(266～1840cm³),较术前有显著变化。2 例术前行气管切开器械通气的患儿末次随访时已经可脱离呼吸机。3 例患者术前需间断吸氧,2 例术后不再需要。8 例患儿术前用力肺活量为预测值的 72.9%(34%～107%),第一秒用力肺活量为

71.6%（34%～107%），术后随访中用力肺活量平均增加了0.6%，第一秒用力肺活量平均增加了5.7%。他们的结论是：TIS患儿可以采用VEPTR系统植入扩大胸腔来达到治疗目的；在畸形加重以前应早期手术干预。

关于VEPTR手术治疗TIS的效果，除脊柱平片及CT等影像学检查显示出的脊柱和胸廓畸形的改善，以及肺功能等检查反映出的呼吸功能的改善以外，患儿和患儿家长的主观感受也有重要的参考价值。Michael等报道采用儿童健康问卷量表（CHQ）在患儿行VEPTR胸腔扩大成形手术前后对患儿及其家长进行问卷调查，分别在患儿总体健康程度、身体功能运动、自信心、心理健康、患儿家长抚育负担等多个方面对患儿及其家长进行评估，从而比较患儿生活质量（QOL）改善的情况。手术前10个月有45名患儿接受问卷调查，平均年龄（8.2±2.6）岁；手术后6个月有37名患儿接受问卷调查，平均年龄（10.4±2.4）岁。结果显示TIS患儿生活质量明显差于健康儿童，由于疾病的影响，患儿自身情感生活以及患儿家长的日常生活均受到限制；手术前后除胸廓发育不良亚组的患儿自尊指标有显著性提高外，余CHQ各项指标无明显变化；手术后发生并发症的患儿与未发生并发症的患儿其CHQ结果无显著性差异。Michael同时指出由于样本量小及随访时间短等因素，今后还需要进一步的病例收集及分析。CHQ评估患儿生活质量的改善为VEPTR胸腔扩大成形的术后效果提供了一种有意义的途径。

关于此种手术的并发症，各家报道不一。并发症主要为VEPTR器械移位甚至脱出，感染及臂丛神经损伤。Campbell于2007年总结其1989—2003年间手术治疗的201例患者，在平均6年的随访时间内27%的患者出现了器械的移位，并有6%的患儿发生装置断裂。每例手术感染的平均发生率为3.3%。这与非融合手术生长棒系统器械手术的并发症发生率接近。Waldhausen等报道22例患者有7例因器械移位而再次调整，1例出现感染。Emans报道其31例患者中2例出现深部感染，2例出现一过性臂丛神经损伤。VEPTR器械在肋骨的固定钩移位8例，无器械断裂发生。

先天性脊柱侧弯患儿的治疗目前在脊柱外科和小儿骨科还是一个难题，在合并TIS时，治疗存在一定困难。以往的传统观点认为小年龄脊柱侧弯患者应早期行脊柱后路融合术以终止脊柱侧弯的进展，但这可能会导致脊柱和胸廓生长受限，从而引起TIS。采用VEPTR器械行胸腔扩大成形术以改善胸廓发育受限情况，并间接改善脊柱侧弯的发展是一种新的治疗方法和理念。初步的临床应用证实其在改善TIS患儿肺的发育，控制脊柱侧弯均有一定效果。

总之，先天性脊柱畸形合并TIS是应当引起脊柱外科医生和小儿骨科医生注意的一个问题。首先要从观念上认识TIS，包括它的定义、临床表现、检查方法、诊断标准。其次，在治疗年幼儿童脊柱侧弯合并TIS的时候，一方面要矫正或控制脊柱畸形的发展，其次要兼顾TIS的治疗。VEPTR技术作为一种脊柱非融合技术，可以很好地解决脊柱侧弯进展和胸廓功能不全两个方面的问题，但是该技术还需要在今后的临床实践中不断总结、改进和完善。

第10节　脊柱侧弯矫正术

（一）脊柱后路器械矫正术

1. 哈氏系统　是由Harrington在20世纪50年代末期研究并于1962年首先报道的。本手术，固定钩安置在脊柱后方附件，如关节小面、椎板或横突上。在弧度凹侧的上下固定钩之间借杠的齿状端施加撑开力。同时在弧度突侧的横突基底部安置较小的多个固定钩，利用丝状杠的螺母起加压作用。由于撑开起主导作用，故有时只用撑开杠而不用加压器械。经过临床长期应用，本方法已成为评价其他方法的标准。长期观察证实弧度的30%～40%可以得到矫正。在20世纪80年代发展了几种新的器械，使哈氏系统的应用受到限制。原因是本法只撑开弧度的凹侧而不能达到三维矫正，也不能改善肋骨的驼峰；其次，撑开力使脊柱腰椎生理前突消失，脊柱整体变平；此外，本法术后如不用支具保护则稳定性不足。因此术后仍需石膏或支具保护4～6个月使植骨融合坚强（图9-27）。

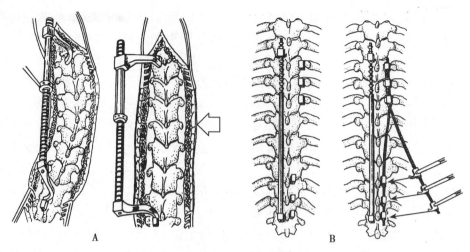

图 9-27　Harrington 器械矫正
A. 撑开；B. 加压

　　长期观察大约有 40% 的撑开杠折断。为此很少用于青年型特发性脊柱侧弯。

　　2. Luque 节段器械矫正术　本法是用两根直径 4.8mm 或 6.4mm 的不锈钢杠预弯脊柱生理弧度后以多节段的椎板下钢丝固定在脊柱上。每杠的一端折成 90°呈 L 形。椎板下钢丝横向拧紧固定，使弯的脊柱拉向直的金属杠，从而收到矫形效果。

用 Luque 法矫正侧弯，术后可不用支具制动。这可使麻痹性侧弯、皮肤无感觉的患者提前起床，益处很大。但由于重复在椎板下送进和抽出钢丝有损伤神经的危险，故不宜作为特发性脊柱侧弯的常规疗法。实际上这种损伤是很轻微的，多数只是有些感觉异常，2~3 周后消失。但也有可能发生部分或完全性截瘫（图 9-28）。

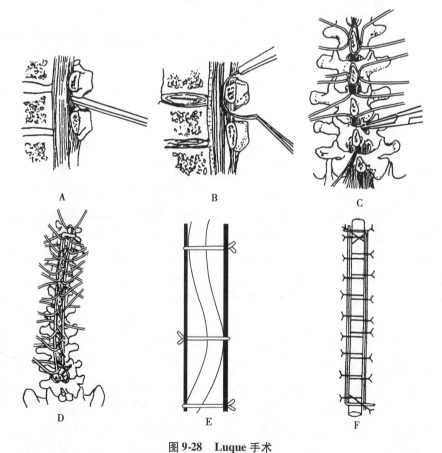

图 9-28　Luque 手术
A. 椎板造口术——逐一咬除部分黄韧带；B. 钢丝襻从一间隙送入，另一间隙拉出，防止损伤脊髓；C. 按需放好椎板下钢丝；D. 逐一拧紧金属杠上的钢丝，使弯的脊柱向直杠力向复位；E. 术前；F. 术后

3. Wisconsin 节段器械矫正术 本技术是用带纽扣的钢丝穿过弧度内的棘突基底,先从弧度凹侧拧紧哈林顿杠,然后在突侧拧紧另一根 Luque L 形杠。拧紧钢丝使弯的脊柱拉向直的金属杠从而矫正侧弯。术前可预弯杠以避免术后出现平背变形。术后稳定性较好,可不用支具固定。较 Luque 法的优点是不用椎板下钢丝,不致损伤神经;操作简易,节省手术时间且植入物便宜(图9-29)。

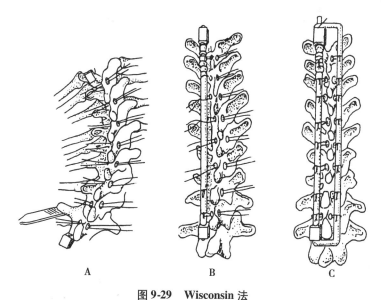

图9-29 Wisconsin 法
A. 经棘突贯穿钢丝加金属钮垫,防止拉穿;B. 哈氏撑开杠加钢丝拧紧,从凹侧矫形;C. 凸侧加 Luque 杠再用经棘突钢丝拧紧固定

4. Cotrel-Dubousset 器械矫正 Cotrel-Dubousset (C-D)器械是20世纪80年代初期由法国医师 Cotrel 和 Dubousset 二人设计开发的。该器械为多个固定钩系统,借助“去旋转”手法从三维角度矫正脊柱侧弯变形。顺侧弯原有弧度组装好第一根预弯杠后,进行去旋转,将杠的弧度转动90°,故在矫正弧度的同时,恢复腰椎生理前突。然后安置第二根杠以加强固定作用。最后在两杠之间加用横向联合装置,从而增加了两杠的强度和抗扭曲的稳定性。术后不用支具外固定。用 C-D 系统提高了特发性脊柱侧弯的矫正效果,同时减少了肋骨畸形。侧弯弧度的矫正率介于48%～69%,侧位的脊柱生理弧度接近正常。通常需植骨融合到 $L_{3～4}$ 以防止晚期的平背变形(图9-30)。

5. Texas Scottish Rite 医院器械矫正 Texas Scottish Rite 医院(TSRH)器械于1988年问世,其多个固定钩系统(偶用螺钉)与 C-D 系统相仿。将固定钩连以光滑的预弯杠,用有眼螺栓的三点钳夹功能将杠与钩固定牢固。固定钩为开口型,杠容易纳入。钩内有一小窝,杠纳入后更加稳定。组装好整套器械以后,即可按需要进行加压、撑开和去旋转以矫正侧弯。本法的矫正效果与 C-D 法近似。

6. Isola 器械矫正 20世纪80年代末期用于临床。因器械外观有如蝴蝶状,因而得名。设计思想和原理均源于哈林顿,由 Asher 改良。原理为追求脊柱的平衡,固定钩置于椎板、横突或椎弓根和节段固定。与 C-D 和 TSRH 系统不同是,该系统用腰椎的椎弓根螺钉和椎板下钢丝加强了矫正力和稳定性。有鉴于此,C-D 和 TSRH 方法随后也加用了腰椎弓根钉。

7. 新一代后方器械矫正的并发症 由于植入物较多(多个固定钩,双杠和横向连接板等),有1%～10%的患者发生晚期伤口感染。究其原因可能是因为植入物之间的微动,产生碎屑异物并在局部出现假膜。局部渗出多为无菌液体,最终导致植入物的松动。伤口内晚期感染还可能为术中植入的低毒微生物所致。

另一潜在并发症为神经功能障碍和植入物失效。有报道称神经功能障碍的发生率非常低,几乎都发生在前方椎间盘切除加后方矫正的病例。因此认为继发于切断节段血管后的供血障碍。植入物失效少见,偶为下方固定钩脱落。一旦发生则弧度加重而需翻修手术,否则将损失矫正效果。后方入路,采用单一杠的方法可致杠折断,故不再推荐。

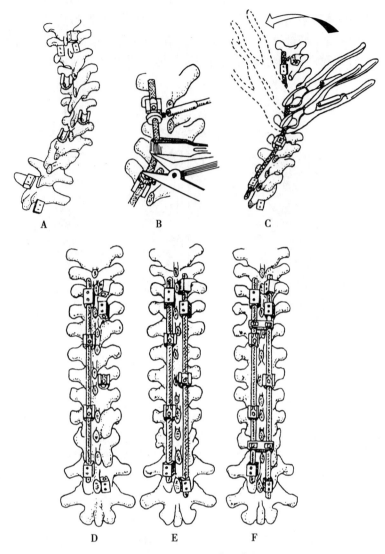

图 9-30 C-D 手术示意图

A. 凸侧椎板下和凹侧横突上分别置固定钩,必要时先植骨融合有关关节小面;B. 置凹侧杠于固定钩中,钩与钩间装 C 形环,撑开矫形后拧紧 C 形环螺丝;C. 旋转杠进一步矫形,预弯杠弧度转成轻度后突;D. 完成旋转矫形;E. 安装凸侧杠;F. 最后上下端装横向联合装置,进一步矫形固定

(二) 脊柱前方器械矫正

1. Dwyer 技术 1965 年澳大利亚 Dwyer 首先开展矫正脊柱侧弯的前路手术。用钛合金制作的韧度很好的丝状钢缆连以椎体上的螺钉,从弧度的突侧拉紧可矫正胸腰段和腰段侧弯。虽设计思想很好,但晚期结果显示植入物不稳定。此方法因钢缆与螺钉的连接部拉紧后不能调整,以及缺乏旋转的稳定性致植骨块发生假关节的非常多。此外,术后腰椎因植入物的缺陷而导致后突。现已放弃使用。

2. Zielke 前方去旋转脊柱融合技术 1973 年德国 Zielke 按 Dwyer 的思路发展,改用一条直径 3.2mm 的丝状杠,从弧度突侧利用一个去旋转-前突(derotation-lordosation)的撑开器矫正侧弯。用于切除椎间盘后植骨预防术后逐渐产生的腰椎后突。借螺母在丝状杠上调整和加压(图 9-31)。

胸腰段和腰段侧弯弧度的矫正率可达70% ～85%,旋转可消除42% ～60%。因丝状杠不够坚强,故术后仍需支具制动。

Zielke 手术的缺点是假关节发生率仍高达5% ～20%。文献中介绍虽强调使用腰椎前突的措施,但术后仍有2% ～8%的腰椎后突。

178

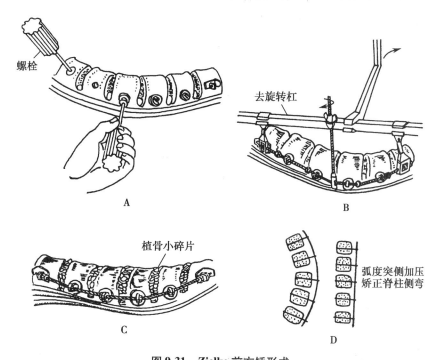

图 9-31 Zielke 前方矫形术
A. 切除椎间盘,在突侧的椎体上拧进螺栓;B. 在螺栓上装上钢索、去旋转杠和拉
紧加压杠;C. 矫形后椎间隙植骨;D. 矫正前、后的图解

3. 新一代胸腰段和腰段实心杠前方矫正 20世纪 80 年代末期 TSRH 系统按 Zielke 技术的理念,改用更为坚强、光滑实心杠纵向连接椎体钉。术后大多数患者弧度得到矫正,植骨融合也好,而且术后可不用支具制动。矫正方法用直径 6.4mm杠,预弯生理前突(与 C-D 技术中的胸段旋转向后相反,腰椎前突转向前)。手术后的腰椎前突依靠坚强的植入物和前方植骨可保持不变。

杠旋转后仍可在每个椎体间稍做加压,缓缓转动和矫正力分布均匀,效果良好。术后不用支具。

另一前方 Kaneda 矫形改良之处为采用椎体钉连双杠,额状面矫正达 90%,矢状面的矫正也很满意。本法强调节两根杠增加强度和稳定性。

4. 胸段畸形的前方矫正术 Dwyer 于 20 世纪 60 年代提出的方法,后发现效果不满意。近来前方矫正的思路又重新出现。1988 年 Harms 再次推广前方矫正和去旋转法。可成功地矫正胸段 King Ⅱ 型弧度,术后不并发腰椎后突。此外,切除椎间盘可使胸椎后突矫正效果更好,早期病例用直径 3.2mm 丝状杠,但有 1/3 患者失败。近年改用直径 4mm 丝状杠,迄今为止未见失败的报道。经验证明前方手术同时行短段融合较后方入路的效果好。还有关于前方弧度突侧用双杠的成功报道。

第 11 节 脊柱侧弯几种常见弧度的 TSRH 手术矫正计划

(一) King Ⅱ 型胸椎矫正和融合计划(图 9-32)

1. 先确定弧度的类型 用弧度的大小、旋转

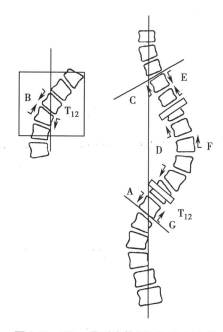

图 9-32 King Ⅱ 型胸椎矫正和融合计划

和侧方偏移等衡量胸腰椎的比值。若二者之比小于1则胸、腰弧度均需融合。若比值大于1,选择性胸椎融合可收到满意效果,并可取得平衡。

2. 先要设定弧度凹侧的置钩位置　预先按骶中线上延找出稳定椎体,胸椎弧度最下方的椎体常是稳定椎。此时如果从站立位的侧方X线片观察,该椎体多不是后突的转折,可安置向下的椎板下钩(A),有的作者主张向下超过此椎体安置向上的固定钩(B),对后者应慎重,因有报道可致脊柱失衡。

3. 在上方端椎安置向上的椎弓根钩(C)。

4. 凹侧两个中间钩相隔三个椎体(D),若二者相邻过近,放杠时会遇到困难。两钩相距太远时,对顶椎部的控制力量不足,上钩用椎弓根钩向上,下钩用椎板下钩朝下。

5. 至此,宜考虑弧度凸侧杠,该杠并不发挥进一步的矫正作用,而是加强整体结构的抗旋转力。弧度上端置两个抓紧的固定钩(E),最上端的钩向下置于横突上,在紧邻的下一椎弓根上置一朝上的椎弓根钩。两个相邻的抱钩容易安置杠,抓紧的力量大,同时可在其间行小关节固定术,而且可与下端固定钩起到整体加强硬度的作用。横突本身并不够坚强,不能单独发挥加压功能。

6. 在顶椎的凸侧可安置一个朝上的椎弓根钩(F),这个固定钩可能因脊柱旋转的关系而显得最为突出,对体瘦的患儿偶尔可不用这个钩子。

7. 凸侧下方固定钩与凹侧下钩位于同一水平(G),若采用(B)方式的凹侧反向下钩,凸侧也采反转向下的固定钩。在凹侧远端抱钩上杠后非常稳定。

8. 计划安装钩的部位也应考虑安置横向联合板的位置,其位置应尽量靠上和靠下以控制旋转力。

(二) 双主弧型的矫正和融合计划(图9-33)

1. 针对胸部弧度,其胸段固定钩的位置与King Ⅱ型胸段的相同。

2. 腰段弧度的器械要向下达L_3,除非L_3有明显偏离中线或$L_{3\sim4}$椎间隙的凸侧仍张开增宽,否

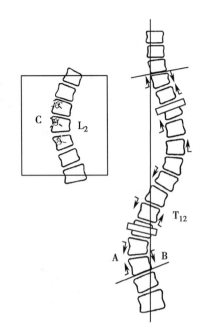

图9-33　双主弧型的矫正和融合计划

则几乎没有融合到L_5的适应证。

3. 腰椎先从凸侧入手,在L_3安置朝上的椎板下固定钩,然后在L_2安置或朝上或朝下的椎板下钩。最好用朝下的钩在下方形成钳夹抱紧固定(A),如此下方固定牢固,可在整个腰椎凸侧进行加压。

4. 腰椎凹侧,在L_3放一朝下的椎板下钩(B)。在凸侧$L_{2\sim3}$钳夹加压的同时会使L_3朝下的固定钩套牢,也使整个下方固定非常稳定。

5. 另一选择是在腰椎弧度改用椎弓根钉,置于$L_{1\sim3}$的凸侧(C),椎弓根钉的矫正效果要比固定钩更好些。若采用此技术,在L_3右侧的固定钩部位也改用椎弓根钉。本操作的前提是装螺钉的技术要熟练。

(三) 单胸弧(King Ⅲ型)的矫正和融合计划(图9-34)

1. 先要定出凹侧钩的位置。术者预先测出"稳定椎体",胸椎弧度的下端椎体多在稳定椎体以上1~2节,器械下端放在稳定椎体以上一节可保持脊柱的最佳平衡状态。图9-34示器械下端在L_1。朝下的椎板下钩置于L_1(A)。但是如果弧度起点相反,即椎间隙向左侧张开,也应将固定钩反转过来。朝下的椎板下钩置于T_{12},朝上的椎板下钩置于L_1(B)。这种安置钩的方向可增加远端固定的牢固性。在T_{12}和L_1椎间隙张开部加压,该处也是腰椎前突的起始部位。

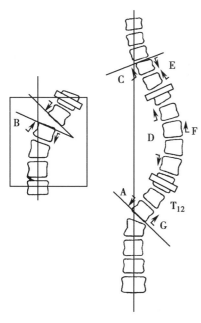

图9-34 单胸弧(King Ⅲ型)的矫正和融合计划

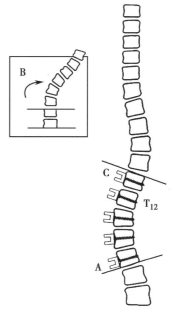

图9-35 胸腰椎前方入路的矫正计划

2. 朝上的椎弓根钩置于上端椎的位置（C）。

3. 凹侧顶椎中间的固定钩要隔开三个椎间隙（D）。如果安置过密，在放杠时会遇到困难。若相隔过大，则对控制顶椎部的力量不够。钩的安放要将椎弓根钩朝上，另一椎板下钩朝下。

4. 先在突侧上第二根杠，此杠并不能进一步起矫正作用，但能增加整个结构的抗旋转力量。在弧度突侧上方的两个抱钩起钳夹作用（D）。最上端的钩朝下，置于横突上。另一椎弓根钩朝上，置于上一钩相邻的下一椎体。

5. 突侧顶椎置一朝上的椎弓根钩（F）。此钩可能因脊柱旋转而最为隆起，如果患者太瘦也可不用。

6. 突侧弧度最下的固定钩应朝上，与凹侧尾端的水平相同（G）。若钩反向如（B）所描述的，则突侧下钩也应反向安置。

7. 计划放钩的部位也应照顾到放"横向联合"的空间。安置横向联合板是最后一步；要等到将两个杠旋转、撑开和加压后始能进行。其上方的安置部位宜尽量靠上，下方的横向联合板应尽可能靠下。

（四）胸腰椎前方入路的矫正计划（图9-35）

1. 此技术最适于单一的胸腰弧或腰椎弧度。假如在King Ⅰ型用此方法，其胸弧要小于30°，旋转畸形要轻。

2. 从前方矫正胸腰椎弧度多用5个节段，最下方止于 L_3，用站立位后前方照片上测量弧度的最下端定为器械的最下部位（A）。该椎体常无旋转，或旋转很轻。如器械止于上一个椎体，此椎体与下一椎体的椎间隙仍然倾斜张开，就不能获得脊柱的平衡。远期效果尚不清楚，术前应了解器械以下脊柱的柔韧性，即应投照平卧反侧弯片以求脊柱术后的平衡。

3. 矫正器械的上端应在弧度的上端椎体，不要超过（C）。

手术入路应经安置器械上端以上的一个椎体的肋骨床进入。

第 12 节 脊髓空洞症

脊髓空洞症（syringomyelia）源于两个希腊单词，即 syrinx 意为管状，myelos 为脊髓，指在脊髓某段中央管内有脑脊液蓄积而呈条状空腔化改变，导致继发感觉异常。基本分类有二：一为婴儿期脊髓空洞并发脊柱发育不良；另一为晚期脊髓空洞症，原因不同。

1979 年 Williams 提出两种类型的脊髓空洞症：弛缓性空洞与后颅凹相交通，通常伴有其他神经轴先天性异常；另一种含液体的非交通性空洞，多继发于肿瘤或外伤后的压迫。

（一）临床表现

患儿诉疼痛、麻木、运动无力，一侧表现明显。

常有上肢和手的疼痛觉减退,而温度觉正常。头痛、颈部疼痛与下部脑神经有关。肩关节可发生夏科关节。运动失常可有爪形手。

并发阿-奇综合征Ⅰ型(Arnold-Chiari Ⅰ)的较多见。脊髓空洞症常伴脊柱侧弯。Isu等报道(1992)14例脊髓空洞症中,64%有脊柱侧弯。脊髓空洞症同时并发脊髓发育不良(myelodysplasia)的患者中几乎均有脊柱侧弯。

(二)诊断

临床检查腹壁反射双侧不对称常支持本病的诊断。经验证明对有症状的患者和无症状的所谓的特发性脊柱侧弯用MRI检查可及早发现本病(图9-36)。

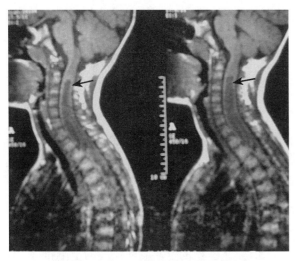

图9-36 颈胸段脊髓空洞症的X线所见

(三)治疗

范围小且无症状的脊髓空洞症宜在门诊观察。穿刺空洞吸出积水的方法可缓解部分神经症状,但常遗留某些永久性神经功能障碍。有报道称手术减压对改善脊柱侧弯的弧度有利。

选择手术引流的方法有空洞分流至蛛网膜下腔、胸腔或腹腔。胸腰段病变常需分流术。颈部病变应注意有无后脑或枕骨大孔异常。确诊的需行枕骨下颅骨切除术和(或)颈₁₋₂椎板切除术。术后如能改善症状而侧弯弧度加重,可再行脊柱融合术稳定脊柱。

手术的并发症包括术中使扩张部脊髓受压,牵动血管影响血运,脑脊液压力改变和术后粘连等。但多数学者认为脊柱矫形和融合手术前,先行积液减压反而会降低手术创伤。凡需减压的,均应在脊柱手术前进行。枕骨大孔减压术后,病

变多能消退而不再进展。

第13节 先天性脊柱后突

先天性脊柱后突(congenital kyphosis)是由一个或数个椎体局部先天畸形所致的脊柱向后成角。本病较先天性脊柱侧弯少见得多,但并发截瘫的远较侧弯多见。

(一)分类

先天性脊柱后突的原因有椎体形成不良(Ⅰ型),椎体分节不良(Ⅱ型)或二者联合(Ⅲ型)。与先天性脊柱侧弯相反,先天性脊柱后突中椎体形成不良最为多见。同时引起的脊柱后突畸形也比椎体分节不良(Ⅱ型)造成的成角严重。这种椎体异常还可引发额状面的畸形导致脊柱后突侧弯。

1. 椎体形成不良(Ⅰ型) 本型椎体的一部分或全部缺失。邻近椎体的畸形更为明显。通常该椎体的后方附件(如棘突、椎弓根、横突)仍存在。脊柱后方生长不受影响,但前方的生长落后,致畸形不断加重。

椎体形成不良发生截瘫的危险较椎体分节不良高很多。后突的连接部可能不稳定,特别是后突顶端位于T4至T9之间的尤甚。任何年龄都可发生截瘫,最常发生在青年生长高峰阶段。患儿继轻微外伤后所致的急性截瘫就可说明神经所处状况十分脆弱。

2. 椎体分节不良(Ⅱ型) 椎体分节不良造成的脊柱后突有两节或数个椎体前方融合。这种畸形加重缓慢,畸形轻,发生截瘫的危险较椎体形成不良造成的后突小得多。发生部位多在下胸椎或胸腰段。

3. 混合型(Ⅲ型) 为Ⅰ、Ⅱ型混合出现(图9-37)。

(二)自然转归

脊柱后突的顶端可在脊柱的任何部位,最常见的是介于T₁₀～L₁。顶椎的部位似与后突的严重程度无关。畸形在青年生长高峰阶段加重最快。

无论是椎体形成不良或混合型引发的先天性脊柱后突均有加重趋势。两个邻近Ⅰ型的椎体畸形加重最快并较类似的单纯椎体异常畸形更重。

因椎体分节不良导致的脊柱后突(Ⅱ型)进展慢,畸形轻,并发截瘫的也少见。

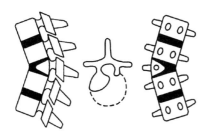
前方和一侧未发育（后外1/4椎体）

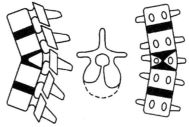
前方和中部发育不全（蝴蝶椎）

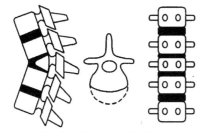
前方未发育（后方半椎体）

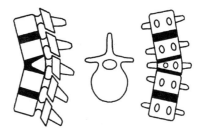
前方发育不全（楔形椎）

Ⅰ型：椎体形成不良

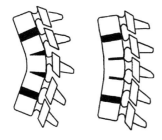
部分性（前方分节不良的骨桥）
Ⅱ型：椎体分节不良

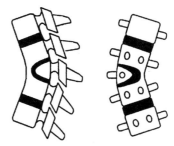
骨外侧骨桥和对侧1/4椎体
Ⅲ型：混合型

图 9-37 先天性脊柱后突分型

（三）临床表现

先天性脊柱后突虽可在产前诊断,而临床表现多在新生儿或婴儿阶段明显,常在与本病无关的胸部 X 线照片中偶然发现。患儿开始站立行走时,脊柱后突易被看到或触及。患儿多无自觉症状,局部也无压痛。青少年患者每因继发腰椎前突加重而诉下腰痛。后突有时伴轻侧弯。

先天性脊柱后突有时因脊髓受压而发生神经功能障碍或截瘫。轻微外伤而突然发生截瘫的常为Ⅰ型脊柱后突。先天性脊柱后突确诊为椎体形成不良的,宜仔细检查神经功能,以明确有无并发隐匿性畸形。应尽早制订手术治疗计划。

（四）X 线检查

先天性脊柱后突在脊柱侧位片上显示得最清楚。正位 X 线片上可能看不出多大改变。诊断确定后,病变部位应拍摄开闭器（Cone）朝下的侧位片,X 线中心线对准后突部位以看清骨的细节。

MRI 可清楚显示婴幼儿的脊髓和椎体影像。凡是椎体形成不良的患儿宜尽早做 MRI 检查。常在临床未发现脊髓功能异常前,MRI 已能看出脊髓受压。CT 三维重建对检查椎体畸形非常有用,特别是大儿童更有必要。因此,手术前一定要做 MRI 和 CT 造影。

（五）治疗

非手术治疗对先天性脊柱后突无益,采用支具治疗也是不恰当的。确诊为Ⅰ型或Ⅱ型先天性脊柱后突得,应计划手术。青少年患轻度Ⅱ型脊柱后突（分节不良）的宜密切观察有无加重,若发现得早,也应考虑手术治疗。

1. 椎体形成不良（Ⅰ型） 本型较Ⅱ型（分节不良）多见,畸形易加重,并发截瘫的潜在危险也大。为此,凡确诊的,即使是小婴儿也有手术指征。手术的主要目的是预防截瘫。改善脊柱的力线和外观均属次要目标(图 9-38)。

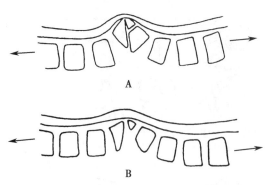

图9-38 脊柱后突Ⅰ型顶端的病理解剖
A. 僵硬型不适宜牵引；B. 柔韧型牵引有助于矫形

对小于5岁，后突在45°以内的可行后方融合，不必加器械矫正。术后可用脊柱过伸位石膏制定4~6个月，然后改用胸腰骶支具（TLSO）半年。有报道称用脊柱后融合可取得良好效果。手术后脊柱前方畸形部位还可能有些生长，一段时间后脊柱后突可得到一些改善。有作者主张术后半年，再次手术探查有无假关节，必要时加强植骨。

另一手术方法为前方大块肋骨融合，同时行后方融合。本法可使脊柱后突立即有些改善，且融合坚强，但借助前方生长而部分改善后突的机会不复存在。这种手术对大儿童和成人更为合适。切除前方软骨样的软组织以后，可试行一定程度的撑开。植入肋骨条后可维持撑开后的位置。带血管蒂的肋骨愈合更快，对过去曾做过前方融合而失败的病例更为适宜。当然也可用于初次前方融合的病例。术中监测脊髓功能十分必要。对年龄大的儿童，行后融合时，如后方隆起不太严重也可考虑同时行器械矫正。

对先天性椎体畸形的患儿，都要在术前除外并发椎管闭合不良。为此要行MRI检查。

已有脊髓功能障碍的先天性脊柱后突，应立即手术。如果神经功能障碍很轻（反射亢进，Babinski征阳性，但无运动功能受损，也无大小便失禁），没有必要施行正规的脊髓前方减压术。前后方联合植骨融合后，轻度神经症状常能自然缓解。对刚刚出现轻瘫的患儿，应对后突顶椎的柔韧性进行测定，拍过伸的脊柱X线照片。若证明顶椎柔韧度好，可借助头环背心、石膏，偶用头环轻牵引，使刚受损的脊髓得到休息。如此，轻瘫可以恢复。值得注意的是，顶椎僵硬没有柔韧度，神经功能障碍有加重危险的病例绝对不能采用头

环牵引而需密切观察。如症状缓解，可行前、后方脊柱融合而不必行减压术。若神经功能障碍无改善，行前、后方融合前，应先行脊髓前方减压。除年龄过小的以外，手术可一次完成。减压术要从前方进入，将压迫脊髓的椎体后方切除。相反，从脊柱后方切除椎板对缓解脊髓受压没有帮助。

2. 分节不良（Ⅱ型） 本型宜在畸形未加重以前尽早治疗。患儿只需行脊柱后方融合和术后石膏制动。融合范围仅包括分节不良以上和以下各一椎板。对后突不必矫正。大儿童或青少年患者，后方加压器械术后可能不需外部制动。脊柱后突严重的大儿童，椎体前方分节不良部位行截骨术，从而得到一些矫正。若与后方加压器械矫正联合应用，其效果会更好些。

3. 混合型（Ⅲ型） 混合型最为少见，多表现为脊柱侧弯后突，由于有分节不良，多只需后方融合。

第14节　先天性骶椎和腰椎缺如

本畸形又称腰骶发育不全，系骨骼中轴和神经的严重缺陷。本病的特点是常伴随不同程度的神经缺如，同时可并发内脏畸形，如生殖泌尿系统和下消化道异常导致的膀胱和排便功能障碍。

本畸形轻重不等，可由单纯的尾骨下部不发育到全部腰骶椎缺如。轻的可能不为家人注意，多系拍摄其他部位X线片时偶然发现，严重的可能为死产。

（一）病因

人类腰骶和尾椎的分化发生在妊娠第4~7周。动物实验表明，注射胰岛素可诱发本病，有毒物质也会导致本畸形。糖尿病患者和自然流产的产妇，其下一代本病的发病率较正常产妇稍高。

Freedman认为，本病与胚胎初期缺乏分化的刺激有关。Detwiler等发现脊髓对脊柱形成有诱导作用。动物实验证明，胚胎早期神经系统的缺陷使其对脊索和神经外胚层的诱导力缺乏。

从遗传学角度看，基因起着重要的作用，有学者报道父子均患腰骶椎缺如。鸡的尾部缺如宛如人类的腰骶椎缺如，这种畸形也有遗传性。

（二）病理

病变的部位与肉眼及组织学改变有关。腰骶

完全缺如,局部肌肉由球状脂肪组织替代。肌腱呈细丝状,但有正常肌腱的结构。脊髓末端有些异常的类似神经根的神经组织;股动、静脉细小,股神经沿股血管走行。传入神经束一般尚存在,而传出的运动神经多不正常,甚至消失。脊髓无

腰膨大或腰骶丛,而是在较高平面上终止,例如,脊柱消失在第2腰椎体,脊髓消失在第7胸椎。病变部以上的脊髓均正常。

（三）分型

Renshaw 将本病分为4型(图9-39)。

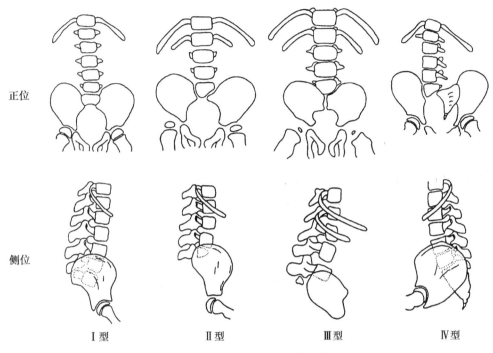

图 9-39　先天性腰骶椎发育缺陷的分型

Ⅰ型　骶椎单侧完全缺如或部分缺如。

Ⅱ型　骶椎双侧对称性部分缺如,但正常或发育不良的第1骶椎与髂骨有稳定的关节。

Ⅲ型　腰椎有不同程度缺如和骶椎全部缺如,髂骨与最下端的腰椎相关节。

Ⅳ型　腰椎不同程度缺如和骶椎全部缺如,最下腰椎骑在两侧髂骨融合部或髂骨两侧的关节上。

（四）临床表现

患儿的外观与脊柱畸形的范围及并发神经症状的严重程度有关。

Ⅰ型　骶椎单侧全部或部分缺如,骨盆环和腰骶椎的连接部完整。因此,一般说来,脊柱骨盆之间的关节是稳定的,单侧腰骶关节缺如会导致腰骶关节的倾斜和腰椎侧弯。这种脊柱侧弯通常并不是进行性的,不需要支具和手术治疗。髋、膝都正常,但可能并发仰趾内翻足。感觉丧失与骶神经根受累范围一致。

Ⅱ型　若不并发脊髓脊膜膨出,脊柱和骨盆之间是稳定的。合并脊髓脊膜膨出的病例若发生

进行性脊柱后突和麻痹性脊柱侧弯则需手术治疗以利于坐稳,同时还可能因其他畸形(如半椎体)而需做脊柱融合术治疗。还可合并有几根肋骨缺如或肋骨融合畸形。

运动麻痹与椎体缺如的水平一致。多无感觉障碍,但有的病例可有第4骶椎以下感觉丧失。

Ⅱ型病变可伴单侧或双侧髋关节脱位。因支配髋关节的肌肉动力失衡——髋外展肌和伸肌麻痹或力弱,而髋内收肌和屈肌的肌力正常。足部畸形和膝关节屈曲多不明显。大多数患儿有行走能力。

Ⅲ型　骶骨全部缺失而腰椎和骨盆的连接稳定,或有第5腰椎缺如。此类患儿可并发进行性脊柱后突和侧弯,有脊髓脊膜膨出的尤甚。运动麻痹与椎体缺失的水平一致,通常感觉无明显异常。骶椎完全缺失者,臀部扁平,臀中沟短,其两旁有皮肤凹陷,骶尾部向后突的正常弧度不复存在,直肠指诊时发现骶尾部向后的弯曲消失。本型常并发髋关节脱位、膝关节挛缩和足部畸形。Ⅲ型患者如无合适的支具辅助,无法站立和走路。

Ⅳ型　骶椎完全消失,患者身材矮小,双下肢表现为盘腿坐位,第12胸椎向背侧隆起,胸腔和骨盆明显不成比例。臀部窄平,臀中沟两侧4～6cm处有皮肤凹陷,骶尾部向后的弯曲消失,肛门横位,骨盆在脊柱下方很不稳定。本型有进行性脊柱侧弯和后突,需要脊柱融合以稳定脊柱。髋关节屈曲(80°～110°)和外展挛缩,大多数患儿无脱位;膝关节可有60°～90°挛缩,腘窝有大皮蹼,膝前有厚胼胝;有僵硬性仰趾跟足。双下肢膝以下肌肉麻痹和萎缩,自主和不自主运动以及反射活动均消失。膝部以下可有感觉异常或感觉消失。大小便失禁。骨盆严重畸形可致下消化道梗阻而需结肠造口术。本型患儿为了走路必须手术稳定脊柱和骨盆,有的患儿可用支具辅助。

（五）X线所见

除肋骨缺如或并肋者外,胸廓正常。胸椎和腰椎上段可因有半椎体或分节不良而致脊柱侧弯或后突。骨盆狭窄,髂骨翼两侧相连形成异常的关节,股骨和胫骨萎缩但形状正常。髋关节正常或有脱位,膝关节弯曲,足部有仰趾跟足。本畸形应行静脉肾盂造影和(或)其他检查,以除外生殖泌尿系统畸形。

（六）治疗

腰骶完全缺如(Ⅳ型)因肌纤维和大部运动神经纤维未发育而无法再建下肢功能。随年龄增长,Ⅲ和Ⅳ型患儿脊柱骨盆后突加重而需脊柱融合手术使之稳定。术后患儿可坐起。支具可压迫输尿管而酿成严重肾积水。有学者主张膝以下截肢,用假肢行走。提早松解膝关节和足部软组织可为足膝负重创造条件。膝屈曲畸形术后常有复发。胚胎期间可因运动麻痹而无胎动。关节内和关节周围的纤维化犹如多发关节挛缩症,唯一不同的是,本病的肌肉无纤维性变。最好的治疗是白天用持续被动活动(CPM)器械,夜间使用支具防止膝关节挛缩。髋关节屈曲畸形可用股骨近端伸展性截骨术矫正。骨盆狭小致下消化道梗阻者有时需行骨盆扩大术。

第15节　其他先天性脊柱畸形

节段性脊柱发育不全、先天性脊柱脱位和先天性椎体移位三种畸形所造成的脊柱后突最为严重,50%～60%的患者并发脊髓功能障碍。三者常难于鉴别。

（一）节段性脊柱发育不良

节段性脊柱发育不良(segmantal spinal dysgenesis)的特点是脊柱局灶性畸形,多位于胸腰椎连接部或在上腰椎。畸形常包括严重脊柱后突,脊柱向前、向后或向一侧半脱位,脊柱侧弯并发严重椎管狭窄以及神经根缺失。所有患儿的病变部位均有局限性的椎管狭窄。骨性椎管呈沙钟样,病变部无椎弓根、棘突或横突。发育不良的局部矢状面上的头端和尾端之间常有一个扩张部。椎管经减压后,约20%的患者神经功能有改善。对本症应行前后路脊柱融合。若不治疗脊柱后突会日益加重,最终发生神经功能受损。

因椎体形成不良(Ⅰ型)所致的先天性脊柱后突极易于与节段性脊柱发育不良混淆。Ⅰ型脊柱后突有椎体形成不良,但椎弓根和后方附件均存在,没有严重椎管狭窄。相当多的节段性脊柱发育不良均有神经功能异常,而先天性脊柱后突神经功能正常,若未及时治疗可致脊柱不稳定,后突加重者日后也可并发截瘫。

（二）先天性脊柱脱位（congenital dislocation of the spine）

先天性脊柱脱位(congenital dislocation of the spine)由Dubousset在1973年首次报道。同上述畸形一样常并发脊柱后突和脊髓受损。先天性脊柱脱位其后方附件均不正常。后方脊柱闭合不全包括关节突间关节异常、椎板未发育直到后方附件完全缺失,脊髓就在正常皮肤下面。前、后路脊柱融合是有指征的。单纯后方融合对本病引起的脊柱不稳定不能坚强固定。因本病术后发生假关节的概率甚高,融合后有时需探查后方植骨块并加强植骨。对大儿童严重的成角后突和神经症状日益加重的患者不要行骤然矫正。注意功能要重于外观畸形。只对刚刚发生神经症状且日益加重的病例需行减压术。

（三）先天性椎体移位

先天性椎体移位(congenital vertebral displacement)指单一椎体移位导致椎管错位。常因后方半椎体而使其上的椎体向前移位,但椎弓根、横突和棘突正常。本病与节段性脊柱发育不良一样,发生神经功能受损的危险很高。前后方融合对椎体移位者有指征。目的是预防出现神经症状。对刚刚出现且不断加重的神经并发症,应行脊髓减压术。

上述三种畸形均有局限性严重后突畸形,有

共同特征,因而鉴别困难。及早认识其严重性和选择恰当的手术十分必要。

第16节 带血管蒂肋骨移植在小儿脊柱前路融合中的应用

脊柱融合术的临床实践证明,良好的手术技巧、充分的骨面剥离及足量的骨移植是确保手术成功的三个重要条件。坚强的植骨融合是维持矫形效果,防止复发,避免并发症发生的关键因素。脊柱前路融合是小儿某些脊柱手术所必需的,如神经纤维瘤病合并的脊柱侧弯,先天性脊柱后凸畸形,椎体肿瘤切除后的椎体缺损以及椎体结核等。带血管蒂肋骨移植(vascularized rib pedicle graft,VRPG)技术为实现脊柱前路坚强的植骨融合提供了一种新的有效的手段。

1911年Hibb和Albeetu首先报道了用脊柱融合技术治疗结核性脊椎炎,将胫骨移植到脊柱椎板上,起到一种脊柱夹板的作用,增加了脊柱的稳定性。同年Hibb报道脊柱融合能够防止脊柱侧弯发展。此后,脊柱融合技术得到不断改进,脊柱外科医生一直在积极寻找能够增加脊柱稳定性的骨移植材料。

到目前为止,用于脊柱前路融合的移植骨材料有自体骨、同种异体骨、异体骨、脱钙骨、合成骨等。但选择何种移植骨材料必须有一定的标准和条件。迄今公认的选择标准有:

(1)移植骨材料在移植部位融合后能达到生物力学的稳定,能够承受脊柱传导的支撑重力。

(2)移植骨材料必须具备骨诱导和骨传导的能力,这样形成的新骨才能够替代原有的移植骨。同时,移植骨必须是可降解吸收的,不能吸收的骨材料妨碍骨再建及新骨形成,使移植骨不能达到正常骨所承受的压力,易发生移植骨骨折及移位等并发症。在新骨形成及移植骨吸收之间应有一个协调的平衡,包括生物学的平衡和力学的平衡,最终实现可靠的脊柱融合。在实验研究和临床实践中均观察到,不带血管蒂的自体骨移植,常在新骨尚未形成充分时已有不同程度的吸收,使脊柱融合强度在该时期有所减弱,可能影响治疗效果。

(3)移植骨必须是健康的和无菌的,供骨者的选择及移植骨的保存,灭菌处理方法必须可靠,如此才能从供体移植到受体,以避免医源性传染。

(4)移植骨的抗原性必须很小,因为移植骨的免疫排斥反应容易导致移植骨的骨折,很快吸收及骨不连。

(5)移植骨必须便于使用,与移植部位能很好地贴切固定。

(6)移植骨的价格因素也需要予以考虑。

从以上六个条件来看,自体骨无疑具有独一无二的优势,尤其是"活的"自体骨,也就是带血管蒂的自体骨。带血管蒂的自体骨在新骨形成和移植骨吸收之间协调较理想,避免了移植骨过早吸收的弊端;具有骨诱导及骨传导的作用;不存在外来感染的问题;没有免疫排斥反应;易于获得,便于使用,利于固定;不需要额外的费用。因此,带血管蒂的自体骨移植被称为骨移植的金标准。

带血管蒂自体骨移植(vascularized bone graft,VBG)按照其移植的距离分为两种,从供区转移到远距离部位的移植称自由转移(free tissue transfer);相反,保留血管蒂移植到邻近部位的移植,称之为"换位移植"(transpositiongraft)。

脊柱的融合包括脊柱前路融合和脊柱后路融合。从现有的文献报道来看,用于脊柱前路融合的带血管蒂自体骨移植主要有带血管蒂髂骨移植(vascularized iliac bone grafts,VIBG),带血管蒂腓骨移植(vascularized fibular bone grafts,VFBG)及带血管蒂肋骨移植(vascularized rib pedicle grafts,VRPG),此三种带血管蒂自体骨移植各有优缺点。

带血管蒂肋骨移植的优点是:

(1)无需做额外的取骨手术,无需血管吻合,为换位移植。

(2)手术时间短,失血量少,手术打击小。

(3)肋骨易于获得,便于使用,手术安全。

(4)为近距离的换位移植,适用于大部分位置的脊柱融合。

(5)有些病例,如重度脊柱后凸的患者,可与带血管蒂腓骨移植,旨在移植联合使用完成矫形及植骨融合。

(6)并发症较少。带血管蒂肋骨移植的缺点是肋骨固有的弯曲弧度,使其支撑强度弱于腓骨。

带血管蒂肋骨移植用于脊柱融合手术有如下适应证:

(1)脊柱后突畸形均可行带血管蒂肋骨移植。

（2）椎体肿瘤切除后无论放射治疗与否均可用带血管蒂肋骨移植。

（3）对于感染后的骨不连，带血管蒂肋骨移植能促进骨愈合，同时能将抗生素带到局部，有利于控制感染。

（4）椎体骨髓炎，清创后遗留的骨缺损，常规植骨融合和内固定不易连接可用带血管蒂肋骨移植。大的骨缺损一般植骨后不连接的可能性极大，因而更需要带血管蒂肋骨移植。

（5）神经纤维瘤病所致的脊柱侧弯和后突，前方松解和后方常规植骨融合后，畸形容易复发，因而需要行脊柱前路的带血管蒂肋骨移植。

带血管蒂肋骨移植可由胸外科医师协助脊柱外科医师操作或由脊柱外科医师单独操作。手术放大镜对处理肋间肌和肋间血管有所帮助，通常无需手术显微镜。

带血管蒂肋骨移植手术方法：

从骨膜外剥离肋骨和肋间肌，特别是肋骨下缘一定要保留肋间肌。自下一肋的上缘锐剥离。从肋骨到椎体之间的距离按计划植骨的部位先切断，如需要较长的血管蒂才能到达病变部位，可将肋骨前段再做一次截骨。如此有血管的中段肋骨移动范围增大。在远端切断肋骨时，要在同一部位结扎肋间血管，有时可再用小血管夹双重钳夹以防止再出血。肋间神经要用锐刀切断，令其回缩，以防止术后发生神经瘤。肋骨下缘的肋间血管不受损，确保截断的肋骨有血液灌注。

肋骨近端截断部位取决于植骨所需的长度。为了截骨操作安全，要小心分离骨膜。完成这一步骤以后，此肋骨段只与其下缘的肋间肌及肋间血管蒂相连。沿肋椎关节方向游离肋骨，小心保留血管蒂四周的肋间肌，无需自肋间肌中剥离出肋间血管，否则会损伤血管蒂。仅在血液灌注不好的情况下才需要将肋间血管分离出来察看原因。有时蒂部血管会发生扭曲，需要进一步向近端剥离使之松解。偶需修剪肋间肌，使之放松。必要时在不影响肋间血管的前提下可以切除最外层肋间肌。

有时肋间肌妨碍将肋骨插入椎体骨槽内，可将肋骨两端的骨膜剥离上翻2～3mm。如此可使骨面对骨面，肋骨与椎体之间无软组织嵌入。移植骨有两种方式与脊柱固定嵌合。一是在需要融合范围的最上端椎体及最下端椎体前方开槽，以容纳肋骨，肋骨自然弧度的凹侧向后，肋骨的长度

要比融合范围长出5～10mm，这样才能做到骨面对骨面，肋骨紧对椎体，使嵌入后的肋骨更牢固，融合的效果最好。另一种方法是在椎体的侧方开槽，肋骨作为支撑杆嵌入，使肋骨凹面向前。肋骨移植后血液灌注的好坏，一是借肉眼直接观察，温盐水冲洗后，轻柔按抚肋间肌，对肋间肌做挤牛奶试验，如有辣椒粉样的小出血点表明血运良好。另一方法是借助多普勒超声血流仪检查证实。万一血液灌注不好，可改用手术显微镜，用显微外科器械游离血管，并以含肝素的温盐水浸泡。此外，发生蒂部血管痉挛时，局部还可用利多卡因（lidocain）或罂粟碱（papaverine）使血管解痉。术毕常规应用胸腔引流，关胸。

带血管蒂肋骨移植技术的优点明显，在小儿脊柱外科应用前景较为广泛，但也有一些并发症需要加以预防和避免。Bradford报道用带血管蒂肋骨移植技术治疗27例患者，2例出现肺不张，1例出现短暂的肠梗阻，1例切口感染，1例在肋间神经切断处出现神经瘤（neuroma），1例因移植肋骨松动易位导致术后弧度加重了9°。在切断肋间神经时宜用快刀快速切断，可避免神经瘤的发生。采用下面的方法可实现可靠的肋骨与椎体间的固定，避免术后肋骨松动：①所植入肋骨应比椎体间隙长1～2mm；②椎体上做骨槽，使肋骨与椎体间形成榫式接合；③植入肋骨位置尽量接近身体重力线。

带血管蒂肋骨移植在小儿脊柱前路融合中有着很好的适应证及临床效果，需进一步推广应用。

第17节　胸腔镜在小儿脊柱外科的应用

随着内镜电视技术的诞生，微创外科在过去的20年中得到迅速发展，尤其是近10年来微创脊柱外科异军突起，十分令人瞩目。微创脊柱手术意味着在一定的医疗风险下，避免大切口入路，采用内镜电视技术设备，经小切口到达脊柱病变处，通过显示屏连续观察并使用内镜脊柱手术器械进行操作。与传统的需广泛切开的脊柱手术相比，在疗效相同的前提下它具有创伤小、恢复快及符合美容要求等优点，代表着脊柱外科的发展趋势。

前路脊柱手术可直接到达脊柱前方，能很好地暴露椎体及椎间盘，并施行重建、减压松解、植

骨及矫形,成为治疗许多脊柱疾病的常用的标准入路。传统的开胸手术入路需广泛切开胸壁,而胸腔镜脊柱手术仅借助于数个穿刺孔道便很容易进入胸膜腔并能获得同样的前方入路。胸膜腔这一天然体腔是可以进行内镜手术的理想场所,尤其对胸椎的手术更适宜。当术侧肺塌陷后,通过胸腔镜可看到从 T_2 到 T_{12} 的几乎全部胸椎,而这在标准开胸手术时难以做到。

一、电视胸腔镜辅助脊柱手术的发展历史

1910 年,瑞典内科医师 Jacobaeus 最先报道用胸腔镜分离胸膜粘连,此后该技术逐渐发展成为胸腔镜外科并开始传播。20 世纪中叶,结核病在全球蔓延,而人工气胸治疗肺结核有效,胸腔镜技术得到迅速推广。链霉素的人工合成及临床应用淘汰了人工气胸疗法,胸腔镜技术不再用于治疗性操作,仅用于诊断。进入 90 年代,随着内镜电视技术的发展,以治疗为主要目的的胸腔镜技术再次受到关注,并发展成为新的外科技术领域——电视辅助胸腔镜外科(VATS)。德国 Rosenthal 及美国 Mack 最先报道采用 VATS 技术行椎体活检、侧弯及后凸的前路松解及前路椎间盘切除的大宗病例。10 年来,该技术已在欧美迅速普及,并能用于椎体切除及重建、内固定器械植入矫形。我国脊柱外科在该技术方面目前尚处于刚刚起步阶段。

二、胸腔镜脊柱手术原理及其手术原则

(一) 原理

采用双腔管气管内插管麻醉,使术侧肺暂时塌陷,这样胸膜腔变成一空荡的操作空间,从而很容易地到达胸椎。将数个较细的套管从预先确定的切口通过肋间隙插入,其中一个用于送进胸腔镜,其余用于通过胸腔镜脊柱手术器械。安装在胸腔镜上的电视摄像机将胸内的实时影像转播到电视监视屏上,这样可在连续监控下完成手术。

(二) 原则

胸腔镜脊柱手术是通过非常有限的暴露而同样能做到与开胸手术一样准确完整地处理脊柱病灶。脊柱疾病的手术也可采用胸腔镜来完成,而不降低手术治疗的质量。如果手术野暴露不满意(如因肺不能完全塌陷),不能安全地进行解剖操作,组织因瘢痕化或病理改变而层次不清,内镜下不能达到理想的手术效果及可能并发大出血时,应毫不犹豫地中转开胸。

三、胸腔镜脊柱手术的特点

1. 与其他胸椎手术入路的比较(表 9-7)

表 9-7　胸腔镜脊柱手术与其他胸椎手术入路的比较

特点	肋骨横突切除入路	开胸入路	胸腔镜入路
入径	后外侧	前外侧	前外侧
脊髓腹侧面观察	斜向、间接	完全、直接	完全、直接
切口大小	10~15cm	15~30cm	1.5cm×(3~4)cm
肌肉横断	中度或广泛	广泛	刺穿
与胸膜关系	胸膜外	切开胸膜	胸膜内
术后引流管	不需要	需要	需要
到达脊柱后件行减压或固定	可以	不可以	不可以
到达椎体行钉板内固定	不可以	可以	可以
肋骨牵开幅度	中度	大幅度	无
术后肋间神经痛发生率	不常见,常为一过性	常见,持续时间长	不常见,常为一过性

2. 与腹腔镜手术的比较　胸腔镜脊柱手术采用双腔气囊管插管来阻止术侧肺通气而使其塌陷,从而产生足够大的操作空间。它无需 CO_2 充气来维持手术野的显露,避免了一些并发症(如影响血流动力学及颅内压和术后静脉出血等),手术野清晰无血。术者可随意使用吸引器、牵开器、气钻等工具而不影响手术野的暴露。套管结构简单,不必密封,通过它们可进行如同开胸手术

一样的操作。

3. 与开胸脊柱手术的比较

相同的手术技术特点:手术解剖步骤,对脊柱及周围软组织的剥离切除,总是先辨清接近病灶的正常解剖结构,而后再解剖和保护重要结构,必须看清所有操作并准确地使用器械,绝不可盲目地解剖。止血方法相同,如单极、双极电锯、止血剂、骨蜡等。

不同的一些特点:通过固定在胸壁的套管间接观察,观察范围及方位受套管位置的限制。医生向前注视监视屏而不是向下观看手术野及自己双手,直接看不到器械操作而更依靠内镜对手术区的转播,"实时"手术图像是通过影像合成的而非直接观察到的。

4. 手术器械的特点　操作器械臂长(比普通器械加长 15～30cm),使操作动作放大,更难控制。术者感到器械重,为求稳定需双手操作及三点锚定(双手、胸壁套管、病灶)。通过目前的二维胸腔镜观察手术野尚缺乏深度感。为安全起见,器械前端都标有表示深度的刻记。

四、胸腔镜脊柱手术的优缺点

优点:微创,皮肤切口小(数个小切口藏于腋下)更美观,失血及感染率减小,术后疼痛轻、恢复快,住院时间缩短;为每个参加手术的人员都提供了良好放大的视野,可以对开胸手术不便的部位自由操作(如上下端椎);避免切断背阔肌、前锯肌及肋间肌,因此对呼吸和肩带功能的影响较小;熟练掌握后会大大缩短手术时间。

缺点:技术要求高,不易掌握,不是一种能"看一个,做一个"的手术技术,需培养镜下三维空间感并重新建立触觉生物反馈;对仪器设备的依赖性强,并可能增加手术费用;胸腔镜下处理并发症(如大出血等)较为困难;麻醉要求高,须单肺通气。

此外,该技术尚有一定的局限性,表现在能否安全而高效地切除椎间盘、椎体终板及半椎体和如何矫形及内固定。

五、胸腔镜脊柱手术在小儿脊柱外科的适应证和禁忌证

1. 适应证

(1) 诊断性椎体活检,包括病灶切开活检和切除活检,如脊柱感染、脊柱及椎旁肿瘤。

(2) 如半椎体畸形、半椎体切除。

(3) 前路松解或截骨,如>75°的僵硬的脊柱侧弯及后凸。

(4) 前路椎间融合,如神经肌肉性脊柱畸形及神经纤维瘤病。

(5) 前路骶融合,用于骨骼发育未成熟的各种脊柱畸形的全部骶融合(防止曲轴现象)及先天性脊柱侧弯的半侧骶阻滞。

(6) 对假关节进行翻修及再融合。

经胸腔镜脊柱手术对任何有胸椎问题需要前路手术者都可以考虑,而最佳适应证可能是儿童脊柱畸形病例。

2. 禁忌证

(1) 不能耐受单肺通气(不能维持充分的氧饱和度)。

(2) 有严重的呼吸功能不全(肺功能差)。

(3) 胸膜粘连,见于既往曾行胸腔内手术(开胸或胸腔镜)的患儿,患过脓胸的患儿,有频繁的肺炎病史的患严重神经肌肉疾病的患儿。

(4) 小年龄儿童(体重小于20kg),难以行单肺通气,操作空间狭小及胸壁到脊柱的距离较短,往往只需有限地前路融合几个节段,而这可通过小切口经胸来完成,胸腔镜的相对优越性降低。

(5) 严重的侧弯畸形,脊柱与胸壁的距离很近,套管与脊柱的距离十分有限,不但视野缩小,而且操作困难。

胸腔镜脊柱手术需要一个足够大的空间来观察和操作,任何不能满足这一要求的均应列为禁忌证。

六、胸腔镜脊柱手术的准备

1. 麻醉　要求每一侧肺必须单独通气,使术侧肺放气塌陷,以利于观察脊柱并为手术器械从进入胸腔到达脊柱提供一个无遮挡的入径。如果肺塌陷不满意,不但严重影响手术操作,而且会大大增加肺损伤的概率。对大多数病例,单肺通气可维持正常血氧饱和度。

有几种实现单肺通气的方法,包括双腔气管插管、支气管气囊塞及双支气管插管等。无论哪种方法都要求麻醉师有丰富的经验,必要时能使用纤维支气管镜以确保插管位置无误。

双腔气管插管较常用,它是由长短两支并行的管子组成。插入位置正确后,其长管开口于支气管内而短管开口于气管内,通过夹闭各个管子

可实现选择性肺通气。由于双管并行，则单管管径相应缩小，对年龄小的患儿往往不能满足通气需要。

支气管气囊塞较为简单，即常规气管内插管后，利用置于插管内的支气管镜来准确地将阻塞气囊置于需要阻塞的一侧支气管内，从而阻塞该侧肺通气。

2. 患者体位　将患者置于垂直（左或右）侧卧位，背部或脊柱冠状面与地面垂直，用布巾卷将患者身体垫高以减轻腋部受压，于肩部及大转子处用宽胶带将患者固定。术中可根据需要摇动手术床使患者身体前倾使肺离开脊柱以利于观察。医生在操作中要清楚患者此刻的体位，并根据下一步手术需要（如前路器械内固定）重新调整到标准的垂直侧卧位。

有时可采用俯卧位，此时只需3个套管，肺靠重力下降离开脊柱而无须牵拉。其优点是行前路侧弯或后凸松解及融合后，无须改变体位便可直接行后路器械置入矫形固定术。对后凸病例，可于胸腔镜前路松解后暂不植骨，保留套管切口，待后路器械矫形固定后，根据后凸范围内椎体间隙张开的高度，再经胸腔镜植入长度合适的骨块，以避免常规方法出现的骨块松动或移位。

3. 手术室的布置　充分准备及合理安排手术仪器、器械及人员，对提高胸腔镜脊柱手术的效率至关重要。胸腔镜为最重要的仪器，其硬杆水晶内镜能提供对比清晰的影像，常用的为直径5、7或10mm（杆长40~50cm），视角分别为0°、30°、45°，其中直径10mm的300°角内镜最常用。其他包括坚硬及柔软的套管，内镜常规手术器械（如单极或双极电刀、超声刀、剪刀、可张开牵开器、持银夹器、打结器及抓握器械等），内镜脊柱手术器械（如Cobb剥离子、花生米剥离子、刮匙、垂体咬骨钳、Kerrison咬骨钳、骨刀、投骨器、椎间盘刮除器及矫形内固定器械等）。此外，要备用常规开胸手术器械以便随时施行中转开胸。手术人员的位置是主刀医生站在患者的腹侧，助手站在主刀医生的同侧或对面，要清楚各自在镜下的方位。

七、胸腔镜下脊柱前路松解及融合术简介

双腔管插管成功后使术侧肺塌陷，将患者置于垂直侧卧位，术侧胸部在上，常规方法消毒铺巾。

放置进入胸腔的通道套管：依松解水平的多少而于腋前线放置3~5个套管（套管直径取决于患儿的大小），插入套管的技术与放置胸引管相似，第一个套管在第6或7肋间隙插入，伸入胸腔镜确认肺已塌陷并观察有无胸膜粘连。借助胸腔镜的观察安放后续套管。

显露脊柱：通常需显露5~8个椎间盘，在确定了手术部位后，按照与开胸手术一样的方式切开及分离椎前胸膜并显露节段血管。用双极电刀或超声刀切断节段血管，进一步向前后方显露脊柱。

椎间盘切除与植骨：先用刀环行切开纤维环及前纵韧带，再用椎间盘刮除器、垂体咬骨钳、刮匙等去除髓核及软骨终板，挖空范围应与开胸手术一致，达50%~70%以上，用投骨器将自体骨及异体骨的混合骨屑充填于挖空的椎间隙中，并避免点状植骨以提高融合率。

缝合胸膜：用Endostitch缝合器于头尾两侧向中间缝合，缝合第一针后于体外打Roeder滑动结，然后进行连续缝合，头尾两端分别缝合到中间后相互打结完成缝合。胸腔镜手术后于最下方的套管口伸入胸引管，缝合各套管切口。

由于胸腔镜手术具有微创的优点，往往可于前路松解的同期行后路器械矫形及融合术。

八、胸腔镜脊柱手术的并发症

其潜在的并发症与开胸手术基本一致，但相比之下较多见，往往是由于操作技术不熟练、对镜下解剖不熟悉或术野因出血而显露不佳。胸腔镜下处理并发症更为棘手。

1. 出血　来自节段血管、硬膜外静脉丛或椎体。术者要保持镇静（视野放大了15倍），与开胸手术一样使用明胶海绵条、止血剂或双极电凝等。出血会妨碍术野的显露并由此可导致重要结构的损伤。因此，尽可能保持手术野干净无血十分关键。

2. 肺组织损伤　肺塌陷不够（插管不满意）或肺遮挡（胸膜粘连）手术入径，可造成肺损伤。在向胸腔伸入器械前，要先从套管口观察确定有无胸膜粘连，并需在内镜下分离粘连。此外，在伸入每个器械时都要由胸腔镜监视以确保从套管内口至脊柱的路径上没有肺遮挡。

3. 中转开胸　多因为对术野观察不满意而不能安全、有效地施行胸腔镜手术，见于肺塌陷不够、胸膜粘连而使得镜下解剖不清等情况。缺乏手术质量的保证，胸腔镜的微创意义便不存在。

如果发生急性大出血,内镜下不能将其控制住,应立即转为开胸手术。

　　总之,胸腔镜脊柱手术代表一个崭新的矫形外科技术领域,其发展趋势令人瞩目。掌握这项技术需经过特有的学习过程,包括理论学习、模拟器及动物模型训练、参观手术示教,最后要对足够数量的患者施行内镜(或结合开胸)手术。目前已研制出类似于戴镜观看立体电影的三维胸腔镜,使得胸腔镜手术视野在层次上大大接近于开胸视野。尽管胸腔镜手术有诸多优点,仍不能完全取代开胸手术,随着该技术的不断成熟其适应证会愈加明确。

(孙琳　曹隽　范竟一　张学军　潘少川)

参 考 文 献

1. Hoppenfeld S, Gross A, Andrews C, et al. The ankle clonus test for assessment of the integrity of the spinal cord during operations for scoliosis. J Bone Joint Surg, 1997, 79(2): 208-212.

2. Rowe DE, Bernstein SM, Riddick MF, et al. A meta-analysis of the efficacy of non-operative treatments for idiopathic scoliosis. J Bone Joint Surg, 1997, 79(5): 664-674.

3. Copley LA, Richards BS, Safave FZ, et al. Hemodilution as a method to reduce transfusion requirements in adolescent spine fusion surgery. Spine, 1999, 24(3): 219-222.

4. 孙琳, 于凤章, 潘少川. 小儿脊柱侧弯并发剃刀背畸形的矫治. 中华小儿外科杂志, 2001, 22(1): 36-37.

5. Thomas AM, Heddle S, Archibald S, et al. The free vascularized anterior rib graft. Plast Reconstr Surg, 1988, 82(2): 291-298.

6. King HA, Moe JH, Bradford DS, et al. The selection of fusion levels in thoracic idiopathic scoliosis. J Bone Joint Surg Am, 1983, 65(9): 1302-1313.

7. Lenke LG, Betz RR, Harms J, et al. Adolescent idiopattic scoliosis: a new classification to determine extent of spinal arthrodesis. J Bone Joint Surg Am, 2001, 83-A(8): 1169-1181.

8. Zhang H, Sacato DJ, Stephens RB. 青少年特发性脊柱侧突手术计划方略. 北京: 人民卫生出版社, 2015.

9. Campbell RM, Smith MD, Mayes TC, et al. The characteristics of thoracic insufficiency syndrome associated with fused ribs and congenital scoliosis. J Bone Joint Surg Am, 2003, 85-A(3): 399-408.

10. Campbell RM Jr, Smith MD. Thoracic insufficiency syndrome and exotic scoliosis. J Bone Joint Surg Am, 2007, 89 Suppl 1: 108-122.

11. McCarthy R, Campbell R, Hall J. Infantile and juvenile idiopathic scoliosis//Drummond D. Spine: state-of-the-art reviews. Volume14. Philadelphia: Hanley and Belfus, 2000: 169.

12. Gollogly S, Smith JT, White SK, et al. The volume of lung parenchyma as a function of age: a review of 1050 normal CT scans of the chest with three-dimensional volumetric reconstruction of the pulmonary system. Spine(Phila Pa 1976), 2008, 8(4): 639-644.

13. Gollogly S, Smith JT, Campbell RM. Determining lung volume with three-dimensional reconstructions of CT scan data: A pilot study to evaluate the effects of expansion thoracoplasty on children with severe spinal deformities. J Pediatr Orthop, 2004, 24(3): 323-328.

14. Adam CJ, Cargill SC, Askin GN. Computed Tomographic-Based Volumetric Reconstruction of the Pulmonary System in scoliosis: trends in lung volume and lung volume asymmetry with spinal curve severity. J Pediatr Orthop, 2007, 27(6): 677-681.

15. Redding G, Song K, Inscore S, et al. Lung function asymmetry in children with congenital and infantile scoliosis. Spine J, 2008, 8(4): 639-644.

16. Campbell RM Jr, Smith MD, Hell-Vocke AK. Expansion thoracoplasty: the surgical technique of opening-wedge thoracostomy: surgical technique. J Bone Joint Surg Am, 2004, 86 Suppl 1: 51-64.

17. Campbell RM Jr, Hell-Vocke AK. Growth of the thoracic spine in congenital scoliosis after expansion thoracoplasty. J Bone Joint Surg Am, 2003, 85-A(3): 409-420.

18. Campbell RM Jr, Smith MD, Mayes TC, et al. The effect of opening wedge thoracostomy on thoracic insufficiency syndrome associated with fused ribs and congenital scoliosis. J Bone Joint Surg Am, 2004, 86-A(8): 1659-1674.

19. Waldhausen JH, Redding GJ, Song KM. Vertical expandable prosthetic titanium rib for thoracic insufficiency syndrome A new method to treat an old problem. J Pediatr Surg, 2007, 42(1): 76-80.

20. Motoyama EK, Deeney VF, Fine GF, et al. Effects onlung function of multiple expansion thoracoplasty in children with thoracic insufficiency syndrome: a longitudinal study. Spine(Phila Pa 1976), 2006, 31(3): 284-290.

21. Emans JB, Caubet JF, Ordonez CL, et al. The treatment of spine and chest wall deformities with fused ribs by expansion thoracostomy and insertion of vertical expandable prosthetic titanium rib: growth of thoracic spine and improvement of lung volumes. Spine(Phila Pa 1976), 2005, 30(17 Suppl): S58-S68.

22. Vitale MG, Matsumoto H, Roye DP Jr, et al. Health-related quality of life in children with thoracic insufficieny syndrome. J Pediatr Orthop, 2008, 28(2): 239-243.

第 10 章

先天发育异常

第1节 先天性发育异常的遗传学基础

基础研究诞生了新的知识，提供了科学的风向标，为知识向实践应用铺路。生物医学（或医学生物学），是基础研究的一个分支，将生物的和其他自然科学的原理应用于临床实践中，是现代医疗和实验室诊断的基石。生物医学基于分子生物学，并将所有的正在发展的分子医学融入与人类基因组学、转录组学、蛋白质组学、生理组学以及代谢组学相关的广泛的结构和功能研究，从特定的角度解释疾病的前兆、诊断及治疗等一系列问题的技术。随着下一代测序（next-generation sequencing）等分子生物学技术在医学中的应用越来越广泛，与遗传相关疾病的病因正在逐步被揭示。

目前，多种病理状态下的致病基因已经得到识别和定位，包括骨骼发育不良（软骨发育不良、假性软骨发育不良、脊柱骺发育不良、多发骺发育不良、干骺端骨发育不良）和结缔组织病（马方综合征等）。致病基因突变而产生疾病表现型的机制正在研究中。这些研究在分子水平产生了关于正常与非正常生长发育及组织功能生物学的新信息。

骨科医师正在经历一个医学科学加速被发现，并被迅速应用于肌肉骨骼研究中的快速发展时代。骨科的科学研究持续迅速的发展，并着力解决同骨骼功能失常有关的社会和经济问题。在过去20年，骨科基础研究正从以临床及机械力学的研究为中心，转向以分子生物学、再生医学、计算机辅助的影像学及转化医学为主的基础研究。骨科医生通常是第一位评估儿童肢体畸形的医生，因此了解疾病的遗传原因，并将患者介绍给遗传病医生，依据基因型和表现型作出特异性诊断，也是对骨科医师提出的要求。

第2节 软骨发育不良

软骨发育不良（achondroplasia 或 chondrsody-plasia）是一类包括相当比例的软骨发育不良和致死性骨发育不良患儿的疾病组。最常见的致死性骨发育不良发病率占出生婴儿的 1/35 000，最常见的非致死性骨发育不良发病率占出生婴儿的 1/15 000 ~ 1/40 000。伴有肢体短小、头大以及常有手的三叉畸形，是跨膜受体相关疾病。

（一）病因

软骨发育不良为侏儒症中最常见的类型，是一种常染色体显性遗传性疾病，多数病例是正常父母发生的新突变；仅有少数病例是家族性遗传病例。典型的软骨发育不良患儿，成纤维细胞生长因子受体-3（FGFR3）上密码子 380 发生变异。突变位于受体跨膜区，作用是稳定受体二聚体，提高受体信息，随后影响骨骼长度。由于软骨发育不良在身材矮小的人群中发病率高，患骨发育不良成人通婚的相对常见。这样的夫妇有 50% 的概率产生杂合子患儿，25% 的概率产生纯合子患儿。后者的严重情况介于致死性软骨发育不良和杂合子软骨发育不良之间，通常在新生儿期死亡。产前诊断可用于诊断纯合子软骨发育不良。

（二）病理

骺板较正常的薄，但周径粗。病理改变主要是在生长板的软骨增殖层。此处不能生成软骨，致排列不齐的软骨细胞带消失，代之以黏液变性。骨松质的骨小梁不规则，虽钙化正常，长骨可增长，但生长速度极慢。因骨膜化骨不受影响，故长骨骨干的粗细发育正常，但其长度短。偶因从骨膜至骺板的血管有结缔组织增生，横跨骨横径出现纤维条带，从而封闭骺线，阻碍骨干的发育。

（三）临床表现

出生时体征已很明显，以侏儒最为显著，四肢较正常短，而脊柱生长障碍很少。软骨发育不良患儿的身高渐进性地低于正常标准。通常成人男性的高度通常是 118～145cm，女性为 112～136cm。患儿外貌给人的印象常是"成人的躯干，小孩的四肢"。直立时手指尖不能超过股骨大粗隆，而正常人手指尖可达大腿的上部。正常体高的中点在脐部，而患儿可高居胸骨下端。头部增大，犹如脑积水。颅底短，颅骨前后径也缩小。面部宽，前额突出。上齿槽突起，下颌骨突出。鼻梁扁而平，出牙正常。胸廓长度虽正常，但扁平，肋缘外翻，腰椎前突加大，腹部和臀部后突，呈特殊姿势。

胫骨近端常有内翻畸形致下肢弯曲。骨端增宽不规则。肱骨短小且可影响关节活动，如伸肘及前臂旋转受限。手短而宽，中指较正常者短，因而与其他指等长。中指与第4指分开呈"V"形。患者学会走路较晚，步态摇摆，肌肉发育超出正常，皮肤软而松弛，形成皮纹和皮下组织堆积。一般内分泌及性功能正常，智力正常，但因体形的异常有自卑感和好激动。几乎所有软骨发育不良的婴儿和儿童都有头大表现，虽然只有一小部分真正有脑积水。根据软骨发育不良发育标准来仔细测量头围，一般还要包括神经功能检查。婴儿通常表现为运动系统发育迟缓，通常不会独走，直到18～24个月。主要是由于肌张力减退，以及存在躯干正常而头大四肢短所导致机械力学的平衡困难。除非中枢神经系统受累，一般智力是正常的。当孩子开始走路时，背部后突通常导致腰椎的过度前突。

椎管狭窄和脊髓受压可以发生在枕骨大孔和腰椎。前者通常发生在婴幼儿及小龄儿童，它可能与肌张力减退有关，生长受限，四肢瘫痪，中央和阻塞性呼吸暂停，有猝死风险。严重狭窄者需要手术矫正。直到成年早期，通常不会发生腰椎狭窄。症状包括感觉异常、麻木、下肢跛行，晚期并发症有尿、便失禁。

（四）X 线检查

长管状骨短，直径增粗，密度增高，尤以四肢近端如股骨、肱骨最明显。锁骨及腓骨受侵较少，故腓骨头比胫骨上端高。此外，头顶巨大、颅底小，侧位片上很直观地看到椎体明显变薄、变扁，肋骨很短，盆骨严重发育不良，以及非常短而弯曲、干骺端外翻的管状骨，或股骨弯曲改变。

骨干直径正常，肌肉附着处的骨皮质增厚；干骺端明显扩张变粗。骺板中心凹下呈"U"形，以膝关节最多见。骺的大小实际在正常范围以内，

但因关节软骨变厚，看来骺似乎靠近干骺。掌、趾和指骨均短而致密。骶骨变狭窄，位置较低，坐骨切迹变小，髂骨翼变方形，上下径短，髋臼宽而平，乃骨盆宽度大于深度的缘故。骨盆内轮廓犹如"香槟酒杯"。

胸廓前后径可因肋骨短小而变短。胸骨厚，宽而短。肋骨短可致呼吸困难。脊柱的长度正常，但是第1到第5腰椎两侧的椎弓根的距离逐步变窄而正常则应加宽。

（五）诊断

先天性成骨不全患儿的肢体短小，易与本症混淆，但拍摄 X 线片可供鉴别。婴幼儿阶段还应与佝偻病、克丁病和其他骨的原发疾病，如黏多糖病鉴别。

（六）治疗

因椎管狭窄，椎间盘压迫或椎体后移造成的脊髓受压，需做椎板切除或髓核摘除。

膝内翻畸形在早期可行胫骨上端骺阻滞术或腓骨头切除术；晚期的重症患者可行截骨术治疗。弓状腿畸形很常见，也需要外科手术矫正。可以通过手术肢体延长和人类生长激素治疗来增加高度，但两者都是有争议的，分期行胫骨和股骨延长术可改善身体矮小的外观。其他常见问题包括牙齿拥挤、发音困难、肥胖，以及频繁发作的中耳炎会导致听力丧失。

（七）预后

预后随病变的严重性而异，有些可于宫内或生后死亡，也可正常地存活。

成人由于椎管狭窄，可伴有神经并发症。多发性椎间盘突出可压迫脊髓和脊神经，引起背痛、坐骨神经痛，甚至造成瘫痪。

第3节 成骨不全

成骨不全（osteogenesis imperfecta，OI）又称脆骨病，是一类遗传性结缔组织疾病，临床上常以骨质疏松和骨的脆性增加，易于骨折作为诊断依据之一。其临床表现严重程度不等，可以从轻微、无症状难以被临床发现到严重骨骼畸形甚至围生期死亡。部分成骨不全患者还会有身材矮小、蓝巩膜、鸡胸、牙本质发育不全、早熟性耳硬化、脊柱后凸或侧弯、关节及韧带松弛以及肌肉薄弱等症状。经典的成骨不全主要以常染色体显性遗传方式为主，85%～90% 为 I 型胶原蛋白结构基因 *COL1A1*

或 *COL1A2* 突变所致。非经典的常染色体隐性遗传其致病基因种类多,但患者数量较少。

（一）分型与临床表现

1979 年,Sillence 根据患者临床体征和影像学等特性将成骨不全分为 Ⅰ ~ Ⅳ 型:

Ⅰ 型　最为轻微,无肢体变形;

Ⅱ 型　为围生期致死型;

Ⅲ 型　存在严重长骨畸形;

Ⅳ 型　介于 Ⅰ 与 Ⅲ 型之间,中等严重程度。

Ⅰ 至 Ⅳ 型均是由于 Ⅰ 型胶原蛋白结构基因 *COL1A1* 或 *COL1A2* 发生突变所致。Ⅳ 型成骨不全患者临床表型差异很大,2000—2002 年,加拿大 Glorieux 医生将 Ⅴ ~ Ⅶ 先后从 Ⅳ 型中分离出来。其后,随着新致病基因先后被发现,成骨不全分型又新增 Ⅷ ~ Ⅹ 亚型,2013 年新发现的致病基因 *CREB3L1* 尚未被收录到成骨不全亚型中。成骨不全各基因型以及其临床表现等特征见表 10-1。从表中可以看出,常染色体隐性遗传的非经典成骨不全患者一般相对比较严重,仅从临床严重程度上很难与经典的成骨不全患者相区分。

表 10-1　成骨不全遗传及表型异质性

亚型	严重程度	遗传方式	临床表现	致病基因	表型/MIM 号	基因/MIM 号
Ⅰ	轻度	AD	身高正常或近乎正常,听力下降,传导性耳聋,蓝巩膜,多数患者牙齿正常,极少数牙本质发育不全,轻度骨质疏松,骨折次数较少,轻微或无骨畸形,多存在家族史	*COL1A1*	166200	120150
Ⅱ	严重或致死	AD	短肢,出生时体重低,蓝巩膜,串珠状肋骨,出生时或宫内骨折,颅盖骨软且缺乏矿化,青蛙腿,扁平髋白及髂骨翼,早产,一般围生期死亡	*COL1A1/ COL1A2*	166210	120150/ 120160
Ⅲ	渐进性畸形	AD	身材矮小,三角脸,前额突出,小颌畸形,听力下降,出生时多蓝巩膜,随着年龄增大而变正常,牙本质发育不全,严重的周身性骨质疏松,有爆米花样骨骺板,颅底塌陷,出生时存在多次骨折,由于多次骨折致使四肢畸形,脊柱侧弯或后凸	*COL1A1/ COL1A2*	259420	120150/ 120160
Ⅳ	中度	AD	身材较矮,听力下降,巩膜正常或是灰色、蓝色,牙本质发育不全,脊柱侧弯或后凸,双凹扁平椎体,由于多次骨折而使四肢弯曲。首次骨折可以发生在宫内、分娩期以及新生儿期,经常在新生儿期被发现	*COL1A1/ COL1A2*	166220	120150/ 120160
Ⅴ	轻微到严重不等	AD	身高正常或矮小,无蓝巩膜,牙齿正常,中等到严重的骨脆性,前臂旋转功能受限,增生性骨痂,骨间膜钙化,毗邻生长板(股骨远端,胫骨近端,桡骨远端)存在干骺端硬化带	*IFITM5*	610967	614757
Ⅵ	中度或严重	AR	身材矮小,有或无蓝巩膜或灰巩膜,牙齿正常、儿童早发性骨折,一般无宫内骨折,类骨质含量高,矿化缺陷,镜下板层骨呈鱼鳞状;部分患者韧带松弛	*SERPINF1*	613982	172860
Ⅶ	严重或致死	AR	身材矮小,眼球突出,蓝巩膜,无牙本质发育不全,中等到严重的骨骼脆性,骨质疏松,脊柱侧弯,髋内翻,髋白内陷,近端肢体短小,多发性肋骨骨折,出生时多次骨折,在婴儿期由于继发呼吸功能不全/肺炎而死亡,部分患者与 Ⅱ 型相似	*CRTAP*	610682	605497

续表

亚型	严重程度	遗传方式	临床表现	致病基因	表型/MIM 号	基因/MIM 号
Ⅷ	严重或致死	AR	身材矮小,上下身比例失调,手相对前臂较长,指骨长,掌骨短,无蓝巩膜,眼球突出,无牙本质发育不全,桶状胸,严重骨质疏松,出生时多发性骨折,脊柱侧弯、后凸,与Ⅱ或Ⅲ型相似,严重身体畸形,严重骨骼矿化缺陷,干骺端呈爆米花样,骨基质排列紊乱,中枢神经系统发育迟缓	*LEPRE1*	610915	610339
Ⅸ	严重或致死	AR	与Ⅱ或Ⅲ型类似,严重或宫内死亡,灰巩膜或正常,无牙本质发育不全,听力视力正常,运动迟缓,无肋骨骨折,长骨短且弯曲,但无近端肢体短小表型,头大,前囟大,脊柱后凸,手指和髋关节活动幅度大	*PPIB*	259440	123841
Ⅹ	严重或致死	AR	身材矮小,大头畸形,三角脸,蓝巩膜,牙本质发育不全,小额畸形,骨折频繁,出生时存在多次宫内骨折,周身性骨质疏松,脊柱侧弯,四肢相对短,长骨弯曲,膝外翻,周身性关节松弛,该型婴儿显示渐进性的病情加重	*SERPINH1*	613848	600943
Ⅺ	中度至致死	AR	身高正常或矮小,巩膜正常或淡蓝色,一般无牙本质发育不全,中度到重度骨脆性,脊柱侧弯,髋内翻,镜下见"鱼鳞状"板层骨;类骨质增多症,干骺端球状,渐进性严重或中等程度畸形,伴有大疱性表皮松解,可伴发多发关节挛缩	*FKBP10*	610968	607063
Ⅻ	中度	AR	身材矮小,面部不对称,听力正常,无蓝巩膜,小口畸形,小颌畸形,腭弓高、萌牙晚,无牙本质发育不全,多发骨折、周身性骨质疏松症,轻度骨畸形,脊柱轻微侧弯,运动迟缓	*OSX*	613849	606633
ⅩⅢ	严重或致死	AR	身材矮小,三角脸,无听力障碍,淡蓝巩膜,牙本质发育不全,鸡胸,产前骨折,脊柱侧后凸畸形,尺桡骨、肱骨成角畸形,膝关节活动受限,肘与腕关节以及指关节过伸,手指纤细,掌骨相对较短(蜘蛛状指/趾),缺少骨塑形	*BMP1*	614856	112264
ⅩⅣ	轻度或重度	AR	轻度或中度身材矮小,牙齿、听力与巩膜正常,骨折与骨质疏松严重程度不等,肌张力下降	*TMEM38B*	615066	611236
ⅩⅤ	严重	AR	身材矮小,正常或淡蓝巩膜,牙本质发育不全,部分患者有自闭症、眼睑下垂、智力发育障碍等症状,颅骨异常,上肢或下肢过长,肌张力下降	*WNT1*	615220	164820
OI-Br-uck	严重	AR	身材矮小,漏斗胸,马蹄足,翼状胬肉,成骨不全病并伴随大关节挛缩	*PLOD2*	609220	601865
未分型	中度	AR	有的会宫内死亡,头颅骨软,方颅,串珠状肋骨,管状骨形状似手风琴,多发骨折	*CREB3L1*	—	611236

注:AD=常染色体显性遗传;AR=常染色体隐性遗传

（二）流行病学

成骨不全的患病率与性别无关。其出生患病率存在较大的地区差异性。丹麦成骨不全患者的出生患病率报道为 2.18/10 000；法国、英国报道的数据分别为 0.64/10 000、0.577/10 000；拉美先天性畸形合作研究 ECLAMC 于 1986 年、2012 年公布的成骨不全出生患病率分别为 0.43/10 000 与 0.74/10 000；澳大利亚及意大利的出生患病率为 0.40/10 000、0.37/10 000。成骨不全不同亚型的比率在不同种族间有所差异，白种澳大利亚人成骨不全 I 型与 III 型的比率为 7:1，而北美黑种人成骨不全患者以临床表型严重者居多。III 型患者为 I 型患者的 6 倍。中国尚无系统的成骨不全流行病统计数据的报道。

（三）病因和致病机制

几乎所有的成骨不全患者都具有骨密度降低及骨脆性增加的特点。常染色体显性遗传与隐性遗传的患者临床表型的部分重叠，预示着可能存在共同致病机制。在 Col1a2 tm1.1Mcbr 以及 Crtap-/- 成骨不全小鼠模型中，均存在过度的转录生长因子（transforming growth factor-β，TGF-β）以及其调控因子核心蛋白聚糖 Decorin 的表达。但是，越来越多的非胶原蛋白结构基因突变的发现，也使得成骨不全致病的分子机制复杂化与多样化。

常染色体显性遗传突变的成骨不全中，COL1A1 或 COL1A2 基因突变导致 I 型胶原合成数量减少或是构象变化。其突变导致异常的前 α1 链或前 α2 胶原链通过内质网相关的蛋白酶体降解途径（endoplasmic reticulum-associated proteasomal degradation，ERAD）而被降解。其次，分泌到细胞外基质中的异常前 I 型胶原蛋白会影响胶原纤维的组装、骨基质的形成，以及成骨细胞与破骨细胞、细胞与细胞外基质的相互作用。滞留于细胞内的异常前 I 型胶原蛋白分子在细胞内通过尚不确定的机制降解。

成骨不全 COL1A1 与 COL1A2 基因突变有移码突变、剪接突变、点突变、插入、缺失与重复等类型。一般而言，终止密码子提前形成所致的无义突变、移码突变、RNA 剪接位点突变所对应的成骨不全患者个体临床症状较轻，通常为 I 型。这些突变通过无义突变介导的 mRNA 降解（nonsense-mediated mRNA decay，NMD）途径识别并降解开放阅读框中含有提前终止密码的 mRNA，致

使翻译后的肽链缩短，I 型胶原合成量数量减少。在错义突变中，主要以甘氨酸被其他氨基酸替换为主，这种替代通常会引起胶原蛋白三螺旋区域空间构象的变化。所对应的临床表型一般为较 I 型患者严重的 II 至 IV 型。在甘氨酸替代中，又以甘氨酸被丝氨酸替代为主。甘氨酸的其他替代类型所占比率较少，一般半胱氨酸、天冬氨酸、谷氨酸等替代甘氨酸通常会对应着稍严重的临床表型。

常染色体隐性遗传的成骨不全致病基因与 I 型胶原蛋白代谢或是骨代谢途径密切相关。这涉及胶原翻译后修饰过程、胶原折叠装配及分泌过程、成骨细胞分化、转录因子、钙离子通道、Wnt 信号通路等诸多方面。

（四）病理学

成骨不全的临床表型与病理特征具有一定的相关性。一般症状较轻的患者对应着轻微组织病理变化，严重的患者其组织病理变化则更加明显。I 型成骨不全骨组织多由板层骨构成，部分患者皮质骨中可见哈弗系统减少。骨组织骨质变薄，骨细胞丰富，骨陷窝增多并呈线状簇集分布。II 型成骨不全存在过度不成熟的编织骨，骨胶原纤维稀疏，生长板及干骺端矿化缺陷，骨小梁排列不规则且偶可见成簇的矿化点。III 型成骨不全患者多以不成熟的编织骨为主，板层骨数量及成熟的哈弗系统少，骨髓纤维化现象存在。IV 型成骨不全患者骨组织可见皮质骨矿化不完全及部分板层骨骨陷窝轻微矿化现象。

多数研究结果显示皮质骨及骨松质内骨陷窝及其骨细胞有增多趋势，单个骨细胞周围类骨质减少，有时可见骨陷窝增大且包含多个骨细胞，II 型成骨不全患者偶可见骨细胞膨大。超微结构观察发现成骨不全患者成骨细胞的线粒体、粗面内质网、高尔基体有不同程度膨大，部分患者粗面内质网中含有数量不等的小泡及致密体。

不仅是骨组织受累，成骨不全患者其他结缔组织如皮肤、骨骼肌等病理变化特征也很明显。作者的研究也表明成骨不全患者皮肤厚度降低，真皮层变薄，皮肤弹力纤维变性、片段化，数目增多，胶原纤维变细。骨骼肌组织出现或部分出现不同程度的肌间脂肪增生、肌纤维萎缩、肌质溶解，肌纤维粗细不均、变细等病理改变。

（五）实验室诊断

骨脆性不仅是成骨不全患者的表现之一，在

一些其他骨病如骨软化症、失用性骨质疏松症、骨纤维结构不良以及骨密度增高的一系列疾病等均会引起骨脆性的增加进而产生骨折。所以,骨脆性的增加要综合考虑患者的病史、体格检查、影像学检查及实验室诊断等。特别是在患者的病史与体检不足以判断病情的情况下,实验室诊断尤为必要。这些诊断包括血、尿生化检测,基因检测等。成骨不全患者在骨折后碱性磷酸酶增高。Ⅵ型成骨不全患者碱性磷酸酶水平偏高。Ⅷ型患者血清酸性磷酸酶升高。骨形态计量表明成骨不全患者骨转换增加、骨小梁厚度与数量降低。皮质骨

的厚度及骨松质的体积均降低。基于核酸水平的基因检测对于成骨不全的确诊,以及对疑似成骨不全病例的临床确诊和产前检测等方面意义重大。

（六）影像学特征

成骨不全患者显示全身性骨质疏松,长骨皮质骨菲薄。在表型中等严重及严重的成骨不全患者中,长骨弯曲且变形,有的干骺端存在"爆米花"样改变,存在椎体压缩。患者头颅骨表现多样,有的存在严重的缝间骨。Ⅲ型或Ⅳ型成骨不全患者通常还会出现颅底扁平,严重者会有颅底塌陷表现(图 10-1)。

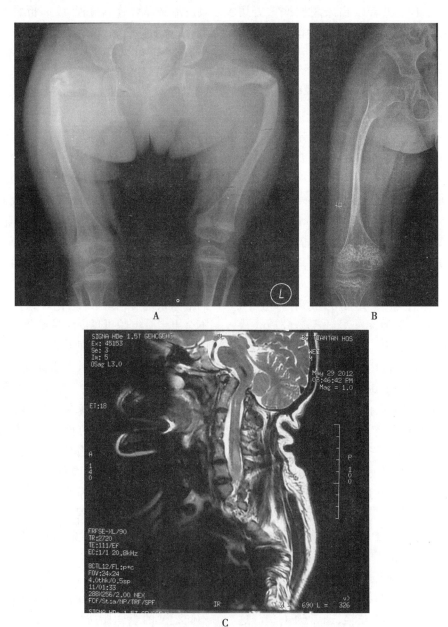

图 10-1 成骨不全影像学特征（一）
A. 双侧股骨成角畸形;B. 爆米花样骨骺板;C. 颅底塌陷

在Ⅴ型成骨不全患者中,放射学特征为干骺端致密带、前臂骨间膜钙化以及骨折后巨大骨痂的形成(图10-2)。Ⅵ型成骨不全存在椎体压缩、长骨弯曲且紊乱,髋臼前突,爆米花样干骺端等特征,但是与严重的Ⅳ型或Ⅲ型患者难以区分。Ⅶ与Ⅷ型成骨不全患者骨质疏松严重,长骨结构异常,导致圆柱形外形。骨外形呈囊状且紊乱。Ⅹ型成骨不全婴儿出生时存在矿化不足、肋骨纤细、长骨弯曲、椎骨扁平,近端肢体短小自出生一直存在。Ⅺ型成骨不全患有严重的骨质疏松与长骨变形表型,长骨有区域性透明,但是无圆柱样骨结构改变。

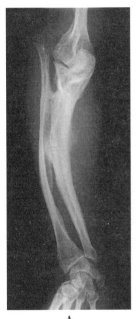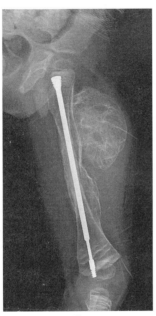

图10-2　成骨不全影像学特征(二)
A. 前臂骨间膜钙化,桡骨头脱位;B. 股骨骨折后巨大骨痂形成

高分辨率定量计算机断层扫描(computed tomography,CT)可以分别评估骨松质和皮质骨骨密度,以及骨小梁微细结构的变化,对成骨不全骨密度的评估具有潜在优势。QCT测量时需避开骨折部位。

(七)治疗与预防

1. 药物治疗　生长激素能够提高成骨不全患者生长速率,严重生长障碍的成骨不全患者对于外源性生长激素可以收到疗效,患者的身高增加,骨密度、骨体积分数以及骨形成率均增加。但是,生长激素能够增加骨转化率,而成骨不全患者存在高的骨转换率,这可能是生长激素治疗成骨不全的不利因素。一些对生长激素治疗无效者亦有报道。

目前,临床上用于治疗成骨不全的药物主要以双膦酸盐类药物为主,周期性静脉输入帕米膦酸二钠对于严重的成骨不全成人与儿童,均具有提高骨密度、降低骨折频率、增加身高和体重、增加椎体面积、增强运动能力以及降低骨骼疼痛等优势。

研究表明对于4~15岁症状较轻的儿童而言,口服利塞膦酸盐同样能够提高骨密度,延迟首次骨折时间以及降低非椎体骨折,但是对于椎体骨折并无影响,该类药物适合用于症状轻微的成人以及儿童成骨不全患者。在中等与严重的成骨不全儿童与成人中,阿仑膦酸钠能够增强腰椎的骨密度,但是并不能降低骨折风险。唑来膦酸同样能够提高骨密度以及降低骨折频率,但其安全性尚有待于进一步的临床试验研究。另外,越来越多的数据证明非典型的常染色体隐性遗传的成骨不全患者对双膦酸盐药物的治疗效果比经典的成骨不全患者要差。

目前已报道的双膦酸盐药物在成骨不全中所引起的副作用主要是发热、胃肠道副反应。虽然双膦酸盐药物目前在成骨不全治疗中广泛应用,但是该类药物在体内的半衰期可达数年之久,作为破骨细胞抑制剂,其对于非成熟的骨骼生长是否有影响尚有待于进一步研究。对于女性患者,由于对胎儿发育安全性的影响研究尚且有限,该类药物应该慎重使用。儿童摄入延长或是高剂量的双膦酸盐药物可以诱导骨重塑缺陷的产生与骨微损伤的聚集。不同种类以及不同给药方式的双膦酸盐,其安全性以及有效性间尚缺少系统比较性研究。不同药物的给药剂量、治疗周期等尚无定论。目前常用的治疗方案多是持续治疗2~3年,然后降低剂量或是非持续使用药物,但是要持续监测患者。

利用骨合成代谢药物特立帕肽(TPTD)治疗男性和女性骨质疏松症患者,骨密度增加,椎体骨折风险降低。对临床症状轻微的Ⅰ型成人成骨不全患者,特立帕肽对脊柱、椎体以及髋部骨密度均具有增强作用,血清中前胶原蛋白PINP水平以及尿液中胶原蛋白N端前肽NTx含量均提高。但是对Ⅲ/Ⅳ型成骨不全患者其增强骨密度的效果不明显。这种骨密度的提高效果不如绝经后或老年性骨质疏松患者明显。

2. **手术矫形内固定**　因为双膦酸盐药物并不能治愈成骨不全症,大部分重度患儿及部分轻度患儿需要髓内金属固定以支撑长骨。不能利用钢板固定,因为螺钉固定不牢靠,而且钢板上下方骨折发生率高。

(1) 肢体矫形:传统上对严重的成骨不全症患儿,在开始站立、能独立行走之前就应该行下肢髓内固定,以预防下肢畸形。但在开始采用帕米膦酸钠治疗后,一般不再对站立之前的患儿行髓内固定治疗。若患儿髓腔不够宽,可暂时性支具保护直至髓腔允许髓内固定。轻度成骨不全症、下肢无畸形、骨折率很低者不需要髓内固定。

髓内固定可分为不可延长型与可延长型两类。Rush 钉、弹性钉及交锁钉均不能随骨骼发育相应变长,主要用于骨骺已经闭合的患儿。作者采用多段截骨矫形髓内固定治疗儿童成骨不全症,可以显著矫正畸形、改善活动能力和避免再次骨折。可延长髓内钉可随骨骼生长而延长,是具有生长发育潜力患儿的首选,主要用于股骨。一般对胫骨行 Peter-William 钉固定,若随生长出现弯曲或骨折(通常 2～3 年)则可更换 Peter-william 钉。

上肢行髓内固定的指征主要为两个:①畸形导致上肢功能障碍,不能使用支具、行走器,妨碍患儿活动;②反复骨折,前臂可采用细的克氏针固定,在肱骨可采用克氏针或可延长髓内钉固定。

对可延长髓内钉和不可延长髓内钉的对比研究发现,可延长髓内钉有 20%～40% 需再次更换,而不可延长髓内钉 50% 需再次手术更换,并发症发生率前者 72%,后者 50%。加拿大蒙特利尔 Shriners 医院分析 82 例髓内钉固定患儿,不可延长髓内钉再手术率 51%,可延长髓内钉 27% 需要再次手术。两组并发症发生率均为 55%。因而可延长髓内钉可以降低手术次数,同时其并发症并不高于传统髓内钉。帕米膦酸钠治疗后可改善骨质量,使髓内钉固定更稳定,髓内钉的改进同时降低了机械力学方面的并发症。

(2) 脊柱矫形:Ⅲ 型、年龄大于 7 岁的成骨不全症患儿 100% 存在大于 30° 的脊柱侧弯。因为肋骨脆弱,不能有效地将压力传导至脊柱,采用支具矫正成骨不全症脊柱侧弯效果不好,反而会导致胸廓畸形。

脊柱畸形手术指征为轻型成骨不全症病例,进行性脊柱侧弯大于 45° 者,重型病例弯曲大于 30°～35° 者,同时骨骼质量允许内固定者。因为 Ⅲ 型和 Ⅳ 型成骨不全症患儿脊柱的生长潜力很小,所以手术年龄可以提早至 7～8 岁。

可采用脊柱融合术治疗,通常不用内固定器械就不能获得足够的稳定性,多数学者建议采用节段内固定。在 Ⅲ 型成骨不全症,新的器械如小钩、夹,椎弓根钩比椎板下钢丝固定稳定。因为髂骨嵴小且脆弱,术中应采用同种异体骨或人工合成骨植骨。

(八) 康复治疗原则

在开始双膦酸盐药物治疗之前已经发展了系统的康复治疗计划。现在随着帕米膦酸钠的治疗降低了骨质的脆弱性,以及站立和行走的预后更好,康复治疗效果更佳。

成骨不全症患儿可能会出现长骨弯曲畸形、椎体压缩、脊柱畸形、失用性肌肉萎缩、斜头畸形、髋关节外旋屈曲畸形、马蹄足畸形。这些疾病会干扰患儿的运动功能尤其头和躯干的控制、坐、爬、站立、行走功能。家长害怕处理和过度保护也会妨碍患儿的独立生活功能。

成骨不全症患儿康复治疗的主要目的是:①促进粗大运动功能的发育;②协助各种安全的主动活动;③促进独立生活功能,从而提高生活质量。

(九) 预后与展望

双膦酸盐并不能治愈成骨不全症,它并不能改变基因缺陷。有人试用骨髓移植治疗成骨不全症,结果不一。迄今已有采用宫内移植胎儿间充质干细胞治疗 Ⅲ 型和 Ⅳ 型患者的报道,胎儿在出生前接受宫内移植后,出生后 13～19 个月内进行两次同一供体的间充质干细胞输入治疗。该方法有效,但尚需进一步的随访观察。

其他学者从患儿体内分离出变异的成骨细胞,进行基因修饰后再输回体内。也有人利用核酶特异性灭活突变的胶原基因。另外的途径为利用转运 RNA 插接或 RNA-DNA 寡核苷酸嵌合。但这些基因治疗方法短时间内尚不能应用于临床。

第 4 节　遗传性多发软骨外生骨疣

遗传性多发软骨外生骨疣(hereditary multiple exostoses,HME) 较少见,发病率 1/50 000。HME 是一种常染色体显性遗传性疾病,因此患者的子女有 50% 的发病概率。通常认为这种疾病只有一种临床表现型,但仍有近 10%～20% 的病例为首发的散发病例。

（一）病因

其致病与 3 个基因突变有关：染色体 8q24.1（*EXT1*），染色体 11p11-p13（*EXT2*）及染色体 19p（*EXT3*）。突变导致 EXT 蛋白功能失常，EXT 蛋白是透明质酸合成过程中的一个重要酶。*EXT1* 和 *EXT2* 基因已被克隆，推测是一个新的肿瘤抑制基因家族。通常 *EXT1* 突变病例的临床表现相对于 *EXT2* 和 *EXT3* 突变更重，*EXT1* 突变在病例中最常见。男性多见，双侧发病；源于软骨化骨的任何骨骼均可发病，但肢体的长管状骨较之肋骨、脊柱、肩胛骨和骨盆为多。

（二）病理

HME 就其单个的病理来讲，同单发骨疣相似。肿物为骨皮质包绕骨松质，末端有软骨帽。最外层为骨膜。HME 患者成年后增加发生较罕见的软骨肉瘤的危险性，发生概率为 0.57% ~ 8.3%。

（三）临床表现

多在儿童时期就医，生后不易查出。两岁以前作出诊断者罕见。一般没有症状，患儿往往是因其他疾病就诊而发现。最常发生部位：股骨远端 70%，胫骨近端 70%，肱骨 50%，腓骨近端 30%。有时患儿肢体外形不对称，因此可借望诊和触诊得出诊断。疼痛可发生在各个年龄段，运动中可能疼痛加重。由于病变广泛，可发生胫腓骨上下两端分离，造成踝穴加宽，从而产生足内翻或足外翻。颅缝不能融合，下颌支发育不良。手短而宽。头颅的外形特殊，前额和后枕部隆起，前囟门大，面部较小。

X 线所见为患处的干骺端加宽，表明骨塑形有障碍。此外，多发软骨外生骨疣与单发骨疣无区别。

（四）诊断

临床诊断依赖于临床表现和影像学检查。

（五）治疗

手术切除只有当出现肿瘤影响生长或肢体功能时进行，不积极主张手术。肢体不等长的可行骨骺阻滞术，使之等长。有时须行楔形截骨术矫正成角畸形，但膝关节周围截骨有发生腓总神经损伤的风险。手术、物理治疗和镇痛治疗通常认为是治疗 HME 的唯一方式，但各患者间的疗效差异较大，可能疼痛、乏力、运动障碍伴随终生。为缓解疼痛，反复手术并不罕见，但通常在相同位置复发，而且疼痛大于之前。

大约有 5% 恶变为骨软骨肉瘤。靠近身体中线的瘤体成年后恶变机会较高。

第 5 节　马方综合征

马方综合征（Marfan's syndrome，MFS）或称蜘蛛指（趾）（arachnodactyly），为 1896 年 Marfan 描述的一种间质组织先天性缺陷疾病。本症波及骨骼肌肉、心血管和眼，几乎都有相似的外显率，但又有多种不同的表达。诊断有赖于临床表现。有些病例呈年龄依赖性。发病率为 1/5000 ~ 1/10 000 活产儿，约 30% 为散发病例由首发的突变造成，可能与高龄父母有关。无性别差异。

（一）病因

MFS 是一种与原纤维蛋白 fibrillin-1 生物合成异常相关的疾病。*Fibrillin-1* 基因位于 1 号染色体长臂内（15q21），含有 65 个外显子。整个 *FBN1* 基因分布有超过 1000 个突变。同一家庭内也存在多型性。因此表观遗传、基因修饰、环境因素，或其他未知因素可能也影响该病的表达。

因为在 MFS 患者中可见皮肤和主动脉的弹性减低，并伴有纤维碎片。MFS 传统上被认为是结缔组织的结构缺陷。Fribrillin-1 的减少导致原发性弹力纤维沉积的排列紊乱。在应力作用下，（主动脉近端，如血流动力下）受累器官由于这一结构缺陷加速退行性病变。然而，用这种结构缺陷的理论又很难去解释某些临床表现（如骨骼的过度生长更倾向于细胞过度增长）。

（二）病理

本病组织病理学变化的根本缺陷是不能生成正常胶原和弹力纤维。有些病例尿内排羟脯氨酸。

（三）临床表现

临床表现特点为患儿身材较高，成年后体高可超过 1.8m。肢体瘦长，远端尤为突出。身体的上下段比例失常。下部量（从耻骨联合上缘到足跟）大于上部量（体高全长减去下段）。两臂展开的指距长度常超过体长。

因肋骨过度纵向生长，故常有漏斗胸。还会有长头畸形、瘦长面孔及颌凸畸形。脊柱生长快的阶段可发生脊柱后突侧弯。

韧带和关节囊过度松弛，可导致足外翻和膝反屈。屡发性髌骨脱位和髋关节自然脱位也可见到。并发肌肉发育不良和张力低下的也常见。还可见股疝和横膈疝。另外，这类患儿缺少皮下脂肪。

眼部所见为悬吊韧带松弛或断裂所致的晶体

异位。这种晶体异位最好在散瞳后用裂隙灯观察。患儿多并发严重的近视眼。

心血管系统可见到主动脉扩张、主动脉瓣或二尖瓣关闭不全及房室间隔缺损。夹层动脉瘤系最严重的并发症，乃成年后的致死原因。X 线照片为四肢骨细长，尤以手指和足趾管状骨最显著。椎体的侧面照片显示其高度增加，但前后径缩短，椎体的前后缘凹入，椎管和椎间孔扩大。

有些高胱氨酸尿症病例，外观很像马方综合征，但有三点显著不同：①智力低下；②尿含高胱氨酸；③为常染色体隐性遗传。

（四）诊断

临床诊断依赖于临床表现、基因检测、实验室检查和影像学检查。

（五）治疗

本症无有效疗法，多采用对症治疗，足部可加用纵弓垫支持。脊柱侧弯也可用器械矫正术加脊柱融合手术。并发髋脱位者可行关节囊成形和骨盆截骨术治疗，原发性髌骨脱位者可做软组织松解和髌腱转移。手术前均应注意心血管和呼吸道情况是否允许。

第 6 节　股骨头骨骺滑脱

任何外伤均可导致管状骨的骨骺滑脱，骨骺滑脱是指通过骨骺（生长板）的骨折。自发性骺滑脱可继发于败血症、佝偻病、软骨发育不全及多发性骺发育异常。股骨上端骨骺可在没有任何骺异常的情况下发生自然滑脱，这种现象偶尔也发生在肱骨上端。股骨头骨骺滑脱（slipped capital femoral epiphysis，SCFE）常见的畸形系股骨颈自股骨头的骺板向上向前移位，而股骨头向后下滑脱。另外，偶见股骨头向侧方移位，即股骨头滑向股骨颈的上后方。SCFE 是青春期最常见的髋关节异常，发病率（1～10）/100 000，左侧多于右侧，1/5 病例为双侧受累。好发年龄为 11～15 岁，以肥胖的男孩多见，其他危险因素包括家族史、内分泌异常、放疗/化疗及轻微的创伤。

SCFE 可分为急性和慢性（以起病 3 周为界），稳定性和不稳定性（是否能负重），典型性和不典型性。根据影像可分为 3 度：Ⅰ度，滑脱的移位小于 33%；Ⅱ度，移位 33%～50%；Ⅲ度，移位大于 50%。

（一）病因

本病最常见于大儿童（男孩 13～16 岁，女孩 11～14 岁），即骨骼生长最快的阶段。女孩在月经初潮后很少再患此病。男性较女性多 2～5 倍。从体型上看特点是体胖者多见，身材瘦长者少。双侧发病的占 25%，左侧发病高于右侧。

对发病的因素有几种理论。首先有骺软骨不能正常化骨而转化为纤维组织，用"软骨发育不良"解释，而其他变化均视为继发的。其次，有蛋白代谢紊乱导致骺板自股骨颈上松动的理论。

另外，临床上可并发肥胖性生殖无能（肥胖症和外生殖器发育落后），其次是身材细长，生长过快。故也存在内分泌紊乱的可能。从解剖学上看，骺板滑脱靠近钙化带的肥大软骨细胞层。脑下垂体前叶生长激素能直接刺激骺板内的软骨细胞增生，也增加骺板的厚度。女性激素和睾丸酮间接地抑制软骨细胞的增生而致骺板变薄。同时，垂体前叶激素可降低骺板承受剪切力的能力。相反，性激素能增强这种能力，进而提示骺滑脱可能是缺乏性激素的缘故。而细长身材的小儿可能与生长激素过多有关。这两种情况均造成承受剪切力不强。全身每个骨骺均受影响，唯股骨头骺板由于体重的作用在轻微外伤后更易发生滑脱。

还有，小儿骺板四周的骨膜肥厚，对维持股骨头稳定有利。儿童时期的骨膜开始变薄并接近成人。实验证明切开骺部骨膜后稍加剪切力，骺即分离。还应考虑的一个因素是儿童时期的股骨近端骺板从水平位变为斜位。这表明股骨颈承受的剪切力有所增加。如前所述，小儿体重过大更易发生骨骺滑脱。

虽然在外伤后出现症状的病例并不少，但本症与外伤多无直接关联。

（二）病理

病理变化取决于发病的阶段和滑脱的程度。滑脱前期，关节滑膜静脉怒张、水肿。组织学检查有明显充血和血管四周淋巴细胞浸润，骺板变厚，软骨小柱之间被纤维隔分开。股骨头和髋臼均无明显改变。股骨头骨骺从靠近钙化层脱离股骨颈。滑脱多系渐进性的，骨膜仍依附在股骨颈上。随滑脱的发展，骨膜被牵扯而拉长。急性滑脱骨膜自股骨颈的前下方撕下，由于股骨头多向后下方移位，股骨颈与骺板并列的部分向前上方突出，形成驼峰。滑膜充血、水肿。除外伤性急性滑脱外，关节一般无积血。靠近骺板的股骨颈前下角部可产生骨痂而融合。经过塑形，骨痂与颈部不协调的地方渐变平滑。

严重的滑脱骨性高峰与髋臼的前上方顶碰，使外展、内旋和屈曲受限。数月后滑膜水肿消退。

1～3 年骺板骨化,股骨头和股骨颈发生骨性融合。

晚期所见依股骨头血运情况,关节玻璃样软骨是否遗留畸形和关节活动有无障碍而定。并发股骨头血运受阻的并不罕见。闭式手法整复,切开复位对软组织广泛剥离或股骨颈截骨均可造成血循环阻断。未经治疗的股骨头,除外伤性的急性滑脱外,反而不发生缺血性坏死。

关节面软骨的坏死改变系因滑液不能营养关节软骨,并非血运受阻的结果。肉眼有关节囊肥厚、变硬并与股骨头和颈部粘连。滑膜呈纤维化。关节软骨面不完整,股骨头和髋臼有骨质裸露。组织切片显示关节软骨脱落或消失,代之以一层纤维组织或纤维软骨。骨小梁仍存活,有时会有骨髓的纤维化。晚期可发生退行性关节炎,如关节间隙窄、骨刺形成。特别是局部血循环不良者,股骨头和髋臼继发的畸形更为明显。

(三) 临床表现

慢性滑脱的患儿主要症状为髋关节四周疼痛,并向大腿前方和膝关节放射。患儿有避痛性跛行和下肢外旋、外展和屈曲受限。用力矫正时则有疼痛。髋关节前方可能有压痛。随滑脱的发展上述症状更加明显,屈曲患侧髋关节大腿也不能靠近腹部。典型所见是患肢屈曲时出现外旋或纠正下肢外旋姿势后,患髋最多屈曲 90°。急性发作时,患髋疼痛重,并常有不同的外伤史。

(四) X 线片检查

滑脱前期和初期 X 线片仅表现为骺板变宽且不规则。同时,附近的干骺端有骨质稀疏现象。单纯骨盆正位像易漏诊,因而需拍蛙式侧位片加以证实。骨盆正位 X 线片可显示,股骨头外缘位于股骨颈上缘划线(Klein 线)内侧。正常髋关节,股骨颈外上缘的延长线穿过股骨头骨骺,发生滑脱后,股骨颈外上缘延长线不通过股骨头骨骺或较健侧少。股骨颈的干骺端内下部可有局限性的骨质稀疏。所谓干骺端"关节部"即邻近骺板内下方的股骨颈,正常情况下位于髋臼内。髋滑脱后"关节部"留在髋臼外。股骨颈闭孔线失去原有的圆滑曲线。刚发生滑脱的病例,X 线照片上无愈合征象,但过一段时间,头颈连接处的后下角部位骨膜抬起,出现骨痂。股骨颈最上方的裸露部经塑形而变圆,形成"驼峰"。

(五) 诊断

诊断要通过临床疑似与影像学检查相结合。SCFE 通常表现为屈髋和髋关节内旋受限;首诊的

漏诊和误诊率为 20%～50%,因为最初可能来自髋关节的放射痛,临床表现为膝关节疼痛,但膝关节的体格检查正常。

(六) 治疗

SCFE 治疗应按急诊处理,及早和准确的诊断是最重要的,观察或试图闭合复位是无效的。一旦确诊立即治疗,否则轻微外伤会导致股骨头进一步滑脱或完全移位。手术方式为 C 型臂引导下原位单枚空心钉固定。固定可防止进一步滑脱,加快骨骺闭合并且在尽量防止并发症的前提下减轻症状。对于不稳定或Ⅲ度滑脱可能需要轻柔的复位以改善对线。如果随着生长螺纹不再进一步固定股骨头,可能需要翻修,以防止再次滑脱。

对侧是否行预防性固定目前仍存在争议,但对于存在内分泌或代谢性疾病,或发病年龄不再好发年龄(10～16 岁)之间的患儿,建议对侧固定。研究表明,起病 24 小时内手术治疗的患儿股骨头坏死(AVN)的发生率显著降低(7%),但如果手术干预在起病后 24～48 小时内,AVN 的发生率陡然增高至 87.5%,而 48 小时后手术的 AVN 发生率又降至 32%。起病时间、诊断和干预之间的真正因果关系和影像仍未知,因此紧急的外科干预仍然是不容置疑的。

股骨近端截骨不作为 SCFE 首次手术治疗的选择,但可作为改善髋关节活动范围的二次矫形手术,或适用于那些严重形态失常的滑脱患者。

术后应用石膏固定会增加股骨头坏死和软骨溶解的发生率,因此已经被摒弃。

术后拐杖辅助行走 6～8 周,康复锻炼可能有助于恢复,一旦疼痛消失,患儿可恢复日常活动。

第 7 节　先天性多关节挛缩症

关节挛缩症(arthrogryposis,)或先天性多关节挛缩症(arthrogryposis multiplex congenita)是一种少见的综合征,包括生后既有的周身多关节挛缩为特征的非进展性疾病。最初关节扭曲并非真正的畸形,而是肌肉挛缩使关节处于异常姿势。AMC 的发病率约为 1/3000 的活产儿,主要的三种类型包括:①经典的 AMC,其首先累及肢体并合并有肌肉缺陷或缺失;②关节挛缩合并神经源性(脑、脊髓、前角细胞、周围神经)或肌性(先天性肌综合征、肌病、毒性肌病)功能障碍;③关节挛缩合并其他异常或特殊疾病如发育不良、颅腕

趾营养不良。

本症可分为神经病变型、肌肉病变型和混合型三种。

（一）病因

引起关节挛缩的原因是多种的,尚未完全清楚,但是多因素的。大多数病例与遗传无关,但近30%的可能是由基因问题导致的。关节挛缩可以在许多疾病中有体现,可能与环境因素、单基因缺陷、染色体异常等有关。本质原因是母体或胎儿的异常导致胎儿运动减少。

分子机制尚不明确,但可能与常染色体隐性遗传的5个基因位点相关,致命性先天挛缩综合征［lethal congenital contracture syndrome（OMIM 253310）（9q34）］,神经源性多关节挛缩症［neurogenic type of arthrogryposis multiplex congenita（OMIM 208100）（5q35）］,关节挛缩-肾衰-胆汁淤积综合征［arthrogryposis-renal dysfunction-cholestasis syndrome（OMIM 208085）（15q26.1）］,致命性先天挛缩综合征［lethal congenital contracture syndrome（LCCS）type 2（OMIM 607598）（12q13）］,以及一个新型的隐性遗传3型LCCS（a novel autosomal recessive LCCS type 3）。

生后出现的多发关节畸形过去大多诊断为多发关节挛缩。目前应首先排除骨发育不良、关节松弛综合征及其他宫内姿势性畸形,然后再考虑是否属于神经性或肌肉性的多关节挛缩症。

（二）病理

关节挛缩的主要原因是胎儿异常（如神经、肌肉或结缔组织异常或外力导致运动受限）或母亲异常（感染、药物、创伤或其他母亲疾病）导致的胎儿失动（运动减少）。

神经性多关节挛缩的主要变化是脊髓的前角细胞消失、退化或者体积缩小。脊髓的颈椎和腰椎膨大部变细。大脑发育落后,脑回不完整,侧脑室扩大,以及运动区的Betz细胞减少。肌肉纤维颜色和质地尚正常。有的肌肉体积缩小或长短不匀。显微镜下检查可见肌纤维的数目减少,每个纤维的横径变细。肌肉纤维内多数仍保有横向和纵向的条纹结构。受累的肌肉纤维体积和直径大小不等,有的肌肉内可以见到脂肪细胞。本症的初期,关节玻璃样软骨正常。晚期病例,关节面破坏产生继发退行性变化。受累关节常有关节囊肥厚和纤维化。

肌肉性多关节挛缩较神经性者少见,其突出的病变为受累肌肉变硬,外观苍白如纤维组织。

显微镜检查肌肉有纤维和脂肪性的退行性变。肌肉纤维的形态不一,偶有长短纤维交错分布,肌肉内纤维组织增多,特征是患儿舌部有条纹并卷曲。关节的改变与神经病变型相似。

（三）临床表现

临床表现非常典型,有的在生后只有上肢或下肢畸形,也可四肢和躯干均可受累。双侧病变并不一定产生对称性畸形。体征的特点如下:

1. 肌肉少,外观似有失用。

2. 关节的自动和被动活动均受限,固定于伸直或屈曲位,关节几乎只有几度的无痛性的被动活动。

3. 皮肤没有正常皱褶且紧缩发亮。关节部位的皮肤有小坑,多见于肘、膝前和腕部。面部特别是前额部有红痣。屈曲畸形的屈侧有皮肤和皮下组织形成的蹼状。深触诊会感到患肢肌肉和皮下组织均不发达。

4. 没有感觉异常,但深层腱反射减弱或消失。

5. 一般智力正常;但严重的神经性多关节挛缩可有脑发育不全。

6. 并发畸形足、髋关节脱位和膝关节脱位者较多见。肩关节常有内旋畸形伴有前臂萎缩。前臂通常呈旋前位。腕和手指屈曲。拇指向手掌内收。桡骨头常有脱位。不并发髋关节脱位的髋关节多处于屈曲外旋和外展姿势。髋关节脱位后,多呈明显内收挛缩。患儿的肢体萎缩,呈管状,犹如木娃娃的外观。受累肌群对电刺激的反应弱,但肌电图并不能测出退行性变。

X线片上显示肌肉萎缩,关节囊密度增厚。马蹄内翻足、髋脱位等畸形都能在X线照片上看出。

（四）诊断

临床检查仍然是确立关节挛缩诊断的最佳方式。

不像麻痹性疾病,AMC的关节畸形往往从开始就伴有僵直或僵硬,并且伴随有被动活动范围受限。其关节挛缩畸形往往是对称的。

挛缩的程度往往沿着肢体呈离心性加重。近端关节少有累及,常不累及躯干。最严重的畸形往往发生于手和脚。

多学科专科医师需参与诊断和处理该疾病。建议完善受累关节所在肢体的影像学检查,可以反映先天性骨畸形及皮下脂肪和肌肉损失。全脊柱X线片可用于鉴别任何脊柱畸形。颅脑及脊柱CT和磁共振可用于确诊或排除结构性中枢神经系统病变。肌电图和神经传导研究对诊断该病作用有限,其已被用来鉴别变异性肌病与周围神经系统病变。

目前尚未将 DNA 诊断实验广泛应用与区分不同的先天性肌病和(或)营养不良,因此当原发性肌病需鉴别时,骨骼肌活检可作为参考手段。可通过检测血浆肌酸激酶以排除肌源性疾病,肌酸激酶的检测时间最好位于患儿出生后肌酸激酶水平短暂升高又恢复平稳之后,一般为出生后 3 天或 3 天以上。如果产前超声检测胎儿运动缺乏,尤其是伴有羊水过多的情况下,应考虑关节挛缩的可能。

组织学分析显示肌肉纤维之间夹杂有纤维化及脂肪组织。

肌肉及神经病理学特征可在同一标本中吻合。关节周围软组织纤维化。若神经肌肉障碍性疾病特征不明显,应考虑行遗传咨询、染色体核型分析及胶原蛋白研究。

(五) 治疗

治疗应尽早开始。软组织畸形在生后还不太僵硬。矫正下肢的主要目的是矫正异常姿势,恢复正常力线,为独立走路创造条件。开始用手法按摩和石膏矫正畸形。畸形的复发率很高。如果保守疗法不能矫正或不能保持已经矫正的位置则有手术的指征。手术治疗更为彻底,如马蹄内翻足畸形,除做跟腱延长之外,往往还需做内后方的软组织松解术,延长胫前肌和胫后肌腱。软组织手术若不能成功,还可行一些骨性手术,如跟骨截骨术、骰骨挖空术、距骨切除术、足前部楔形截骨术、骰骨切除术等。跟骨截骨甚至三关节固定术均应适当地提早进行。

髋关节的屈曲、内收和外旋往往是屈髋肌过强而有臀肌麻痹。术前牵引,然后彻底松解内收肌群,必要时切开复位髋关节并行髂腰肌的后外转移。此法可防止屈髋畸形的复发。肌肉性多关节挛缩常需做股骨下端截骨术或短缩术始能矫正。

膝关节过伸和伸直性强直需股四头肌成形术,屈曲畸形则需延长腘绳肌,切开后方关节囊和深筋膜。必要时还可用股骨髁上截骨术作为辅助,但日后可发生股四头肌力弱问题。拇指内收者行内收肌切腱术。屈腕畸形者可将屈腕肌和掌长肌转移到背侧,有时可行尺桡骨截骨使腕关节恢复功能位。肘关节固定伸直畸形在被动按摩失败后,可行三头肌延长和后关节囊切开术。屈肘肌麻痹时可做屈指总腱上移,胸大肌和三头肌转

移术。

治疗的主要目标是使每个患者获得最大程度的功能康复。治疗的最低要求是独立行走、自理和在最理想的情况下,最终就业的能力。

针对关节挛缩的肢体手术重建的最大效益需要仔细的分期来获得。在第一期阶段,关节畸形和挛缩应得到纠正。患者的主要关节则应适应患者的需求而被摆放至适当的关节功能活动弧形位置。在终期阶段,有时需要肌腱移植,从而使纠正至最佳位置的关节获得活动的能力。肘关节常常适应肌腱移植并能获得令人满意的疗效。

第 8 节　纤维异样增殖

纤维异样增殖(fibrous dysplasia) 为一种不常见的骨病变,纤维组织生长于正常骨内,从而使骨的质地发生改变,引起畸形或骨折。大多数病例为单骨受累,常见位于颅骨或肢体的长骨。纤维异样增殖是基因异常疾病,不能治愈。治疗的目的仅为缓解症状。

本症可分为三种类型:单骨型、多骨型及多骨型并发内分泌障碍,如性早熟、骨龄超出正常及甲状腺功能亢进等,称为 Albright 病。

(一) 病理

病骨膨胀,表面光滑。病变为灰白色或红灰色。触诊时硬度较高并有砂粒感。

组织学为纤维组织中含有胶原纤维。后者排列松散或呈漩涡状。结缔组织中含碱性磷酸酶较多。多骨型的病变中有玻璃样软骨小岛。

(二) 临床表现

单骨型的临床症状取决于病变的部位。侵犯股骨颈时可出现疼痛和跛行。病变表浅的可有肿胀。

多骨型的骨病变常较重,常有疼痛、跛行、肢体短缩或弯曲畸形。本症易发生病理骨折。病变位于下颌骨和眼眶时,能产生奇形怪状的面容。

Albright 综合征骨骼外的损害最常见的是皮肤咖啡斑。此系上皮基底细胞黑色素过多所致。尚有因卵巢早熟而产生的性早熟、糖尿病、甲状腺功能亢进和因视神经受压、萎缩所导致的视力障碍等。

X 线片可见病变局部透亮度增加,其中充满钙化不好的骨小梁,宛如毛玻璃状。骨皮质受侵蚀变薄,有时呈扇贝壳状或多囊状。除近期发生过病理骨折的病例外,均无骨膜反应。

长管状骨的病变多位于干骺端并常向骨干中部扩展。

（三）治疗

病变到青春期多停止发展，因此治疗宜采用保守观察。病理骨折、进行性畸形可影响骨的连续性、毁坏面容及疼痛较重的病例有手术指征，手术包括刮除病变和植骨。长时期的疼痛和 X 线片上病变增长快的表明有恶变可能，应及早进行病理检查加以证实。放射疗法当为禁忌，因很可能出现肉瘤样变。

第 9 节　进行性骨干发育不良

进行性骨干发育不良（progressive diaphyseal dysplasia）也称进行性骨干肥厚（progressive diaphyseal hyperostosis），又称骨干硬化（diaphyseal sclerosis）或 Engelmann 病。本病的特点为长管状骨的骨干对称性梭形膨大和硬化，而且颅骨也有类似致密改变。

病因不明，有家族发病倾向，故可能与遗传因素有关。

多在儿童时期发病，种族无明显差别。男孩多见。患儿走路迟，出牙也晚，瘦弱，肌张力低下，易疲乏。触诊也可感到长管状骨粗大。好发部位依次为胫骨、股骨、腓骨、肱骨、桡骨及尺骨。7 岁前迟早出现肢体疼痛，并有特殊摇摆步态。随年龄增长，骨病变的范围逐渐扩大。肌肉无力日益明显，疼痛也随之加重。患儿皮肤粗糙，好发龋齿、眼球突出和贫血。此外，青春期延缓，外生殖器和第二性征发育不良。因颅骨增厚，头部外观增大，还可因神经孔变形而出现脑神经损害。化验室检查无阳性所见。X 线照片所见为单一、多数或所有长管状骨的骨干均呈梭形膨大。增宽的骨皮质不仅使骨外径加大，还造成骨髓腔狭窄。颅骨改变有前额部、枕部、颅底以及颞部突起部位增厚和致密。

需要鉴别的病种只有婴儿骨皮质增生症。该症多在生后半年到一年内出现烦躁、发热、单侧下颌骨致密。骨皮质增生随患儿生长而彻底消失。

无特殊治疗，可用对症疗法减轻患儿痛苦。

第 10 节　纹 状 骨 病

纹状骨病（osteopathia striata）又称伏后维（Voorhoeve）病，特点是长管状骨的干骺端骨松质

有条状纹理。纹状骨病罕见，可能为家族性。发病年龄不定。男孩较女孩多见。

病变往往为双侧，对称性。纹状结构与长管状骨的纵轴一致，有时从干骺端延伸到骨骺。髂骨病变则呈扇状或放射形排列。

本病除关节可有钝痛外无其他临床症状，无需特殊治疗。

第 11 节　点 状 骨 病

点状骨病（osteopoikilosis）为先天性家族遗传性异常，生后骨松质内有圆形或卵圆形致密斑点。病变也可在生长阶段出现。男孩较多。

病变在干骺端或骨骺部，而骨干罕见。好发部位为腕骨、跗骨、长管状骨的干骺端，以及髋臼周围。颅骨很少见。

本病无骨折倾向，也无自觉症状。本病偶尔并发多发性骨疣和皮肤病变，如播散性网状皮肤纤维化。

组织学检查骨的斑点状结构系由骨板包裹的海绵骨而成。

X 线照片显示骨的致密阴影从不波及骨皮质，也不改变骨的外形。

随患儿生长发育，此斑点状结构逐渐变小，甚至消失，因此不需特殊治疗。

第 12 节　骨骺点状发育不良

骨骺点状发育不良（dysplasia epiphysealis punctata）或称康拉迪（Conradi）病，此种罕见的先天性疾病又称胎儿骨化性软骨营养障碍（chondrodystrophia fetalis ossificans）或斑点骨骺（stippled epiphysis）。其主要的特点是软骨内有散在钙化点。本症无遗传性，应与多发性骨骺发育不良和呆小病鉴别。

在全身未骨化的软骨中产生钙化。钙化灶之间有成片的黏液和囊状退行性改变。特别是在邻近干骺部的骨骺中易看到钙化点。

长管状骨变短，近干骺端的骨干粗大。活过婴儿阶段后，骨骺可完全钙化然后骨化。

患儿常为死产，很少活过婴儿阶段。活到儿童阶段的个别病例，患肢短粗。

本病主要特征如下：①膝、肘关节常有屈曲畸形，可能系肌肉和关节囊纤维化所致；②多数患儿有双侧先天性白内障；③短肢体型侏儒有如软骨

发育不良,主要累及股骨和肱骨,也可能单一肢体发病。

X 线照片显示腕骨、跖骨、肋骨和髂骨等骨骺中有分散或融合成片的致密钙化点,并较正常二次化骨中心出现得早。某 1~2 个长管状骨短粗、变弯。短管状骨的干骺端粗大,同时骺缘不规则。

婴儿阶段只需对屈曲的膝关节进行手法被动伸展和夹板制动。对能活到儿童时期的患儿,如畸形较重则可行软组织松解。对确有指征者还可做截骨术矫正。值得注意的是,本病的患儿皮肤发育不良,易于发生感染,故手术不宜复杂化。

第 13 节　多发性骨骺发育不良

多发性骨骺发育不良(dysplasia epiphysialis multiplex)为一种罕见的遗传性发育缺陷,表现为多数骨骺钙化异常和生长障碍。但其特征与Morquio 病相反,不是以脊柱生长受限为主。病情常日趋改善。骨骺的畸形不重,到成年后多有退行性关节炎病变。肌肉不受影响。

(一) 临床表现

膝和髋关节疼痛、僵硬和行走不便,以及肩关节活动受限。患儿手小,手指短粗,握拳困难。好发部位为髋、肩、膝和踝关节。脊柱也可受累,唯很少发生驼背。除身材矮小外,主要影响肢体长度。头部发育正常。一般无其他明显畸形。在同一家族中可有数人发病,但生命不受影响。

(二) X 线片表现

X 线片可见骨骺出现较迟,一个主要的二次化骨中心为核心,多个排列如桑葚状。股骨头骺有类似缺血性坏死的改变。股骨的颈干角多呈髋内翻。股骨髁可变得不规则,引起膝内、外翻。骺板融合时间尚属正常。髌的外形规则,但稍扁。关节间隙窄,成年后出现退行性变。肩关节盂和髋臼无异常变化。胫骨下端骨骺从内向外变薄。因此,踝关节面呈斜坡状,长管状骨的骨干较正常短。腕骨和跖骨的骨化较迟。累及脊柱时,只是骨化时间延缓、骺板有分裂、椎体呈楔形,但较Morquio 病轻。

髋关节疼痛者应卧床,并行牵引治疗,对髋内翻和膝内、外翻畸形较重的可行截骨术矫正。

第 14 节　单肢骨骺发育不良

单肢骨骺发育不良(dysplasia epiphysealis hemimelica)系半肢软骨增殖异常和软骨内或腕骨、跗骨内化骨所致。男孩较多。患儿生后无明显异常。2 岁左右某个单肢开始发病,好发部位为跗骨、股骨和胫骨远端。

病理与骨软骨瘤极为相似。

(一) 临床表现

局部畸形并发关节功能受限。年龄较大的儿童始感疼痛。随发育逐渐发生膝内、外翻和马蹄外翻畸形。病变部骨骺增大,可触及肿物。常有肢体不等长。

(二) X 线片表现

X 线片表现随年龄而异。婴儿阶段可正常或局部干骺端稍增宽。病变发展后,在骨骺或跗骨内出现不规则的多中心致密影。青少年骨的肿物如骨疣。但本症的肿物出自骨骺而不是在干骺端或骨干。

出现关节功能受限和畸形者可将骨性隆起切除,但术后肿物常有复发。踝部畸形严重的可行踝关节融合术。若切除骨突有可能妨碍关节稳定,也可考虑采用截骨术矫正。大儿童有下肢不等长的可施行肢体延长术。

第 15 节　干骺端骨发育不全

干骺端骨发育不全(metaphyseal dysostosis)极为罕见,其侏儒表现与软骨发育不良相似。病因系干骺端钙磷沉积不良致增殖软骨排列不规则。依病情轻重和遗传方式不同而分为四个类型。

1. 詹森(Jansen)型　病情最重,是四型中最少见的。本型遗传方式不明。患儿除颅骨与长管状骨的骨骺正常外,其余均与软骨发育不良相似。

2. 施米德(Schmid)型　病情最轻,较为多见。生后病变不明显,3~5 岁后,随负重出现异常。属常染色体显性遗传。颅骨和脊柱无软骨发育不良样改变。患儿长管状发育缓慢,产生中等度侏儒状。常有髋内翻、膝内翻和股骨头骨骺滑脱倾向。X 线表现如抗维生素 D 型佝偻病,唯干骺端发育不全,而且肾功能和血化学正常。

3. 斯帕-哈特曼(Spahr-Hartmann)型　本型患儿为常染色体隐性遗传。临床主要表现为严重膝内翻。

4. 软骨和头发发育不全型　患儿为隐性遗传,主要特点为头发短、稀且脆。X 线照片如 Schmid 型,但无膝内翻。腓骨短,产生足外翻,手指短,腕过伸,伸肘受限。患儿呈明显侏儒状,但头和骨骺正常。

各型患儿的智力均正常。X线照片显示长管状骨的骺端变宽,呈杯状,边缘不整齐,很像佝偻病。然而其骨干和骨骺化骨中心均正常。

膝内、外翻者可行截骨术。

第16节　致密性骨发育障碍

致密性骨发育障碍(pycnodysostosis),本症的命名取希腊 pycnos(致密)、dys(缺陷)、osteon(骨)三字之意。

致密性骨发育障碍为常染色体隐性遗传,特点有:①身材矮小;②颅骨和锁骨发育不良;③末节指骨先天萎缩。

X线照片可见全身骨密度增高,椎体的前后缘均有凹入切迹,颅缝宽,颌骨发育不良,下颌角钝,病骨有骨折倾向。

骨折的愈合时间正常,但对反复发生骨折的病例宜用髓内针保护。

第17节　血　友　病

Ⅷ因子(血友病 A)和Ⅸ因子(血友病 B)缺陷是一种 X 染色体连锁的隐性遗传病,男性多见。发病率为 1/5000 ~ 1/50 000 男孩,无种族差异。不易控制的出血是血友病的主要特征。出血的部位常发生在关节,故矫形外科亦应熟悉本病并参加治疗。

(一)分类
血友病分类依据凝血因子活力占正常下限的百分比,分为轻度(大于5%)、中度(1% ~5%)和重度(小于1%)。这一分类直接反映临床症状的严重程度,轻度者可能仅在手术、拔牙和外伤后有所表现,而自发性关节或肌肉内出血,则通常发生在重度血友病患者。膝、踝、肘关节涵盖了80%的受累关节。负重的关节最易受累,其好发部位的顺序是膝、肘、踝、肩、腕和髋关节,但其他关节亦可见。

(二)病理
尽管血液导致的关节破坏的确切机制尚无定论,但目前公认的观点是,关节内含铁血黄素沉积,引起滑膜炎症和软骨降解的反复循环。外伤后滑膜血管破裂产生关节积血,出血直到关节内的压力超过滑膜的动脉和毛细血管的压力为止。

滑膜血管的急性填充造成滑膜和软骨下骨质缺血。

滑膜因反复出血而增生和纤维化。增生的滑膜产生血管翳,继而侵蚀玻璃软骨的边缘;同时压迫对面的关节软骨使其中央部发生退行性变。关节囊和滑膜纤维化使关节活动受限甚至强直,或有挛缩畸形。软骨下缺血可产生多发骨囊肿。

屡发关节内积血也会使关节囊和骺血管充血,结果导致肢体过长。可能是对生长的刺激不对称,而产生内翻畸形。骺板提早融合又会发生肢体短缩。此外,常见有骨质稀疏和肌肉萎缩。

(三)临床表现
临床症状与出血的严重程度有关。关节囊扩张引起的疼痛、肿胀是主要症状。出血停止则疼痛缓解。稍活动关节就感不适者说明关节内压力略有增高。此外,有局部压痛和表面温度增高。

X线片显示软组织肿胀。反复出血导致慢性滑膜炎后可发生骨质疏松,骺端增大,软组织血肿,关节间隙变窄及边缘骨刺形成。血友病引起的关节病最终为关节强直。

(四)治疗
血友病患者,尽管出血得以控制,但关节的破坏仍持续进展。最近的数据表明,一旦出现血友病的临床表现即给予凝血因子替代物,可减缓血友病关节病的自然病程。持续地给予凝血因子替代物,Ⅷ因子每周3次或Ⅸ因子每周2~3次25~40U/kg,可以减缓血友病关节病的自然病程,减少重度血友病的出血频率,并可改善生活质量。

初级预防是指首次出现关节出血或2岁前出血,给予凝血因子替代物注射,这也是重度血友病的一线治疗方式。二级预防的目的是延长关节损害的进展或2岁以后发生的出血或2个以上关节的出血。择期手术前凝血因子水平要达100%正常活力,术中维持输注因子以保证维持大于60%的凝血因子直至出院。术后要至少维持30% ~60%的凝血因子活力2周。

防止出血的措施,对入院治疗的血友病患儿应特别注意防止外伤。但过度保护,限制任何正常活动又会造成精神创伤。应告诉患儿避免过劳和激烈运动。可以参加合理的体育训练、游泳和其他无创伤的活动。膝关节最易受伤,可戴"护膝"保护。

关节积血的治疗,关节内出血应视为急症。关节内轻、中度出血,开始疼痛不太明显。患儿仍能负重走路,但会造成持续或反复出血。数日后关节明显肿胀、疼痛加重,积血还可引起炎症。此时多出现固定性的屈曲挛缩。应强调拖延治疗是关节畸形和残疾的主要原因。受累关节石膏制动。

出血部位用橡皮海绵加压治疗是很有效的，但应仔细观察肢体远端的血运情况。绝对禁用环状石膏管型，以免血管阻塞而发生肢体坏死。抬高患肢以降低静脉压。受累关节四周还可用冰袋冷敷。静脉输入干燥浓缩的新鲜人体抗血友病球蛋白或新鲜血浆以矫正凝血障碍。大剂量止痛药会使患者对失血失去警觉性。止血是缓解疼痛的最好办法。定时测量关节周径以观察关节囊有无进行性的扩张。严重的关节积血应行关节穿刺减压。在手术室内严格的无菌条件下，采用局部麻醉，施行关节穿刺术。输入抗血友病因子使凝血时间达到 20 ~ 30 分钟的水平。吸尽积血后再用生理盐水冲洗，直到回流液体透明为止。术后加压包扎并用石膏板保护。输新鲜冰冻血浆或抗血友病因子 3 ~ 5 天，直到出血倾向停止。此时给予理疗促进关节活动。至少 3 周不能完全负重。

对慢性关节畸形的处理，膝、髋关节屈曲畸形应牵引缓解肌肉痉挛和增进关节功能。在牵引过程中不需预防性地应用抗血友病因子。最好不用被动按摩。严重的屈曲畸形可在全身麻醉下做手法矫正。注射抗血友病因子 2 小时后，开始手法矫正。矫正后、上石膏前，常规拍 X 线照片以除外骨折。手法治疗后要持续用抗血友病因子 3 天。然后逐渐在不负重下练习活动。练习阶段若发生出血，还应静脉输入抗血友病因子来控制。静脉连续输入抗血友病因子 3 周使凝血机制近于正常水平后，可安全进行任何需要的手术。若马蹄足畸形严重而僵硬，可行跟腱延长术。膝关节屈曲挛缩畸形可做腘绳肌分段延长，并行后关节囊切开术。这种畸形偶需做股骨下端截骨术以矫正远端前倾。

肌肉内出血时，如前臂、小腿肌腹和脚前方的缺血性挛缩是非常危险的并发症。应尽快地在保障凝血机制的条件下，密切观察末梢血液循环。

第 18 节　特发性溶骨症

特发性溶骨症（idiopathic osteolysis）是一种极为罕见的自然发病的骨消失疾病。该病为单骨和多骨快速破坏和吸收，导致严重畸形、关节半脱位和失去原有的稳定。

1. Gorham 骨大块溶解（Gorham massive osteolysis）无遗传原因，年龄不一，骨溶解常为邻近骨同时发生，如椎体和肋骨、骨盆和股骨。本病虽属良性病变，但如波及脊柱可致患儿死亡。

骨大块溶解的原因为，该骨和四周软组织内血管增生或称血管瘤病。Cytokine 研究表明 Gorham 患者的白介素-6 水平增高。可能由此致 Cytokine 介质增强骨母细胞活性而发病。

2. 显性遗传性多中心性骨溶解（hereditary multicentric osteolysis with dominant transmission）发病年龄多介于 2 ~ 7 岁。患儿主诉手足疼痛和肿胀。可能有外伤史，数年后腕骨和跖骨完全吸收。X 线照片上掌骨变尖，尺、桡骨远端和肱骨近端也可受累。病变导致腕、踝关节不稳和变形。本病在成年后趋于稳定，但有的病例在中年后又有复发。

3. 隐性遗传性多中心性骨溶解（heriditary multicentric osteolysis with recessive inheritance），本病手和腕部诸骨受累明显重于足部。腕骨在 2 ~ 5 岁开始吸收伴局部疼痛和肿胀。掌骨又尖又细，同时有严重肾病表现，如蛋白尿、肾小球肾炎和恶性高血压，预后不佳，多在青年期死亡。

上述各种骨溶解症应与骨感染、恶性破骨细胞肿瘤、动脉血管疾病、外伤后骨溶解和动静脉瘘鉴别。

手术治疗并发症多。植骨后也会与病骨同样吸收。放射治疗对 Gorham 骨大块溶解偶有成功的报道。对脊柱的放射治疗要加用支具和头环牵引制动。

（马瑞雪　任秀智　潘少川）

参 考 文 献

1. Horwitz EM, Prockop DJ, Fitzpatrick LA, et al. Transplantability and therapeutic effects of bon marrow-derived mesenchymal cells in children with osteogenesis imperfect. Nat Med, 1999, 5 (3): 309-313.

2. Drewry GR, Sutterlin CE 3rd, Martinez CR, et al. Gorham disease of the spine. Spine (Phila Pa 1976), 1994, 19 (19): 2213-2222.

3. Frankel DG, Lewin JS, Cohen B. Massive osteolysis of the skull base. Pediatr Radiol, 1997, 27 (3): 265-267.

第 11 章

股骨头缺血性坏死

股骨头缺血性坏死（avascular necrosis，AVN），又称 Legg-Calvé-Perthes 病，系一种发病原因尚不清楚的综合征，表现为股骨近端和股骨头骺的缺血性改变。由于缺血，股骨头化骨核停止生长，股骨头的密度增高。密度增高的股骨头随后吸收而由新骨替代。在这一过程中股骨头的力学特性改变，显示扁平和扩大。一旦出现新骨，股骨头随生长发育成熟渐缓慢塑形。

本病的严重程度不一，双侧受累的约 10%～20%，好发于 4～12 岁小儿，但从 18 个月到骨骼成熟的少年均可发病。男孩中多见，男女之比为 4:1～5:1，病因不明，可能与凝血异常有关。

本病分别由 Authur Legg（美国）、Jacques Calve（法国）、Geoge Perthes（德国）和 Henning Waldenström（瑞典）于 20 世纪初同时发现并报道。

1910 年 Legg 描述了本病的特征为 5～8 岁发病，有外伤的病史，无痛性跛行，受累肢体可有轻度短缩和肌肉痉挛。Calve 注意到患儿肢体有轻度萎缩，触不到髋关节肿胀。他的同事 Paul Sourdat 描述了患儿患髋的 X 线表现。Perthes 最初认为本病是退行性关节炎在年轻患者中的表现。日后则描写本病为"自愈性、非炎症病变"，涉及股骨头骨骺并有退行性变化和再生，最终有化骨核的复原。Perthes 的病理科同事 Schwarz 首次提供股骨头血液供应图解。1909 年 Waldenström 报道了与本病有关的 X 线表现，该作者开始仍认为本病是骨结核的一种表现形式，而不是一独立病种。

1. 过去对治疗的认识　早年一旦诊断本病均主张卧床休息、制动、不负重。有时为了不负重而采用坐骨负重支具。但当代生物力学的观点认为如此悬吊下肢，支架内跨髋关节的肌群反而产生压力，关节内压较负重时还要高。这种概念一直沿用到 20 世纪 50 年代中期改用外展支具负重，X 线证实效果良好。从此不再沿用免负重的治疗。

2. 包容疗法概念　近期治疗多以加大包容为根据，开展了非手术疗法和手术治疗。1924 年 Parker 提出将股骨头纳入髋臼有如胶冻置于模具中，二者形状理应相同，随后 Harrison 提出包容的行走支架疗法。

1936 年 Eyre-Brook 设想本病应争取在股骨头尚软而无变形的时候进行治疗，提出卧床牵引 18～24 个月。治疗的主要目的是保持股骨头的圆形和关节正常活动范围。

1966 年 Salter 在猪身上制作出股骨头缺血坏死的模型。证实髋关节处于中立或内收位则新塑形的股骨头变形；但髋关节处于屈曲、外展和允许负重的位置时，髋臼起模具作用，股骨头并不变形。随后的实验，将实验猪依治疗方法分为三组：第 1 组正常负重；第 2 组免负重，髋高度屈曲位制动；第 3 组外展位负重。结果是只有第 3 组股骨头呈圆形。这进一步说明保持股骨头在髋臼内可避免变形。这种反应可称为"生物学塑形"。

不久，Salter 注意到病变起于股骨头缺血，继而出现血管再沟通，同时发现血管再沟通的初期软骨下骨可发生病理性骨折。相信在此阶段，股骨头最易受损而变形。若骨折不愈合则其下方的骨吸收，股骨头塌陷、扁平，部分向髋臼的前外方突出。股骨头在髋臼边缘处受压而向外侧半脱位。局部受压使变形持续加重。Salter 赞许包容疗法确可防止髋臼边缘的压力。虽包容疗法还缺少科学证明，但临床已接受多年并日益推广。长期以来很多保守疗法（如支具、Petrie 石膏等）和手术治疗（如股骨截骨、骨盆截骨和髋臼造盖术等）都以包容为目标。

第 1 节 病　因

既往研究均认为 Perthes 病的病因为多因素，而具体原因并不明确。有些研究显示本病与蛋白 C 和 S 以及纤维蛋白溶解低下（hypofibrinolysis）

引起的凝血机制异常有关。研究表明血管内凝血块的溶解异常可能是大多数 Perthes 病的主要原因。但后来的研究不能确定上述意见。

很多研究结果表明股骨头内血管有病理改变，与动脉和静脉系统均有关联。

另一学说为"易感儿"理论，根据是患儿均有生长发育异常、外伤史、活动过多等因素以及滑膜炎后遗症等。

1. 凝血异常　血红蛋白病如镰状细胞贫血和海洋性贫血（又称地中海贫血）的患儿常患股骨头缺血性坏死，在白血病、淋巴瘤、特发性血小板减少性紫癜和血友病的患儿也曾发现有股骨头缺血改变。Perthes 病患儿中也曾有血液黏度增加的报道。1994 年 Glueck 发现 8 个 Perthes 病患者中 5 例有静脉血栓形成。这种特异性的凝固异常与蛋白 C 和 S 缺乏以及纤维蛋白溶解低下有关。同一家族中可有数人罹病。另一研究表明在 44 例 Perthes 病患儿中有 23 例血栓形成倾向，3 例纤维蛋白溶解低下和 7 例有脂蛋白增高。在 23 例血栓形成倾向患儿中，19 例有蛋白 C 缺乏和 4 例有蛋白 S 缺乏。在一般人群中缺乏蛋白 C 和 S 的仅占 1/15 000。该发现与 Glueck 日后研究结果一致。随后观察到 64 例 Perthes 病患儿中有 5 例凝血异常。血栓形成倾向的特征是抗蛋白 C 活性，23 例有蛋白 C 活性低下（160 例正常小儿对照中只有 7 例）。血栓形成倾向可引发股骨头内静脉血栓，静脉压增高和低氧性骨坏死。按照此理论，蛋白 C 活性受阻似为 Perthes 患儿主要致病原因，但其他学者的研究又不能证实 Glueck 的所见。

2. 股骨头动脉问题　近年来认为股骨头的动脉最易发生栓塞造成 Perthes 病。股骨头的动脉供应主要来自环绕股骨颈关节囊外的内、外股返折动脉两个动脉环，主要供血来源是内返折动脉的终末分支。在粗隆后凹穿过关节囊，成为外颈动脉升支。该血管在粗隆和关节囊之间走行。8 岁以内的小儿该通道非常狭窄。除了关节囊外的动脉环，还有滑膜下关节囊内的动脉环，与 4 个颈部升支汇合。男孩的关节囊内动脉环不如女孩的发育完善。多数情况下，没有跨骺板的血管。经圆韧带的供血量也非常少。

血管造影可显示 Perthes 病的患儿股骨上端供血改变。11 例起病后 5 个月内的患儿血管造影可清楚地显示股骨头关节囊上方动脉闭塞。随病情进展，血管造影可见再通现象。有 1 例在髋关节伸直的体位时有血流减少，但在屈髋 30° 时血流恢复原状。同时还观察到在血流降低时，内侧返折动脉供血减少尤为明显。锝（Tc）扫描也曾用于研究 Perthes 病的股骨头血供情况。Wingstrand 用锝扫描法检查了 25 例一过性滑膜炎的髋关节。开始有 4 例吸附减少，表明血供降低。6 周后，4 例中有 3 例吸附正常或增加。其中 1 例血流持续减少，随后诊断为 Perthes 病。原作者认为有些一过性滑膜炎伴股骨头骺暂时性缺血，而其中较严重的或反复发作的则有发展为 Perthes 病的危险。用狗做实验，单一栓子不引发 Perthes 病。但在 4 周后再给另一栓子时造成的病变与人类 Perthes 病相仿。此外，从 51 例 Perthes 病患者所取股骨头标本所见也与两个栓子的实验所见一样。

3. 股骨头、颈部静脉回流　在 Perthes 病患者的股骨头、颈部也曾有作者发现静脉回流异常。这种研究结果进一步说明有关 Perthes 病患儿凝血疾病和血凝块溶解异常学说的重要性。

静脉回流通常经内侧返折静脉。Perthes 病患儿患侧股骨颈部静脉压升高并伴随有干骺端静脉充血，同时发现静脉回流经远端的骺静脉。Heikinen 等发现 46 例股骨头骺出现碎裂现象的初期，股骨颈有血流异常，而在恢复期有此现象的不到半数。多数静脉回流受阻的也会在 X 线照片上显示明显异常。股骨头愈合后，静脉回流也恢复正常。

虽上述所见在 Perthes 病中经常见到，但仍不能说明这就是本病的原因，还是某些因素造成的结果。将硅（Si）注入到狗的股骨颈部，静脉回流受阻，骨内压增高，产生 Perthes 病病变。这种实验结果提示静脉回流是 Perthes 病的一个致病因素。

4. 生长发育异常——"易感儿"　Perthes 病的患儿常有生长发育异常，表明这些儿童容易发病。患本病的小儿中常见骨龄较年龄明显落后。例如，腕骨发育的骨龄较年龄落后 2 年以上。在 5 岁以前诊断的患儿，4~5 年后常见骨龄落后；而在 8 岁以后诊断的患儿，第 2 年骨龄与年龄的差别缩小。有时在 X 线片上可见到某一腕骨停止生长，过去称之为"骨龄停止"。三角骨和月骨有明显的生长落后，而头状骨和钩骨不受影响。双侧 Perthes 病的患儿，其大多角骨的生长明显落后。腕骨发育迟缓较尺、桡骨的更为明显。
Perthes 病患儿的晚期,骨龄发育加快,直到赶上
正常年龄为止。Perthes 病的骨龄落后已为人们
所熟知,但其落后与发病机制之间的关系仍不明
了。

　　Perthes 病的患儿其他方面的生长落后,如初
生体重明显低于正常新生儿。但低体重儿与日后
身材是否矮小并不完全一致。有的在诊断
Perthes 病后一个时期内生长缓慢,但最终都能赶
上。青春期到来的时间正常,多在 12 ~ 15 岁。当
时患儿的身材和骨龄与同龄儿相似。但有报道称
患儿的手、足较正常小。

　　上述生长异常解释为与生长激素有关。
Perthes 病的患儿其生长素介质 A 水平显著低下,
放射免疫测定生长素介质 C(somatomedin C)的活
性正常。然而,另有报道称 Perthes 病的患儿血浆
中生长素介质水平低(患儿矮小,骨龄不成熟)。
正常小儿在生长期血浆生长素介质 C 升高,而
Perthes 病患儿的初发阶段生长素介质水平可能
无此改变。有研究称患儿的甲状腺功能正常,但
也有报道发现患儿的游离甲状腺素和三碘甲腺原
氨酸(triiodothyronine)较对照组高。

　　5. 外伤　有作者提示外伤可导致股骨头
AVN 病,从而发病。在发育中的股骨近端,主要
的外侧骺动脉必须蜿蜒于狭窄通路中,局部外伤
后可造成血管断裂。另外,该动脉必须穿过股骨
头的一层厚软骨,也容易在外伤时中断。尽管如
此,假设外伤是致病因素很难证实。而反复的轻
微外伤在小儿司空见惯。

　　6. 动作过多或称"注意力缺失症"　很多
Perthes 病的患儿极度活跃,有些几乎达到病理性
的动作过多或称之为注意力缺失症(attention def-
icit disorder)。一组 68 例患儿采用平卧休息治
疗,其中 48 例随成长而动作过多,不间断地活动
和倾向爬高和跌落。一组 Perthes 病的 1/3 患儿
依其行为特征可定为注意力缺失症范畴。因发生
率高,可能在病因方面起作用,而具体作用仍欠明
确。

　　7. 遗传影响　有作者对 Perthes 病的患者家
系做过追踪,发现四代人中 63 个成员有 28 名罹
病。双胞胎中约有 3% 发病。Gray 认为本病属多
因素遗传,在第二和第三代亲属中约有 0.8% 发
病。Burch 等人的结论是本病系性连锁隐性和常
染色体同种结合可出现遗传型不同的先天性畸形

(如半椎体、耳聋、Rubinstein-Taybi 综合征、无肛、
幽门狭窄、癫痫、先天性心脏病、隐睾、短胫骨等)
均可并发于 Perthes 病,这些疾病均系遗传或环境
因素所致,但其重要意义尚不清楚。

　　8. 环境影响　英国首先提出环境致病因素。
城市人口中多见。患儿坐高比对照组低,足部发
育小、家境困难等与发病有关,由此考虑营养不良
因素。有作者发现患儿血锰(Mn)水平低。在很
多地区并不能证实上述环境因素与发病的关系。

　　9. 滑膜炎　在 Perthes 病的初期,早于 X 线
片显示异常前,可有髋关节滑膜炎。很多学者研
究髋关节滑膜炎是否为 Perthes 病的病因。结果
发现滑膜炎是本病的初期表现。大组病例的结论
是髋关节炎引发的 Perthes 病只占 1% ~ 4%。从
关节内压角度看,病情不同其变化也各异,故不能
作为病因考虑。Perthes 病初期的髋关节内压稍
有增加;特发性髋关节滑膜炎的关节内压有中等
度增加,而化脓性关节炎的关节内压则有显著升
高。髋关节内压在伸直和内旋位时增加。因此无
论牵引或固定时,髋关节至少应屈曲 30°。

　　10. 多种假说的统一　所谓假说的统一是根
据当前所了解的归纳使之成为一体。可以说股骨
头的静脉回流不畅,缺乏血栓溶解,增加股骨头的
循环压力导致 AVN。发病前的外伤可能促使缺
血发生,活动多的小儿髋部着地跌倒,致股骨头骺
发生轻微外伤,传导到干骺部引发血管内凝血块
倾向,患儿因缺乏血块溶解蛋白,如蛋白 C 和 S,
在干骺部静脉内形成血凝块,股骨颈内静脉压升
高,凝血块蔓延到股骨头,该部产生栓子,一段时
间后股骨头致密,出现 X 线上的 Perthes 病的影
像。

第 2 节　病　理　学

(一) 病理解剖学

　　Perthes 病不致病危,且多不需直接涉及股骨
头的手术治疗,因而很难得到病理标本。然而多
年以来还是有机会在治疗患儿时做病理检查的。
Perthes 1914 年首先描述了本病的病理。他对本
病的解释是根据一例死于意外的患儿的股骨头,
病程处于中间阶段。

　　Phemister 1921 年报道了一例 10 岁患儿,症
状已 8 个月,系经股骨头中心刮除的标本。观察
到有死骨区、肉芽组织,在原骨上附着有新生骨和

破骨细胞。所见解释为炎症和感染的结果。随后他又报道了股骨头不同程度的缺血性坏死的不同阶段。此发现后由 Zemansky 所证实。同年 Reidel 也报道了两例组织学改变。他观察到关节软骨增厚，骨和关节软骨之间含有血液，骺板已破坏，有很多软骨岛，围绕死骨四周有大量肉芽组织以及丰富的巨细胞。远离病变部位的骨髓呈纤维化并有炎症浸润。还看到同一骨小梁既有成骨细胞又有破骨细胞存在。在他第二份标本报道中有软骨下的软骨再生、萎缩的细胞和一些炎症细胞。

Jonsäter 从 Perthes 病的不同阶段取股骨头的中心活检。在病变的初期（缺血期）有明显的骨和骨髓坏死。还可见到挤压碾挫的骨小梁，骨细胞细胞核消失或固缩。在坏死组织团块中有坏死的骨髓和死骨的粉状颗粒充满髓腔。偶尔也见于残存活骨组织附近。见不到骨组织再生，关节软骨的基底层有退行性变。骨坏死的范围可达骨和软骨交界处。增厚的软骨帽周围柱状软骨不规则。肉眼标本较正常骨柔软。关节造影显示在发病早期，软骨样的股骨头仍保持圆形。

在第二期，即吸收阶段，股骨头通过"爬行替代"和堆积重新呈现活力。组织学改变为血管丰富的结缔组织侵入死骨，由破骨细胞吸收并代之以新的不成熟的骨组织。不同部位的修复表现各异，原因是反复出现新的栓塞。软骨改变与坏死阶段相似。骨小梁塌陷和深层的坏死骨吸收使骨骺扁平。

在修复阶段可见到新骨替代坏死骨。

Jensen 等人描述了两例，一例 4 岁，另一例 6 岁，死于与 Perthes 病无关的病理。此两例治疗 18 个月，均处于再骨化的阶段，骨骺已由软骨、纤维组织、肉芽组织和广泛新骨所替代。年龄小的一例病理显示有多次缺血发作以及股后下网状动脉血栓溶解性闭塞。作者并未发现有全身性骨病的证据。

1982 年 Catterall 获得 6 例尸检和 5 例缺血核心部活检，并同正常的标本进行对照。受累的和对侧的股骨头关节软骨增厚。健侧的生长板较正常的薄，细胞柱不对称并出现原始海绵骨。患侧股骨头的骺板骨化障碍，未骨化的软骨细胞柱伸到干骺端。此表现主要出现在第一组股骨头前方（Catterall Ⅰ组）。Catterall 还注意到骨性骨骺的骨小梁和骨髓有坏死，而其软骨下板增厚。坏死的骨小梁表面有新骨堆积。股骨头边缘出现大量血管组织。稍晚期病变出现血管组织丰富类似骨折后的不成熟骨痂。

在轻度受累的股骨头（Catterall Ⅰ组）骨小梁增厚并有多层新骨堆积而无坏死骨。X 线照片上的吸收区，标本上显示有纤维软骨和骨化停滞现象。

（二）属全身性疾病的病理

病理所见，尤其是未受累的一侧股骨可能有全身性软骨疾病。轻型病例（Catterall Ⅰ组）股骨头的血运障碍足以影响正常生长和骨化，但不至于引起梗死。Mickelson 用狗做实验将 Perthes 病和自然发生的 AVN 的病理做对比，发现股骨头扁平系力学压力、不规则的生长和生长板软骨内化骨障碍所致。

股骨头颈骨骺软骨和骺板的外侧部组织化学和超微结构检查，发现正常关节软骨下有一厚层玻璃样软骨（头骺）。该层玻璃软骨包含细胞增生、纤维软骨和血管丰富的分隔区。还有很多走行方向紊乱的大胶原纤维和糖蛋白。在原纤维区内有如下特点：①糖蛋白量增多；②糖蛋白的结构少；③胶原纤维的长短与正常骺软骨不同。外侧骺边缘的胶原和糖蛋白颗粒分布不对称且减少，而有很多大脂肪包含物。故推测这种所见很可能是全身性改变的局部所见。这与青年脊柱后突椎体终板的变化相仿。Ponseti 的结论是骺的变化是原发的，而股骨头的塌陷和坏死是由于骺软骨变质和基质无序以及日后骨化异常所致。

对侧股骨头无关联的异常表现也是 Perthes 病的全身性病变的潜在征象。对侧股骨头异常表现还有不如对照组的股骨头圆（前外侧较平）。几乎半数患儿股骨头扁平或有凹陷。Ippolito 的活体组织检查显示有股骨头营养血管闭塞，四周有异常软骨环绕。该作者认为这是全身性软骨代谢异常的一部分，Ponseti 也支持此学说。

（三）二次梗死

用狗做实验，两次梗死间隔 4 周可制作成与 Perthes 病相似的标本。57 例患儿活检有 50% 与二次梗死的标本相似。主要所见为坏死的骨小梁下面有坏死的编织骨，认为 Perthes 病是在一段时间内反复梗死的结果。Catterall 认为中度病例（Catterall Ⅱ和Ⅲ组）为二次梗死，而严重的（Catterall Ⅳ组）为反复梗死发作的缘故。

（四）干骺端变化

干骺端有 4 种改变：①脂肪性骨髓过多；②局

限性溶骨性病变环以硬化的边缘;③宽的生长板内无序的骨化和非骨化的软骨柱延伸到干骺部;④骺板向下到股骨颈边界。X线照片上所见到的半月形影像就是生长板未骨化的软骨。

第3节 临床表现

早在1920年Sundt描述的Perthes病的临床表现,迄今无更改。他注意到本病的起病年龄介于2~12岁(6~8岁为发病高峰)。男孩较女孩多见,约为女孩的4倍。双侧罹病的占10%。Catterall 1982年论文中支持上述意见,他提出平均发病年龄为6岁(4~9岁的患儿占82%)。不少患儿因症状轻微而未就诊。患儿常有跛行,有时诉髋部、膝部或大腿疼痛。检查的主要发现为患髋活动受限(特别是外展和内旋受限)以及大腿肌肉轻度萎缩。

(一) 症状

最初患儿常因跛行而被家长发现。活动量大时跛行加重,相反可因休息而缓解。其次,患儿多有疼痛,局限于臀部、髋关节前方和大粗隆部位。有时因疼痛可放射到膝部(Hilton征)而易误诊。疼痛在活动后加剧或在夜晚明显。

患儿或家长常会想起数月前曾有外伤史(跌倒或扭伤),随后即有跛行和髋部疼痛。最初发现症状数日后可完全缓解,但时而加重时而减轻。常因症状轻而拖延数月始去就诊。

家长常介绍患儿非常活泼,跑、跳较一般同年龄小儿多。有时患儿较正常孩子瘦小,但也有相反情况,如体重过大且不好动。

(二) 体征

应观察患儿的活动量多少。有的患儿可发现陈旧骨折或外伤后的瘢痕。步态有跛行,有时患儿在检查时设法隐蔽。医生宜仔细观察步态。跛行一般是避痛性和川德伦堡征的混合。步态的负重相躯干多斜向患侧以减轻外展肌的负担和降低患髋的关节内压。患侧可查出川德伦堡征阳性。依病程长短和病情轻重不同,患儿臀肌、股四头肌和腘绳肌的萎缩程度各异。

起病之初髋关节活动受限程度也不尽相同。此时活动受限系因肌肉痉挛所致。轻柔手法可避免肌肉痉挛,故有时关节活动不受限,患儿休息一夜后,肌痉挛也可消失。髋关节活动受限以外展和内旋为主。下肢滚动试验可能阳性。检查髋外展时患儿宜采用平卧位,将健侧膝以下垂在检查床台边以外,以利于固定骨盆。检查髋旋转时最好兼用平卧和俯卧位。初期多见屈曲受限。

病程进展后,临床所见明显不同。轻型病例好转后,关节活动受限渐消失。严重的病例关节活动受限加重,特别是髋外展和内旋受限明显。屈髋时下肢有被迫性外旋动作。有时出现内收挛缩和丧失各方向活动,但伸屈动作很少受到影响。

(三) 临床病程

病程变化多端,少数患儿症状轻微,股骨头形状改变不多。大多数患儿发展较重,出现走路时疼痛和关节活动度受限。

Waldenström按病程分类如表11-1。

表11-1 Waldenström分类法

阶段(期)	表现	X线改变
I	发展阶段(3~4年) A. 初期(6~12个月)	股骨头渐致密;头骺在致密中有透亮区
II	B. 碎裂期(2~3年) 愈合阶段(1~2年)	股骨头渐骨化,骺逐渐均匀
III	生长阶段(至生长结束)	重新形成完整的股骨头
IV	明确期	

很多学者将Waldenström的分类修改为4个阶段:初发阶段,碎裂阶段,愈后阶段(再骨化)和疾病残留阶段。回顾性研究发现,从第一张X线片诊断后到碎裂期开始平均为6个月(介于1~14个月),碎裂期持续约8个月(介于2~35个月),而愈合期长达51个月(介于2~122个月)。

临床所见与X线片划分的阶段有某种程度上的一致性。Perthes病的初期X线片上只显示股骨头的密度增高,患儿常感到症状和体征反复交替加重和缓解。跛行轻和近来有患髋疼痛。随后在X线片上可见软骨下骨折(Salter征),此时临床上病情加重。

碎裂期伊始,股骨头有些塌陷,部分挤出髋臼。患儿跛行和疼痛更加显著,患侧髋关节的活动范围更加受限。由于股骨头形状改变,休息后并不能使关节活动度恢复正常。碎裂期短的可无症状;严重的病例,症状和体征加重贯穿碎裂期全过程。

愈合期之初,X线照片上可显示股骨头软骨下有新骨形成。患髋的疼痛和跛行随之消失,但关节活动仍会有些受限。活动受限的程度与病变的范围和股骨头形状改变直接相关。多数患儿可逐渐恢复正常活动而无痛苦,股骨头骨化后症状消失。

如果股骨头中央部骨化迟缓,患儿在症状消失后数年又会感到疼痛。股骨头变软的部分日后可能有游离骨块或骨软骨炎。此时患儿会感到关节绞锁,检查时可发现弹响和骨摩擦音。

(四) 自然转归

本病一经发现,确诊后即开始治疗,故不易观察其自然转归。选择所谓疗效不满意的病例,如长期不负重、石膏固定、不理想的支具等不太影响病程的病例进行观察。多数患者经历 12 ~ 18 个月的痛苦阶段,然后逐渐缓解,恢复正常活动。少数重症病例症状持续到青少年甚或成年。

起病年龄对病程的影响较为明确,年龄越小的患儿,预后越好。偶有例外,但实属罕见。6 岁以内发病的多较轻。6 ~ 9 岁起病的症状中等。超过 9 岁的病例多较严重,预后差。

X 线照片上的病变范围也是如此,波及范围越大,结果越不好。据此分类的方法也很多。Legg 将其分为"帽状"股骨头和"蘑菇状"股骨头。帽状的较蘑菇状的多见,且较轻。Waldenström 注意到 X 线片上多显示三种类型,最重的也最少见,结局也差。Catterall 采用四部分类法,同时有危险因素的结果不良。外侧柱分类法,按波及股骨头外侧的范围大小分为 ABC 三种,C 为最重。

Perthes 病的结局也与起病到病变消失这段时间的长短有关。总的来说,这段时间越短,最终结果越好。一组按外侧柱分类法观察的患儿,A 组 37 个月愈合,100% 列为优良;B 组 50 个月愈合,79% 列为优良;C 组 67 个月愈合优良的仅有29%。

第4节　影像学研究

(一) 依病情进展的 X 线分期

通常为四期,即初期、碎裂期、再骨化期和愈合期。每期的时间越长,病情越重,尤其是愈合期。

1. 初期　髋臼内的股骨头稍偏外,股骨头的化骨核因生长停滞而稍小。因滑膜炎或关节软骨肥大,髋关节内侧间隙似有增宽,病理标本中可见到软骨肥大程度不一。CT 影像中也可看到由于圆韧带肿胀而使股骨头外移。初期表现还有关节囊肿胀,但这也与关节此处的位置(如外展、外旋位)有关,而不完全是病理改变使然。

本病的初期还可观察到一些改变。大约 1/3 的病例在股骨头软骨下可见线状骨折。通常称该表现为 Waldenström 征。此征在蛙式位时(侧位)显示得最好。在骨折线有气体影充斥者罕见。产生的原因可能与强迫蛙式位造成的关节内负压有关。初期有时在侧位还可见到股骨头化骨核致密度稍有增高。

继而股骨头密度日益增加,系坏死的骨小梁上有新骨堆积的结果。这与日后股骨头塌陷的范围无大关联。X 线片上在干骺端部还可见到边缘清晰的多个小囊性影和朦胧的透亮区。在骨化的化骨核中见到透亮区表明本期结束,初期平均为 6 个月,最长的可达 14 个月。

2. 碎裂期　已经骨化的化骨核中数月后出现透亮区。化骨核的其余部位仍有硬化现象。常见的是股骨头中部致密,与内、外部有清楚界限。严重的病例中部和外侧部无分界。有时中、内侧分界限也不清楚。碎裂期以股骨头软骨下出现新生骨而告终。X 线片上所显示的改变平均存在 8 个月(介于 2 ~ 35 个月)。轻型病例只在蛙式侧位才能看到碎裂,而在前后位只有轻度斑点样致密,这说明只是前段骨骺坏死。最轻的病例并无碎裂期,股骨头致密逐渐消散。

3. 再骨化(愈合)期　股骨头软骨下出现新生骨,骨化常于头骺的中部开始,再向内、外侧扩展。正常情况下股骨头前方最后骨化,这只在蛙式侧位能看到。股骨头的透亮区渐由编织骨充填,过一段时间再塑形成为板状骨。整个股骨头全部完成再骨化则愈合期结束。该阶段平均持续 51 个月(介于 2 ~ 122 个月)。

过去认为再骨化期股骨头的形状改变不大。实际上在本阶段股骨头在不断恢复其圆形。但少数病例主要是 5 岁以前发病的小儿,其股骨头全部受累的渐变扁平。

4. 残留期　股骨头在本阶段不再增加致密度,但股骨头的形状还在不断变化直至骨骼停止生长。若影响过重,头骺停止发育,而大粗隆骨骺相对生长过度。

(二) 其他 X 线所见

1. 干骺端变化　观察受累的股骨近端的干骺端 X 线变化和性质有其重要性。1940 年 Gill

报道在 Perthes 病的早期干骺端改变已明显，称作"脱钙的孔洞"。同时认为干骺端的坏死引发股骨头的所见。Ponseti 描述股骨颈出现的囊性变，并相信是纤维软骨呈舌状向下伸入股骨颈所致。然而 Katz 和 Shiffert 考虑囊肿是骨愈合中血管再沟通和吸收的表现，同时认为有判断预后的价值，即有囊性变的比没有的预后更差。

2. 骺板的改变　Perthes 病常见有股骨近端骺板生长异常，但真正的跨骺板的骨桥多不明显，因而不能说是骨桥干扰了生长。并发骺板形成异常的也有报道。1/4 患儿有骺早闭。推测早闭均以大粗隆过度生长，骺板变形，股骨头化骨核向外挤压和股骨颈向内弯为依据。

骺板早闭并伴有大粗隆生长过度的常没有川德伦堡征的步态。对骺板早闭有关的畸形都有过描述。中心型早闭，股骨头仍保持圆形，股骨颈短，大粗隆高位。外侧生长停滞的股骨头向外侧倾斜，股骨颈内侧变长，也有大粗隆生长过度。

Sponseller 研究 52 例髋关节，只有 3 例有明确的骺板早闭。虽不少髋关节因生长速度的改变而出现变形，但未见到真正的跨骺板的骨桥。Langenskiöd 从侧位 X 线片看到干骺端向外隆起宛似胫骨内翻（Blount 病）的所见。这种外形异常有时并发骺早闭。

3. 髋臼的变化　几乎所有股骨头变形的病例均有髋臼的改变。股骨头挤出髋臼的，臼内壁形成另一间隙，Yngve 和 Robert 称之为"双间隙化"（bicompartmentalization）。凡有此现象的，后果不良。该作者在 41 例中发现 19 例有双间隙化，早的在发病后 3 个月出现。双间隙化也可并发 Y 形软骨的早闭。本病的初期也可发生髋臼顶部骨质疏松，最多见于本病的中期。待骨骼成熟时骨质重新恢复正常。股骨头在髋臼内生长和塑形的重要因素是头的位置而不是其形状。髋臼的双间隙化在愈合期逐渐消失。

4. 有限的 X 线改变　1964 年 Meyer 报道了一组在 X 线片上偶尔发现的股骨头有限的表现。这些表现并不经常存在，因而易使人误诊为是髋关节发育不良。尽管这种病情称为 Meyer 发育不良，很可能是年幼小儿的无症状的 AVN。在一组 X 线表现很轻微的 24 例中，其病变总是出现股骨头的特定的局限部位：10 例在股骨头前方，7 例在后内侧，4 例在中央部，3 例在外侧。病变时间一久，股骨头整体上较正常侧扁平。这种情况很像是轻型 Perthes 病，支配股骨头某个部位的血供受到影响。单侧 Perthes 病的也有报道称能发现对侧股骨头不如正常的圆，前段稍有扁平。中央部有时发现一凹陷而误诊为 AVN。实际上应为正常圆韧带附着的小凹。

5. 双侧改变　Perthes 病可出现双侧股骨头密度改变，也可能不是本病。双侧髋关节患病的有 4 个明确类型。Ⅰ 型双髋 X 线表现和病情进展完全一样，本型很可能属多发骺发育不良。此时应检查其他关节以证实诊断。Ⅱ 型同时见到一些改变，但碎裂只见于某一侧。Ⅲ 型特征性初期改变只见于某一侧，而 X 线片上的愈合变化见于对侧。Ⅳ 型变化相继见于双髋，而后发病的一侧病程严重。真正的双侧 Perthes 病就像 Ⅲ 和 Ⅳ 型相继出现于双髋。

（三）磁共振成像

磁共振检查是及早确诊 Perthes 病的方法并能见到股骨头和髋臼的结构。但迄今 MRI 尚不能肯定其临床应用的优越性。

早些时候，评说 MRI 的效用还有些模棱两可。Elsig 等作者报道了用锝扫描诊断一例早期 AVN 而 MRI 却为正常所见。Ranner 发现 MRI 早期诊断 Perthes 病与闪烁造影的作用相同。认为闪烁造影可看出开始有血管再沟通，因而是一个更好的随访方法。然而，有些研究表明 MRI 对 Perthes 病的诊断和病情变化有明确功效。

1984 年 MRI 可作出有如关节造影般的影像协助诊断。Grimm 等人用 MRI 观察关节面是否头臼妥帖、股骨头的包容、关节积液和滑膜肥大等。股骨头的外移可见于股骨头软骨的内侧肥大。用 MRI 可测出血管再通的范围，MRI 还能很好地描出病变范围和早期受累程度。出现症状的初始 3 ~ 8 个月可清楚显示头骺受累。

作者还发现 MRI 对 Perthes 病的早期诊断较其他影像检查更为准确。Theissen 等人报道 MRI 对诊断的准确率达 97% ~ 99%，而 X 线诊断准确率为 88% ~ 93%，闪烁造影则为 88% ~ 91%。Egund 对比观察了 MRI 与关节造影，发现 MRI 显示的软骨的股骨头骺内、外侧更为清晰。有两例 Perthes 病 X 线片和闪烁造影正常而用 MRI 作出了早期诊断。还有报道称 MRI 看到的股骨头坏死真正受累范围较 X 线片和闪烁造影更为可靠。观察血管再通情况也较锝闪烁造影清楚。数字减影 MRI 描出早期股骨头缺血范围与骨扫描相似。

受累区域广泛而无加强效果。数字减影 MRI 也能识别早期再灌注。

用 MRI 连续观察 Perthes 病可与 Catterall 分类相关。在 Catterall Ⅱ 组，影像显示在内、外和后侧有存活的骨组织，Ⅲ 组的骨坏死较多，Ⅳ 组骺板受累而有修复延伸进入干骺端。

（四）闪烁造影

锝扫描在 X 线片上尚未显示病变前是早期诊断 Perthes 病的有效方法。此时还可用骨扫描对病变的严重程度进行分类。Ⅰ 级有 1/4 骺有病变，Ⅳ 级则为全头受累，同时有报道称扫描观察骨坏死范围较 X 线片更为准确。扫描还可显示血管再通和随后的改变。但值得注意的是有时早期骨扫描的结论较真实情况重。

闪烁造影还可区分所谓的血管重建是血管再交通还是血管组织再生。

（五）关节造影

关节造影可清楚显示股骨头的形状和与髋臼的关系。内侧关节间隙增宽和头外移可借助平片看出。对关节间隙增宽关节造影可看出是因为关节软骨肥厚及股骨头形状变化所导致的头外移。关节造影可显示头在臼内的包容情况。关节造影的主要优越性是检查者可从不同角度评定关节头臼双方面是否妥帖。

现在关节造影常用来检查早期病变有无铰链性外展，即在髋关节外展时头与髋臼外上缘相挤而使股骨头向外移。早期发现可行牵引以解除铰链关系，日后需行手术加强头的包容。拖延诊断则预后不佳。

（六）超声波检查

Perthes 病初期可用超声波测定有无关节积液，随后可观察股骨头形状。超声波检查可描出软骨的股骨头轮廓，作用与关节造影相当。同时在日后随诊时可用作对比，而无需拍 X 线片。有作者按超声波显示的变化进行分类。

（七）CT 检查

CT 可为股骨头和髋臼提供准确的三维成像。按 CT 影像对 Perthes 病进行分类，如 A 组股骨头边缘受累；B 组股骨中心已有明显坏死，但未波及后方；C 组为全头受累。除此类报道外，通常不常规用 CT 作诊断。临床决定治疗方案也多不是根据 CT 所见。CT 对诊断有益，但评定晚期病例仍重视有无疼痛、关节绞锁和其他临床异常所见。CT 可协助区分股骨头不完全再骨化还是真正的

骨软骨病变。

（八）依据 X 线造影的分类

由于 Perthes 病的患者临床病程和最终结果差别很大，故观察者都希望根据其早期 X 线表现预测严重程度。最早这样做的是 Legg 本人。他将受累的股骨头分为两种，一种是帽状的，另一种是蘑菇头状的。后者少见但常并发其他更严重的疾病。Waldenström 将股骨头分为三型，Ⅰ 型和 Ⅱ 型后果好，Ⅲ 型预后不良，股骨头呈圆锥形。髋臼限制变形的股骨头只能做伸屈活动。

1. Catterall 分类法　1971 年 Catterall 首先提出分类，可以说这是治疗本病新的里程碑。那个年代，不论 Perthes 病的轻重，对大多数患儿都采取非常积极的疗法。Catterall 以 X 线表现将其分为四组，使决定治疗方案时得以因人而异。

Catterall Ⅰ 组，只头骺的前方受影响。Ⅱ 组波及前方更大范围，而且中央部出现死骨。虽受累部可能塌陷，仍保留头骺的高度。根据 Catterall 本人的意见，Ⅰ、Ⅱ 组患者预后良好，不需特殊治疗。Ⅲ 组头骺大部已出现死骨，未波及其内、外侧。Ⅳ 组骨骺全部已出现死骨。Ⅲ 组和Ⅳ 组需要治疗。

Catterall 描述了 4 种股骨头的骨骺危象因素，可用来预测患儿的预后。危象因素包括股骨头向外半脱位，头骺侧方可见 V 形透亮区（Gage 征），头骺外侧钙化和骺线呈水平状。凡出现上述危险因素的，后果不佳。

Catterall 的分组不太明确，不少参与观测的人员都感到只靠 X 线片分组的可重复率低。如何解释头危象的体征也有困难。此外，按此分类在碎裂期只有 6%，而在初期依此分类可达 40%，这可能系 Catterall 分类是根据碎裂期的 X 线片判定的。虽对此有些批评，Catterall 分类法的价值在于对寻找更可靠的指标有用。同时强调了不少患者未加任何治疗可以完全恢复的事实。

2. 外侧柱分类法　外侧柱分类是根据碎裂期的前后位 X 线照片上股骨头外侧变化而制定的。在碎裂期之初，股骨头可分为内、中和外侧三段（柱形）。外侧柱完整时在负重时可作为中央缺血段的支撑（图 11-1）。

按此可划分三组：A、B 和 C。A 组外侧柱只是密度稍有增加，头骺高度无变化。B 组外侧柱透亮，高度减少但不超过原来厚度的 50%。本组中央部塌陷低于外侧柱的在初期常见，随病程发

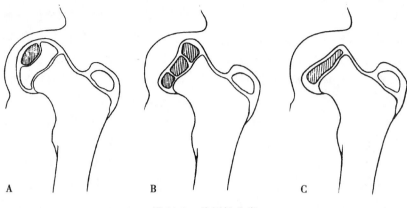

图 11-1　外侧柱分类

展外侧柱丧失原有高度而向外突出。外侧柱厚度不低于原有厚度的一半则列为 B 组。C 组外侧柱有透亮区，外侧柱与中央部无明显分界，而外侧柱厚度变薄，超过原来的 1/2。在碎裂期之初外侧柱的厚度常较中央柱低矮。

外侧柱分类与患者日后结局紧密相关。A 组最好，B 组居中，C 组最差。保留外侧柱可能是应力学原因使预后良好。若只中央部坏死，其余部分特别是外侧柱能成为应力遮挡而不塌陷。如果坏死范围广泛时则应力遮挡作用不复存在，股骨头塌陷。

将外侧柱分类与 Catterall 分类做一比较，前者在不同观察者之间有更大的信任度，能更好地预测病变进程的结果。还有报道称外侧柱分类只需碎裂期的一张正位 X 线片，因而容易实施和解释。同时认为本法可靠，可重复性高，对陈述本病的远期预后很有用处。

3. 按结局的分类　这一种分类方法与其他分类一道评定病情的严重程度和治疗结果。由于股骨头随小儿生长而不断变化，所以这类的评定最好用于骨骼已经成熟的患者。

（1）Mose 分类：将病愈的股骨头与透明同心圆的模板对照，结果好的指患儿在正位和蛙式位 X 线片上股骨头的形状不超过已知圈 1mm。若相差 2mm 则为尚可，超过 2mm 的为差。虽本法极易重复操作，但用途有限，并不能囊括变化多端的结局。

（2）Stulberg 分类法：Stulberg 分类法对预测日后是否会发生退行性关节炎有用。Ⅱ组患者预后良好。Ⅲ、Ⅳ组成年后可并发轻度或重度退行性变。Ⅴ组患者在刚刚进入成年则会发生疼痛性退行性变（表 11-2）。

表 11-2　Stulberg 分类法

分组	X 线所见（前后位和蛙式侧位片）
Ⅰ	股骨头的形状基本正常
Ⅱ	股骨头骺高度减少，股骨头形状与同圆心圈差在 2mm 以内
Ⅲ	股骨头呈椭圆形，超过同心圆圈 2mm 以上，臼与股骨头失同心圆的匹配（congruous incongruity）
Ⅳ	股骨头扁平，厚度小于 1cm，头臼匹配关系同Ⅲ组
Ⅴ	股骨头塌陷，臼的形状未变，呈失同心圆不匹配（incongruous incongruity）很像成人的 AVN，即头部中心部塌陷

（九）与预后有关的危险因素

为了判断预后，有若干这方面的研究报道。有下列之一的后果不佳：①股骨头外移；②股骨头的包容不良；③外侧钙化；④股骨头与泪滴间距增宽；⑤碎裂出现前股骨头增宽；⑥土星环现象（指硬化的头骺四周环以透亮区）；⑦起病初期即有股骨颈增宽。

第 5 节　鉴 别 诊 断

临床上有些疾病与 Perthes 病有类似之处。不少病种也能引发骨缺血性坏死，如血红蛋白病（镰状细胞贫血和地中海贫血等）。此外，白血病、淋巴瘤、特发性血小板减少性紫癜和血友病等均可并发 AVN。对绝大多数患者而言均可借助详细的病史和周密的检查除外。甲状腺功能低下的患儿，其 X 线表现与 Perthes 病相仿；而异常表现为双侧的。甲状腺功能低下的患儿，股骨头不断出现骨化区，称之为假性碎裂现象。这种变化也可发生股骨头变形而导致扁平髋。

对有明显家族史和双髋病变者，应除外多发

性骺发育不良(multiple epiphyseal dysplasia)、脊柱骺发育不良(spondyloepiphyseal dysplasia)和莫基奥综合征(黏多糖贮积症 Ⅳ 型——Morquio病)。后者 X 线表现有对称性股骨头扁平,碎裂和均匀的轻度硬化,但干骺端没有任何改变。相反,Perthes 病的股骨头双侧病变往往不对称,而且病变波及干骺端。骨骺发育不良的患儿身材矮小,全身其他部位的骨骺也有改变,如股骨远端骺扁平。骺发育不良者双髋同时受累,而 Perthes 病常为先后相继出现病变,相隔一年或更久些。

有时骺发育不良并发 AVN。Mandell 等曾报道二者同时存在的 10 例,均用 MRI 和闪烁造影证实。

小儿外伤性髋关节脱位并发的 AVN 也与Perthes 病的表现相似。已知 AVN 也是发育性髋关节脱位治疗后并发症之一。有时在完成治疗后数年始发生。

有些 X 线片上的表现被误认为 Perthes 病,如股骨头部小凹陷即为正常所见。还有些罕见情况,如 Maroteaux-Lamy 综合征(致密性骨发育障碍综合征)、股骨颈的骨软骨瘤、多发性骨软骨瘤病、滑膜骨软骨病、异性软骨瘤病(metachondromatosis)及 Schwartz-Jampel 综合征。有过一例本病髋关节表现见于脆软鼻咽综合征(trichorhinophalangeal 综合征)。该例 X 线片上有圆锥样股骨头骺,同时患儿有头发和面部异常。

第6节　治　疗

因 Perthes 病的轻重程度差别很大,故在决定治疗方案时一直存在困难。各医院之间治疗方法也不尽相同。有的单位只是注意恢复关节活动;另一些单位采用保守或手术疗法改善包容,相信股骨头变形会发生危险因素;还有的单位对 6 岁以上的患儿手术治疗,相信包容手术等积极治疗可为扭转预后提供良好机遇。

目前获得大多数医生支持的治疗思路是根据外侧柱的分类法结合患儿发病的年龄判断预后。治疗的理念如下:

有症状的 A 组和 B 组,发病时骨龄在 6 岁以内的,A 组患儿因关节活动障碍和症状均不明显可给予观察而省略特殊治疗。最初的治疗为减少活动量,用些抗炎药物和短时间的卧床休息。休息是为了缓解疼痛发作和关节活动障碍。

骨龄 6 岁以后起病的 B 组患儿和 C 组患儿,一旦关节因症状而有活动范围受限,均采用手术包容方法治疗。在包容手术中推荐 Salter 骨盆截骨术及骨盆三联截骨术。虽然股骨截骨也能对股骨头的包容产生相似功效,但术后大粗隆位置上升,日后外展肌功能会受影响。此外,需再次取出内固定物,对患儿也是个负担。但是对病情较重的患儿,Salter 截骨术后较股骨截骨术容易发生关节僵硬。超过 9 岁以上的患儿联合行 Salter 骨盆截骨和股骨截骨可能效果更好些,有时对年龄偏大的患儿手术成功率较难预测。

(一) 对症治疗

缓解症状的主要疗法为卧床休息和牵引。非甾体抗炎药(NSAIDS)能减轻疼痛和不适。用拐杖减少负重。

患儿卧床 1~2 日对缓解疼痛和恢复关节活动有益,估计是靠减轻滑膜炎。围绕软骨下骨折期卧床休息最有好处。病情进入碎裂期和再骨化期,股骨头变形致关节活动障碍以后,卧床休息无用。

患肢牵引方法不一。可在患儿家中牵引,一般用 4kg 重量用滑车与床连接。对需要牵引的患儿也可在夜晚入睡后进行。每晚牵引或只在有疼痛和肌肉痉挛时使用。还可全天牵引几周时间直到关节恢复正常活动为止。牵引方式可用卧床简单纵向牵引,也可用悬垂平衡牵引,还可用弹簧吊带牵引。

部分负重或免负重对缓解疼痛和增加关节活动范围有帮助。用双拐可实现此目的。但对此缺乏有针对性的研究。此外,有的小儿不善于架双拐走路。

(二) 包容疗法的实验性理论基础

为了测定各种包容为目的支具,Rab 对Perthes 病患儿做了步态分析,Petrie 石膏管型可增加股骨头的前、外侧包容,减少后、内侧的覆盖。使用 Atlanta 支具,髋关节可屈曲和外旋,后侧包容多于外侧覆盖。Rab 报道用"包容指数"定量,Atlanta 支具可以达到 64%~72%,而用 Petrie 石膏或多伦多支具则对包容指数不起作用。

随后的股骨头应力分析,若股骨头中央部坏死,未受累的外侧部支撑中央部不受应力的作用,从而不发生塌陷。但坏死范围扩大后,则丧失应力遮挡作用,股骨头塌陷。观察发现股骨头占半球的 120°,而髋臼只占半球面的 75%。在每个动作中股骨头只有 63% 与髋臼接触。股骨头的哪个部分被臼所覆盖取决于关节活动在步态的哪个时相。对股骨内翻截骨和 Salter 骨盆截骨的外形研究,发现术后局部应力并未降低。没有力学理论支持包容截骨对股骨头广泛坏死是有效的。

（三）支具包容

支具都能使患髋外展，多数仍能屈髋，有的限制髋关节旋转。采用包容疗法以前，先要靠卧床、牵引和降低负重等措施恢复患髋的正常活动范围。支具治疗的全过程活动接近正常，因而对严重病例有一定困难。

支具种类不在少数，多由设计者或城市命名，不少已放弃。一般的坐骨负重支具，因易使患肢内收，故不宜推荐。目前用的较多的是亚特兰大斯考瑞特（Atlanta Scottish Rite）支具。

（四）手术包容治疗

1. 股骨截骨术　20 世纪 60 年代曾用股骨内翻去旋转截骨术成功地治疗 Perthes 病。最常见的手术指征有二。一是 6 岁以后发病的和 X 线表现预后不佳的。虽有作者曾为 3 岁 6 个月的小孩做此手术，但很多学者认为手术对 6 岁以前发病者多不能改善后果。另一个是 X 线片上显示有"危象"的，即使股骨头变形不重的也推荐行股骨内翻去旋转截骨术。

股骨截骨术前应先设法恢复关节正常活动。皮牵引或骨牵引可能有助于达到恢复活动的目的。也有作者认为不必牵引，可在麻醉下改进关节活动。

股骨内翻截骨是否能加快股骨头的愈合尚无定论。

有的作者选择患儿发病 8 个月以内即行股骨内翻截骨术。但有报道称过早或过晚行此手术均发现有骺板早闭。一般说来，手术宜在股骨头再骨化前施行。内翻的股骨颈塑形取决于股骨头的生长板，实际上这个生长因素难于预测。有的患儿术后并发髋外展肌跛行。若患儿的大粗隆生长过度，可能需行大粗隆骺固定术或大粗隆下移术。

对所需股骨内翻和去旋转的角度大小也有不同看法。一组病例术前颈干角平均为 137°，术后当时矫正效果为 116°，而随访最终为 129°。有的作者推荐术后角度以 100° ~ 110° 为宜。Laurent 等报道不论颈干角多少，都会增加 30° 内翻。多数作者仍主张要按实际需要，如要将股骨头纳入髋臼外缘为度，颈干角不要少于 105°。

股骨内翻截骨有若干并发症：术后过度内翻，内翻不能再塑形，去旋转截骨后患侧下肢持续外旋，患肢短缩，外展肌性跛行，大粗隆过度生长，需二次手术取出内固定物，取钢板后的骨折以及延迟愈合和不愈合等。

股骨截骨与骨盆截骨相比，前者容易出现下肢短缩和外展肌跛行，偶有术后股骨头进一步塌陷和髋关节活动明显受限的报道。较大儿童术后会有关节面和大粗隆（AT 值）缩小和川德伦堡征样跛行。因此不少外科医师不主张为 8 岁以上的小儿行此手术。

2. Salter 骨盆截骨术　1962 年 Salter 首次为 Perthes 病的患儿行骨盆截骨术。Salter 认为手术指征为 6 岁以后发病者，头骺中等或严重受累和丧失包容者。手术的条件是股骨头变形轻（关节造影证实），关节无激惹疼痛和关节活动受限不明显。此外，患髋能外展 45°，而且在该体位头包容良好。术前要恢复关节活动，为此许多患儿需卧床牵引一段时间。有时还需先行内收肌松解并加用外展石膏数周。

对手术操作又做了如下改良：关节囊不切开，髂腰肌应予延长，若内收肌过紧也应同时延长或松解。若术后用 2 ~ 3 枚粗螺纹针或螺钉内固定，术后不需石膏制动。对大儿童最好用螺钉做内固定。

有的作者推荐 Kalamchi 改良的 Salter 截骨术，理由是该术式不延长骨盆，从而对股骨头不增加压力。

Salter 骨盆截骨术也存在几种并发症的可能，如内固定不牢固而导致截骨远端滑动移位、患肢延长、髋屈曲受限和关节僵硬等。

3. 骨盆三联截骨术　近期文献显示很多作者趋向于行三联截骨术，认为此术式可以显著改善头臼覆盖，不增加股骨头骺的压力，不用加做股骨近端的截骨手术。但是不可否认的是，三联截骨术的损伤较大，技术操作复杂而不易掌握，合并症的发生率也比较高。其长期随诊结果仍待观察。

4. 股骨和骨盆联合截骨术　本术式的指征有股骨头向外侧半脱位，头外侧钙化和干骺端变化较重。对股骨头的覆盖来讲，联合手术要比单一术式更好。

5. 外翻截骨术　对股骨头扁平而出现铰链状外展的病例可考虑选用。髋内收时头臼相符而在中立位或外展位时头臼不对称的患儿适宜行此手术。术前可注意到在髋外展位步态改善。有报道称外翻截骨有助于股骨头恢复圆形。还有作者称术后头中央部碎裂愈合，改善关节间隙和活动范围以及下肢延长。还可能减轻疼痛和改进半脱位。但缺少对此手术远期效果的报道。

6. 髋臼造盖术　手术指征有股骨头向外半脱位，头的覆盖不良和外展铰链现象。各种臼盖手术中，以 Staheli 臼扩大术效果可靠。术后并发症有髋屈曲受限。原因可能是手术植骨过宽。若植骨过薄又可能使头覆盖不完全。

7. Chiari 骨盆内移截骨术　最好留到其他手术都不能解决股骨头外移时再用。还适用于大儿童 Perthes 病引发髋部疼痛,股骨头变形严重,关节造影证实头臼不对称的病例。晚期效果尚不十分确定。

8. 唇样变切除术(Cheilectomy)　从前曾对突出髋臼外的股骨头行部分切除术。最多的是切除病变的前外侧的唇样变。近年因其潜在的严重并发症而很少行此手术。手术会削弱股骨头与股骨颈部连接的基础,从而发生骺滑脱。此外,多数病例术后并发不同程度的关节僵硬。若计划行此手术,应在股骨头骺板闭合后施行,以免造成骺滑脱。

(五) 股骨头骨软骨病变的治疗

少数 Perthes 病症状消失多年后到青少年时又出现髋关节疼痛。关节绞锁、骨摩擦音等表明股骨头有骨软骨病变。X 线片上股骨头中央部出现透亮区,很难区分是游离体还是软化的软骨或纤维组织。对此宜行关节造影或需要行关节镜甚至关节切开探查。症状轻的,可行保守治疗,如卧床休息、应用非甾体抗炎药物。必要时可经关节镜取出游离体,并磨平脱落的软骨床。有的作者主张凡不是游离体的病变可行局部钻孔以诱导血管长入,使病变愈合,唯疗效不定。

(郭源)

参 考 文 献

1. Herring JA, Neustadt JB, Williams JJ, et al. The lateral pillar classification of Legg-Calvé-Perthes disease. J Pediatr Orthop, 1992, 12(2):143-150.

2. Christensen F, Soballe K, Ejsted R, et al. The Catterall classification of Perthes' disease: an assessment of reliability. J Bone Joint Surg Br, 1986, 68(4):614-615.

3. Chung SM. The arteial supply of the developing proximal end of the human femur. J Bone Joint Surg, 1976, 58(7):961-970.

4. Farsetti P, Tudisco C, Caterini R, et al. The Herring lateral pillar classification for prognosis in Perthes disease, late results in 49 patients treated conservatively. J Bone Joint Surg Br, 1995, 77(5):739-742.

5. Gallistl S, Reitinger T, Linhart W, et al. The role of inherited thrombotic disorders in the etiology of Legg-Calvé-Perthes disease. J Pediatr Orthop, 1999, 19(1):82-83.

6. Glueck C, Crawford A, Roy D, et al. Association of antithrombotic factor deficiencies and hypofibrinolysis with Legg-Calvé-Perthes disease. J Bone Joint Surg Am, 1996, 78(1):3-13.

7. Glueck C, Glueck H, Greenfield D, et al. Protein C and S deficiency, thrombophilia, and hypofibrinolysis, pathophysiologic causes of Legg-perthes disease. Pediatr Res, 1994, 35(4 Pt 1):383-388.

8. Heikkinen E, Lanning P, Suramo I, et al. The venous drainage of the femoral neck as a prognostic sign in Perthes' disease. Acta Orthop Scand, 1980, 51(3):501-503.

9. Ismail AM, Macnicof MF. Pronosis in Perthes' disease: a comparison of radiological predictors. J Bone Joint Surg Br, 1998, 80(2):310-314.

10. Kahle WK. Association of antithrombotic factor deficiencies and hypofibrinolysis with Legg-Perthes disease. J Bone Joint Surg, 1997, 79(7):1114.

11. Lahdes-Vasama T, Lamminen A, Merikanto J, et al. The value of MRI in early Perthes' disease: an MRI study with a 2-year follow-up. Pediatr Radiol, 1997, 27(6):517-522.

12. Loder RT, Schwartz EM, hensinger RN. Behavioral characteristics of children with Legg-Calvé-Perthes disease. J Pediatr Orthop, 1993, 13(5):598-601.

13. Reinker KA. Early diagnosis and treatment of hinge abduction in Legg-Perthes disease. J Pediatr Orthop, 1996, 16(1):3-9.

14. Salter R. Experimental and clinical aspects of Perthes' disease. J Bone Joint Surg Br, 1966, 48(2):393.

15. Thompson GH. Salter osteotomy in Legg-Calvé-Perthes disease. J Pediatr Orthop, 2011, 31(2 Suppl):S192-S197.

16. Ernest S, Ira Z, Session Participants. Report of break-out session: Management of sequelae of Legg-Calvé-Perthes disease. Clin Orthop Relat Res, 2012, 470(12):3462-3463.

17. Wenger DR, Pring ME, Hosalkar HS, et al. Advanced containment methods for Legg-Calvé-Perthes disease: results of triple pelvic osteotomy. J Pediatr Orthop, 2010, 30(8):749-757.

18. Saran N, Varghese R, Mulpuri K. Do femoral or salter innominate osteotomies improve femoral head sphericity in Legg-Calvé-Perthes disease? A meta-analysis. Clin Orthop Relat Res, 2012, 470(9):2383-2393.

19. Kim HT, Gu JK, Bae SH, et al. Does valgus femoral osteotomy improve femoral head roundness in severe Legg-Calvé-Perthes disease? Clin Orthop Relat Res, 2013, 471(3):1021-1027.

20. Rich MM, Schoenecker PL. Management of Legg-Calvé-Perthes disease using an A-frame orthosis and hip range of motion: a 25-year experience. J Pediatr Orthop, 2013, 33(2):112-119.

21. Millis MB, Zaltz I. Current perspectives on the pediatric hip: selected topicsin hip dysplasia, perthes disease, and chondrolysis: synopsis of the hip subspecialty session at the POSNA Annual Meeting, May 1, 2013, Toronto. J Pediatr Orthop, 2014, 34 Suppl 1:S36-S43.

第 12 章

骨骺发育异常

骨骺发育异常系化骨中心原发或继发缺血性坏死所致的骨软骨病，其死骨可逐渐被吸收而代之以新的骨组织。不同骨可发生同样病变。

第 1 节 胫骨结节骨软骨炎

胫骨结节骨软骨炎又称 Osgood-Schlatter 病，特点是髌腱水肿和胫骨结节过度突出。多见于 11～15 岁运动量较大的男孩。病史中常提到先有骨性突出，然后出现症状。

（一）病因

本病主要是髌骨的腱远端发生腱鞘炎，继发异位化骨。从胫骨结节切除的骨块和自髌腱后面嵌入骨做组织学检查，显示活的海绵骨四周绕以软骨，并无坏死或炎症。过去认为股四头肌附着在胫骨结节上，在生长发育过程中胫骨结节极易遭受髌腱牵拉。牵拉性损伤使结节上的软骨块产生一定程度的撕脱。但是，近年来发现多数病例系附着在胫骨结节上的髌腱软组织损伤。髌腱发生轻度腱鞘炎，以后在发炎的腱上发生异位化骨。手术探查，在髌腱附着点的深面，可见到嵌入的小骨块。

（二）临床表现

主诉为膝前方的局限性疼痛。患儿上下楼梯、跑、跳时疼痛。跪下时局部受到直接压迫而使疼痛加重。休息后疼痛消失。望诊和触诊可发现髌腱肥厚，胫骨结节增大。压痛最重处在髌腱附着点。膝关节无滑膜增厚或积液。膝关节在抗阻力伸直时或充分屈曲下蹲时疼痛加重。这是因为这两项检查使髌腱对胫骨结节拉力增加。

（三）X 线检查

急性期，侧位 X 线照片上表现有胫骨结节前方软组织水肿和髌腱增厚。男孩胫骨结节化骨核约在 11 岁时出现，于 15 岁时融合。骨化不规则属正常变异而不是本症的特征。本病晚期 X 线照片可分三个完全不同的类型。第一型，胫骨结节突出，不规则；第二型，胫骨结节突出，不规则，

同时在结节前下方有游离的小骨块；第三型虽有游离小骨块，但结节正常。游离小骨块不是从胫骨结节上脱落下来的，而是髌腱深层异位化骨。小块骨的组织学检查与化骨性肌炎类同。有股四头肌挛缩的，充分伸直膝关节后的 X 线侧位照片，可显示髌骨向近端移位。MRI 显示髌腱炎症而胫骨结节并无撕脱现象。

（四）治疗

本病可自愈。胫骨结节骨骺与胫骨干骺端骨骺融合后停止发展。

治疗方法取决于疾病的严重程度。轻型病例应限制活动 4～6 个月。停止体育、跑跳和长走可使症状缓解。

中度和重症病例需 4～6 个月长腿管型行走石膏，随后限制体育活动 3～6 个月。髌腱有急性炎症时，可用 10ml 10% 普鲁卡因混以 3～4ml 氢化可的松注射在肿胀髌腱处和骺附近软组织中。上石膏前局部注射氢化可的松能缓解症状，还可使石膏固定时间缩短到 3 周。

少数需要手术治疗，只适用于保守治疗失败的个别病例。手术切除结节可消除畸形，缓解痛苦，恢复快且危险很小。

手术方法是以胫骨结节为中点做纵形切口，将髌腱做两等分，从中央劈开。从骨膜外显露结节并将髌腱向两侧牵开，髌腱的上下端不必剥离。用骨刀将结节凿除。同时切除髌腱深层的骨组织。然后缝合髌腱和软组织切口。最后用长腿行走管型石膏固定 3 周。

提早融合结节骨骺，如用自体骨钉嵌入和结节钻孔等方法虽能缓解症状，但遗留永久性突出的胫骨结节。病变静止后胫骨结节仍突出，会影响外观，下蹲时局部不适。偶因胫骨结节和胫骨上端骨骺前半部提早融合，胫骨上端后半部骨骺继续生长而产生膝反屈。偶有未经治疗的胫骨结节骨软骨炎日后并发膝反屈。严重的膝反屈病例需行截骨术矫正。

本病的另一并发症为髌骨上移。患侧髌骨可较健侧高 2cm。可能系胫骨结节骨骺上拉或髌腱延长之故。异常高位的髌骨可发生屡发性髌骨外方脱位。髌后关节小面受压，日后可发生髌软骨软化以及髌股关节退行性关节炎。

第 2 节　足舟骨缺血性坏死

足舟骨缺血性坏死又称 Köhler 病，系足舟骨在 X 线照片上可见变扁、硬化和不规则性稀疏的一种自愈性疾病。发病率不高，多为男孩（约占 75% ～80%）。发病年龄与性别有关，女孩发病一般较男孩早 1 年。男孩多在 5 岁左右，女孩在 4 岁左右。1/3 的病例为双侧足舟骨同时受累。足舟骨缺血性坏死同时可有股骨头缺血性坏死。

本病的病因与机械外力有关。足舟骨位于足纵弓之顶，运动时经常承受损伤。足部诸骨的骨化时间以足舟骨最晚。因此，易受邻近骨的冲击和损伤。出现化骨核的平均年龄，女孩是 18 ～24 个月，男孩是 24 ～30 个月。足舟骨在生长最快阶段因受压而致骨化晚和不规则。压力使海绵骨的血循环阻断造成骨的缺血性坏死。活检显示舟骨内有坏死区，并同时见到有死骨吸收和新骨形成。有报道称在双胞胎小儿中发生双侧足舟骨缺血性坏死的，可能与遗传有关。

临床表现有避病性跛行。患儿用足外侧负重走路以缓解足内侧纵弓的负担，足舟骨局部疼痛、压痛。此外，局部软组织可有反应性增厚和水肿。在舟骨的胫后肌附着点也有炎症改变。检查中跗关节和距下关节活动不受限，可与急性关节炎如类风湿相鉴别。

X 线照片的特征为侧位舟骨前后径变扁并有不规则稀疏和致密区。足舟骨单纯骨化不规则比较常见，不要误诊为本病，最好投照双足 X 线照片，以明确是否两侧发病。两侧病变时其中一侧可以毫无症状。

病情不同，治疗方法也有所区别。对中等疼痛病例最好用内翻 10° ～15°，跖屈 20° 的行走石膏保护 6 ～8 周，头 3 周架双拐不负重走路。去除石膏后，用平足垫和鞋跟内侧加高 0.3cm 的办法缓解负重的牵拉。应避免跑和走长路。若疼痛很轻或临床无明显症状，用纵弓鞋垫支持即可。

本病预后良好，最快的 6 个月内修复，多数需 1 ～3 年。绝大多数患者在足部发育成熟以前，舟骨可完全恢复正常，不留任何畸形或残疾。

第 3 节　跖骨头缺血性坏死

跖骨头缺血性坏死又称 Freiberg 栓死，多见于青少年，一般多在 13 岁以后发病。女性患者最多，约占 75%。最常见的受累部位为第二跖骨头，但也可波及其他跖骨。双侧发病的也可见到。

真正的病因不明。一般认为是血运障碍，宛如其他骨的缺血性坏死。受累跖骨头的组织学检查有坏死改变。产生病变原因可能与外伤有关，而积累性劳损较单次损伤的可能性大。本症还可能与邻近骺板和关节软骨的骨折有关。

临床表现为第二跖骨或受累跖骨部位疼痛，局部肿胀和跖趾关节活动受限。X 线照片显示第二跖骨头扁平硬化和外形不规则。

青少年发病应采取保守治疗。急性疼痛阶段用短腿行走石膏保护 3 ～4 周到症状消失，然后用跖骨鞋垫缓解局部受压。

第 4 节　肱骨小头骨软骨炎

肱骨小头骨骺缺血性坏死病变又称 Panner 病。患儿多为 4 ～10 岁的男孩，好发于右侧肘关节。外伤不是主要因素。

常见的主诉是肘关节疼痛和僵直。体检时可发现肘关节有不同程度的屈曲挛缩和积液。X 线照片上显示肱骨小头兼有不规则透亮区与密度增加。最好投照对侧肘关节对比。桡骨小头常增大且骨龄超过正常，可能与恢复期的局部血运增加有关。

治疗宜限制活动，应用非甾体抗炎药（NSAIDs）。症状明显的用长臂石膏固定 3 ～4 周，到急性滑膜炎消退、局部压痛消失为止，然后改用双叶石膏板或吊带保护。个别严重的病例需经关节镜或手术行骺软骨下骨钻孔，以促进愈合。肘关节可稍有活动。肱骨小头完全复原需要 1 ～3 年。残留肘关节永久性屈曲挛缩者少见。

第 5 节　其他骨软骨病

罕见的骨软骨病有股骨大粗隆骨骺（Mandl；Hall）、髌骨第一次化骨中心（Koehler）、髌骨第二次化骨中心（Sinding-Larsen；Wolf）、胫骨上端骨骺

（Boldero，Mitcbcll）、胫骨远端骨骺（Siffert 及 Arkin Hassler；Heyman 和 Bennett）、跗骨的内侧楔骨（Meilstrup）、第五跖骨骨骺（Iselin）、尺骨远端骨骺（Burns）、腕月状骨（Kionbiock）、掌骨头（Mauclaire）以及指骨骨骺（Thiemann；Shaw Staples）等，不再赘述。

第6节 坐耻骨"骨软骨炎"

有人认为坐耻骨连接处不规则脱钙和肿胀为骨软骨炎。经临床、X 线照片和组织病理学的进一步研究，发现其不属于骨软骨炎的范畴。手术取下的标本证明为骨骺融合的正常改变。坐耻骨连接处的融合年龄不同，一般于 9～11 岁，但可扩大到 4～12 岁。坐耻骨关节处不规则骨化和肿胀属于正常所见，大多数该年龄组儿童均可见到。

跟骨骨骺炎或称 Sever 病同样不是骨软骨病。跟骨下后方骨突处的不规则骨化和骺致密度增加系 X 线正常所见。

第7节 剥离性骨软骨炎

剥离性骨软骨炎（osteochondritis dissecans）系一块关节软骨与软骨下骨组织因缺血性坏死剥离而落入关节腔。过去认为剥离性骨软骨炎是青年人的疾病，实际上小儿并不少见，但从未见 4 岁以下的小儿发病。男孩较女孩多 3～4 倍。本病以膝关节最多见，但其他关节，如肘、踝、髋关节也可受累。特点是各关节均有其好发部位。膝关节多发生在股骨内髁的外侧面，肘关节多在肱骨小头，踝关节则发生在距骨上关节面的内侧角，髋关节则在股骨头骨骺的上方。

（一）病因

真正的原因尚不清楚，可能与遗传、身体素质、外伤和缺血等因素有关。

遗传和身体素质方面，很多病例为同一家族发病。膝关节剥离性骨软骨炎可发生在父子、叔父和两兄弟中间。某一个家族发病，包括第二代和第三代中的 10 个家庭成员发病。国外报道，肱骨头剥离性骨软骨炎在每千人中有 4.1% 发病，其父系发病率高达 14.6%。

多数关节发病表明，体质也是一个发病因素。有报道 3 例多发性剥离性骨软骨炎并发侏儒，从而提出体质因素中有内分泌失衡的可能。

外伤是剥离性骨软骨炎的重要致病因素。

反复用力过伸膝关节或髌骨在股骨髁上加压的试验方法可以发病。儿童时期软骨骨折后可能发生剥离性骨软骨炎。

软骨下骨组织缺血可能是剥离性骨软骨炎的成因。细菌栓子、脂肪栓或成团的红细胞，也许是局部缺血的原因。

剥离性骨软骨炎分为少年型和成年型两类。近年来认为少年型基本上是骨骺发育障碍，化骨核以外有附属的小骨岛的缺血性坏死。最多见于股骨内髁的外侧面，该处常见单独的附属化骨中心。成年型的病因主要是外伤。

（二）临床表现

患儿主诉多为激烈活动后关节发生阵发性疼痛、僵直、肿胀、弹响并偶有绞锁。负重关节则有避痛性跛行。剥离性骨软骨炎在没有完全脱落以前毫无症状。

体征与受累关节的发病时间以及骨块是否脱落有关。主要所见是病变部位压痛。股骨内髁的外侧面病变在屈膝后常可引出深压痛。另外，让患者平卧，屈患膝 90°，小腿充分内旋，然后渐渐伸直膝关节。当膝关节屈曲到 30° 时，患者诉股骨内髁前方疼痛。外旋小腿时，疼痛缓解。膝关节受累的患儿多采取外八字脚的步态。

还可见到有关肌群的萎缩、滑膜肥厚、关节积液和关节活动受限。

（三）X 线检查

X 线照片有诊断价值。软骨下骨块如一盘形透亮线。病变骨块较四周骨质致密。骨块脱落后，软骨面外形不规则，形成凹陷。骨块在关节内形成游离体。游离体因得到滑液营养可继续长大。

为了观察病变，有时需投照特殊体位。

股骨下端骨骺骨化不规则是正常现象，切不要误诊为剥离性骨软骨炎。正常 2～10 岁骨骺可有锯齿状边缘。主要化骨核旁可另有一小化骨块，不要与游离体混淆。

（四）治疗

除有骨块脱落者外，一般采用保守疗法。小儿剥离性骨软骨炎的病变不行手术可以愈合，但应保护关节使之免于负重或改变平时运动的方式和负重体位。

膝关节发病者可用长腿管型石膏减轻走路时受压。打石膏前投照膝关节侧位片，了解膝关节屈曲到什么角度时病变骨不承受压力。距骨病变可上短腿石膏。股骨头病变可用坐骨负重支架。

还可用双拐保护逐渐恢复负重。多数病变愈合需 3 个月，1 年以后 X 线照片看不出任何畸形。

病骨部分脱落的晚期病例，虽有症状，仍可用 3~4 个月的保守治疗。随诊没有进步或 X 线照片显示病骨完全脱落时，则应手术。16~18 岁以上的患者，病变不易愈合。

手术方式取决于病变的部位和大小。大的骨块可通过关节镜用中孔螺钉固定。通常可单纯切除脱落骨块和削平病变的基底。

髋关节剥离性骨软骨炎的损害多在股骨头的外上方。早期无任何症状，后逐渐发生疼痛和活动受限。病变未完全脱落以前，股骨头负重处可有部分塌陷和关节面的不平整，最后可发生髋关节退行性关节炎，导致严重残疾。

治疗早期病例可试用 6 个月坐骨负重支架，若病骨不能重建血运，应手术治疗。单纯切除病变骨块和削平关节面病变。术中常需使髋关节脱位以显露病变，术后双下肢用皮牵引并定时做主动和被动练习活动。3~4 周后关节活动恢复正常，则可在双拐协助下练习走路。

若病灶很深则需植骨，术后髋人字石膏固定 3 个月。以后根据 X 线照片上显示的愈合情况和关节运动范围，逐渐起床活动。

第 8 节　大块溶骨症

大块骨溶化或骨消失非常罕见。异常的骨吸收和骨沉积过程紊乱所导致的单发骨或多发骨完全消失。病因既不是内分泌失调也不是外伤，而与一些类型的血管畸形（动脉瘤病）有关。在骨破坏部位附近的纤维组织中有小血管增生。真正病因尚不完全了解。

本症多见于儿童，男女无差别。

受累范围不一，单骨或多骨的骨质吸收。某一骨溶化而后波及邻近骨，也可同时有多骨发生溶骨现象，吸收后原有骨的部位仅留有纤维条索。骨质吸收一般比较缓慢，但持续进展，数年后停止。

治疗可切除病骨加用人工支架的方法。小剂量放射治疗可刺激新骨形成，但不能控制溶骨的进程。

（潘少川）

参 考 文 献

1. Rosenberg ZS, Kawelblum M, Cheung YY, et al. Osgood-Schlatter lesion: fracture or tendonitis? Scintigraphic, CT, and MR imaging features. Radiology, 1992, 185(3):853-858.

2. Cugat R, Garcia M, Cusco X, et al. Osteochondritis dissecans: a historical review and its treatment with cannulated screws. Arthroscopy, 1993, 9(6):675-684.

3. Dietz FR, Methews KD. Update on the genetic bases of disorders with orthopaedic manifestations. J Bone Joint Surg Am, 1996, 78(10):1583-1598.

4. Jensen BL. Somatic development in cleidocranial dysplasia. Am J Med Genet, 1990, 35(1):69-74.

第 13 章

神经肌肉疾病

神经肌肉疾病系小儿慢性致残的最常见原因。最初表现为运动功能障碍，故矫形外科医师常有机会见到。

这类疾病中以脑瘫发病最多，平均超过发育性髋关节脱位或畸形足的一倍以上。

神经肌肉疾病所影响的平面高度不同，所波及部位和受影响的范围内有特异性的运动功能改变。

第1节 神经肌肉疾病病理平面

1. 脊髓肌肉平面不单纯影响运动，脊髓前角细胞的神经冲动经外围神经传递到肌肉神经连接点，然后到达个别肌群。此平面有局限或节段性运动功能丧失。所支配的肌群完全麻痹。麻痹为弛缓性，肌肉张力低下，有退行性改变、萎缩、纤颤和束颤（即肌束震颤）。腱的深反射和浅反射弱或消失。无锥体束征，也无不自主异常动作和共济失调等表现。此外，骨、皮肤和指甲可能出现营养障碍。

脊髓肌肉平面的病理过程还可分为若干亚型。病变波及脊髓前角细胞，如脊髓灰质炎为脊髓平面的运动系统病变。另一脊柱平面的例子为Werding-Hoffmann进行性脊柱肌肉萎缩、进行性延髓麻痹、脊髓空洞症和髓内肿瘤。脊髓前角细胞和脑干运动核丧失功能便可导致弛缓性麻痹、腱反射消失、退行性改变和束颤。

2. 运动系统神经平面病变波及外围神经和神经根。最常见的例子为臂丛神经麻痹和进行性神经肌肉萎缩（Charcot-Marie-Tooth病）。病变影响神经，自然感觉神经纤维也受累，结果造成感觉缺失或感觉过敏。有时也会表现为弛缓性麻痹等脊髓平面的异常。在无感觉异常时，很难鉴别外围神经、脊髓前根和脊髓前角疾病。

3. 肌肉神经平面的病变源于肌肉神经连接部，如重症肌无力、家族性周期性麻痹。疾病主要原因为肌肉病变，运动系统受累也在肌肉平面。麻痹为弛缓性，到疾病晚期反射才会消失，肌肉收缩性消失而仍保留肌肉的兴奋性。肌纤维退化由纤维脂肪组织替代。本症外围神经和前角细胞均正常。

4. 锥体外系运动功能异常的疾病常波及四肢和躯干的肌肉。肌张力增加，无萎缩、束颤和退行性变。肢体活动过多而伴随的自主活动消失。深、浅层反射正常。无锥体束征和感觉异常。手足徐动型脑瘫为锥体外系病变的常见例证。

5. 皮质脊髓平面或称锥体系平面，其运动障碍源于大脑皮质的运动核受累。麻痹范围广泛伴有肌肉张力过高或痉挛。常有锥体束征和病理反射。弥漫的轻萎缩，皆因长期失用的结果。没有束颤、营养障碍、退行性变和异常动作。深层腱反射亢进，浅反射消失。痉挛性脑瘫属于锥体系平面的病变。

6. 小脑平面病变的特点为共济失调。并不是真性丧失运动能力，也没有束颤、退行性改变、萎缩和营养障碍。深层反射消失，而浅表反射存在（表13-1）。

表 13-1 不同平面神经肌肉疾病的鉴别

障碍类型	脊髓肌肉			锥体外系	锥体系	小脑
	肌肉	神经	脊髓			
运动功能丧失	局灶-节段性 常为近端，中心部位肌群	局灶-节段性 常为肢体远端肌群	局灶-节段性 常为肢体远端肌群			
	完全性	完全性	完全性	不完全	不完全	

障碍类型	脊髓肌肉			锥体外系	锥体系	小脑
	肌肉	神经	脊髓			
肌张力	弛缓性	弛缓性	弛缓性	僵硬性	痉挛性	张力低下,不协调
萎缩	有	有	有	无	轻(失用性)	无
束颤	可能有	无	可能有	无	无	无
退行性变	有	有	有	无	无	无
深反射	减退,晚期消失	早期即消失	早期即消失	正常	亢进	减退
浅反射	减退	无	无	正常或亢进	减退或无	正常
感觉障碍	无	常无	无	无	可能有	无
营养障碍	有	有	有	无	多无	无
共济失调	无	无	无	无	无	有
异常动作	无	无	无	有	无	可能有(有目的动作时发生震颤和共济失调)

第 2 节 诊断要点

准确诊断是有效治疗的关键。区分病变的解剖位置,再经临床与实验室检查始能确立诊断。

(一)外围神经疾病和肌肉营养不良

多呈阳性家族史,发病时间也有助于诊断。患儿母亲常注意到妊娠早期或患儿在婴儿阶段有些异常。妊娠期感胎动少,分娩时间过长或患儿出生体重过低。患儿常有喂养困难、呼吸障碍、运动功能落后等。

(二)运动功能

有神经功能异常的婴儿常有不正常的反应,保留某些原始反射以及运动功能落后。正常小婴儿生后 3 个月俯卧时可抬头,6 个月时会坐,7~8 个月能爬,扶助下 12 个月能站立,14 个月能独立走路,尽管运动功能的表现有不小的个体差异,但对明显落后的要引起警惕。

(三)体格检查

1. 肌力检查 要特别注意对神经系统的检查。观察患儿的走路和跑步,步态有无轻微异常,跑步时会使异常表现更为明显。要注意患儿的肌力改变,可能时要看孩子上下楼梯的动作。孩子平卧后,让他站起的过程中,如先翻身,四肢支撑,再用上肢辅助膝部和大腿前方,始能逐渐站起,则为 Gower 征阳性,这是进行性肌营养不良的特征。

对大儿童还可分别对某个肌肉进行检测。对 Charcot-Marie-Tooth 病可测足外翻的力量。肌力可按标准分级。

2. 肌张力测定 患儿常有肌肉张力变化

(1)肌张力低:肌肉张力低下的小儿表现得特别懒散。肌张力低下的原因很多。对头部的控制能力低,运动功能发育迟缓,时常出现吞咽和呼吸困难。脑瘫患儿在婴儿阶段常有肌张力低下,随后又可转变为肌张力过强。

(2)肌张力高:肌肉痉挛和肌肉僵直均可出现肌张力高。肌痉挛尤为多见,特点是伴有腱反射亢进。静止时肌张力增高,在突然牵动时肌张力可骤增。患儿用力时和站立姿势下肌张力较安静平卧时增加。

3. 感觉 典型的脊髓发育不良(myelodysplasia)和感觉性神经病(sensory neuropathies)均有感觉方面的异常,对脑瘫患儿常认为感觉通路无损而低估其感觉改变,但事实上确有感觉异常。

4. 动态畸形 畸形可分为动态的和固定的两种,但二者也可并存。

动态畸形肌肉无结构性短缩所致的体位或功能异常,如内收肌挛缩以前的剪刀步态和小腿三头肌挛缩以前出现的足下垂。衡量动态畸形的严重程度要在患儿站立时检查。立位时肌张力增高,动态畸形更为明显。

5. 固定性挛缩 多为动态性挛缩数月后肌

肉和肌腱短缩所致。脑瘫患儿因肌肉痉挛随后可出现短缩。相反,弛缓性麻痹患儿要在数年后,长期异常体位也可导致肌肉和肌腱短缩。脊髓发育不良患儿因长期坐位可发生髋关节的屈肌挛缩,数年后造成关节囊和韧带的挛缩。

6. 联合畸形　多数挛缩具有动态和固定畸形成分,随时间的进展更多的动态畸形逐渐演变为固定畸形。软组织的固定畸形最终导致关节畸形。关节软骨先出现改变,随后可发展成为关节半脱位乃至脱位,如脊柱侧弯和髋关节半脱位。关节活动减少后股骨髁扁平为关节固定畸形晚期变化。

检查有无骨盆倾斜需将患儿的下肢悬于检查台外。向两侧旋转骨盆了解有无脊柱病变引起的骨盆倾斜(骨盆上原因),以及骨盆因素(骨盆自身)或髋关节异常所致(骨盆下原因)的骨盆倾斜。有时畸形是联合因素造成的。

第3节　处理原则

神经肌肉疾病的种类多,个体对疾病的反应不同,以及缺少有效疗法,易使治疗复杂化。确定治疗原则会使治疗简单化并能改善疗效。

(一) 畸形的发展变化

神经肌肉疾病之所以致残不仅仅是由于力弱、感觉异常和协调功能差,有时日后的畸形也会致残。发生畸形的原因相互关联。例如,脑瘫患儿,最初肌张力低,渐转为肌张力增高;肌肉痉挛造成动态畸形,随后变成固定畸形;固定性挛缩又改变了关节软骨负重条件,从而干扰了正常生长,最终引发骨的变形。畸形改变限制了功能和活动范围,进一步增加残疾发生概率。了解畸形和致残的进展关系对治疗计划是重要的。矫形外科治疗是针对痉挛、挛缩和骨畸形等继发问题。治疗只针对改变疾病所造成的影响而不是病因,所以疗效并不确定。治疗的目的是使患儿舒适、改善功能和外观,而不是矫正畸形。个体化的治疗是根据致残的严重程度,例如对严重致残的患儿首要的是加强患儿的舒适度和有利于护理。若将治疗目标放在矫正畸形上则会妨碍实现上述主要目的。

(二) 要重视感觉和感觉致残的重要性

对此常重视不足,常描述脑瘫为痉挛性麻痹,治疗目标着眼于畸形。感觉致残常因不太显著而被忽视。多关节挛缩的患儿,其畸形更为严重,而感觉功能正常。相反,病变部位高的脑瘫,畸形和感觉障碍轻重不一。脊髓发育不良患儿无感觉的足部会因反复溃疡较其运动力弱更易致残。

(三) 明确首要目标

成年人日常生活相互交流和社交活动较单纯活动能力更为重要。家庭对孩子最关心的是日后能否走路。要帮助患儿家长理解日后的目标是独立生活和融入社会。每次门诊都要对家长解释孩子最需要的是自理能力和交流。要努力克服异常步态,以减少能量消耗。学习如何独立自助、交流技巧以建立有效的、与年龄相适应的独立活动。对智力正常的 2 岁左右的患儿要给予自己能控制的活动办法,如滚动、爬、支具助行、步行器和轮椅等,有效时可联合应用。活动方法要讲求实际、有效和节约能量。活动的目的是使患儿的智力和交往能力更快地发育,方法本身是次要的。如需要可及早给患儿提供轮椅以增加活动。患儿不会对轮椅产生依赖。同时要关注自助,用能否自我进食、穿衣、上厕所等来衡量儿童初期和中期的自我照顾能力,职业训练要有特定目标,避免简单的牵动、按摩等手法的理疗方式。

(四) 注意人才培养

要从有残疾的儿童中发现人才,抢时间培养人才较克服残疾对家庭和社会更有收获。随年龄增长而变更首要目标,早期关注患儿的活动能力,对儿童要重视争取到校上课及社交,15 岁以上的患儿应开始职业培训。要按年龄明确重点。

(五) 关心患儿的同时也要重视患儿的家庭状况

不要用未证实疗效的治疗而加大家庭负担。要注意结婚对患者的影响力。对双胞胎要注意关怀有病的一个,也要关心另一个孩子的健康和心态。应认识到所有的治疗对患儿家庭是要付出代价的。无效的治疗夺去孩子玩耍时间和能量,同时浪费家庭有限的财源。

(六) 整体对待

治疗的对象是孩子的情绪和肉体,二者不可偏废。游戏可看作是孩子的职业活动。有残疾的孩子也和正常孩子一样需要玩耍。对此应给予孩子做游戏的时间和能量。

(七) 防止过于积极地治疗

过热的治疗会削弱家庭财力,最终也使患儿失望。从历史发展看,治疗脑瘫的方法非常多,不少是有害的或是无效的。很多支具、手术等治疗开始风靡一时,最后均放弃不用就是例证。疗效不好的主要原因是病因尚不明了。决定手术以前要多看患儿几次,看来好像是拖延治疗,但可从不同情况理解家长和增加检查患儿的机会。假如每次看过患儿后,结论始终未变,该方法的疗效可能好些。

运动功能退化问题也应注意。大手术以后常因长期制动而使运动功能退化。处于能否独立行走边缘的儿童和青年患者施行大手术要特别慎重。因术后可能致使从此再也不能走路。预防并发症具体的重点是要积极预防皮肤溃疡、病理骨折和运动功能退化。

（八）步态实验室

做步态检查可了解功能改善情况,若不作治疗前后分析,只用术后的数据与正常小儿比较是不完整的。因为治疗的目的不是为了创造实验室正常值,而是增强和改善患儿的功能。

（九）开展恰当的娱乐项目

按患儿需要和可能设计和开展娱乐项目,时常患者在单独活动时较集体活动做得更好些。特殊设计的游戏和轮椅篮球赛常受欢迎。

（十）协助家长寻求资助

可能时宜努力协助家长寻找资助机构或个人,为家长提供宝贵信息和友谊。

第4节　脑　瘫

脑瘫(cerebral palsy)或称静止性脑病(static encephalopathy),是中枢神经系统的非进行性疾病。为婴儿期发病的感觉和运动致残的疾病。多为产前或围生期神经损伤。最早由 William Little 于 1862 年描述,故又称 Little 病。临床表现不一,很难做一简明扼要的定义,但如下三点必须具备:一是脑病变所致,患儿的脊髓和肌肉系统正常;二是脑病变为静止的,不再进展;三是主要为运动障碍的脑病变。

一、脑瘫概述

据文献统计脑瘫的原因和起病时间在产前的约占18%(包括发育不良、遗传因素、感染和外伤);早产;围生期问题占33%(如产伤、新生儿窒息、胆红素脑病);产后的约占16%(包括感染、脑部外伤、溺水);不明原因的约23%;有遗传因素的约为10%。

中枢神经受损可导致不同临床表现:引发脑瘫的约占40%;精神发育迟缓(脑发育不全)的占35%;耳聋的占10%;癫痫的占14%,失明的占1%。

（一）病因

脑瘫是多原因致病。常见的原因为外伤、感染和毒素所致。常与早产、难产和新生儿期罹病等因素联合致病。

（二）病理

多数脑瘫患儿其脑部病理改变与临床表现不甚关联。局灶性或广泛性脑皮质、基底节和脑干缺血性损害。有的是萎缩、生成不良、神经胶质增生和退行性改变。MRI 可见有变形,包括早产婴脑室旁白质软化。锥体外系脑瘫常有硬膜和丘脑病变。

（三）临床表现

有些疾病易与脑瘫混淆,进展慢的脊髓或脑的肿瘤可误诊为脑瘫。脱髓鞘、退行性变或家族性痉挛性截瘫等疾病应予排除。遇有困难应请神经科专家会诊。

1. 肌张力的改变　"痉挛"为牵拉肢体时肌张力增高,快速牵拉时更为明显,即所谓的牵扯反射亢进。"僵硬"为在被动牵拉时阻力加大,而与牵拉的速度无关。僵硬可表现为均匀的,即铅管状僵硬;也可为间断性,即钝齿轮样僵硬。此表现在脑瘫中少见。新生儿发病初期可表现为肌张力低下。手足徐动为一种不自主动作。手足徐动与痉挛同时存在的称张力性手足徐动(tension athetosis)。共济失调(ataxia)是指肌肉失去协调动作和平衡。张力障碍(dystonia)为间断体位姿势的扭动。颤搐(ballismus)为不能控制的不自主的微小动作。

2. 异常表现的分布　脑瘫常按异常表现的范围作分类。仔细检查所谓的未受影响的肢体也常发现有隐而不显的问题。双下肢瘫的患儿其上肢也可有轻微异常。偏瘫的对侧也时有异常,痉挛性四肢瘫和双下肢瘫的两侧其异常经常不对称。影响某一个肢体的所谓的单肢瘫(monoplegia)最少见。偏瘫较常见,只影响一侧的上下肢。上肢异常表现更为显著。轻偏瘫(hemiparesis)是较轻的一型。双肢瘫(diplegia)常见,下肢重于上肢。三肢瘫(triplegia)少见,三个肢体受累。四肢瘫(quaraplegia)波及全身,是常见而严重的一型。

3. 畸形

（1）小儿脑瘫出现的畸形开始多为动态畸形，逐渐变成固定畸形。要在患儿平卧和站立位时检查。动态畸形随体位改变和是否受力而有所不同。检查时会增加患儿的精神紧张度，从而肌张力和动态畸形加重。要注意区分动态畸形和固定性畸形。患儿放松，体位舒适，借轻柔而持久的牵动检查可发现固定畸形。对其严重程度予以记录。同时注意有无骨盆倾斜以及脊柱变形。

（2）先取仰卧位做些测量，屈膝位踝关节中立位时测踝关节背伸；检查膝关节伸直有无受限；屈曲髋关节查腘绳肌有无挛缩而出现腘窝角（popliteal angle）；固定骨盆作为标记查髋关节的外展度。

（3）再改为俯卧位，查髋关节的内、外旋转，足部旋转和步态中足的指向。此外，俯卧位查髋关节伸展试验（prone extension test）。将髋关节以下悬于检查台边以外，检查者一手压平骨盆，逐渐抬高一侧下肢，即伸展髋关节直到骨盆上翘时为止，视大腿与水平线的角度。正常者为零度。目的是测定髋关节有无屈曲和屈曲挛缩的程度。本试验较平卧位做托马斯（Thomas）试验更为可靠。

最后查股直肌试验（rectus femoris test），取俯卧位方法是缓缓屈曲膝关节观察继发性屈髋挛缩而出现的臀部向上抬高程度。股直肌是股四头肌中唯一与骨盆附着相连的肌肉，故其挛缩后可致骨盆前倾而使臀部抬高。

此外，还要检查反射和对外界刺激的反应，患儿的运动发育状况，如控制头部的能力，坐、爬、站和走的功能。

（四）治疗选择

本病复杂、影响部位广、症状多种多样和持久存在，因此治疗有不少困难。治疗要有远见，要始终把交流和融入社会作为重点，同时兼顾独立和自主活动能力。

1. 选用协助患儿站立的用具，可使患儿腾出双手进行职业训练或自由活动。

2. 协助患儿活动的轮椅、小车以及先进的马达动力车可使患儿能接近独立活动。

3. 石膏矫形可有效地克服初发的固定性畸形。

4. 夜间支具常用于预防矫形术后的畸形复发并有助于使患儿舒适止痛。

5. 肉毒杆菌毒素（botulinum toxin）每次肌腹内局部注射 20～100u 可降低肌肉张力 3～6 个月，但药价昂贵和作用时间不能持久，使之应用受限。

6. 鞘内注射 Baclofen 可降低四肢痉挛并能增进上肢的功能和改善日常生活。但患儿中约 20% 因应用连续注射用导管而引发并发症，其中约 5% 发生感染。

7. 支具的功效有限，但唯有踝足支具（AFO）有用。

8. 肌肉骨骼手术如选用得当确可改善功能，减轻不适，利于护理。单纯针对畸形并不是手术适应证，畸形复发者常见。

9. 选择性脊神经后根切断术　痉挛性脑瘫不是一独立病种，而是有如下特点的上运动神经元损害的综合征：①脑内病变为非进行性的；②随意肌不能完成随意动作；③有些病例表现为脑发育不全、抽风、感觉障碍、语言困难、听力减退和视力低下；④姿势异常等。目前尚不能对其病因施以有效的治疗，只能从解除痉挛、降低肌张力、矫正畸形、稳定关节等方面来改善患者的功能。

回顾选择性脊神经后根切断术发展的历史，早在 1888 年 Charles Dana 首先提出脊神经后根切断治疗肢体疼痛。1889 年 Robed Abbe 为一前臂疼痛的患者做了这种手术，称之为"Dana 手术"。虽收到止痛效果，但术后因失去输入神经，该肢体呈弛缓状态。1908 年 Foerster 首次采用脊神经后根切断术治疗痉挛性脑瘫，但因术后并发永久性的感觉功能障碍，给患儿造成新的痛苦，致此术式备遭冷落。直至 1978 年 Fansano 在术中利用肌电刺激的方法来测试脊神经后根中低阈值的神经束，并予以切断，成功地缓解了患者的痉挛，又不出现感觉缺失，此手术才受到重视，并命名为选择性脊神经后根切断术（selective posterior rhizotomy，SPR）。1976 年 Gros 区分降低张力的肌群为有用组和有害组，有用的肌群包括腹肌、股四头肌、臀大肌和腓肠肌，有害的为屈髋肌、内收肌和比目鱼肌。同时指出，所谓的"临界效应"即针对下肢的脊神经后根的切断术，手术后偶对上肢有益。1977 年 Fasano 观察到刺激的扩散作用，接受刺激的肌肉与受刺激范围以外的肌肉显效的作用为 1:1。

鉴于 Fansano 的 SPR 手术是在脊髓圆锥处进行的，所以手术存在两大缺点：①神经根的定位较困难；②易损伤支配膀胱和肛门括约肌的骶神经。1982 年 Peacock 改良了 Fansano 的手术步骤，将手术部位从脊髓圆锥改在马尾处,使手术操作简便安全、并发症少,成为目前治疗中、重度痉挛性脑瘫较常采用的术式。

手术机制 为阐明 SPR 机制,首先扼要介绍有关的神经解剖生理。

(1)脊髓前角运动神经元:脊髓是运动功能最基本的反射中枢。脊髓前角存在两种运动神经元:

1)α 运动神经元:是脊髓前角中较大的神经元。一个 α 运动神经元的轴突末梢在肌肉中反复分支,每一分支分别支配一条肌纤维(图13-1)。一个 α 运动神经元轴突末梢分支的数目与所支配肌肉的大小成正比,肌肉愈大,分支的数目愈多。当一个运动神经元兴奋时可引起所支配的全部肌纤维产生收缩活动。分支较少的神经元兴奋时所支配肌肉可进行精细的活动,分支较多的神经元兴奋时使所支配肌产生巨大张力。

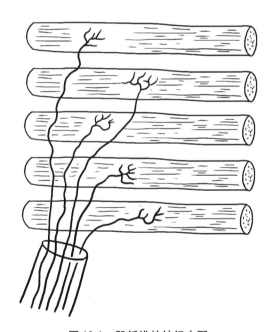

图 13-1 肌纤维的神经支配

α 运动神经元既接受来自皮肤、肌肉和关节等外周传入的信息,也接受从高级中枢下传的冲动,其轴突构成 Aα 纤维,支配梭外肌纤维,所以 α 运动神经元兴奋时可引起梭外肌纤维的收缩。

2)γ 运动神经元:是脊髓前角中较小的神经元,分散在 α 神经元中。γ 运动神经元的轴突也经前根离开脊髓,但所支配的效应器是梭内肌纤维。γ 运动神经元接受锥体外系的调控,使四肢能完成精密的随意运动。

(2)肌梭的神经支配与牵引反射:肌梭是位于骨骼肌内的感觉神经末梢,参与牵引反射的一种特殊感受器,接受感觉与运动神经元的双重支配。感觉神经主要分布在肌梭的赤道区,存在三种神经纤维,即 I α 型感觉纤维(有髓鞘纤维)、II 型感觉纤维(薄髓鞘纤维)、III 型感觉纤维(无髓鞘纤维)。运动神经主要来自脊髓前角的 γ 神经元。

肌梭感受牵拉刺激而产生冲动,通过 I α 纤维传入脊髓,一方面借侧支兴奋 α 神经元,引起梭外肌纤维收缩;同时兴奋 γ 神经元,通过 γ 纤维支配的梭内肌产生收缩,梭内肌收缩形成的张力又经 I α 纤维传入脊髓,兴奋 α 神经元,使梭外肌纤维产生运动。这一过程称为脊髓反射的 γ-环路(图 13-2)。

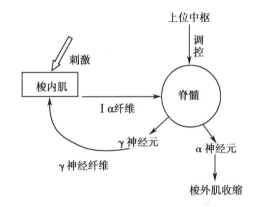

图 13-2 γ-环路示意图

SPR 的机制主要是切断脊神经后根中的肌梭 I α 传入纤维,调节 γ-环路的失衡传导,使脊髓反射恢复新的动态平衡,同时保留了正常的感觉纤维。

适应证 脑瘫的神经生理学包括 5 种类型:①痉挛(spasticity),指被动牵拉肌肉时肌肉张力增高,牵拉后表现为牵拉反射亢进(与牵拉的速度有关);②多动(hyperkinesia);③手足徐动(athetosis),在一固定体位不断变换姿势,睡眠后消失;④共济失调(atasia),有协调动作和平衡功能丧失;⑤僵直(rigidity),始发肌和拮抗肌张力同等增高,有时为齿轮状僵直。

所谓的"选择性"脊神经后根切断手术即指本手术的适应证。选择性从广义上讲包括脑瘫中的痉挛型,肌张力在 Ashworth 三级以上(表 13-2);患儿智力正常,平衡能力好;肌力近于正常和无挛缩畸形。从狭义上讲是指手术中对脊神经后根各小分支的筛选,以及 8 岁以下的患儿手术效果较好;有作者推崇 2~4 岁手术较好。

表 13-2 肌张力 Ashworth 评级法

分级	肌张力程度
1	肌张力正常
2	稍增高,伸屈时偶有阻力
3	肌张力中等增高,有折刀感
4	肌张力明显增高,活动困难
5	患肢伸屈均僵硬

禁忌证 ①非痉挛性脑瘫;②非脑瘫的其他脑部疾病;③肌力差、关节挛缩;④明显脊柱畸形;⑤体质差,不能耐受麻醉及手术。

麻醉 气管内插管全身麻醉。凡术中影响观察肌肉收缩反应的,如肌肉松弛剂不宜使用。

体位 俯卧位。

操作步骤 腰骶部正中切口,L_1~S_2 棘突部位行皮肤和皮下组织切开,剥离两侧竖脊肌,充分显露 L_2 至 S_1 两侧椎板。咬除 L_2~L_5 棘突、棘上及棘间韧带,切除 L_2~S_1 椎板,保留关节突关节。切开硬脊膜、蛛网膜,可见马尾神经漂浮于脑脊液中,至椎间孔出口处,前、后根与硬脊膜侧壁的蛛网膜相贴附,两者之间有明显的间隙。术中根据椎间孔出口可确认 L_2~S_1 各神经根。如术者对椎间孔定位有犹豫时,可在术中拍 X 线片定位。

脊神经后根通常包含两大神经束,每束又分 1~2 个神经亚束,每个神经亚束又分出 2~3 支神经小束。基本上每一条脊神经后根都含有 9~10 支神经小束,但是各节段后根所含的神经束、神经亚束以及神经小束的数量不完全一致,通常 L_5 及 S_1 后根所含的神经亚束和神经小束略多于其他后根。

定位准确后,用小神经钩依次将 L_5~S_1 脊神经后根钩起。在钩起后根之前应准确分辨前根与后根。术中判断前、后根,主要依据下列形态学特点:①位置:神经在穿出椎间孔前,前、后根的移动性小,易于辨认。在俯卧位时,后根总是位于前根的后方;②粗细:后根略粗于前根,L_1~S_1 的后根逐渐增粗,但 S_1 的前根也较大;③间隙:前、后根之间存在一层薄隔膜,将神经根袖分成前、后两个间隙,术中容易将前、后根分开。

将后根钩起后,用显微球形端分离器按自然

形态将后根分成 4~6 束。由于各后根的分束不一致,神经小束的数量也不完全等同,如遇难以按自然形态分束时,应进行人为分束,最好在手术台下专人配合,在刺激时做解剖定位检查,使分束达到神经亚束水平,可避免术后出现感觉障碍。

用球形端分离器的电流做第一轮刺激各神经小束,找出恰当的阈值、最低阈值的定为异常。术中要利用所谓的"安全网",即手术台下助手所触摸到的肌肉收缩部位与神经刺激的解剖部位双重验定。Ⅰα 型感觉神经纤维系有髓鞘纤维,直径较大,传导速度快,兴奋阈值较低。术中测试出阈值低的神经小束即为肌梭 Ⅰα 型传入神经纤维,应予切断。至于神经小束切断的数量,按痉挛程度而异。Fansano(1988)报道 80 例神经小束切断的数量与后根小束的比例,23% 患者切断小于 25%,75% 患者切断在 25%~50%。切断比例超过 50% 者术后肢体乏力现象明显增加,加之术前肌力减退可导致站立行走困难。股四头肌是主要伸膝肌,以 L_3、L_4 支配为主,故 L_3、L_4 的切除比例应少于 30%~40%,以防止术后出现伸膝乏力。

如系两侧肢体痉挛者,应做两侧后根选择性神经小束切断。

将手术切开的硬脊膜缝合后,按层缝合伤口。

以上所述,SPR 手术需切除 L_2~S_1 的全椎板(还包括棘突、棘上与棘间韧带),不仅手术创伤大,而且使脊柱后柱失去支持,远期还可能出现脊柱后凸、滑脱等并发症。因而国内外学者在手术方式上有所改进。在切除椎板的数目上有两种术式:

1)仅切除 L_1~L_2 椎板,暴露马尾神经近端进行 SPR 手术。

2)分段限制性椎板切除或称跳跃式椎板切除,即切除 L_2~L_3 及 L_5~S_1 椎板而保留中间的 L_4 椎板及棘突。在切除椎板的方式上,选择性切断脊神经后根后又将椎板翻转复原。此术式的优点是不破坏脊柱后柱的结构,保持脊柱的稳定性,防止出现脊柱畸形、滑脱等并发症;缺点是增加手术难度,延长手术时间。

术后处理 患者卧床 3 周后,在医师指导下在床上进行翻身、下蹲、下肢外展、内收等简单项目训练。待这些动作较熟悉后,可令患者下床扶物行走、抬腿、展腿、上下楼梯等训练,务必按患者原有基础和领会能力,循序渐进,勿急勿躁。

10. 选择性运动神经肌支切断术 痉挛性脑

瘫的临床表现轻重不同,受累肌肉数目不一,畸形与步态各具特点。在制订治疗方案时应因病情而异。对肌肉痉挛范围较广,一侧或两侧肢体肌张力明显增高,腱反射亢进,Babinski 征阳性,踝、膝阵挛阳性者可行选择性脊神经后根切断术。内收肌松解手术操作简单而快捷。术后可改善剪刀步态。若同时加用闭孔神经切断术,术后容易出现下肢外展步态,因此,学者们不主张行此术式。

（1）选择性闭孔神经肌支切断术

适应证　痉挛性脑瘫患者一侧或两侧肢体内收肌肌张力增高,走路呈剪式步态者。

解剖　闭孔神经系腰丛分支,起于第 2～4 腰神经根的前支。从骨盆内穿出闭孔至大腿根部分前、后两支:①前支:离开骨盆后位于闭孔外肌前面,支配内收短肌;②后支:穿过闭孔外肌后下行于短收肌深面,支配大收肌、短收肌,且有分支支配膝关节(图 13-3)。

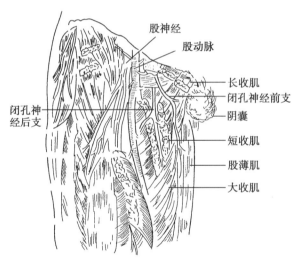

图 13-3　闭孔神经支分布示意图

麻醉　硬膜外腔神经阻滞或局部麻醉。

体位　仰卧位,患侧髋关节外展、外旋位。

操作步骤　在腹股沟韧带内下方,长收肌腱外缘做长约 5cm 的直切口。切开皮肤、皮下组织,将长收肌与耻骨肌向两侧牵开,即可见位于短收肌表面的闭孔神经前支。游离并用一橡皮片将神经轻轻提起,追踪该神经进入长收肌、股薄肌及短收肌的肌门,然后按 SPR 的方法进行肌电刺激,分别对上述三肌阈值较低的神经肌支,选择地切除一段。术中确认长收肌腱紧张时,可切断其腱性部分,但保留肌肉的完整性。检查切口内无出血及异物后按层缝合。

术后处理　双下肢皮牵引两周后,进行康复训练。

（2）选择性胫神经肌支切断术:下肢痉挛性脑瘫通常是多块肌肉受累,如内收肌肌张力增高者,常伴小腿三头肌痉挛、踝阵挛。近年来,有学者发现脑瘫患儿出现足下垂时,如行跟腱延长同时行腓肠肌或比目鱼肌神经支切断术容易出现仰趾跟行足或畸形复发。

治疗方案　腓肠肌痉挛者分别做选择性切断腓肠肌内、外侧头的神经肌支;比目鱼肌痉挛者选择性切断支配该肌的神经分支;腓肠肌与比目鱼肌皆痉挛者对两肌的神经肌支逐一行选择性切断。

麻醉　硬膜外腔神经阻滞麻醉,或全身麻醉。

体位　俯卧位或侧俯卧位。

操作步骤　在腘窝部做横切口或直切口(做腓肠肌神经肌支切断选用横切口,切断比目鱼肌神经肌支以直切口为宜)。

切开皮肤、皮下组织,分离腘窝脂肪组织后即可见胫神经及其分支。在腓肠内侧皮神经下方为腓肠肌内侧头的神经肌支,术中应追寻肌支进入肌门,用显微小钩将二级分支钩起,行肌电刺激,选择阈值低者予切断并切除约 1.5cm。接着按上述方法在肌门处选择性切断腓肠肌外侧头的二级神经肌支。

比目鱼肌神经肌支在腘窝下端,由胫神经外侧发出。术中应充分显露并确认神经支进入比目鱼肌肌门后再行分离,因二级分支较细小,尽量减少对神经牵拉,以免造成神经损伤。切断方法与切除长度同上。

二、单侧双肢瘫（偏瘫）

（一）临床表现

轻重不一,轻的可使家长不能注意到相关的神经问题。挛缩多在肢体远端明显,典型畸形包括足下垂,足内、外翻,肘、腕和手指屈曲以及拇指内收。肢体近端关节受累的较少。脊柱侧弯不常见。肢体短缩轻,多与疾病的严重程度相当。功能一般尚可,也与疾病的轻重程度成正比。学会走路较迟。受累的手致残程度也与疾病的轻重一致。癫痫和认知能力、社交能力低下常见。感觉障碍对手功能的影响超过畸形。

（二）治疗

要重视因人而异、量体裁衣的原则。

1. 上肢　及早鼓励患儿使用患手。牵动、支具和石膏的作用尚有矛盾。手术指征要视感觉分辨力、智力、动作和整体功能而定。矫形手术尽量延后至幼儿或学龄前儿童阶段。肌腱转移重新建立拇指和伸腕的自主功能。有时需融合以稳定关节。

2. 下肢　下肢短缩多不严重，故常不需骺固定或肢体延长术。患儿到 4～6 岁时常需延长小腿三头肌、胫后肌和腘绳肌。

三、痉挛性双肢瘫

痉挛性双下肢瘫是脑瘫中最多见的一型。约 2/3 患儿并发于早产。多在生后第 2 年开始出现痉挛。运动的功能发育迟缓，但到 7 岁后能逐渐改善。多数患儿在实际年龄 3 岁左右可达 1 岁时的运动水平，可以独立走路。

（一）临床表现

双下肢有典型畸形，包括髋、膝关节屈曲，下肢内收和内旋，足部下垂和外翻。仔细检查还可发现上肢也会有轻度异常。对双侧的影响往往不对称。注意有无髋关节半脱位和造成下蹲走路的原因。跟腱过度拉长的下蹲姿势与髋膝屈曲伴足下垂的挛缩姿势是有所不同的。

（二）治疗

宜用步行器等支撑作用的拐杖、踝足支具预防下蹲步态。髋关节半脱位需行手术治疗。常用的方法为 3～5 岁时行内收肌松解；6～10 岁间行腘绳肌延长，7 岁以后行跟腱延长术。有时只需跟腱延长矫正足下垂。对大儿童严重的足尖内指可行股骨旋转截骨术矫正。

四、四肢瘫

四肢瘫为全身受累，左右侧和上下肢表现可能对称也可能不对称。四肢中某一个肢体表现极其轻微的，也可称为三肢瘫（triplegia），但很少见。

（一）临床表现

四肢瘫的患儿语言功能、心理状态、营养以及自我照料的能力都很差。加之畸形范围广泛，因此需要别人帮助。

（二）治疗

最好由专门的治疗中心进行多学科的照顾。目的是让患者处于最舒适状态，能够自助生活和独立活动。多数患者能走路。需要矫形外科解决的最主要问题是多发而严重的畸形、髋关节脱位和脊柱侧弯。

1. 多处严重挛缩　这种严重畸形可致残，因而需手术松解。术后疼痛可使痉挛加重，结果造成畸形复发。为此，松解术后要用夜支具制动以减轻痛苦，预防复发。手术效果尚可。

2. 髋关节半脱位-脱位　一般患儿生后髋关节正常，幼儿时期从动态性髋内收，至学龄前期变为固定性挛缩。这种内收肌张力高和挛缩可致髋关节半脱位和髋臼外缘的腐蚀。随年龄增长演变为髋关节脱位。一旦髋关节脱位成为固定畸形，股骨头也逐渐变形。若为单侧脱位会伴有骨盆倾斜（骨盆下型）。髋脱位和脊柱侧弯之间关系不定。髋关节脱位可致疼痛、骨盆倾斜，又进一步使护理复杂化。要阻断畸形的加重应及早行内收肌松解。双侧内收肌松解可缓解双侧脱位畸形，同时降低畸形复发的可能。有时需行股骨上段内翻截骨术甚至髋臼扩大术以稳定髋关节。髂腰肌松解和股骨短缩术可按畸形轻重联合使用。

3. 脊柱侧弯　在重症的脑瘫患儿中脊柱侧弯常见。脊柱侧弯可造成骨盆上型的骨盆倾斜。脊柱侧弯加重的危险因素包括弧度超过 40°，年龄在 15 岁以下，全身受累的脑瘫，卧床不起的女性患儿以及胸腰段弧度等。骨骼成熟后，弧度超过 50°的，每年仍会加重 1.5°。弧度类型有胸腰段轻侧弯而无骨盆倾斜的和骨盆严重倾斜的胸腰段严重弧度。

致残是由于不能坐起和护理困难。脊柱侧弯本身不会使患者卧床不起，也不会很快造成肺功能受损。支具和锻炼都不能控制弧度的发展。严重进行性弧度为预防其加重和使坐立位稳定是手术指征。后方融合术对 70°以下的弧度足以满足治疗要求，更严重的侧弯需前后方松解、器械矫正和融合。

五、手足徐动

由于产科和新生儿保健的进步，手足徐动的发生已渐减少。

（一）临床表现

智力正常，有发音和吞咽困难及步态不稳。手足徐动的不自主动作致运动异常，往往因此而丧失工作意志。除与痉挛等其他类型联合出现外，因动作过多，很少发生挛缩畸形。本型也可能并发脊柱侧弯。

（二）治疗

多不需矫形外科的传统手术。常要轮椅协助活动。助行器对增进独立活动能力有益。语言训练和职业培训对患儿的前途最有帮助。

六、脑瘫的并发症

1. 营养不良 对严重病例进行广泛松解和脊柱手术以前应预先解决营养缺乏问题。血清白蛋白低于35mg/L以下，淋巴细胞少于1.5×10^6/L时术后有感染的危险，至少会使住院时间延长。

2. 术后疼痛综合征 广泛松解手术后在移动患者时常会造成较大痛苦。疼痛、兴奋度增高、肌张力增高以及由此引发的畸形复发屡见不鲜。腘绳肌延长后引起的疼痛可能是牵拉坐骨神经所致。对此应给予制动、止痛或镇静剂和耐心的护理。

3. 压疮 石膏内要加厚衬垫，改进石膏技术，注意骨性突起部不要施压。同时应定期检查皮肤情况。

4. 误吸 用石膏制动的严重病例在平卧时有误吸的危险。对此，俯卧位和侧卧有预防效果。营养不良的小儿术前宜经鼻放置胃管，以免呕吐时发生误吸。

七、脑瘫常见畸形的几种矫治手术

（一）马蹄畸形

若小腿三头肌牵扯反射亢进致走路时有马蹄畸形者，也可施行跟腱延长。

跟腱滑动延长术不破坏跟腱解剖的连续性。对延长的程度可以随意控制，术后可提前活动（从6周减少到4周负重）。治疗痉挛性马蹄畸形的 Vulpius 手术方法，是在小腿中部稍下横断或

V 形切开腓肠肌腱膜，用力背伸踝关节使腱膜有一段分开。但比目鱼肌纤维不受干扰（图13-4）。

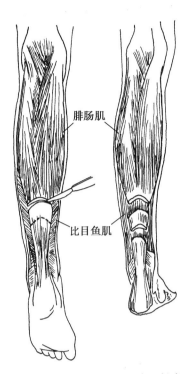

图 13-4 腓肠肌 Vulpius 法延长术

痉挛性挛缩还可用周围神经运动支切除术控制。手术指征是负重后有严重踝阵挛。屈膝后踝阵挛停止的为腓肠肌痉挛，改变膝关节位置而不影响踝阵挛则为比目鱼肌痉挛。手术是切除胫神经支配痉挛肌肉的运动神经分支，不同时做跟腱延长术以观察效果，需要时以后再做。

对以腓肠肌挛缩为主的马蹄畸形，还可将腓肠肌止点移到膝关节下方，同时行胫神经至腓肠肌的运动支切断术。此手术不干扰比目鱼肌，保留其在步态中的推进功能（图13-5）。

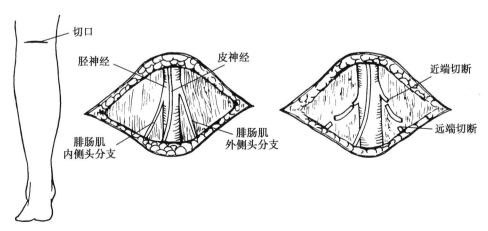

图 13-5 支配腓肠肌的胫神经运动支切断术

（二）髋关节畸形

痉挛性大脑性瘫痪常发生髋关节的内收、屈曲和内旋畸形。随着生长发育，股骨颈发生髋内翻和前倾角加大。髋臼发育不良，髋关节半脱位甚至脱位。

髋关节的内收畸形是由髋关节内收肌群（内收长肌和内收短肌、内收大肌和耻骨肌）、股薄肌和内侧腘绳肌（半腱肌和半膜肌）的痉挛和挛缩所致。区分髋关节的外展受限是由于内收肌力量过强，还是由于股薄肌和内侧腘绳肌颇为重要。这可借伸直膝关节和屈曲 90°放松股薄肌、内侧腘绳肌的两种情况下，被动外展髋关节加以鉴别。检查时还应注意两侧外展受限的程度是否对称。为了进一步测定股薄肌挛缩的程度（产生髋关节内收畸形的主要原因之一），可让患儿俯卧，双髋关节做最大限度的外展并屈膝 90°，如有股薄肌短缩，在伸直膝关节的同时髋关节也自动内收。髋内收的度数应予记录。

患儿直立时双髋内收、下肢交叉的姿态常描写为剪刀畸形。

髋关节屈曲畸形的主要原因是髂腰肌和股直肌痉挛和挛缩。可利用 Thomas 试验以及伸直再屈曲膝关节加以区别。如原因在股直肌，屈膝时屈髋畸形加重；反之，如原因在髂腰肌，变化膝关节对髋关节挛缩的程度没有影响。检查髂腰肌和股直肌附着点有无肌紧张也有助于诊断。髂腰肌常为屈髋畸形的主要原因。其他肌肉的痉挛在站立姿势也可导致屈髋挛缩，如阔筋膜张肌、缝匠肌（可屈髋 90°），耻骨肌，内收长、短肌（可从过伸位屈髋到 50°），内收肌（可从过伸位屈髋到 20°）和股薄肌（屈髋到 30°）。

站立和行走中的屈髋姿势可继发于屈膝畸形或踝关节的马蹄畸形，还可能因维持平衡不好而屈膝、屈髋以降低重心。

髋关节的内旋畸形常合并髋内收挛缩，主要原因是髋关节的内旋肌如阔筋膜张肌、臀小肌以及臀中肌的前半部痉挛和肌肉静止性挛缩。屈髋后内收肌即成为内旋肌。随生长发育，股骨颈的前倾角加大，导致髋关节结构上的内旋畸形。

大脑性瘫痪患儿如有髋外展明显受限，Galleazzi 征阳性，大粗隆突出和大腿皮纹不对称时，应考虑有髋关节脱位。这种情况常发生于痉挛性大脑性瘫痪，是内收肌切腱术、髂腰肌延长术和闭孔神经前支切断术的手术指征（闭孔神经切

断术日后可致内收肌失神经营养而纤维化，使内收畸形复发，故多不主张行此手术）。

保守疗法为每日数次牵拉髋内收肌、屈肌和内旋肌。个别病例用夜间支架保持髋关节外展、外旋和伸直位。若患儿坐位平衡好，上下肢有协调动作，手部功能良好且可以运用双拐时，应尽快考虑手术矫正下肢畸形。患儿最好在术前能够负重并已学会走路。

常做的手术是内收肌切腱术和跟腱滑动延长术。做内收肌切腱术时，处理小粗隆和髂腰肌腱也非常方便。屈髋挛缩达到 25°~30°时，主张在做内收肌切腱术时，一并行髂腰肌腱的分段延长术。

股直肌骨盆止点痉挛造成屈髋畸形的，可做切腱术。这种情况多半有膝关节的伸直性痉挛。

髋关节内旋畸形多采用保守疗法和内收肌切腱术。

阔筋膜张肌起点后移可治疗痉挛性脑瘫患儿髋屈曲、内旋畸形。还可一并将缝匠肌向后转移以增强髋外展和外旋肌力。

股骨颈前倾角加大，患儿到 10 岁以上适于做旋转截骨术。合并髋外翻的，同时调整颈干角。少数并发膝反屈的，可行股骨髁上截骨术。

髋关节丧失内收肌力而产生髋外展的也有功能障碍。对此，可将腘绳肌的起点移至耻骨支，并将其止点转移至股骨内髁，用以对抗髋外展肌。

内收肌切腱术后，要以双侧长腿髋人字石膏固定，以防止骨盆倾斜。

（三）膝关节畸形

膝关节会受髋关节或踝关节畸形的影响，因此不能孤立地考虑。膝关节因受双重肌群作用，故其运动机制复杂。如腘绳肌伸髋并屈膝，腓肠肌主跖屈踝关节又可屈曲膝关节，股四头肌（股直肌的直头）伸膝并屈髋。

痉挛性大脑性瘫痪的膝关节障碍可有固定性或功能性屈膝畸形，股四头肌痉挛造成的伸肌挛缩，膝反屈以及因髌腱变长而发生膝关节不能完全伸直。

1. 屈曲畸形　膝屈曲畸形比较常见。屈膝畸形应区分是腘绳肌痉挛或挛缩而导致的"原发性畸形"，还是代偿踝关节马蹄或屈髋畸形而产生的"继发性畸形"。还要注意是否为了降低重心求得平衡的"功能性畸形"。应仔细检查并研究髋、膝、踝关节和足的自动和被动活动范围，以测定哪

个痉挛肌群起作用。要注意髌骨的位置,是否因髌腱延长而处于高位。有无髌支持带挛缩。

有膝关节屈曲挛缩时,应被动牵拉腘绳肌以防止发生永久性短缩。同时主动锻炼股四头肌以增强肌力,以及夜间用双叶石膏板保持膝关节的伸直和踝关节的中立位。

经过 6~12 个月认真的保守治疗,患儿走路时仍有屈膝畸形和因腘绳肌限制直腿抬高 30°~40° 范围的,或有顽固的屈膝畸形的,主张行腘绳肌的分段延长术,股二头肌、半腱肌和半膜肌也要延长。

2. 膝关节伸直挛缩　这种畸形是由股四头肌痉挛造成的。患儿走路时膝关节强直,失去了髋膝交互性屈曲动作。俯卧位髋关节伸直后,股四头肌能胜过被动屈膝的力量,股直肌在骨盆上的直头能牵拉骨盆而离开台面(ELY 征阳性)。

治疗包括被动牵拉痉挛的股直肌,偶需松解股直肌的直头。

3. 膝反屈　大脑性瘫痪患儿的膝反屈多由股四头肌痉挛和小腿三头肌痉挛的马蹄足引起,还可能是腘绳肌转移到股骨髁或切除腓肠肌起点的后遗症。有马蹄足畸形时应先行跟腱延长,然后再做物理治疗,恢复踝背伸和屈膝的交互动作。儿童有严重膝反屈者,可以考虑胫骨和腓骨上端或股骨远端的截骨术治疗。

4. 髌腱拉长和股四头肌力弱　髌腱拉长、髌骨上移的患儿,膝关节丧失了自动完全伸直的能力。这种病例,可用折叠髌腱或向远端转移止点

的方法矫正。但是,术前必须纠正屈膝挛缩和腘绳肌挛缩。若分段延长腘绳肌腱后,患儿仍不能完全伸直膝关节且易跌倒者,可行髌骨下移手术。

(四) 上肢畸形

上肢痉挛性麻痹,可发生以下几种畸形:拇指向手掌内收,手指和腕关节屈曲,前臂旋前,肘关节屈曲以及肩关节的内收和内旋等。

治疗上肢大脑性瘫痪畸形的主要目的是改善功能,如伸手、握拳、松手等。上肢的功能较下肢复杂,需要细致的协调动作和良好的肌力控制。通常上肢畸形的外科治疗应待中枢神经发育成熟,术后有能认真训练的条件后再进行。为了改善外观,有时也可考虑手术治疗。

1. 拇指向手掌内收畸形　这种畸形是由于内收拇指肌的痉挛和挛缩,或因屈拇指肌痉挛。有时这两种因素同时存在。拇指的非功能位严重影响手部功能,丧失了对掌和捏拿的动作或妨碍握拳持物能力。

拇指内收畸形的治疗可借助被动牵拉,2~3 岁时应尽快佩戴对抗性支具;患儿 5 岁以后,经保守治疗不能奏效的,可行拇指内收肌松解术。

尺神经的掌深支是内收拇指肌的运动神经,应防止误伤。同时应防止损伤桡动脉的分支。

松解痉挛的内收拇指肌起点能保留拇指内收肌力,这对手的功能很重要。做拇指内收肌止点切断术,从未发生过丧失拇指内收的并发症,而且操作更加容易(图 13-6)。

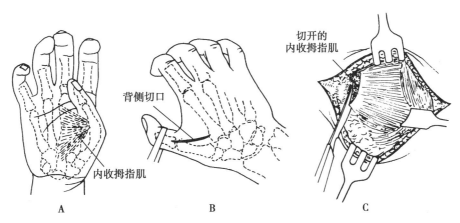

图 13-6　拇指内收肌切断松解术
A. 掌侧正常解剖;B. 背侧切口(注意避开指蹼);C. 背侧切开内收拇指肌

儿童患者拇指的掌指关节半脱位可用关节囊修补术治疗。拇指第一指骨的生长骨骺在近端,切勿损伤。

2. 手指畸形

(1) 屈曲畸形:痉挛性大脑性瘫痪的手部常见畸形是掌指关节和指间关节的屈曲。这是由于

屈指深肌和屈指浅肌痉挛,以及肌肉静止性挛缩。常因合并屈腕肌痉挛引起的屈腕畸形和前臂旋前挛缩以及拇指屈向手掌,伸腕时屈指畸形加重,屈

腕时屈指畸形消失(图 13-7)。腕关节最大限度屈曲时,手指均能伸展几度,一般没有固定性关节挛缩。

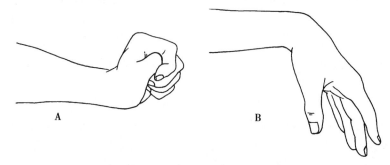

图 13-7　手指挛缩和拇指屈入手掌的畸形
A. 拇指屈入手掌,背伸腕关节屈指挛缩加重;B. 屈曲腕关节手指可伸直,拇指离开手掌

计划手术之前总要先进行保守治疗。屈曲畸形严重的,最好先用长臂矫形石膏牵拉手指和腕的屈曲挛缩以及前臂旋前痉挛。拇指置于外展和伸直位。微屈掌指关节和指间关节以防止过伸的非功能位畸形。每周或两周更换一次伸腕石膏来牵拉屈指肌。畸形要逐渐纠正,石膏内要加垫以预防压伤。6 周左右部分畸形可得到矫正。

若上述保守疗法失败,则有手术的指征。可于前臂做屈指和屈腕肌的分段延长术(图 13-8)。

(2) 鹅颈畸形:手指的鹅颈畸形系痉挛的内在肌过牵中央伸指肌的支持带和屈腕姿势下伸指长肌腱所起的固定作用。伸肌中央支持带较伸肌两侧支持带短。因之,近侧指间关节过伸而远侧指间关节屈曲。掌侧面的关节囊和支持韧带受牵扯而延长。侧面索带实际上移向背侧,反而更增加了近侧指间关节的过伸力量。

近端指间关节的浅肌腱固定,可限制指间关节的过伸,从而矫正鹅颈畸形。行此手术以前,应先将尺侧屈腕肌移至桡侧伸腕长肌处,以加强腕背伸肌的力量。

3. 腕屈曲畸形和前臂旋前挛缩　这是痉挛性大脑性瘫痪常见的一种畸形。腕背伸和前臂的旋前、旋后是手发挥作用的基础。治疗方法为转移尺侧屈腕肌代替桡侧伸腕长肌和短肌。

肌腱转移后可消除腕部的畸形因素,即手部屈曲尺偏。此外,肌腱改道于尺骨内侧促进了旋后和背伸力量。

做此手术前应具备的先决条件是,前臂被动旋后,腕背伸和伸指活动均毫不受限。如稍有固

定畸形则应先用牵拉石膏或更积极的办法纠正。顽固病例可行旋前圆肌延长术或转移成为腕背伸肌。偶需切除骨间膜。这些处理各适用于未经治疗的晚期病例。

手指具有运动功能,也是手术成功必不可少的条件。腕关节背伸到 30°~45°时,患者应能做自主伸指动作。若手指不能自主伸直,可先用被动牵拉石膏或用屈指深、浅肌腱分段延长术矫正之。手部有良好的感觉则更理想。

前臂旋前痉挛可以不同时存在屈腕畸形。患儿能够伸腕,其伸腕和屈腕肌力之间的平衡仍属正常。对此,可先行旋前圆肌延长术,以后再把尺侧屈腕肌移到肱桡肌腱在桡骨的附着点。

4. 屈肘畸形　这是大脑性瘫痪患儿常见的畸形之一,多系轻度或中度畸形。经被动牵拉锻炼常可矫正。偶尔,张力性手足徐动症或兼有痉挛性和手足徐动症混合型患儿的畸形与残疾均严重。对此,可行肱二头肌和肱肌的腱部延长术。

5. 肩部畸形　有一种肩部畸形表现为肩内旋和内收。通常这种畸形对被动牵拉疗法有效。少数晚期病例可行胸大肌和肩胛下肌的延长术。

后天性脑瘫可有肩关节的外展挛缩,系三角肌痉挛所致。重症病例,常因影响外观而行三角肌止点的松解术。

(五) 脊柱畸形

儿童大脑性瘫痪患者中发生脊柱侧弯者约有 15%~20%。较严重的约占 4%~6%。

脊柱侧弯的原因:①骨盆倾斜,系两侧的椎旁肌群受累程度不对称,髋关节内收肌和外展肌挛

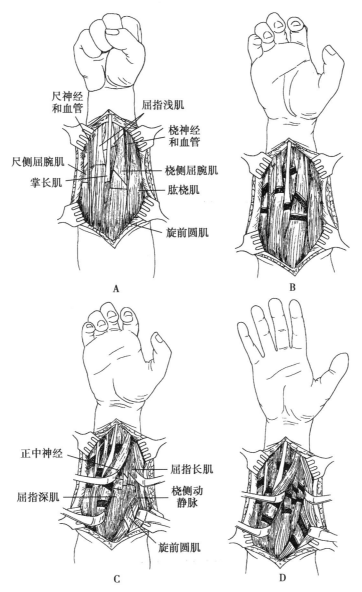

图 13-8 前臂腕、指屈肌的分段延长术
A. 腱纤维的松解部位(注意切勿损伤深层肌肉);B. 被动伸腕和伸指使腱部滑动延长;C. 前臂深层肌腱的松解部位;D. 被动伸指使腱纤维滑动延长

缩或有一侧髋脱位;②单侧或不对称性躯干肌肉痉挛,或张力手足徐动症;③先天性椎体畸形,如半椎体或单侧骨桥;④特发性,原因不明。

一般说来,患儿多不能耐受支具,锻炼常不能合作。因此,Luque 器械矫正加脊柱融合术较为可行。

第 5 节　Rett 综合征

Rett 综合征为女孩中发生的神经退行性疾病,包括脑发育不全、癫痫和手部握拳扭动。诊断标准为:产前、围生期至生后 6 个月均正常,生后头围正常,随后头部发育减慢,手部丧失有目的动作,语言障碍明显,脑发育不全和步态失常。支持诊断的要点还有呼吸困难、癫痫、痉挛、脊柱侧弯和生长停滞。第一阶段在生后 6 ~ 18 个月丧失手部有目的的运动功能和生长发育不良。第二阶段在 1 ~ 3 岁时发育停滞和孤独癖。第三阶段病情呈假性静止,但有癫痫、共济失调和痴呆。最后,在 10 岁后为运动功能丧失阶段,并发脊柱侧弯、肌肉萎缩、软组织挛缩和上运动神经元和下运动神经元的各种体征。

矫形外科情况有关节挛缩、髋外翻和脊柱侧弯。Rett 综合征患者的脊柱侧弯发展快,支具可

239

延迟手术,但不能控制弧度的发展,对严重弧度需行器械矫正和融合。

第 6 节　脊髓发育不良

脊髓发育不良(myelodysplasia)为妊娠后第 1 个月神经管未闭合而造成的一种畸形。

(一) 病因

遗传、地理分布和药物等如丙戊酸(valproic acid)和氨甲酰苯或称卡马西平(carbamazepine)均为致病因素。妊娠前后补充叶酸确能降低本病的发生率。剖宫产可减少脊膜膨出破裂和下肢麻痹。

(二) 病理

畸形表现不一,可为局限性或广泛神经系统异常。

1. 脑发育缺陷　包括脑积水、阿-奇畸形和脑发育不全。

2. 脊髓异常　开放的或闭合的、局限性和广泛性和不同平面病变。原发病变以下的脊髓自律功能可表现为痉挛麻痹。可同时存在脊髓纵裂、脊髓栓系、脂肪瘤和脊髓空洞症。脊髓异常平面决定神经肌肉畸形的类型。

3. 多系统受累　常见的有大小便失禁、泌尿系感染和营养问题。

4. 骨与关节的畸形　也很常见,如畸形足、垂直距骨、膝屈曲。随时间推移会因肌力失衡而诱发髋脱位、进行性脊柱侧弯、后突和下肢变形。

(三) 诊断

产前诊断可借助血清中 α 胎儿球蛋白测定和超声波检查。

早期检查靠多学科会诊,如神经发育、神经外科、泌尿外科和矫形外科医师协作,制定出整体治疗方案。神经检查和肌力测定明确神经异常的平面。单侧病变和部分受损的预后较好。矫形外科所能做的多不是患儿的主要问题。

小儿发育期间一直需要定期检查,每次门诊要对患儿的整体功能、脊柱和骨盆是否对称、皮肤有无溃疡和家长新发现的问题进行深入了解。

(四) 治疗

1. 髋关节畸形　与神经异常的平面有关。髋屈曲挛缩随患病时间延长而逐渐加重,常需手术松解。肌力失衡致上腰部麻痹的病例中常见髋关节脱位。髋关节脱位本身并不影响患儿行走能力。手术指征只限于能走路的患儿发生疼痛性发育异常和固定性骨盆倾斜。后者可造成坐位和皮肤护理困难。手术并发症有复发、关节僵硬、病理骨折和皮肤溃疡等。

2. 脊柱畸形　只在严重病例中始能见到。并发脊髓栓系和髋关节挛缩的病例,其畸形容易加重。脊柱后突的原因多为先天性,但很严重。新生儿期修补膨出病变时无法缝合切口的以及日后弧度顶部皮肤溃破的适于做畸形段椎体切除术。脊柱侧弯可致骨盆倾斜,从而并发皮肤压疮。有的病例坐位困难和手部功能障碍。矫正侧弯畸形能摆正骨盆,从而使臀部皮肤均衡负重。治疗的重点在于解决功能问题而不是矫正形态。需要注意的是软组织覆盖、挛缩、感觉障碍、骨质脆弱和后方附件发育不良等均为治疗难点。前、后方植骨融合和坚强的植入物始能降低假关节的发生率。

3. 膝关节畸形　可能为先天性或为发育性。膝关节屈曲会使行走困难甚至不能走路。软组织松解和后方关节囊切开始能矫正。对大儿童和青年有时还要行股骨下端伸直性髁上截骨术。膝关节伸直畸形还会影响坐位。先天性挛缩宜及早行髌骨上方经皮髌腱松解。

4. 足部畸形　无论低位和高位病变均常见。高位的麻痹约 90% 有畸形足,低位的也有 60% ~ 70% ,高位病变常呈痉挛状态,易使畸形加重。足部手术多能见效,恢复足跖侧平均负重有助于解决足部溃疡问题。尽可能不做关节融合术。

5. 跟骨畸形　多因胫前肌相对过牵。治疗包括支具、胫前肌和踝前方软组织松解,跟腱固定或胫前肌转移至跟腱。畸形足(马蹄内翻足)常见,需在 1 岁时手术矫正。治疗包括广泛后内侧松解或距骨切除术。对复发病例可行刮除骨松质塑形。最好不行关节融合。残余足内翻的较为常见。踝关节外翻畸形多继发于胫骨远端三角形骨骺。可从内踝斜向外上方钻入螺钉以限制内侧骺板生长,从而纠正外翻。踝关节面形态发育正常后可将螺钉取出。生长结束后的踝外翻宜用胫骨下段截骨术矫正。外翻平足可选用跟骨延长术,既能矫正畸形,又能维持足部活动。垂直距骨应在生后 1 年行一期手术矫正。高弓足常致皮肤破溃和致残,应分两期治疗,一期行跖侧松解,二期做截骨术和腱转移以维持矫正效果。足趾畸形有背侧踇囊炎、爪形趾或单纯屈趾畸形,宜采用松解术和截骨术恢复其功能,同样尽可能不做关节融合术。

6. 外旋畸形 几乎都是继发于胫骨外旋。可用踝上内旋截骨术和短钢板螺钉内固定纠正。有无走路的能力与麻痹平面、精神状态、膝关节屈曲、家庭合作程度以及步态训练等有关。能否走路与髋关节的复位程度无关。大多数骶椎、腰椎平面和少数胸椎平面麻痹的患儿能够走路。及至儿童和青年时期因体重增加而使走路功能恶化。体重增加多不单纯指肌肉发达程度。对这类患儿要用助行器或长期用拐杖走路以节约能量、维持舒适和方便;不能独立走路的患者最好提供轮椅,以增加活动量。

（五）并发症

1. 病理骨折 可在轻微外伤、按摩治疗和手术操作后出现。病理骨折有时与骨髓炎混淆。待患儿痛苦缓解后可去除石膏。长期应用石膏会带来更多的问题,如骨质疏松和再骨折。股骨远端和胫骨近端易发生应力性髌骨折。

2. 脊髓栓系综合征 在发现功能障碍、畸形加重和疼痛时应想到。去除栓系后并不能控制畸形的发展,也不能免掉矫正手术。

3. 皮肤破溃 多指骶部的压疮和足部溃疡,因其常见且能致残故应重视。矫正足部僵硬畸形和严重的骨盆倾斜始能降低这类并发症。

4. 乳胶过敏 约占患儿的5%。医院和家庭的环境中应尽量少用和避免接触。

第7节 脊髓灰质炎

急性脊髓灰质炎(poliomyelitis)为病毒感染,波及脊髓前角细胞和脑干的运动核可致麻痹。可从人类宿主经口咽途径扩散。大多数受染者只发生轻度胃肠炎。仅1%患者出现麻痹。

（一）分期

1. 急性期 在1~3周的潜伏期后,可表现为全身性感冒症状。极少数病例感染侵及神经系统造成炎症改变和不同程度的神经元退变。再过1~2周发展成为进行性麻痹而无感觉异常。支配某些肌肉的神经核更易受累,肌肉力弱的肌群较完全麻痹的要多一倍以上。

2. 恢复期 可延长到2年,而多数患儿于发病后数月内复原。在此期间可发生软组织挛缩。

3. 慢性期 2年以后进入慢性期,随肌力失

衡、挛缩和生长因素,畸形加重。多数严重畸形见于生长中的小儿,数年后畸形加重。畸形以肢体萎缩和短缩为特征。

脊髓灰质炎后综合征(postpoliomyelitis syndrome,PPS)可在起病15年以后发生。患者有缓慢进行性力弱、萎缩、肌肉疼痛和纤颤。适宜保守治疗。

（二）治疗原则

1. 感觉和智商不受影响,因此预后相对较脑瘫和脊髓发育不良的患儿要好些。

2. 后期的髋关节挛缩,几乎所有软组织和肌肉、肌腱、关节囊、筋膜和神经、血管均受累。

3. 轻柔牵拉手法和支具。应矫枉过正始能防止畸形加重。手法一定要轻柔,以免骨质脆弱而并发骨折。

4. 手术矫正对矫正畸形和稳定肢体有用。有时经肌腱转移而改善功能。骨性手术最好推迟到生长结束后,以免畸形复发。支具可稳定下肢,有助于行走。

（三）矫形外科治疗

应仔细检查,包括肌力的分级,主动和被动活动范围,确定挛缩程度,测量肢体长度的差别以及对畸形加以记录。腱转移后可能改进功能,但术前对计划转移的肌肉力量能否在新的位置生效要加以衡量。

1. 上肢 治疗目的是将手置于功能位,使之稳定,力求发挥手部功能。同时对用步行器或拐杖协助走路有帮助。

肩关节的稳定比活动更重要。

脊柱发生侧弯的约占麻痹患者的1/3。弧度通常为双主弧或大C字形。骨盆倾斜者常见。对20°~40°的弧度用支具背心可延缓其发展。40°~60°的行后路器械矫正加融合是有指征的。超过60°的可能需前、后路器械矫正和植骨。

2. 下肢 不同程度的麻痹多见。矫正后效果较好。矫治目的是使下肢稳定、对称。争取在用支具或不用支具条件下可以走路。要求是足跖侧面负重,膝关节伸直,髋关节稳定。要纠正骨盆倾斜和双下肢不等长,使双下肢对称。

脊髓灰质炎常用的手术有肩关节融合,阔筋膜松解,矫正膝关节屈曲挛缩,旋转性截骨,截骨改善仰趾跟足和高弓足以及肢体延长术等。

第 8 节　脊柱肌肉萎缩

脊柱肌肉萎缩(spinal muscular atrophy, SMA)含一组不同表现的罕见疾病。本疾病属常染色体隐性遗传,有前角细胞退化致肌力减弱和萎缩,感觉和精神正常。本病过去按发病年龄分类,但近年来均以病情的严重程度划分。

传统分类:

Ⅰ型　急性 Werdnig-Hoffman 病,发病年龄小于 6 个月;

Ⅱ型　慢性 Werdnig-Hoffman 病,生后 6 ~ 24 个月起病;

Ⅲ型　Kugelberg-Walander 病,发病年龄超过 24 个月。

近年新的分类:

Ⅰ型　严重——不能坐,常于婴儿期死亡;

Ⅱ型　中等度——婴儿期诊断,不能走路,成年后死亡;

Ⅲ型　轻——2 岁后诊断,可能会走路,成年后可自食其力,独立生活。

SMA Ⅰ型　生后即发病,肌张力低下,可能发生病理骨折。关节活动尚保留,不适于手术治疗。

SMA Ⅱ型　能活到 20 ~ 30 岁,虽有严重呼吸困难和延髓异常而造成的肌肉无力,但长期使用呼吸机仍能维持生命。常因髋关节脱位和脊柱畸形到矫形外科门诊。髋关节半脱位和脱位是由肌力不平衡、肌张力低下和骨盆倾斜所致,因致残很轻和容易复发而不需手术治疗。几乎每个病例均有脊柱侧弯,10 岁左右出现,依病情的严重程度逐渐加重。支具对维持正直的坐位有用,但不能有效地防止侧弯加重。弧度超过 40°,肺活量保留 40% 以上的有器械矫正的指征。

SMA Ⅲ型　要尽量维持和延长患儿行走能力的时间。需要手术矫正髋关节发育不良的病例非常罕见。脊柱侧弯较 Ⅱ 型轻,但可能需手术融合。融合段过长会妨碍患儿走路功能。

婴儿型脊柱肌肉萎缩系一种进行性弛缓性麻痹。婴儿时期发病,发展较快,直到呼吸肌麻痹而死亡。北京儿童医院自 1970 年至 1980 年共收治本病 12 例,生后 6 个月以内发病的 9 例,其中 6 例病情进展快,于 1 ~ 2 岁时死亡。性别无明显差异。本病有家族性,为常染色体隐性遗传。临床表现不一。有的病例临床上无明显进展;有的到 2 ~ 17 岁以后始出现肢体远端麻痹,犹如进行性肌营养不良。

主要病变系脊髓内运动神经细胞以及延髓、脑桥和中脑运动核的退行性变。病因不明。

(一)临床表现

起病较急,约半数病例生后或新生儿时期发病。表现有肌张力低下或运动功能不良。将患儿水平托起后,其头下垂。下肢受累较上肢多。肢体远端较近端多。患儿只有横膈的呼吸运动。吸气时肋间无大动作。

患儿很少有自主活动,直至出现肌肉麻痹和萎缩。腱反射消失。关节活动超过正常范围。发现舌纤颤对诊断有重要意义。

畸形出现早。髋关节内收肌挛缩所致的髋外翻很像大脑性瘫痪引起的髋关节脱位,膝关节常有屈曲,肩关节有外旋畸形。

凡生后 2 个月内发病的多不能活过 1 岁。发病晚的有时可活到青少年。

大孩子可借助肌电图明确诊断。肌电图能显示规律性纤颤电位或束颤电位等失神经支配现象。肌电图在小婴儿因不能合作,故对诊断帮助不大,因此需行肌肉活检。肌肉病变在显微镜下可见典型的失神经后的萎缩变化。少数大小正常的肌纤维中混有大量均匀一致的萎缩纤维。

本病有时难与进行性肌营养不良鉴别。部分患儿血清肌酸磷酸激酶(creatine phosphokinase)明显升高。虽然可经肌肉活检和组织化学确诊,但肌电图可表现为肌肉原发病变。脊髓性肌萎缩患儿的手部有不规则的震颤,走路时有外翻足,这两个体征有助于诊断。

(二)治疗

药物治疗无效。发病较晚,临床表现不太严重的病例常有屈髋、屈膝挛缩和脊柱侧弯。手术松解短缩的肌腱、筋膜对矫正畸形起一定作用。

第 9 节　遗传性感觉运动神经病

遗传性感觉运动神经病(hereditory sensory motor neuropathy)波及感觉神经,常有家族性。有时因家族成员的异常表现轻微而忽略其遗传性质。致残方面在儿童时期发生步态异常,日后出现脊柱侧弯和手功能障碍。本病进行性加重,手术矫正后也常复发。这是一组疾病,可分为如下六类:

1型 Charcot-Marie-Tooth(CMT)病,发生在儿童期,系常染色体显性遗传(30%为突变)。首发表现为高弓足。检查时注意患儿震颤感消失,足外翻时无力。家长也有类似异常而未发觉。双侧高弓足最为多见。仔细检查可见后足内翻,前足下垂而呈高弓,常伴爪形趾。畸形的原因为胫后肌力超出腓骨短肌,同时腓骨长肌的肌力超过胫前肌。在发育停止前约半数患儿发生脊柱侧弯和后突侧弯。小儿随年龄增长,手部功能日益受损,致残原因源于神经传导速度下降及拇指对掌功能减弱。手指捏拿动作困难,肌腱转移可能改进功能。

2型 轴突神经病(axonal neuropathy),与Charcot-Marie-Tooth病相似,但较轻。

3型 家族性间质肥大性多发神经变性病,又称Dejerine-Sottas病,其主要特点为儿童时期肢体肌肉萎缩,感觉和腱反射消失。触诊发现神经干增粗,特别是尺神经和股外侧神经。神经活体组织检查可看到神经纤维四周有细胞增殖,神经内膜中有黏液蓄积。活检宜选用腓肠神经。矫形治疗只可用支具保护。

4型 遗传性共济失调性多发神经炎,又称Refsum病,为一罕见的家族性疾病,特点有小脑共济失调、眼球震颤、色素性视网膜炎以及周围神经增厚的进行性感觉和运动神经变性。同腓骨肌萎缩和Friedreich共济失调一样,也出现高弓足。由于起病较早,故可误诊为进行性肌营养不良或婴儿型脊髓性肌萎缩。可借助脑脊液蛋白增高、电诊断试验和肌肉活检所见到的神经病变而明确诊断。本病主要属于生化紊乱性疾病,盖因患儿血清内植烷酸过多,系植烷酸氧化酶缺陷。

5型 遗传性感觉神经病和痉挛性截瘫(hereditary sensory neuropathy with spastic paraplegia),为小儿最常见的进行性神经退行性疾病,系常染色体性连遗传。疾病的特点为下肢痉挛而上肢、脑神经幸免。通常表现形式不一,即单纯型和复杂型。前者神经异常表现只有下肢痉挛,及至成年后可能会有痴呆。复杂型有脑发育不全,延髓受累,眼球震颤和发音困难。患儿走路步态异常,足趾走路,学会走路晚,临床症状多于3岁时表现明显。双下肢痉挛误诊为脑瘫。

组织病理检查显示皮脊髓束和后柱退行性变,约有半数病例还有脊髓小脑束退变。临床上感觉障碍很轻。脊髓病变多在腰椎以下部位,因而对下肢影响突出。矫形外科治疗与脑瘫类似,多局限于软组织挛缩松解。

6型 遗传性感觉神经病和视神经萎缩(hereditary sensory neuropathy with optic atrophy)。

第10节 多发性神经炎(急性神经变性病)

多发性神经炎或称急性神经变性病,特点为急性发作的、对称性广泛弛缓性肢体麻痹。病因与中毒、血卟啉症或维生素B_1缺乏等有关。还可能为急性感染的并发症而称为多发性神经根炎(Guillain-Barre综合征)。总之,病因尚不明了,可能为某种细菌的急性感染或属神经过敏性质。本病应与脊髓灰质炎鉴别。多发神经炎在起病前常有3~4周的发热。随即出现头痛、呕吐和低热。继而发生对称性进行性的肢体麻痹。麻痹多由下肢开始,渐向上肢扩散。肢体全部肌肉均受累。最严重者可累及呼吸肌而呈呼吸麻痹。感觉变化为肢体疼痛、麻木和麻刺感。脑脊液的蛋白含量很高而细胞数正常,这对诊断很有帮助,但有的病例脑脊液可完全正常。本病的流行季节为七、八、九月,死亡率较高。患儿有时可自行缓解或病情复发。

在急性期应注意维持好体位。出现挛缩畸形时可做软组织松解,如跟腱延长术。有个别病例需行腱转移、三关节固定以及脊柱融合术。患儿晚期仍可残存肢体远端的轻度麻痹。

第11节 遗传性神经变性病和脊髓小脑退行性变

这组遗传性疾病有小脑、脊髓传导束、脑神经、视网膜、周围神经和大脑皮质的不同损害。从矫形外科方面看,其共同点是到儿童时期后均出现高弓足。

一、腓骨肌萎缩

腓骨肌萎缩在这一组疾病中最常见。儿童或青少年时期出现进行性下肢肌肉无力和萎缩。本病为常染色体显性或性连锁隐性或常染色体隐性遗传。男孩较多见。常染色体显性遗传者到成年后始出现症状;性连锁隐性遗传者到10岁以后出现渐进行体征;常染色体隐性遗传者多在3岁以前发病,10 岁后病情加重。

（一）临床表现

高弓足出现的时间不一,早的 4~5 岁,晚的可到 10 岁以后。开始只有足内在肌力弱和萎缩,渐波及腓骨肌。发生高弓足和内翻足以后,肌无力和萎缩还可继续蔓延到胫前肌而发生垂足。X 线照片可显示足前部下垂。数年后,肌肉萎缩向肢体的近端扩展,但多不超过大腿中下 1/3 交界处。病程中也会有手的小肌肉和前臂肌群受累。很早就有踝反射消失,而膝腱反射和旋后肌反射消失发生较晚。膝以下震颤感消失而感觉变化轻微。多数患儿症状发展到一定程度即自动停止。髋、膝关节正常。高弓足和爪形趾的原因为屈趾长肌和伸趾肌正常,而足内在肌力弱或麻痹造成的肌力失衡。腓骨肌力弱而胫前肌正常时也可出现足内翻畸形。

（二）治疗

跖长腱膜深层为外展趾肌、屈趾短肌和外展小趾肌。从跟骨的骨膜上将跖长腱膜连同其深层的肌群一起剥下。术后高弓足多能完全矫正。用短腿石膏维持矫正后的位置。3 周后再矫正爪形趾畸形。

随诊过程中如发现腓骨肌力弱,可将胫后肌经骨间膜转移到足背第 2~4 跖骨基底。术后可防止足内翻畸形。对足背伸肌也起平衡肌力的作用。

固定性高弓足除需松解跖侧软组织外,还需做楔形截骨术。固定性马蹄高弓内翻足要做三关节固定和胫后肌前移手术。有的病例在软组织手术后又出现进行性足内在肌力弱,畸形复发,到 12~14 岁时再做三关节融合。

二、Friedreich 共济失调

Friedreich 共济失调(Friredreich's ataxia,FR-DA)为常染色体隐性遗传病,病情会持续进展,反复发现染色体 9 有三核苷酸(trinucleotide)缺陷的脊髓小脑退变。

（一）临床表现

神经系统检查表现为共济失调,发音困难,无反射、锥体束征和感觉障碍。常并发有心肌病和糖尿病。脊柱侧弯和高弓足是常见的矫形外科问题。脊柱侧弯患儿的 2/3 伴不断加重的脊柱后突。走路逐渐困难,到 20 岁左右失去行走能力。多于成年后死于心肺衰竭。

（二）治疗

因人而异,脊柱侧弯会不断加重。对 25°~35°的弧度如不妨碍走路,可用支具治疗。严重的侧弯应行器械矫正。高弓足可经跖内侧松解、腱转移和截骨术纠正。有的病例需要轮椅协助行动。有一型对维生素 E 有良好功效。

三、遗传性无反射性共济失调

遗传性无反射性共济失调又称 Roussy-Levy 病,比较少见。儿童时期出现高弓足,深反射减弱或消失。轻型患儿很像 Friedreich 共济失调。本病无眼球震颤和发音困难,而且一到青春期病变即自动停止发展。因此,患儿的高弓足值得矫正。

第 12 节 先天性无痛症以及有关的综合征

先天性无痛症(congenital insensitivity to pain)以及有关的综合征是几种罕见的、原因不同的先天性感觉异常疾病;生后对疼痛缺少分辨能力和无疼痛反应。患儿能区分冷和热,有时还能鉴别钝刺和针刺。但由于患儿毫无疼痛,因反复受外伤和感染而毁损其肢体。尸检不能发现神经系统任何异常。自 1932 年 Deafborn 首先报道本症一例以后,迄今为止文献中已有 35 例可查。

家族性自律神经功能障碍或称 Riley-Day 综合征,有些症状很像先天性无痛觉症。本病为常染色体隐性遗传。患儿除无痛觉外,还有情绪不稳,不能分泌眼泪,有直立性低血压,舌无蕈状乳头以及多汗。还可见眼球震颤,肌张力低下和共济作用不良。本病的解剖特点为周围神经无髓鞘纤维和自律神经缺如。

第三类先天性无痛症并发无汗症和反复原因不明的发热。本症特点为后根神经节、后根和背外侧束中无小的原始感觉神经元。

某些遗传性和先天性感觉神经变性病也表现为无痛觉,但无痛觉之外还有其他感觉异常。有的不属进行性的病变,除有痛觉消失外,肢体的其他感觉也不正常。但是这种患儿的面部和躯干的感觉尚好。北京儿童医院曾遇先天性无痛症 4 例,其中 1 例并发无汗症。

患有先天性无痛觉的患儿出牙后常自己咬破舌、唇、手指和足趾。齿龈也常有外伤。恒牙出现较早。皮肤常有灼伤和淤血斑。伤后患儿从不哭

闹。多发性淤血斑和骨折常被误诊为虐婴综合征。牙齿脱落早，牙周脓肿多见。眼内异物常致角膜白斑。反复外伤可引起骨折，但无自觉症状。常由于表现愚勇而拖延诊断和贻误治疗。最后骨折常有畸形愈合或不连接。关节可有积液或积血，滑膜肥厚和韧带松弛。日后可发展为典型的神经性关节病。这种神经性关节病因无其他神经异常，对诊断本症有利。长管状骨的亚急性骨髓炎多为牙齿、指甲和皮肤感染灶的延误治疗所致。

骨X线照片，神经系统检查，无痛觉的特点以及感觉神经活检可明确诊断。

治疗的重点是防止外伤。口腔和眼的护理也很重要。要注意说服患儿不要给周围熟人做任何浮夸勇猛的动作。

第13节 新生儿臂丛神经麻痹

由于产科技术的改进，因牵拉上肢损伤臂丛的病例日趋减少，每1000例新生儿中约占0.5%。

（一）病因

多数患儿系臂丛的一部或全部受过度牵拉所致。患儿体重多超过正常1kg左右。难产，用力牵拉上肢并侧向屈曲头颈以娩出肩部时，最易损伤臂丛上部。这类损伤占臂丛损伤的大部。臀产，向侧方用力牵拉躯干和颈部使头娩出时多也可造成臂丛牵拉伤。可以说难产是牵拉助产的主要原因。

臂丛受牵并发脊髓神经根或脊髓撕裂等上运动神经元的损害，偶可见到。

牵拉臂丛造成的神经损伤可能是轻度牵拉（功能性麻痹），严重的可完全撕断（神经断伤）。轻的损伤因牵拉神经纤维，其四周有水肿、出血而致传导障碍，这一类型的损伤多能彻底地恢复。中等程度的病变，经牵拉，有的神经纤维被撕断并发神经内和神经外的出血，其功能恢复慢且不完全。病变严重的，臂丛神经干几乎撕断或并发神经根或脊髓损伤，多不能恢复。

（二）临床表现

生后就有神经受损的症状。根据臂丛的组成和损伤的部位可分为：①上臂型麻痹或称Erb-Duchenne型，主要为颈神经第五、六及其分支受损；②下臂型麻痹（Klumpke型），为第八颈神经根和第一胸神经根受累；③全臂丛受损。患侧上肢靠拢躯干，肘关节伸直，不能活动。患肢不能引出

拥抱反射。下臂型麻痹和全臂丛受损型不能引出握拳反射，并有手的内在肌麻痹。下臂型因第一胸神经中的交感神经纤维受累，同侧有Horner综合征，其特点是眼球下陷、瞳孔缩小和眼睑下垂。神经根自脊髓撕脱可产生脊髓血肿，这可造成对侧上肢和双下肢暂时的痉挛性麻痹。受伤的最初几天锁骨上区因出血而有肿胀和压痛。某些患儿还可合并锁骨骨折，肱骨上端骨骺分离以及肱骨干骨折。被动活动患肢会因合并"神经炎"而疼痛。

运动麻痹的范围取决于神经损伤的部位。上臂型的病例有三角肌、肩外旋肌（冈上肌、冈下肌和小圆肌）、肱二头肌、肱肌、旋后肌和肱桡肌的麻痹。除第七颈神经受损时有伸指和伸腕肌的麻痹外，一般手指和腕关节的活动正常。有时会出现轻微的知觉障碍。

下臂型的病例有屈腕肌、屈指长肌和手内在肌的受累。动员肩肘关节的肌群仍属正常。下臂型罕见。一般说来患肢的知觉正常。全臂丛型麻痹的患儿，整个上肢呈完全弛缓型麻痹，且多有广泛性知觉丧失。脊髓有损伤的可有运动失调和活动困难。

新生儿臂丛神经麻痹可残留以下几种畸形：

1. 肩部　肩部常有内收和内旋的固定畸形。肩关节主动和被动外展，外旋动作均受限。原因是三角肌、冈上肌、冈下肌和小圆肌麻痹，以及肩关节四周肌群的共济运动不全或运动困难。强有力的胸大肌、肩胛下肌、大圆肌和背阔肌均呈静止性肌肉痉挛。肩关节处于内收和内旋位，肩胛骨的关节盂变扁而宽。肱骨头有向后脱位的倾向。喙状突向外下方延长呈钩状，居于肱骨头原来的位置上，因此，限制了肱骨头的复位。

肩峰的顶端也因肩关节不能外展而变形，向下弯曲。上述骨的继发畸形又变成了妨碍肩关节外展和外旋活动的因素。新生儿臂丛神经麻痹的肩胛骨较正常者为小，而且位置也较高。肩胛骨的颈部也日益变短。

肩肱关节还常有外展挛缩，可能系经常外展以代偿肩关节外旋受限的结果。另一因素是麻痹初期的体位不适当。肩肱关节有外展挛缩时，上臂靠拢躯干后会使肩胛骨发生翼状畸形。

由于肩关节外展、外旋和伸展受限，上肢功能明显受损。加之肩关节肌肉共济运动不全，使残疾更加严重。患儿手接近口、头顶、背和颈的动作

均有困难。并发前臂畸形和手麻痹的残疾更重。

如果手部正常,重建肩关节外展和外旋活动则能大大改善功能。全臂丛受损造成的重症弛缓型麻痹或连枷肢,仍是个困难问题。

2. 肘关节　肘关节常发生屈曲挛缩,这是由二头肌和肱肌过强所致,另一因素可能是肩关节不能外展而经常用屈肘动作。继发性骨改变如鹰嘴突和喙状突增生,会进一步阻碍肘关节伸展。

桡骨头后脱位也是常见的畸形。这种畸形是肌力失衡和长期用不妥当的硬夹板所致。旋前圆肌和骨间膜的挛缩也是致病的因素。

3. 前臂和手　前臂的旋前畸形常见,全臂型可发生旋后挛缩。下臂型有手麻痹。

(三) 鉴别诊断

新生儿时期,在鉴别诊断中要考虑肱骨骨折,肱骨近端骨骺分离,锁骨骨折,肱骨骨髓炎和肩关节化脓性关节炎。当怀疑有新生儿臂丛神经麻痹时,宜常规拍上肢、锁骨和颈椎的 X 线照片。婴儿时期还应考虑脊髓肿瘤和大脑性瘫痪。

(四) 治疗

早期应行保守治疗,修补术均不易成功。伤后初期神经根均有损伤且易断。婴儿时期几乎没有神经鞘。随后,神经四周产生明显的纤维化而不利于远段病变恢复。北京儿童医院针灸科采用传统的针灸治疗新生儿臂丛神经麻痹 24 例,其中 2 例近愈,9 例显效,13 例有效。保守治疗的目的在于防止恢复期发生挛缩畸形。护理方面,宜用吊巾保持患肢外展和外旋位。抱起患儿时应轻柔,以免发生肩关节脱位。婴儿时期应尽快改用轻夹板保持肩关节外展 70°,前屈 10°,外旋 90°,并使肘关节屈曲 60°,前臂半旋前和腕关节中立位。教会家长每天松开夹板三次,患肢各关节做全范围的被动活动。

在生长发育期间,需要经常主动和被动锻炼。5 岁以后的残余畸形多需手术矫正。

矫正肩部固定畸形的手术方法很多。切断胸大肌的上半部、肩胛下肌和前方关节囊。或完全切断胸大肌和肩胛下肌而不切开关节囊。因切开关节囊会导致肩关节前脱位。还可将大圆肌的止点向外侧转移,使之成为肩关节的外旋肌。除此之外,行肱骨旋转截骨术,将远段外旋,以矫正肩关节内旋畸形。喙状突过长也应予以切除。

发生肩关节后脱位者,可行后方关节囊成形术,且将肱三头肌长头转移至肩峰和肩胛冈。

肘关节屈曲畸形超过 40°~50° 而保守治疗无效时,则有手术指征。如前所述,矫正肩关节畸形应在肘关节手术之前进行。肘关节过度屈曲的机制多是因为代偿肩关节外展受限。增生的鹰嘴突妨碍肘关节伸展的,应予以切除。可用分段法延长肱肌的腱部。偶尔需要从肱骨内上髁处,延长旋前圆肌和屈肌总腱的起点。

目前治疗桡骨头后脱位仍是个难题。最好是待生长发育成熟后,如有必要再行桡骨头切除术。

前臂旋前挛缩可分离腱部纤维以延长旋前圆肌。这个手术常同转移尺侧屈腕肌一道进行,以增强其自主旋后动作。但腕背伸力量不足时,可将尺侧屈腕肌固定在桡侧伸腕短肌上。

(五) 预后

本症的恢复程度随麻痹的轻重和类型而不同。自行恢复时间从 1 个月到 18 个月不等。一般说来,全臂型和下臂型恢复慢且不彻底。凡有 Horner 综合征和肩胛骨四周肌肉麻痹者,为恢复不良的信号。

第 14 节　新生儿坐骨神经麻痹

1950 年 Fahrni 报道过同一个医院发生的 11 例新生儿坐骨神经麻痹。多数病例生产时有窒息。1950 年 McFarland 认为本症与经脐血管注射抢救窒息药物有关,指出起于脐带的胃下动脉注入髂动脉,并分出臀下动脉营养坐骨神经、臀肌和臀下部的皮肤。Fahrni 的一组病例中有并发臀部皮肤坏死的。上述理论 1960 年得到了另一作者的支持。

本病患儿生后即出现麻痹,从坐骨神经的轻瘫到完全麻痹不等。股外侧神经麻痹者最为多见。患儿常并发患侧肢体、臀部和腹壁的皮肤损害,偶有肠系膜下动脉的血栓形成。

本症的预后,完全恢复的可能性很小。除股内侧神经有可能治愈外,股外侧神经多恢复不好。被动按摩和夹板等治疗不能防止马蹄足畸形。一岁半的患儿往往就需要施行矫形手术,最多的是需要跟腱延长和胫后肌前移。患儿有时发生肢体不等长,日后可行延长术。

不经脐注射药物可使本症大为减少。

第 15 节　肌营养不良

肌营养不良(muscular dystrophy)是与遗传有

关的一组原发肌肉病。临床特点是肌肉进行性萎缩。病史各不相同。

一、Duchenne 肌营养不良

Duchenne 肌营养不良(DMD)最为常见,原因为营养不良因子(dystrophin)缺失或缺乏。营养不良因子基因与 X 染色体相连。正常状态下在肌肉细胞内使细胞膜和蛋白复合体稳定。一旦失去这种功能则导致本病。有可能借助特殊分子学研究或胎儿肌肉活检作出产前诊断。

(一)临床表现

男性患儿在儿童初期发病,表现为基底宽广的步态,跑步困难,Gower 征阳性,运动能力发育迟缓,智力轻度低下和小腿肌腹假性肌肥大。常有阳性家族史。约 1/3 为新发生的突变病例。血清肌酸磷酸激酶(creatine phosphokinase,CPK)较正常值增高 200~300 倍。肌肉活检显示肌纤维大小不一,肌纤维缺失,肌肉内脂肪增多,有时有细胞核集中。肌电图有肌肉病变。

(二)自然转归

很多男性患儿都有髋关节屈曲、外展挛缩及膝、踝关节屈曲挛缩且进行性加重。平均到 10 岁时失去行走能力,一旦丧失正常行走功能,可并发脊柱侧弯。继而发生心肌病和肺功能受损,多在青少年时死亡。

(三)治疗

下肢可用牵拉练习和夜间足踝支具以延缓发生挛缩。在丧失行走功能以前可做挛缩松解术。如松解跟腱和胫后肌向前转移。膝屈曲、髋屈曲-外展挛缩若妨碍功能也可松解之。术前宜预制长腿支具,术后立即用其协助走路,积极治疗可延缓依靠轮椅 1~4 年。在发生脊柱畸形以前要预先向家长说明可能出现脊柱侧弯的可能性及其疗法。一旦患儿不能走路,则会并发脊柱侧弯。最好不用支具以免造成呼吸功能受损。对 11~13 岁的患儿,弧度达 20°时,要在呼吸功能降低 30% 以前,行 T_2 到 L_5 至骶椎的手术矫正和融合。

患儿母亲有负罪感,对患儿家庭有压力,患儿也会因此而出现抑郁,为此应给予安慰。疾病晚期长期使用呼吸机确可延长生命,但在伦理学方面存在争论。将来有置换营养因子基因而治愈本病的可能。

二、Becker 肌营养不良

Becker 肌营养不良(BMD)比较少见,系营养不良因子基因异常所致的轻型肌营养不良。临床表现较 DMD 轻。本病初期表现为小腿痛性痉挛和步态异常。并发脊柱侧弯的少见。很多病例可存活到成年。有些病例直到成年后始作出诊断。治疗原则与 DMD 相似,但常在年龄大时始需要治疗。理疗,松解挛缩的肌腱、韧带和关节囊和有效促进活动均较重要。

三、Emery-Dreifuss 肌营养不良

Emery-Dreifuss 肌营养不良是一种少见的性连锁隐性遗传性肌营养不良。主要表现在膝关节三头肌和颈后肌群挛缩。肌肉萎缩慢,但逐渐加重。可并发心肌病。10 岁以内肌肉力弱渐显,及至青年时加重。本症与 DMD 和 BMD 鉴别的方法有 CPK 水平轻度升高和营养因子基因测定。患儿可能需挛缩软组织松解、脊柱稳定和心脏内科专家会诊是否需用起搏器。

第 16 节 常染色体显性肌营养不良

一、肌强直性营养不良

肌强直性营养不良(myotonic dystrophies)为一组以肌强直为特点的不同种类的肌肉病。肌强直是指肌肉收缩后不能放松。本组疾病有如下几种:

1. 先天性肌强直(myotonia congenita) 于婴儿时期发病,到青年时更为明显。临床表现有全身性肌肥大;没有骨骼畸形,多不长期致残。

2. 先天性肌强直性营养不良(congenital myotonic dystrophy) 临床所见不一,有的发病初期即很严重。表现有肌张力减退,发育迟缓,喂养和呼吸困难和轻度脑发育不全。走路迟。青年患者会发生白内障。外科情况有畸形足、髋关节脱位和下肢挛缩。

3. 肌强直性营养不良(myotonic dystrophy) 成年时期起病。临床表现有脑病、面部肌肉病、感觉异常、肌萎缩、肌强直、脑发育不全、白内障、糖尿病和心脏传导缺陷。

二、筋膜肩胛肱营养不良

筋膜肩胛肱营养不良(fascioscapulohumeral dystrophy,FSHD)以进行性面部、肩胛带和上肢肌

肉萎缩、无力为特征。日后偶尔波及骨盆带和下肢。肩胸关节融合术后可能增强肩关节的稳定性,从而能更好地发挥上肢作用。

第17节 常染色体隐性肌肉营养不良

一、先天性肌营养不良

先天性肌营养不良(congenita muscular dystrophy)是一组以高度肌张力低下,全身性肌肉力弱和多发挛缩为特点的不同种类的肌肉病。一般分为四类:①无严重智力障碍的典型病例;②有肌肉和脑结构异常的 Fukuyama 型;③较轻的 Finnish 型;④严重的 Walker-Warburg 综合征。

二、肢体带肌肉营养不良

肢体带肌肉营养不良(limb-girdle muscular dystroply)与筋膜肩胛肱营养不良(FSHD)相似,但不波及面部肌肉。临床异常表现与 Duchenne 进行性肌营养不良和 Becker 营养不良相仿,但脊柱侧弯轻。多于中年结束生命。

第18节 肌 炎

肌炎是用来描述几种肌肉的炎症,如化脓性肌炎、外伤性肌炎、寄生虫性感染旋毛虫病以及多发性肌炎的总称。邻近关节或神经系统病变引起的肌肉痉挛和过敏,也常泛称为肌炎。

一、骨化性肌炎

骨化性肌炎以肌肉内异位钙化和骨化为其特点。这种情况不一定与骨膜有关。外伤是发病的重要原因。病程似可反映外伤部位成纤维细胞的化生。这可能与患儿有软组织内异常骨化的特异素质有关。

本症可分为:①继发于严重损伤,如肘关节脱位和肱骨髁上骨折(在小儿是最多见的一种);②某肌肉遭受反复性轻微损伤,如骨折反复整复或职业性劳损。后者多发生在青少年或成人,如芭蕾舞蹈演员的比目鱼肌、剑术家的肱前肌以及骑马师的大腿内收肌的化骨。

(一)病理

病变可分四层:①中心部,分化不良区,此区细胞丰富,细胞的大小、形状不一,并有丝状核分裂现象(此区细胞学很难与肉瘤鉴别);②邻近中心部的骨样组织与疏松的细胞间质排列良好;③外围区,成骨细胞和纤维组织构成小梁,形成新骨;④最外层,有由纤维组织包裹、分界清晰的骨结构。分层现象具有良性病变的特征。病变的最内层分化不良,越向外越成熟,直到最外层的正常骨组织。骨组织越成熟,波及的范围越小。

(二)临床表现

体格检查可发现病变部位有压痛,能触及肿物并在活动时有疼痛。小儿多有急性外伤史并伴有相应的症状和体征。7~14 天后逐渐减轻,但在第 3 周时又重新出现症状。肘关节后脱位 3 周后,局部仍有不适和活动明显受限,则有骨化性肌炎的可能。初期,X 线照片显示肿物的软组织中有分散钙化影。过一段时间,急性期的症状和体征消失后,肿物变小,钙化影也缩小,但密度增高。数周乃至数月后可以自愈。

神经性创伤性骨化性肌炎病变范围较广泛,而且常没有外伤史。在没有神经支配的部位,也可能有外伤而未察觉。

(三)鉴别诊断

骨化性肌炎应与血肿钙化、间质性钙质沉着症和成骨肉瘤鉴别。骨化性肌炎的钙化部位在骨干,与骨表面平行,其间有清楚的正常骨皮质和骨膜。相反,成骨肉瘤总有皮质和骨膜破坏的迹象,病变位于干骺端。对可疑的病例,短期内连续 X 线照片有助于鉴别诊断。个别病例组织学检查仍有可能误诊。

(四)治疗

病变活动期的治疗原则是受累部位完全制动休息,不必进行任何物理治疗。急性期过后再逐渐恢复活动。肘关节附近的骨化性肌炎多为积极活动所诱发。预防的办法是伤后除轻柔自主练习外,不做任何理疗。肌炎的病变成熟后,如功能不受限制则不必处理。若残留妨碍活动的小病变,超过急性期 1 年,X 线照片上肯定为成熟骨组织者,方可手术切除。有的作者主张在急性期做放射治疗,不少作者持相反意见。

二、化脓性肌炎

本症罕见,可见于细菌栓子广泛波及肌肉的严重败血症病例。还可从邻近的感染直接扩散而来。由伤口感染韦氏梭形芽胞杆菌所致的肌肉坏死和气性坏疽均系另一种更为严重的肌肉感染。

临床表现有疼痛，活动时疼痛加重，局部压痛、肿胀、硬结，随后可产生波动。早期无皮肤红斑。常伴有高热和白细胞增多。

多数化脓性肌炎是骨髓炎引起的。婴儿更是如此。脓液自干骺端骨皮质穿出，经骨膜达软组织。因此，考虑化脓性肌炎时，首先要与急性骨髓炎鉴别。

化脓性肌炎的治疗原则与软组织感染的相似。患肢要用牵引或石膏制动。局部用外敷糊膏的方法加热。给予适当抗生素。当病变局限、出现波动时，应切开引流。

三、创伤性肌炎或肌肉痛性痉挛

健康活泼的小儿可发生轻重不等的肌纤维轻的撕裂和挫伤。运动员一旦发生肢体僵硬，反映挫伤的肌腹内有出血或肌纤维撕裂。临床表现有肿胀、敏感以及用力收缩该肌肉时疼痛。血肿大的可出现波动。治疗的方法是休息和制动。伤后头几个小时内应抬高患肢和局部冰袋冷敷，以减轻肌肉的炎症。症状缓解后即可逐渐恢复活动。大的血肿有时需穿刺吸引。多数情况只需保守到症状消失，而不用其他治疗。

凡腰背、足或其他部位不符合力学要求的活动，均可导致异常疲乏。一旦影响功能，这种劳损就会使有关肌群产生进行性萎缩而不是肥大。

生长中的小儿如果有持续的异常活动，则会逐渐发生永久的结构性畸形。这种变化不仅是机械因素所促成，而且也与健康状况不佳所致的肌肉疲乏因素有关。

肌肉痛性痉挛可能是慢性肌肉疲乏和劳损的表现。肌肉痛性痉挛最多见的部位是小腿肌腹和足部内在肌。常并发于前足内收和因跟腱紧缩的劳损。原因是这样的患者常有小腿三头肌的静止性痉挛。下肢后方组织紧张，如腘绳肌痉挛也较多见。肌肉痛性痉挛可能是在缺氧条件下肌肉过度用力的缘故，同时伴有含氮的代谢产物蓄积。血管痉挛与这种现象的确切关系尚不十分明了了。

治疗包括足部劳损者应配鞋垫支持并放松其跟腱。有时需垫高鞋跟和减少活动量。

四、多发性肌炎及有关疾病

多发性肌炎系肌肉的非化脓性炎症，同时伴有运动无力、腱反射消失、皮疹和发热等。并发皮肤非化脓性炎症，则称皮肌炎。多发性肌炎和皮肌炎的病因不明，可能系自身免疫性疾病，还可能属于对肌肉变性蛋白或对某种肿瘤抗原过敏。有些病例乃原因不明的感染、中毒或代谢因素所致。

很少在2岁以前发病，女性较男性多两倍。

多发性肌炎可分为六个亚型：成年多发性肌炎（Ⅰ型）、成年典型皮肌炎（Ⅱ型）、典型皮肌炎（偶为多发性肌炎）伴有恶变者（Ⅲ型）、儿童皮肌炎（Ⅳ型）、急性肌肉溶解症（Ⅴ型）以及Sjögren综合征并发多发性肌炎（Ⅵ型）。

多发性肌炎可借活体组织检查诊断。病理变化不一，如肌纤维原发性退行变，再生改变，慢性炎症的细胞浸润，纤维化以及坏死纤维的吞噬等。

多发性肌炎肌电图在完全静止时，有自然震颤和锯齿状电位；虽本症临床与肌营养不良有相似之处，但肌营养不良的肌电图在静止时不显示电位。

肾上腺皮质酮有一定疗效，但往往需大剂量长期使用。

第19节　先天性和后天性肌挛缩

肌挛缩多指肌肉内纤维化和出现瘢痕，肌肉变短，随之而来的是骨和关节的固定畸形和活动受限。造成肌肉挛缩的原因往往错综复杂。外伤、血运障碍、感染、长期水肿以及某些肌肉病均可导致肌肉挛缩。此外，长期固定在某一体位，肢体某一肌肉的痉挛也可发病。痉挛肌肉的拮抗肌如果力弱或麻痹，容易由痉挛转变为挛缩。因此，当挛缩的肌肉经活检仍不能明确诊断时，有必要深入检查其对抗肌有无萎缩、麻痹或其他畸形。小儿常见的肌肉挛缩又称特发性肌肉纤维化，有以下四种：

1. 股四头肌进行性纤维化　股四头肌的某一部分或几个部分发生纤维化，均会引起小儿膝关节的伸直性挛缩。女孩较多见。确切病因尚不明了。肌肉纤维化可能是先天性肌肉发育异常的结果，它的病理所见很像先天性肌性斜颈的胸锁乳突肌的病变。所以有些作者提出二者属同一发病机制。还有不少作者认为本症系婴儿时期多次在大腿肌肉内注射药物所致。

主要病变部位是股四头肌的远端，多数病例股中间肌的病变严重。纤维化可发生在肌肉内或肌纤维之间。病变局部的皮下脂肪减少。皮肤与深层筋膜之间的硬纤维间隔使局部下陷呈小窝状。用力屈曲膝关节时皮肤上的小窝明显加深。主要临床所见为膝关节无痛性进行性屈曲受限。髌骨位置可高于正常。

若被动牵拉和其他保守治疗均无效,则可施行股四头肌延长术或髌腱深层即股中间肌部分的切腱术(图13-9)。术后膝关节应固定于屈曲90°位置3周。然后再做自主锻炼以恢复膝关节伸直的肌力并取得正常活动范围。

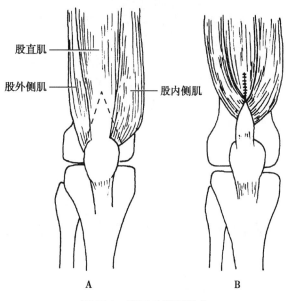

图13-9 股四头肌延长术

偶可见股直肌近端纤维化,其畸形宛如屈髋挛缩。同时膝关节屈曲也受限。

2. 三角肌挛缩 不少作者描述三角肌也有类似的纤维化挛缩。三角肌的中间部纤维化可产生肩关节外展挛缩,前部纤维化可致肩的屈曲挛缩,治疗办法为手术切开纤维条索。

3. 臀大肌挛缩 臀部反复注射抗生素或其他药物也可导致臀肌挛缩。北京儿童医院1973年迄今已近200例。药物本身的刺激和注射部位的轻度感染可能是肌肉发生挛缩的原因。临床可见患侧臀肌萎缩而不对称。此体征在双侧挛缩的患儿则不明显。患儿蹲下时呈蛙式位。如果使双侧下肢靠拢,则不能屈曲髋关节。必须经过外展才能被动屈髋,而且屈髋的活动范围毫不受限。屈髋过程中,在患侧臀部可见皮肤沟状下陷或出现皮肤小窝。

臀大肌的筋膜乃髂胫束近端的附着点之一。当髂胫束的另外两个附着点即臀中肌和阔筋膜张

肌正常,而臀大肌发生局限性挛缩时,同样会造成髂胫束的张力增高(图13-10)。临床检查只有屈曲髋关节过程中内收受限,呈现动力性的髋关节的外展挛缩,从而出现上述的临床体征。治疗应采取松解手术,切除臀大肌挛缩的部分或切断髂胫束在臀大肌筋膜上的附着点后,体征立即消失。

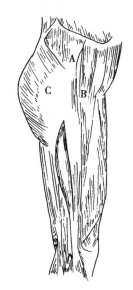

图13-10 髂胫束上端在髂嵴上的三叉形的附着点
A. 与臀中肌筋膜紧密相连;B. 前方与阔筋膜结合;C. 后方与臀大肌相连:髂胫束近端居髋关节前外侧,远端在膝关节中线之前

4. 先天性髋关节外展挛缩 先天性髋关节外展挛缩的发病率,国外报道与发育性髋关节脱位相似,但我国较少见。本症的病因与胎位不良有关。

患儿俯卧、患肢外展时,骨盆的位置正常。双侧髂翼的水平连线与脊柱中线垂直,但拉下患肢使之呈直立的负重位,即与健侧下肢平行时,骨盆则倾斜。患侧的髂后上嵴、髂翼和髂前上棘均较健侧低。大腿皮纹和腘窝横纹均不对称。患肢的相对长度明显变长。进而可看出因骨盆倾斜而有腰椎侧弯。由于这种姿势性脊柱侧弯突向患侧,故常伴有患侧躯干肌群拉长和健侧肌群短缩(图13-11)。此外,常有患侧髋关节的外旋挛缩;相反,健侧髋关节常呈内收挛缩。并发的姿势性畸形还有斜颈、患侧足外翻以及健侧足内翻。用Ober试验可查出挛缩的严重程度。

本症与发育性髋关节脱位不同,Ortolani征和Barlow征均阴性,因此二者容易区分。

X线检查的投照体位包括双髋正位和双下肢45°外展两种体位。长期未治的病例,髋外展挛缩

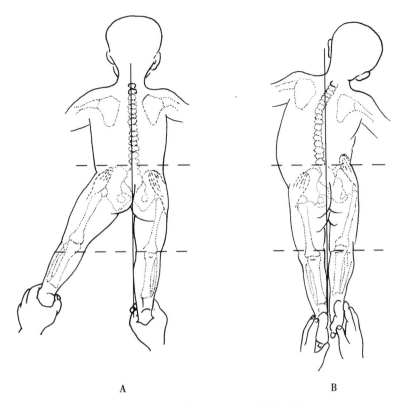

图13-11　髋关节外展挛缩和骨盆倾斜

A. 左髋外展位时,骨盆水平线与脊柱纵轴垂直,同时脊柱正直;B. 左下肢与右侧下肢靠拢,与脊柱纵轴平行时骨盆倾斜,患侧髂翼低,左下肢相对长度变长,双侧大腿和窝皮纹不对称,脊柱侧弯

有时可致对侧髋关节半脱位和髋臼顶部发育不良。X线照片可除外因腰椎半椎体畸形所致的先天性脊柱侧弯。先天性腰椎侧弯也可导致骨盆倾斜。二者需注意鉴别。

治疗开始时间越早越好,最好在生后2周以内进行。治疗的方法是教会家长牵动髋外展肌。具体手法是让患儿俯卧屈膝,并将骨盆摆正,用一手扶住患儿的骨盆,另一手将挛缩的下肢反复向健侧轻推以牵动髋外展肌。若健侧髋关节有内收挛缩或躯干肌群短缩的,也应加以牵动。这种锻炼的手法每日4~6次,每次做20次。

牵动手法开始得早,而且坚持得好的,4~8周后挛缩消失。因挛缩重或未认真坚持的病例,可收住院行牵引治疗。髋外展矫正后再用石膏固定。患侧髋关节保持内收、伸直和内旋位,健侧髋关节宜保持90°屈曲,80°外旋和70°外展位。此双侧髋人字石膏固定3~4周,可防止畸形复发。对健侧髋关节并发半脱位的个别病例应行内收肌切腱术。术后用外展石膏固定。本症一般不需手术松解挛缩的方法治疗。

第20节　多关节挛缩

先天性多关节挛缩(arthrogryposis multiplex congenita)是一组情况不同的多个关节受累的先天性挛缩。本病约在3000名新生儿中有1例。胎儿时期胎动少和母体畸形与本病有关。胎儿时期失去运动能力可能为神经、肌肉、结缔组织异常;也可能系母亲的疾病,宫内压迫或血管受损。胎动消失早、长期无胎动的,造成胎儿的畸形越重。最常见的畸形有畸形足和髋关节脱位。畸形大多不再进展。

需要与本病鉴别的疾病有上百种,甚至有的病例无法确定。可借肢体的局部和波及全身分类。

1. 肌发育不良(amyoplasia)　为多关节挛缩的一种常见类型,约占1/3。常见的临床表现有畸形足,膝屈曲或过伸,髋关节脱位,肩关节内旋和外展,前臂旋前,腕关节和手指屈曲等。躯干多不受累。肌肉发育不良或部分消失。关节纤维化和僵硬,关节部位的皮肤正常皱纹或凹陷消失。

251

智力正常。感觉无异常,多不影响日后走路的功能。

2. 远端多关节挛缩(distal arthrogryposis) 又可分为6个亚型:①手指重叠和尺偏;②身材矮小,腭裂;③肌肉硬结,上睑下垂;④唇、腭裂;⑤脊柱侧弯;⑥牙关紧闭。多为遗传性疾病,主要波及手、足。手指屈曲,向内侧偏移。手指重叠,握拳位。畸形足和垂直距骨常见。

3. 挛缩性蜘蛛指(contractual arachnodactyly)或称 Beal 综合征,为一常染色体显性遗传病。临床表现为肢体修长、关节挛缩和弯皱耳廓。

4. 翼蹼综合征(pterygium syndromes) 是一组变化多端的畸形。1997 年 Hall 报道多发翼蹼综合征,包括腘窝部蹼状翼伴膝关节挛缩,肘前翼蹼可合并多发翼蹼(常染色体隐性和常染色体显性两种),致死性多发翼蹼,致死性腘窝翼蹼和翼蹼并发恶性高热症等七类。

5. Freeman-Sheldon 综合征或称口哨面孔综合征(whistling face) 为一家族性疾病,特征是面部有撅嘴表情和多关节挛缩。

6. 弯曲变形性发育异常(diastrophic dysplasia)为一综合征,包括身材矮小,多发关节挛缩,畸形足,拇指位置上移和进行性脊柱后突侧弯。

治疗原则可能适用于大多数病例:

1. 明确诊断 告知家长畸形有复发的可能。

2. 理疗 尽早开始以减少挛缩。牵动手法宜轻柔,教会家长操作既经济又有利于与患儿进行感情交流。

3. 支具中以足踝和膝足支具最为有用。每日要取下支具,让患儿自由爬动。夜间用支具可防止畸形复发。

4. 矫形手术对畸形足、膝关节挛缩和髋脱位都很需要。婴幼儿阶段术后制动时间不宜过长,并且要避免重复手术。上肢畸形要推迟到学龄前期,待证实致残明显后再行矫正术。手术只为改善功能而不是为了单纯矫正畸形。

(1) 畸形足:早期可行牵动手法,经皮松解和系列石膏矫正。残留的畸形应行后内侧广泛松解或距骨切除术。术后持续使用夜支具数年以防畸形复发。一旦复发需再次系列石膏矫正和使用夜间支具。日夜被动手法按摩。尽量不重复手术,对复发僵硬畸形要待生长结束后再次手术。

(2) 膝关节屈曲或过伸畸形:屈曲畸形初期呈轻的固定性畸形可行手法推拿。对固定性畸形

可行腘绳肌延长,关节囊切开,必要时可行股骨短缩术。膝过伸宜行股四头肌延长,恢复到可屈曲 15°为止。

(3) 髋关节脱位:争取在婴儿期经内侧切口复位,术后制动时间可缩短到 5 周左右。若有需要间或加用其他术式如内收肌和髂腰肌松解。避免重复手术和扩大手术范围以防止关节僵硬。

(4) 上肢畸形:及早日夜按摩以增进关节活动度,夜间用支具保持矫正的效果。教会患儿和家长使用助行器和拐杖以增强自助能力。在学龄前针对妨碍功能部分可行矫正手术。因感觉正常,故手术效果较好。

(潘少川 许世刚 王晓东)

参 考 文 献

1. Albright AL,Baron EB,Fasick MP,et al. Continuous intrathecal baclofen infusion for spasticity of cerebral origin. JAMA,1993,270(20):2475-2477.

2. Boytim MJ,Davidson RS,Charney E,et al. Neonatal fractures in myelomeningocele patients. J Pediatr Orthop,1991,11(1):28-30.

3. Maynard MJ,Weiner LS,Burke SW. Neuropathic foot ulceration in patients with myelodysplasia. J Pediatr Orthop,1992,12(6):786-788.

4. Renshaw TS,Green NE,Griffin PP,et al. Cerebral palsy:orthopaedic management. Instr Course Lect,1996,45:475-490.

5. Kuo RS,Macnicol MF. Congenital insensitivity to pain:orthopaedic implication. J Pediatr Orthop B,1996,5(4):292-295.

6. Hoffman EP,Pegoraro E,Scacheri P,et al. Genetic counseling of isolated carriers of Duchenne muscular dystrophy. Am J Med Genet,1996,63(4):573-580.

7. Herring JA. Tachdjian's Pediatric Orthopaedics. 3rd ed. Philadelphia:W. B. Saunder Co,2002:479-487.

8. Akman I,Ostrov B,Varma BK,et al. Pyomyositis:report of three patients and review of the literature. Clin Pediatr(Phila),1996,35(8):397-401.

9. Howard CB,Porat S,Bar-On E,et al. Traumatic myositis ossificans of quadriceps in infants. J Pediatr Orthop B,1998,7(1):80-82.

10. Bamshad M,Jorde LB,Carey JC. A revised and extended classification of the distal arthrogryposis. Am J Med Genet,1996,65(4):277-281.

11. Fasano VA,Broggi G,Barolat-Romana G,et al. Surgical treatment of spasticity in cerebral palsy. Childs Brain,1978,4(5):289-305.

第 14 章

代谢性骨病

第1节 代谢性和内分泌骨病的病理生理学

代谢性骨病是钙、磷代谢障碍所致。这种代谢障碍会导致骨基质矿化不足。小儿骺端是成骨最活跃的部位。因此病后该部变化最为明显。全面理解钙代谢对认识这一组疾病十分重要。

人体对血清钙的水平十分敏感,一旦发生钙失衡,心脏和神经系统的兴奋性、传导和收缩都会发生异常。体内钙几乎全部以羟基磷灰石的形式存贮在骨内。若额外需要增加血钙以维持心脏和神经系统的功能,骨就是钙的来源。血流中的钙含量占体内钙的很小一部分。

血清钙由维生素 D 和甲状旁腺调节。麦角甾醇(ergosterol)是脂溶性的前维生素 D,口服后由小肠吸收。胃肠道或肝脏引起的脂肪泻会妨碍维生素 D 的吸收。前维生素 D 经第一步肝脏羟基化(hydroxylation)和第二步肾脏羟基化转化为活化形式,即 1,25-二羟维生素 D(1,25-dihydroxyvitamin D)。第二步羟基化是因低血钙和甲状旁腺水平增高刺激才进行的。肝内还产生另一种维生素 D 前身,即 7-脱氢胆固醇(7-dehydrocholesterol)。因此,肝、肾疾病所引起的问题包括骨代谢性疾病。

皮肤在骨代谢性疾病中也起重要作用。皮肤是将 7-脱氢胆固醇转化为维生素 D_3(胆骨化醇,cholecalciferol)的部位。在紫外线照射后可发生这种改变。

1,25-二羟维生素 D 的功能是促使小肠吸收钙。缺乏维生素 D 时,会因钙不足而致轻度低钙血症。这将促使甲状旁腺激素(parathyroid hormone,PTH)释放。甲状旁腺激素能使小肠和肾小管增加对钙的吸收,同时还能激活破骨细胞。钙从骨中被释放出,使低血钙得到相对矫正。但是,磷还是从肾脏排出,结果导致低磷血症和骨矿化不良。

第2节 佝偻病

佝偻病(rickets)是发生在小儿生长过程中的一种疾病,系钙磷代谢障碍所致,具有骨基质钙化不充分的特点。由于小儿骺端成骨作用最为活跃,故这个部位的表现最明显。软骨病是成年的类似疾病,患者骨骼的各部均有影响,而且需很长时间才出现临床症状。

佝偻病的主要原因有四种:维生素 D 缺乏,肾小管功能不良,慢性肾衰竭和低磷酸酶血症。

一、维生素 D 缺乏性佝偻病

本型很少在生后半年以前和 3 岁以后发病,多为维生素 D 摄入不足或缺少晒太阳的结果。自从明确本症可以预防的机制之后,发病率显著降低。牛奶和奶制品内钙、磷含量丰富,同时奶制品内没有维生素 D 的补充,只是在饥饿地区和偏食的情况下,重症维生素 D 缺乏性佝偻病才成为临床问题。

早产儿易患佝偻病,这是因为出生时骨骼内钙贮存不足,骨骼磷的正常沉积又是在胎儿最后 3 个月内完成的。

(一)病理

佝偻病初期,软骨和骨样组织钙化发生障碍。实验室的研究表明患佝偻病的软骨浸在足够浓度的钙磷溶液中是能够钙化的。维生素 D 可使钙通过细胞膜以及使磷灰石结构结晶沉积在老化软骨和新生骨样组织。

正常情况下,骺板成熟层的钙化带钙化后,再经血管长入、吸收,最终为新生骨代替。佝偻病患者,成熟的软骨细胞束中不能钙化,血管侵入失常,钙化带的重吸收减少,最后使骺板加宽,而并非软骨细胞的肥大。软骨细胞的生长和分化如常。其成熟的过程中基质缺少钙化和吸收。

骨内膜和骨外膜的成骨细胞活性正常，磷酸酶产生正常，只是骨样组织不能钙化，因而形成大量骨样组织。破骨细胞不能吸收未钙化的骨样组织。于是，过量骨样组织堆积成了骨骺端的支架。甚至平时只有骨组织的骨干中才有骨样组织。破骨细胞明显减少，只在钙化骨组织邻近才能见到。因此影响了正常骨小梁结构。

佝偻病患者骨皮质内胶原纤维束的排列不正常，原与哈氏管平行的变为垂直。

活动期佝偻病的骨骼大体标本质地较软。承重或肌力牵拉后可改变其外形。若不加以治疗随病情发展，长管状骨可出现成角（特别是胫骨和股骨），脊柱发生侧弯，胸廓和骨盆均可出现畸形。

研究佝偻病治愈过程中软骨化骨和膜性化骨发现：采用维生素D治疗后，钙化带内的软骨和骨样组织内均发生钙化，钙化软骨的吸收和骨样组织的塑形能正常进行，从而产生骨的正常形态。

（二）临床表现

临床所见取决于病情的轻重和病程的长短。

早期症状有全身肌肉无力和嗜睡。婴儿患者腹部膨胀，坐、立和行走时间均较正常者晚。

活动期佝偻病患者骨骼最初表现有颅骨软化，系颅骨变薄和质软所致。在枕部和两颞侧按压时，可测出羊皮纸的韧度。前囟关闭迟。软化的颅骨较正常者大，可呈扁平状或两侧不对称。方颅是额和颞部颅骨变薄的结果。软骨干骺端膨大呈肋骨串珠，以及腕、踝关节的"手镯征"和"足镯征"。珠状肋骨系肋软骨连接处膨大。由于膈的牵拉，胸廓前后径变短，水平塌陷称为"郝氏沟"。鸡胸是由于胸骨向前突出。随着佝偻病的发展，腕、踝和膝部骺板部有骨性隆起。牙齿发育也受影响，牙釉质有缺陷且出牙较晚。下肢变软的长骨可因承受重力而变弯，结果发生膝内、外翻呈"O"或"X"型腿。重症病例可发生髋内翻，患儿步态摇摆。股骨和胫骨可发生青枝骨折，以后可发生脊柱后突和侧弯。下肢和脊柱的畸形可降低身高。

（三）X线检查

骨样组织和软骨的钙化不良在X线照片上表现为骺板变厚，钙化带模糊，干骺端的骺缘呈破边状或毛刷状。软骨细胞柱未钙化，为其成因。骨干皮质密度减低，骨小梁粗且彼此间隔加大。缺乏承重而产生的骨小梁。由于佝偻病继续发展，长骨、骨盆和脊柱的畸形日益明显。随着佝偻病的治疗，钙化带和骨样组织中发生钙化，骺板可变薄，同时骨密度增加。

（四）治疗

每日摄入维生素D 400U可预防佝偻病。全奶或蒸发奶中补充维生素D等强化食品可作为预防措施。每1kg全奶中含有约400U维生素D。新生儿体内没有贮存维生素D，所以生后5～10天内无论母乳或人工喂养，都应补充维生素D。早产儿对维生素D的需要量更大，生后3个月以内每日需2000U。

但是统一预防佝偻病的方案尚有一定困难。由于生活水平不一，以及遗传关系对维生素D需要量很不一致。

治疗维生素D缺乏性佝偻病，每日口服2000～10 000U维生素D 6～10周，2～4周后在X线照片上可显示愈合现象。有时单纯依赖家长给药治疗存在一定困难，为此，可依病情注射维生素D。如患儿对上述治疗方案无反应就可能是抗D型佝偻病。

二、肾小管性佝偻病

佝偻病的骨骼改变可以由肾曲管功能不良引起，而肾小球功能并无障碍。因之无肾小球功能衰竭和尿素的贮留。这种佝偻病的原理一般是肾曲管清除磷的作用增加，偶尔同时排钙增加。这组佝偻病患者消化道吸收维生素D的功能正常。同时体内矿物质沉积的功能没有异常改变。由于肾曲管功能失常，患者还有其他一系列的不同情况。

1. 低血磷性抗D型佝偻病 抗D型佝偻病对一般剂量的维生素D没有反应。唯一可以查出的肾脏损害为磷从肾小球滤出后，肾曲管重吸收减少。女孩较男孩发病率高一倍。2/3的患者有家族性，一般为X连锁显性遗传；1/3的患者是散发的，并可能是新的突变。病因研究为常染色体显性遗传。临床症状常在生后第2年出现，发病年龄多在1～2岁。最初症状为走路晚、肌张力低下，当患儿学会走路以后，膝内、外翻畸形逐渐加重，最常见的体征为早期出现双下肢不同程度的下肢畸形，"X"型腿或"O"型腿，同时伴有方颅、手镯、鸡胸、肋骨串珠和郝氏沟等佝偻病的其他体征。由于佝偻病持续存在，这些体征逐渐加重。X线照片所见与维生素D缺乏性佝偻病相同。血清分析有低血磷，一般多在 0.65mmo/L[（1~3）mg/100ml]。碱性磷酸酶的活性增强。血清钙正常或稍低。血尿素值、电解质和 pH 均正常。

内科治疗：治疗原则是防止骨畸形，尽可能使血磷升高，维持在 0.97mmol/L 以上，有利于骨的钙化，又要避免维生素 D 中毒所致的高尿钙、高血钙发生。应口服大剂量的磷制剂，一般用磷酸 58.8g/L 和磷酸氢二钠 136g/L 的磷酸盐合剂，每 1ml 含元素磷 30.4mg，每日 5 次。磷的剂量为婴幼儿每日 0.5~1g，儿童每日 1~4g。每日补充骨化三醇 0.25μg，促进钙磷沉积。

矫形治疗：对膝内、外翻，股骨前弯，胫骨前外侧弯曲，髋内翻，髋臼向骨盆内陷入和脊柱后突和侧弯要予以注意。上肢因不承受体重而很少发生畸形。膝内翻可在鞋底面外侧加 0.3cm 楔形垫；膝外翻可在鞋跟内侧加高 0.3cm 并支持纵弓。用足量的维生素 D 治疗轻度畸形，可随发育而自行纠正。中等或严重畸形需支具，用坦尼勃朗夜支架，在 8~10 小时睡眠中保持双足外旋 45°~60°，以发挥对骨骺在生长中的矫正作用。这种夜夹板对中等畸形能起限制发展和改善畸形的功能。一些病例需要手术矫正负重力线，但要到青少年时施行。严重病例可采用内侧加直杠，股骨髁处加用皮带和软垫的支具以保持肢体正直。O 形腿支架可日夜使用。

畸形严重的可在佩戴支具前进行矫正手术，适于有严重疼痛的膝内、外翻和同侧副韧带受牵拉而关节不稳的病例。这类患者偶尔在成角畸形最严重处发生病理骨折。

手术前 4~6 周停用维生素 D。石膏固定和减少活动会产生骨脱钙和高尿钙。维生素 D 可加重高血钙和高尿钙，从而损害肾脏和抑制中枢神经系统。严重的膝内、外翻都需要矫正。开式、闭式楔形截骨或带篷架的截骨术效果满意。术前未做抗阻力锻炼者，术后应立即开始，同时应尽早起床活动。去除石膏恢复活动后，应重新使用维生素 D。在截骨处未愈合坚固和维生素 D 未充分控制佝偻病的活动性以前，术后仍要用支架保护。股骨头骨骺滑移是一种罕见的并发症，可能需要做钢针内固定。

2. 范可尼综合征伴发佝偻病 范可尼综合征（Fanconi syndrome）是一种先天性代谢病，包括多种病因所导致的多发性近端肾小管再吸收功能障碍的一种临床综合征。其病因和发病机制是肾脏近端肾小管多发性功能障碍，使得葡萄糖、氨基酸、磷酸盐、重碳酸盐等从尿中大量排出，导致患者生长缓慢、骨骼改变及发生酸中毒等。原发性范可尼综合征为家族遗传性（多为常染色体隐性遗传）或散发性。继发性范可尼综合征可由先天性代谢障碍如糖原累积病、半乳糖血症、肝豆状核变性、肾小管酸中毒、胱氨酸病等引起，还可由铅、汞、镉、铀等重金属中毒以及获得性疾病如四环素、氨基糖苷类等过期药物引起。临床表现为生长发育迟缓、营养不良、乏力、恶心呕吐、多饮多尿、下肢痛和走路不稳等症状，查体可有矮小和佝偻病体征。化验尿常规 pH 可呈碱性，尿蛋白、尿糖阳性，尿筛查可见有多种氨基酸增多；血气分析可有代谢性酸中毒改变，血生化检查显示低血钾、高血氯、低血磷、低血钙、碱性磷酸酶增高。X 线显示骨质疏松，可呈代谢性佝偻病活动期表现；肾脏 B 超显示肾脏损害。采用碱性药物（枸橼酸盐合剂）纠正酸中毒，枸橼酸合剂从小剂量开始 2~3ml/kg，分 3 次，逐渐加量。补充磷酸盐合剂，每次 10~20ml，每 4 小时一次，每天 4~5 次。补充钙剂，需与磷酸盐分开 2 小时服用并给予 1 α-羟维生素 D₃ 或骨化三醇（罗钙全）0.25 μg/d，根据血钙水平及佝偻病情况调整剂量。

胱氨酸累积型佝偻病为继发性范可尼综合征的一种，又称为 Debre-DeToni-Fanconi 综合征，或称 Lignac 病，Lignac-Fanconi 综合征，胱氨酸病或胱氨酸尿并发佝偻病。除肾曲管病变以外，胚胎期间发育异常。本病为胱氨酸贮留在各种组织内的一种代谢紊乱，是隐性遗传，常是近亲结婚的后代。患儿生后外形正常，生后 6 个月开始有发育不好、食欲不振、呕吐和多尿，很快出现脱水、高热，使病情加重，常有羞明。X 线照片所见如一般佝偻病，借助一些组织，如角膜、胸骨骨髓或淋巴结内有不可溶的胱氨酸而确诊。骨组织学变化包括佝偻病一般所见和骨发育障碍。显微镜可见肾曲管近端病变。

这种胱氨酸代谢异常疾病无特效疗法，因此预后不佳。最后肾小球受损，发生尿毒症。患儿多于 10 岁以内死亡。大剂量维生素 D 对佝偻病样的骨改变有作用。口服碱性药（枸橼酸盐合剂）可矫正酸中毒和低钾血症。上述办法有时可明显地改善患儿的全身状况。

3. 肾小管酸中毒所致佝偻病 肾小管酸中毒（renal tubular acidosis）是近端肾小管 HCO_3^- 回

吸收功能障碍和（或）远端肾小管 H^+ 分泌障碍引起的一种临床综合征，早期无肾小球功能障碍，临床以高氯性代谢性酸中毒、碱性尿、低血钾、佝偻病等为特征。按病变部位分为以下四型：①RTA-Ⅰ型：远端肾小管泌 H^+ 障碍，严重代谢性酸中毒情况下，尿液不能酸化（尿 pH>6.0）为其特征，有明显生长发育落后，活动性佝偻病改变，病程长者常合并肾钙化、肾功能受损表现；②RTA-Ⅱ型：近端肾小管 HCO_3^- 重吸收障碍，常同时伴有近端肾小管多功能障碍，尿液可酸化，酸中毒及生长发育落后情况较 RTA-Ⅰ 型轻，无明显佝偻病表现，可有骨质疏松改变，有自愈趋势；③RTA-Ⅲ型：远、近端肾小管功能均有障碍，兼有Ⅰ和Ⅱ型表现；④RTA-Ⅳ型：病变在远端肾小管和初段的集合管，为醛固酮作用的敏感部位，是唯一表现为高血钾的一型，或同时有近端肾小管重吸收 HCO_3^- 障碍。肾小管酸中毒血生化常表现为高氯、低钾，低碳酸氢根血症，血气为代偿性或失代偿性代谢性酸中毒，严重者可有肾功能不全。骨 X 线片示骨质疏松或活动性佝偻病改变，肾脏 B 超显示肾脏损害。口服碳酸氢钠和枸橼酸合剂（每毫升含钠 1mmol），Ⅰ型 1～5mmol/（kg·d）；Ⅱ型 5～10mmol/（kg·d），分 3 次口服纠正酸中毒；伴低磷血症需补充磷酸盐合剂每次 10～20ml，每 4 小时一次，每天 4～5 次。纠酸过程中注意钙的补充，合并活动性佝偻病者，1α-羟维生素 D_3 0.25μg，每天 1 次或隔日 1 次，根据血钾、血气、HCO_3^-、尿钙测定调整剂量，以 24 小时尿钙<2mg/kg 为宜，防止肾钙化。

三、慢性肾衰竭所致的骨发育不良

慢性肾衰竭所致的骨发育不良是一种由肾小球和肾曲管广泛性病变所引起的慢性骨病。文献中对本症的命名众多，如肾性佝偻病、肾性骨营养障碍、肾小球衰竭性佝偻病、肾小球性佝偻病、继发性甲状旁腺亢进、尿毒症性骨营养障碍和全肾性骨营养障碍等。

由于小儿骨骼处于生长阶段且代谢旺盛，故本症常见于小儿。同时，小儿肾衰竭不同于成人，常表现为慢性过程。在小儿时期引起肾衰竭的原因有各种类型泌尿系畸形合并慢性肾盂肾炎，如多囊肾、先天肾缺如或发育不良、慢性肾小球肾炎、胱氨酸累积症并发抗 D 型佝偻病的晚期以及肾曲管性酸中毒造成的佝偻病。

（一）病因

慢性肾衰竭引起骨骼病变的原理尚不十分明了。慢性肾衰竭时会有甲状旁腺继发增生，同时血清内甲状旁腺激素的浓度增高。用老鼠做实验，发现切除 2/3 肾脏可导致继发性甲状旁腺增生。铂、铜、铅和铀造成的肾脏损害和衰竭也可引起继发性甲状旁腺增生和骨骼病变。切除甲状旁腺可防止骨骼的变化。肾衰竭对甲状旁腺的刺激很可能是由低血钙引起的，但酸中毒也可能是另一因素。因为给动物口服氯化铵造成的骨改变同甲状旁腺功能亢进所致的纤维性骨炎很相似，于是有人想到肾衰竭的骨骼改变是由酸中毒直接引起的。对尿毒症患者的骨成分的研究表明，骨内碳酸根不断减少影响中和酸性物质的自动平衡。

根据实验研究，肾衰竭时，其骨内正常钙化的进程可能受到干扰。钙磷含量正常的肾衰竭患者的血浆，不能使患有佝偻病老鼠的软骨钙化。

（二）病理

佝偻病和甲状旁腺功能亢进二者骨骼的病理改变有所不同，其特征可见于生长的长骨干骺端和骨骺。佝偻病的改变为增生的软骨细胞不能为新生骨所替代，成熟的软骨细胞持续存在可在干骺端部形成岛状。钙化带加宽且不规则，有大量骨样组织依附于骨小梁上，同时留有软骨细胞的痕迹。肾性骨营养障碍患者的骨样组织似乎较真正佝偻病者为少。但只从以上的组织学改变不能区分这两种疾病。

甲状旁腺功能亢进的组织学特征是纤维性骨炎伴有破骨性的重吸收。正常黄髓为纤维组织代替，还可能看到片状新生骨形成，特别是在颅底和椎体，最后发生骨硬化。

甲状旁腺肿大并有增生表现。肾脏和泌尿系可找到原发病理改变。在心、肺、肾、动脉和皮下组织内可见转移性的钙化。

（三）临床表现

多尿、蛋白尿、尿浓缩功能丧失、氮贮留和代谢性酸中毒均可见到，而且这些表现常在发生骨骼改变前 2 年出现。肾性骨营养发育不良患儿身体矮小。下肢骨骼因承受体重，故受累较上肢严重。骨骼疼痛为常见的主诉。骨的畸形有膝外翻、长骨端增大、骺滑移，特别多见的是股骨头骨骺滑移。肋软骨交界处可触及串珠畸形。上、下颌骨较正常大，颜面的下部变大而突出。

（四）X 线检查

常有全身性骨萎缩，骨皮质变薄和骨小梁纤细，骺板加厚，干骺端的钙化带呈毛刷状。骺线不似单纯维生素 D 缺乏性佝偻病那样呈杯状，而呈一个斜面。可有骨骺滑移。骨成熟晚，化骨核出现也迟。

晚期骨骼变化犹如甲状旁腺功能亢进。骨膜下骨皮质吸收，开始于指骨末节，随之向近端发展到掌骨和尺桡骨远端。颅骨内板和下颌骨骨皮质也有骨膜下吸收，与甲状旁腺腺瘤引起的改变极为相似。骨小梁不规则，弯曲、纤细以及骨皮质边缘不清，呈片状吸收。在 X 线照片上呈毛玻璃状。颅骨和椎体可看到骨硬化，脊柱侧位照片可见有临时钙化线。

（五）化验室检查

血清内尿素、无机磷和碱性磷酸酶增高，血钙常偏低或正常。氢离子浓度增高常见于尿毒症性骨病。尿排钙量极少。

（六）治疗

人工肾等现代化的治疗延长了慢性肾衰竭患儿的生命，改善了预后，增加了矫形外科治疗的必要性。

大剂量维生素 D(10 万 ~ 50 万 U)是有效的。碱性磷酸酶逐步下降是疗效好的指标。可能增加氮贮留。开始治疗时，应观察代谢情况，故需收患儿入院。骨修复开始后，则应将维生素 D 剂量减至 5 万 U，每周 2 次。

同时碳酸氢钠或枸橼酸盐的剂量要给足，以使血清碱贮备恢复到正常水平。当肾功能不全所致的酸中毒矫正后，骨骼变化即得到改善。

每日给维生素 D 1 万 ~ 2 万 U、钙 0.5g，可防止小儿肾功能不全发生骨营养不良。

应鼓励患儿活动。矫形手术前需仔细了解有无贫血、高血压、出血趋势和电解质失衡等并发症。对治疗肾性骨发育不良并发股骨头骨骺滑脱者，有的医生建议用部分或全部免负重的保守治疗。他们报道的 3 例，经这种治疗后骺滑脱未再发展，但对每个病例应区别对待。目前，由于肾透析和麻醉的发展以及监护设备的配合，这类患儿已能较好地耐受手术。

四、低磷酸酶血症

1948 年首先描述本症。低磷酸酶血症是遗传性代谢缺陷，特点为血浆内和组织内碱性磷酸

酶活性低下，骨内钙盐沉积异常和尿内排磷酰胺乙醇（phosphorylethanolamine）增加。本症最早发生于婴幼儿，为隐性遗传。曾个案报道有单卵孪生同时发病者。估计本症的发病率为每十万个新生儿中有一例。在异卵孪生儿曾发现有血浆和组织内碱性磷酸酶均低下，并有尿内排磷酰胺乙醇增加。1973、1976、2011 年北京儿童医院内分泌科先后收治 3 例。病情的轻重程度差别很大。最重型病例，胚胎期即可发现骨骼病变，常于婴儿期死亡。轻型病例可活到成年。

（一）病理

骨骼、牙齿和肾均有改变。所有骨内均有骨样组织。软骨小柱排列紊乱，干骺端内有成熟的软骨细胞。骺板明显增宽。骨样组织和内脏一样，碱性磷酸酶均很低甚至消失。在增宽的颅缝中骨样组织过度堆积是本病的特有表现。牙釉质缺如或发育不良，牙髓腔增宽而致牙齿发育不良，乳齿提前脱落。肾脏的变化仅限于婴儿型的病例，为轻度的间质纤维化，并有浆细胞和白细胞浸润，有时也可以见到肾小球萎缩和肾小管及小管周围组织内钙质沉着；高血钙，最后导致钙沉着病。

（二）临床表现

根据发病年龄分为新生儿型、婴儿型、牙型、儿童型和成人型。北京儿童医院 1 例 3 天男婴生后发病，第 2 例 6 个月男婴自生后 20 天逐渐起病。新生儿型出生后即呈颅骨软化，骨骼柔软，严重的畸形以及肢体短小。长骨有先天性成角，肢体表面皮肤可见环形深凹切迹，巩膜发蓝。婴儿型常发生于生后 1 ~ 6 个月，生长发育差、厌食、呕吐、便秘、反复发热。骨骼脆弱或有四肢畸形。肌张力低下。前囟凸出，头皮静脉怒张。蛋白尿、脓尿和肾功能损伤。第 3 例为 1 岁 2 个月男孩，有乳牙早脱，无佝偻病常见的生长迟缓或骨骼畸形。儿童型为开始走路时间延迟，步态不稳，肢体畸形、疼痛、牙齿发育不良。成人型表现为容易发生骨折和假性骨折，或以前骨折遗留下来的骨骼畸形改变。

（三）X 线检查

轻症的骨骼表现与重症佝偻病基本相似。重者表现为骨化不全，骨骼发育延迟，骨干边缘模糊，可见骨膜反应，骨干弯曲成角。颅骨板菲薄或成骨不全，颅盖骨缺损或偶见不规则致密的骨化中心影。颅缝分离，前囟增宽凸出。牙型 X 线片

显示髓腔和根管腔异常扩大,牙槽骨吸收。

(四)化验室检查

生化改变特点为血浆、白细胞、骨、肾和脾内的碱性磷酸酶活性降低或消失。肝和肠管的碱性磷酸酶低或正常。血清磷正常,但血钙一般增高。患者尿中含磷酰胺乙醇,但这并不是本症所独有的特点。因为这种物质在维生素 C 缺乏病、甲状腺功能低下和脂肪泻的患儿尿内均可见到。尿内另一化学改变为羟脯氨酸减少,无机焦磷酸盐增加。到目前为止共报道了 ALPL 基因突变 264 种。北京儿童医院牙型低磷酸酶血症基因测序结果显示患儿 ALPL 基因存在一复合杂合突变,包括错义突变 c. 1162T > C (p. Y371H) 和插入突变 c.1532insC (p. L511Pfs * 272)。

(五)治疗

本症无特效治疗。有的作者曾试用可的松(每日 37.5mg)治疗 1 例,并报道干骺端矿盐沉积增加,血清碱性磷酸酶活性增高,血钙降低。相反,有人试用相同剂量效果不佳,最后骨质破坏加重。维生素 C、甲状腺素、睾酮、柠檬酸盐、丙环舒、维生素 B 和镁对骨骼改变均无作用。生长激素、维生素 D 是有害的,因可能增加血钙并导致迁移性钙化。有的作者提出,要注意低磷酸酶血症患者如发生骨折或施行截骨术后,可发生延迟愈合或不连接。

(六)预后

重型病例预后极坏,死亡率为 60%。患儿如能存活数年,一般情况可改善,骨骼将日益成熟。

第3节　维生素 C 缺乏病

维生素 C 缺乏病(vitamin C deficiency)又称坏血病(scurvy),其早已见诸史篇,1250 年人们最早记载它的表现。1757 年发表了维生素 C 缺乏病(当时称坏血病)的专著,并推荐航海食谱中应包含柠檬剂。

1928 年匈牙利的 Szent-Gyorgyi 首先分离出己糖醛酸,随之命名为维生素 C,并发现其有防止坏血病进展的作用,所以又叫抗坏血酸(ascorbic acid)(即维生素 C)。1933 年由 Hirst 和 Haworth 测定了维生素 C 的结构。维生素 C 是一种水溶性的维生素。天然的维生素 C 存在于新鲜的酸枣、橘子、柠檬等水果和西红柿、土豆、卷心菜等多叶的蔬菜中。维生素 C 缺乏病是长期缺乏维生素 C 所致的疾病。目前维生素 C 缺乏病已很少见,母乳含有较多维生素 C,6 ~ 18 个月的婴儿只食用煮沸牛奶而无新鲜水果或蔬菜摄入的,可发生维生素 C 缺乏病。北京儿童医院总结了自 1957 年至 1978 年统计收治的 86 例维生素 C 缺乏病患儿,80% 发生于 6 ~ 11 个月龄的人工喂养儿。另外,成人患者主要由酒精中毒或饮食长期不调所致。近 50 余年国内偶见偏远地区病例报道。

(一)病理

主要病变是胶原缺乏引起的出血和骨骼变化。

维生素 C 缺乏直接影响胶原蛋白的合成。赖氨酸(lysine)和脯氨酸(proline)经羟基化后转变为羟赖氨酸(hydroxylysine)和羟脯氨酸(hydroxyproline)的过程需要维生素 C。这两种氨基酸对胶原蛋白合成至关重要。维生素 C 是维持脯氨酸-4-羟化酶活性必需的辅因子之一,酸碱度在胶原蛋白的合成过程中将多肽链中的第 4 号 C 上的脯氨酸羟化成羟脯氨酸。羟脯氨酸对胶原蛋白的折叠,维持三级结构具有重要的作用。缺乏维生素 C,降低胶原羟化及分泌量,首先影响软组织,最终也影响骨质。胶原蛋白主要存在于人体皮肤、骨骼、牙齿、内脏等部位,也包括血管,此即导致出血的因素。缺乏维生素 C 还可引起成骨细胞功能不良。成骨细胞功能不良是由于成骨细胞胞质内缺少核糖核酸、磷酸酶和细胞色素氧化酶消失的缘故。因上述改变不能产生骨样组织,从而影响新骨的形成。但是软骨母细胞继续正常增殖,排列成行形成软骨样组织。钙、磷等盐类沉积无干扰。退化软骨层的钙化正常,唯不能转为骨组织,不断由软骨细胞形成一个宽的钙化软骨样带。此带逐渐向干骺端推移。X 线照片上在干骺端和骺板之间看到一个致密的白条阴影(Frankel 线)。除此之外,由于骨样组织和新骨形成不好,骨质普遍稀疏。破骨细胞正常,因之骨的正常吸收过程继续进行。饱满的成骨细胞变成扁平状,类似成纤维细胞。长管状骨的骨小梁和骨皮质菲薄,易折损。轻微损伤常可引起出血和骨折。修复不规则,钙化带易受损,有时产生骺分离。在缺乏维生素 C 的情况下,胶原形成困难,出现原始结缔组织以代替胶原组织。牙齿就像成骨细胞不能转为骨样组织一样,牙釉质母细胞也不能形成牙釉质。

（二）临床表现

饮食中缺少维生素 C，生后 6～12 个月即可发生维生素 C 缺乏病。初期表现有食欲不振，容易激惹和体重增加缓慢，进而出现典型维生素 C 缺乏病的表现。齿龈出血特别是上门齿容易出血。齿龈黏膜水肿，呈蓝紫色。另一典型所见为骨膜下出血，好发部位为股骨、胫骨和肱骨下端。患肢出现疼痛，下肢肿胀屈曲，患儿喜欢下肢呈蛙式仰卧。从床上抱起患儿或换尿布时哭闹，面部表情呈忧虑状，可因疼痛产生假性麻痹。还有发热、贫血等全身症状。本病可与佝偻病同时并存。重者泌尿系、消化道以及硬膜下均可发生出血。毛细血管脆性试验阳性。常有贫血和伤口延迟愈合现象。

（三）X 线检查

最好拍摄生长较快部位的骨 X 线照片，如膝、腕、肱骨近端和肋软骨交界处，观察病变。疾病初期全身骨松质疏松和骨皮质变薄。干骺端、化骨中心和骨干均有骨萎缩。因干骺端钙化移行带的钙化正常，同时钙化的软骨基质吸收不良，结果，干骺端钙化移行带增宽且致密度增高（Frankel 线）。化骨中心边缘的密度也增加（骨骺环征）。干骺端的移行带边缘向外呈唇样变。骨膜下血肿可达骨干，其中可有新骨形成。邻近钙化的移行带还可见到横条索状骨稀疏区，称为"维生素 C 缺乏病线"。干骺端的边缘，靠近钙化移行带的海绵骨和骨皮质缺损而产生"成角现象"。

骨膜下血肿可发生在任何部位，但以股骨、胫骨和肱骨为最多见。X 线照片见局部软组织密度增加。给予维生素 C 后，血肿钙化，很快骨皮质变厚，海绵骨稀疏消失。随着生长，骺板钙化移行带消失。化骨中心的变化可能持续几年之久。

北京儿童医院 68 例单纯维生素 C 缺乏病膝关节 X 线照片征象为骨质普遍稀疏和毛玻璃样改变：干骺端的钙化移行带致密度增厚，有侧刺及维生素 C 缺乏病区，有骨骺环征，骨骺移位及骨膜下血肿五种征象。五种征象中以骨质稀疏毛玻璃样改变及骨骺环征最常见。本组 4 例肋骨 X 线征象为肋骨前端圆突状膨大。前臂骨 12 例中未见骨膜下血肿。

（四）诊断

应结合喂养史，同时有特异的症状和 X 线特征诊断较易。急性维生素 C 缺乏病的疼痛，局部压痛和假性麻痹可被误认为骨髓炎、化脓性关节炎或脊髓灰质炎（俗称小儿麻痹症）。对有些血液疾病如原发性血小板减少性紫癜、过敏性紫癜和白血病等均应鉴别。

借助 X 线照片的典型所见，缺乏维生素 C 的病史和临床特点可明确维生素 C 缺乏病的诊断。一般不必测定血清维生素 C 浓度。凡是测定禁食后血清维生素 C 浓度超过 0.6mg/dl 的，可除外维生素 C 缺乏病。但血清维生素 C 低下并不说明有维生素 C 缺乏，而通过草酸处理的血液离心沉淀后的白细胞和血小板层中维生素 C 含量为零，虽无临床症状，仍表明是隐性维生素 C 缺乏病。

（五）治疗

儿童第 1 周每日给予 300mg 维生素 C，分 3 次口服，1 周后每日 100mg 口服数周直至康复。服药后患儿 24 小时内全身症状可明显好转，但血肿和齿龈出血需数周恢复。

维生素 C 可预防维生素 C 缺乏病（小儿每日推荐摄入量为 50～100mg）。对大量摄入维生素 C 的副作用文献已有相关报道，如腹泻、腹胀、尿频、尿痛等。有些诊断性试验可能出现误差，如大便潜血假阳性。有形成草酸钙结石倾向或透析的患者应避免摄入过量维生素 C。

第 4 节　维生素 A 过多症

维生素 A 是一种脂溶性维生素，其生物学功能与骨骼生长、上皮细胞的再生和维持视觉功能有关。一次性摄入大剂量或长期使用过量的维生素 A 可以引起维生素 A 过多症（hypervitaminosis A），又称维生素 A 中毒。多数系过量摄入维生素 A 浓缩制剂引起，也有食用动物或鱼类肝脏引起中毒的报道。国内曾报道 5 例维生素 A 中毒报道，均为 1 岁以内婴儿，1 例患儿 5 个月，连续肌注维生素 AD 针剂（含维生素 A 2500IU/支）共 10 支。另一例年龄 8 个月，大剂量服用浓鱼肝油滴剂，5 滴/次（每滴含维生素 A 2500IU），每日 2 次，服药第 13 天出现症状。余 3 例均服用浓鱼肝油滴剂，平均每日 5 滴，持续 6 个月以上，出现维生素 A 中毒症状。5 例皆因前囟膨隆就诊，且就诊时皆有方颅、枕秃表现。维生素 A 过量会降低细胞膜和溶酶体膜的稳定性，导致细胞膜受损，组织酶释放，引起皮肤、骨骼、脑、肝等多种脏器组织病变。脑受损可使颅压增高;骨组织变性引起骨质吸收、变形,骨膜下新骨形成,血钙和尿钙都上升。肝组织受损则引起肝大,肝功能改变。

(一) 临床表现

1. 急性维生素 A 过多症 6 个月以内的婴儿一次剂量超过 2 万 IU 可发生急性中毒。可在 1~2 天内出现嗜睡或过度兴奋,头痛、呕吐等高颅压症状,12~20 小时后出现皮肤红肿,继而脱皮,以手掌、脚底等厚处最为明显,数周后方恢复正常。婴幼儿出现前囟隆起。

2. 慢性维生素 A 过多症 多由长期摄入过量维生素 A 制剂引起,婴幼儿每天摄入 1 万 IU,超过 6 个月即可引起慢性中毒。首先出现食欲减退,继而有皮肤干燥、脱屑、皲裂、毛发干枯、脱发、齿龈红肿、唇干裂和鼻出血,骨骼和肌肉疼痛等。体格检查可见贫血、肝脾大。

(二) 骨 X 线检查

骨干周围骨膜下新骨形成是维生素 A 中毒的最主要征象。骨质吸收,骨干变细,干骺端骨质稀疏。婴儿时期常见颅缝分离、增宽,颅缝周围骨硬化致密。病程较长的病例可见骺板变窄或部分消失,形成骨骺与干骺端相互嵌入如包埋状,从而引起干骺端早期愈合造成肢体畸形。

(三) 诊断和治疗

根据维生素 A 过量摄入史,症状、体征和特征性的 X 线表现可确诊。本症应与先天性梅毒,有骨膜下血肿钙化的维生素 C 缺乏病和婴儿骨皮质增生症相鉴别。维生素 A 过多症一旦确诊,应立即停服维生素 A 制剂和含维生素 A 的食物。急性维生素 A 过多症的症状一般在 1~2 周内消失,骨骼改变恢复较缓慢,约需 2~3 个月。高颅压引起的反复呕吐以及因此发生的水和电解质紊乱应给予对症治疗。本病预后良好,个别病程长及病情严重者可留下身材矮小后遗症。

第5节 维生素 D 过多症

通常膳食来源的维生素 D 不会引起维生素 D 过量或中毒。一次或长期连续过量服用或注射超量的维生素 D 可引起维生素 D 过多或中毒。维生素 D 中毒剂量的个体差异大,一般小儿每日服用 500~120μg(2 万~5 万 IU)或每日 50μg/kg(200IU/kg),连续数周或数月即可发生中毒。我国报道的维生素 D 中毒的年龄为 2 个月~5 岁,

中毒时维生素 D 总剂量 60 万 IU~3360 万 IU,有高钙血症(血钙>3mmol/L)的病例维生素 D 用量多在 120 万~240 万 IU 以上。个别对维生素 D 敏感的 3 个月龄以下小儿仅使用 30 万~60 万 IU 即可出现高钙血症。

(一) 病理

在骨小梁四周出现宽的骨样组织,类似佝偻病。骺板软骨正常,钙化良好。成骨细胞功能正常,能产生骨样组织。在肾、动脉、甲状腺、胰腺、心、肺和脑组织中可发生转移性钙化。肾的钙盐沉着和动脉的退行性改变是最严重的病理变化。

(二) 临床表现

维生素 D 中毒症状较多,但均非特异性症状。食欲下降或厌食是小儿维生素 D 中毒最早出现的症状,同时可有恶心、呕吐、便秘或腹泻、口渴、尿频等症状。婴儿易烦燥哭闹,年长儿会诉头痛。血压增高或下降,可有心动过缓、Ⅰ度房室传导阻滞,心电图 S-T 段改变,心脏可闻及收缩期杂音。反复呼吸道感染,甚至支气管炎、肺炎等。多尿、尿比重低且固定,间质性肾炎、肾结石、肾髓质钙质沉着等,可引起急慢性肾功能不全。肌张力减低,肌痛,肌肉无力,关节痛,关节渗出,骨痛。可有轻度贫血。

血液生化改变主要是血钙升高(>3mmol/L 或 12mg/dl)、血磷正常或稍低,碱性磷酸酶降低或正常。血浆 25-羟维生素 D 增高(北京儿童医院检测正常值是:19.0~57.6μg/ml)。尿钙阳性,>4mg/(kg·d),少数病例可有肾功能改变和电解质紊乱。

(三) X 线检查

其特点是长骨干骺端钙化移行带致密增厚,骨皮质增厚,骨小梁密度增高而模糊,以及软组织转移性钙化灶。X 线常规投照部位的选择,以包括肘关节和手部的前臂正位片为宜。但这种 X 线异常改变与维生素 D 中毒剂量和血钙并不平行。一般长期慢性中毒易见 X 线改变。急性中毒的早期先有血钙升高,其后才出现骨骼 X 线的改变。在治疗过程中血钙先恢复,骨骼 X 线恢复较晚。因此,X 线检查阳性可助诊断,而阴性却不能否定维生素 D 中毒。对没有确诊的恢复期或后遗症期的病例,X 线检查比血钙检查更有帮助。

(四) 诊断

婴儿最容易发生维生素 D 中毒。每日摄入 2000IU(50μg),可引起高维生素 D 血症。每日

800IU（20μg）维生素 D 为最高安全剂量。应特别仔细询问使用维生素 D 起始时间、每剂剂量、累积剂量。询问婴幼儿是否使用强化维生素 D 食品、数量及时间。有上述病史者结合临床症状、血 25-羟维生素 D 增高及血钙增高、尿钙增加，X 线异常改变，可做出诊断。

（五）鉴别诊断

1. 特发性婴儿高钙血症　表现与维生素 D 中毒相似，但无维生素 D 服用过量病史。

2. 原发性或继发性甲状旁腺功能亢进症状也与维生素 D 中毒相似，血钙也升高，并可有肾钙化。但 X 线表现为普遍性骨质稀疏。

3. X 线片所见，尚需与下列疾病鉴别　佝偻病恢复期、铅中毒、铋中毒、氟中毒等。要结合病史、体征等多方面考虑。

（六）治疗

立即停用维生素 D，并减少钙的摄入量。控制感染，纠正脱水酸中毒。为减少小肠对钙的吸收，可口服泼尼松 1mg/（kg·d），1～2 周血钙即可恢复正常。严重病例可根据血钙及 X 线情况适当延长用药时间。口服硫酸钠也可减少钙的吸收，婴儿于 100ml 牛奶中加硫酸钠 0.3～0.5g，年长儿可用 1～2g。当肾衰竭时可血液透析，注意使用低钙渗透液。

尽管维生素 D 在体内保留时间较长，但本症如能早期诊断，及时治疗，一般预后良好。通常 7～10 天后恶心、烦躁消失，血钙平均 2～3 个月降至正常。肾功能有的延迟至一年半才能恢复。以后转移性钙化逐渐吸收。如果未能早期诊断，可造成永久性肾损害导致肾衰竭、动脉性高血压和脑软化，甚至死亡。

应严格掌握维生素 D 预防及治疗剂量。预防量每日口服不超过 400～800IU，向家长宣教维生素 D 过量的危害性。医护人员在使用维生素 D 制剂时剂量要适宜。

第6节　生长激素缺乏症

生长激素缺乏症（growth hormone deficiency，GHD）是指下丘脑或垂体前叶功能障碍使生长激素（growth hormone，GH）分泌不足造成身材矮小的一种内分泌疾病。部分是获得性的，由于肿瘤、感染、外伤、放射损伤、浸润病变等累及下丘脑或垂体前叶所致。生长激素缺乏的患儿身高低于同性别、同龄正常儿童平均身高的 2 个标准差（-2SD）或第三百分位数以下，骨龄落后，可为单一的生长激素缺乏，也可同时伴有垂体其他激素的缺乏。儿童和青少年每日分泌的生长激素有 1/2 以上是夜间熟睡后早期分泌的。青春期前和青春期的青少年 24 小时生长激素脉冲数约有6～8 次，约每 3～4 小时一次。

（一）临床表现

出生时身高和体重均正常，2～3 岁后身高增长缓慢，3 岁后每年增长低于 5cm，身矮，骨骼发育落后，骨龄常较实际年龄落后 2 岁以上。外观小于实际年龄，头较大而圆，面容显幼稚，四肢躯干比例正常并与实际年龄相符。皮下脂肪堆积，特别是腹部。智力发育正常。如伴有其他垂体激素缺乏，可出现尿崩症、低血糖、食欲低下等表现，男孩外生殖器发育不良、小阴茎等，大多性发育延迟。其他，可有难产史，新生儿窒息史。器质性生长激素缺乏可发生于任何年龄，并伴有原发疾病的表现。

（二）X 线检查

X 线骨龄测定判断骨发育情况。垂体 MRI 检查了解垂体发育情况以及有无肿瘤。原发性垂体功能低下的患儿，骨骼成熟迟，成骨中心出现得晚，垂体 MRI 示垂体小。垂体有器质性病变者，颅骨有异常改变。肿瘤病变可致蝶鞍扩大、变形甚至破坏。鞍内或鞍上钙化可疑颅咽管瘤。

（三）诊断

身材矮小，低于正常同龄儿-2SD 或第三百分位线以下。学龄期年生长速率<5cm。青春期生长速率<7cm。骨龄延迟，一般低于实际年龄 2 岁以上。两种药物生长激素激发试验峰值<10μg/L。其他如母孕期情况、出生史、喂养史、生长发育史、疾病史，并结合其他体格和实验室检查综合分析。胰岛素样生长因子-1（IGF-1）、胰岛素样生长因子结合蛋白 3（IGFBP3）是检测下丘脑-GH-IGF 轴功能的指标。可作为 GHD 筛查诊断和治疗检测的辅助指标。GHD 患儿此两项指标均较低。

（四）治疗

常用生长激素替代治疗，应用人工合成的基因重组人生长激素（recombinant human growth hormone，rhGH），大多采用的起始治疗剂量为 0.1U/（kg·d），可根据体重和疗效酌情增减剂量。每晚睡前皮下注射 1 次。垂体前叶多种激素不足的患儿同时给予相应激素治疗。疗程视需要而定,通常不宜短于1~2年,过短时患儿的获益对其终身高的作用不大。可能的副作用为:①甲状腺功能减低;②空腹血糖和胰岛素水平上升,但很少超过正常高限,停用生长激素数月后即可恢复,在疗程中应注意监测,对有糖尿病家族史者和肥胖儿尤须注意;③特发性良性颅内压升高;④抗体产生;⑤股骨头滑脱、坏死;⑥注射局部红肿或皮疹等。

第7节 甲状腺功能低下

缺乏甲状腺激素的原因可分为先天性和后天性两种。缺乏程度、发病年龄和持续时间长短,均影响疾病轻重和骨骼变化。先天性甲状腺功能低下(简称甲低)是甲状腺激素产生不足或其受体缺陷所致的先天性疾病,如果出生后未及时治疗,先天性甲低将导致生长迟缓和智力低下。我国发病率约为1/2050。

(一)临床表现

多数先天性甲低患儿出生时无特异性临床症状或症状轻微,但仔细询问病史及体格检查常可发现可疑线索,例如母亲怀孕时常感到胎动少、过期产、巨大儿,生后黄疸较重或者黄疸消退延迟、嗜睡、少哭、哭声低下、纳呆、吸吮力差、皮肤花纹、面部臃肿、前后囟较大并迟闭、便秘、腹胀、脐疝、心率缓慢、心音低钝等。婴幼儿及儿童期临床主要表现为智力落后及体格发育落后。患儿常有严重的身材矮小,四肢短粗,膝关节骨骺通常缺乏钙化,骨骼发育延迟。易误诊为软骨发育不良或黏多糖病1型。可有特殊面容(眼距宽、塌鼻梁、唇厚舌大、面色苍黄)、皮肤粗糙、黏液性水肿、反应迟钝、脐疝、腹胀、便秘以及心功能及消化功能低下、贫血等表现。部分患者可伴有先天性心脏病,眼和神经系统异常,或听力损害。

(二)诊断

测定血清游离甲状腺素(FT_4)和促甲状腺素(TSH),FT_4浓度不受甲状腺结合球蛋白(TBG)水平影响。若血TSH增高、FT_4降低者,诊断为先天性甲状腺功能减低症。若TSH正常或降低,FT_4降低,诊断为继发性或者中枢性甲低。其他辅助检查如甲状腺B超可评估甲状腺发育情况。

(三)X线检查

约60%先天性甲状腺功能减低患儿X线照片有化骨中心出现迟缓。生后患儿股骨远端骨骺缺失,可提示先天性甲状腺功能减低。未治疗的患儿骨骺发育落后于实际年龄。化骨核始终保留在软骨状态并有节裂现象。这种骨骼改变以髋关节最明显。因此易与股骨头骨骺缺血性坏死或骨骺发育不良混淆。骺板不规则并较正常者宽,宛如佝偻病所见。

骨龄与身高之比很不一致,乃骨骺成熟的延缓程度较纵向发育的延缓要轻。膜性化骨不受干扰,长管状骨异常粗大,患儿显得笨重。

头部较大,颅骨骨化晚,颅底小。颅骨X线提示前囟增大,颅缝增宽。斜坡和蝶骨的角度超过正常(大于110°),蝶鞍扩大,与颅底平面一致,颅缝和囟门的融合也较迟。鼻旁窦和颞骨岩部气窦出现较晚,出牙也有延缓现象。

脊柱的第二腰椎有楔形变,前缘有唇样变。第1、3腰椎也可能波及,椎体凹入,坐位和站立时出现腰椎后突畸形,有时发生脊柱滑移。第12胸骨和第1、2腰椎发育异常在患儿中较常见。

有的患儿还可能出现高血钙和骨质硬化。X线照片长骨干骺端有致密横纹和骨皮质增厚。也曾有人观察到肾、脑和软组织中有转移性钙化。

(四)治疗

本症一旦确诊,尽早采用甲状腺激素替代治疗,新生儿筛查发现的甲低患儿,经过早期治疗,预后多数良好。晚发现、晚治疗者的体格发育有可能逐步赶上同龄儿童,但神经、精神发育迟缓不可逆。

第8节 甲状旁腺功能低下

甲状旁腺功能低下可分为原发(特发)性和继发(切除甲状腺时误将甲状旁腺切除)两种。有些病例系家族性。

(一)临床表现

主要临床表现为急、慢性低钙血症的症状。急性低钙血症是儿童的急症并威胁生命。严重时可发生惊厥及意识丧失。心血管系统的异常主要表现为传导阻滞等心律失常,心肌收缩力减弱致心力衰竭。肌肉系统表现为肌肉疼痛和挛缩,进而麻木、强直、手足搐搦、佛斯特征和陶氏征阳性。低钙血症可引起平滑肌痉挛,导致喉痉挛和支气管痉挛,发生呼吸困难;肠痉挛致使腹痛、腹泻;轻症患者的肌肉痉挛痛易误为肢体痛而就诊于骨科。患儿出牙延迟,牙釉质形成不良。皮肤干燥有鳞屑。手足指甲薄脆有横沟。可出现视乳头水肿、白内障、头痛、呕吐、颅内压升高。异位钙化在基底节可引起锥体外系症状,如手足徐动、共济失调等。如诊断延迟,可能发生永久脑损害。

（二）诊断

诊断包括典型的临床表现及实验室证据。生化改变为血钙下降,血清钙<2mmol/L。血磷升高。碱性磷酸酶正常或减低,24 小时尿钙、尿磷降低,血清 PTH 浓度多数减低,也可在正常范围。

（三）影像学检查

X 线照片骨骼正常或密度增加和长管状骨皮质变厚。头颅 CT 可见基底节钙化。

（四）治疗

治疗的目的为纠正低钙血症。急性低钙血症时,即刻静脉给予 10% 葡萄糖酸钙 5 ~ 10ml,或 1 ~ 2mg/kg,加入适量的 5% ~ 10% 葡萄糖液,以 0.5 ~ 1.0ml/min 的速度滴入。补充维生素 D。国外有生物合成的 PTH 治疗。

第 9 节 假性甲状旁腺功能低下症

假性甲状旁腺功能低下症(pseudohypoparathyroidism,PHP)是靶器官(肾脏和骨)对甲状旁腺激素(PTH)的反应性低下引起的一系列临床表现,以低钙血症、高磷血症和高 PTH 为特点。本症的临床所见和 X 线照片均与甲状旁腺功能低下相似。1942 年已有作者首先描述这一疾病。

（一）病理生理

PHP 分为两型。

1. PHP I a:由于编码 G 蛋白 α 亚基(Gsα)的基因 *GNAS1* 失活性突变所致。由于 *GNAS1* 失活突变,靶细胞膜上的受体不能与 PTH 结合,不能激活腺苷酸环化酶系统,因而不能生成 cAMP 以发挥其对 PTH 的生理效应,即 PTH 不能提高血钙。

2. PHP I b:Gsα 正常,但腺苷酸环化酶代谢异常所致。近期的研究显示由于 *GNAS* 基因上游基因簇的甲基化印记缺陷,引起 Gsα 转录减少所致。患者的显著特点是肾脏对 PTH 存在抵抗。

3. PHP I c:腺苷环化酶系统正常,但远端缺陷可能消除 PTH 的作用。

4. PHP II 型:正常的表型,腺苷酸环化酶产生正常,但受体后缺陷,和 PHP I b 相近。

（二）临床表现

PHP 的临床表现有手足搐搦、惊厥、白内障、牙齿异常、基底节钙化等。可有 AHO(Albright 遗传性骨营养不良症)特殊体征:圆脸、矮身材、肥胖、掌指趾骨短粗、牙发育不良、精神发育迟滞等。其中短指(趾)是特征性体征。出生时患儿外表正常,到 2 ~ 4 岁时其骨骼表现日趋明显。手的畸形主要为掌骨,特别是第 1、4、5 掌骨短,此乃骨骺过早融合的缘故。握拳时,掌指关节的背侧出现小凹。本症可并发多发性骨疣和桡骨弯曲畸形。皮下软组织中,特别是大关节四周有钙质沉着。本症若不及早治疗,妨碍长牙。牙齿变小,咬合接触面宽,齿根粗短。

（三）治疗

PHP 的治疗类似于甲状旁腺功能减退症,只是维生素 D 和钙的剂量通常比特发性甲状旁腺功能减退症需要的量少。治疗目的是纠正低血钙,减轻症状和消除手足搐搦发作。急性抽搐时应静脉注射 10% 葡萄糖酸钙 1 ~ 2ml/kg,加入 5% ~ 10% 葡萄糖液中缓慢静脉推注或滴注,注意预防钙剂外渗。据血钙水平可一日输入 1 ~ 3 次,使急性低血钙搐搦症状缓解。同时口服补钙,每日钙元素 50mg/kg,一般不超过 1000 ~ 2000mg。定期监测血钙、尿钙水平,以免发生肾结石。骨化三醇每日 0.25μg 或以 0.125 ~ 0.5μg/d 口服,促进肠道钙的吸收。

假假性甲状旁腺功能低下症具有短掌骨和皮下组织钙化等假性甲状旁腺功能低下的体征,但没有低血钙和高血磷。

第 10 节 膝内翻和膝外翻

膝内翻和膝外翻是膝关节冠状面畸形,角度超出了正常值范围,即平均值±2SD。膝内翻指自膝关节以下向内翻转,踝关节面向内倾斜。患儿双侧踝关节靠拢后,股骨内髁之间留有间隙,又称 O 形腿或弓形腿。膝外翻为膝关节以下向外翻转,股骨下关节面向外倾斜,患儿双膝靠拢后,两侧内踝之间有一距离,又称碰膝症或 X 形腿。临床上,膝内翻用两侧股骨内髁之间的距离,即所谓的"膝间距"表示;膝外翻则测量双侧内踝之间的距离,即"踝间距"来衡量其轻重。一般认为,膝、踝间距在 5cm 以内的为轻度,5 ~ 10cm 之间的为中度,10cm 以上者为重度。测量膝内翻的膝间距和膝外翻的踝间距时,首先要把髌骨摆正,矫正内外旋转。然后,对比测量患儿平卧、坐和负重站立位的数值。不少情况下,患儿站立时测量的数值大些。同时外观畸形也稍重。这说明患儿的肌张力低下,膝关节侧副韧带松弛是构成畸形的附加因素。

若检查提示畸形存在病理基础,则拍下肢全长前后位 X 线片。若膝关节韧带松弛,则拍患儿站立位片。摆体位时使髌骨向前。使用足够大的片盒以同时包括股骨和胫骨。阅 X 线片观察有无佝偻病、胫内翻或其他疾病征象。画股骨和胫骨的轴线,连接股骨头中心和股骨远端骨骺中点。另画线连接胫骨近端和远端骨骺中点。描记关节面,测量外翻或内翻角度。测量胫骨上端的干骺端-骨干角。角度大于 11°提示胫内翻,但尚不能确诊。测量髋-膝-踝角度。对于膝关节畸形,侧位片很有帮助。CT 和 MRI 对于判断和测量骺板骨桥很有帮助。

新生儿和小婴儿轻,中度膝内翻常是小儿发育过程中的现象。2～4 岁小儿有轻中度的发育性膝外翻属正常现象,学会站立和走路后畸形逐渐消失(图 14-1)。然而,佝偻病、干骺端骨发育不全中的施米德(Schmid)型和多发性的内生骨软骨瘤病等骨骺生长障碍疾病以及胫骨骨折、骨骺损伤或骨髓炎等,均可引起真正的膝内、外翻畸形。这些疾病的干骺端 X 线照片上均有其各自的异常改变。胫内翻(Blount 病)也会与膝内翻混淆。真正的膝内翻和膝外翻可为佝偻病所致。但佝偻病引起的膝内、外翻与生理性的膝内、外翻相比,除个别地区以外,仍占少数。

（一）临床所见

膝内、外翻以双侧者居多,偶有单侧畸形。患

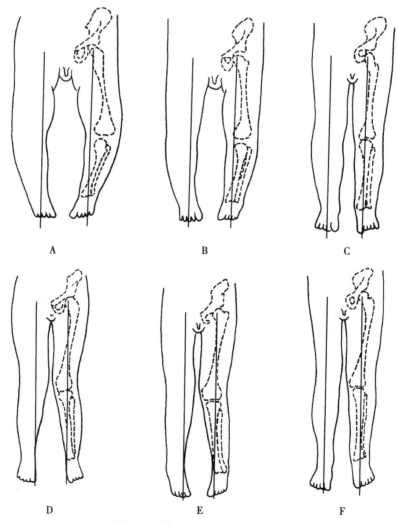

图 14-1　不同年龄发育性膝内、外翻的负重力线变化
A. 新生儿可有中度膝内翻;B. 6 个月可有轻度膝内翻;C. 2 岁双下肢力线正常;
D. 2 岁 6 个月生理膝外翻;E. 适应性足尖内指;F. 4～6 岁双下肢力线正常

儿站立时畸形较坐位和平卧位时明显。膝内翻患儿常有摇摆步态和轻度足尖内指。膝外翻患儿常诉易跌倒,膝前方有浅表瘢痕。走路时下肢向外游动或足尖内指以避免双膝互碰。由于下肢负重力线异常,有时感膝部或小腿疼痛。增加活动量后,晚间感下肢疲乏,膝部疼痛加重。

血钙、磷和碱性磷酸酶正常,X线照片无特殊结构异常者多系发育性膝内、外翻。

（二）治疗

无骺生长障碍的轻中度膝内、外翻不需特殊治疗,均可自行矫正。若有下肢疼痛症状者可先行保守治疗,包括减少活动量;应用垫高一侧鞋底的方法治疗无效,应当避免。若疾病为病理性,应明确原因,然后再考虑治疗。

对早期的胫内翻畸形可采用长腿支具治疗,但其效果并不确定,对抗维生素D性佝偻病应避免长期支具治疗,因为支具治疗的效果并不确定,而支具治疗本身反而会带来很多不适。

若畸形加重到膝或踝间距在15cm以上,自觉症状明显,血生化变化稳定者,宜行截骨术矫正。另外,凡有单侧膝内、外翻畸形者,宜及早手术治疗。截骨部位,膝外翻常采用股骨髁上截骨,膝内翻多行胫腓骨上中段截骨。截骨手术要求将术前不平行的膝踝关节面调整到正常,恢复其平行关系。同时要注意双侧外观对称。

（巩纯秀）

参 考 文 献

1. Mankin HJ. Metabolic bone disease. Instr. Course Lect, 1995,44:3-29.

2. Boden SD, Kaplan FS. Calcium homeostasis. Orthop Clin North Am. 1990.21(1):31-42.

3. 胡亚美,江载芳.诸福棠实用儿科学.第7版.北京:人民卫生出版社,2002:515-545,2179-2182.

第 15 章

骨关节感染

两骨相连处称为关节。因关连之组织不同，关节又可分为骨性、韧带性、软骨性和滑膜性四种。

矫形外科常处理的是滑膜性关节。滑膜性关节内的两个骨端由玻璃样软骨覆盖。关节内衬以滑膜。滑膜是一种适应性很强的特殊结缔组织，可产生滑液，用以滑润关节并为关节软骨细胞提供营养。正常情况下，滑膜并不覆盖软骨。关节外借纤维关节囊和韧带相连。这种连接再由有关的肌肉和关节的形状保持关节的稳定。

关节液系从血浆透析而来，为不含硫的黏液多糖，称为玻璃糖碳基酸。关节液可能由滑膜细胞分泌，但其确切来源尚不清楚。关节内的吸收功能是通过半渗透膜作用，借淋巴管而清除，大于$100\mu m$的颗粒则不易通过滑膜层。滑液的黏稠度和关节的正常形态均可保护关节软骨面免受体重和肌力作用的过度负担。

滑膜性关节面在形态上并不是完全协调的，在全部活动面上更是如此。关节面只在某一位置上两者才是密切接触的，故关节活动时滑液可在关节的间隙中循环。同时在关节内还可产生液体静力压。在关节软骨面之间的一薄层滑液可避免关节软骨的摩擦。

关节的位置与关节内压有关。髋关节屈曲$30°\sim65°$、外展$15°$和外旋$15°$时，关节内压最低。当髋关节伸直、高度外展和内旋时，关节内压升高。膝关节是在中立屈曲位（$25°\sim60°$）时，压力最低，过伸膝关节则压力升高。踝关节在跖屈$15°$时压力最低。肩关节则在屈曲、旋转中立位和$30°\sim65°$外展时压力最低。肘关节在屈曲$30°\sim70°$时压力最小，并与前臂旋前旋后无关。腕关节在中立位时，关节内压最低。

关节软骨的营养主要来自滑液，也来自其下方的骨松质。成熟骨骼的关节软骨唯一的营养途径来自滑液。骨和软骨交界处成为屏障。

关节的症状多与站立和行走等动作有关。由于滑膜和关节囊内神经末梢非常丰富，因此疼痛是关节异常的一个突出症状。滑液过度分泌可使关节囊膨胀。表浅关节积液时容易借触诊查出。炎症的晚期，滑膜增生、肥厚，也可经仔细触诊得知。同时常有关节运动受限。

由于疼痛的反射作用常有屈肌痉挛，关节出现屈曲畸形。对抗肌群的萎缩于病愈后可逐渐恢复。凡有影响负重关节者，可出现跛行。

急性关节病的 X 线照片多见关节肿胀，日后有滑膜肥厚。关节软骨软化或侵蚀后使关节间隙变窄。关节病变可使附近骨组织萎缩和脱钙。有时也可侵蚀破坏关节对面的软骨，如色素绒毛结节状滑膜炎。关节破坏严重者，骨松质可裸露，最后造成纤维性或骨性关节强直。一些慢性病变刺激邻近骨组织产生硬化性改变，或有新骨形成。骨或软骨碎块掉在关节内可形成骨软骨游离体。软骨游离体在关节液的营养下可稍长大。

关节液的检查对关节疾病的鉴别诊断是一项很重要的方法。关节穿刺必须在无菌操作下进行。穿刺部位应先用肥皂清洗，然后用碘酊灭菌。无菌单要够大，以保证无菌操作。术者要戴口罩，穿无菌隔离衣，助手要固定好孩子。穿刺要用 18 号带芯腰穿针，在 1% 利多卡因或普鲁卡因局部麻醉下进行。关节液的检查项目和方法如下：

1. 外观　关节液的外观常为诊断提供重要线索。正常关节液呈透明无色或草黄色。穿刺时误伤小血管可使关节液内含浅红色的小团块。这种分布不匀的血性液能够与急性损伤性关节积血鉴别。后者关节液完全是血性的。慢性关节积血,液体呈橙黄色。关节内发生炎症后关节液变混,炎症越重,滑液越混浊。化脓性关节炎,抽出液可呈奶油样或灰色的脓液。早期类风湿关节炎的关节液仍透明,炎症加重后则变混浊。急性痛风患者的关节液因含有尿酸盐故为奶白色。退行性关节炎的关节液外观近似正常。

2. 关节液的黏稠度和黏液蛋白的测定 依透明质酸酶的浓度和质量决定滑液的黏稠度。用黏稠计测定,滑液和水近似。简便的检查可用关节液滴下法视其两点之间成线的长度,或用食指和拇指沾滑液少许做捏合与分开的动作,视其成线的长度。成线超过 2~2.5cm 者为正常。黏稠度降低时成线缩短,在 1cm 以内者为"不良",完全如水样则不成线。

可借黏液蛋白沉淀试验测定黏液蛋白的质量。方法是取 1ml 滑液加 4ml 蒸馏水,成为凝块,或用几滴滑液加 5~10ml 5% 醋酸。

正常:黏液形成凝块,浮在清水面上;

尚可:形成较软团块,混在较混浊液体内;

不良:易碎的团块混在浊液中;

极坏:只在混浊液中有少许丝状物。

3. 显微镜检 正常滑液内的白细胞数少于 $0.3×10^9/L$,不含红细胞。操作时用蒸馏水作稀释液而不能用一般稀释白细胞的酸性液,否则会导致黏液蛋白的凝结。抗凝标本用白细胞吸管吸至 0.5ml 再稀释至 11ml,用常规白细胞计数板计算。分数方法如下:经离心沉淀的关节液一滴置干玻片上,改良瑞特染色后,数 200 个细胞。单核细胞(单核细胞、淋巴细胞)构成白细胞的主要成分。正常情况下多形核白细胞只占 25% 以下。

胞质包涵体包括免疫球蛋白、类风湿因子和补体系统成分。用一般显微镜或分相光学仪器可直接观察关节液的细胞包涵体。最好采用生物染色或直接荧光染色技术。关节液的细胞内如有包涵体称为类风湿细胞,可诊断类风湿关节炎。某些其他疾病也会有这种细胞。

极化光镜可观察关节液中的晶体结构,如尿酸结晶(见于痛风)、焦磷酸盐钙(见于假性痛风或关节面软骨钙化症)。

4. 葡萄糖含量测定 要测定血糖和关节液内糖含量的差距。正常差距的最大限度为 20ml/100ml。最好空腹时进行关节穿刺。因为正常情况下,空腹时葡萄糖向关节内弥散。最重的关节炎症,如结核性、化脓性和急性类风湿关节炎,滑液内葡萄糖含量明显降低。这是由于白细胞的葡萄糖分解作用和细菌消耗的结果。

5. 蛋白测定 因滑膜屏障的限制,正常滑液内蛋白含量很低(约为血浆蛋白的 30%)。总蛋白一般为 1.8g/dl,其中 70% 为白蛋白,7% 为 $α_2$-球蛋白。正常滑液内没有纤维蛋白,因此滑液不凝结。关节急性炎症和感染性积液时,滑膜的通透度增加,蛋白含量和内容可与血清相似。感染的滑液内因含有纤维蛋白和其他凝结因素,故可以凝结。

分析滑液的方法,取 5~10ml 滑液于试管内,离心沉淀。上面透明层保留做球蛋白、免疫球蛋白、补体(总补体和补体 B1~C)和乳胶凝集试验。再取血做同样血浆的测定对比。

退行性关节炎、外伤性关节炎和神经疾病引起的骨关节病,特点是关节液增加而白细胞、糖浓度和黏液蛋白性质无大改变。

滑膜炎症(包括化脓性关节炎、结核感染和急性类风湿关节炎)时关节液的黏液蛋白质量不良,糖浓度明显下降,白细胞计数增高。化脓性关节炎时白细胞平均为 $60×10^9/L$,其中多形核白细胞占 90%。结核性关节炎时白细胞平均为 $20×10^9/L$,而中性多形核白细胞占 60%;类风湿关节炎时白细胞平均为 $15×10^9/L$,其中多形核白细胞占 55%。但因急性炎症程度不同,白细胞可以从 $1×10^9/L$ 到 $60×10^9/L$ 不等。

全身性红斑性狼疮、痛风、色素绒毛结节性滑膜炎和急性风湿热的关节液变化不定。不同关节疾病的关节液改变见表 15-1。

表 15-1　不同关节疾病的关节液改变

测定项目	第Ⅰ组 非炎症性			第Ⅱ组 非感染性炎症症					第Ⅲ组 感染性炎症症	
	正常	外伤性关节炎	退行性关节病	系统性红斑狼疮	色素结节性滑膜炎	风湿热	痛风（严重非感染性炎症症）	类风湿关节炎（严重非感染性炎症症）	化脓性关节炎	结核性关节炎
外观	草黄,清黄	清黄,血性或橙黄色	清黄	草黄	橙黄色	黄色	黄色或牛奶样	黄绿色	灰色或血性	黄色
透明度	透明	透明或混浊	透明	微混	混浊	微混	混浊	混浊	混,脓性	混浊
黏稠度	正常	正常	正常	正常或降低	正常	降低	降低	降低或不良	降低不良	降低或不良
黏蛋白	佳	佳	佳	佳或稍差	佳	佳	劣	劣	劣	劣
白细胞总数	$\leq 0.2 \times 10^9/L$	$\leq 2 \times 10^9/L$（少许红细胞）	$\leq 1 \times 10^9/L$	$5 \times 10^9/L$（10% DNA 颗粒）	$\leq 3 \times 10^9/L$（少许红细胞）	$10 \times 10^9/L$	$(10 \sim 14) \times 10^9/L$	$15(1 \sim 60) \times 10^9/L$	$60 \times 10^9/L$	$20 \times 10^9/L$
多形核细胞（%）	<20	<20	<20	20~30	<20	50	60~70	55	90	60
结晶体	阴性	阴性	阴性	阴性	阴性	阴性	尿酸盐+假性痛风,钙和焦磷酸盐	阴性	阴性	阴性
RA 细胞或 LE 细胞	阴性	阴性	阴性	LE 细胞	阴性	阴性	阴性	RA 细胞	阴性	阴性
细菌	阴性	阴性	阴性	阴性	阴性	阴性	阴性	阴性	阳性	阳性
葡萄糖:关节液和血液中水平差（mg/dl）	20	20	20	20~30	20	20	20	≥30	30~50	30~50
总蛋白（g/dl）	1.8	3.3	3.0	3.2	3.0	3.0	3.0	5	4.1	4.2
白蛋白（%）	60~70	60	60	60	57	60	70	42	45	45
γ-球蛋白（%）	14	16	16	15	17	14	9	25	25	25
免疫球蛋白	正常	正常	正常	升高	正常	正常或稍升高	正常	升高	正常	正常
补体:总量或 B1~C	正常	正常	正常	降低	阴性	正常	正常或升高	降低	正常	正常
乳胶固定和致敏羊细胞凝集	阴性	阴性	阴性	偶尔阳性	阴性	阴性	阴性	阴性	阴性	阴性

注:RA:类风湿关节炎;LE:红斑狼疮

第 1 节　急性化脓性关节炎

急性化脓性关节炎（acute pyogenic arthritis）是化脓菌引起的关节内滑膜的炎症。本症可见于任何年龄组的小儿。但以婴儿和 1～2 岁小儿最多见，男孩稍多于女孩。北京儿童医院 1955—1986 年共收治急性化脓性关节炎 358 例，其中 3 岁以下的小儿 98 例，占全组病例的 27.37%；男孩 247 例，占 68.99%；女孩 111 例，占 31%。髋关节为好发部位，其次为膝和肘关节。偶有一个关节以上的多发性化脓性关节炎。

（一）病因

金黄色葡萄球菌是最常见的病原菌。肺炎球菌、流感杆菌、脑膜炎球菌、大肠杆菌、沙门杆菌和布氏杆菌偶尔也可致病。

细菌侵入关节的途径有三：①血源性，从远离发病关节的感染病灶如疖肿、擦破伤感染、上呼吸道感染或中耳炎等，细菌侵入血流，又在滑膜处停留致病；②从附近病灶直接侵入，如骨髓炎扩散到邻近关节（婴儿股骨上端骨髓炎常可并发髋关节化脓性关节炎）；③直接污染，如关节穿刺、探查手术或其他意外损伤等。

（二）病理

滑膜水肿、充血、渗液使关节肿胀。滑膜腔内的渗液最初稀薄而混浊，其中白细胞可达 $50 \times 10^9/L$。关节液涂片可找到细菌。滑膜液内的糖含量降低，蛋白增高。

数日后如炎症未控制，关节玻璃样软骨可很快被侵蚀。葡萄球菌脓液在 3～24 小时内就可溶化玻璃样软骨。软骨溶化是由于脓液中酶的作用。这种酶可能是从中性多形核细胞中释放出来的。自溶变化在体温增高时更快。软骨破坏始于上下关节面紧密接触处，如下肢关节常在负重点的中部。滑膜渐为肉芽组织所代替，裸露的骨面也生长肉芽组织。感染又可向骨组织蔓延。由此，关节可发生纤维性或骨性融合。

在关节囊高度扩张的情况下很容易发生病理性脱位，髋关节较多见。

（三）临床表现

多数病例有外伤或感染史，如中耳炎或皮肤感染。起病较急，突出的主诉是关节局部疼痛。如下肢关节受累则有跛行。患儿很快因负重疼痛加重而不能走路。此外有烦躁、食欲不振、发热，体温可达 40℃。体征有发炎的关节局部温度增高，肿胀，关节积液。因保护性肌肉痉挛，关节呈半屈曲状态。触诊时沿关节线有广泛压痛。自动或被动活动关节都很疼痛，因之出现假性瘫痪。

新生儿和小婴儿的全身性反应轻或无，仅有的体征是关节肿胀和屈曲挛缩。

（四）X 线检查

早期表现为关节囊积液扩张，如系髋关节则会有股骨头向外移位甚至脱出。感染持续存在，可看到骨脱钙和关节间隙变窄。

（五）诊断

根据关节疼痛、肿胀、活动受限，感染的全身症状和有关的化验所见可想到本症。再用关节穿刺证实。关节穿刺最好是在手术室内严格无菌条件下进行。用 16～18 号带芯的腰穿针穿刺。髋关节穿刺采用关节前方途径，股动脉作为标志。于腹股沟韧带的中点，股动脉以外腹股沟韧带以下各 1.5cm 进针。针向内 45°～60° 角刺入。当有刺入关节囊的落空感后，则停针。注意不要损伤关节软骨面，以防止感染向骨内扩散。穿刺前应仔细检查针头，并用带芯针防止折针或纤维素堵塞针头。

若吸出的关节液量少或脓汁稀薄，可先注入 1ml 生理盐水，然后再进行抽取。关节液要送培养和涂片，明确致病的菌种。这不但有助于诊断，而且对选择适合的药物也有帮助。

起病之初关节液可能为浆液血性，数日后混浊且细胞数增多（一般为 $15 \times 10^9/L$～$20 \times 10^9/L$）。中性多形核白细胞的比例也增多，关节液内糖含量降低，平均较血糖低 50mg/100ml。酸性沉淀法检查黏液蛋白，可发现蛋白的质量不如正常时。

（六）鉴别诊断

鉴别诊断应想到骨髓炎、急性类风湿关节炎、结核性感染和急性风湿热。邻近关节的骨髓炎有交感性积液，其表现与化脓性关节炎类似，故鉴别会有困难。骨髓炎的压痛点主要在干骺端，而化脓性关节炎的压痛则在关节线上。骨髓炎的关节活动受限和疼痛程度均较化脓性关节炎轻。就整个肢体来说，骨髓炎肿胀广泛。关节炎多限于关节附近。关节炎常需关节穿刺确定诊断，但应注意不要把干骺端的感染带进正常关节内。骨髓炎的交感性积液为草黄色,细胞数目多限于 10×10^9/L 以下。

急性一过性滑膜炎多无全身症状,且关节活动受限和疼痛的程度均较化脓性关节炎为轻。若患儿关节活动受限严重,X 线片可见明显关节囊肿胀,股骨头向外方移位者,尽管没有发热和白细胞增高,也应做关节穿刺明确诊断。

类风湿关节炎起病一般较缓,患儿无急性病容。病变的关节活动范围受限不多,也不如化脓性关节炎压痛、肿胀严重。白细胞计数与化脓性关节炎一样增高,但分类计数中性多形核白细胞很少。二者关节液均有黏液蛋白质量不良。关节液涂片和培养,类风湿关节炎无细菌,糖含量也不如化脓性关节炎减少得明显。

急性风湿热患儿的关节红、肿、热和疼痛以及高热容易与化脓性关节炎混淆。该病的特点是关节病变游走和心脏受累。急性风湿热对足量的水杨酸治疗反应很好,可缓解关节肿胀和疼痛,体温、脉搏恢复正常。选用水杨酸治疗前一定要排除化脓性关节炎,否则可能造成假象而延误化脓性关节炎的诊断。

(七) 治疗

化脓性关节炎因病情严重应按急症处理。治疗的目的为控制关节感染,清除感染产生的纤维素,防止畸形;恢复关节正常解剖关系,从而保留功能。

明确诊断后,应该用石膏或用牵引制动。牵引患肢能缓解肌肉痉挛,减轻疼痛,保持关节间隙,防止玻璃样关节软骨面受压以及预防和矫正畸形。一般说来牵引较石膏固定好,而腕、踝关节受累时用石膏托固定。

早期的化脓性关节炎,关节液为浆液血性。这个阶段的治疗宜先用生理盐水冲洗关节,然后用 1% 新霉素或青霉素 (10 000u/ml) 冲洗,最后关节内保留数毫升的抗生素溶液。北京儿童医院收治的本病 358 例,经冲洗治疗者 81 例,占 22.6%。

治疗之初宜尽早静脉输入抗生素,以青霉素或新青霉素最好。此后,可根据细菌培养和敏感试验结果选用有效的抗生素。水剂青霉素每 4 小时 100 万~300 万单位。新青霉素 200mg/(kg·d),每天最大剂量为 8~10g,全量按每日 6 次分

用。近年多主张静脉给药平均 4 日,然后改为口服 3~4 周。

足量的青霉素、新青霉素、链霉索、万古霉素、卡那霉素、红霉素和新生霉素都能较快通过滑膜屏障,使关节内达到有效浓度。全身用药只要剂量充分就可进入关节发挥作用。失败的病例很可能是由于药效控制不了关节内的大量细菌。因此,常需手术引流。有的患儿经保守治疗,关节疼痛和压痛很快消失,关节活动范围增加,体温降至正常,但有的病例需重复穿刺冲洗。治疗有效时应培养验证是否无菌。关节内所用抗生素的浓度应适度。高浓度抗生素本身也可引起关节的急性炎症和疼痛。保守疗法生效后,可改用前后石膏托保护,并做自动和被动锻炼直到功能完全恢复。

第一次诊断性关节穿刺时已有稠脓关节液者或对保守疗法无效者适于手术引流。术中清洗关节腔,术后缝闭伤口,但置输入管用抗生素持续冲洗,输出管以做引流(图 15-1)。

新生儿和小婴儿化脓性关节炎容易延误诊断。确诊后应紧急手术引流,术后要求精心护理,治疗不当会造成严重残疾。

小婴儿,特别是新生儿患败血症常无发热,但会有烦躁不安、拒食,甚至体重下降。此时应想到有败血症的可能,并应反复观察有无局限在骨和关节的感染。

(八) 并发症

髋关节内液体静力压增高,关节填充后,影响血运可致股骨头缺血性坏死。X 线照片上可看到股骨头化骨中心消失。这种情况需避免负重。开始可用双页髋人字石膏固定。能走路的患儿,炎症控制后可用外展支具保护 1~2 个月。扁平髋是股骨头缺血性坏死常见的后遗症。股骨头骺板停止生长,而股骨大粗隆骨骺持续发育,日后产生一定程度的髋内翻。若髋内翻严重,可用股骨上端外展截骨术矫正之。

下肢不等长也是一个常见的并发症,对过长的一侧,在有生长潜力的年龄施行骨骺阻滞术。

病理性脱位系关节内压力增加所致。对这种并发症应手术引流,同时切开复位,或待炎症消退后半年再行矫形手术。

(九) 预后

影响化脓性关节炎预后的因素如下:

1. 从发病到治疗的时间　早期诊断至为重

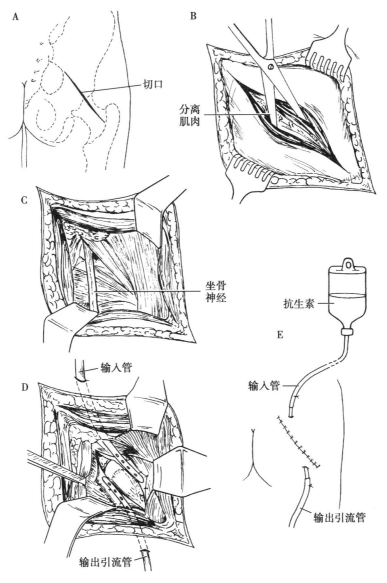

图 15-1　髋关节后方引流术（Ober 入路）

要，密闭在关节内的脓液产生的压力可使玻璃样关节软骨坏死，不易修复。

2. 受累的关节　髋关节预后最坏。

3. 是否并发骨髓炎　并发骨髓炎的预后不好。

4. 患者的年龄　婴儿较幼儿的预后差。婴儿常波及髋关节，又缺乏全身症状，确诊所需时间长。

总之，早期诊断，足量的抗生素，术后精心护理，对恢复关节功能都是缺一不可。

第 2 节　急性血源性骨髓炎

急性血源性骨髓炎（acute hemotogenous osteomyelintis）系败血症或脓毒血症产生的骨内化脓性炎症。北京儿童医院 1955—1986 年间共收治本病 1659 例，男孩 1154 例，发病较女孩高，占 69.55%。

（一）病因

急性血源性骨髓炎的发病与干骺端血管、细胞解剖学、外伤和炎症的细胞介质等因素有关。

1. 血管解剖学　血源性骨髓炎多发生在长管状骨的干骺端。该部终末小动脉呈襻状，注入与之连续的静脉窦。局部血流紊乱且减慢，使细菌停滞和增殖的机会加大。近年经电镜观察证实，此血管襻为终末的芽状分支。血细胞和细菌可经芽状分支弥散出血管进入血管外间隙，形成感染灶。血管还与骨髓炎的预后有关，例如，新生儿股骨近端，在二次骨化中心出现以前，股骨头骺和干骺部为同一血运支配,因而干骺感染极易扩散到股骨头的骨骺,导致头骺和骺板的大范围破坏。随小儿生长发育,骺板、干骺和股骨头由骺板分隔,形成两个血供系统。

2. 细胞解剖学　独特的干骺和骨干的细胞解剖学也与急性血源性骨髓炎的发病有关。干骺端的骨松质含网织内皮细胞少,因之吞噬作用弱。观察证实,虽感染灶起于干骺端,而炎症反应是从邻近骨干的髓腔内开始的。可以认为发生菌血症后,细菌容易停留在干骺部,进而繁殖。说明细菌在干骺部才有条件增殖。

3. 外伤因素　外伤可能会降低局部免疫力;外伤可使局部产生血肿而有利于细菌繁殖。但外伤起作用的真正机制仍待进一步研究。

4. 炎症细胞的介质因素　最初阶段多形核白细胞释放白细胞介素-1(IL-1)加速炎症反应,进而 IL-1 触发前列腺素 E_2,后者可刺激骨质吸收。人类和鼠发生骨髓炎后均有白细胞三烯-B_4(leukotriene B_4, LTB_4)、肿瘤坏死因子-α(TNF-α)、IL-1β、IL-6 和 IL-8 升高。上述细胞介质的重要性用金黄色葡萄球菌(骨髓炎最常见的致病菌)直接产生前列腺素得到证实。

(二) 病理

细菌经干骺端营养血管途径可在干骺端产生血源性骨髓炎。实验表明,静脉注入细菌后 2 小时,感染可局限于好发部位的干骺血管内。小儿长管状骨的血管形态使化脓菌常局限在干骺血管窦内(图 15-2)。

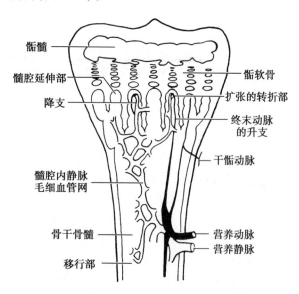

图 15-2　干骺动脉襻注入静脉窦与骨髓炎发生部位的关系

小儿骨骺和干骺端的血运彼此不直接通连。干骺端营养动脉的分支尽端折回呈小襻状,再注入窦内较大静脉,该处血流速度减慢,成为致病菌繁殖的理想条件。感染始于静脉襻,然后扩展到营养动脉产生继发栓塞。

骨炎症的特点为血管怒张、水肿、细胞浸润并形成脓肿。早期因有坏死骨的吸收,以后又有骨萎缩和失用,均会出现不规则的脱钙。典型组织学所见为化脓性渗出和坏死,渗出使局部压力增加,于是感染血栓从哈氏系统和伏克曼管向外扩散。这种病变进一步妨碍局部血液循环。骺和干骺之间的血运彼此不通,骺板内也没有血管的通道。因此,骺板成为阻止感染向骨骺扩散的屏障。

骨髓炎的脓液可经伏克曼管到达干骺端的骨膜下,掀起局部骨膜。小儿骨膜与骨的附着较成人松散。感染如不控制,骨膜破裂,脓液渗入软组织,也可沿骨干上下蔓延,又可环绕骨干的四周扩散。若干骺端位于关节囊内,如股骨上端,脓液可进入关节引起化脓性关节炎(图 15-3)。

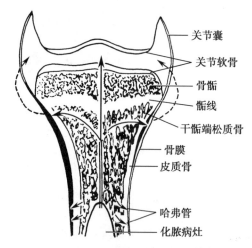

关节囊
关节软骨
骨骺
骺线
干骺端松质骨
骨膜
皮质骨
哈弗管
化脓病灶

图 15-3　急性血源性骨髓炎扩散途径

得不到及时治疗的小儿骨髓炎,由于血管栓塞和骨膜剥离,进一步破坏骨皮质和干骺的骨松质。最后骨组织坏死。骨坏死后四周产生肉芽组织,与存活的骨组织分离。邻近的骨膜有新骨形成。死骨上的新生骨称骨包壳。骨包壳上的穿孔称骨瘘孔,脓液仍可自此引流。骨包壳形成后,细菌、肉芽组织和死骨藏于死腔内。间断从窦道排脓和产生死骨是慢性骨髓炎的特点。

(三) 临床表现

骨髓炎的好发部位是股骨下端和胫骨上端,其次是股骨上端、肱骨上端和桡骨远端。此外,其他骨均可发生。扁平骨如髂骨发生骨髓炎后,临床上有时不容易查出。极少数的病例可找到原发病灶。

急性血源性骨髓炎的症状和体征随感染的严重程度、部位、炎症范围、病程的长短、患儿年龄以及抵抗力的大小而各有不同。

全身症状为急性败血症表现,高热、寒战、呕吐和脱水。新生儿和小婴儿全身症状轻微。新生儿可不发热,但有烦躁、拒食和体重不增。应强调早产儿和新生儿的全身症状不明显,易延误诊断和治疗。

疼痛是突出的局部症状。持续剧烈疼痛可因轻微活动而加重,此乃炎症渗出和脓液的张力变化引起。患肢活动受限(假性瘫痪),令人怀疑有麻痹性神经肌肉疾病的可能,如小儿麻痹等。下肢骨受累的患儿拒绝负重或有跛行。随病情发展,骨膜发生穿孔后,骨内张力减低,疼痛也有所缓解。

患肢干骺有压痛。检查婴儿时,一般哭闹不止,但压到病变部位后,哭闹加重,有助于测定主要病变的所在。局部有肢体环周的肿胀和温度增高。早期患处皮肤并不发红。炎症波及表浅部位时,始有红肿。

邻近关节的肌群常有保护性痉挛,以保持比较舒适的屈曲位置。邻近关节偶有交感性积液,成为需要鉴别的问题。

(四)X线检查

发病后头几天X线照片上只能看到局部软组织肿胀,层次不清,肌肉致密度增加。3~5天后,炎症渗出使骨骼阴影稍模糊,有如烟雾掩盖。7~12天,出现不规则斑点状脱钙,系充血及干骺骨小梁吸收和坏死所致。CT照片上的变化较普通照片出现得早。

不久骨膜下有新骨形成,表明感染已沿骨皮质外表扩散。骨干内骨脓肿扩大,可见透亮区在髓腔内延伸。死骨的密度高,其边界由肉芽组织描出。死骨的密度之所以增高,是由于其血运断绝不能再脱钙,而四周的骨组织因充血而脱钙,使密度产生明显差别。

(五)化验室检查

白细胞计数增高,中性粒细胞比例增高,核左移。病情危重的患儿与小婴幼儿的白细胞可不增加。血培养可阳性,特别是在高热时给药前取样,阳性率极高。血沉(红细胞沉降率)加快,并可依

此衡量病程有无活动性。

(六)诊断

全身中毒症状,如高热、脱水、食欲不振,精神萎靡和局部肢体肿胀、压痛。肢体一端叩痛重,表面温度增高。穿刺压痛最明显处也有助于诊断。用16~18号腰穿针,穿刺时加用针芯。穿刺骨膜下如无脓液,可通过皮质将针刺入骨髓。发病头几天只能抽出一些血性液体,也应送细菌培养和抗生素敏感试验。同时还要做鼻腔、咽部和皮肤病灶的细菌培养以及血培养。除培养细菌外,也要做涂片用革兰染色找细菌。总之,应尽量确定病原菌。X线照片在发病2周后,一般有破坏和骨膜增生相间的改变,有助于确定诊断。

(七)鉴别诊断

急性骨髓炎发病之初,可因片面注意败血症而忽略局部病变。败血症患儿凡肢体有局部环周性肿胀、疼痛并在长管状骨的干骺端有明显压痛者,应想到急性骨髓炎。早期诊断和及时治疗能扭转本症的预后。不要等待X线照片上出现骨破坏和新骨形成后再治疗。有了骨质变化再开始治疗已嫌太晚,届时常转为慢性病变。小儿常患的一些疾病需与本症鉴别,如急性风湿热、化脓性关节炎、急性类风湿关节炎、蜂窝织炎、急性白血病、急性脊髓灰质炎、婴儿骨皮质增生症和尤文瘤等。骨髓炎的压痛局限于干骺端,而关节病变如化脓性关节炎或类风湿关节炎,其压痛主要在关节。关节炎的关节疼痛和运动受限明显。骨髓炎患者,轻微活动邻近关节,运动并不受限。可发生关节交感性积液,但肿胀最突出的地方仍在长骨的某一端。相反,化脓性关节炎只是关节肿胀。蜂窝织炎皮肤发红、浸润变硬、境界清楚。骨髓炎即使位于皮下的胫骨、锁骨、尺骨,也要稍晚些才会有皮肤变化。

(八)治疗

急性骨髓炎的治疗有两个重要因素,一是病程所处阶段,二是患儿的年龄。早期诊断和及时治疗才能预防发生骨内脓肿。

急性骨髓炎可分为两个阶段,早期无骨内脓肿,晚期骨内已有脓肿产生。前者局部疼痛、压痛和肿胀不超过48小时,晚期的症状已存在3天或更久。用这种划分方法只是为了参考,而不应于考虑时间因素。

1. 抗生素治疗 治疗急性骨髓炎主要靠抗生素疗法。一旦明确致病细菌就要尽快选用敏感

抗生素。还应尽可能用杀菌性抗生素；大剂量静脉给药；未得致病菌前应选用广谱抗生素；一旦明确致病菌则改用单一有效抗生素且疗程要够长。

杀菌性抗生素较抑菌性者为好。各种青霉素和各代头孢霉素均可。静脉给药可确保病变部位的有效浓度。了解致病菌后及时将广谱抗生素改为有效窄谱抗生素。因长期使用广谱抗生素易对医院内菌株产生抗药性，从而并发这类感染的机会较用窄谱者为高。

抗生素治疗时间要够长，否则易致感染复发或形成慢性感染，为此对严重病例至少应连续静脉给药21天。

急性骨髓炎的致病菌种与年龄组有关。因此在未发现致病菌的条件下，开始要选用广谱抗生素，以求能对不同菌种均能奏效。

（1）新生儿期：2个月以下的新生儿患急性骨髓炎，其致病菌多为B组溶血性链球菌和革兰阴性大肠杆菌。临床方面B组链球菌所致的急性骨髓炎特点是亚急性顽固性病程，多侵犯单一骨，如肱骨上端。其他致病菌引起的新生儿急性骨髓炎则常为急性病程，多骨受累。

治疗新生儿期骨髓炎要选用对B组链球菌和大肠杆菌有效的抗生素。开始可用对青霉素酶稳定的青霉素类，如新霉素Ⅲ（nafcillin）控制葡萄球菌和B组链球菌，75～100mg/（kg·d），分为6～8次给药，患儿的日龄超过7天才能如此服药，否则还要酌情减量。对革兰阴性杆菌可加用氨基糖苷类，如庆大霉毒、阿米卡星（amikacin）或拉氧头孢（moxalactam）等。头孢噻肟（cefotaxime）、头孢呋辛（cefuroxime）可供另外的选择，同样对上述病原菌有用。

（2）2个月～3岁的患儿：本年龄组骨髓炎的致病菌多为葡萄球菌，如金黄色葡萄球菌、表皮葡萄球菌和溶血性链球菌，流感杆菌较少。对这个年龄组的患儿最好选用可透入脑脊液的抗生素，如头孢曲松、头孢噻肟或头孢呋辛。另外，还可新霉素Ⅲ和氨苄西林（ampicillin）联合应用，因二者可协同对抗耐氨苄青霉素的流感杆菌。

（3）3岁以上的患儿：超过3岁的患儿一旦患急性骨髓炎，其病原菌多与成年人相同，均为金黄色葡萄球菌，通常先用新霉素Ⅲ为好。

（4）口服抗生素问题：对不能吞咽或有呕吐的患儿；致病菌尚不明确者；未测定血清内药物杀菌滴定条件者，骨髓炎的致病菌种尚无口服的针对性抗生素，如假单胞菌属；静脉给抗生素效果不佳者，均应视为口服抗生素的禁忌。

小儿骨关节感染使用抗生素的剂量如表15-2。

表15-2　小儿抗感染常用抗生素

药名		剂量[/（kg·d）]	间隔	途径
氨苄西林	ampicillion	200mg	q6h	静滴，肌注
青霉素	penicillin	100 000u	q4～6h	静滴，肌注
新青霉素Ⅲ	nafcillin	200mg	q6h	静滴
庆大霉素	gentamicin	7.5mg	q8h	静滴，肌注
阿米卡星	amikacin	15mg	q12h	静滴，肌注
拉氧头孢	moxalactam	225mg	q8h	静滴
头孢曲松	cefiriaxone	75mg	q12h	静滴，肌注
头孢噻肟	cefotaxime	150mg	q8h	静滴
头孢呋辛	cefuroxime	75mg	q8h	静滴
先锋霉素Ⅰ	cephalothin	150mg	q4～6h	静滴
羧苄西林	carbenicillin	400～600mg	q4～6h	静滴
派拉西林	piperacillin	200～300mg	q4～6h	静滴

虽然急性骨髓炎常需引流，但在发病24小时内给予有效的治疗常可免于手术。局部压痛明显缓解，体温下降近于正常则说明不需手术。延迟诊断、穿刺有脓和X线照片上有骨破坏者应手术引流。根据北京儿童医院1659例的治疗方法统计，有813例做了手术治疗，占49%。

2. 外科治疗　患肢宜用厚垫支具或双瓣石膏板固定于功能位。病变位于肱骨上端或股骨上端的宜用牵引制动,如此达到舒适和休息的目的。每日仔细检查患处以了解对抗生素治疗的反应。全身性支持疗法包括退热剂、静脉输液,有贫血时可输新鲜血。尽可能用高蛋白饮食并补充多种维生素。

手术治疗为切开和引流有张力的脓肿。手术途径根据病变部位选择。术中不要过多剥离骨膜,防止影响骨皮质的血运。骨钻孔或切除 1cm×2cm 骨皮质求得有效的减压。过大开窗会削弱病骨,而导致病理骨折。有时用 X 线照片协助定位。术中要防止损伤骺板。手术减压引流了脓液,利于控制感染,同时降低髓腔内压力,增进病变部的血液循环,减少血栓形成的机会,这对病变局部抗生素达到有效浓度也是有利的。刮除病变并用生理盐水冲洗,送活体组织检查和细菌培养。经伤口摆入髓腔两根硅胶管,用于冲洗和引流。切口逐层缝合,可用 1% 新霉素或 1:500U 的杆菌肽溶液冲洗。根据全身情况和局部反应,引流管于 5~7 日后拔除。积脓较少的婴幼儿患者,也可缝合伤口,伤口一期愈合的约占半数。这可缩短疗程,对防止医院内交叉抗药菌种感染,改善局部血液循环,预防骨组织坏死等都是有帮助的。

早期应静脉给予抗生素 2 周,感染控制后抗生素改为口服,至少再用药 3 周。另一方案是体温平稳,血沉和其他检查正常后继续用药 2 周。根据 X 线照片上骨破坏程度决定肢体固定的时间,通常为 4~6 周。急性炎症控制后,每日去除石膏练习肢体活动几次。逐渐延长脱离石膏的活动时间,然后改为架拐患肢部分负重,逐步恢复日常活动。

慢性骨髓炎的治疗原则应包括病变部位的引流,清除死骨,减压死腔,刮除所有感染的肉芽组织。要注意保持骨的连续性和骨包壳。必要时也可送入硅胶管冲洗和引流,缝闭伤口,尽量保存覆盖骨组织的肌肉和皮肤。有时要行骨的盘形手术和肌肉瓣填充,偶需植皮消灭创面。

(九)并发症

血源性骨髓炎的预后与下列因素有关:治疗的早晚和是否充分;患儿的年龄和健康状况;致病菌的种类和毒性大小。本病的死亡率虽逐年降低,但早产婴和新生儿罹患暴发型败血症并发急性骨髓炎时仍可造成死亡。致死原因可以是肺部感染酿成呼吸衰竭,心脏脓肿并发心力衰竭或死于脑脓肿。免疫力低下的患儿易患暴发型感染。

最常见的并发症为化脓性关节炎。因股骨近端干骺位于髋关节内,故髋关节发生化脓性炎症的最多。其次是膝、肩和踝关节。在穿刺骨病变时切勿将感染传播进入关节,一旦查出并发化脓性关节炎应尽早穿刺引流。

并发病理骨折的也不罕见。治疗后特别是手术后一定要对患肢做保护性制动(石膏或牵引),万一发生病理骨折宜采用保守治疗。

骺板破坏,日后可致患肢短缩或出现成角畸形,如膝内翻、膝外翻。婴幼儿的骺板破坏后,X 线片上可显示骨骺或干骺部消失,如股骨头,股骨髁、胫骨上端部分缺失。有时经关节造影始能描出局部的解剖变化。若软骨的骨骺仍然存在,关节尚稳定的,治疗的重点是用截骨术矫正存在的成角畸形。截骨方法可用张开法或楔形切除骨块后的闭合靠拢法。若有旋转畸形,应同时做去旋转术。对关节破坏严重而广泛的始考虑关节融合,否则待感染控制半年以上刮除病变,切开复位或行股骨上端截骨以求骨性支持。

肢体过长是由于患部血运增加,属于后遗症而不是并发病。双侧肢体不等长,如果超过 4cm、年龄小、生长潜力大的可做健侧骺固定术或行短肢的延长术。

(十)预后

急性血源性骨髓炎的预后取决于及时而充分的治疗,患儿的年龄、一般状况以及致病细菌的类型和毒力。本病死亡率已明显降低,但早产儿和新生儿的死亡率仍较高。北京儿童医院 1659 例中死亡 39 例,总死亡率为 2.5%。但全组中新生儿 164 例,其中死亡 14 例,占总死亡的 35.39%。

第 3 节　少见部位的骨髓炎

一、锁骨

锁骨骨髓炎极为少见,文献上报道发生率为 1%~7%,锁骨中部受累的较多,可能该部血运丰富且其胸骨端的生长快于肩峰侧。开始症状不明显,只有低热、白细胞增多和血沉加快。随病变进展,局部肿胀和温度增高并有压痛。锁骨内侧段出现疼痛性肿块。有时误诊为锁骨骨折愈合不良或锁骨的胸锁关节的化脓性关节炎。小婴儿可在病变部位形成脓肿,切开引流或破溃后可转为慢性骨髓炎。锁骨骨髓炎在 X 线片上可见软组织肿胀阴影和骨的透亮区,最后呈现骨膜下新骨形成和更大范围不规则的骨破坏。骨扫描显示局部聚集量增加,CT 可划定病变界限,治疗可按不同阶段采用切开引流或盘形手术或部分锁骨切除。骨膜下切除锁骨后可部分再生。抗生素治疗也是必要的。锁骨骨髓炎治愈后不影响功能。

二、脊柱

椎体骨髓炎常是一种迁移性病灶,常见于患糖尿病的小儿。起病急,有暴发性的临床表现。急性后背疼痛,局部压痛,高热和白细胞增多时应及时行 ^{99} 锝骨扫描,显示聚集多的病变椎体。CT 检查可清楚确定软组织肿胀范围、骨受累的界限以及有无脓肿形成。随后的 X 线片上可见骨破坏。治疗可行定位后穿刺,若得脓液有时需行引流术,同时选用有效抗生素。

三、骨盆

骨盆骨髓炎约占全部小儿骨髓炎病例的 3%。髂骨最常见,坐骨和耻骨的原发性骨髓炎极为少见。致病菌多为金黄色葡萄球菌,临床上髂骨骨髓炎依感染扩散途径可分为腰间盘型、臀部型和腹部型三种综合征。

(一)腰间盘型综合征

炎症源于髂骨的内板,向下深入小骨盆,刺激腰骶神经丛的上干。患者主诉为行走困难,下腰部和大腿疼痛。直腿抬高试验受限且疼痛,股四头肌因失用而萎缩。膝腱反射不能引出,但无感觉障碍。轻柔检查髋关节,其旋转动作几乎正常,只在高度旋转时始有痛感。髋关节前、后方触诊均无压痛,侧方挤压骨盆和深叩腰骶关节时患者感到剧痛。这些可与髋关节化脓性关节炎鉴别。

(二)臀部型综合征

髂骨炎症向外板发展,局部骨皮质溃破后,在臀肌深层形成脓肿。患儿诉臀部疼痛,挤压骨盆时可引出病侧臀部疼痛。局部有压痛,晚期可触及臀肌下方的软组织肿块。直腿抬高试验受限,但无神经症状。

(三)腹部型综合征

髂骨炎症侵及内板,向前方波及髂窝。症状宛如急性阑尾炎,有时为此而误行阑尾切除术。侧方挤压骨盆疼痛,并在炎症局部有压痛,压痛部位多靠近骶髂关节。仔细体格检查有助于正确诊断,诊断有疑问时 CT 常可定位。

髂骨骨髓炎的切开引流因内外均有肌层覆盖常致引流不畅,因此更应早期诊断,力争保守疗法治愈。

四、跗骨

小儿骨髓炎发生在足部跗骨的约占 10%,其中跟骨多见,约占 6%~8%。按发生率高低,依次为距骨、骰骨、距骨、趾骨和楔骨。

感染可为原发血源性或为刺伤的继发性骨髓炎。后者常发生假单核杆菌感染。钉刺伤、玻璃刺破或各种异物刺入均可并发铜绿色假单胞菌或混合感染。全身症状不一定严重,多有局部软组织肿胀、压痛、自觉疼痛伴有跛行。X 线表现常在临床诊断之后发现,骨小梁缺失后 2~3 周即可能有死骨出现。局部穿刺并做细菌学检查有助于诊断。青霉素和卡那霉素联合应用效果较好。避免负重可加速控制炎症。必要时宜刮除病变和引流。

第 4 节　几种少见的骨髓炎

一、布氏杆菌骨髓炎

布氏杆菌骨髓炎(brucellar osteomyelitis)多见于农村。因食用生肉或饮用未消毒好的牛奶所致。小儿罕见。好发于脊柱。病变中有肉芽组织和化脓炎症。患处有疼痛和压痛。全身症状有烦躁、头痛、持续数月的反复发热,故又称波状热。此外,患儿体重下降和白细胞计数增高。

X 线表现兼有骨破坏和增生的双重改变。椎体前缘增生者可产生骨刺,即所谓的鹦鹉嘴征。

布氏杆菌抗体溶液做皮内注射和凝集试验滴定度增高均可用于临床诊断。患儿血、尿、关节液、脓液和活体组织检查标本中均可分离出布氏杆菌。此外,血沉加快。这些试验均有助于确诊。

治疗可联合应用磺胺类和链霉素,但易复发并可并发葡萄球菌感染。

二、沙门菌骨髓炎

沙门菌骨髓炎(salmonella osteomyelitis)罕见。在抗生素问世以前,骨髓炎中约有 1% 的病例系并发于伤寒症。伤寒骨髓炎为伤寒的晚期并发症。

三、病毒骨髓炎

（一）天花骨髓炎

天花骨髓炎（osteomyelitis variolosa）系指天花感染所引起的病毒性骨髓炎。此外，猫抓热也可并发髂骨、股骨的骨髓炎。在过去，世界某些地区有天花流行，目前仍有散发病例。天花患者中2%～5%可并发天花骨髓炎。天花感染的轻重与骨病变的严重程度无明显关联。骨病变常为双侧对称，好发于肘部、胫骨和腓骨，手、足部也可发病，但很少波及脊柱、骨盆和肋骨。

临床上皮疹出现5～28天可查到骨病变。局部体征有关节四周肿胀，邻近病变的关节疼痛而致活动受限。局部疼痛和压痛程度因人而异。有的病例X线照片上骨髓炎变化明显，而无临床症状。X线照片在初期可见病变部的软组织肿胀，干骺端有骨质稀疏，不久就可见骨膜下新生骨。因有干骺炎可并发骨骺分离。手足短管状骨有片状脱钙和骨质膨胀。

病变可自愈而遗留骨的多发畸形和关节强直。抗生素不能扭转预后。本症不宜手术治疗。明确诊断的目的在于可防止不必要的治疗。

（二）疫苗性骨髓炎

疫苗性骨髓炎（vaccinial osteomyelitis）系接种牛痘疫苗后所引起的骨髓炎。X线照片表现为骨膜下新生骨，宛如婴儿骨皮质增生症。本症可波及肩胛骨和下颌骨，并有暂时性软组织肿胀。活体组织检查可见慢性炎症，并可从患处培养出疫苗病毒。治疗的重点是用抗生素防止继发化脓性感染。

（三）猫抓热

猫抓热（cat-scratch fever）可并发髂骨骨髓炎和股骨颈骨髓炎。

四、骨梅毒

骨梅毒（syphilis of bone）有先天性（宫内感染）和后天性（生后感染）两种。

梅毒螺旋体经血运至骨36小时后，可在骨髓内酿成梅毒感染。有如结核菌一样，趋于在干骺端和骨干繁殖而不向关节扩散。

主要好发部位为桡骨远端、胫骨、股骨、肱骨和颅骨。

婴儿时期常见的是梅毒性干骺炎。正常骨结构由梅毒肉芽组织所代替。骺板加宽，不规则且境界不清。切片经染色后可见梅毒螺旋体。有病变的干骺端易发生病理骨折。若感染未得到及时控制，可产生脓液，甚至沿髓腔上下扩散或经骨皮质蔓延到骨膜下而出现反应性多层新生骨。

儿童和青少年时期的先天性骨梅毒以骨膜骨炎为主。骨的凸侧面产生致密而局限的肿物。胫骨前方骨膜下可出现大量新骨堆集，有胫骨"腰刀畸形"之称。

后天性晚期梅毒可引起骨膜炎和骨膜骨炎。患儿不疼痛，可与化脓性骨髓炎鉴别。

经瓦氏反应诊断后可进行治疗，青霉素对骨梅毒效果良好。

五、骨霉菌感染

骨霉菌感染包括放射菌病、芽生菌病、球孢子菌病和孢子丝菌病以及足分支菌病及棘球囊虫病等。通常原发病灶均在软组织，以后蔓延至骨。本症的X线表现与骨结核和骨的化脓性炎症相似。

（一）放射菌病（actinomycosis）

本病好发于头颈部软组织，也可扩散到肺和大肠。邻近部位的病变可累及骨，如口腔和颈部感染可波及下颌骨，肺部感染可向胸椎蔓延。结肠、阑尾的病变可波及骨盆和腰骶椎。

骨内有多发脓肿并在附近软组织中有肉芽组织的窦道。脓肿内可找到黄色无定形颗粒，即所谓硫磺颗粒。

X线表现为虫蛀样改变和新骨形成。累及脊柱的病变不侵犯椎间盘，可与骨结核鉴别。

多数病例对青霉素敏感，有时需加用链霉素。抗生素的剂量要大，应用的时间要长，一般需4～6周甚至数月。骨病变为多发脓肿的有手术切除的指征。

（二）芽生菌病（blastomycosis）

骨的芽生菌病可继发于邻近软组织感染或为血源性。本病非常罕见。

直接涂片、培养、皮肤试验和血清学检查可做诊断。

两性霉素B（amphotericin B）和羟芪咪（2-hyroxystilbamidine）对本症均有特效，而后者对肾脏无损害。

（三）球孢子菌病（coccidioidomycosis）

本病可因吸入本霉菌而在肺部发病，可再播散至骨。儿童罕见。治疗可用两性霉素B，有可能时应做手术切除病灶。

（四）孢子丝菌病（sporotrichosis）

本病多为园艺工人的职业病。小儿罕见。开始为皮肤病变。肺部感染者少见,骨病变为血源性。

两性霉素 B 及碘化物均有效。有时需肺切除和骨病变切除术。

第5节　骨关节结核

骨关节结核（tuberculosis of bone and joint）为人型或牛型结核菌感染,属体内其他结核病灶的继发病变。原发病灶可能在肺、扁桃体或消化道。近年来本病的发生率又有上升趋势。

（一）病理

肺部或淋巴结的原发结核病灶偶经淋巴路可直接扩散到椎体、肋骨和胸骨,而其余绝大部骨关节结核为血源性播散。骨结核与化脓性细菌引起的血源性骨髓炎的不同点,在于骨关节结核常先侵及滑膜。髋、膝关节常受累。椎体发病者较化脓性骨髓炎明显多。

1. 关节滑膜结核　结核菌多首先侵犯关节内的滑膜或软骨下的骨质。有时二者兼有。待临床诊断明确后,病变常扩散到滑膜、关节囊、韧带、软骨或骨组织。关节滑膜和关节囊水肿、肥厚,增生的滑膜充满关节腔。滑膜表面可见小灰结节,镜下可见结核肉芽组织中心坏死,四周有组织细胞、巨噬细胞和淋巴细胞浸润。病灶内往往因结核菌量少而在活体组织检查时不易看到,但培养或豚鼠接种可发现结核菌。

结核肉芽组织蔓延到关节囊反折处的软骨边缘形成血管翳,腐蚀软骨。血管翳布满软骨面后,因渗出中不含溶软骨酶,反而不易破坏软骨。随滑膜病变扩散,渐有软骨下的骨质破坏。最后,软骨关节面被结核肉芽所松动,自髁部脱落。骨脱钙后,感染可经髁板向干髁端蔓延。

关节内病变可通过关节囊的坏死灶穿破到关节外,成为慢性窦道。结果引起骨关节继发感染。晚期关节囊和韧带因干酪样坏死和纤维化而挛缩。关节腔内纤维条索造成关节纤维性强直。结核病变内血管很少,故抗结核药物较难进入病灶,影响疗效。

2. 骨结核　单纯骨结核较滑膜结核少见。掌、指骨等短管状骨结核较多。偶可发生坐骨、耻骨或肋骨结核。个别病例在长管状骨内产生结核的囊状破坏和骨皮质增生。脊柱结核几乎都是一个以上椎体受累。胸椎发病的最多,其中以第 11 胸椎为最。椎体内的病灶多在靠近椎间盘的骨质内。椎体破坏后压缩变形,脊柱产生成角畸形。病变主要是骨小梁破坏,有干酪样坏死和液化,死骨较少。病变活动期一般不形成新骨（图 15-4）。

脊柱结核的寒性脓肿可向前外方扩张,向下向上蔓延形成椎旁脓肿。胸椎结核的脓肿很少通过膈肌到达后腹部。腰椎结核的脓肿可经腰大肌鞘,沿后腹壁到髂窝甚至到大腿的外上方。脓肿如不破溃,可形成皮下有波动的肿物,壁层可有钙沉着（图 15-5）。

结核感染很难穿破硬脊膜,因此直接造成结核性脑膜炎的非常罕见。椎管内的寒性脓肿可引起硬脊膜四周水肿,产生肉芽组织,压迫脊髓的局部血运而呈现截瘫。慢性脊柱成角畸形的机械性压迫和肋间神经牵扯因素可致晚期截瘫。

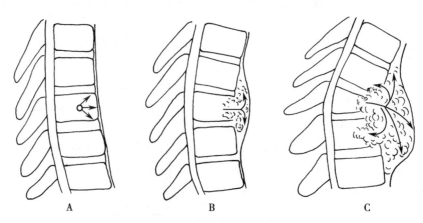

图 15-4　椎体结核的发病过程
A. 感染病灶和病灶扩散；B. 前方骨皮质被破坏,前纵韧带向前推开；C. 椎体塌陷并出现成角

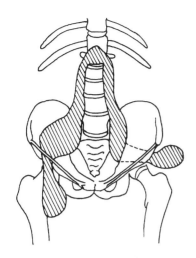

图 15-5　腰椎结核流注脓肿的几种部位

3. 并发其他感染的骨关节结核　多系骨结核病变穿破软组织，如寒性脓肿破溃所致。

（二）临床表现

患儿开始可表现为疲乏、食欲不振、体重减轻和夜间低热。患儿常有肺或淋巴结核。家族中结核病接触史阳性者居多数。

局部体征有肿胀、功能受限。疼痛多不明显，病变关节或脊柱局部活动后可出现疼痛。有时疼痛夜间加重，患儿出现夜啼。膝、髋关节受累的有跛行。脊柱结核的患儿常有弯腰受限。有的病例皮下肿物成为突出的体征。腹股沟部的皮下脓肿可被误认为斜疝。病变四周肌肉可有萎缩。患儿全身表现有苍白、瘦弱和倦怠。局部淋巴结可能肿大或有压痛。全身体格检查或能发现肺、肾和肠系膜淋巴腺结核。

（三）X 线检查

起病之初，受累关节邻近的骨质有稀疏改变。随后，可见关节间隙加宽或软组织阴影致密。上述改变反映有渗出和脓液形成。偶在发病初期有股骨头增大。关节囊反折处可见境界不清的骨腐蚀。随病变加重，关节面不规则，关节间隙变窄以及关节出现畸形。病变的活动期无新骨形成和骨硬化改变。

短管状骨，如掌、指结核可见骨干增粗，骨外膜产生多层的新生骨。

（四）化验室检查

急性期血沉加快，而血沉正常的也不能完全排除结核感染的可能性。白细胞稍增高，以淋巴细胞为主。结核菌素试验多为阳性。

（五）诊断

注意家庭成员有无结核病患者。患儿常规行结核菌素试验（OT）或纯结核蛋白衍生物（PPD）皮肤试验。对阳性者拍胸片，了解肺部有无结核病灶。此外，骨关节的感染病灶中能找到结核菌或豚鼠接种是最可靠的诊断根据。活体组织检查也有诊断价值。

穿刺所得脓液的性状也可作为诊断的参考。脓液应做培养和抗结核药物敏感试验。对可疑的病例应行活体组织检查，在此以前应先给抗结核药，所取标本最好包括滑膜。对不易取得标本的部位（如脊柱），应强调全身性体格检查，如肺部透视或 X 线照片、痰和小便的细菌学检查。有泌尿系结核可疑时，还要做静脉肾盂造影。

（六）治疗

1. 治疗原则　自抗结核药物问世以来，有些早期轻型病例可借保守治疗完全控制病变。病灶施行彻底手术后已不再强调长期卧床。但从彻底治愈结核病变的角度要求，仍需坚持耐心地治疗和随访。治疗过程中要注意结核菌毒力的强弱，感染范围的大小，病程不同阶段，患儿全身状况和局部表现等各方面的差异而采取针对性的措施。要按患儿的具体环境和生活条件设计合理的治疗方案。例如有时门诊治疗并不比住院的疗效差。当然每 3 个月应检查患儿的全身和局部情况，X 线照片复查，以及血沉的速度来衡量病情和疗效。

2. 保守疗法　卧床休息，加强营养有利于增强对结核菌的抵抗能力。有疼痛和肌肉痉挛的可做石膏制动。一旦疼痛和肌肉痉挛缓解，可改用轻重量的牵引逐渐练习关节活动。骨、关节破坏重的，需制动到病变稳定为止。

抗结核药中常用的有三种，即链霉素、对氨基水杨酸钠和异烟肼。链霉素的小儿剂量为 15 ～ 30mg/（kg·d）。一般连续使用 3 个月。此药的缺点是必须注射，而且有害第 Ⅷ 脑神经，影响听力。泛酸钙（calcium pantothenate）可对抗这种副作用。对氨基水杨酸钠的口服剂量为 150 ～ 250mg/（kg·d），分 2～3 次服用。对氨基水杨酸钠排泄较快，药效不及链霉素，但可与链霉素或异烟肼合用。异烟肼的口服剂量为 10 ～ 20mg/（kg·d）。此药的缺点是单独使用，结核菌很快产生耐药性，大剂量可产生神经毒性。因此，同时服用维生素 B_6 和烟酰胺可减轻其副作用。

利福平口服剂量为 10～20mg/（kg·d），可与链霉素互换使用。此药对链霉素耐药菌株也有效。抗结核药还有乙胺丁醇（ethambutol）、紫霉素

（viomycin）和吡嗪酰胺（pyrazinamide）。后二者 毒性较大，选用时应慎重（表15-3）。

表15-3 小儿抗结核感染药物

药物名称	剂量[mg/(kg·d)]	给药途径	主要副作用
异烟肼	10～15	口服,静脉	肝毒性,末梢神经炎,过敏,皮疹和发热
链霉素	15～30	肌注	第Ⅷ脑神经损害,肾毒性,过敏,皮疹和发热
利福平	10～20	口服	肝毒性,恶心,呕吐和流感综合征
卡那霉素	15～20	肌注	肾毒性,第Ⅷ脑神经损害
吡嗪酰胺	20～30	口服	肝毒性,高尿酸血症,关节痛,过敏
乙胺丁醇	15～25	口服	视神经炎,皮疹
丙硫异烟胺	10～20	口服	胃肠道反应,肝毒性,神经毒性,过敏,皮疹和发热
对氨基水杨酸钠	150～250	口服	胃肠道反应,肝毒性,过敏,皮疹和发热
卷曲霉素	10～15	肌注	肾毒性,第Ⅷ脑神经损害
环丝氨酸	10～15(750mg/d)	口服	惊厥,精神障碍,皮疹

一般应采用三种抗结核药联合使用的方法。常用的配伍为链霉素和异烟肼。链霉素或利福平用完3个月后，均可用吡嗪酰胺和异烟肼。对较重的病例常需坚持用药一年半到2年。轻型病例也需给药9个月到1年。早期的关节结核每2～3周可经关节穿刺给药一次。但应注意关节内和全身用药的总量不要超过剂量。

抗结核药的作用在病变的不同阶段疗效不很一致。渗出阶段结核菌主要在巨噬细胞之外，因而疗效最好。发生干酪样坏死后药效降低。这不完全是药物进入病变部位受限的缘故。经同位素实验方法证明，链霉素和异烟肼可以进入干酪坏死的病灶。药效所以降低，可能是因为坏死物产生一种对抗药物的物质。抗结核药对骨结核的疗效较滑膜结核更差些，因为观察到结核的坏死物质中长期有结核菌存活。因此主张抗结核药要同手术疗法并用。

治疗骨关节结核时，制动是必要的。病变稳定后可逐渐增加关节活动。彻底手术有时可提早活动。

3. 手术治疗 对有结核脓肿、死骨、软组织坏死和继发感染的病例，可在抗结核药物的配合下进行手术治疗。清除坏死组织后，病灶局部的血运改善，进入病灶的抗结核药增多。有时脓肿可用穿刺抽脓的方法减压。但脓液黏稠、其中坏死组织多的最好手术引流，并切除或刮除脓肿壁。切口一期缝合。处理有继发感染的病灶比较困难。术中应严格无菌操作，以免造成交叉感染。关节结核常施行的手术为切除滑膜和软骨面上的血管翳。对晚期病例还根据需要施行关节切除、关节固定、矫正畸形和复位以及植骨融合等。

脊柱结核并发截瘫或四肢瘫，也是手术的指征。急性期也应手术以缓解脊髓受压。

一、脊柱结核

3～5岁的小儿脊柱结核的发病率较高。如不及时治疗可并发截瘫。

（一）病理

脊柱全长中的任何部位均可发病，但以下胸椎和腰椎最为常见。病灶可波及1～2个椎体。多数情况是一个椎体破坏较重，而其上下的椎体破坏轻微。椎体动脉来自肋间动脉或腰动脉。每条动脉分布到上一椎体的下半部和下一椎体的上半部。因此，起病之初，相邻的椎体及其之间的椎间盘同时受累。病变的椎间盘常向溃破的椎体内疝入，破坏了的椎体塌陷，脊柱出现后突成角畸形。一般是前后成角，偶因椎体侧面破坏严重而向一侧成角。另外，成角畸形多出现在胸椎，腰椎多为短缩或腰生理前突消失。小儿脊柱结核静止后，因后方附件照常生长，畸形仍会发展。

脊柱结核的椎旁脓肿可沿前纵韧带上下蔓延，并可向椎体前方破溃，更多的是向侧方膨大而呈梭形或球状。

颈椎结核产生的脓肿可出现在颈后三角。高

位颈椎结核可产生咽后壁脓肿。

胸椎的椎旁脓肿有时沿胸膜扩散,宛如脓胸。偶尔胸椎的寒性脓肿可破入胸腔、食管或主动脉。局限在椎体后方的病变,脓肿可向后扩大,压迫脊髓的血运。胸椎结核除可产生椎旁脓肿外,还能穿过膈肌产生腰大肌脓肿。X 线照片有如蝴蝶状。

腰椎结核的脓肿可沿腰大肌鞘向下经股骨小粗隆到大腿,甚至远及踝部。有的腰椎结核脓肿可出现在腰部侧后面的腰三角处,个别沿骶椎前方进入骨盆。

（二）临床表现

小儿脊柱结核起病缓慢,常有烦躁、食欲减退和低热。局部会有轻度疼痛以及脊柱活动受限。患儿拾物时采用下蹲姿势。依病变的部位,疼痛可向胸、腹和下肢放射。

少数患儿起病较急,有高热、疼痛和全身不适。个别病例开始就有下肢肌无力的早期截瘫。

临床检查病变部位的脊柱活动受限。随椎体破坏,可见脊柱后突成角畸形。脊柱活动受限的原因主要是肌肉痉挛。病灶部的活动超过肌肉痉挛的保护能力,患儿则感疼痛。病变部位有时可查出叩痛和压痛。有颈椎结核者应检查咽后壁和颈后三角,有胸椎结核者要注意胸壁有无脓肿,腰椎结核要仔细检查是否有腹部、髂窝和臀部肿物。对每个病例都应做神经系统检查以期及早发现截瘫。

（三）X 线检查

脊柱结核的早期,侧位 X 线照片上只有椎间隙变窄以及邻近椎体的骨质稀疏。断层造影可能发现椎体有破坏腐蚀。晚期病例看到的椎体破溃,边缘不规则以及椎旁脓肿均有利于诊断。腰椎结核脓肿可使腰大肌阴影消失。

椎体的低毒性化脓感染,沙门杆菌以及布氏杆菌感染在 X 线照片上均易与脊柱结核混淆。嗜伊红肉芽肿引起的椎体塌陷不影响椎间隙的宽度,且为单一椎体病变。先天性半椎体畸形并发截瘫,也易误诊为脊柱结核。大儿童、青年性驼背和椎体的间盘疝也应注意与脊柱结核区分。

（四）治疗

有如任何骨、关节结核一样,脊柱结核并发其他部位结核病变的占40%。对此,除及早采用抗结核药物外,还应注意加强全面护理。对脊柱尚

稳定的、没有神经系统并发症的脊柱结核,或可用抗结核药加不负重制动等保守治疗,或选用彻底手术清除病灶并加植骨。经大组病例观察对比,用 2～3 种抗结核药物加不负重制动的保守治疗与清除脓肿和死骨的手术二者疗效近似。彻底清除病灶加植骨可缩短疗程,其效果胜过保守疗法。

早期脊柱结核有条件入院治疗的,经保守治疗确可使病变愈合,血沉恢复正常,不发生神经并发症,而且脊柱也无明显畸形。

椎体破坏严重,脊柱丧失稳定性的病例宜选手术治疗。彻底搔爬椎旁脓肿,切除死骨和可疑的病骨,摘除坏死的椎间盘可收到肯定疗效。

第 1～2 颈椎结核的咽后壁脓肿可经口腔做病灶清除。低位颈椎结核可经颈前三角沿胸锁乳突肌做切口,断肩胛舌骨肌,向前串开甲状腺,清除病灶。用此切口可清除第 3 颈椎至第 1～2 胸椎的病变。

第 3～4 胸椎结核的手术显露困难,近来主张在颈前正中做纵切口向下延长纵劈胸骨的途径进入病灶。第 4 胸椎以下可做椎旁切口,切除相应的 2～4 个横突和一段肋骨,沿胸膜外途径清除病灶,也可经胸腔直达病变的椎体。

腰椎结核可经下腹部侧方或前方切口,腹膜外途径做病灶清除术。腰骶椎病变宜采用左侧前下腹壁斜切口,经腹膜外到达病灶。

手术后,颈椎和上胸椎结核要用石膏背心制动 2～4 个月。胸腰椎结核只需卧床休养 3 个月。

脊柱结核彻底清除病灶后,加用前路植骨效果较好。破坏严重或病变位于颈胸段或胸腰段交界处的病例,宜采用前后方联合植骨方法（图 15-6）。植骨融合或病变稳定有骨性连接者,脊柱畸形不再发展。然而,穿背心支具的方法并不能防止畸形。

关于脊柱结核引起的严重后突畸形,可以用头环-骨盆牵引治疗。矫形的目的是防止截瘫和心肺功能受损。手术只能矫正脊柱原有角度的 1/4,切莫以彻底矫形为主要目标。

脊柱结核并发的截瘫

截瘫是脊柱结核的严重并发症,发生率约为10%左右。胸椎病变较易出现截瘫。颈椎结核可并发四肢瘫。上部腰椎结核偶可并发马尾神经麻痹。

在抗结核药和彻底手术以前的年代,脊柱结

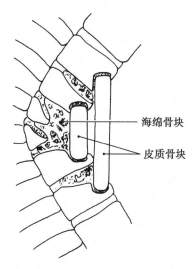

图 15-6　椎体前方病灶清除及植骨融合

核并发截瘫的死亡率高达 20% 。存活的患儿中有 30% 的病例发展为永久性残疾。目前,本症的死亡率已降到 8% ,而且可使 75% 以上的截瘫恢复功能。

过去习惯将脊柱结核并发的截瘫分为两大类:发病初期并发的截瘫和晚期脊柱结核,病灶似已控制而发生的截瘫。认为发病初期的截瘫可能系病灶内的干酪样坏死物质、脓肿、异位的坏死椎间盘、结核性肉芽组织和椎体的骨嵴压迫的结果,因此缓解压力后预后较好。晚期病例并发的截瘫多系硬脊膜炎所致,故疗效很难满意。但是,经验证明早期截瘫并不都能自行缓解;而晚期截瘫大约有半数左右的病例确能复原。因此,不少人认为截瘫的原因系炎症和机械两种混合因素。进而提出早期截瘫的原因以炎症为主;晚期截瘫的原因以机械因素为主。然而,近年来对上述看法已

不太重视。理由是临床和 X 线照片上均不能辨断某一具体病例适于保守或手术治疗。目前,一般主张脊柱结核不论处于哪一阶段,凡能手术减压的还是以手术治疗为好。晚期截瘫椎管多已狭窄,脊髓有些缩紧。因此成角畸形稍有加重或炎症肿物稍有加大就会造成脊髓某一平面的血管完全封闭。手术对此还能有一定作用。

脊椎结核的早期截瘫应手术减压。截瘫时间越久,越应抓紧手术。患儿一般情况差的也不能作为拖延手术的理由。

手术途径有二:

1. 经胸途径的优点是暴露充分,清除病灶和彻底减压并同时进行前路植骨(图 15-7)。缺点是肺部有粘连,易受损伤,术中污染胸腔的机会较多;对麻醉和术后护理要求较高。总之,手术危险较大,故应根据手术经验和医疗条件选定。

2. 胸膜外前外侧途径减压的优点是不用打开胸腔,对严重后突畸形的病例尤为适用。这种手术的缺点是视野暴露不够理想。

无论哪种手术途径,术后均需制动半年。

二、髋关节结核

髋关节结核好发于 10 岁以下的小儿。如不治疗,病灶破坏发展较快,患肢出现短缩和畸形。

(一) 病理

髋关节的特点是全部股骨头和大部股骨颈均位于关节内。第二个特点是股骨头的血运均经滑膜下进入。结核病灶本身也可损伤血运而产生股骨头缺血性坏死。

结核病变常表现为股骨头、颈多囊性破坏。

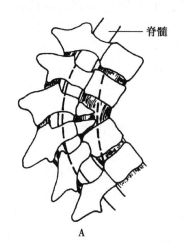

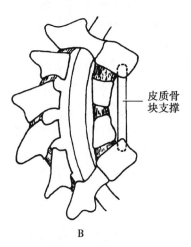

图 15-7　椎体前方减压术和植骨融合术
A. 减压前;B. 减压和植骨后

股骨颈干骺端下部也为好发部位。

髋关节结核的恶化进程较快。晚期病例结核肉芽组织穿破关节囊。继而股骨头和髋臼的关节软骨面广泛破坏。关节四周可发生结核脓肿。股骨头、颈破坏和关节脱位致使患肢明显短缩。长期石膏固定也可造成股骨下端骺板过早融合,从而加重患肢的短缩。

(二) 临床表现

患儿感患侧髋关节疼痛,活动受限并有跛行。有时感膝部或大腿前方疼痛。发病初期患肢呈外展、外旋和屈曲位。后来患髋屈曲内收。检查可发现髋关节各方向活动均受限,内旋和外展尤甚。还会伴有肌肉痉挛。肌痉挛不明显的病例,被动重复内旋髋关节会出现瞬间下腹壁肌紧张。停止内旋后则腹肌紧张消失(Gauvain 试验)。日间肌痉挛的保护作用在夜间入睡后消失,因而出现"夜啼"。

晚期病例大腿和臀部肌肉萎缩。有的患儿会发生慢性窦道。窦道的开口多在腹股沟或臀部。

(三) X 线检查

发病之初只见骨质稀疏。局部骨破坏而四周无明显反应性骨质增生者,可作出诊断。不治疗的可见破坏区扩大,头颈或髋臼变形,关节间隙变窄。晚期病例多有病理性脱位。

(四) 治疗

应用支持疗法和抗结核药物以外,患儿应卧床休息,并用牵引缓解疼痛和肌肉痉挛。

全身加关节内注射抗结核药物,可控制早期轻度病变。髋关节破坏较重的或保守治疗无进步的,则有手术的指征。术中应切除滑膜和骨病灶。关节内置链霉素粉或用链霉素溶液持续冲洗数日。术后制动数周,待疼痛和肌肉痉挛消失,可开始练习关节活动。2~3 个月后血沉正常、骨结构重建时,可下地负重。发现早的病例,经治疗后常可保持关节的正常功能。晚期病例关节破坏较重,有时还可并发股骨头缺血性坏死。抗结核药物和手术均不能恢复关节功能,但可争取将患髋维持于功能位。

小儿髋关节结核可发生一种特殊并发症,即股骨头颈过度生长,从而导致股骨头过度生长,扁平髋和髋外翻。凡由此而影响髋关节稳定者可行粗隆下内翻截骨术。

三、膝关节结核

膝关节四周软组织少,部位浅在,因而容易及早作出诊断。这是膝关节结核与髋关节结核不同之处。

膝关节结核的病理无甚特殊。唯因能及早诊断,病变常局限于滑膜。

膝关节结核多为单一关节发病。起病缓慢。患儿有膝关节活动受限,局部皮温略高,肿胀并有压痛。患肢走路时有跛行。膝关节的肿胀以滑膜肥厚为主,积液不太明显。股四头肌萎缩,屈膝时可出现股四头肌痉挛。

早期 X 线照片上可见骨质广泛性稀疏,晚期关节间隙变窄,关节边缘某一部位出现破坏。

关节穿刺有助于诊断。此外,还可行滑膜活体组织检查。

支持疗法、牵引、全身和关节内注射链霉素或异烟肼对早期病例效果较好。

手术切除滑膜和刮除骨的病灶,对控制膝关节结核的效果也较好。但术后滑膜外的软组织常与股骨髁发生粘连,造成关节强直。

四、其他部位骨关节结核

髋、膝关节以外的任何关节均可发病。足部骨结核中,小婴儿多见于跗骨,儿童则以跗骨结核较多。足骨位于皮下,容易破溃。结核窦道常可用保守疗法治愈。少数病例需刮除死骨和结核性肉芽组织始能愈合。

肩、肘关节结核对保守疗法反应较好。个别病例需切除肱骨小头或尺骨近端。腕关节结核常波及全部腕骨和附近的腱鞘。股骨大粗隆结核和臀肌下滑囊结核宜手术切除滑囊和刮除股骨大粗隆的病灶。

跖骨、掌骨和指骨结核表现为骨干膨大、骨皮质增粗,称为指(趾)骨气臌(spina ventosa)。长管状骨和股骨干结核罕见,其表现为骨外膜炎症增生和骨的囊状破坏。这类结核病变对抗结核药物和局部制动的效果满意。

五、不同平面的脊柱结核病灶清除术

(一) 颈椎结核病灶清除手术
颈椎结核病灶清除手术见图 15-8。
(二) 胸椎结核病灶清除手术
胸椎结核病灶清除手术见图 15-9。

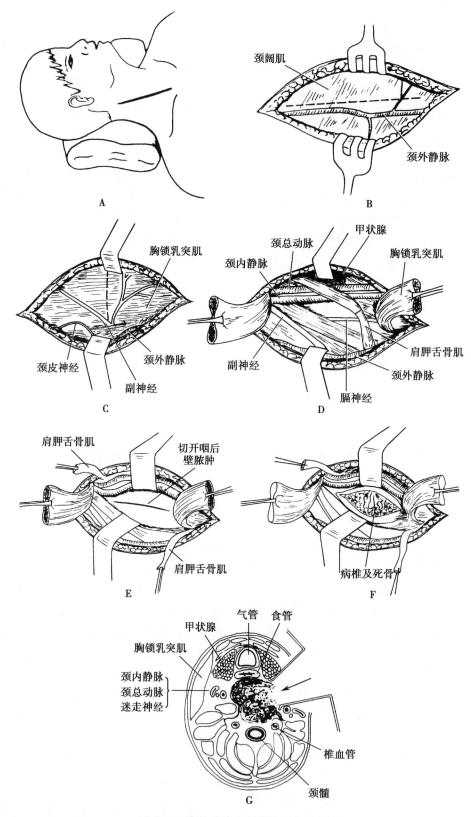

图 15-8 颈椎结核病灶清除手术示意图

A. 皮肤切口;B. 虚线表示颈阔肌的切口;C. 颈阔肌切开后所暴露的胸锁乳突肌(虚线表示胸锁乳突肌的切断部位);D. 胸锁乳突肌切断后所暴露的深层组织(肩胛舌骨肌上的虚线表示该肌的切断部位);E. 将颈总动脉颈内静脉向外拉开后,有时也可以暴露咽喉后壁脓肿;F. 脓肿壁切开后所暴露的病椎体;G. 第6颈椎平面横切面示意图

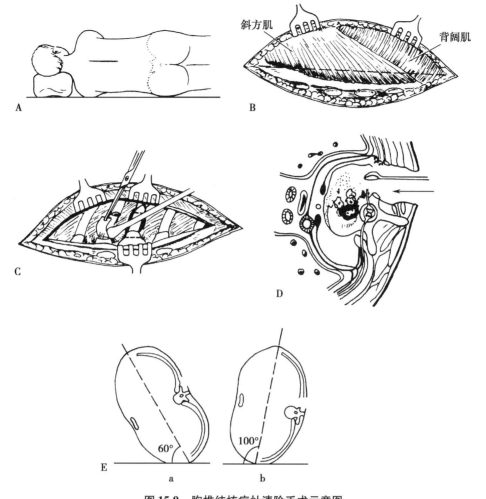

图 15-9　胸椎结核病灶清除手术示意图

A. 皮肤切口；B. 虚线表示斜方肌和背阔肌的切口；C. 切除病变椎部的横突和
肋骨头；D. 进入和清除病灶；E. 显露时体位（a）和清除病灶时的体位（b）

（三）胸腰脊椎结核病灶清除手术

胸腰脊椎结核病灶清除手术见图 15-10。

（四）下部腰椎、骶椎和骶髂关节结核病灶清除手术

下部腰椎、骶椎和骶髂关节结核病灶清除手术见图 15-11。

（五）合并截瘫的胸椎结核病灶的清除和减压手术

合并截瘫的胸椎结核病灶的清除和减压手术见图 15-12。

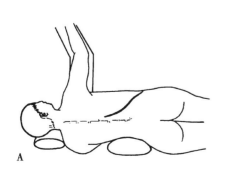

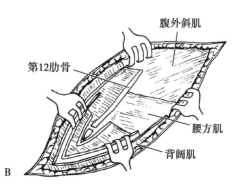

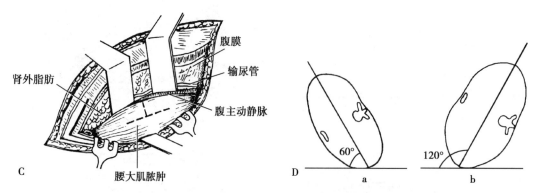

图 15-10　胸腰脊椎结核病灶清除手术示意图

A. 皮肤切口；B. 背阔肌、下后锯肌和骶棘肌切开后暴露的第 12 肋；C. 脓肿切开后暴露的
椎体病灶；D. 切除肋骨时的体位(a)和清除病灶时的体位(b)

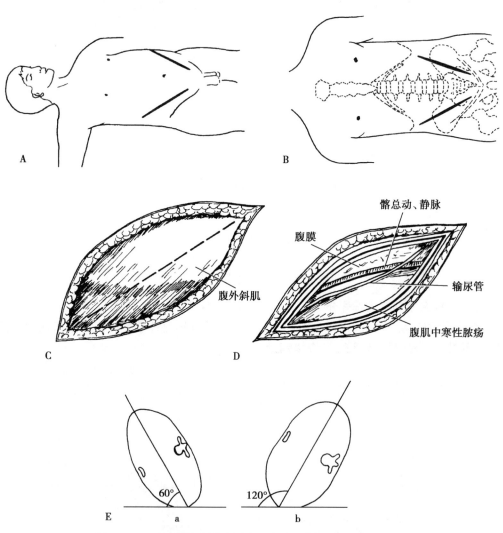

图 15-11　下部腰椎、骶椎和骶髂关节结核病灶清除手术示意图

A. 皮肤切口；B. 皮肤切口和骨骼的关系；C. 皮肤切开后所暴露的前腹壁肌肉（虚线表示肌肉的
切开方向）；D. 腹内外斜肌和腹横肌切开后暴露腹膜、输尿管、髂总动静脉和髂腰肌脓肿；E. 暴
露阶段体位(a)和病灶清除体位(b)

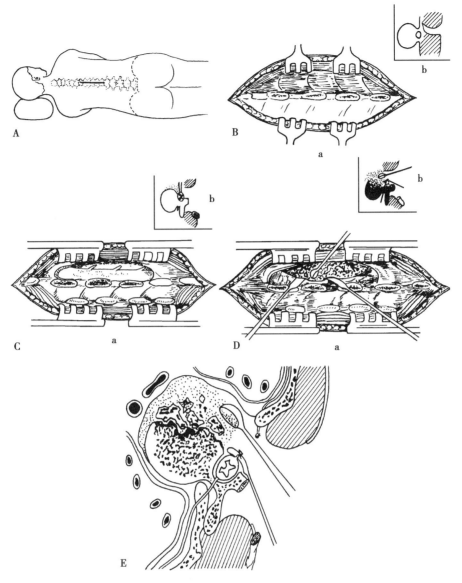

图 15-12 合并截瘫的胸椎结核病灶清除和减压手术示意图
A. 皮肤切口；B. 暴露半侧椎板，一侧椎板上附着的肌肉已被剥离（a），并显示横切面（b）；C. 半侧椎板和横突切除法，棘突两侧椎板上附着的肌肉已完全被剥离，棘突于基部切除，半侧椎板和横突切除后所暴露的脊髓及其神经根（a），并显示横切面（b）；D. 病灶清除和减压，结扎并切断病椎平面的神经根，将脊髓轻轻向中线牵开，用刮匙或其他适当器具清除脓肿、肉芽和死骨（a），并显示横切面（b）；E. 病灶清除和减压术的横切面

第 6 节　急性髋关节一过性滑膜炎

急性髋关节一过性滑膜炎（acute transient synovitis of the hip）是一种可自愈的非特异性炎症。本病是 10 岁以下小儿髋关节疼痛最常见的原因。

男孩发病是女孩的 2～3 倍。发病高峰在 4～10 岁，其平均发病年龄约 6 岁。在 1～13 岁儿童

髋关节一过性滑膜炎的发病率估计为每年 0.2%。这些孩子中约有 3% 的可能发展为关节功能障碍。有滑膜炎发作病史的患儿，每年复发的风险是 4%。这种疾病也被称为毒性滑膜炎、刺激性髋关节综合征、暂时性髋关节炎、急性短暂性骨骺炎，由洛维特和莫尔斯于 1892 年首次描述。

（一）病因

本病原因不明，常常伴随有上呼吸道感染，但是本质联系并不清楚。一些学者试图寻找细菌和

病毒方面的证据,但是没有成功。在一项研究中,锝骨扫描显示 1/4 的髋关节滑膜炎股骨近端骨骺同位素摄取减少。这些髋关节 1 个月后骨扫描随访显示缺血区再次恢复充血,只有 1 例患者后来发展为股骨头缺血性坏死,这种发现的意义尚不确定。

外伤、过敏和低毒性葡萄球菌引起的亚急性或慢性关节感染均不能确定。患儿常有感染灶,如扁桃体炎,但细菌培养和病理学检查均阴性,不能证明感染因素。

（二）临床表现

起病可急可缓。通常表现是患儿突然出现跛行和随后拒绝走路或负重。少数患儿发病前几天有上呼吸道感染或轻微外伤史。可伴有低热。患儿诉大腿前内方和膝部疼痛,走路有跛行。

患儿带有痛苦表情,不敢负重和行走或不情愿地避痛性跛行。患侧髋关节前方可查出压痛。由于疼痛和痉挛,受累髋关节活动范围有一定程度的受限,或髋关节处于屈曲状态。轻柔、小范围的运动,患儿可以忍受,完全外展或内旋则明显受限。

（三）X 线检查

髋关节正位片见患侧关节囊阴影膨胀。积液过多时,股骨头有侧方移位和关节间隙加宽。因无骨病变,可除外一些严重疾病和股骨颈骨髓炎、股骨头缺血性坏死以及肿瘤等。

（四）化验室检查

多数病例白细胞计数和血沉均正常。OT 或 PPD 皮试阴性,抗链球菌溶血素"O"试验结果在正常范围以内。关节穿刺可能有少许透明液体,细菌培养阴性。组织学检查显示非特异性炎症反应。血液和血清学检查阴性。

（五）诊断

急性髋关节一过性滑膜炎的诊断采用排除法。有些病例可出现白细胞计数、血沉及 C 反应蛋白轻微升高。骨盆平片显示正常或关节间隙轻微增宽。如果一侧关节间隙明显增宽和股骨头骨骺明显减小,可以作出早期股骨头缺血性坏死的初步诊断。髋关节 B 超可用于判断髋关节积液的程度。

（六）鉴别诊断

最重要的鉴别诊断是化脓性髋关节炎。通常两者临床表现有明显不同,化脓性髋关节炎有更加明显的疼痛和活动受限。然而,临床工作中低毒性化脓性髋关节炎并不少见。有时对呼吸道疾病给予抗生素治疗后,这种急性临床表现并不明显。其他的年长患儿,低毒性病原体可以导致低毒性化脓性髋关节炎。白细胞计数、血沉及 C 反应蛋白在化脓性髋关节炎表现明显升高,但是不能依据这些指标就能诊断化脓性髋关节炎,一些学者建议当血沉大于 20mm/h、体温大于 37.5℃可行关节穿刺协助诊断。

与其他感染性疾病进行鉴别诊断,股骨上段及髂骨骨髓炎可以有相似的临床表现,包括关节积液、轻度活动受限、关节活动范围测试时中等疼痛。邻近部位的 Brodie 脓肿可以有相似的表现,体温、白细胞计数、血沉及 C 反应蛋白轻度升高。腰大肌脓肿可以表现位亚急性病程和明显的髋关节内旋受限。

髋关节炎可能是青少年类风湿关节炎或脊柱关节炎的主要症状,在这种情况下,髋关节炎的表现就远超过髋关节滑膜炎 1~2 周病程的时间,仔细全面的体格检查和所有关节检查可以明确诊断。

Legg-Calvé-Perthes 病在出现影像学改变之前可以有类似髋关节滑膜炎的表现。Legg-Calvé-Perthes 病 X 线表现关节间隙增宽比髋关节滑膜炎更为明显,其他表现包括股骨头骨化核减小,所对应髋臼的轻微畸形和随后出现的股骨骨骺密度增加。骨扫描和 MRI 可以在 X 线平片出现改变之前明确诊断。

与腹股沟淋巴结炎、髋部扭伤和创伤、结核等也应鉴别。

（七）临床病程

根据定义,髋关节一过性滑膜炎决定了它的自然病程。通常患儿会表现出不愿行走或严重跛行,不愿行走的时间通常会持续 1~2 天。然后,患儿会出现跛行和髋关节活动范围减小,持续几天后,一般不超过 2 周便逐渐恢复正常。一项超声研究显示 58% 的患儿关节积液会持续超过 1 周,另有学者发现有 73% 的患儿 2 周关节积液消失。

（八）治疗

治疗几乎都是自发开始的,因为患儿拒绝行走和活动,从而达到休息髋关节的目的。髋关节穿刺术通常用来排除化脓性髋关节炎,同时可起到减压的效果。

让患儿卧床休息至症状和体征明显改善,蹒

珊学步的患儿如果能站立,不应强迫其卧床休息,应让其选择与其相适应的活动。年长的患儿应允许其逐渐增加活动量。非甾体抗炎药可能会改善症状。由于这一疾病不是感染性疾病,所以不应使用抗生素。更严重的病例,可以持续数天的牵引治疗。股骨头明显外移,关节间隙加宽,关节活动受限较重的个别病例,偶需要手术减压并明确诊断。

临床症状和关节活动范围迅速改善是此疾病的特点。临床症状逐渐恶化提示化脓性关节炎,病程迁延不愈提示慢性炎症性病变,比如类风湿关节炎和脊柱关节炎。

(九)　并发症

个别的髋关节一过性关节炎数月后可出现股骨头缺血性坏死。发生率从 1.5% 到 10%。关节囊内液压增高,造成关节填充,因而产生缺血性坏死。

炎症使局部血流量增加,骨骺血运增多会刺激骨骺生长,使股骨头增大,股骨颈变宽或骨性关节炎。

第7节　色素绒毛结节性滑膜炎

色素绒毛结节性滑膜炎(pigmented villonodullar synovitis)系滑膜增生,表面呈棕黄色结节状绒毛样改变。本症比较少见,病因不明。多见于少年。

好发于膝关节,在手指、足、踝、髋、腕和肩关节均可见到。

临床症状有疼痛,关节肿胀。增生的滑膜充斥关节腔,可造成关节交锁。常见关节运动受限,外伤后症状加重。

X线照片显示滑膜不规则增厚,骨端关节面有侵蚀现象。鉴别诊断要考虑结核和其他类型的慢性关节炎。关节穿刺时可得深棕色或浆液血性液体。病史中明确近期没有外伤史对诊断本症有价值。

关节探查肉眼所见十分典型,滑膜普遍增厚,呈棕红色,表面有扁平或带蒂的结节。组织学改变可见网状结构和胶原纤维之间充以泡沫样细胞、多核巨细胞和含铁血黄素沉着。

治疗宜行彻底滑膜切除术。对复发和广泛受累的病例也可做放射治疗。

第8节　婴儿骨皮质增生

婴儿骨皮质增生(cortical hyperostosis infantile)并非骨的感染,而是小婴儿的一种可自愈性疾病。特点是软组织肿胀,局部骨皮质变厚和患儿容易烦躁。本症较少见,北京儿童医院自1974年到1981年4月诊治本病共12例,男性7例,女性5例。最小者为生后10天,最大者为15周,2个月以内的9例。就诊年龄均在4个月以内。

本病的病因不明,同一家族可有数人发病,故考虑有遗传因素。此外,还有先天性骨膜小动脉发育不良和过敏因素。

早期在骨膜及其四周软组织中有明显炎症改变。随后,炎症逐渐消退,遗留肥厚骨膜和骨膜下新生骨。病变骨和四周软组织内的小动脉内膜有增生改变。缺氧是产生反应性骨膜增生的原因。

好发部位是下颌骨和尺骨,其次是胫骨、锁骨、肩胛骨和肋骨。如系双侧病变,常不对称。北京儿童医院治疗的12例中不少为多发病变,波及肱骨的10例次,尺桡骨各5例次,股骨4例次,锁骨4例次,肩胛骨3例次,下颌骨3例次,肋骨3例次。

本病多在生后6个月以内起病。

最常见的临床表现为容易烦躁和出现局部肿物。开始肿物可有压痛,但局部皮温不高,也不发红。发病之初常有发热,血沉增快,血清碱性磷酸酶升高和贫血。

典型X线所见为骨膜下大量新生骨,病骨变粗。长管状骨的病变限于骨干。开始骨皮质外新骨边缘毛糙,原有皮质的界限尚可见。后来新骨的密度增加,与原有骨皮质融合。数月或数年后病变完全吸收。

无特殊治疗,肾上腺皮质激素可缓解急性期的全身症状。这种疗法适于病变广泛和复发的病例。

多数患儿可在发病后 6～9 个月内自愈。个别病变严重或反复发作的,会遗留患肢畸形、胸腔积液、突眼症和横膈麻痹。

第9节　幼年特发性（类风湿）关节炎

幼年特发性关节炎(juvenile idiopathic arthritis,JIA)是小儿时期常见的风湿性疾病,以慢性关节滑膜炎为主要特征,并伴有全身多脏器功能损害,也是造成小儿时期残疾和失明的重要原因。本病临床表现差异很大,可分为不同类型,故命名繁多,如幼年类风湿关节炎(juvenile rheumatoid arthritis,JRA)、Still 病、幼年慢性关节炎(juvenile chronic arthritis,JCA)及幼年型关节炎(juvenile arthritis,JA)等。为了便于国际间协作组对这类疾病的遗传学、流行病学、转归和治疗方案实施等方面进行研究,近十多年国际风湿病联盟儿科委员会专家组经过多次讨论,将儿童时期(16 岁以下)不明原因的关节肿胀并持续 6 周以上者,命名为幼年特发性关节炎(JIA)。各地分类的比较见表 15-4。本病除关节炎症和畸形外,全身症状可以很明显,如发热、皮疹,肝、脾及淋巴结肿大,胸膜炎及心包炎等。多数病例预后良好,少数可发展为慢性过程,严重影响运动功能。

表 15-4　幼年特发性关节炎国际分类与美国和欧洲分类的比较

美国风湿病学会（ACR）	欧洲风湿病联盟（EULAR）	国际风湿病联盟（ILAR）
幼年类风湿关节炎(JRA)	幼年慢性关节炎(JCA)	幼年特发性关节炎(JIA)
全身型	全身型	全身型
多关节炎型	多关节炎型 JCA	多关节炎型(RF 阴性)
少关节炎型	少关节炎型	多关节炎型(RF 阳性)
	银屑病性关节炎(JpsA)	少关节炎型
	幼年强直性脊柱炎(JAS)	持续型
		扩展型
		银屑病性关节炎
		与附着点炎症相关的关节炎
		其他关节炎

（一）病因和发病机制

病因至今尚不清楚,可能与多种因素如感染、免疫及遗传有关。

1. 感染因素　虽有许多关于细菌(链球菌、耶尔森菌、志贺菌、空肠弯曲菌和沙门菌属等)、病毒(微小病毒 B19、风疹病毒、EB 病毒、柯萨奇病毒和腺病毒等)、支原体和衣原体感染与本病有关的报道,但都不能证实这些感染是诱发本病的直接原因。

2. 免疫学因素　支持本病为自身免疫性疾病的证据有:

（1）部分病例血清中存在类风湿因子(RF,

抗变性 IgG 抗体)和抗核抗体(ANA)等自身抗体。

（2）关节滑膜液中有 IgG 包涵体和类风湿因子的吞噬细胞(类风湿关节炎细胞,RAC)。

（3）多数患儿的血清 IgG、IgM 和 IgA 上升。

（4）外周血 CD4$^+$T 细胞克隆扩增。

（5）血清炎症性细胞因子明显增高。

3. 遗传因素　很多资料证实本病具有遗传学背景,研究最多的是人类白细胞抗原(HLA),发现具有 HLA-DR4、DR8 和 DR5 位点者是 JIA 的易发患者群。其他如 HLA-DR6、HLA-A2 等也和本病发病有关。此外,某些原发性免疫缺陷病如低丙种球蛋白血症、选择性 IgA 缺乏症及先天性低补体血症患儿易罹患本病。

综上所述,本病的发病机制可能为:各种感染性微生物的特殊成分作为外来抗原,作用于具有遗传学背景的人群,激活免疫细胞,通过直接损伤或分泌细胞因子、自身抗体触发异常免疫反应,引起自身组织的损害和变性。尤其是某些细菌、病毒的特殊成分可作为超抗原,直接与具有特殊可变区 β 链(Vβ)结构的 T 细胞受体(TCR)结合而激活 T 细胞,激发免疫损伤。自身组织变性成分(内源性抗原)如变性 IgG 或变性的胶原蛋白,也可作为抗原引发针对自身组织成分的免疫反应,进一步加重免疫损伤。

（二）病理

关节呈慢性非化脓性滑膜炎症,早期呈现水肿、充血、纤维蛋白渗出,淋巴细胞和浆细胞浸润。轻者可完全恢复正常。反复发作者,滑膜增厚呈绒毛状向关节腔突起,附着于软骨上,并向软骨延伸形成血管翳,最终侵蚀关节软骨,随之关节面粘连融合,由纤维性或骨性结缔组织所代替,导致关节强直和变形。受累关节附近可有腱鞘炎、肌炎、骨质疏松及骨膜炎。类风湿结节的病理所见为均匀无结构的纤维素样坏死,外周有类上皮细胞围绕。胸膜、心包膜及腹膜可见纤维性浆膜炎。淋巴结呈非特异性滤泡增生。皮疹部位的皮下毛细血管周围有炎症细胞浸润。眼部受累时为虹膜睫状体的肉芽肿样浸润。

（三）分类及临床表现

本病可发生于任何年龄,以 2 ~ 3 岁和 8 ~ 10 岁两个年龄组为发病高峰,女孩多见。临床表现复杂,除关节症状外,又可累及多个脏器。按起病形式、临床经过和预后不同,可分为不同类型,其临床有不同表现。

1. 全身型关节炎(systemic JIA) 可发生于任何年龄,但以幼年者为多,无明显性别差异。此型约占幼年特发性关节炎的20%。其定义为:每日发热至少2周以上,伴有关节炎,同时伴随以下1~4项中的一项或更多症状:①短暂的、非固定的红斑样皮疹;②淋巴结肿大;③肝脾大;④浆膜炎,如胸膜炎及心包炎。

应排除下列情况:①银屑病患者;②8 岁以上HLA-B27 阳性的男性关节炎患儿;③家族史中一级亲属有 HLA-B27 相关的疾病(强直性脊柱炎、与附着点炎症相关的关节炎、急性前葡萄膜炎或骶髂关节炎);④两次类风湿因子阳性,两次间隔为 3 个月。

弛张型高热是本型的特点,体温每日波动在36~40℃之间,骤升骤降,常伴寒战。热退时患儿一般情况好,活动正常,无明显痛苦表情。发热持续数周至数月后,常自行缓解,但常于数周或数月后复发。

约95%的患儿出现皮疹。直径为数毫米的淡红色斑疹分布于全身,以躯干及肢体近端为甚,但亦可波及掌、跖部位。单个皮疹逐渐扩大,其中心消散,皮疹间可相互融合。皮疹时隐时现,高热时明显,热退则隐匿;搔抓等外伤或局部热刺激均可使皮疹复现。可伴痒感。

急性期多数病例有一过性关节炎、关节痛或肌痛,有时因全身症状突出而忽视了关节症状。部分患儿在急性发病数月或数年后关节炎才成为主诉。约25%最终转为慢性多发性关节炎,导致关节变形。

约85%有肝、脾及淋巴结肿大,肝功能轻度损害。约1/3伴胸膜炎或心包炎,一般不需处理多能自行吸收。少数累及心肌,但鲜有发生心内膜炎者。个别病例可发生心功能不全而需积极治疗。少数尚伴间质性肺浸润,多为一过性。约1/5出现腹痛,此可能为肠系膜淋巴结肿大所致。本型易合并巨噬细胞活化综合征。

2. 多关节型,类风湿因子阴性(polyarticular JIA,RF negative) 是指发热最初 6 个月有 5 个关节受累,类风湿因子阴性。约占 JIA 的25%。

应排除下列情况:①银屑病患者;②8 岁以上HLA-B27 阳性的男性关节炎患儿;③家族史中一级亲属有 HLA-B27 相关的疾病(强直性脊柱炎、与附着点炎症相关的关节炎、急性前葡萄膜炎或骶髂关节炎);④两次类风湿因子阳性,两次间隔为 3 个月;⑤全身型 JIA。

本型任何年龄都可起病,但 1~3 岁和 8~10 岁为两个发病高峰年龄组,女性多见。受累关节≥5 个,先累及大关节如踝、膝、腕和肘,常为对称性。表现为关节肿、痛,而不发红。晨起时关节僵硬(晨僵)是本型的特点。随病情发展逐渐累及小关节,波及指、趾关节时,呈典型梭形肿胀;累及颈椎可致颈部活动受限和疼痛;累及颞颌关节表现为张口困难。幼儿可诉耳痛。病程长者,可影响局部发育,出现小颌畸形;累及喉构(环状软骨、杓状软骨)关节可致声音嘶哑、喉喘鸣和饮食困难。疾病晚期,至少半数病例出现髋关节受累,可致股骨头破坏,严重者发生永久性跛行。复发病例的受累关节最终发生强直变形,关节附近的肌肉萎缩,运动功能受损。

本型可有全身症状,但不如全身型 JIA 严重。常有乏力、厌食、烦躁、轻度贫血和低热,体格检查可发现轻度肝、脾和淋巴结肿大。约 25%的病例抗核抗体阳性。

3. 多关节型,类风湿因子阳性(polyarticular JIA,RF positive) 是指发热最初 6 个月有 5 个关节受累,类风湿因子阳性。约占 JIA 的10%。

应排除下列情况:①银屑病患者;②8 岁以上HLA-B27 阳性的男性关节炎患儿;③家族史中一级亲属有 HLA-B27 相关的疾病(强直性脊柱炎、与附着点炎症相关的关节炎、急性前葡萄膜炎或骶髂关节炎);④全身型 JIA。

本型发病亦以女孩多见。多于儿童后期起病,其临床表现基本上与成人类风湿关节炎相同。关节症状较类风湿因子阴性组为重,后期可侵犯髋关节,最终约半数以上发生关节强直变形而影响关节功能。约 75%的病例抗核抗体阳性。除关节炎外,可出现类风湿结节。

4. 少关节型(oligoarticular,JIA) 是指发病最初 6 个月有 1~4 个关节受累。本型又分两个亚型:①持续型少关节型 JIA,整个疾病过程中受累关节均在 4 个以下;②扩展型少关节型 JIA,在疾病发病后 6 个月发展成关节受累≥5 个,约20%患儿有此情况。

应排除下列情况:①银屑病患者;②8 岁以上HLA-B27 阳性的男性关节炎患儿;③家族史中一级亲属有 HLA-B27 相关疾病(强直性脊柱炎、与附着点炎症相关的关节炎、急性前葡萄膜炎);

④两次类风湿因子阳性,两次间隔为 3 个月;⑤全身型 JIA。

本型女孩多见,起病多在 5 岁以前。多为大关节受累,膝、肘或腕等大关节为好发部位,常为非对称性。虽然关节炎反复发作,但很少致残。约 20% ~30% 患儿发生慢性虹膜睫状体炎而造成视力障碍,甚至失明。

5. 与附着点炎症相关的关节炎(enthesitis related JIA,ERA)　是指关节炎合并附着点炎症或关节炎或附着点炎症,伴有以下情况中至少 2 项:①骶髂关节压痛或炎症性腰骶部及脊柱疼痛,而不局限在颈椎;②HLA-B27 阳性;③8 岁以上男性患儿;④家族史中一级亲属有 HLA-B27 相关的疾病(强直性脊柱炎、与附着点炎症相关的关节炎、急性前葡萄膜炎)。

应排除下列情况:①银屑病患者;②两次类风湿因子阳性,两次间隔为 3 个月;③全身型 JIA。

本型以男孩多见,多于 8 岁以上起病。四肢关节炎常为首发症状,但以下肢关节如髋、膝、踝关节受累为多见,表现为肿、痛和活动受限。骶髂关节病变可于病初发生,但多数于起病数月至数年后才出现。典型症状为下腰部疼痛,初为间歇性,数月或数年后转为持续性,疼痛可放射至臀部,甚至大腿。直接按压骶髂关节时有压痛。随着病情发展,腰椎受累时可致腰部活动受限,严重者病变可波及胸椎和颈椎,使整个脊柱呈强直状态。在儿童常只有骶髂关节炎的 X 线改变,而无症状和体征。

患儿还可有反复发作的急性虹膜睫状体炎和足跟疼痛,这是由于跟腱及足底筋膜与跟骨附着处炎症所致。本型 HLA-B27 阳性者占 90%,多有家族史。

6. 银屑病性关节炎(psoriatic JIA)　是指 1 个或更多的关节炎合并银屑病,或关节炎合并以下任何 2 项:①指(趾)炎;②指甲凹陷或指甲脱离;③家族史中一级亲属有银屑病。

应排除下列情况:①8 岁以上 HLA-B27 阳性的男性关节炎患儿;②家族史中一级亲属有 HLA-B27 相关的疾病(强直性脊柱炎、与附着点炎症相关的关节炎、急性前葡萄膜炎或骶髂关节炎);③两次类风湿因子阳性,两次间隔为 3 个月;④全身型 JIA。

本型儿童时期罕见。发病以女性占多数,男女之比为 1∶2.5。表现为一个或几个关节受累,常为不对称性。大约有半数以上患儿有远端指间关节受累及指甲凹陷。关节炎可发生于银屑病发病之前或数月、数年后。40% 患者有银屑病家族史。发生骶髂关节炎或强直性脊柱炎者,HLA-B27 阳性。

7. 未定类的幼年特发性关节炎(undefined JIA)　不符合上述任何一项或符合上述两项以上类别的关节炎。

(四)实验室检查

实验室检查的任何项目都不具备确诊价值,但可帮助了解疾病程度和除外其他疾病。急性期可有轻至中度贫血,中性粒细胞计数增高,以全身型起病者尤为突出,可呈类白血病反应,白细胞计数高达 $75×10^9/L$。血清 α_2 和 γ-球蛋白升高,白蛋白降低,IgG、IgM、IgA 均增高,以 IgG_1 和 IgG_3 增高为著。血沉增快,炎症性反应物质如 C 反应蛋白、肿瘤坏死因子、IL-1、IL-6 活性可增高,表明急性炎症过程的存在。40% 病例出现低中滴度的抗核抗体,但与疾病的进程和预后无关。多关节炎型中发病年龄较大者,血清类风湿因子阳性,提示关节损害严重,日后易后遗运动障碍。尿常规检查一般正常。关节腔滑膜液混浊,可自行凝固,蛋白质含量增高,糖含量降低,补体量下降或正常,细胞数明显增高,以中性粒细胞为主。

(五)X 线检查

早期(病程 1 年左右)显示关节附近软组织肿胀,关节腔增宽,近关节处骨质疏松,指、趾关节常有骨膜下新骨形成;后期关节面骨质破坏,以腕关节多见,骨骺早期关闭,骺线过度增长,关节腔变窄甚至消失。受累关节易发生半脱位。其他影像学检查如骨放射性核素扫描、超声波和 MRI 均有助于发现骨关节损害。

(六)诊断和鉴别诊断

本病的诊断主要根据临床表现,晚期关节症状已较突出者诊断较易。X 线骨关节典型改变有助于确诊。全身型临床表现复杂,诊断颇为困难,需与风湿热、感染性关节炎、骨髓炎、急性白血病、淋巴瘤、恶性组织细胞病及其他风湿性疾病合并关节炎相鉴别。凡关节炎或典型的高热、皮疹等全身症状持续 3 个月以上者,排除了其他疾病之后,即可确诊为本病。

(七)治疗

本病尚无特效治疗,但若处理得当,至少 75% 的患儿可免致残疾。JIA 的治疗原则是:控制病变的活动度,减轻或消除关节疼痛和肿胀;预防感染和关节炎症的加重;预防关节功能不全和残疾;恢复患儿的关节功能及生活与劳动能力。

1. 一般治疗　保证患儿适当休息和足够的营养。除急性发热外,不主张过多地卧床休息。宜鼓励患儿参加适当的运动,尽可能像正常儿童一样生活。采用医疗体育、理疗等措施可防止关节强直和软组织挛缩。为减少运动功能障碍,可于夜间入睡时以夹板固定受累关节于功能位。此外,心理治疗也很重要,应克服患儿因患慢性疾病或残疾而造成的自卑心理,增强自信心,使其身心得以健康成长。

2. 药物治疗

（1）非甾体抗炎药（non-steroidal anti-inflammatory drugs,NSAIDs）:儿童常用的 NSAIDs 见表 15-5。

表 15-5　儿童常用的 NSAIDs

药物	开始年龄	剂量[mg/(kg·d)]	用法	最大量(mg/d)
双氯芬酸钠	6 个月	1~3	每日 3 次	200
萘普生	2 岁	10~15	每日 2 次	1000
布洛芬	6 个月	30~40	每日 3~4 次	2400
美洛昔康	2 岁	0.25	每日 1 次	15
吲哚美辛	新生儿	1.5~3	每日 3 次	200
托美丁	2 岁	20~30	每日 3 次	600
塞来昔布	2 岁	6~12	每日 2 次	400

布洛芬为最常用的 NSAIDs,胃肠道副作用轻微,较易耐受,对于控制发热有较好的效果,尤其多用于全身型 JIA 患儿。双氯芬酸和萘普生也较常用,对减轻疼痛、缓解关节肿胀有较好的作用。吲哚美辛有较强的抗炎作用,可以选用于全身型 JIA,但由于其胃肠道副作用较大而限制了其应用,选择栓剂可以减少胃肠道副作用。对于 NSAIDs 的选择因人而异,每个个体对 NSAIDs 的疗效反应并不一致,如果用药 4 周无效时,换用另一种 NSAIDs 可能会有效,但要避免两种 NSAIDs 同时应用,以免增加其毒副作用。

和成人相比,儿童应用 NSAIDs 时的胃肠道副作用相对较轻,所以通常选用传统的 NSAIDs 用于 JIA 的治疗,大部分患儿均可耐受。如果患儿胃肠道对 NSAIDs 难以耐受时,可以选用 COX-2 抑制剂（西乐葆）。由于儿童本身心血管的高危因素较成人少,所以除特殊情况外,NSAIDs 对于儿童的心血管副作用并不需要特别关注。值得注意的是,个别儿童可能对 NSAIDs 过敏,严重者表现为渗出性多形红斑,可有多脏器功能损害,眼结膜严重受累可能致盲,所以用时需询问过敏史。

（2）缓解病情抗风湿药（disease modifying anti-rheumatic drugs,DMARDs）:即二线药物,因为应用这类药至出现临床疗效所需时间较长,故又称慢作用抗风湿药（slow acting anti-rheumatic drugs,SAARDs）。近年来认为,在患儿尚未发生骨侵蚀或关节破坏时及早使用本组药物,可以控制患儿病情进展。

羟氯喹（hydroxychloroquine）:剂量为每日 5~6mg/kg,总量不超过 0.25g/d,分 1~2 次服用,疗程 3 个月至 1 年。不良反应可有视网膜炎、白细胞减少、肌无力和肝功能损害。

柳氮磺吡啶（sulfasalazine）:剂量为每日 30~50mg/kg,服药 1~2 个月即可起效。副作用包括恶心、呕吐、皮疹、哮喘、贫血、骨髓抑制、中毒性肝炎和不育症等。

其他:青霉胺（d penicillamine）、金制剂（gold salt）如硫代苹果酸金钠（myochrysine）等。

（3）肾上腺糖皮质激素:虽可减轻 JIA 关节炎症状,但不能阻止关节破坏,长期使用有软骨破坏及发生骨质无菌性坏死等副作用,且一旦停药将会严重复发,故无论全身或关节局部给药都不作为首选或单独使用,应严格掌握应用指征。

全身型:糖皮质激素需与非甾体抗炎药物等联合使用。在炎症反应较重时常需大剂量甲泼尼龙冲击治疗,剂量为每次 10~20mg/kg,最大量为 1g,视病情连用 3~5 天。急性期口服泼尼松按每日 0.5~1mg/kg（每日总量≤60mg）,分次服用。

一旦体温得到控制即逐渐减量至停药。

多关节型：对 NSAIDs 和 DMARDs 未能控制或炎症反应较剧烈的患儿，加用小剂量泼尼松口服，按每日 0.5 ~ 1mg/kg（每日总量 ≤60mg），可使原来不能起床或被迫坐轮椅者症状减轻，过着基本正常的生活。

少关节型：不主张用肾上腺皮质激素全身治疗，可酌情在单个病变关节腔内抽液后进行局部注射治疗。

虹膜睫状体炎：轻者可用扩瞳剂及肾上腺皮质激素类眼药水点眼。对严重影响视力患者，除局部注射肾上腺皮质激素外，需加用泼尼松口服。虹膜睫状体炎对泼尼松很敏感，无需大剂量。

银屑病性关节炎：不主张用肾上腺皮质激素。

（4）免疫抑制剂

甲氨蝶呤（methotrexate，MTX）：剂量为 10 ~ 15mg/m²，每周 1 次顿服，服药 3 ~ 12 周即可起效。MTX 不良反应较轻，有不同程度胃肠道反应、一过性转氨酶升高、胃炎和口腔溃疡、贫血和粒细胞减少等。长期使用可能发生 B 细胞淋巴瘤。

来氟米特：最常见的副反应是腹泻、肝转氨酶升高、脱发、皮疹、白细胞下降和瘙痒等。

环孢素 A：可以单独使用，也可以与甲氨蝶呤配合使用，在风湿疾病常用的剂量是 3 ~ 5mg/（kg·d）。在巨噬细胞活化综合征和重症全身型初始可以静脉应用，需要监测药物血浓度。副反应包括齿龈增生、多毛症、肾功能不全和高血压。

环磷酰胺（CTX）：可以用于难治型幼年特发性关节炎全身型，激素及甲氨蝶呤、环孢素 A 治疗效果差，病情易反复或激素不敏感、激素依赖的患儿应用环磷酰胺每次 300 ~ 500mg/m²，每月 1 次，可以配合其他免疫抑制剂，但需要注意药物副作用，尤其肝功能损害和骨髓抑制。

沙利度胺（thalidomide）：又名反应停，其具有特异性免疫调节作用，能抑制单核细胞产生肿瘤坏死因子（TNF），还能协同刺激人 T 淋巴细胞，辅助 T 细胞应答，并可抑制血管的形成和黏附分子的活性。沙利度胺用于幼年特发性关节炎各型，可有效缓解关节症状和控制体温，但用于青春期女性患者时需监测妊娠试验，阴性者才可使用。

（5）生物制剂：用于治疗幼年特发性关节炎取得了良好的效果。但可能的不良反应包括结核感染、其他机会致病菌感染、肝炎及肿瘤的发生

等，使用前需常规行 PPD 试验、拍摄胸片和肝炎病毒抗体检测等。目前常用于 JIA 的两类生物制剂如下：

TNF 抑制剂：以 TNF-α 为靶向的生物制剂包括肿瘤坏死因子受体抗体融合蛋白——依那西普及国产制剂益赛普和强克，人鼠嵌合肿瘤坏死因子单克隆抗体——英夫利昔单抗及完全人源化的肿瘤坏死因子单克隆抗体——阿达木单抗。肿瘤坏死因子受体抗体融合蛋白适用于关节症状比较明显的患者，每次剂量为 0.4mg/kg，每周 2 次皮下注射治疗。患者经传统的标准治疗后反应不佳或不能耐受传统治疗，患者处于病情活动期均为英夫利昔单抗治疗的适应证。用法为 3 ~ 5mg/kg，缓慢静脉点滴，在接受过第 1 剂注射后，第 2 及第 3 剂注射将分别于之后第 2 及第 6 周进行。然后，每 6 ~ 8 周接受一次注射。应用英夫利昔单抗治疗可达很好的临床疗效，并可抑制影像学上的疾病进展。但该药是静脉用药，可引起 1% 的患者发生严重过敏反应。另外，反复静脉用药后可产生抗英夫利昔单抗抗体，而同时应用甲氨蝶呤可减少抗体产生。阿达木单抗目前在儿童尚未使用。

IL-6 抑制剂：人源型抗人白细胞介素-6（IL-6）受体抗体托珠单抗已在中国上市。用于难治性全身型 JIA 有较好的疗效。托珠单抗用法为静脉滴注给药，每次 8 ~ 12mg/kg，每 2 周一次。之后根据临床缓解程度适当延长用药间隔时间。其最常见的不良反应是感染、胃肠道症状、皮疹和头痛。

（6）其他：大剂量 IVIG 可用于治疗难治性全身型 JIA。

3. 理疗（physical therapy）　对保持关节活动、肌力强度极为重要。尽早开始保持关节活动及维持肌肉强度的锻炼，有利于防止发生或纠正关节病残。

4. 矫形外科处理

（1）保守疗法：关节局部的护理十分重要，它足以决定病程平稳后的最终效果。护理原则是关节局部休息，解除肌肉痉挛，预防畸形和维持活动的关节。为此可用牵引、双页石膏、局部透热和功能练习。依据病程的阶段、炎症的程度以及畸形的类型和轻重，决定治疗的方式。急性期开始时最好收患儿入院进行全面检查并开始治疗。膝和髋关节受累时，用 Russel 牵引，一方面沿大腿

方向做皮肤牵引,并在胫骨近端的下方做水平方向的牵引(不是股骨下端)。在皮牵引的过程中每天要帮助患儿做几次锻炼。畸形矫正后,关节用双页石膏保护,保持关节的正常位置,防止畸形复发。同时,每天取下石膏练习几次活动。

波及腕、踝和肘关节的病例,从开始就要用双页石膏板保护,以解除肌肉痉挛和防止畸形。以后每天要解除石膏练习活动数次。如出现腕、肘的屈曲畸形,可重复用伸直石膏逐渐矫正。急性期不能使用楔形石膏勉强矫正畸形。为了保持关节的营养,需要做些关节活动锻炼,并逐渐增加关节活动的范围。锻炼肌力可以防止肌肉萎缩,但要避免由此造成的疲乏和疼痛。练习时要注意关节的活动范围,但也不要达到不舒服的程度。达到一定活动限度以后,逐步增加活动范围。自主活动更要锻炼。最初可侧卧,消除地心引力,然后再做抗地心引力的动作。有肌肉静止性挛缩时,可做一些轻柔的被动推拉。开始除练习运动外,其余时间用双页石膏固定。关节积液消退、滑膜肥厚减轻时,则逐渐延长不固定的时间,白天间断使用石膏,夜间则持续固定,直到疾病完全静止。

急性期不能负重。炎症消退后可架双拐走路。此后逐渐增加下肢负重和延长走路的时间。单侧下肢关节受累可用三点负重走路。如双下肢发病,则用四点双拐走路。幼儿架拐走路困难,故可待急性炎症彻底消退,再恢复走路。膝、髋关节炎偶可用坐骨负重支架。踝、足发病者可用髌韧带负重支架。

大部分治疗在家里进行,因此家长应全面了解治疗方案。

透热能缓解疼痛和关节强直。辐射热或短波热疗容易发生烧伤,因而小儿不使用。热水盆浴是潮湿热疗的有效方法,小儿对此也容易接受。由于水浮力,肢体更容易做自动活动练习。肘、膝关节也可用局部热敷,手和足做蜡疗较为合适。

在关节炎急性期如不能有效地防止畸形,日后屈曲挛缩可能很僵,需要更为有力的矫正。膝和肘关节的屈曲多见。膝关节畸形,膝前垫是直接的纠正力量,将股骨下端和胫骨上端向后推,牵拉膝后关节囊、侧副韧带和短缩的前十字韧带。

(2)手术治疗:只是治疗的一个方面。真正适宜手术治疗的只是少数。类风湿关节炎施行滑膜切除可防止关节受损。目前对保守治疗 9～12 个月仍不能缓解滑膜肿胀的病例,多推荐滑膜切除。滑膜切除术的指征是膝、髋和肘等大关节,骨和关节软骨无明显破坏以及关节积液 1 年以上有滑膜增厚者。术后可防止关节破坏,改进关节功能。同时,切除一个或多个关节的滑膜还可以改善患儿全身状况。滑膜切除后,可再生一正常滑膜。切除滑膜的关节,日后若疾病复发也常不再受累。有全身症状的多数关节处于急性炎症阶段的病例不适宜做滑膜切除,但也应区别对待。

小儿部分滑膜切除较全部切除更为安全,术中要注意防止损伤骺板。

慢性类风湿关节炎,偶需手术矫形,挽回关节功能。例如长骨的对线不佳,可做旋转或改变角度的截骨术。膝后关节囊切开和延长腘绳肌腱以矫正膝关节的屈曲挛缩。其他关节有的可行关节成形术或关节融合术。手术技术和术后护理与成人相同。

(八)预后

对 JIA 若能及时诊断,经过早期适当治疗,症状易于控制,但亦有复发。多数患儿预后良好,给予适当处理后 75% 的患儿不会严重致残,仅部分造成关节畸形,出现运动功能障碍。全身型和多关节炎型易变为慢性关节病;少关节型可因慢性虹膜睫状体炎而致视力障碍;多关节型可发展为强直性脊柱炎。对慢性患儿若护理得当,大多数能正常生活。有研究认为 IgM 型类风湿因子阳性滴度越高,预后越差。

第 10 节　艾滋病在肌肉骨骼上的表现

HIV 感染者或 AIDS 患者的肌肉骨骼病变不及肺部和中枢神经系统病变常见,但是这类患儿的骨、关节及软组织都可以受累,有时甚至是该病的首发症状。通常表现为感染性病变、炎性病变、新生物或其他形式的病变。其中感染是最常见的并发症,包括蜂窝织炎、坏死性筋膜炎、软组织脓肿、化脓性肌炎、骨髓炎、化脓性关节炎;炎性改变包括各种免疫性关节炎,多发性肌炎,药物所致的叠氮胸苷(azidothymidine,AZT,又名齐多夫定)肌肉病;非霍奇金淋巴瘤和卡波西肉瘤是这类患者最常并发的新生物;另外,还可有骨坏死、骨质疏松、横纹肌溶解、贫血相关的骨髓异常和肥大性骨关节病等多因素的病变。这些病变并非是 HIV

感染者或 AIDS 患者的特异性病变,也可见于其他形式的免疫抑制疾病。

（一）感染性病变

主要致病菌是金黄色葡萄球菌,也有其他病原菌如杆菌、真菌、病毒等。

1. 蜂窝织炎(Cellulitis) 尽管蜂窝织炎是临床诊断,但是 CT 和 MR 可以发现是浅表感染还是深部感染。浅表感染主要累及皮下脂肪层,不会超过浅表筋膜,表现为皮肤增厚、皮下脂肪层内可见网格影及条片影,在 MR 上网格影及条片影为 T_1 低信号 T_2 高信号,增强扫描表现为病变区域的广泛强化。当深部软组织也出现上述这种信号改变时,要想到深部的蜂窝织炎、筋膜炎、肌炎等的发生。

2. 坏死性筋膜炎(necrotizing Fasciitis) 其影像学表现与蜂窝织炎类似,但是 MR 增强扫描强化不明显,且累及的范围也更深,包括受累筋膜的增厚、深筋膜鞘内积液甚至伸入肌束间及肌肉内。

3. 软组织脓肿(soft-tissue abscesses) 通常为限局性病灶,病灶内可见含液腔,周边环以厚壁。MR 表现为长 T_1 长 T_2 信号,周围环以厚壁状低信号,增强后含液腔不强化,而周边的厚壁强化呈环形强化,环形强化是脓肿的典型变现。

4. 化脓性肌炎(pyomyositis) 是指肌肉组织的化脓性感染,最常见的致病菌是金黄色葡萄球菌,通常发生在静脉注射的瘾君子、横纹肌溶解症的患者或重复性外伤的患者。CT 上表现为受累区域的肌肉肿大,密度减低,肌肉内可见积液,增强扫描可以观察肌肉的活性,如果肌肉强化不明显,表明其缺乏活力;还可观察有无脓肿的形成。MR 通过不同序列病变信号的不同显示炎性病变较 CT 更为敏感,脓液或蛋白含量高的液体在 T_1 序列为等或高信号,T_2 序列及 T_2 压脂(T_2/STIR)序列亦为高信号。这种病患的感染灶里还可有气体的存在,尤其是静脉注射的瘾君子。

5. 骨髓炎(osteomyelitis) 这类患者感染途径有三种,即血行播散、邻近感染灶蔓延而至以及直接种植。最常见的病原菌是金黄色葡萄球菌,其他常见和机会致病菌也可导致骨髓炎的发生。X 线平片对早期骨髓炎的显示不敏感,发病 10 ~ 14 天时可以看到虫蚀样骨破坏及骨膜反应,周围软组织肿胀,有时可见软组织内气影的存在。骨髓炎的早期改变同位素扫描最敏感,但特异性不

高。骨髓炎时 CT 扫描表现为受累区域的软组织肿胀、骨膜反应、髓腔改变、局部骨皮质侵蚀以及骨小梁粗糙中断。MR 可以显示骨破坏之前就出现的骨髓水肿,骨膜下脓肿的形成、周围软组织的炎性改变也较 CT 显示清晰,MR 敏感性及特异性较其他检查方法都要高。骨结核和杆菌性血管瘤病(bacillary angiomatosis)是两种特殊类型的骨髓炎,在 HIV 感染者或 AIDS 患者的发生率逐渐增高。胸腰椎是 HIV 感染者或 AIDS 患者骨结核的好发部位,最初累及椎体前缘,逐渐延伸至椎间盘、椎体附件及周围软组织,甚至硬脊膜外压迫脊髓。杆菌性血管瘤病是 HIV 感染者或 AIDS 患者的特征性骨髓炎,其致病菌为昆塔巴通体(*Bartonella quintana*)和汉塞巴通体(*B henselae*),临床表现为皮肤、淋巴结、骨及内脏器官的血管内皮细胞的增生,骨为溶骨性的病灶,病灶的边界可以清晰也可以模糊,通常没有边缘的硬化增生。还有嗜血杆菌骨髓炎也表现为溶骨性病变,但其合并有皮肤的溃疡。

6. 化脓性关节炎(septic arthritis) 是由于血行播散、邻近软组织感染蔓延或者骨髓炎所致。影像学表现为软组织肿胀、骨质破坏、骨质疏松、关节面模糊以及关节间隙变窄。MR 显示早期病变较为敏感,如骨髓和软组织的水肿,关节腔内的感染导致周围滑膜囊的受累在 MR 显示亦较为清晰。

（二）特发性炎症

1. 多发性肌炎(polymyositis) 临床表现为双侧对称性的远端肌肉的肌力减低,通常血清肌酸激酶升高,这点有别于化脓性肌炎。与药物所致的叠氮胸苷肌肉病区别在于,停止用药后叠氮胸苷肌肉病的症状随之好转。多发性肌炎无较好影像学评估手段,如果要做检查,MR 是首选的检查方法,T_2 或 T_2 压脂序列可以有些异常表现,增强 MR 看不到边缘强化的征象。多发性肌炎与 AIDS 相关的外周神经病变的 MR 表现类似,因此单纯的影像学检查无法与这些疾病鉴别,还需靠组织活检来鉴别。

2. 其他发生在 HIV 感染者或 AIDS 患者的肌病 包括坏死性非炎性肌病,杆状体肌病和骨化性肌炎,部分患者也可发生临床症状不明显的肌病。

（三）免疫调节相关的关节炎

HIV 感染者或 AIDS 患者的关节病变,较非感

染者严重。

1. Reiter 病(尿道-眼-关节综合征) HIV 感染者或 AIDS 患者伴有 Reiter 病时,有的患者的表现与典型的 Reiter 病的表现有所不同。

2. 银屑病关节炎(psoriatic arthritis) 在 HIV 感染者或 AIDS 患者发病率较一般人群高,进展较快,易导致不对称性的多关节变形及功能丧失,但骶髂关节受累比较少见。

3. 与 HIV 感染相关的关节炎 膝关节和踝关节易受累,有可能是病毒感染所致,一般持续 1~6 周的时间,影像上仅表现为关节的积液。

4. 疼痛性关节综合征(painful articular syndrome) 是 HIV 感染者或 AIDS 患者最常见的风湿性疾病的表现,其特点是急性的重的锐利的自限性的关节或骨疼痛,持续时间为 48 小时以内,好发于膝关节,肘关节和肩关节也可发生,影像学无特征性表现,表现为关节积液并或不并骨质稀疏,甚至可以无异常的影像学表现。

5. 未分化血清阴性的脊柱关节病 较普通病患重且常规治疗效果不佳,免疫抑制剂在 HIV 感染者或 AIDS 患者是禁忌使用的,影像表现为软组织肿胀、骨质疏松、骨侵蚀和骨膜反应。

晚期的 AIDS 患者常常伴有肌肉骨骼的炎性病变。另外,系统性红斑狼疮、类风湿关节炎和银屑病随着 HIV 感染会有所缓解,一些专家认为这与 HIV 感染者或 AIDS 患者的免疫抑制相关。

(王强 李彩凤 段晓岷 潘少川)

参 考 文 献

1. Chemotherapy and management of tuberculosis in the United Kingdom:recommendations 1998. Joint Tuberculosis Committee of the British Thoracic Society. Thorax,1998, 53(7):536-548.

2. Maher D,Chaulet P,Spinaci S. Treatment of Tuberculosis: Guidelines for National Programmers. 2nd ed. Geneva: World Health Organization,1997.

3. Perlman MH,Patzakis MJ,Kumar PJ,et al. ,The incidence of joint involvement with adjacent osteomyelitis in pediatric patients. J Pediatr Orthop,2000,20(1):40-43.

4. Scott RJ,Christofersen MR,Robertson WW Jr,et al. Acute osteomyelitis in children:a review of 116 cases. J Pediatr Orthop,1990,10(5):649-652.

5. Kim HK,Alman B,Cole WG. A shortened course of parenteral antibiotic therapy in the management of acute septic arthritis of the hip. J Pediatr Orthop,2000,20(1):44-47.

6. Wang MNH,Chen WM,Lee KS,et al. Tuberculosis osteomyelitis in young children. J Pediatr Orthop,1999,19(2): 151-155.

7. Watts HG,Lifeso RM. Tuberculosis of bones and joints (current concepts review). J Bone Joint Surg Am,1996, 78(2):288-298.

8. Biviji AA,Paiement GD,Steinbach LS. Musculoskeletal manifestations of human immunodeficiency virus infection. J Am Acad Orthop Surg,2002,10(5):312-320.

9. 贾和庚,潘少川,易惠生,等. 婴儿骨皮质增生症. 中华小儿外科杂志,1982,3(4):216-218.

10. 方先之. 骨关节结核病灶清除疗法. 北京:人民卫生出版社,1956.

11. 李彩凤. 巨噬细胞活化综合征诊治进展. 中国实用儿科杂志,2010,25(3):237-240.

12. 何晓琥,李彩凤. 专家共识——幼年特发性关节炎. 临床儿科杂志,2010,28(10):984-991.

13. Reiff A. Treatment of systemic juvenile idiopathic arthritis with tocilizumab-the role of anti-interleukin-6 therapy after a decade of treatment. Biol Ther,2012,2:1.

14. Kemper AR,Van Mater HA,Coeytaux RR,et al. Systematic review of disease-modifying antirheumatic drugs for juvenile idiopathic arthritis. BMC Pediatr,2012,12:29.

15. Perlman MH,Patzakis MJ,Kumar PJ,et al. The incidence of joint involvement with adjacent osteomyelitis in pediatric patients. J Pediatr Orthop,2000,20(1):40-43.

16. Kim HK,Alman B,Cole WG. A shortened course of parenteral antibiotic therapy in the management of acute septic arthritis of the hip. J Pediatr Orthop,2000,20(1):44-47.

17. Restrepo CS,Lemos DF,Gordillo H,et al. Imaging findings in musculoskeletal complications of AIDS. Radiographics,2004,24(4):1029-1049.

18. Casado E,Olivé A,Holgado S,et al. Musculoskeletal manifestations in patients positive for human immunodeficiency virus:correlation with CD4 count. J Rheumatol, 2001,28(4):802-804.

19. Tehranzadeh J,Ter-Oganesyan RR,Steinbach LS. Musculoskeletal disorders associated with HIV infection and AIDS. Part Ⅰ:Infectious musculoskeletal conditions. Skeletal Radiol,2004,33(5):249-259.

第 16 章

软组织损伤和感染

第1节　软组织损伤

一、伤口

伤口(wound)系身体表面因外伤产生的破口。有的只是皮肤和皮下组织受损,有的累及深层结构。小儿手和前臂受伤最多,其次是膝关节前方。小儿伤口愈合较成人快,但伤口的污染较成人多,因此不应忽视伤口的正确处理。

有的小儿伤口愈合后瘢痕不符合美容要求。瘢痕瘤和瘢痕均随小儿生长而发展。一个短的切口瘢痕,以后可变长。

治疗伤口的目的是为了加速愈合和恢复功能。大的伤口若处理正确可使之较快愈合。相反,小伤口可因忽视而能引起不良后果。

(一) 受伤的病史

从伤口的情况可推测伤器的锐或钝,有时也要从伤口判断外力的方向。捻挫伤的病情常较估计的严重。有时从伤口表面看像切割伤,而实际上是个爆炸伤。挤压伤,如门边挤压手指,皮肤损伤轻而深层组织受伤较重。

由于皮肤强韧且有弹性,如果钝伤能穿破皮肤,多能伤及深层组织。

暴力的方向与造成的伤口有关。前臂远端穿刺伤,伤器向上倾斜就可累及前臂近端的深层组织。牵拉和撕裂的方向不同,所引起的神经和肌腱损伤可较切割伤更重。

受伤时环境中泥土多的,污染机会就高。伤口内有异物的病例,易并发破伤风或产气杆菌感染。

从伤口的部位应估计潜在的深层损伤。腕部掌侧伤口可能伴有正中神经或尺神经损伤以及屈指、屈腕肌腱断裂。另外,有些部位的表浅静脉密集如头面部外伤出血多,但愈合快。足跟和小腿部的伤口则愈合较慢。

(二) 伤口类型及其表现

伤口一般可分为切割伤、撕裂伤、捻挫伤、刺破伤、爆炸伤和挤压伤。不论哪种伤口都应注意有无因水肿、栓塞或感染造成的坏死组织。锐器切割伤的皮缘较捻挫伤、挤压伤或爆炸伤破坏轻。伤口四周皮肤边缘粉红色、易出血的,多能愈合。相反,皮肤边缘有水疱、不渗血且有组织捻挫的,生活能力小,应予切除。二者之间的,能否成活有时不易判断。

侧面暴力所致的挤压伤常因撕断皮下血管而造成组织坏死。有的创面皮肤表面可见到静脉栓塞。检查伤口时应注意有无异物和深层组织损伤。伤口内发生过大出血的,应及时创造手术条件,在麻醉下再检查伤口。一般不要反复检查伤口,否则会给患儿造成精神创伤。

(三) 伤口深部的检查

前臂和手的伤口应注意有无肌腱损伤。小儿怕疼,伤后不敢活动手指。检查时要分别观察各指间关节的自主活动。肌腱断裂伤的真实发生率较临床印象高。因此,只要患儿不活动手指,就应警惕肌腱损伤。

开放的伤口深层有无神经损伤多不易确定。除正中神经和尺神经完全切断外,手部用针刺方法检查常无临床意义。用棉花或手指检查患儿手指触觉是有用的。因神经支配重叠,有时正中神经切断伤会漏诊。检查指端感觉时会因手指微动传导到前臂受伤的肌腱而误认为患儿手指有感觉功能。

做小指外展动作观察尺神经是否麻痹;伸展掌指关节了解桡神经或骨间背侧神经有无麻痹。按伤口的部位推测大神经可能受累时,需手术探查。

肢体大血管损伤的表现有发绀和指端毛细血管反应不良。检查时应去除支架和止血带。

对膝和手指等表浅关节附近的伤口应观察有无关节伤。关节有伤时可见滑液外流。X 线照片显示关节内积气。活动关节时产生疼痛者并不一定有关节损伤。确定有无关节损伤唯有靠手术探查。

伤口部位的 X 线照片能诊断有无骨折并可观察软组织中有无异物或气体。

关于骨折与脱位在另章中讨论。有伤口的开放骨折多为粉碎性。伤口有时和骨折相距一段软组织。

（四）伤口治疗的原则

1. 一般处理和抗休克　治疗伤口是抢救创伤工作的一部分。严重外伤的急救重点是压迫创面止血和抬高患肢以保存患儿的生命。同时还应注意抢救休克。受伤初期神经性休克较失血性休克多见。

伤部用夹板制动可缓解疼痛,对无循环障碍者必要时用止痛剂(吗啡 0.3mg/kg)。失血量如超过全血量的 20% 可致失血性休克。因此应熟悉不同年龄小儿全血量的正常值(表 16-1)。

表 16-1　小儿正常全血量

年龄	血量(ml)
6 个月	500
1 岁	700
2～3 岁	1000
4～5 岁	1300
6～9 岁	1700～2000
10～11 岁	2500
12～13 岁	3200

抢救休克时要按患儿的失血量、损伤范围、临床表现、血压和脉率等掌握输血量。根据需要测定中心静脉压和血红蛋白。

2. 伤口愈合的病理　清洁伤口缝合后,皮缘之间有血凝块。局部血流量增加,周围细胞间有渗出。渗出物为血清、巨噬细胞、白细胞和组织细胞。借此清除伤口内的组织碎块和细菌,并降低凝血块四周的可透性以防止细菌侵入。随后毛细血管祥的内皮细胞填充皮缘之间。成纤维细胞形成纤维组织和上皮。凡伤口皮缘不能靠拢,伤口内有坏死组织或异物以及伤口感染者则愈合延缓。治疗时力求伤口边缘靠拢,清除坏死组织和异物并防治感染。污染的伤口有时酿成感染。伤口内有坏死组织时,细菌容易繁殖。伤口渗血时宛如坏死组织,极易感染。

3. 伤口处理　受伤到处理伤口的时间颇为重要。过去认为伤后 8 小时以内的伤口始能缝合。但超过 24 小时的清洁切割伤,缝合后也能一期愈合。伤口内有坏死组织时不应缝合。

清洗伤口,冲掉泥土,清除异物,切除可疑的坏死组织,缝合伤口以及应用抗生素均可促进伤口愈合。

伤口内有异物时应当取出。但深层异物是否坚持要取,须衡量异物危害和手术损伤大小而定。取异物前应先定位。异物摘除手术最好在全身麻醉下进行。靠止血带,使手术野和局部解剖清晰。

4. 破伤风类毒素或破伤风免疫球蛋白预防注射。

二、肌腱损伤

肌腱损伤(tendon injury)的治疗与肌腱愈合的原理密切相关。恢复肌腱断端对位即可修复,但是缝合的肌腱至少需 4 周时间才能承受拉力。有的肌腱无鞘,而位于腱旁组织中,伸指肌腱即属此类。这种肌腱切断后,断端生长活跃。如不准确对端缝合,腱纤维自断端向外生长而与四周组织粘连。除手背和腕部外,有些粘连是可以接受的。有腱鞘的肌腱断端在鞘内多无增生现象。腱缝合后与鞘粘连很轻。

减轻手术损伤,选用刺激性小的缝合材料可防止肌腱与四周组织的粘连。

1. 伸肌腱损伤　伸肌腱居手指和前臂的皮下,位置表浅,易受损伤。手背部伸肌腱切断回缩较少。腕部切断回缩的多,伸拇肌腱尤甚。

（1）缝合技术

Ⅰ区(远侧指间关节):5-0 普利灵连续缝合肌腱,缝合后将远侧指间关节置于完全伸直位,克氏针经关节固定,6 周后拔针。

Ⅱ区(中节指骨):5-0 缝线沿肌腱断端连续缝合,可采用"编篮"式或"中式指套"等方式连续交叉缝合。

Ⅲ～Ⅴ区及拇指的Ⅱ区～Ⅲ区:于肌腱最厚部分使用 4-0 缝线行改良的 Kessler 缝合,再于肌腱背侧表面使用 5-0 缝线连续交叉缝合。

Ⅵ～Ⅶ区:缝合方法同Ⅲ～Ⅴ区,稍有不同的是,如可以,最后环肌腱一周行连续交叉缝合。

（2）术后处理

Ⅰ区和 0 区的伸肌腱损伤,术后用夹板或克氏针将关节固定在伸直位,固定6周。

Ⅲ～Ⅴ区的固定体位为,腕关节背伸40°,掌指关节轻度屈曲,近指间关节完全伸直,持续固定4周。

Ⅵ～Ⅶ区的肌腱损伤,腕关节及掌指关节固定位置同前,放开指间关节,持续固定4周。

伸肌腱损伤术后康复的核心内容是,既要保护肌腱修复的完整性,又要减少粘连形成。正如屈肌腱术后允许患肢限制性活动一样,早期保护性活动的理念也已用于伸肌腱的术后康复中。

2. 屈肌腱损伤 评价指浅屈肌连续性的检查方法:

(1)放松被检查手指,维持其余手指掌指关节过伸位、指间关节完全伸直位,嘱患者主动屈曲被检查手指。此法可有效消除指深屈肌的影响。

(2)中指被固定,主动屈曲远指间关节,以此检查指深屈肌肌腱连续性。

腕和前臂部屈肌腱断伤应一期缝合。在某些情况下,不能同时修复指浅、深屈肌腱。如果肌腱断端严重损伤、污染、参差不齐,或存在肌腱缺损,切除指浅屈肌腱而单独修复指深屈肌腱是最好的治疗方法。单独修复指深屈肌腱后手指只能做简单的屈伸活动,但能够在严重创伤的情况下减少粘连形成。对于只能修复指浅屈肌腱时,可行指深屈肌腱固定或远端指间关节融合术。通常来说最好能够修复两条肌腱,因为这样可以获得最佳的滑动性和肌腱强度。在部分病例中,需要切除指浅屈肌的一束肌腱,以减少滑动时通过鞘管的肌腱体积。对于修复腱鞘的必要性尚有争议。

缝合技术

(1)中心缝合:通过临床相关模型的离体和体内研究证明,存在多点缝合的中心缝合技术拥有最强的抗拉强度。虽然双线缝合方法(Kessler技术和改良 Kessler 技术、Tajima 技术)仍然被广泛应用,但新型多线缝合方法 Strickland、十字交叉法、Becker、Mvage 及 Winters 应用逐渐增加,因为这些方法更牢固,同时可对断端形成缝隙的力量有更强的抵抗能力。这些新型肌腱中心缝合方法不仅可以在修复初期提供更强的抗牵拉能力,同时加强了术后6周的肌腱强度。

(2)腱周缝合:最早提出"腱周缝合"是将其作为一种使肌腱修复区域更加光滑的方法,后来发现这种方法可增加修复区域的强度。虽然环形缝合在术后早期可提高修复区域的强度,但仍然

是中心缝合的辅助手段。在某些病例中,会首先进行环形缝合(至少先在待修复肌腱的背侧面进行缝合)以使肌腱对位更加容易,同时也使中心缝合的位置和张力更易控制。

手指部的屈指肌腱断裂伤有其特殊问题。近侧指间关节近端的切断伤较多见。深浅肌腱常同时切断。屈指深肌腱完全断裂,而浅肌腱部分保留的罕见。一侧或两侧指神经可同时受损,故应仔细检查伤指的感觉功能。

重新恢复手掌和修复部位指浅及指深屈肌腱的正常解剖关系是十分重要的。对于某些复杂损伤,将肌腱恢复原位并修复所有受损的肌腱可能并不现实。在这种情况下,我们会切除一束指浅屈肌而修复另一束。这种修复技术有利于肌腱的滑行,同时也可简化肌腱复位的过程。

如果肌腱断裂且远端残端短于1cm,通常采用指深屈肌腱近端前移重建止点来修复。如果指深屈肌腱远侧残端长度超过1cm,通常行一期肌腱吻合。如果肌腱在指浅屈肌腱 camper 交叉近侧断裂,则多采用中心缝合修复。根据肌腱的直径来决定是否行中心缝合。在Ⅰ和Ⅱ区指深屈肌腱越强韧、越厚,就越适合行中心缝合。我们推荐采用3-0或4-0的带针编织缝线进行缝合。这种4股式改良的 Kessler 中心缝合方式较传统的2股式中心缝合,在修复即刻提供了更强的抗拉强度和牢固程度。对于较小的肌腱,我们采用3-0缝线进行4股式改良 Kessler 缝合,只需简单地将肌腱两个断端缝合在一起就能完成修复。而对于较大的肌腱或需要更加牢固的修复时,我们使用3-0编织缝线进行两组连续的改良 Kessler 缝合,这种方法使缝线处于肌腱断端的内部。由于缝合针数的增加,必须注意从肌腱断端出针时不要刺中缝线的缝支。中心缝合完,使用6-0的 Prolene 缝线在肌腱边缘进行深层连续缝合,缝线从修复部位的掌侧缘一角开始,然后环肌腱一周连续缝合。

指浅屈肌腱的远端,由于肌腱较单薄、扁平,而且包绕着指深屈肌腱,使得修复较为困难。我们建议采用小而尖锐的缝针和较细的缝线进行微创缝合,这样可以减少组织损伤。通常使用的是4-0或5-0的编织聚酯带针缝线。

选择性屈指肌腱移植术通常经手指外侧切口,指神经和血管留在掌侧皮瓣内。先切断浅肌腱令其回缩,然后在手掌另做一切口找到深肌腱的近端。如系第二指屈指深肌腱断裂,可将手指

切口直接延长至手掌的蚓状肌腹平面。取掌长肌、跖肌或第 4 趾的伸趾肌腱作为移植用。移植时近端与屈指深肌腱缝接。然后经滑车的深层到达手指末端。远端或与深肌腱残端缝合，或经指甲拖出植入末节指骨。掌指关节远端的屈拇长肌腱断裂，应一期缝合。掌指关节近端的屈拇长肌腱断裂，宜做二期腱移植术。术后手指固定于高度屈曲位，3 周后开始练习活动。理疗对恢复手指活动有益。强力被动活动反而有害。

3. 下肢腱损伤　下肢腱损伤较上肢少见。多数病例可行一期缝接。缝合失败后的进行性畸形，与麻痹性畸形相似。

小儿跟腱断裂多伴发皮肤广泛损伤。因此，这类患儿多需植皮或用健侧小腿交叉皮瓣修复。跟腱断裂如不治疗，可致跟足畸形，足跟局部瘢痕又可能导致马蹄足。胫后肌撕裂如不修复，可造成足外翻。必要时可将屈蹞长肌腱转移至足舟骨结节，并在踝关节以上与胫后肌近端缝合，以重建功能。

三、血管损伤

骨折是否并发血管损伤（vascular injury）已成为评定骨折严重程度的标准之一。然而需要处理血管损伤的骨折并不多见；大血管的韧度和弹性较好，肢体有丰富的侧支循环。肢体根部的血管较深，除车轧伤或严重牵拉伤外，不易受损。锁骨骨折，尤其是严重产伤引起的锁骨骨折可压迫锁骨下动脉。移位严重的肩关节脱位或肱骨上端骨折均可压迫腋部大血管，髋关节前脱位可能压迫股动脉。但大多数病例复位后肢体血循环能迅速改善。

血管损伤的危险部位为上臂下 1/3，前臂上 1/3，大腿下 1/3 和小腿上 1/3 处。这些部位之所以危险是因为损伤不仅涉及大血管，而且容易波及该平面的侧支循环。

（一）血管损伤的类型

外伤可致动脉断裂、穿孔、挫伤、栓塞和急性痉挛。动脉断裂或穿孔多见于玻璃或锐器造成的大开放伤口。偶为手术意外或骨折尖锐断端所致。股骨下端骨疣引起的腘窝动脉损伤殊为罕见。动脉挫伤、栓塞或痉挛可并发于肢体较轻的损伤。因止血带、石膏、绷带长时间压迫，肢体的大血管虽无损伤但可发生缺血改变。扭绞伤或较重的肢体损伤后引起的筋膜下水肿，也能压迫血管。

伤口内大血管断裂，患者不一定因出血致死。断裂后因血管痉挛或栓塞可使患者等到手术结扎血管。相反，大血管穿孔不能借肌层痉挛止血，因而危险性更大。

闭合性大血管断裂或穿孔，可形成搏动性血肿或外伤性动脉瘤。这种损伤罕见。偶因膝过伸造成腘窝部外伤性动脉瘤。动脉挫伤后，内膜卷曲，继而栓塞使血管腔堵塞。栓子向远端延伸可封住侧支血管的开口。挫伤后痉挛也可发生栓塞。

动脉挫伤或栓塞引起的动脉痉挛很少引起肢体坏死，但痉挛可导致缺血性变化。血管附近的损伤能引起局部的或广泛的动脉痉挛。手术中有时能看到动脉痉挛。一般手术刺激引起的动脉痉挛均能较快恢复。损伤性动脉持久痉挛的原因尚不十分明了。动脉受损段作为一个病灶，对动脉周围的交感神经丛是个刺激。这不但可引起大血管痉挛，还会影响其侧支。此外，动脉壁缺血也与动脉痉挛有关。

不论其发生的机制如何，重要的是如何尽快缓解痉挛。痉挛缓解，缺血变化便可恢复，否则肌肉发生坏死。

（二）血管损伤的病理变化

肢体坏死的病理改变已为大家所熟知，不再赘述。肢体轻度缺血，肌肉和神经也有特殊变化。肌肉呈黄绿色，其纤维鞘增厚，肌肉变硬。早期显微镜下肌肉有片状白细胞和圆细胞浸润。肌纤维有局灶性坏死，细胞核的数目减少。肌肉鞘增厚，在肌肉和鞘膜之间，成纤维细胞和吞噬细胞增生活跃。轻型病例的病理变化为可逆性的。坏死的肌纤维被吞噬，代之以新生的肌纤维。新生的肌纤维可沿其上下正常的肌膜管纵向生长。受损的神经可有沃勒（Wallerian）变性，最后复原。相反，有的神经变性呈纤维化即胶原纤维化，后者为不可逆病变。

（三）血管损伤的临床表现

整个肢体或某一部分的大血管受损后因供血不足，临床表现有动脉搏动消失、皮肤表面温度低、皮肤颜色苍白或发绀和苍白相间的发花以及指端没有毛细血管反应等。临床有上述体征时，诊断均不困难。

识别可逆性缺血的早期表现有一定困难。疼痛、苍白、麻痹和无脉为急性缺血的特征。但这四个体征往往不完全具备。肱骨髁上骨折患儿如有以上体征之一,就应想到有血管损伤的可能。伤后数小时即可出现症状和体征,但也可发生在伤后1~3天。究竟哪一体征对诊断最为重要,各家意见不一。有的作者发现上肢缺血最早的体征是麻痹,而不是动脉搏动消失。另外的经验是动脉搏动消失最为常见。但一致认为患儿手指屈曲,被动伸直有疼痛时为严重缺血。下肢背伸踝关节,拉直足趾时疼痛时,同样表明为缺血改变。一旦出现上述体征,反映肌肉内已开始有坏死变化,急待解决肢体缺血问题。

凡肢体动脉搏动消失而手指温暖、皮肤粉红、无深层肿胀,肌肉无压痛的病例,尚不能确定有缺血改变,需密切观察。手足颜色灰暗,指端毛细血管反应不良,但无手指伸直疼痛和麻痹者,也需严密观察。临床上还可遇到一些患儿表现为肢体脉搏好,手部皮肤温暖,粉红色,但诉肢体疼痛,向心性感觉异常,进行性运动麻痹和肌肉肿硬。这说明肢体缺血的程度和早晚不同而表现各不一致。超声动脉血流测定,并不能区分血管断裂和痉挛。

不同组织对缺血的敏感度各异。感觉神经末梢缺血15~30分钟则丧失传导功能。大神经干对缺血的耐受性稍好。肌肉缺血6~8小时就可发生坏死。皮肤缺血24小时以上的仍能存活。一般统计,从外伤到手术治疗平均多在9小时以上。因此,不少患儿的肢体虽能保留,但会有不同程度的肌肉坏死。值得注意的是,经过治疗重建血运的肢体可发生中毒反应。除中毒反应的轻重会影响预后以外,患儿年龄、外伤范围,有无移位的骨折,肢体的肿胀程度,有无支具压迫以及患儿的一般情况,特别是血压变化,都与预后有一定关系。

（四）急性缺血的治疗

1. 开放性伤口　开放性骨折或脱位,创面远端的肢体有缺血体征者应考虑有大血管撕断伤。麻醉下整复骨折后肢体血运完全复原者,不必手术探查。但肢体循环未改善者,则有探查血管的指征。若有血管损伤,只要距受伤时间不太长,应力争直接吻合或做静脉移植。在吻合血管过程中,局部可用肝素液。术后多不需用抗凝剂。

2. 闭合性损伤　闭合性肢体损伤有明显缺血表现者,应详查有关体征。如肱骨髁上骨折应观察运动和感觉异常、被动活动、桡动脉搏动以及静脉充盈情况等。麻醉下患儿肌肉完全松弛后,

做轻柔手法整复。复位后肢体血运当即恢复者可屈肘固定。屈肘的程度视能否保持桡动脉搏动为原则。凡整复后桡动脉消失者,应改用牵引。肢体应避免任何受压,直到桡动脉完全恢复。复位数小时,肢体循环仍无进步甚至恶化者,有探查血管的指征。

肱动脉探查术的操作是沿肱二头肌内缘做切口,通过肘前方,弯向前臂外侧。松解肱二头肌腱膜后可显露肱动、静脉。在手术野中常可见到广泛血肿和肌肉损伤。暴露动脉时要轻巧,不宜干扰过多,以免加重动脉痉挛。动脉断裂而需吻合者罕见。个别病例的血管夹在骨折断端之间,应小心移出血管。大多数病例系骨端或筋膜等动脉周围组织直接压迫所致。为此,术中应切除骨突或广泛剪开紧张的筋膜。缓解动脉痉挛有各种方法。局部外敷2.5%罂粟碱,0.25%奴弗卡因动脉周围封闭或用生理盐水注入动脉使之扩张。三种方法可重复施行。如仍不能缓解痉挛,则可能系动脉内膜受损。这就需要切除痉挛段后再吻合。

近年来下肢缺血性挛缩已为人们注意。小儿较少见。悬垂牵引治疗小儿股骨干骨折可并发小腿肌肉缺血性挛缩。因此,大于3岁或年龄虽小而体重过大的患儿,最好不用这种牵引方法。

（五）上肢缺血性挛缩

前臂轻度缺血性挛缩,解除缺血因素后,要用支具或弹力牵引使手指伸直防止严重畸形。前臂重度缺血性挛缩有屈指肌坏死,正中神经和尺神经无恢复迹象者,无论做任何重建手术也恐难生效。

前臂肌群缺血性挛缩最常累及指深屈肌、拇长屈肌等深层肌肉。由于这些肌肉均为骨间掌侧血管支配,说明该血管已不畅通。少数病例为浅层肌群坏死。

前臂较重的缺血性挛缩手术治疗前,至少需先行保守治疗3个月。在此期间观察前臂肌群有无再生现象,神经损害是否属轴索断伤而未完全破坏。3个月后如病情好转,则应再等3个月再考虑手术。

矫正屈曲畸形的手术很多。有的是延长短缩的肌肉和腱;有的是短缩尺、桡骨或切除腕骨以放松肌肉。这类手术的缺点是屈肌放松后,伸肌又会力弱。因此,另外一种手术是伤后半年切除坏死肌肉,同时延长幸存的屈肌和腱。切除坏变的

神经后行神经移植术。若神经广泛受损可行带血管蒂神经移植。手指屈肌完全坏变的,可在切除后将桡侧伸腕长肌转移到屈指深肌腱远侧的残端上。

(六)下肢缺血性挛缩

下肢缺血性挛缩多累及屈跗长肌和小腿前方肌群。有时胫后神经和腘外侧神经也可发生缺血变化。临床上马蹄足和爪形趾最为常见。为此常行跟腱延长术,切除或延长纤维化的肌肉以及将屈趾肌转移到伸趾肌上以矫正上述畸形。

四、神经损伤

神经损伤(nerve injury)在小儿也很常见。最多见的原因有二:一是肘、腕关节的闭合性损伤;二是玻璃或其他锐器的开放性损伤。

(一)神经损伤的类型

按伤势的轻重神经损伤可分为以下几种:

1. 神经传导障碍 系指神经受打击、压迫或暂时血运障碍而引起的功能紊乱。运动麻痹较感觉功能受损明显,没有或只有很轻的肌肉萎缩。肌肉和神经的电兴奋性无明显改变。病理变化主要是髓鞘内神经纤维水肿和分节变化。数日乃至2~4周可复原。这种神经损伤常是闭合性骨折的并发症。

2. 轴索断伤 轴索断伤病变累及神经纤维,并足以引起周围退行性变。但受伤的神经仍保持其连续性并可再生。神经纤维完全断裂后的第3周出现沃勒轴索再生。正常电反应消失。患儿有肌萎缩和自主神经功能障碍。这类神经损伤也常是闭合性骨折的并发症,但患者的伤势较重,神经常夹在关节内或受较重的牵拉。神经功能随轴索向远端生长而逐渐恢复。轴索生长的速度一般为每天1.5mm。最后,神经功能可彻底复原。

3. 神经断伤 指神经完全切断或遭牵拉后为瘢痕组织所阻断。这种神经损伤不经手术修补不能恢复。神经断伤几乎均为开放性损伤或为牵拉伤的并发症,如臂丛神经麻痹。

(二)神经损伤的临床表现

神经受损后,所支配的肌肉运动能力丧失,支配部位的感觉消失并有自主神经功能障碍。但临床不应凭借该神经支配的肌肉麻痹和感觉消失,来衡量患儿是否有该神经的损伤。理由是神经支配常有变异,特别是手部的神经支配更是如此。例如,外展拇短肌、对掌拇指肌和屈拇短肌一般认

为由正中神经支配。但有作者报道全组2/3的患者,其屈拇短肌由尺神经支配。有的患儿对掌拇指肌也由尺神经支配。另外,骨间肌通常由尺神经支配,但有的患者一部分骨间肌由尺神经支配,而另一部分由正中神经支配。还应该注意,有时一组肌肉麻痹会被另组肌肉的代偿动作混淆。例如,有时外展拇长肌可外展拇指而看不出有外展拇短肌麻痹。同样,某一神经切断后,因重叠支配使本应出现的感觉消失区不明显。不少正中神经断伤,其感觉消失区只局限于第2、3手指的掌面。腕部尺神经断伤,感觉消失区局限在小指末端和手的内侧缘。触觉消失区往往大于痛觉消失区。无汗区常与感觉消失区一致。确定无汗区可借助触诊,涂药(茚三酮、ninhydrin)或皮肤电阻增强等办法。联合应用上述方法对诊断小婴儿的神经损伤尤有帮助。

1. 正中神经损伤 腕部正中神经断伤,临床多查不出肌肉力弱。外展拇短肌麻痹的患儿只在外展拇指时,借局部触诊测出,但这种检查对婴幼儿来说则很困难。另外,还可用棉花检查拇指和第2指尖掌侧面的感觉变化。对能合作的学龄儿童,大都能查出感觉消失区。患儿有时可清楚地讲出拇指和第2指尖掌面没有感觉。凡腕部掌面的伤口,可能伤及正中神经的,一定要在缝合皮肤前探查正中神经。

肘平面的正中神经损伤多系肱骨髁上骨折或肘关节脱位的并发症。患儿多表现为不能屈拇指和第2指的末节。此时还应查明尺神经支配的屈肌有无代偿动作。至于感觉消失区则与腕部的正中神经损伤相同。有时损伤限于骨间掌侧神经支。临床表现有屈拇长肌和第二手指屈指深肌麻痹,而无感觉消失区。

2. 尺神经损伤 腕部尺神经断伤在小指末节有一小的感觉消失区。借外展小指或侧方摆动手指检查手内在肌的肌力。对婴幼儿很难做上述检查,只能在患儿做手部动作时加以观察。腕部伤口怀疑有尺神经损伤时应进行探查。肘平面的尺神经损伤多并发于肘关节脱位,特别是肱骨内上髁骨折。患儿在小指掌侧面和手掌的尺侧可查出感觉消失区。因屈指浅肌的作用,手指仍有一定程度的屈曲。

手的运动障碍主要表现在手内在肌的功能受限。小指末节不能单独屈曲。自主屈腕时,尺侧屈腕肌不收缩。

3. 桡神经和骨间背侧神经损伤 肱骨上 1/3 和中 1/3 平面的桡神经损伤容易诊断。患儿伸腕肌完全麻痹,无代偿动作。桡神经或骨间背侧神经的远端损伤,因不影响桡侧伸腕长肌,故仍可背伸腕关节。仔细检查可发现拇指不能伸展。值得提出的是放松拇指时的反跳尤如伸展拇指的动作。

对周围神经损伤唯一可以做的电试验是经皮刺激损伤平面的近端神经。这种检查一定要在受伤当天进行。缺点是所用的电流造成患儿疼痛能说明神经丧失传导。肌肉失去神经支配 1 周以内,电兴奋或肌电图检查并不可靠。伤后 3 周对 1/10 秒的刺激不产生反应。肌电图显示束颤电位。唯此时肌萎缩、皮肤颜色和质地改变等周围神经损伤的表现已很明显。

(三)闭合性神经损伤的治疗

小儿闭合性周围神经损伤多见于肘关节外伤。正中神经麻痹最多见于肱骨髁上骨折。尺神经损伤常见于肘关节外脱位和肱骨内髁骨折。骨间背侧神经损伤多是桡骨头或肱骨小头骨折的并发症。伤后如不仔细检查,手法或手术治疗后则不能说明神经损伤的时间。并发于闭合性外伤或骨折的神经损伤,90% 属于神经传导障碍,多于 1 个月内完全复原。

神经传导障碍的恢复无一定规律。肌肉不萎缩,电反应正常则表示预后良好。1 个月后不恢复并有退行性变体征的,起码是轴索断伤。应注意损伤平面以下的属于该神经支配的肌肉。肘平面以上的正中神经损伤,重点观察旋前圆肌和桡侧屈腕肌。肘以上的尺神经损伤主要观察尺侧屈腕肌。骨间背侧神经损伤应注意桡侧伸腕短肌或尺侧伸腕肌。如果按测量的距离计算已到恢复时间而临床不恢复,有时肌电图却能显示恢复的迹象。对毫无恢复迹象的病例应探查神经。手术中常发现尺神经或正中神经夹在骨折断端之间或卡在关节内。证实一段神经变性、坏死者,应切除并做端端缝接修补。

恢复期间要坚持做关节的被动活动。有时用支具防止挛缩。对掌拇指肌和屈拇短肌由尺神经支配。此肌力正常者不需支具保护,但鱼际肌明显萎缩者,需用支具保持拇指外展。

(四)开放性神经损伤的治疗

神经断伤或神经内有严重瘢痕者应切除有病变的一段行端端缝接。不能缝合者可做神经移植。手术操作精细准确,效果良好。神经缝接不能有张力。要按神经纤维原有的走行方向缝接。缝合线的刺激性要小。凡清洁伤口或经彻底清创的伤口都要力争一期缝合。不符合条件者可暂用黑丝线做标记,使神经两断端凑近,准备以后行二期缝合。

无论一期或二期缝合均要求遵循以下步骤。首先,切口要够大,足以显露受伤的神经。腕以上 3～4cm 处的正中神经或尺神经断伤,手术切口向下到手掌,向上到肘关节。另外,显示神经时要经过健康组织做锐剥离。用细黑丝线在神经纤维的上、下断端的相应部位做标记。操作过程只能用镊子辅助。尽量不切断神经分支。神经断端一般约有 0.5cm 的损伤。受伤的神经断端常在鞘内有出血。坏变和出血的长度总共 1～1.5cm,用锐刀切除之。切除后新的断端轴索间无出血则可接受。刀割或玻璃切割伤一般需要切除的神经总长度为 2.5～3cm。对施行二期缝接手术的病例不需观察神经鞘内有无出血。注意的重点是仔细识别神经内有无瘢痕。使神经断端凑近的方法有二:一是游离神经,二是屈曲肘或腕关节。但关节屈曲的角度不要过大。两神经断端相距 4～5cm 者,向上游离到肘平面可使之衔接。超过 5cm 者,需行尺神经前移术,正中神经则转移到旋前圆肌的浅层,同时屈肘。神经游离完毕,松开止血带观察神经有无出血,必要时可用细丝线做结扎以保证缝接间隙内不出血。至此,可先缝合皮肤切口的上、下端,留下一段切口再缝接神经。

缝合神经的材料必须纤细。缝合时只缝神经外膜,通常 8～10 针即可缝合完毕。缝接小儿神经要在手术显微镜下进行。神经外鞘虽薄但可经受缝合。缝接后要保持好腕、肘关节的适合位置,直到缝合完皮肤并打好石膏。石膏制动 3 周。以后逐步练习腕、肘活动。4～6 周后始允许完全伸直各有关的关节。若在手术显微镜下缝接神经束或行神经移植效果更好。

神经损伤过于严重,两断端之间的距离太大无法对端缝接者,可取股外侧皮神经或前臂内侧皮神经移植。广泛神经损伤还可用带血管蒂神经移植。

影响缝接神经效果的因素很多,主要是断伤平面和距离。断伤平面高的不如低的疗效好。断端间距在 10cm 以内者,效果一般较好。

前臂远端的神经和肌腱切断伤,二者可同时

缝合。3周后去除石膏,手指运动常能恢复。

五、甲下骨疣

甲下骨疣(subungual exostosis)并非特殊类型的骨瘤或骨软骨瘤,而是足趾末节趾骨背侧外伤后的骨膜炎。本症多见于大儿童的拇趾(图16-1)。临床表现为足趾肿大和持续性疼痛。趾甲有变形,近侧端更明显。照片显示甲下趾骨背侧有新生骨。

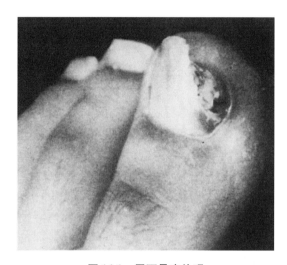

图16-1　甲下骨疣外观

治疗宜切除趾甲及趾骨背侧增生的骨质。术后用油敷料避免与创面粘连。待趾甲再生后而告愈合。

六、先天性指(趾)甲弯曲

指甲有生长障碍、增厚和不规则畸形。小儿少见。本症属先天性异常。单纯拔除指甲,新生的指甲仍可发生畸形。因此需连甲床一道拔除。

第2节　软组织感染

一、蜂窝织炎

蜂窝织炎(cellulitis)主要为溶血性链球菌和金黄色葡萄球菌引起疏松结缔组织的急性弥漫性化脓性感染。小儿多见。常发生在头皮、口腔、颈部、胸腹壁、臀部。局部有红、肿、热、痛。与周围健康组织无明显界限。常有不同程度的全身症状,如畏寒、发热、头痛、乏力和白细胞增高等。口底、咽后和颈部的急性蜂窝织炎,可发生喉头水肿和压迫气管,引起呼吸困难,甚至窒息。四肢的急

性蜂窝织炎注意和早期急性血源性骨髓炎相鉴别。

B超检查和CT检查可明确炎症病变的范围及是否有脓肿形成。蜂窝织炎早期无波动感时,可用鱼石脂油膏等外敷。病变难以控制或形成脓肿时,应及时切开引流。抗生素的使用原则是根据细菌培养及药敏试验结果,在药敏结果前,可根据感染的局部和全身表现,选用针对性强的广谱抗生素。溶血性链球菌感染多不形成脓肿,而金黄色葡萄球菌感染易局限而形成脓肿,多需切开引流。

二、手部感染

广泛应用抗生素以及注意手部卫生清洁,已使手部感染(hand infection)大为改观。手的任何部位感染均有疼痛、红肿和功能受限。早期可用轻夹板制动和抗生素治疗。多数病例的炎症可以控制,无需手术治疗。

保守治疗2~3天,疼痛、发热无好转者多需切开引流。皮下感染化脓后因手部皮肤较厚而不易查出波动。由于化脓时局麻可能无效,并可能使感染播散及加重局部的肿胀,治疗宜在全身或远隔区域的阻滞麻醉,使用止血带下切开引流,清除坏死组织,充分冲洗,探查有无哑铃形深层脓肿,同时注意感染是否波及肌腱和骨组织。术后24~48小时更换敷料,以后每日或隔日换药。当无引流物并出现健康的肉样组织时,即可二期闭合伤口。

1. 甲沟炎(paronychia)　甲旁皮肤皱褶处的感染常不需拔除指甲而能治愈。有的病例感染沿甲床下疏松组织扩散。

甲下或甲床表面的感染多不需切开引流。若感染范围较大,需沿手指的一侧或两侧甲沟切开引流,避免切到甲床。如果脓肿在甲下蔓延至对侧,应于该处做另一切口,向极端翻开皮肤,切除近端1/3指甲,伤口用敷料填充,开放引流48小时。大部指甲可以保留。指甲远端积脓宜楔形切除指甲并应引流指端软组织。

单纯疱疹引起的感染易与细菌性甲沟炎混淆,表现为局部肿胀伴清亮水疱形成。病情具有自限性,通常3~4周后缓解,不需要外科干预。

2. 化脓性指头炎　最初表现为肿胀、充血、疼痛等症状,然后很快形成脓肿,该部位的脓肿有时很难诊断,但如果剧痛持续12小时以上往往存

在脓肿。最好在皮纹远端做垂直切口,保持切口位于正中以避开侧方指神经分支,并可使愈合瘢痕最小。使用小剪刀或蚊式钳的尖端钝性分离可防止对神经末梢的锐性损伤,要将所有的分隔切开。

3. 筋膜下间隙感染 指蹼间隙感染时背部组织明显肿胀,但大量的脓肿位于掌侧。通常需要2条纵行切口进行引流:一个位于掌骨之间的背侧;另一个位于掌侧,自远端掌横纹远侧向近端弧形切开。不应该切开指蹼。掌中间隙感染可引起严重的全身反应,局部疼痛和触痛,中指和环指因疼痛不能主动活动,而且手与手指广泛肿胀。通过掌侧弧形切口切开引流。

4. 腱鞘感染(infection of tenosynooitis) 体征主要有受累腱鞘表面触痛、手指固定于屈曲位、手指过伸时疼痛和累及部位的肿胀。如果症状出现少于48小时,即可给予抗生素与夹板固定,可防止炎症扩散。如果选择非手术治疗,应密切随诊,因为对于治疗的依从性差可导致手指和手严重病残。保守治疗48小时以上无好转者有手术指征。腱鞘的指端滑车和手掌部滑车处各做一切口,插入导管用生理盐水冲洗并留置导管,术后持续冲洗引流。

5. 手指关节感染 通常由邻近软组织感染或关节直接穿透伤引起,血行播散少见。受累关节通常出现肿胀、压痛、皮温增高,手指常位于轻度屈曲位。主动和被动活动关节可引起剧痛。通过关节穿刺液镜检和细菌培养确诊。因关节感染可导致关节软骨破坏和指骨的骨髓炎,一旦确诊应及时切开引流并用适当抗生素治疗。对于儿童,抗生素、引流和夹板治疗时间应比成人要长。

6. 骨髓炎 通常由邻近感染如脓肿,以及开放骨折或闭合骨折行开放治疗引起,血源性少见。适用于长骨的诊断和治疗原则同样适用。远端指腹感染和侵蚀远节指骨,脓肿引流后骨炎病灶将一定程度上再生,应与死骨形成的骨髓炎区分。

三、内生甲

足趾内生甲(ingrowing nail)多见于青少年。多数与鞋子压迫脚趾有关。人造纤维袜子吸水作用不良可加重内生甲。

正常指甲的表面及其边缘均呈弧形。正确剪指甲的方法应平剪而不应过多剪两侧角。修剪错误也可导致内生甲。有的严重内生甲于生后出现,但非常罕见。

在内生甲的一侧或两侧的皮纹皱褶处可发生感染。广泛的慢性感染有肉芽组织形成。患儿足趾甲襞处肿胀,长期走路痛苦。

早期病例要注意鞋要合适,足趾不受压迫。剪除内生部分的趾甲有时更加重内生。往往需平剪趾甲,待内生部分长出也坚持平剪常可获愈。并发慢性感染的要在麻醉下甲缘切除或拔除趾甲,但不应破坏甲床。感染消散后仍应注意内生甲的复发。

四、滑囊疾病

滑囊是衬有与滑膜相似内膜的囊性结构,常位于关节附近或皮肤、肌腱、肌肉在骨性突起上滑移的部位,可与关节相通或不通,多居关节四周,其作用是减少摩擦,保护易损结构免受压迫,以减轻运动消耗。分两种,一种是正常存在的(如髌骨与鹰嘴表面滑囊);另一种是继发性的(如足蹬趾囊、骨软骨瘤或后凸脊柱表面的滑囊)。

滑囊炎可分为创伤性、化脓性、结核性和类风湿性等。还有不同的肿瘤样变,如绒毛结节性滑膜炎、骨软骨瘤病以及波及滑膜的滑膜瘤。

(一) 创伤性滑囊炎

创伤性滑囊炎(traumatic bursitis)表浅部位的滑囊如尺骨鹰嘴突或髌骨四周的滑囊易受外伤。伤后症状急性发作。膝关节跪倒后滑膜出血扩张,局部有疼痛和压痛,邻近关节活动受累。肌腱下的滑囊由于保护性肌肉痉挛使活动受限。主要表现为活动时疼痛。皮下滑囊只是加压时疼痛。

创伤性滑囊炎会合并邻近韧带的损伤,并应拍X线照片排除附近的骨折。治疗包括休息、抗炎治疗,加压包扎和用夹板或吊带使局部制动。急性发作可间断热敷以促进吸收。如果经常规非手术治疗症状缓解不明显,可行穿刺、激素类药物注射治疗。继发性滑囊炎常因反复创伤引起,其纤维壁一般比正常滑囊更厚,更易发生炎性改变。这类滑囊炎的治疗应去除病因(如切除骨软骨瘤或矫正足蹬囊炎),通常在术中同时切除滑囊。鞋不合宜或因支具刺激时应加衬垫保护。有的病例甚至需切除局部骨性突起。

慢性滑囊炎可由急性滑囊炎转变而来,但多数为缓慢起病。小儿少见,常见于几个特定部位,如三角肌下滑囊炎、鹰嘴突滑囊炎、髌前滑囊炎、坐骨结节滑囊炎。

(二) 化脓性滑囊炎

化脓性滑囊炎(pyogenic bursitis)常发生于表浅滑囊如髌前和鹰嘴突滑囊,多见于小儿。经外伤局部感染或为血源性感染。主要症状有局部疼痛、压痛和肿胀,有时滑囊极大,肿胀极为明显。可合并感染的全身症状。应注意与邻近关节的化脓性关节炎相区别。

多次穿刺、制动和应用抗生素,效果通常良好。抽出滑囊内的积液应行细菌学检查和药敏试验。穿刺时务必注意不要污染邻近的关节腔。限制患肢活动。偶需切开引流。若转为慢性滑囊炎如踇囊炎,则应手术切除。同时应改变其致病的解剖因素如行第 1 跖骨截骨术(图 16-2)。

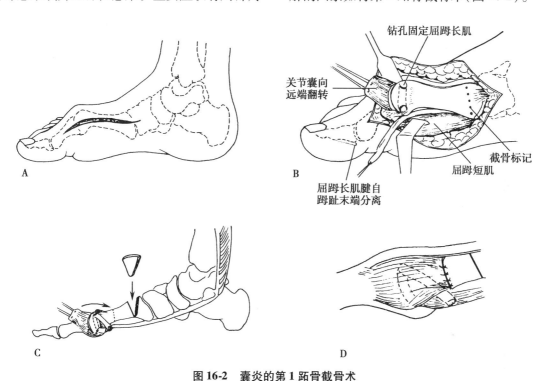

图 16-2　囊炎的第 1 跖骨截骨术
A. 切口;B. 翻起第 1 跖趾关节束,远端钻孔以备固定屈长肌腱,近端钻孔作截骨标记;
C. 矫正第 1 跖趾关节位置,缝固屈长肌腱;D. 缝回关节束,完成截骨术

五、腱鞘囊肿

腱鞘囊肿(ganglion)是关节或腱鞘附近的一种囊性肿物,多见于腕、足背和踝部。囊肿可为单房或多房,内含透明的胶冻样液体。

(一) 病因

囊肿可能是邻近关节囊或腱鞘的致密结缔组织的黏液退行性变。

(二) 病理

除单囊或多囊性外,偶有副囊。囊壁为致密纤维组织,似薄的关节囊,最内层白而光滑。囊内充以黏稠的无色黏液。多数源于关节囊的纤维组织,少数发生于腱鞘。附在腱鞘上的囊肿常位于掌指关节的掌侧或足背。

显微镜下所见可分为三个阶段。最初阶段有大量密集的类球形细胞,并与四周转化为梭形的细胞相间。第二阶段除有第一阶段的所见外,中央部发生空腔,其中有上述细胞的分泌物。第三阶段为成熟的腱鞘囊肿。囊壁光滑,厚度不等,其内膜与关节滑膜相似。大囊肿的囊壁血管很少,血管壁因纤维性变而使管腔变细。这可能是发生退行性变化的原因。在退变区常有神经纤维经过,因此囊肿部位会有疼痛和压痛。

(三) 临床表现

囊肿可见于任何年龄,从豌豆到核桃大。除肿物外,还会有功能障碍和疼痛。囊肿增长缓慢,有的是偶然发现的。囊肿的大小时有改变。不少囊肿与关节相通。造影剂注入囊肿很少能显示通向关节,但注入邻近关节常可看到有弯曲的小管道进入囊肿。大的囊肿多居腕关节的背侧,牵拉囊肿附着的肌腱会使囊肿越发明显。触诊多数囊肿张力较高,少数可有波动感。

有疼痛症状者,多感自肿物向外放散,而且活动邻近关节时疼痛加重。长在腱鞘上的囊肿,常使有关肌腱力弱。

(四) 治疗

用手指重压或用物叩击可使囊肿破裂。采用这种疗法时应注意保护局部的软组织。如失败还可在无菌条件下先穿刺囊肿注入透明质酸酶或醋酸皮质酮,然后加压。保守治疗约可治愈半数病例。复发多在半年以内。

手部囊肿影响功能,足部囊肿影响穿鞋者常需手术切除。手术应在严格无菌条件和止血带下进行。术中应切除全部囊壁和基底部的韧带样组织,以防止术后复发。

六、腘窝囊肿

腘窝囊肿(popliteal cyst)系膝关节后方含胶冻状液体的肿物。囊肿多紧靠腘窝皱褶下内方。腓肠肌内侧头深层。1840 年,Adam 报道过慢性类风湿性膝关节炎并发的腘窝肿物。1856 年 Foucher 描写过腘窝囊肿的病理,并认为本病是由慢性刺激引起的。1877 年 Baker 提出本症为膝关节的关节间隙疝。过去文献对本症缺乏统一命名。如腓肠肌-半膜肌滑囊、半膜肌滑囊、滑膜囊肿、膝关节后侧疝或称 Baker 囊肿。Bickel 和 Duhlin 提出腘窝囊肿一词。

本症在小儿常见,男孩较女孩多一倍,单侧者较多。

(一) 病因

一般认为是局部滑囊和半腱肌、腓肠肌内侧头的轻微损伤所致。还可能是腓肠肌和半膜肌的肌肉-腱部之间摩擦而引起。

(二) 病理

囊肿可为滑囊或为关节滑膜疝。多源于半膜肌滑囊或腓肠肌内侧头的深面。个别囊肿可延伸到小腿三头肌之中。

Burleaon、Bickel 和 Duhlin 等描述过 83 例腘窝囊肿的手术所见,其中 82 例可彻底切除。约55% 的囊肿起于滑囊,31% 为关节疝,另有 13%

发生部位不明。关节疝的囊肿多自膝关节囊后方疝出。多数囊肿位于膝关节后内侧。也有的在关节中线,极少数居于关节外侧。大约 2/3 的病例囊肿与膝关节相通。

根据组织病理学检查,囊肿可分为纤维性、滑膜性、炎症性及移行性四种。纤维性囊肿的囊壁内面平整光滑。囊壁内有纤维组织和玻璃样变,靠近囊壁可见米粒体。滑膜性囊肿的壁较厚(2~5mm),不太光滑甚至呈绒毛样。囊壁中的纤维结缔组织不太致密,内面衬以滑膜样细胞。可有圆细胞浸润。感染性囊肿的囊壁最厚,因纤维素渗出和粘连,故高低不平。壁内可见不同程度的淋巴细胞、浆细胞或中性粒细胞浸润。局部区域因有组织变形而成软骨和骨样组织。移行性囊肿兼有纤维性和滑膜性二者的特点。

(三) 临床表现

主诉为膝后有一肿物。与成人不同,患儿多无膝关节功能紊乱。偶有关节僵硬和局部疼痛。紧靠腘窝皱褶下方肿物,过伸膝关节时明显,屈膝时消失。囊肿硬韧并透光。应仔细检查膝关节有无功能障碍和关节炎表现。

(四) X 线检查

X 线照片显示软组织中密度均匀的阴影。下列几种情况应予鉴别:脂肪瘤内常有 X 线透明纹。动脉瘤有搏动感。若有搏动则可行动脉造影。腘窝的静脉怒张常不易鉴别,必要时可做静脉造影证实。色素性绒毛结节性滑膜炎以及其他膝关节炎症,如类风湿性、结核性、布氏杆菌感染或化脓性炎症均可在腘窝部出现肿物。色素性绒毛结节性滑膜炎以及半月板撕裂或囊性退行性变化在小儿少见。肿物偶系纤维肉瘤。诊断有疑问时可行穿刺活检。腘窝囊肿可抽出白色胶冻样液体。考虑与关节相通连的囊肿可用关节造影辅助诊断。隐约不定的囊肿还可借助超声波检查。

(五) 治疗

超过学龄儿童时期本病发病逐渐减少,使人想到本病有可能系自愈疾病。同时手术切除后的复发率较高。因此,囊肿穿刺,抽出囊内容,注入皮质酮激素治疗可首先试用。囊肿小的,甚至可暂时观察而不采取特殊治疗。如囊肿较大或有症状的,宜手术切除(图 16-3)。

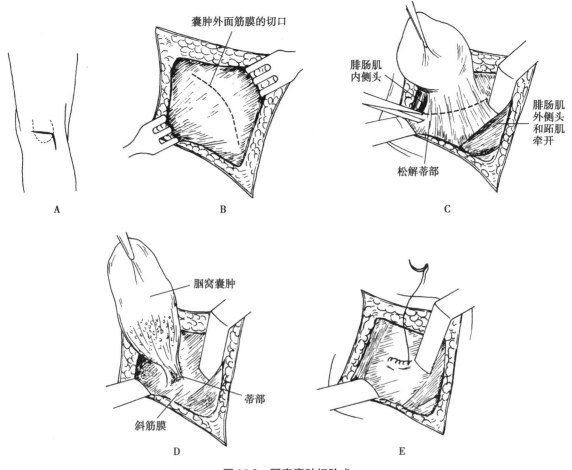

图 16-3　腘窝囊肿切除术

第3节　椎间盘疾病

一、椎间盘脱出

椎间盘脱出症（herniated intervertebral disc）是椎间盘纤维环部分或全部破裂后髓核突出刺激或压迫神经根所引起的一种综合征。小儿的椎间盘髓核含水量高，呈胶冻状，不容易出现环状韧带破裂。故椎间盘脱出在小儿少见，偶可见到腰椎间盘突出的病例。1945 年 Wahren 首先描述了一个 12 岁男孩的腰椎间盘突出症状。有报道发生率约 1%，男孩稍多（可能与男孩成熟晚、脊柱承受压力时间长有关）。外伤是首要原因，70% 患儿有外伤史；先天性腰椎畸形如腰 5 骶化及骶椎腰化也被提及可能与此有关；腰椎椎管前后径狭窄是椎间盘突出后产生神经症状的重要原因。也有家族性发病的报道。

儿童腰椎间盘突出症状呈间歇性且神经症状

不明显，故诊断常常延迟达 10 个月之久，因为当不伴坐骨神经痛的下腰部疼痛的患儿拍 X 片无异常时，常不会立即进行其他检查。患儿起病急，表现为腰部疼痛。有时向一侧或双侧下肢放射。咳嗽和打喷嚏可使症状加重，休息和平卧减轻。可有一侧或双侧椎旁肌痉挛。患儿常向一侧倾斜姿势站立以缓解疼痛，从而产生脊柱侧弯的体征。病变部位的脊柱活动受限，前屈和侧弯尤甚。可有跛行。凡有神经根受压或伴腘绳肌痉挛时，直腿抬高试验即呈阳性。腰 5 或骶 1 神经受压迫的体征为跟腱反射消失，踝背伸力弱，足背和小腿部感觉迟钝。神经反射异常发生率小于 50%，可能是由于儿童椎管宽，脊髓马尾和神经根活动空间较大。

辅助检查：X 线照片往往无异常（至少 50%），但可有助于除外脊柱的骨折、肿瘤、感染、畸形等疾病。侧位 X 片可见腰椎前突减少。MR 检查是诊断腰椎间盘突出的常规步骤，不仅能确诊椎间盘突出，还能评估神经根情况和准确显示椎间隙狭窄。CT 同样可用于诊断此病，它可明确椎体的骨性缺陷，尤其是中央型椎间盘突出常并发的唇样骨性突出，并可明确椎管狭窄。因 CT 检查有放射损伤，只有当 MR 检查显示异常大小的中央型椎间盘突出在邻近椎体的后方上下移动时（提示可能存在骨突撕脱的可能），或不锈钢内植入物的存在导致 MR 成像质量下降时才考虑行 CT 检查。MR 和 CT 检查可确认椎间盘突出的节段。

鉴别诊断：本病应与一些引起腰痛的其他疾病相鉴别。儿童时期脊髓肿瘤和椎间盘突出的发病率相似。若患儿体征明显而 X 线照片阴性，应做脊柱 MR 或脊髓造影以排除肿瘤；强直性脊柱炎多表现为腰背及骶髂关节周围疼痛，与腰椎间盘突出压迫引起的根性疼痛不同，HLA-B27 化验及脊柱 X 线片、CT、MR 检查可确诊；腰椎峡部裂及腰骶滑脱可借脊柱 X 线片及 CT 鉴别诊断；腰椎结核有结核特有的全身反应症状，结核菌素试验和脊柱 X 线片、CT 及 MR 检查可明确诊断。

治疗：与成人不同，儿童的腰椎间盘突出症治疗以保守疗法为主，包括传统的休息、应用肌松剂和止痛剂、热敷和理疗。尽管卧床休息乃至牵引是治疗成人患者的传统方式，但不是儿童的必需措施。矫正器具可以达到限制腰椎活动的目的，且易于被患儿及其家长接受，因为患儿可以上学及进行日常活动。硬膜外应用类固醇类药物是有争论的，且其作用并非不可替代。可能的应用指征包括针对严重的急性背痛的暂时治疗。尽管有些患者可复发背痛或腿痛，多数患者预后良好，可恢复运动功能。

症状和体征轻的病例可适当卧床休息，穿腰围 6 个月直到症状缓解；保守治疗无效的，应手术取出椎间盘。术中常见髓核向外突起而无退行性改变。取出后病理检查与成人者相似。

颈部椎间盘脱出尤为少见。症状只表现为颈部疼痛和活动受限。用颈托支持保护后，症状可很快缓解。

二、椎间盘炎

椎间盘可发生炎症。儿童椎间盘炎（diskitis）罕见，多发于 1~5 岁，可见于儿童全身败血症继发椎间隙感染，最常见于腰 3、4 和腰 4、5 椎间隙，其次为胸椎和颈椎。起病缓慢，有发热、食欲不振、腰痛、腹痛、跛行等症状，体征可有局部压痛、腰肌痉挛和脊柱活动受限。小儿不肯走路。病情加重后甚至不肯坐和站立。平卧后症状可很快缓解，活动后症状可加重。化验可见白细胞增多、血沉增快、C 反应蛋白升高。其他化验室检查无特殊异常。结核菌素试验可协助排除结核感染。凝集试验可除外伤寒及布氏杆菌感染。血培养多数为阴性。脊柱侧位 X 线片初见椎间隙狭窄、椎旁软组织肿胀、椎体终板欠规则，往往因邻近椎体有侵蚀现象而怀疑为早期结核；随后出现软骨下骨质钙化，显示境界清晰的硬化影，即可排除椎体结核。椎间隙的高度会有些恢复，但不能彻底复原。X 线片无异常者可行 CT 检查；个别治疗无效的患儿可考虑在 CT 引导下经皮穿刺活检助诊。多数学者同意本病为细菌感染。感染的部位初期可能在椎体的终板，再经幼时存在的血管突破终板到达椎间盘。行病理检查者确有炎症改变。金黄色葡萄球菌是最常见的致病菌（50%~67%）。含糊的症状、小儿表达不清和非特异性体征可导致延迟诊断，常需 2 个月以上，MR 检查可早期发现病变。

治疗多采用保守疗法。卧床休息；长时间大剂量静脉应用广谱抗生素（当然可根据血培养结果选择敏感的抗生素），待症状消退，白细胞、血沉和 C 反应蛋白恢复正常后，改用口服抗生素 4~6 周。此后还多需用腰围保护 2~3 个月，否则症状可能复发。

预后良好。多数患儿短期内完全康复；可遗留椎间隙狭窄和椎体终板不规则。脊柱长期活动受限，间或有背部疼痛症状和脊柱活动受限。

三、椎间盘钙化

椎间盘钙化（intervertebral disk calcification）在小儿脊柱全长的任何部位均可发生，但以颈椎较为多见。主要表现为急性颈部疼痛、斜颈和颈部活动受限。年龄多在 5 个月至 11 岁，男孩多见。原因不清，可能包括代谢性疾病、局部感染（1/4 的患儿有发热）及外伤。颈椎侧位 X 线片显示椎间盘髓核存在钙沉着即可诊断。治疗包括休息、颈椎制动、应用止痛药。保守治疗多可痊愈。症状多在 3 周内消失，95% 的患儿症状在 6 个月内消失。尽管少数患儿椎间盘钙化长期存在，但未见产生明显的退行性病变。

（孙琳　宋宝健　祁新禹　潘少川）

参 考 文 献

1. Herring JA. Tachdjian's Pediatric Orthopaedics：from the Texas Scottish Rite Hospital for Children. 5th ed. Saunders：2014：189-190；349-352；1070-1072.
2. Canale ST，Beaty JH. 坎贝尔骨科手术学. 第 12 版. 王岩，主译. 北京：人民军医出版社,2013.
3. 陈德玉，袁文，邱勇，等. 现代骨科学：脊柱外科卷. 第 2 版. 北京：科学出版社,2014.
4. 陈仲强，刘忠军，党耕町. 脊柱外科学. 北京：人民卫生出版社,2012.
5. Wolfe SW，Hotchkiss RN. 格林手外科手术学. 第 6 版. 田光磊，蒋协远，陈山林，主译. 北京：人民军医出版社,2012.
6. 张金哲，陈晋杰. 小儿门诊外科学. 第 2 版. 北京：人民卫生出版社,1999.

第 17 章

骨肿瘤和类肿瘤

第1节　骨肿瘤概述

骨肿瘤是儿童肿瘤中重要的一部分。尤其是恶性骨肿瘤,往往需根治手术,所以早期诊断及治疗就显得十分重要,同时要避免错误截肢的发生。骨骼源于中胚层,因此骨肿瘤可含由中胚层发展来的纤维母细胞、软骨母细胞、骨母细胞和网状骨髓性质的细胞。

（一）分类

虽然骨肿瘤的发生及其来源变化多端,有些尚不甚明确,但根据肿瘤细胞镜下形态及其来源、影像学表现以及肿瘤对患儿生命、健康的影响等特点,可将骨肿瘤大体上作如下分类(表17-1)。

（二）临床表现

患儿多因触及肿物或感觉疼痛而就诊。良性骨肿瘤大多不以疼痛为主要表现,但偶可引起活动不便,甚至是病理骨折。恶性骨肿瘤往往伴有疼痛,其特点可以是间歇性的,也可以是持续性的,且多在活动后或睡眠时加重。疼痛的产生和加重与肿瘤的生长有关,肿瘤生长速度快、生长空间受限或发生出血时疼痛加重明显。这类患儿还常伴有力弱、跛行和运动受限等表现。具体来说,这些表现是否出现,要取决于肿瘤的生长部位和其对四周软组织的影响。

良性骨肿瘤、原发或继发恶性骨肿瘤均可发生病理骨折,且骨折后病灶局部压痛明显。肿瘤刺激还可引发肌肉痉挛或关节运动受限。此外,如发现肿物用力按压可缩小,松开后可复原,或加用止血带后体积增大,甚至可摸到震颤者,要考虑血管性肿瘤的可能。

（三）X线检查

根据肿瘤的 X 线表现,可在一定程度上区分骨肿瘤的性质,但往往需要进一步检查。

原发恶性骨肿瘤的特点是瘤体大、外形不整齐和骨质破坏多,肿瘤四周的骨组织与肿瘤无清

表 17-1　北京儿童医院 1955—1995 年收治的 466 例骨肿瘤分类

肿瘤分类	例数
1. 良性骨肿瘤和错构瘤	
（1）成骨的	
骨样骨瘤	10
骨瘤	2
（2）成软骨的	
骨软骨瘤	191
软骨瘤	40
良性软骨母细胞瘤	3
软骨黏液纤维瘤	7
（3）成胶原的和其他肿瘤	
韧带纤维瘤	16
血管瘤	1
神经纤维瘤	7
滑膜瘤	6
2. 类肿瘤和骨的囊性病变	
（1）骨囊肿	27
（2）动脉瘤样骨囊肿	22
（3）纤维性干骺端缺损(非骨化性纤维瘤)	3
3. 破骨细胞瘤及其他肿瘤	
巨细胞瘤	9
4. 恶性骨肿瘤	
（1）成骨的	4
（2）成软骨的	2
（3）成胶原的和其他肿瘤	
纤维肉瘤	76
滑膜肉瘤	12
血管肉瘤	9
（4）成髓的	
尤文肉瘤	2
网状细胞肉瘤	7
淋巴肉瘤	10

晰界限,肿瘤常伴有骨破坏和新骨形成,隆起的骨膜下面可产生新生骨,影像学上表现为“Codman 三角"。原发恶性骨肿瘤常常侵噬骨皮质,软组织成分的肿块增长到一定程度后可触及或在影像学检查中发现。例如,骨肉瘤的影像检查中既可见到骨破坏,也可看到新生骨,同时在软组织肿块中还可看到钙化影,而另一些骨肿瘤则不尽相同。

影像检查中良性骨肿瘤常境界清晰。肿瘤可位于骨的中心部而没有反应性新生骨,或四周有一薄层硬化骨质。有些肿瘤局部骨质明显扩张。有些虽然出现骨质破坏,但仍保持清晰的边界。多数良性骨肿瘤内含有正常骨结构,如骨软骨瘤(图 17-1)。

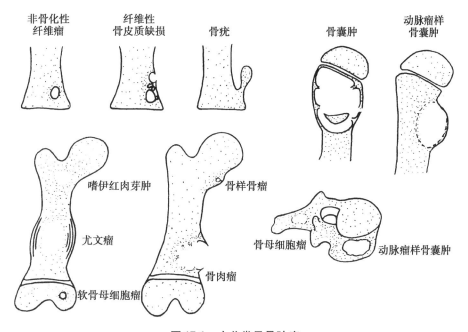

非骨化性纤维瘤　纤维性骨皮质缺损　骨疣　骨囊肿　动脉瘤样骨囊肿　嗜伊红肉芽肿　骨样骨瘤　尤文瘤　骨母细胞瘤　软骨母细胞瘤　骨肉瘤　动脉瘤样骨囊肿

图 17-1　小儿常见骨肿瘤

(四)病理

病理检查是最为可靠的诊断方法。常用方法为闭式针吸活检或切开活检,后者更为可靠。少数病例病理检查后仍不能明确诊断。

手术切开取活检标本时应尽量减少挤压,避免增加肿瘤转移风险。仔细选择切口部位,确保切口愈合以利于根治手术。

针吸活检创伤小,操作简单,患儿痛苦小。但实际操作中不尽完美,活检部位选取不当、定位失准、组织坏死以及出血等可导致活检失败。此外,在没有影像引导下的针吸活检甚至是危险的,需避免不慎穿入血管及脏器等意外的发生。

用冷冻切片还是常规蜡块包埋切片检查,取决于活检组织的种类和肿瘤的类型。对临床诊断不明确的病例,需同病理科、影像科多方共同会诊,以提高诊断的准确率。根治手术前,最好等待常规切片的检查结果。

(五)恶性骨肿瘤的诊断

诊断骨肿瘤后,应对疾病进展进行分期(表 17-2),与分期相关的因素有:①肿瘤是局限在骨内(间室内),还是扩散到邻近的软组织(间室外);②是否有其他骨或脏器转移。证实往往需要病理检查。

表 17-2　骨和软组织肿瘤的 Enneking 分期

良性肿瘤		恶性肿瘤			
分期	分级	分期	分级	部位	转移
Ⅰ	潜伏性	ⅠA	低度恶性	间室内	无
Ⅱ	活动性	ⅠB	低度恶性	间室外	无
Ⅲ	侵袭性	ⅡA	高度恶性	间室内	无
		ⅡB	高度恶性	间室外	无
		Ⅲ	任何分级	任何部位	局部或远处转移

MRI 和 CT 对显示骨破坏的具体形态和了解肿瘤是否局限很有帮助。MRI 可以发现长管状骨内隐匿的 2mm 大小的转移瘤。胸部 X 线照片(吸气和呼气相)可显示 10mm 以上直径的转移瘤。高分辨 CT 甚至可以显示直径 2mm 及以上的肺转移瘤。

^{99m}锝骨扫描对骨肿瘤,尤其是恶性肿瘤诊断很有意义。

血管造影技术可用于了解肿瘤的血供及界限,评判肿瘤化疗效果,还可用于肿瘤栓塞治疗。

化验室检查中乳酸脱氢酶(LDH)可以用于判断肿瘤预后,LDH升高提示预后不佳。以骨肉瘤为例,术前分期要根据以下内容:①完整的病史和体格检查;②全血细胞计数和分数,血沉,血钙、磷、碱性磷酸酶(ALP)和乳酸脱氢酶(LDH);③肿瘤局部和胸部X线照片;④^{99m}锝闪铄造影;⑤用MRI测定骨内病变,有无波及关节,软组织肿物和邻近的神经血管的关系;⑥胸部CT检查以除外转移。

肿瘤活检中,针吸活检应以X线片和超声作引导,必要时可使用CT引导(如椎体肿瘤针吸活检)。因所得组织有限,术前应预先与病理科和放射科医师会诊,提高活检的成功率。切除活检应注意止血,以防骨组织渗血使肿瘤扩散。严密缝合,并对骨开窗部位进行填充。术前也应请放射科和病理科医师会诊。

第2节 组织细胞增生症X

1953年由Lichtenstein定名,系一组临床病理综合征:骨嗜伊红肉芽肿(eosinophilic granaloma)韩-薛-柯(Hand-Shuller-Christian)病和勒-雪(Letterer-Siwe)病。因全身性病为组织细胞增生和扩散,为了区分起见,1973年Nezelof因本病也有朗格汉斯细胞增生,而称之为朗格汉斯细胞组织细胞增生症(LCH)。

本病原因不明,推论为免疫性刺激正常的朗格汉斯细胞,使之增生失控和堆积。病理虽不属新生物,但增生性病变属继发于免疫调节欠缺。最近研究报道有一相反的学说,嗜酸性肉芽肿可能为高度可变的生物学行为所致的新生物克隆疾病。

本病可发生于任何年龄,婴儿和儿童居多,发病率(3~4)/100万,男女之比约为2:1。

一、骨嗜伊红肉芽肿

单发或多发,无骨外病变。最轻的为单骨型,偶为多骨而无骨外病变,病变为一良性过程。

(一)病理

嗜伊红肉芽肿为柔软、黄色或红棕色,常有出血,偶为囊性。组织学特点为嗜伊红细胞、浆细胞和特殊的大单核巨细胞(朗格汉斯细胞)胞质浅染,胞核不整齐。有时可见坏死、纤维化和反应性细胞(泡沫大吞噬细胞)。有丝分裂少。主要细胞为组织细胞和嗜伊红细胞的混合。超微结构显示邻近细胞核部的胞质中有Birbeck颗粒,颗粒为杆状,中央有横纹及泡状扩张带,形如网球拍。Birbeck颗粒来源和作用尚不明了,但有此结构为本病的特征。

(二)临床所见

20岁以前的病例约占2/3,多在5~10岁作出诊断。首要症状为局部疼痛,偶伴肿胀和低热。血沉可能增快。颅骨受累的最多;其次为股骨和胫骨。还可波及骨盆、肋骨和脊柱。相反,跗骨和腕骨很少见。长管状骨的病变常居髓腔内,位于骨干。

(三)X线所见

生长快并呈破坏性溶骨性病变,病骨可见穿凿样外观。早期显示骨皮质溶蚀,骨膜轻度增生,多数病变呈卵圆形,颅骨多为圆形或卵圆形缺损。颅骨和骨盆等板状骨很少出现骨膜反应。病变边缘硬化可为治疗后现象或自然产生。

嗜酸性肉芽肿另一特异变化为脊柱的扁平椎。这种病变使椎体渐进性塌陷,多不伴神经症状。偶因椎体破坏严重而出现脊髓和神经根受压。病变痊愈后,原塌陷的椎体高度可有不同程度的恢复。

约10%的患儿开始为单一骨病变,而后发展为多个病区且包括骨外的韩-薛-柯病。除手、足外,几乎任何部位均可波及。应常规拍摄胸片以除外肺部受累。

CT可描出溶骨性破坏的范围,这对骨盆、脊柱和颅骨部的病变更加需要。MRI较X线平片和CT的效果更好,可勾画出骨髓内嗜酸性肉芽肿的范围和邻近软组织的变化。MRI显示嗜伊红肉芽肿四周软组织的水肿程度较尤文瘤和骨髓炎均轻。

同位素扫描对诊断嗜酸性肉芽肿没有太大意义。X线片上有明显受累的,扫描结果可能无明显异常。对多发病变还是用X线摄片为好。

(四)鉴别诊断

骨髓炎、尤文瘤、恶性淋巴瘤、转移癌以及长管状骨的动脉瘤样骨囊肿和单发骨囊肿均应加以鉴别。除特异性改变如扁平椎以外,均要用活检除外上述严重病变。针吸活检大都能协助诊断。非骨化性纤维瘤有时很像嗜伊红肉芽肿愈合后的改变,但后者的部位多在骨干且不一定都是偏心状。

(五) 治疗

单发嗜酸性肉芽肿为一良性病变,多能自行缓解,数月乃至数年后的最终效果良好。对此,除需病理活检证实诊断外,不需任何特殊治疗。然而在活检时常行病变刮除。对下肢负重骨因有可能发生病理骨折以及刮除后可能遗留骨的变形,故在刮除病变的同时,可植骨以加强之。患有扁平椎患儿的后背不适感消失后,除继续用支具背心保护以外,只需密切观察。

有报道称病变内注射肾上腺皮质激素是安全、有效的。但对这种有创的治疗,诊断业已明确的不一定需要。

有的病变因部位特殊具有一定危险性,如影响脊髓或视神经功能,同时手术切除和局部注射激素均属不能,对这类病例,低剂量放射治疗也是另一选择。但因本病属良性可自愈,放疗反可招致恶性化,因此很少应用。对广泛性病变和多器官受累的也有化疗成功的报道。全身性受累,伴体重不增、发热、重要器官功能不良者,联合使用化疗、激素、大剂量抗生素可扭转预后。

二、韩-薛-柯综合征

在了解嗜酸性肉芽肿的病变以前已有一组多尿、突眼和膜性化骨部位缺损的报道。并在 1924 年已注意到勒-雪综合征为全身性多系统受损,其中也波及骨。嗜酸性肉芽肿到 1940 年始见诸文献。大约 80% 的组织细胞增生症为单发的嗜酸性肉芽肿,6% 为多发的嗜酸性肉芽肿,9% 为韩-薛-柯综合征,仅 1.2% 为勒-雪综合征。涉及全身性病变需儿科专家治疗,在此不再赘述。

第 3 节　良性骨肿瘤

一、骨样骨瘤

骨样骨瘤系骨内良性小肿瘤,早期误称本病为"硬化性非化脓性骨髓炎"或"局限性骨皮质脓肿",其特点是以疼痛和压痛为主要临床症状。自觉症状的严重程度与瘤体的大小很不相称。本症的组织学和 X 线表现有其特点。

骨样骨瘤主要见于儿童和青年,年龄 10～25 岁。男性比女性多两倍。本病并不少见。腓骨、肱骨、椎体、距骨和跟骨均可见,但以股骨和胫骨最多,偶见于肋骨、髂骨、髌骨、跗骨或指骨。

(一) 病理

病变的特点为一小瘤巢,内含丰富血管性结缔组织的基质,混以不等量的骨样组织和不规则的成熟的骨小梁。经数月或数年的刺激,瘤体四周环以范围大小不等的硬化骨质。骨皮质内病变,在 X 线照片上可看到明显的骨皮质增生。随着瘤巢的逐渐成熟,有不同程度的钙化。很可能本症与良性骨母细胞瘤属相似病变,前者发生在骨皮质而后者居骨松质。

(二) 临床表现

疼痛是患儿的突出症状,特点是疼痛严重、定位不清、持续存在并与活动无关,早期就诊中,漏诊情况时有发生。此外,因病变部位不同,症状有很大区别,有些病例可有神经症状。

最初的症状是疼痛。开始较轻,严重时可影响睡眠。患者经常服用止痛药。病变部位表浅者可有明显压痛。局部能摸到肿物者极为少见。

发生在下肢骨的有轻度跛行。病变邻近关节的会造成运动范围受限。关节软骨下的肿物有时无明显硬化骨包围而以骨质稀疏为主,并能产生交感性关节积液,这种病例易误诊为骨关节结核。肌肉失用性萎缩也较常见,椎体或肋骨的病变可引起脊柱侧弯。有时会有神经系统的症状,如肱骨上端或颈椎部的骨样骨瘤可导致手部疼痛和出汗过多。股骨或骨盆病变能产生坐骨神经症状。发病之初尚未发现病灶以前,常误诊为精神因素。

(三) X 线检查

X 线片较为典型,可作为重要诊断依据。瘤巢特点是邻近骨皮质处发现直径 1cm 左右的透亮区,偶可见其内有钙化灶,瘤巢四周有较广泛的硬化骨包围。为显示瘤巢可采用特殊 X 线摄片技巧,但 CT 断层扫描显示更为清晰。

股骨颈内有时可见到骨内化骨,犹如成熟压缩的板状骨小梁。这种情况不要误诊为骨样骨瘤。这种骨内化骨没有瘤巢,更无临床症状。

骨脓肿的 X 线照片易误诊为骨样骨瘤的瘤巢。但两者临床症状并不相同。骨脓肿的局部温度增高更为明显。表浅的病变在 X 线的指导下,做局部穿刺或活检,可明确诊断。

(四) 治疗

治疗原则是彻底切除病变。局部刮除往往导致复发。重点是切除瘤巢而不是四周硬化的骨组织。术中应拍摄 X 线片了解是否完整清除瘤巢。病变彻底清除后，疼痛症状也随之消失。

经久不治的病变虽有可能自行控制，但对其自然转归尚不掌握。放射治疗无效，因此缓解患儿痛苦的唯一方法还是手术切除。

二、良性骨母细胞瘤

良性骨母细胞瘤系一种罕见的良性骨肿瘤，其组织学特点为密集的骨母细胞和丰富血管基质内有大量骨样组织。过去称此肿瘤为巨大骨样骨瘤或骨纤维瘤。常见于儿童和青年，10～25 岁最多。性别无差异。

好发于脊柱的椎板、椎弓根、手、足和长管状骨。股骨和胫骨较常见。发生于肢体长管状骨和椎体的骨母细胞瘤占总例数的 60%。

良性骨母细胞瘤很像骨样骨瘤，但较大。最大的骨母细胞瘤直径可达 10cm。患处骨膨胀破坏，但由骨外膜或新生的骨皮质包裹，表现为良性病变。偶尔穿透骨皮质产生软组织肿瘤。

肉眼观察，病变为颗粒状红色肿物。瘤体血管丰富，手术中不易止血。

显微镜下所见因肿物的成熟程度不同而各异。组织学主要特点是大量骨母细胞，在骨样组织或骨嵴的表面成团排列，表面包以骨样组织和不整齐的钙化新生骨，在结缔组织的基质中总是有丰富的血管。

临床主要症状为局部疼痛，肿物局部压痛，以及因肌肉痉挛所致的患肢活动受限。在胫骨和掌骨的肿瘤可摸到肿物。脊柱椎板的病变可向椎管内侵犯而造成脊神经或脊髓的压迫。小儿腰痛应考虑本病。

X 线照片表现为膨胀性透明病变，其直径多超过 2cm。有的病例其肿瘤直径可达 7～10cm。病变成熟后发生钙化，密度增高。瘤体四周的硬化骨不如骨样骨瘤明显。

组织学所见由于大量成骨细胞和骨样组织包裹，易与成骨肉瘤混淆。但良性骨母细胞瘤内没有成堆的肉瘤状结缔组织基质细胞、肉瘤巨细胞、肿瘤软骨和肿瘤骨。

良性骨母细胞瘤和骨样骨瘤的组织学表现极为相似。但良性骨母细胞瘤的体积较大，有进行性骨破坏和边界不清晰等特点。

由于肿瘤系良性病变，故只做局部切除。椎板受累时因压迫神经而需行减压术。手术不易切除的部位，可用中等量放射治疗。病变钙化而愈合。

三、骨瘤

小儿患骨瘤的并不常见。任何膜性化骨部位均可发生骨瘤。好发于颅骨的内、外板。肿瘤长入鼻窦或自下颌骨长入口底，可出现症状。骨瘤生长极为缓慢。多数患儿无任何不适。有功能障碍者有手术切除的指征。骨瘤系赘生的成熟骨组织，预后良好。

四、骨软骨瘤

严格来讲，骨软骨瘤不属于肿瘤，而是生长方面的异常，或称错构瘤。瘤体有软骨帽和一个从骨侧面突出的骨组织。瘤体自近骺板的干骺端长出，几乎与骨干长轴呈直角。骨软骨瘤在骨良性肿瘤中居首位，多发生在大儿童和少年，10～20 岁发病者占 80%，男女无明显差别。本症又称骨疣，其成因可能是从靠近骨膜的小软骨岛长出，或来自骺板软骨。

凡软骨化骨的部位均可发生，但下肢长管状骨占 1/2，股骨下端和胫骨上端最多。其次为肱骨上端，桡骨和胫骨下端以及腓骨的两端。病变位于干骺端，随生长发育逐渐远离骺板。

（一）病理

病变呈丘状突起或为带蒂的肿物，直径介于 1～10cm。表面高低不平。骨疣外形可为丘状、半圆形、菜花状或为带细蒂的长管状。外表为厚薄不等的骨膜覆盖，并与邻近的骨皮质相连。剥去骨膜，见软骨帽为蓝白色的玻璃软骨。软骨帽的厚度介于 1～3mm。患者年龄越小，其软骨帽的体积越大，其厚度也越厚。骨疣内部为骨松质。骨松质的基底与干骺部的骨松质相连。

骨软骨瘤的表面有时产生滑囊，瘤体较大，与附近肌肉、肌腱摩擦后尤易产生。滑囊内含黏液，间或有纤维性米粒体。米粒体也可钙化。

小儿骨软骨瘤在显微镜下宛如另一个骨端，只是没有二次化骨中心而已。纤维化的髓腔中会有钙化的软骨。骨疣内的骨髓中脂肪组织丰富。骨疣的增长靠软骨帽深层的软骨化骨作用。患儿发育成熟后，骨疣即停止生长。

成年后，软骨帽逐渐退化以至于消失，偶持久存在并可继发为软骨肉瘤。

（二）临床表现

常是意外中摸到肿物或在 X 线照片上偶然发现异常。多数没有症状。股骨下端或胫骨上端的内侧骨疣可有肌腱滑动感。肿物遭到直接冲击或蒂部发生骨折以后才会有疼痛感觉。瘤体较大时可压迫神经。腰椎的骨疣可发生马尾神经的压迫症状。足和踝部肿物会使走路和穿鞋困难，有的可并发滑囊或滑囊炎。

（三）X 线检查

本病 X 线特点是邻近骺板的骨性突起，方向与骨干垂直。肿物的骨皮质和骨松质均与基底骨组织相连。软骨帽虽不显影，但其中如有钙化也会使局部密度增高。病变邻近的干骺端常较正常的宽。若发生在胫骨下端外侧或桡骨远端的尺侧，可造成关节分离。

（四）治疗

瘤体压迫神经、血管或影响关节活动，以及蒂部外伤发生骨折的，均有手术切除的指征。当然无明显症状的，也不禁忌手术。

手术的重点是尽量从基底切除而不要剥离局部覆盖的骨膜。软骨帽和骨膜要一并切除，以免肿瘤复发。同时注意防止损伤骺板（图 17-2）。

骨软骨瘤发生恶性变者不到 1%。转变成软骨肉瘤、骨肉瘤或纤维肉瘤者均少见。

五、单发内生软骨瘤和多发内生软骨瘤

内生软骨瘤系骨内良性的软骨肿瘤。侵犯单一骨的则称单发性内生软骨瘤。多数骨内发生可称多发内生软骨瘤病。单发者软骨病变位于髓腔内，而多发者软骨瘤源于骨外膜，以后穿入髓腔。

（一）单发内生软骨瘤

男女发病无差别。虽在小儿或青年时发病，但多数病例成人后始被发现。病理表现为单核小软骨细胞为主，分叶排列成团。细胞间有玻璃样软骨。肿瘤可发生钙化。

手指、足趾和掌、跖骨的单发内生软骨瘤发生恶变者极为罕见。长管状骨的病变有发生恶性变者，但其发展过程缓慢。组织学怀疑恶变者，软骨细胞特别丰富，细胞核肥大，有时还可出现一些双核的软骨细胞或巨大软骨细胞。

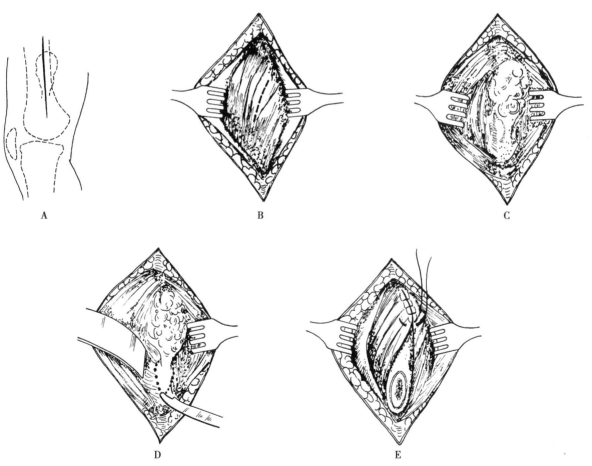

图 17-2　股骨远端骨软骨瘤切除术
A. 切口；B. 股内侧肌分离切口；C. 暴露骨软骨瘤；D. 切除骨疣的基底标记；E. 缝合股内侧肌

四肢骨受累较多,特别是手指、掌骨、足趾和跖骨。长管状骨中以股骨和肱骨居多。肋骨、胸骨、髂骨和椎体也偶有发生。手和足部肿瘤多靠近骺板。若骨骺融合,病变可向骺板部侵入。有的病例是手指、足趾、掌和跖骨外伤造成病理骨折后始发现。近期并发骨折的肿瘤,触诊时局部压痛明显。肿瘤增大后可穿破骨皮质而达软组织。此时患儿可察觉手指或足趾病变部位有硬性肿块。骨皮质变薄后可发生病理骨折。肿物增大还可压迫指神经,或使活动受限。

X线照片显示卵圆形的骨质稀疏,骨皮质膨胀变薄。若有病理骨折容易辨认。单发内生软骨瘤要同指骨远端的上皮包含囊肿鉴别。孤立的纤维异样增殖病灶、非骨化性纤维瘤、单房性骨囊肿若发生在掌骨,其X线照片宛如单发内生软骨瘤。Boeck类肉瘤和痛风也会在指骨上造成穿凿状骨质稀疏病变。

治疗应刮除或彻底切除病变并植入小骨片。长管状骨病变范围较大的,有时需将膨胀的骨质塌陷。应牢记本病有恶变的可能,尤其是骨盆、胸骨或大长管状骨的病变。需长期随访,一旦疑有复发时应行彻底手术。发生恶变时应施行截肢。肉瘤发生转移较慢,彻底切除可获治愈。

(二)多发内生软骨瘤

本病也称软骨发育不全或 Ollier 病,系一较少见的发育异常。病理特点是多个骨内含球状或柱状软骨。Ollier 病习惯上是指以单侧为主的内生软骨瘤病而言。软骨发育不全强调本病属于发育缺欠性质而不属肿瘤范畴。本病的成因不明,可能系干骺血管吞噬钙化软骨的异常而导致未钙化的软骨聚集。

多发内生软骨瘤合并皮肤和其他软组织散在血管瘤和静脉石者,称为 Maffucci 综合征。本综合征有的同时有内脏血管瘤,皮肤浅静脉扩张,多发色素痣和白斑病。

多发内生软骨瘤病为干骺端内软骨细胞错构增生而成。未证明与遗传有关。性别无明显差别。

病变的分布和范围有千差万别。有的局限于单侧或双侧手部或波及一个肢体,多数发生在下肢骨。累及上下肢时,以一侧为主。

病理检查显示长管状骨变短弯曲,干骺端加宽。纵向劈开病骨,软骨团内有多数圆形或卵圆形灰白色区,其间有骨隔膜。组织学检查小软骨细胞和大空泡软骨细胞相间,排列紊乱。除细胞间基质内钙化不良外,均与单发内生软骨瘤相似。

临床症状出现较早。好发于掌、指骨,膝关节上下和尺、桡骨远端。病变波及手部,使手指肿大,手外形呈怪状,功能受损。股骨和胫骨受累会产生膝内、外翻。下肢病变常不对称,常造成下肢不等长,3岁的患儿双下肢可相差2~4cm,骨成熟后平均差别可达5~25cm。患儿有跛行。前臂可发生弯曲,旋前受限和手的尺侧偏斜等畸形。

X线所见,手和足部的短管状骨病变常扩张而呈球形。骨皮质变薄向四周扩展,其中常有钙化。长管状骨的病变表现为干骺端纵向的透亮条纹并向骨干延伸。小儿的病变不波及骨骺,但在骺融合以后,病变可伸向骨骺。肿瘤部位的骨皮质变薄,从而可发生病理性骨折。瘤体内有斑点状钙化。

治疗包括掌指骨的软骨瘤的刮除植骨,截骨术矫正成角畸形和纠正下肢不等长。

下肢负重骨易发生骨折,对此应防止畸形愈合。肿瘤恶变为软骨肉瘤者高达5%。增长快和疼痛是恶性变的征象,如发生这种情况应行病理检查。因恶变率较高,故宜每年定期复查。一旦证实确有恶变应尽早截肢。

六、良性软骨母细胞瘤

良性软骨母细胞瘤罕见,主要发生在青少年,一般介于10~25岁。好发于肱骨近端、股骨远端和胫骨近端的骨骺。男性患儿较多。

组织学特点为多角形软骨母细胞密集,间有钙化和坏死区。

临床症状轻微。病变靠近关节时有肿胀、疼痛、肌肉痉挛致关节活动受限。触诊肿瘤有压痛。发生在下肢有跛行。

X线照片上可见圆形或卵圆形的透亮区,一般为1~4cm大小。新生骨可描出肿瘤边界。病变区的所谓的透亮区呈毛玻璃状。局部骨皮质膨胀,骨膜反应少。骨骺瘤体偏心发展伸向干骺端。鉴别诊断中应考虑巨细胞瘤、内生软骨瘤和软骨肉瘤。

治疗为彻底刮除或切除病变,不破坏关节。刮除的骨腔以植骨块填充。放射治疗有可能促使变成软骨肉瘤,但罕见。

七、软骨黏液纤维瘤

软骨黏液纤维瘤(chondromyxoid fibroma)少

见,属良性。多发生在大儿童或青壮年。好发于下肢。胫骨约占半数,也可见于股骨、腓骨、跗骨或跟骨,但发生在上肢、肋骨或骨盆的很少。性别无明显区别。

肉眼检查瘤组织色白、坚韧,其硬度取决于黏液及软骨二者比例。肿瘤的基质细胞小而圆,由空泡和黏液状的细胞间质分隔。

临床症状不明显,常是外伤后 X 线检查时偶然发现。常见的症状是间断疼痛,触诊并无压痛。

X 线照片显示长管状骨干骺端有偏心性卵圆或圆形骨质稀疏。骨膜反应可描出肿瘤的外缘。同时硬化骨可描出内侧轮廓。

肿瘤直径最大可达 7 ~ 8cm。鉴别诊断应考虑单发骨囊肿、良性软骨母细胞瘤。

刮除治疗,缺损较大可用植骨填充。

八、结缔组织增生性纤维瘤

骨结缔组织增生性纤维瘤(desmoplastic fibroma)的结构与软组织的硬纤维瘤(desmoid turn-out)相似。临床表现为疼痛和骨性隆起。好发于髂骨。本肿瘤可见于小儿,性别无明显差异。X线照片显示肿瘤呈囊性。发生在长管状骨者多居干骺端。瘤内有多数小梁结构,局部骨皮质菲薄。肿瘤可穿破骨皮质而侵入软组织。临床和 X 线照片不能肯定诊断时最后需病理检查。

肿瘤外观为灰白色,有弹性。显微镜下可见大量胶原纤维,细胞很少。细胞形状不一,胞核为卵圆形或条状。见不到巨细胞、软骨样细胞和黏液组织。病理检查有时与纤维肉瘤和非骨化性纤维瘤不易区分。

手术切除不彻底容易复发,但从不恶变。理想的治疗是广泛切除后植骨。

九、骨血管瘤

骨血管瘤是一种少见疾病,好发于椎体和颅骨。患儿多无症状,但肿瘤使椎体塌陷可产生脊髓或神经根压迫症状。椎体部肿瘤的 X 线照片特点为椎体透亮度增加并有垂直的粗线条阴影。

罕见的一种类型为广泛性溶骨乃至骨消失。这种现象多见于锁骨。病理检查可疑为多发血管瘤病所致。

活体组织检查可诊断本病。骨组织变成海绵窦状,有大小不等的空腔,外膜为内皮细胞。手术活检可造成大出血。应预先准备输血,填充植骨块或用骨腊,对控制出血有益。

骨血管瘤需要手术根治的不多。放射治疗可使病变栓塞硬化。

十、神经纤维瘤病

神经纤维瘤病为遗传性疾病,特点是皮肤和中枢神经、外围神经多发纤维瘤。有些病例并发骨异常,内分泌紊乱和皮肤咖啡色素斑。

本畸形是常染色体显性遗传,50% 为突变。病因可能为中胚层和外胚层连接处的发育异常,主要是神经外胚层的异常。

增殖的细胞或来源于神经鞘,或来自支持细胞。组织学为梭形细胞团块内含密集的栅栏状的细胞核。骨内的肿物境界不清,其中有类似纤维细胞样的梭形细胞,部分区域有栅栏状排列的倾向。肉眼所见,肿物为苍白色,中等硬度,与小段外围神经、自主神经分支或脑膜相连。神经干变粗且弯曲。

最多见的骨外病变是皮肤咖啡斑。斑块的直径由几毫米到数厘米大小不等。色素沉着系黑色素母细胞增殖的结果。另外,还会有沿外围神经分布的皮下肿物和神经干的局限性神经纤维瘤,这种肿瘤虽可能有些压痛,但从无自觉疼痛,有时会出现截瘫。偶可发生结节性硬化或中枢神经的胶质瘤。大的神经纤维瘤还能造成内分泌障碍。

骨受累的也相当多见。有的骨畸形是神经纤维瘤直接破坏的结果,有的是骨局部或全身性生长发育的异常。最明显的骨异常是局限性的巨肢,如单一骨、手指或整个肢体巨大畸形。其他骨病变还有骨皮质缺损(骨膜受神经纤维瘤的刺激),囊性骨质稀疏(髓腔内增殖细胞的生长);弯曲、延长或短缩,内部结构变化,肢体一部或全部骨缺如,全身性骨纤细、脊柱侧弯和胫腓骨假关节等。偶伴有畸形足和脊柱裂。

在儿童时期畸形多已明显,随生长发育而日益严重。但成年后病变趋向稳定。

依畸形的性质决定治疗。切除肥大软组织和结节性肿物是有指征的。手术对奇形怪状或巨大手指或足趾能改善外观和功能。脊柱侧弯应及早矫正并做脊柱融合,不然,侧弯的程度会发展很快。骨病变如有疼痛症状,可切除、植骨。

神经纤维瘤发生肉瘤变化者很少。凡肿瘤体积增长迅速者应牢记有恶变的可能。术后复发者也常见。如有转移多为血行性,预后不良,因此,第一次手术应非常彻底。

十一、单房骨囊肿

单房骨囊肿并不少见。囊内为一单腔,里面衬以薄膜并含草黄色液体。本病发生在小儿和少年,男性较多。

最初病变源于邻近骺板的干骺端,随生长而远离骺板。肱骨上端占 50%。其次为股骨上下端和胫腓骨近端。偶见于跟骨、肋骨、掌骨、跗骨和髂骨。

(一) 病因

真正病因不详,似与骨生长旺盛时期干骺端发生局限性骨化不良有关。有的作者提出干骺端骨松质内或髓腔内出血是产生单发囊肿的成因。血凝块液化,其纤维壁作为半渗透膜使液体渗入腔内。随压力增高侵蚀四周骨松质,骨皮质变薄。有的作者根据他们对骨囊肿的解剖学研究提出,囊肿壁系多种原始的间质成分,因而认为囊肿源于发育异常的肿瘤样组织。有的作者假定骨松质生长迅速,细胞间液循环阻断,为产生骨囊肿的发生原因。还有的作者认为骨囊肿是骺板遭机械外力损害造成裂孔的结果。

(二) 病理

手术显露囊壁如蛋壳的厚度。因囊内的液体使囊的外观呈蓝色。切开囊壁,流出草黄色液体。若近期发生过病理骨折,其中液体可为血性。除反复发生骨折的病例囊腔内有纤维间隔外,一般均为单房。囊壁上有骨崤。腔内可衬有一层 1mm 左右厚度的结缔组织膜,颜色呈红棕色。

病理学无特异性。纤维膜为结缔组织,含巨细胞、吞噬细胞,含铁血黄素棕色颗粒和黄色瘤组织。在镜下脂肪呈梭形结晶。还可见到囊壁骨折后形成的反应性新骨。

(三) 临床所见

多因囊壁外伤甚至病理骨折后意外发现。无外伤者,一般没有疼痛,股骨上端病变常因步态异常才引起注意。

(四) X 线检查

囊肿一般位于长管状骨的一端,局部骨干的骨皮质略向外膨胀,囊与骺板之间多隔一小段骨松质。囊肿距骺板的远近,依病变发生的时间和范围而定。偶见囊肿穿透骺板进入骨骺。如发生骨折,囊肿与骺板之间的骨松质可发生变形,但骨折多无移位。本病的诊断主要靠 X 线和病理活检。

(五) 诊断

X 线照片上显示骨干部中心性泡沫状大透亮区,有助于诊断。局部骨皮质变薄,体积略有膨胀。对病变的部位、患者的年龄和病理所见等,在鉴别时应加以注意。

单发骨囊肿是中心性膨胀,而动脉瘤性骨囊肿系偏心性扩张。骨囊肿发生骨折后,囊内含血性液体或血凝块,常使二者的肉眼病理混淆。甲状旁腺功能亢进多在成年发病,但血钙和尿钙增高可资鉴别。

嗜伊红肉芽肿临床表现有疼痛,病变部位多近骨干的中部,大小不如骨囊肿大,新生骨常超出病变区。组织学检查可见嗜伊红白细胞。

内生软骨瘤虽呈囊状,但好发于短管状骨的骨干。软骨瘤内常有点状钙化灶。个别病例不能单靠 X 线照片而需组织学检查鉴别。

单骨性纤维异样增殖和单发骨囊肿的影像有些类似。纤维异样增殖的病变所显示的毛玻璃样影像内有纤维的小梁,放大后尤甚。另外,纤维异样增殖的病变多呈偏心性扩张。

单发骨囊肿不应与巨细胞瘤混淆。巨细胞瘤多发生在成人,几乎都是侵犯骺部。其肿瘤细胞系典型的梭形细胞和卵圆形的间质细胞并散有多核巨细胞。骨囊肿虽能看到巨细胞,但看不到间质细胞。

(六) 治疗

小的骨囊肿发生病理骨折后常可自愈。较大的囊肿多需手术刮除囊壁和内部的纤维膜,并植骨填充囊腔。否则骨囊肿照常发展。手术最好选在本病的稳定期施行,即囊肿已远离骺板,生长活动停止阶段。不宜在活动期进行手术,否则容易复发。在活动期手术复发率高达 50%。另外,待囊肿远离骺板,可防止手术损伤。有的作者报道刮除植骨法治疗仍有 30% 复发。因此主张经皮多数骨钻孔减压和骨膜下囊肿彻底切除,骨膜管内植骨,目前这种手术绝少使用。对骨囊肿还可试用穿刺抽出囊肿内容物,然后注入肾上腺皮质酮(methylprednisolone acetate)和自体骨髓、胶原以及去矿化骨基质等保守疗法。

十二、动脉瘤样骨囊肿

动脉瘤样骨囊肿是一种良性单发骨肿瘤,特点是骨内病变为均匀泡沫状透亮区。本病常发生在大儿童和青壮年。

病因不明,可能系骨内局部血管组织异常或血流动力学变化,使静脉压明显增高,病变处产生怒张的血管床。

好发于椎体、椎弓根、椎板、棘突和长管状骨。脊柱病变邻近的肋骨和椎体可发生压迫性侵蚀。长管状骨的瘤体居骨干或干骺端,呈偏心性膨胀。本症还可见于跟骨、耻骨、锁骨、掌骨和指骨。

肉眼观察囊外具有薄膜,内有张力,呈蜂窝状。刮除囊壁时可得红棕色软组织,其中含类黄色素瘤细胞、纤细的骨小梁和多数巨细胞,间有弯曲的血管与之交通。

临床表现为局部疼痛。若病骨表浅,可摸到肿物局部温度增高,有压痛,偶有搏动。大的动脉瘤样骨囊肿可闻及杂音。长管状骨的病变邻近关节时,可造成运动障碍。脊柱病变能引起腰背疼痛和局部肌肉痉挛。瘤体持续长大或椎体塌陷,会出现脊髓和神经根的压迫症状。

肥皂泡沫状透亮区是本症 X 线照片的特征。病变呈明显扩张,从薄壳内看如贝壳状。病变内可见多数不规则的细隔。薄壳破裂者也不少见。本病源于骨松质,但很快发展为偏心位置。

治疗为切除或刮除病变并植骨,常可治愈。

脊柱椎体病变,在手术切除肿瘤后,应行脊柱融合术以求稳定。有时术中出血较多,术前应配血备用。对不易施行手术的部位,放射治疗也能奏效,经根治手术或部分刮除的病例复发者罕见。

十三、干骺端纤维性骨皮质缺损

干骺端纤维性骨皮质缺损也称非成骨性纤维瘤。儿童和青年都可见到。小儿干骺端骨皮质缺损在 X 线照片上是常见的。股骨的骨皮质缺损可高达 20%,患儿毫无症状,2～5 年后消失。病因不清,可能系缺血后的溶骨或系对过去骨膜下出血的一种反应。好发于长管状骨的干骺端。病变中含黄棕色组织,内含局限性的结缔组织和多核巨细胞。

骨皮质边缘局灶性的缺损有时扩大而成为中心性病变,此时即演变为非成骨性纤维瘤。X 线照片上,病变多为卵圆形透亮区,边缘清楚,位于骨的中心。四周骨皮质菲薄且向外膨胀。瘤体边缘致密硬化,但轮廓光滑。因 X 线照片可确诊而不需活检。

肿瘤随发育远离骺板。瘤体逐渐变小,边界不清,最后消失。

一般对无症状的病例不需特殊治疗。发生病理骨折或病变长久时容易产生骨折者,可刮除瘤体,植骨。

十四、破骨细胞瘤

破骨细胞瘤或称骨巨细胞瘤,发生在小儿者罕见。讨论的意义在于与其他骨肿瘤鉴别。

动脉瘤样骨囊肿的血管丰富,显微镜下虽可见巨细胞,但无特殊基质细胞。色素绒毛结节性滑膜炎累及关节下骨松质时,可见梭形细胞和巨细胞,宛如破骨细胞瘤。该病的关节内绒毛结节样变化有助于诊断。

甲状旁腺功能亢进患者的棕色瘤组织学所见,与破骨细胞瘤相似,但甲状旁腺功能亢进患者的血钙高并有其他症状。骨损伤或感染的巨细胞反应有时也会混淆诊断。

十五、脊索瘤

脊索瘤(chordoma)源于残余的脊索,好发于颅骨的枕、蝶部或脊柱的骶尾部。在成人此肿瘤罕见,小儿尤甚。发生于颅骨的肿瘤可产生神经症状。骶尾部肿瘤可引起疼痛和括约肌症状。肿物可在骶骨前方或后面摸到。累及骶神经根者还可出现下肢力弱、跛行和感觉障碍。

X 线照片显示骶骨膨胀和破坏并有境界清晰的软组织肿物。显微镜下在残余的脊索中可见中等大小的有空泡的圆形细胞,即所谓的含空泡细胞(physaliferous cell)。

有手术条件的病例可行彻底切除,否则可做超高电压放射治疗。

十六、釉质瘤

釉质瘤的组织学很像是成牙上皮侵入局部的肿瘤,因而得名。该肿瘤发生在牙齿附近者称成牙釉质细胞瘤,发生在长骨者仍沿用釉质瘤的名称。好发于胫骨,任何年龄均可发病。突出的症状是疼痛和肿物。

X 线照片上肿物境界清楚呈分叶状,常见于胫骨干中或下 1/3。局部骨组织膨胀,边缘硬化,内容呈蜂房状。瘤体四周有新骨形成。有时可见软组织肿物阴影。

肿瘤硬度如肌肉,色黄,其中可见出血。显微镜下能看到上皮细胞团,四周有梭形细胞。边缘部位的细胞呈柱状或为栅栏状。肿瘤内有增生的内皮细胞血管床。

该肿瘤的来源尚不十分明确。经电子显微镜的观察,肿瘤可能起源于上皮细胞或属滑膜性质,或系骨的恶性血管网状细胞瘤。经长期随访,有的病例出现局部复发,有的患者发生腹股沟淋巴结、肺、腹腔脏器以及肋骨转移。

病变如在胫骨,最好施行膝以上的截肢。

第4节　恶性骨肿瘤

一、骨肉瘤

本病可能是骨恶性肿瘤中最多见的。下肢负重骨对外界因素如病毒作用使细胞突变,可能与骨肉瘤形成有关。骨肉瘤系从间质细胞系发展而来。肿瘤迅速生长是由于肿瘤经软骨阶段直接或间接形成肿瘤骨样组织和骨组织。

典型的骨肉瘤源于骨内,另一与此完全不同的类型是与骨皮质并列的骨肉瘤,源于骨外膜和附近的结缔组织。后者较少见,但预后稍好。

本病的 3/4 发生于 10～25 岁,最小年龄发病的为 5 岁,幸发病率较低。男性发病较女性高两倍。

肿瘤好发于长管状骨的干骺端,偶见于骨干。最多见于股骨下端和胫骨上端,约占全部病例的一半。其次为股骨和肱骨上端,很少见于腓骨、骨盆和椎体。肢体远端发病者(如手、足)极为罕见。

骨肉瘤内的骨化程度很不一致。过去习惯划分为溶骨型和硬化型。另一种骨化少,肿瘤生长迅速且有坏死和囊肿改变者又称毛细血管扩张性(telangiectic)肿瘤。目前这些名词多已不用。因骨化程度不同只是骨肉瘤的一个特点,与肿瘤的发展阶段和预后无关。

(一) 病理

肿瘤源于长管状骨干骺端的髓腔,随后可穿透骨皮质并揭起骨外膜。骨膜穿孔,在肌肉内也能发现软组织肿物。一般情况下,肿瘤中央部的骨化较四周为重。骨化部分为黄色砂粒状。细胞较多的区域韧性较大,呈白色。肿瘤的纵剖面血管丰富,易出血。骨的干骺端和瘤体之间境界不

清。骺板常不受侵犯,肿瘤晚期骺板破坏也较骨皮质轻。关节面的玻璃软骨也能防止肿瘤向关节内侵犯。偶尔出现跳跃型的病变,在选择截肢高度时应牢记。

本病的病理诊断难易程度区别很大。标本内含大量肉瘤样基质,肿瘤骨和骨样组织是不难明确的。但有的切片内看不到肿瘤骨样组织,只有胶原条索包以肿瘤细胞。肿瘤生长不太旺盛的区域只有细胞的间质。有的肿瘤主要是新生的软骨和不典型的梭形细胞。

骨肉瘤的病理可分为四型:第一型主要是骨样组织;第二型骨样组织和骨组织并存;第三型没有骨样组织和骨组织,只有胶原纤维;第四型很少,没有这些细胞间质。病理所见和临床联系考虑是有价值的。单凭病理所见不能估计肿瘤生长的速度、转移的途径和患者生存的时间。细胞核分裂情况可作为衡量肿瘤生长快慢的标志,但对估计预后的作用不大。

(二) 临床所见

肿瘤部位疼痛是突出的症状。最初疼痛为间断发作,几周以后发展严重且为持续性。引起疼痛的原因是骨皮质受肿瘤组织的侵蚀溶解,还有骨膜掀起的因素。下肢肿瘤可有避痛性跛行。随病情的发展,局部可出现肿胀和皮肤表面温度增高,对受压很敏感,或有压痛。表面有怒张的静脉。因骨化的程度不同,肿物的硬度各异。瘤体增大造成关节活动受限和失用性肌肉萎缩。

明确诊断时,一般患儿的全身状况已较差。全身症状有发热、不适、体重减轻、贫血以至于衰竭。个别病例肿瘤增长很快,早期就发生肺的转移瘤,致全身状况更坏。经瘤体部位的病理骨折可能是最显眼的症状。

(三) X 线检查

典型的骨肉瘤的 X 线照片显示突出特点是骨破坏兼有新骨形成。肿瘤多居长管状骨的干骺端中心部,表现为正常骨小梁消失而出现境界不清的破坏区。无论新骨、肿瘤骨或死骨,致密度均增高。

肿瘤侵蚀骨皮质,产生明显破坏和新生骨。骨外膜揭起后拉长的血管与骨干垂直。沿血管产生的新骨形成"日光放射"状阴影。掀起的骨膜与骨干之间形成三角形新生骨称"考德曼套袖状

三角"（Codman 三角）。这种变化并非骨肉瘤所特有。骨髓炎和尤文肉瘤也可见到。肿瘤晚期在 X 线照片上可看出超出骨皮质的软组织阴影。偶可见病理骨折。

某些病例有碱性磷酸酶升高，这证明肿瘤骨的成骨作用增强。

（四）预后

骨肉瘤系原发骨肿瘤中恶性程度最高的，预后极坏。病后存活期约 18 个月，病死率高达 95% 左右。但也有的作者报道 5 年治愈率为 10% ~ 25%，10 年治愈率为 15%。这些报道可能包括了一些不典型的病例，如纤维肉瘤或软骨肉瘤。死亡病例均发生肺转移。

肿瘤的部位，距躯干越近的病死率越高，至于肿瘤的类型和血管丰富的程度与预后的关系难于判断。此外，诊断前后有无按摩和外伤与肿瘤转移的早晚有关。虽然临床未发现肿瘤以前就可窜入血流而发生转移，但对可疑病例应当用石膏托保护，使之免于外伤。

患者对所患肿瘤的免疫反应也是应当注意的问题。文献中有晚期肿瘤，经截肢手术而长期存活的病例报道。经放射治疗后局部不复发、肺转移消失等奇迹都可能与免疫反应有关，这表明治疗后被杀死的肿瘤细胞产生了免疫作用。

影响愈后的因素还有瘤细胞的组织类型、肿瘤大小、手术前后碱性磷酸酶增加的变化以及是否累及局部淋巴结等。

（五）治疗

治疗骨肉瘤应行根治手术。截肢前要做活体组织检查，以进一步证实临床和 X 线诊断。

为了防止肿瘤扩散可用电刀操作。

应仔细阅读 X 线照片以决定截肢的平面。骨肉瘤截肢后的残端可有肿瘤复发，因之最好从病骨的最近端施行截肢。经验证明，若肿瘤发生在股骨下端，髋关节离断的效果并不比高位截肢好。但是，肿瘤已侵犯股骨中部，仍以髋关节离断为佳。胫骨肿瘤宜做膝关节离断术。股骨颈受累应行半盆切除。肱骨上端发生病变宜做半肩切除术。

骨肉瘤可很早发生肺转移。胸部 X 线照片阴性也不能确保没有肺的转移瘤。诊断之初如有肺部转移，是否截肢应取决于患肢因疼痛造成的残疾程度和患者的全身状况，以及当时肺部转移瘤发展的速度。瘤体会使患儿非常疼痛，唯一有效的止痛方法就是截肢。

放射治疗、化学治疗均可作为辅助疗法。免疫治疗方面可静脉输入淋巴细胞或用干扰素和转移因子，但效果未定。

二、恶性骨母细胞瘤

恶性骨母细胞瘤较为少见，好发于学龄儿童和成人的长管状骨。肿瘤的特点为骨的疼痛性肿物，X 线照片表现为溶骨改变，骨皮质扩张变薄。肿物外观与良性骨母细胞瘤相似，但镜下可见大量骨母细胞、骨样组织以及多核破骨巨细胞。不成熟的肿瘤骨有些像骨肉瘤，但其中没有真正骨肉瘤的广泛坏死和不典型的丝状分裂，这一点在鉴别诊断中应予注意。

本肿瘤为低度恶性或局部恶性，大块彻底切除或截肢后，常不再复发。

三、软骨肉瘤

软骨肉瘤较骨肉瘤更为少见。软骨肉瘤源于软骨母细胞和胶原成纤维细胞。好发于躯干骨和肱骨、股骨的上端。小儿的软骨肉瘤几乎均由骨软骨瘤或内生软骨瘤恶变而来。

肿瘤外观如软骨，中等硬度，呈分叶状。瘤体外有包膜，肿瘤内散在黏液性变或不规则钙化区。每个肿瘤的组织学不尽相同，肿瘤的不同部位其组织变化也不完全一样。生长活跃的可见不规则核分裂；静止型的犹如一般的内生软骨瘤。瘤内的异常钙化和软骨的化骨是软骨肉瘤所特有的。

发病之初患儿只感钝痛，随后转为持续性疼痛。检查局部有硬性肿物。

肿瘤的 X 线照片为透亮度较高的实体，其内有片状钙化。位于骨边缘的软骨肉瘤，瘤体可以很大，同时可见附近软组织被推移。居骨中心部位的肿瘤常位于骨干的髓腔之中。由于髓腔内压力升高，骨皮质的内面侵蚀并有新生骨，最后因骨皮质穿破而并发病理性骨折。

经彻底切除手术治疗，5 年治愈率约为 30%。

四、间质软骨肉瘤

间质软骨肉瘤是一种罕见的肿瘤，临床表现

有疼痛、功能障碍和周围组织受压。从发病到明确诊断的时间常拖得很长。瘤体内有分化不一的软骨细胞和伴有血管丰富的梭形细胞或圆细胞等间质组织。病变恶性程度高。治疗最好采用截肢手术并辅以化学治疗，否则容易发生骨的广泛转移。

五、恶性软骨母细胞瘤

软骨母细胞瘤一般为良性肿瘤，但有个别病例发生局部复发和远方转移。有时重新复习已转移的恶性软骨母细胞瘤患儿的原始病理图片，仍不能明确为恶性肿瘤。对肺转移瘤宜与原发肿瘤一样加以切除。

六、骨纤维肉瘤

骨纤维肉瘤少见，可分为两种类型：从骨髓发生的中心型纤维肉瘤和骨外膜纤维肉瘤。小儿较青少年发病率低。肿瘤生长缓慢。患儿的主要症状是疼痛。好发于长管状骨的干骺端，偶见于髂骨。一般瘤体均较大。

中心型纤维肉瘤X线照片上，可见骨小梁破坏和骨皮质内侧面的侵蚀。骨外膜纤维肉瘤表现不一。有的骨改变极轻，其他可有广泛骨质破坏。

肿瘤多呈灰白色，表面有光泽。肿瘤的组织学不尽相同。分化较好的可见排列如陷窝状梭形细胞，胞核较长。分化不良的肿瘤，细胞形态不一，混以巨细胞。细胞中可见核丝状分裂。

治疗应做彻底切除或截肢。

七、骨血管肉瘤

骨血管肉瘤在小儿罕见，常系血管内皮瘤。该肿瘤的特点是先在原发部位的骨内扩散，然后累及邻近的骨组织，最后产生全身广泛转移。X线照片见广泛骨破坏。此肿瘤发展快，预后极坏。

八、尤文瘤

尤文（Ewing）瘤系骨髓间质支架细胞演变而成的未分化网状细胞肉瘤。

尤文瘤居小儿原发恶性骨肿瘤的第二位。好发年龄是10~15岁。5岁以下的患儿常诊断为神经母细胞瘤。男孩较女孩多。

好发部位是髂骨、股骨、肱骨、腓骨和胫骨。

侵犯长管状骨时，多发生于骨干。发生在肋骨、肩胛骨、锁骨和椎体的罕见。

（一）病理

肉眼见肿瘤为髓腔内灰白色软肿物。肿瘤内常有坏死、液化和出血区。肿瘤解剖所见常较X线照片范围大。因此，放疗时应强调要针对病骨全长。肿瘤组织破坏病骨，骨外膜揭起并多有穿破，从而软组织肿瘤大于髓腔原发瘤，超出了骨的界限。髂骨受累时软组织肿物突向骨盆内，甚至伸入腹腔。

组织学检查显示密集多层的小多面形或卵圆形细胞，胞质浅，细胞膜境界不清。细胞核色深，大小不一，呈圆形或卵圆形并散有染色体，偶见菊形团或假性菊形团。这种细胞学所见宛如神经母细胞瘤或恶性淋巴瘤。

因广泛坏死和退行性改变而混淆诊断，因此常使活检结果不能帮助确诊。出血会使人想到是否为肿瘤继发感染，甚至误认为感染病灶。

尤文瘤内不含网状纤维。本病另一个组织化学所见是细胞内含有糖原。电子显微镜也有其特征，如细胞内可见糖原颗粒。相反，网状细胞肉瘤的细胞内不含糖原。

（二）临床表现

突出的主诉是局部疼痛，其他症状取决于病变的部位。累及肋骨时会有胸腔积液。长管状骨受累时，邻近关节往往有一定程度的运动受限。腰椎若有病变会波及神经干而产生坐骨神经痛和力弱。骨盆病变向盆腔内侵犯时，可出现大小便障碍。

体格检查时，可触及肿物和压痛。体检时肿物的体积若比X线照片的阴影大，表明瘤体已穿破骨皮质，形成软组织肿物。侵犯盆骨的病变约占半数。若耻骨和坐骨受累，直肠指诊可摸到不规则的球形肿物。髂骨病变可在下腹部或腹股沟部触及肿物。

常有不规则发热、继发性贫血、白细胞增高和血沉增快。

（三）X线检查

X线照片有其特点。病变部位的骨松质和骨皮质均有斑点状骨质稀疏，表明有骨的破坏。局部骨质略有膨胀。骨外膜掀起后新生骨常呈多层的"洋葱皮状"，但这并不是尤文瘤所特有的表现。骨破坏的四周常有软组织肿物阴影，这表明瘤体穿破骨皮质,出现在软组织中。长管状骨的病变多位于骨干,而且范围广泛。发生病理骨折的很少见。

（四）诊断

在活体组织检查以前,应先做骨的 X 线照片、胸片、静脉肾盂造影和骨髓穿刺。用手术活检确定最后诊断。活检所取的组织要充分。有时要用 X 线照片核对活检取标本的部位是否正确。冷冻切片有时是很有帮助的。肿瘤的退行性变类似脓性分泌物。X 线照片的影像易与骨髓炎混淆。关于本病的鉴别诊断应考虑嗜伊红肉芽肿、网状细胞肉瘤、恶性淋巴瘤、溶骨型骨肉瘤、转移的神经母细胞瘤和白血病。

（五）预后

尤文瘤的预后不良。早期极易产生肺、淋巴结和骨转移。文献中报道 5 年治愈率低于 10%。尤文瘤的患儿半数于诊断后的 12 个月内发生远处转移。

（六）治疗

肿瘤对放疗敏感,一般认为放疗较根治手术为佳。肿瘤趋向沿病骨的纵轴扩展。因之,放疗的范围最好超出 X 线照片的影像,甚至对病骨全长进行放疗。

近年经验证明,长春新碱和环磷酰胺配合根治手术效果较好。长春新碱($1.5mg/m^2$)静脉注射,每周 1 次。环磷酰胺($500mg/m^2$)静脉注射共 6 周,与长春新碱一道应用。以后用上述两种化疗药物的同样剂量,每 2 周 1 次,共用 2 年,但应注意两种药物的毒性。环磷酰胺可致恶心、呕吐、白细胞降低、血小板减少、脱发和泌尿系统并发症,如排尿困难、血尿、蛋白尿和膀胱不可逆性的纤维化。长春新碱除有血液和消化系统的症状外,还会引起神经系统毒性反应,如麻木、深肌腱反射消失,偶有运动麻痹和广泛性肌肉萎缩。一旦出现中毒症状应调整剂量,白细胞应维持在$(2～3)\times10^9/L$。

若发现转移瘤,除化疗外应加用放疗。经过改进治疗方案,尤文瘤患儿的预后有所好转,治愈率较前有所提高。近年有用放线菌素 D 治疗的成功经验报道。

九、网状细胞肉瘤

网状细胞肉瘤与尤文瘤有类似之处,但预后较之稍好。肿瘤可发生于管骨或扁平骨。小儿较青少年患者发病率低。

患儿的主要症状为疼痛,起初为阵发性,后转为持续性且严重。X 线所见有些像骨的炎症。骨破坏境界不清,有片状骨质稀疏。

组织学为均匀一致的中等大小的嗜伊红球形细胞。多数病例可见大量网状纤维散在于细胞之间。该肿瘤较尤文肉瘤发生转移晚,多转移至淋巴结。经截肢加放射治疗的病例,5 年治愈率为 25%～30%。

十、骨霍奇金病

骨霍奇金(Hodgkin)病系淋巴样网状细胞恶性肉芽瘤,又称恶性淋巴瘤。本病多见于大儿童。病变源于全身淋巴结、脾脏、肠管滤泡以及肝脏中的网状结构。骨病变可能是周身病变的一部分或系骨内的病变为主。

显微镜下可见上皮样细胞、组织细胞、幼稚淋巴细胞以及 Reed-Sternberg 细胞(简称 R-S 细胞,即大多核细胞)。

患儿先有淋巴结肿大和脾大。发生骨破坏、病理骨折、椎体塌陷等骨病变者少见。

放射治疗和化学治疗的效果尚称满意。

十一、骨的转移瘤

小儿骨转移瘤中以神经母细胞瘤最为常见,系一种恶性的圆形细胞瘤,多见于 5 岁以下的小儿。原发瘤可发生在交感神经的任何部位,但以肾上腺髓质最为常见。肿瘤可经淋巴或血运转移至肝、淋巴结或骨。骨转移瘤以多发病灶为主,偶有单发病变。

转移瘤的 X 线照片特点是穿凿样溶骨性的破坏区,并有一些反应性新骨。颅骨病变表现为广泛斑状破坏和颅缝加宽。患儿可能发生病理骨折。

单一病变可误诊为骨的原发肿瘤,如尤文瘤。有骨转移时,骨髓涂片可找到肿瘤细胞。尿内儿茶酚胺增高。儿茶酚胺的代谢产物 3-甲氧基-4-羟基-苦杏仁酸(VMA)和同杏草酸(HVA)也增多。

原发神经母细胞瘤的治疗可行手术切除,术后加用放射治疗和化学治疗,化疗药物如长春新碱和环磷酰胺。治愈率可达 30% ,但发生骨转移者预后不良,几乎不能治愈。

(孙保胜　范竟一　孙琳　潘少川)

参 考 文 献

1. Springfield DS. Bone and soft tissue tumors//Morrissy RT. Pediatric Orthopedics. 1990.

2. Krajca-Radcliffe JB,Thomas JR,Nichdas RW. Giant-cell tumor of bone:a rare entity in the hands of children. J Pe-diatr Orthop,1994,14(6):776-780.

3. Campanacci M. Bone and Soft Tissue Tumors. Vienna:Springer Verlag,1990.

4. Eich GF,Hoeffel JC,Tschäppeler H,et al. Fibrous tumors in children:imaging features of a heterogenous group of disorders. Pediatr Radiol,1998,28(7):500-5509.

5. Herring JA. Musculoskeletal Tumor. Tachdjian's Pediatric Orthopaedics. 5th ed. Vol 2. 2013:1079-1155.

第 18 章

骨与关节损伤

第 1 节 总 论

骨骼的损伤在儿童中是常见的,Landin回顾了超过8000例儿童骨折后,估计超过40%的男孩和25%的女孩在16岁之前有过骨折的病史。儿童的骨与关节损伤与成人有许多相似之处,但由于儿童正处于生长发育时期,不同年龄的儿童处于生长发育的不同阶段,他们身体的各个系统、器官和组织结构正在不断成熟,功能也日趋完善,始终存在着动态的发展和变化。因为未发育成熟骨骼有独一无二的性质,所以它们的损伤与成人骨骼损伤相比,有不同的特点。无论在损伤的机制、原因、受伤部位、远期生物学反应(尤其是生长机构损伤时),还是在诊断治疗原则、并发症、处理原则和预后等方面都有显著的不同。因此,不能简单地把儿童看作是缩小了的成人,也不能完全按照对待成人的方法对待儿童的骨与关节损伤。

许多研究分析了儿童骨折的流行病学特点。大多数研究表明,男孩骨折多于女孩,特别是青春期的男性更为多见。小于18个月的儿童骨折较为少见,多由于产伤或虐待所致。5个大型流行病学研究表明,前臂远端的骨折在儿童中是最常见的,约占12 946例骨折中的近25%;其次是颈部的损伤,占儿童骨折的8%以上。

一、儿童骨折特点

儿童不是成人的缩影,其独有的特性影响着儿童外伤的治疗。这些特性包括对应力有较强的弹性,肥厚的骨膜,很强的潜力,愈合时间短以及骨骺的存在等。

1. 骨折愈合快 儿童骨折比成人愈合快,厚的骨膜和丰富的血运使骨折后很少有不愈合者。有些儿童骨折也可能不愈合,如股骨干骨折、较大儿童的舟骨骨折或桡骨头骨折,以及有软组织损

伤和感染的复合创伤,手术干扰可引起迟缓愈合或不愈合。儿童年龄越小,骨折愈合越快。股骨干的产伤骨折可在12天内愈合,2~3岁则3周愈合,8~10岁需6周愈合,对于12岁以下的儿童来说,骨折端对端对位并非十分重要,轻度的重叠移位可在以后生长中自行矫正。

2. 可塑性强 一些研究比较了儿童和成人骨骼的机械特性,Currey和Butler发现,在弯曲应力中未发育成熟的骨骼承受力较弱,但是在骨折前它可吸收更多能量,这是未发育成熟的骨骼有承受较大可塑性变形能力的结果。虽然在成人中骨骼有可塑性变形的情况,但是在儿童中则更为常见,Borden曾首先对儿童骨骼可塑性变形作了报道。在儿童的可塑性变形中最常见的部位是前臂,尤其是在尺骨。虽然幼儿的骨骼可以重新塑形,但大多数专家认为,假如儿童前臂骨折后成角超过20°或孩子已超过4岁,临床上有明显的畸形或旋前旋后受限,前臂的可塑性变形将降低。Sanders和Heckman在麻醉下,用手法在骨折畸形的顶点施加稳定的力量并持续按压几分钟,可使畸形角度平均减少85%。尺骨的可塑性变形在大多数桡骨小头脱位的报道中已经作了描述。

长骨骨折后的成角畸形,根据儿童的年龄、从干骺端到骨折部的距离和成角的度数,可有一定的自行矫正。年龄越小、越接近干骺端的骨折,越能接受较大的成角。接近屈戌关节(滑车关节)运动平面的成角更可能被矫正,其他方面的成角矫正得难一些,旋转畸形常不能自行矫正。

3. 再塑形和过度生长 不仅儿童的骨折愈合较成人快,而且愈合以后残留的畸形还可能重新塑形。影响畸形重塑的因素包括生长潜力和畸形与相邻关节的关系,这些因素决定骨折重新塑形的潜力,而儿童的骨龄是最重要的因素。其他因素包括畸形是否接近骨骺板,不同部位的骺板其生长潜力也不同。例如,肱骨近端的生长80%来自近端的骺板,肱骨近端骨折较肱骨远端骨折

畸形重新塑形的可能性更大。

根据 Wolf 定律,骨骺通过它的压力方向来重新塑形。因此,与关节活动在同一平面的畸形比不在同一平面的畸形更易重新塑形。如股骨干骨折的畸形在矢状面可有大量的塑形,冠状面仅有少量塑形,而旋转畸形的塑形却很少。

在处理儿童骨折时还要注意的是,肢体骨折后有加速生长的潜力。临床上最常见的是在股骨干骨折复位时,有意识地将骨折断端重叠移位 2cm,已被广泛接受。人们曾认为这种过度生长是由于与骨折相关的充血引起的,然而有研究对这种假设产生了怀疑,因为桡骨骨折并没有表现出过度生长的特性,通过骨膜剥离刺激血液供应没有导致过度生长,股骨干骨折的手术解剖复位也没有明显的过度生长。因此可能存在一些未知因素,使受伤的肢体返回到它正常的、没有受伤时的长度。长骨干骨折在一定时间内可刺激生长加速,在伤后 3 个月最大,超过正常生长的 38%,以后逐渐下降,一般可维持 2 年。胫骨 40 个月,股骨 50~60 个月才恢复正常速度,甚至如股骨骨折后,同侧的胫骨也可加速生长。如在 7~13 岁的患儿,股骨干的过度生长为 1cm,幼儿可达 2cm。因此,尤其在下肢,骨端重叠 1.5cm 不仅可以接受,而且是理想的,不应仅为了达到端对端对位而进行切开复位。

4. 骨骺滑脱　骨骺滑脱多见,韧带断裂少见。因儿童处在生长发育期,具有骨骺和骺板等结构,而骨骺的连接没有韧带的连接坚强,故造成成人的韧带断裂或外伤性关节脱位的暴力,在儿童多造成骨骺撕脱、骨骺滑脱等骨骺损伤。

二、儿童骨折的特殊类型

(一) 青枝骨折

多见于 10 岁以下的儿童,成角的外力作用于骨干,可以使一侧骨皮质和骨膜发生断裂,而对侧尚完好,状如折断嫩树枝的表现(图 18-1)。因为未发育成熟的骨骼较成人骨骼有较大的弹性和更厚的骨膜,因此青枝骨折是儿童独有的骨折。在青枝骨折中,在张力侧的皮质骨完全断裂而压力侧的皮质和骨膜则保持完整,且经常承受着可塑性变形。这种骨折比较稳定,骨折端没有明显移位,整复也比较容易,预后良好。有作者认为,整复青枝骨折需要在受压的一侧造成完全骨折,然而我们缺乏这方面的经验。青枝骨折应做到解剖

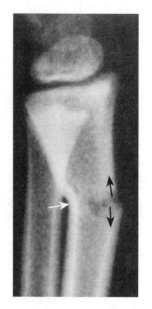

图 18-1　青枝骨折

复位,首先要将受挤压的部分"牵开",在牵拉和复位的同时反方向加大成角,在加大成角时骨折是否完全断裂并不重要,由于有完整的皮质和骨膜,青枝骨折复位后通常是稳定的。

(二) 隆凸状骨折

隆凸状骨折也称竹节样骨折,多为纵向的外力,特别是在干骺端,可表现为压缩性的挤压骨折,在 X 线片上可见两侧骨皮质出现喙嘴样改变(图 18-2),如果外力有一定成角的话,则这种喙嘴样表现出现在一侧骨皮质,一般骨膜没有断裂。对这种骨折需要非常仔细的检查,防止漏诊。因常容易把患肢疼痛和肿胀误认为扭伤,这种骨折

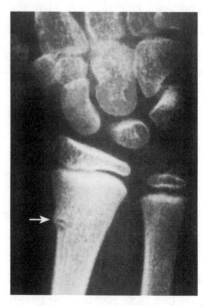

图 18-2　隆凸状骨折

常在损伤后几天甚至几周才被确诊。骨折治疗比较容易,许多仅需要单纯的外固定,防止再骨折,预后也好。

(三) 弯曲型骨折

实际上弯曲型骨折是另一种青枝骨折,多发生在年龄更小的婴幼儿。在普通X线片上看不到骨折线,仅表现为长骨的弯曲变形,稍不注意就容易漏诊,其最大的特点是始终无骨痂生成。往往要结合外伤史,局部多伴有疼痛和压痛,或较轻微的肿胀,必要时需拍照对侧X线片比较,方可作出明确诊断。这种弯曲骨折的自愈能力反而不如其他骨折,甚至遗留长久的弯曲变形。较明显的弯曲骨折,应该以轻手法将弯曲部向反方向三点挤压,使其恢复正常外观。但要注意不可急功近利,否则造成明显断裂,处理起来更困难,也不易得到患儿家长的理解。也有人认为,整复这种骨折就应该造成新的骨折,否则不易整复,这种观点可以作为临床治疗的参考。

(四) 产伤骨折

产伤范围广,如颅内出血、颅骨凹陷性骨折、腹腔实质脏器破裂、神经损伤和四肢骨折。产伤骨折是几乎不需手术且预后最好的一种骨折。多见股骨干骨折、肱骨干骨折、近关节部位的骨骺滑脱以及锁骨骨折等。其他骨折较为少见。多因分娩时过度牵引和操作不当所致。其塑形能力很强,并有代偿性增长。易被误诊为假性麻痹、感染或脱位。

(五) 虐待骨折

多发生在幼小患儿,约66%是在3岁以下。患儿一般健康状态极差,身体瘦小,营养和发育差。患儿父母诉说病史明显不合理或不符合检查结果。患儿同时有多发骨折、不同时期的皮下淤血、皮肤烧伤或裂伤,常见新鲜及陈旧骨折并存,可见不同时期的修复过程,证明损伤重复进行的特征。常见于肱骨、胫骨和股骨,在骨干和干骺端连接处更为多见。

(六) 病理性骨折

各种原因造成骨质异常而产生的骨折,可称为病理性骨折。儿童较为多见。可见于发育性疾病成骨不全,如脆骨病;内分泌疾病和维生素缺乏,如维生素C缺乏病、佝偻病;原发或继发性甲状旁腺功能亢进、垂体功能亢进;失用性肌萎缩,如神经肌肉疾病-脊髓灰质炎、脑瘫、多发性关节挛缩症等。此外,炎症、肿瘤和先天性疾病等,均易并发骨折。

三、骨骺损伤

骨骺板也称生长板(growth plate),是儿童特有的结构,由软骨细胞组成,故具有橡胶样韧性,有减震作用,保护关节面避免遭受像成人常见的严重粉碎骨折。

骨骺分离常发生在临时钙化区骨骺一侧的肥大软骨细胞层,因此生长细胞仍附着在骨骺上,这些细胞可从供给骨骺的血管获得血液供应,若骨骺血管损伤,则会影响生长细胞。如果血管从距生长板远的部位进入骨骺,比经生长板边缘进入骨骺在骨骺分离时的损伤小,股骨上端和桡骨上端骨骺就是因此而易受到损伤的。

骨骺板的直径至少为同骨骨干直径的2倍,甚至高达3~6倍,这可以减少软骨板的压力。它也不是简单的平板,其表面凹凸不平,增加了与干骺端的接触面并有大的隆起,如肱骨上端呈帐篷状,股骨下端有4个大的凹陷,周边软骨变厚形成强的软骨膜环与关节软骨相连,近侧覆盖在骨骺上,远侧强有力地附着于骨膜上。

骺板的连接比正常的肌腱、韧带或关节囊弱,所以引起成人韧带撕裂或关节创伤性脱位的损伤,在儿童多产生骨骺分离。当骨折时,骨骺移位的凹侧骨膜仍完整,起铰链作用,当骨骺复位时则变得紧张,可防止整复过度。

骨骺损伤占儿童骨折的15%~30%,发生率随年龄而发生变化,在青春期达到高峰,男孩较女孩多见,约为2:1。有报道涉及骺板损伤占所有骨骺骨折的30%。虽然骺板损伤较为常见,但却很少发生生长畸形,其发生率仅占所有骺板损伤的1%~10%。

骺板损伤引起的问题并不多见,这些问题常可以预见,有时是可以避免的。了解骺板的解剖和生理以及它们对损伤反应的基础理论知识,对临床医师正确处理骺板损伤非常重要。

(一) 骺板的解剖

骺板(又称骨骺板,骨骺生长板,骨骺软骨)与骨骺或第二骨化中心不同。骺板经由Ranvier区域和LaCroix软骨周围带连接骨骺和干骺端。Ranvier区由楔形的原始细胞群组成,它与骨骺相连续,有助于局部或周围的骺板生长。Ranvier区包括三种细胞:成骨细胞、破骨细胞和成纤维细胞。LaCroix软骨周围带是一个纤维结构,它与

Ranvier 区域的成纤维细胞相连续,为生长板的骨-软骨连接区提供了强有力的支持。

骨骺包括细胞外基质的破骨细胞,破骨细胞和基质都优先沿着长骨的纵向轴线发生,骺板从传统上被划分为 4 个区域,即静止细胞层或原始区、增生细胞层、肥大细胞层和软骨内骨化层,后者与骨骺相连接。前两个区域有丰富的细胞外基质,大量的机械结构的整体,特别是对抗剪应力第三层——肥大层,包含很少的细胞外基质,机械结构也是较弱的。在肥大区的干骺端侧,有一个临时的钙化区导致该区域软骨内骨化,在这些区域的钙化对抗剪切力提供了额外的抵抗力。因此,在临时钙化区上部的肥大区是骨骺板最薄弱的区域,骺板的大多数损伤发生在这里,通过骺板的断面一定通过肥大层,这个事实暗示:在大多数损伤后,骺板的静止细胞层保持完整并黏附于骨骺,如果该层没有血液供应的损害或骨折线通过,这种损伤后将会恢复。

骨骺板的血液供应有三个来源:骨骺血管供给骨骺的增殖细胞层,Ranvier 区软骨膜血管经过并供应软骨膜环,干骺端血管不供给骺板或其增殖细胞层细胞的营养,但可影响软骨细胞的转化功能。

骨骺分离常发生在临时钙化区骨骺一侧的肥大软骨细胞层,因此生长细胞仍附着在骨骺上,这些细胞可从供给骨骺的血管获得血液供应,若骨骺血管损伤,则会影响生长细胞。如果血管从距生长板远的部位进入骨骺,比经生长板边缘进入

骨骺在骨骺分离时的损伤小,股骨上端和桡骨上端骨骺就是因此而易受到损伤的。

Dale 和 Harris 在猴子身上做了一系列的试验来研究骺板原始层的血液供应,他们描述了两种骨骺的血管化,A 种骨骺完全被关节软骨所覆盖,在这些骨骺中,血管穿过周围软骨后进入外围,相应地,假如骨骺从干骺端分离,血液供应将会受到破坏。骨骺 B 型仅仅部分被关节软骨覆盖,它们的血供从骨骺侧进入,在骨骺分离中,血管不受损伤,股骨和桡骨近端仅仅是两种 A 型骨骺。Dale 和 Harris 通过大白兔桡骨远端骨骺分离的组织学观察证实了他们的理论,B 种骨骺是免于血管损伤的。他们发现:骨骺分离后 3 周,几乎不可能区分受伤的骨骺和对照组。Harris 生长停滞线:Harris 最早用 X 线观察骨干骺端的骨生长线的条纹。这些 Harris 生长停滞线被认为体现了生长的减慢或停滞,它们可能出现在创伤后的一根骨上,也可能出现在一个典型的系统疾病后的所有长骨上。骨骺损伤后它的出现,被当作骨骺损伤的一个有意义的表现,假如生长停止线横贯和平行于骺板,骺板被认为是生长正常的;假如骺板有一部分损伤,生长停滞线也可在 MRI 中被看见。

(二)骺板损伤分类

骺板损伤的多种分类方法已有描述,包括 Foucher、Poland、Aitken 以及 Ogden 分类方法,然而最广泛应用的是 Salter-Harris 分类(图 18-3)。

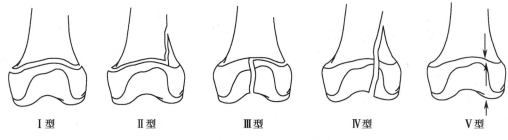

图 18-3　Salter-Harris 骨骺损伤分型

（1）Salter-Harris Ⅰ型:单纯骨骺分离。多发生于婴幼儿,占骨骺损伤的 15.9%。骨骺沿全部骨骺线从干骺端分离,发生在生长板肥大细胞层,不伴有任何干骺端骨折。如骨膜仍然完整,则无移位或很少移位,除了骨骺线可轻微增宽外,在 X 线片上很难作出诊断。分离较大则会有骨膜破裂,如已经部分或完全自行复位,容易漏诊。损伤常由于剪切力、扭转力或撕裂所引起,尤见于产伤

和幼儿较大的骨骺。X 线片上可见骨化中心移位,如在骨骺骨化之前发生,临床诊断较 X 线片诊断更有意义,可用关节造影或超声影像协助诊断。如未伤及骨骺的血管,此种类型骨骺损伤整复容易,预后良好,多不引起生长障碍。但对于股骨头骨骺分离,骺动脉损伤,预后不佳。也可见于维生素 C 缺乏病、佝偻病、骨髓炎等。

（2）Salter-Harris Ⅱ型:骨骺分离伴干骺端骨

折,是最常见的类型。骨骺分离沿骨骺板延伸到不同距离,骨折线通过肥大细胞层,然后斜向干骺端,累及干骺端一部分,产生一个三角形干骺端骨块。更常见于 7～8 岁以上的儿童,并受到一个向外侧移位的外力,骨折端成角的凸侧有骨膜撕裂,而在三角形干骺端骨块处的骨膜完整,骨折容易整复,而完整的骨膜可防止过度复位。偶尔,骨干可被扣眼样撕裂的骨膜套住,如在肩部有大的干骺端骨块时更是如此,这种情况下则需切开复位,预后良好,占骨骺损伤的 48.2%。多见于桡骨远端、肱骨近端、胫骨远端。

(3) Salter-Harris Ⅲ型:骨骺骨折,属于关节内骨折。关节内的剪切力可产生垂直劈裂,从关节面延伸到骨骺板,然后沿骨骺板平行横越部分骨骺板肥大细胞层到边缘,骨块可能移位或无移位。这种骨折-分离的类型不常见,最多见于胫骨远端内、外侧和肱骨远端外侧。移位超过 2mm,精确的切开复位对于恢复关节面平整很重要,若分离骨骺的血供完整、骨骺分离无移位、关节面平整者,并能维持复位则预后尚好。此型骨骺分离占骨骺损伤的 4%。

(4) Salter-Harris Ⅳ型:骨骺和干骺端骨折,属于关节内骨折。骨折线从关节面延伸斜行贯穿骨骺、骨骺板及干骺端,此型骨骺损伤易引起生长障碍和关节畸形,常见鱼尾状畸形。最常见于肱骨下端、肱骨小头骨骺(外髁)和较大儿童的胫骨远端,需切开整复及内固定,防止愈合不良或骨骺早期闭合。多见于 10 岁以下儿童,占骨骺损伤的 30.2%。

(5) Salter-Harris Ⅴ型:骨骺板挤压性损伤,发生于严重暴力情况下,相当于骨骺板软骨压缩骨折,不常见但是很严重。多发生在单向活动关节,非常少见,仅占骨骺损伤的 1%。这种骨骺损伤在早期 X 线片上显示阴性。骨骺板软骨细胞严重破坏,骨骺营养血管广泛损伤。多见于膝关节、踝关节。导致骨骺板早闭、生长停止、骨变形、关节畸形。因该种骨骺损伤难于发现,故常常属于回顾性诊断,即已经出现畸形才作出诊断。目前应用 CT、MRI 可以协助诊断。它也发生于干骺端骨髓炎或骨骺缺血性坏死而造成的结果。

虽然 Salter-Harris 骺板骨折分类是迄今为止应用最广泛的,但仍然有一些骺板损伤不适合这种分类系统,如软骨膜环的损伤,Salter 的同事 Mercer Rang 把这种骨折归为Ⅵ型骺板损伤,可来自对肢体表面的直接打击、碾压伤或烧伤。严格来说,它不是一种骨骺板损伤,骨骺也无移位,但损伤的修复在骨骺板的边缘产生骨桥,并很快出现成角畸形,有时出现一个骨软骨瘤。

除创伤外,生长板的损伤可来自药物、辐射、温度、感染或肿瘤。骨骺板的应力损伤,可发生于骨骺未成熟的儿童,如体育活动或跳舞等达到了骨骺板疲劳的程度。这种治疗只需休息制动或石膏固定,直至愈合。

(三) 骺板损伤的治疗

因儿童处在生长发育期,具有骨骺和骺板等结构,而骨骺的连接没有韧带的连接坚强,故造成韧带断裂或外伤性关节脱位的暴力,在儿童多造成骨骺撕脱、骨骺滑脱等骨骺损伤。虽然损伤情况不同,但一般情况下骺板损伤的治疗原则相同。与其他的创伤性损伤一样,在处理损伤前,患者必须经过 ABC 创伤评分(见下文儿童多发性损伤的处理),当病情稳定,全身及肢体损伤情况查明,就可确定治疗计划。需要注意的是,骺板损伤经常合并有血管、神经和开放性损伤。应在恰当处理软组织损伤后,再处理骺板损伤。处理骺板骨折的目的是获得和维持整复后的位置,避免受到进一步的损伤。当估计不能做到解剖复位时,应确定可以接受的功能复位的最低限度,并考虑日后可能引起残留畸形的程度、受伤的部位以及患者的年龄等其他因素。受伤的部位和患者的年龄是骨折重新潜力的决定性因素,如果骨骼的潜力大,多数畸形还是可以接受的。Rang 和 Salter 都强调了在复位中避免破坏骺板静止细胞层的重要性,他们认为Ⅰ型、Ⅱ型损伤 7～10 天后的任何错位都是可以接受的,并认为后期施行截骨术矫正畸形,要比骨折当时冒着损伤骺板的危险去做有损伤性的复位结果要好得多。因为血管供应的关系,移位的Ⅲ型和Ⅳ型骺板损伤,尽管伤后的时间较长,也都必须复位。骺板骨折复位后,应用克氏针、其他内固定物和石膏等来维持整复后的位置。

(四) 骺板损伤的并发症

几乎所有的骺板骨折都有可能并发骨不连、感染、神经血管损伤或骨坏死,即使处理得很好,这些并发症也是不可避免的,有关并发症的处理将在以后的章节中讨论。

骺板骨折的独特的并发症是生长紊乱。创伤是生长紊乱最常见的原因,也可在 Blount 疾病、感染和 X 线辐射等情况下见到生长紊乱。

虽然骺板损伤占全部骨折的 15% ~ 30%,但发生生长停滞的仅占骺板骨折的 1% ~ 10%。许多因素能导致出现生长停滞的可能性,最主要的是骺板损伤的严重程度,高能量引起的粉碎性骨折更能导致骺板生长停滞。通过静止细胞层的骺板损伤(Salter-Harris Ⅲ 型和 Ⅳ 型损伤)更可能与生长紊乱有关。幸运的是,并不是所有的出现骺板生长阻滞的患儿都需要处理,这是因为骺板损伤在青少年中是最为常见的,而他们经常只有有限的生长空间。

骺板骨折后的生长紊乱通常出现在损伤后的 2 ~ 6 个月,不会到 1 年后才出现。因此,不仅要告知患儿的父母关于生长潜力的问题,而且要让患者本人认识到骺板骨折后生长停滞要有足够长的时间,是非常必要的。早期认识到创伤生长紊乱,可以使处理相对较为容易,处理的唯一目的是解决生长停滞而不是对生长停止和生长畸形同时处理。穿过骺软骨的骨折或连接部分可导致生长紊乱,而生长紊乱可发生在创伤后却无骨桥的形成,这可能是因为损伤减慢了骺板部分的生长而非完全停滞,这种非对称生长可导致明显的成角畸形。

骺板骨桥可产生骨骺板完全或部分生长停止,如骨桥的区域巨大,可使骺板的生长完全停止。最常见的是骺板在骨桥的区域生长停止,而骺板在其他的区域继续生长,这可导致肢体短缩或进行性的成角畸形,或两者同时并存。为了准确地处理骨桥,应该确定骺板中骨桥的位置和程度,以及剩余生长部分的量。骺板中骨桥的情况可用平片、X 线断层摄影、CT、MRI 来确定,目前最常用的是 CT 扫描。部分骺板生长停止通常分为周围型(A 型)和中央型(B 型、C 型),由其在骺板内的位置所决定(图 18-4)。

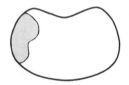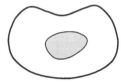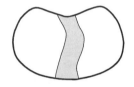

图 18-4　骺板骨桥分型

周围型(A 型)骨桥位于骺板的内或外侧(图 18-5)。有两种中央型骨桥:B 型,被周围健康的骺板所环绕,这种骨桥可能具有铰链的作用,嵌入骺板中产生关节畸形(图 18-6);C 型,从前向后横穿整个骺板或从一侧到另一侧,这种类型在内踝损伤中最为常见。

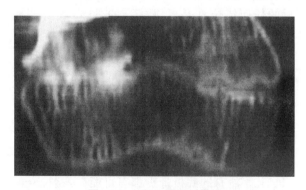

图 18-5　CT 示周围型骨桥

骨桥的范围和程度一经确定,就可判断骺板生长区域的范围大小,可通过患儿的骨龄和使用 Green 和 Anderson 生长模式信息装置来完成。骨龄可通过左手和腕部 X 线片与标准的骨骼年龄图谱相对比来确定,通常女孩可判断到骨龄 14 岁,男孩骨龄 16 岁。股骨远端与胫骨近端将来生长的情况,可依 Anderson 等出版的图谱或通过每年骺板生长的近似值进行估计。

骺板生长停止的治疗包括观察、部分生长阻滞或骺板骨桥的切除。假如骺板中的骨桥出现在整个骺板,两侧肢体不等长或成角畸形尚可接受,对侧几乎没有生长软骨保留,最好的选择是观察一段时间。如果原来可接受的成角畸形没有处理,而将来有可能变成临床上不可接受的畸形,则可使用生长阻滞术。骨科医生必须充分估计肢体不等长的可能性,如预计两侧肢体不等长可能超过 20 ~ 25cm,则对侧肢体骨骺也应同时行部分生长阻滞术。

Langenskiold 率先施行了骺板中的骨桥切除术,在人体和动物模型中都进行了研究。骨桥切除术包括去除连接骨骺和干骺端的骨桥,并用自身的脂肪等内植材料填补空缺以防重新形成骨性连接,剩余的骨骺板必须足够大且没有受到破坏,应在生理性骺板闭合、骨骺成熟之前,能够继续生

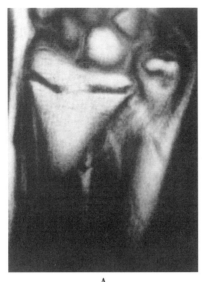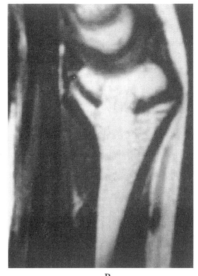

图 18-6 MRI 示中央型骨桥

长,有一定的生长潜力时施行。大量研究表明,骺板的骨桥超过 50% 的范围,则切除后的效果不理想。关于需要多少生长余量,目前尚未统一,Langenskiold 建议至少应有 1 年的生长余量,而 Kasser 认为成功的骨桥切除需要至少 2.5 年的生长余量,Birch 认为应至少 2 年的生长余量。很明显,患者越年轻,骺板生长潜力越大,骨桥切除后效果会更好。

骨科医生必须决定是否须做截骨术矫正成角畸形。小于 20° 的成角畸形在去除骨桥后可自行矫正,而超过 20° 的成角畸形,则在骨桥切除后,须做截骨术矫正。

周围型骨桥(A 型)切开后,直接显露骨桥,在其边缘直视下取出。应该彻底切除骨桥直至其边缘见到正常的骺板(图 18-7)。中央型(B 型和 C 型)骨桥通过干骺端开窗显露或通过切骨术达到(图 18-8)。可在 X 线透视机、纤维光晕灯和牙科镜下行中央骨桥切除,利于操作,也有作者提倡术中使用放大镜或显微镜。

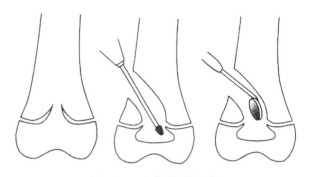

图 18-8 中央型骨桥切除

骨桥完全切除后,可用脂肪或硅胶充填残留空腔,但是目前还不能断定哪种材料更为理想,每种充填材料都各有特点。最常用的是脂肪,因其容易获得且是自身的组织,缺点是在臀部须另做切口。

采用固体充填物可以帮助支撑骨骺,无论选择哪种充填材料,都是用来填补空缺以保持去除骨桥后的外形和生长。

骨桥切除后的结果难以预料,大约 40% 的病例有明显的重新生长,几乎所有的作者都报道骨桥若超过 50% 的骺板,手术的结果不理想。

四、开放性骨折与多发伤的处理

虽然开放性骨折的发生率和机制在成人和儿童之间有一些不同,但处理是相同的,需要一个完全的、彻底的、系统的检查和治疗。最常见的开放性骨折主要波及手和上肢,大多数是坠落伤。下肢的开放性骨折,特别是在胫骨,通常由高能量创

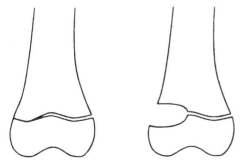

图 18-7 周围型骨桥切除

伤引起,大多数常见的创伤来源于摩托车和汽车的交通事故。虽然 Gustillo 和 Anderson 分类系统有不足之处,但它仍旧是儿童和成人开放性骨折最广泛使用的分类系统。

开放性骨折的处理应始于急诊室,需对患者进行完全、彻底的检查,并排除任何可危及生命的损伤。开放性骨折确诊后,应静脉给予抗生素。Patzakis 和 Wilkins 回顾了 100 例开放性骨折,发现及时地静脉滴入抗生素是降低感染的最重要因素。关于抗生素的选择,应考虑受伤时所处的环境等因素。应询问患者的破伤风免疫接种情况,及时进行免疫接种。对于有破伤风感染倾向的伤口(如严重的、被忽略的、超过 24 小时的)应给予加强剂量。

患者生命体征平稳并对其做出伤情评估(创伤评分)后,对所有的开放性骨折都应立即行清创术,清除所有碎屑和不能存活的组织,应该显露骨折断端,彻底清创,并用 5~10L 的生理盐水冲洗。

彻底清创后应固定骨折,骨折的稳定有利于周围软组织的稳定,从而降低骨折的感染率。在儿童,常用经皮穿针来固定骨折断端,如果软组织损伤广泛或严重,则同时需做内、外固定。

对于开放性骨折是否二次清创尚有争论,有学者建议放低二次清创的门槛。

如果无法一期或延期直接闭合伤口,在伤口清洁、稳定的情况下,采用移植皮肤或软组织转移的方法来闭合伤口,合理地使用皮瓣和带微血管的组织转移在儿童中效果很好,使用原则同成人。

钝性创伤是导致 1 岁以上儿童死亡的主要原因。儿童解剖和生理的特点,使他们的损伤和对损伤的反应与成人不同,儿童经常合并有头部和内脏的损伤,而胸椎和胸部的损伤比较少见。多发性损伤的儿童 80% 以上伴有头部损伤,在儿童中内脏的损伤也比成人常见,部分原因是腹部肌肉组织和皮下脂肪少;而胸廓的弹性使肋骨和胸骨的骨折少见。

儿童骨折后的反应也与成人不同,他们在受伤前多无其他疾病,通常有巨大的心肺储备,在面对低血容量时,经常能保持正常的收缩压。因为他们的体表面积较大,低血容量也会产生心动过速,从而合并低血容量引起的酸中毒。

儿童多发性创伤的评估和复苏始于 ABC(气道,呼吸,循环),应该在假设有颈椎损伤的情况

下做气道的处理,在拍摄颈椎 X 线片除外颈椎损伤前,就做好颈椎的防护。儿童头部相对较大易使颈椎屈曲,恰当地使用围领、沙袋和背板制动,或在转运过程中在肩胛下垫枕以抬高躯体到头部水平,以保持气道通畅。必须保持婴儿的鼻孔干净,清除口腔周围的食物和分泌物。对于意识不清或感觉迟钝的儿童,气管内插管以确保气道畅通。

建立充分的气道后,应注意呼吸和循环监测。应该通过肺部的呼吸音听诊作出判断,呼吸音减弱或消失提示有潜在气胸的可能性,则应调整气道。测量血压以观察血容量,有时会出现假象,因儿童巨大的生理储备,血容量明显减少,血压仍可能正常。低血容量早期可出现心动过速,儿童也较易出现低体温。低血容量可合并低血容量休克引起的酸中毒。

在儿童危及生命的出血通常是实质性脏器损伤的结果,因为儿童较成人更难以维持骨盆和四肢的失血,在处理好气道、呼吸和循环评估后,应开始静脉补液。儿童的血容量可按每公斤体重80ml 估计,体重可用以下公式推算:

$$体重(kg) = (年龄 \times 2) + 8$$

同成人一样,补液应从晶体液开始,约等于循环血容量的 1/4(20ml/kg),如仍有心动过速或低血容量的征象,应该考虑给予输入血细胞。开始补液后,应插入 Foley 导尿管,监测尿量。婴儿的正常尿量是 2ml/(kg·h),儿童和青少年则是 0.5ml/(kg·h)。

初诊病历应完成现病史的采集,包括药敏史、当前用药情况、有意义的既往史、受伤的细节和处理的日期。二次采集应包括 GCS(Glasgow Corna Scale)评分的计算,拍摄胸部(正位)、颈椎(侧位)和骨盆正位的 X 线片,其他检查(头部和胸部 CT,四肢及胸腰椎的 X 线片)。对于任何有疼痛、肿胀、瘀斑和擦伤的肢体都应拍摄正侧位平片。血常规包括血细胞计数、分类和交叉配血,在静脉通道建立的同时,应多抽取备用血样以备用于必要时的检查。二次评估也可提供另一些信息,有助于对损伤严重性的分类和预测病情。许多创伤评分系统可用,如损伤严重程度评分(ISS)、Abbreviatecl 损伤评分、儿科创伤评分、创伤评分和修订创伤评分网。创伤评分对于儿童来说虽不够具体,但已广泛使用;ISS 评分最初用于创伤的分类

和后果的研究,也是一个可靠的方法,但还没有证实它与死亡率直接相关。

应当强调,儿童创伤的处置是多学科的处理过程,必须连续监测气道、呼吸和血循环。若生命体征变坏,需请神经外科和创伤外科的医生会诊。头部 CT 是颅内创伤最重要的检查,在做头颅 CT 的同时可做腹部 CT。这可能涉及全身多发损伤的处理。

骨科医生在处理儿童创伤时最容易犯的两个错误,一是认为长骨骨折是一个单独的损伤,患者不会有生命危险。在处理急性创伤时,常规请创伤外科医生为单一骨折的患者会诊,探讨高能量损伤的机制(例如行人或自行车被汽车碰撞)。二是即使是最严重的脑损伤,我们也应该有使其完全康复的信心,在多发性创伤的儿童,早期活动对于骨损伤并不十分重要。

第2节 锁骨骨折

锁骨是上肢和躯干间的重要连接部,作用于上肢的暴力均可传导至锁骨,因而锁骨骨折在儿童比较常见,预后良好。

(一)解剖

儿童发育过程中锁骨最早开始骨化,骺板最后闭合。最初锁骨通过膜内化骨作用骨化,其后锁骨内端和外端分别形成二次骨化中心。锁骨内侧骨骺是人体最后闭合的骨骺,通常要到二十几岁才闭合。锁骨表面软组织丰富,因而锁骨开放骨折少见。

锁骨表面有两个弯曲,内 2/3 突向后,外 1/3 凹向前。两个弯曲的连接部为锁骨最薄弱处。锁骨上面全长位于皮下。锁骨下面有肋锁韧带止于锁骨内侧;喙锁韧带(锥状韧带和斜方韧带)止于锁骨外侧,锁骨下肌起于锁骨下面中间 2/3。血管和臂丛神经在锁骨下方走行。在锁骨中 1/3,锁骨和臂丛神经内外侧束之间仅隔以锁骨下肌和胸锁筋膜。锁骨中 1/3 骨折时,锁骨下血管和臂丛神经依靠肥厚的骨膜、锁骨下肌和胸锁筋膜而得到保护。

由于锁骨内外侧存在骨骺,儿童期出现真正的胸锁关节或肩锁关节脱位罕见。锁骨内侧和外侧的损伤多致骺板分离。锁骨内侧骨骺在 18 岁才开始骨化,22 ~ 25 岁才与干骺端融合。因而儿童和年轻人的锁骨内侧损伤多为骨骺分离,干骺

端可向前或向后移位,而骨膜完整。坚强的肋锁韧带和胸锁韧带维持骨膜的连续性。无名动静脉、颈内静脉、膈神经、迷走神经、气管、食管均位于胸锁关节后方,锁骨骨折向后移位时可使这些重要的器官受损。

锁骨外侧损伤同样易产生骺板骨折而非脱位。伤后喙锁韧带(锥状韧带和斜方韧带)保持与骨膜和外侧骨骺的连续性。干骺端骨块移位明显,宛如肩锁关节脱位。当此类骨折愈合后,骨膜新生骨形成新的干骺端,如同复制了锁骨外侧半。

(二)损伤机制

新生儿锁骨骨折多为分娩时双肩受挤压所致。儿童和青少年锁骨骨折多为上肢外展伸直位摔伤或直接摔伤肩关节所致。直接暴力所致的骨折多位于锁骨外 1/3。

(三)诊断

1. 产伤骨折 新生儿锁骨骨折常无症状,因而往往难于诊断。有学者对 300 例新生儿进行 X 线片普查,发现了 5 例漏诊的锁骨骨折。患儿出生时,锁骨位于产道的前方,故产伤骨折多累及锁骨。患儿一般表现为假性麻痹,或患肢缺乏自主活动。

鉴别诊断包括臂丛神经麻痹、先天性锁骨假关节、急性骨关节感染。臂丛神经麻痹和锁骨骨折可同时存在。新生儿锁骨骨折可通过临床检查诊断,但神经功能难于检查。新生儿反射如 Moro 反射和保护性反射有助于判断自主肌肉收缩功能。新生儿骨关节感染诊断困难。通常无全身症状,X 线片亦不能作为诊断依据。对高危患儿(留置引流管者)、X 线片干骺端有溶骨性破坏,广泛肿胀及疼痛加重者应怀疑感染,常需穿刺以确诊。偶有锁骨骨折并发肱骨近端骺板骨折,初始 X 线片常不能发现此类骨折,愈合过程中可见大量骨痂形成,容易误诊为骨髓炎。新生儿锁骨骨折也可误诊为先天性肌性斜颈。

2. 锁骨中段骨折 在婴儿或小年龄儿童,常为青枝骨折。有时青枝骨折直到骨痂形成后才引起临床注意。此种情况不要误诊为锁骨假关节,后者亦无疼痛。先天性锁骨假关节 X 线片表现为宽的透亮区,边缘光滑,无骨膜反应。

大龄儿童和青少年锁骨骨折通常为完全移位的骨折,临床表现典型。患肩较健侧低,偏向前内方。患肢紧贴躯干并用健侧手托住患侧肘部。胸

锁乳突肌紧张,使头偏向患侧,下颌转向健侧。患肢和颈椎变动位置时疼痛加重。局部肿胀、压痛、可触及骨擦感。

3. 内侧骺板分离(假性胸锁关节脱位) 内侧骺板分离或假性胸锁关节半脱位可向前也可向后移位。向前移位时,锁骨内端紧位于皮下,容易触及。胸锁乳突肌锁骨头紧张、被拉向前方,使头偏向患侧。后内侧移位者表现为局部肿胀,压痛,锁骨内侧空虚。严重移位者可压迫气管,导致呼吸困难或声音嘶哑。后侧移位还可以压迫锁骨下血管或臂丛神经,使血运受损的桡动脉波动减弱或消失,肢体麻木或麻痹。

4. 外侧骺板分离、肩锁关节脱位 锁骨外侧骺板分离的临床表现取决于损伤类型。Rockwood根据移位的方向和程度分类。Ⅰ型和Ⅱ型损伤为轻度肩锁关节挫伤,患儿肩关节各方向活动均疼痛,肩锁关节局部压痛和肿胀。Ⅲ、Ⅴ型损伤肩锁关节完全断裂,临床表现类似于Ⅰ、Ⅱ型损伤,但锁骨外侧畸形更重。Ⅳ型损伤向后移位,若不从锁骨上面检查,容易漏诊。Ⅴ型损伤皮肤可被顶起。Ⅵ型损伤向下移位,罕见,肩峰明显突出,肩关节活动严重受限。

(四)影像检查

锁骨中1/3骨折较容易在常规前后位X线片上发现。锁骨内侧骨折在常规X线片上难于发现。Rockwood建议采用向头侧倾斜40°位拍片。CT有助于进一步观察胸锁关节。肩锁关节在常规正位片上常过度曝光,宜用软组织条件投照,以外侧为中心,并向头侧倾斜20°。患者拍片时使双手持物,有助于鉴别Ⅰ型和Ⅱ型损伤。怀疑Ⅳ型损伤时拍腋位片。

(五)治疗

1. 产伤骨折 产伤造成的锁骨骨折无症状者,无需外固定即可愈合,畸形可随生长发育塑形。抱婴儿时需轻柔,注意不要压迫骨折处。出现疼痛,或伴发假性麻痹者,将患肢固定1~2周,待症状消失后去除外固定。骨折愈合过程中皮下骨痂形成,形成包块,日后可恢复。

2. 锁骨中段骨折 在儿童和青少年,移位的锁骨骨折一般不需复位。畸形愈合和骨痂形成的包块可在6~9个月内再塑形。因而治疗采用8字绷带,以使患儿舒适为主。

若骨折严重移位,危及皮肤时需试行复位。复位时术者膝部顶于患者背部双肩胛骨之间,拉肩关节向后上方。复位后检查骨折稳定性,行8字绷带固定。若骨折端仍有刺破皮肤的危险则行切开复位。

儿童锁骨骨折需切开复位者少见。仅在伴发血管神经损伤或开放损伤清创后骨折仍不稳定者采用切开复位内固定。内固定物可采用1/3管状钢板,不用克氏针,以免针移位后伤及脏器。

3. 内侧骺板分离(假性胸锁关节脱位) 因骨膜完整,再塑形能力强,一般采用保守治疗即可。向前或向后移位但无纵隔脏器压迫者行8字绷带或吊带固定。畸形明显影响美观者可试行闭合复位。一般复位后骨折稳定。复位失败者待其自我塑形。若骨折向后移位压迫气管、食管或血管神经需在手术室先试行闭合复位,不成功者在胸外科协助下行切开复位。

4. 外侧骺板分离(肩锁关节脱位) 治疗取决于损伤程度。Ⅰ型、Ⅱ型和小于15、16岁的Ⅲ型骨折行8字绷带固定。Ⅳ、Ⅴ和Ⅵ型损伤通常需要切开复位。

第3节 创伤性肩关节脱位

创伤性肩关节脱位主要见于参加体育比赛的大年龄青少年,儿童少见。应注意同非创伤性或自发性脱位或半脱位鉴别。

(一)解剖

肩关节是全身活动范围最大的关节之一,但稳定性差,仅靠肌肉与韧带组织维系。肩袖,即冈上肌、冈下肌、小圆肌及肩胛下肌提供动态稳定作用,关节囊和韧带提供静态稳定作用。肩关节囊的面积为肱骨头面积的2倍。关节囊起自盂颈部及盂唇,止于肱骨解剖颈。内侧关节囊越过骺板止于干骺端。关节囊内部增厚形成肩肱前韧带。肩肱前下韧带是肩关节前侧不稳定的主要病变部位。

创伤性肩关节前脱位时,肩肱下韧带和前方盂唇撕裂,称为Bankart病变。肱骨头向前移位,其后部抵于盂的前侧,可形成肱骨头部分缺损,称为Hill-Sachs病变。肱骨头后脱位时,头的前方可见病变。

（二）损伤机制

创伤性肩关节脱位大多为间接暴力所致，90%的脱位为前脱位。暴力作用在上肢处于外展、后伸、外旋位时发生前脱位。肩关节受伤时也可以发生后脱位或下脱位。后脱位为前方直接暴力所致，亦可在上肢屈曲、内收、内旋时间接暴力所致或为电休克、癫痫发作时肌肉强烈收缩时发生。下脱位亦称为直立性脱位。儿童和青少年直立性脱位几乎均为高能量过度外展暴力所致。

（三）诊断

创伤性肩关节脱位后局部疼痛。前脱位者上肢处于轻度外展、外旋位。肌肉为稳定关节而痉挛，活动患肢时疼痛加重。前方可触及肱骨头，肩峰下方空虚。复发性脱位者，有时可自动复位。

肩关节后脱位容易漏诊。Rowe 和 Zarins 报道一组 14 例患儿，11 例漏诊。仔细的临床检查常可发现特征性的改变。上肢常处于内收、轻度内旋位，在外旋、外展时疼痛加重。肩关节前面变扁，喙突突出，后侧突出。直立性脱位患儿上肢极度外展。暴力可使肱骨头从腋窝穿出形成开放性脱位。

一般临床检查和 X 线片即可确诊肩关节脱位。在躯干正位片上，肩关节后脱位可看似正常，因而容易漏诊。故拍肩关节正侧位 X 线片至关重要。

创伤性肩关节脱位患儿应检查其神经血管有无损伤，包括桡神经、正中神经、尺神经和腋神经。前脱位时腋神经最易受损。肩关节脱位时疼痛使检查三角肌功能困难，此时应检查腋神经支配区域的感觉。

（四）治疗

闭合复位的方法是，患侧腋下绕布带由助手做对抗牵引，患肢外展、屈肘由术者牵引。轻柔的内外旋以松动肱骨头，持续牵引直至紧张的肌肉松弛，即可复位。前后脱位均可应用此法。

复位后再次检查血管神经状况，拍片证实复位后，吊带固定 2~3 周。虽然脱位可有复发，但无证据证明长时间的固定可改变脱位后不稳定的病程。开放性脱位、不可复位的脱位及伴关节内骨折者需要切开复位。

（五）并发症

最常见的并发症为复发性不稳定，其他少见的并发症包括骨折、神经血管损伤及肱骨头缺血性坏死。儿童和青少年创伤性脱位后复发性脱位发生率可高达 70%~100%。虽然大多数最终仍需手术，但先行保守治疗锻炼肩袖肌力。手术治疗包括切开或关节镜下紧缩关节囊。

第 4 节　肱骨近端骨骺骨折

肱骨近端骨骺骨折约占全身骺板骨折的 3%，主要见于青少年。肱骨近端骺板骨折几乎均为 Salter-Harris Ⅰ 或 Ⅱ 型损伤。因肩肱关节向各方向活动范围大（Wolfe 定律），且肱骨 80% 的生长发生在肱骨近端骺板，肱骨近端骨折自我塑形能力强（图 18-9）。

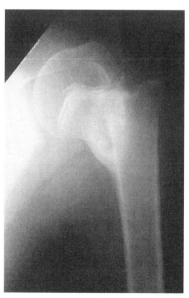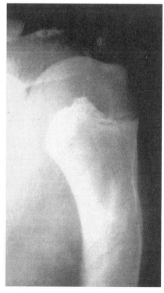

图 18-9　肱骨干长度的 80% 来自近端骺板，因而骨折后塑形潜力大

（一）解剖

肱骨近端骨骺有三个骨化中心：肱骨头、肱骨大结节、肱骨小结节。肱骨头骨骺虽在出生前即可出现，但一般生后4~6个月出现。肱骨大结节骨骺一般3岁时出现，肱骨小结节骨骺5岁时出现，约7岁时此三个骨化中心融合为一个大的骨骺。

肱骨近端骺板向上凹陷。其内侧起于肱骨外科颈，外侧达肱骨大结节下缘。肱骨近端骺板闭合年龄差别很大，女孩可早至14岁，男孩可晚至22岁。冈上肌、冈下肌和小圆肌止于肱骨大结节，肩胛下肌止于肱骨小结节。在干骺端与骨干交界处，胸大肌腱止于大结节嵴，大圆肌腱止于小结节嵴。背阔肌起于结节间沟。

（二）损伤机制

肱骨近端骺板骨折可因肱骨干传导的间接暴力所致，如伸直位摔伤，手先着地；或为肩关节外侧遭受直接暴力所致，多为来自后外侧暴力。新生儿可因产伤骨折。婴儿亦可因虐待骨折。

（三）诊断

9~15岁儿童肩关节受伤后应首先考虑有无肱骨近端骨折。骨折有移位者，临床表现明显。上臂短缩，位于伸直外展位。远端移位使喙突附近的腋窝隆起。肱骨头可仍位于正常位置。轻度移位者仅表现为局部肿胀、疼痛。

有移位的骨折，肱骨近端骨骺仍位于关节盂内，但因肩袖的牵拉而外展外旋。骨折远端因胸大肌、背阔肌和大圆肌的作用而向前内移位。干骺端后内侧的骨膜完整，使移位不完全，但闭合复位困难。完整的骨膜在骨折愈合过程中可为骨痂和骺板新生骨塑形。有时骨折为压缩性，干骺端嵌插入骨骺。

（四）影像检查

诊断肩关节损伤时，拍肩关节正侧位片非常重要。患者因疼痛拒绝活动患肢，使拍片困难。若不能拍腋路侧位片，可拍肩胛骨位片，但拍片及阅片都要求较高。

新生儿或婴儿肱骨近端骨折需与化脓性关节炎、骨髓炎和臂丛神经损伤相鉴别。该年龄段肱骨近端为软骨，X线片的鉴别诊断价值不大。此种情况下超声检查可发现肱骨近端骨折，还可观察肩肱关节是否复位以及有无关节内积液。

（五）分类

肱骨近端骨折大多根据骺板损伤以及移位程度分类。通常婴儿和小年龄患儿为Salter-Harris Ⅰ型损伤，大年龄儿童和青少年为Salter-Harris Ⅱ型损伤。Salter-Harris Ⅲ型、Ⅳ型或骺板骨折伴肩肱关节脱位罕见，但文献中已有报道，故需仔细阅片除外此类少见骨折。

（六）治疗

几乎各年龄组和不同程度移位的肱骨近端骨折均可采用保守治疗。各年龄的Salter-Harris Ⅰ型和Ⅱ型骨折均仅采用吊带保护、对症处理，无需复位。第2周开始可行钟摆样运动，4~6周内练习上举活动。

对明显移位的骨折治疗存在争议。几乎所有的作者均认为6岁以下的患儿仅对症处理。对大年龄患儿的治疗存在争议。有作者术中发现骨折间有骨膜嵌入或肱二头肌腱嵌入，因而建议手术切开复位。但Beringer等随访48例Salter-Harris Ⅲ型、Ⅳ型患儿，发现手术治疗者并发症发生率高。手术治疗9例中3例出现并发症，保守治疗39例中无一例出现并发症。手术组并发症包括经皮穿针处骨折1例，因碰撞出现症状需取出内固定物1例，骨髓炎经4次清创才治愈的1例。他们进一步比较了可接受复位组和不能取得或不能维持可接受复位组的功能结果。两组病例均无功能障碍。对骨骼接近成熟的病例研究亦发现可接受复位组和畸形愈合组均无功能障碍，虽然畸形愈合组有轻度畸形。他们认为已经复位者应设法维持复位，但不能闭合复位或不能维持复位者并不需要切开复位。

作者的治疗方法与Beringer相似。对所有的Salter-Harris Ⅲ型、Ⅳ型骨折先试行闭合复位。闭合复位时在牵引下外展、前屈，上臂和前臂外旋。一旦复位后稳定，应用吊带或肩关节固定器固定2~3周，此时骨块间已粘连，去除外固定，开始功能锻炼。

有时虽可复位，但一旦停止牵引和外展，则复位丢失。对这些病例和不能复位者，接受其对位程度，对症治疗，待其自我塑形。

对关节内骨折、开放骨折、伴血管神经损伤的病例行手术治疗。另外，对多发伤患儿需行其他部位手术者，经皮克氏针固定肱骨近端骨折有利于对患儿的护理和治疗。

关节内骨折需要解剖对位。手术采用标准的三角肌胸大肌切口。内固定可联合应用螺钉和经皮克氏针固定。应避免带螺纹的固定物通过骺板。对关节外骨折治疗的目的是固定骨折以利于治疗其他损伤,如神经血管损伤、软组织损伤及多器官损伤。不强求解剖对位,一般经皮2枚克氏针固定。术后2~3周拔除克氏针,开始功能锻炼。

（七）并发症

肱骨近端骨骺骨折的并发症少见。其最常见的并发症为肱骨干短缩。此并发症不引起功能障碍,外观畸形不显著,多见于大年龄患儿及移位严重者。Neer和Horwitz发现Salter-Harris Ⅰ、Ⅱ型骨折患儿11%出现双上肢不等长。Salter-Harris Ⅲ、Ⅳ型骨折33%双上肢不等长。短缩未超过3cm者,不等长仅见于受伤时年龄大于11岁者。肱内翻畸形罕见,可能为婴儿骨折,生长受阻所致,。一般无功能障碍,但肱内翻明显且伴短缩者可导致功能受限。

臂丛神经损伤、肱动脉断裂、肱外翻、肱骨头缺血性坏死均少见。

第5节　肱骨近端和肱骨干骨折

肱骨近端骨折儿童较青少年多见,青少年多为骺板损伤。肱骨干产伤骨折仅次于股骨干骨折。儿童肱骨干骨折少见但可伴发桡神经损伤。

（一）解剖

肱骨近端为圆柱状,远端扁宽,前方为三角肌、肱二头肌、肱肌覆盖。喙肱肌在肱二头肌近1/2处止于肱骨。胸大肌止于肱二头肌沟外缘。肱骨后方为三角肌、肱三头肌覆盖。内外侧肌间隔将上臂分为前后两个间隔。肱动脉、正中神经、肌皮神经、尺神经走行于肱骨前内侧。桡神经走行于肱三头肌内外侧头之间,绕过桡神经沟斜向外下。

骨折端位于三角肌止点下方时,冈上肌、三角肌、喙肱肌收缩使骨折近端向外、向前移位,骨折远端因肱二头肌和肱肌收缩向近端移位。若骨折线位于三角肌止点近端、胸大肌远端,三角肌牵拉使骨折远端向外、向近端移位,胸大肌、背阔肌、大圆肌牵拉使骨折近端内收、内旋。此外,骨折移位方向也和重力作用、患肢姿势和致伤暴力有关。受伤后患肢置于胸前,远端常有内旋。

（二）损伤机制

肱骨近端骨折常为高能量直接暴力所致,因而常伴多发损伤。此区域轻度损伤发生的骨折,应怀疑是否为病理骨折,因为肱骨近端是骨囊肿和其他良性病变的好发区。大多数的肱骨干骨折亦为直接暴力所致,如上臂外侧摔伤。因而骨折常为横行或粉碎且常形成开放骨折。间接暴力如上肢伸直位摔伤可产生肱骨干斜行或螺旋骨折。强烈肌肉收缩,如投掷垒球时,也可发生骨折,但应注意有无病理骨折,如骨囊肿或纤维发育不良。

（三）诊断

肱骨端或骨干骨折产生的畸形明显,局部肿胀、疼痛,诊断不难。应细心检查有无伴发血管神经损伤。桡神经紧邻肱骨干,最易受损,表现为虎口区麻木,伸腕、伸指、伸拇及旋后肌无力。正中神经、尺神经及血管损伤少见。

（四）治疗

对婴儿产伤骨折的处理是,将患肢与躯干固定或吊带缠绕固定1~3周。注意皮肤护理,并告知家属6~8周时会有大量骨痂生长,形成包块。患儿塑形潜力大,不必强求对位。复查时注意检查患肢运动情况,以除外伴发的臂丛神经损伤。

肱骨近端的再塑形能力强,一般仅吊带固定,对症处理即可,对多发骨折和开放骨折患儿可采用经皮穿针固定。

肱骨干骨折一般采用闭合复位保守治疗。因肱骨干骨折常见过度生长,故不强求端端对位,重叠1~1.5cm可接受。各方向成角不超过15°~20°,不应有旋转移位。伤后2~3周可行肩关节的环转和钟摆样运动。对开放骨折和多发伤有时需手术治疗,伴有广泛软组织损伤者可行外固定器固定,对多发伤患儿弹性钉内固定是简便、有效的方法。

（五）并发症

肱骨近端和肱骨干骨折的并发症并不常见。桡神经损伤在成人多见,但在儿童并不常见。闭合骨折很少发生神经完全断裂,经保守治疗神经功能可自行恢复。观察3~4个月仍不恢复者,行肌电图检查并手术探查。

肱骨干骨折不愈合在儿童和青少年少见,但确可发生。一旦发生不愈合,行切开复位、钢板内固定。

第6节　肘关节损伤

儿童肘关节损伤常见,约占儿童全部骨折的

5% ~ 10%。由于儿童肘部解剖复杂,损伤后常易误诊和漏诊。骨折并发症多见,远期常遗留肘关节功能障碍。

肘关节损伤多见于5~10岁的男孩。统计数字表明,肱骨远端骨折约占儿童肘关节损伤的86.4%,其中肱骨髁上骨折占79.8%,肱骨外髁骨折占16.9%,肱骨内上髁骨折占12.5%,T型髁间骨折和内髁骨折各不到1%。

在肘关节,同一关节腔内包含三个关节:肱桡关节、肱尺关节和上尺桡关节。出生时肱骨初级骨化中心发育至髁上水平,尺骨初级骨化中心发育超过冠状突和鹰嘴间距离的1/2,桡骨则到达桡骨颈位置。桡骨粗隆在出生时尚未骨化。

肘部6个次级骨化中心按肱骨小头、桡骨头、内上髁、肱骨滑车、尺骨鹰嘴和外上髁顺序依次出现。据统计,男、女肱骨小头骨骺约1岁时出现;桡骨头骨骺女5岁,男6岁;肱骨内上髁骨骺女5岁,男7.5岁;尺骨鹰嘴骨骺女8.7岁,男10.5岁;肱骨滑车骨骺女9.0岁,男10.7岁;肱骨外上髁骨骺女10岁,男12岁。女性骨骺出现时间平均比男性早2年(肱骨小头骨骺除外)(图18-10)。

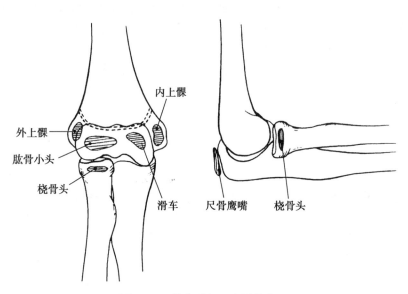

图18-10　儿童肘部二次骨化中心

接近骨骼成熟时,肱骨小头骨骺,滑车骨骺及外上髁骨骺彼此融合为一体,并最终同干骺端相融合,肱骨内上髁骨骺最后融合。桡骨头骨骺在14~16岁时同桡骨近端干骺端融合,尺骨鹰嘴骨骺约14岁时同尺骨干骺端融合。

肘关节血液供应丰富,肱动脉走行于关节前方,交通支走行于肱骨干后侧并发出分支至骨内。次级骨化中心的血液供应受到三种因素的限制。首先,干骺端血供和骨骺血供间无交通支;其次,血管不能穿过关节面;第三,血管仅在关节囊和骨交界处进入关节。

一、儿童肱骨髁上骨折

肱骨髁上骨折是最常见的儿童肘部骨折,约占全部肘关节损伤的50%~70%,常见于3~10岁的儿童,以5~7岁的男孩最多见。肱骨髁上骨折多发生在手的非优势侧。早期处理不当可致前臂骨筋膜室综合征,导致Volkmann挛缩,造成终身残疾。骨折畸形愈合形成肘内翻,影响患儿的肘关节外观,需行截骨术矫正。因此,肱骨髁上骨折是儿童肘部的严重损伤。

(一)解剖

肘关节有三个显而易见的表面标志:鹰嘴与肱骨内、外上髁。肘伸直时,这三点在同一条水平线上。肘屈曲时,这三点构成一个等边三角形。

肱骨远端向两侧明显增宽,分为内、外侧柱,称为髁。内、外侧柱之间前为冠状窝,后为鹰嘴窝,中间仅为薄层骨质,此处较为薄弱,容易发生骨折。内、外侧柱均由关节内与关节外两部分构成。内、外上髁为关节外结构,髁上嵴终止于此。肱骨小头与滑车为关节面部分。滑车近侧前后的凹陷分别为冠状窝与鹰嘴窝,用以容纳冠状突和鹰嘴。肱骨远端关节面凸向前下,与肱骨干形成约30°的前倾角。内外髁的旋转中心位于肱骨远端同一水平面,但该轴线并非固定不变。

肱骨远端分别和桡骨与尺骨形成关节,肱骨远端关节面经内外侧柱与肱骨干相连,当肘关节被动过伸时,尺骨鹰嘴的杠杆作用可使内外侧柱发生骨折。同样,肘关节屈曲位损伤时,来自后侧的暴力可使鹰嘴窝处发生骨折。可见,不论伸直型或屈曲型损伤,肱骨髁上骨折多为横行骨折,骨折线位于鹰嘴窝处。但大年龄患儿骨折线可为斜行。斜行骨折易产生旋转移位,稳定性差。由于 3~10 岁时儿童肘关节韧带最松弛,因此肱骨髁上骨折最多见于这个时期的儿童。

肘关节周围的软组织容易受损而产生严重并发症。肱动脉和正中神经走行于肘关节前方,在鹰嘴窝上方桡神经由后向前越过肘关节外侧。尺神经走行于肱骨内上髁后方。伸直型髁上骨折时,通常肱肌可保护肱动脉和正中神经免受损伤。但骨折有明显移位时,骨折近端可穿透肱肌,挫伤或刺破血管神经束。肱动静脉和正中神经也可由于嵌入骨折断端之间,被骨折断端压迫而受损。有时即使无直接损伤,严重的骨折移位还可以对血管神经造成牵拉性损伤。

（二）损伤机制

肱骨髁上骨折多由高处跌落时产生的过伸或屈曲暴力引起。跌倒时手掌着地所受暴力传导至薄弱的鹰嘴窝导致骨折。肘关节过伸造成伸直型髁上骨折。跌倒时肘关节屈曲,鹰嘴着地,导致屈曲型髁上骨折。伸直型骨折最多见,约占 95%~98%,其骨折远端向后上移位。屈曲型骨折仅占 2%~5%,骨折远端向前上移位。

（三）影像检查

肱骨髁上骨折的诊断以普通 X 线片检查为主。因肘关节肿胀和疼痛,不能完全伸直肘关节,拍标准的肘关节正侧位片困难。怀疑肱骨髁上骨折时应拍肱骨远端正侧位片。有学者应用 Baumann 角(肱骨外髁骺板线和肱骨干纵轴线垂线的夹角)判断预后,但其正常值范围大(8°~28°)且受投照时肘关节位置影响大,临床应用价值不大。侧位片肱骨远端呈钟漏或 8 字状,肱骨干纵轴和肱骨小头纵轴约呈 40°夹角。伸直型骨折时此角度变小,屈曲型骨折时此角度变大。肱骨前侧皮质延长线通过肱骨小头骨骺的中间 1/3,尺骨冠状突前缘延长线应恰通过肱骨外髁前缘。若怀疑无移位或轻度移位骨折而正侧位片未发现骨折线,应拍斜位片。

（四）分类

根据远端骨折块移位方向,可分为伸直型与屈曲型骨折。远端骨折块向后上移位者为伸直型骨折,向前上移位则为屈曲型骨折;伸直型骨折又可细分为伸直尺偏型(远端向尺侧移位)和伸直桡偏型(远端向桡侧移位)。伸直尺偏型多见(75%),可能与肌肉轴线偏内侧和受伤时多处于伸肘、前臂旋前位有关,易合并肘内翻。伸直桡偏型虽仅占伸直型骨折的 25%,但易伴发血管、神经损伤(图 18-11)。

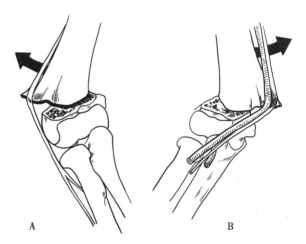

图 18-11　肱骨髁上骨折移位与神经受损的关系
A. 伸直尺偏型骨折易损伤桡神经、残余肘内翻畸形;B. 伸直桡偏型骨折易损伤正中神经和肱动脉

Gartland 依据骨折块移位程度,将伸直型骨折细分为三型:

Ⅰ型:骨折无移位。

Ⅱ型:仅一侧皮质断裂,通常后侧皮质保持完整,骨折断端有成角畸形。

Ⅲ型:前后侧皮质均断裂,骨折断端完全移位。

（五）诊断

严重移位骨折容易诊断,但要注意有无其他伴发骨折和神经损伤。约 5% 的患儿同时伴发同侧其他骨折(通常为桡骨远端骨折)。因而诊断肱骨髁上骨折患儿时,应做详细检查,以免漏诊。查体可见肘关节肿胀,髁上处有环形压痛,肘伸屈时可及异常活动。肿胀严重者,肘后三点触摸不清。检查时应注意有无合并神经血管损伤,并详细记录。早期检查桡动脉搏动减弱或消失,这是由肱动脉被骨折近端前侧皮质压迫绷紧所致。可试行轻柔手法复位,以解除对动脉的压迫。

（六）鉴别诊断

严重移位的肱骨髁上骨折需同肘关节脱位及其他类似损伤相鉴别，如肱骨远端骨骺分离、Milch Ⅱ型肱骨外髁骨折。肘关节脱位相对少见，多见于大年龄儿童，且多伴发肱骨内上髁撕脱骨折。肱骨远端骨骺分离多见于 2 岁以下患儿，国外文献报道约 50% 为虐待损伤。侧位片肱骨髁上骨折线位于鹰嘴窝，呈横行或短斜行，肱骨外髁骨折线稍远，仅带有小的干骺端骨块。在正位片，Milch Ⅰ型外髁骨折肱桡关系破坏，Milch Ⅱ型骨折肱桡关系可看似正常，但肱尺关节可有半脱位。无明显移位的肱骨髁上骨折肿胀轻微，有时难于同轻度移位的肱骨外髁骨折、内上髁骨折和桡骨颈骨折相鉴别。此时需仔细检查，肱骨髁上骨折内外侧均有压痛，外髁骨折和内上髁骨折压痛部位分别位于外侧和内侧，桡骨颈骨折压痛部位在桡骨颈后外侧。

（七）治疗

1. 无移位骨折　单纯前臂中立位长石膏托固定 3 周即可。伤后 48 小时内抬高患肢，使手高于肘，肘高于心脏水平。伤后 3~7 天拍片复查骨折有无再移位。固定 3 周后，去石膏托开始功能锻炼。

2. 有移位的Ⅱ型骨折　通常闭合整复即可使骨折复位，屈肘石膏托或经皮克氏针固定。

3. 完全移位骨折　目前，对此类骨折的首选治疗方法是闭合复位、经皮克氏针固定，这在国外学者已达成共识。完全移位的肱骨髁上骨折，整复困难，骨折近端常向前刺过肘前筋膜、肱肌、肱二头肌腱膜，位于肘前皮下组织内。骨折断端之间嵌入软组织甚至血管、神经束，国外有学者将其称为"不可复性"肱骨髁上骨折，认为此种骨折手法复位困难，反复整复可能会加重血管神经损伤，须行切开复位。

作者注意到，对"不可复性"的完全移位骨折不宜采用肘关节伸直位牵引、整复的方法。伸直位牵引会使肱二头肌腱及肱肌等肘前结构处于紧张状态，更加锁紧了向前移位的骨折近端，同时也会使骨折近端下方的软组织受到更严重的挤压，反而不能获得复位，采用屈肘 30°~50° 位逐渐牵引，可使骨折近端向后移动，退出肘前软组织的束缚，能成为可复性骨折，不需行切开复位。

完全移位肱骨髁上骨折的远端呈三维畸形，即矢状面有向前或向后移位，冠状面有尺偏或桡偏移位，水平面有旋转畸形。因此，对完全移位的肱骨髁上骨折复位方法应为三维手法整复：先纠正尺偏或桡偏移位，再矫正旋转畸形，最后整复前、后方移位。

（1）三维手法复位方法（以伸直型为例）：麻醉生效后，患儿平卧位。助手握持肱骨近端，另一助手握持前臂近端。在轻度屈肘下，行缓慢、持续的纵向牵引。复位时先纠正侧方（尺偏或桡偏）移位，恢复冠状面的力线之后，于牵引下使前臂旋前或旋后，矫正远端的旋转畸形。当侧方移位和旋转畸形纠正后，牵引的同时逐步屈肘，术者双手 4 指向后拉近端，双拇指向前推远端，纠正向后的移位。屈肘 120°（图 18-12），维持整复后的稳定

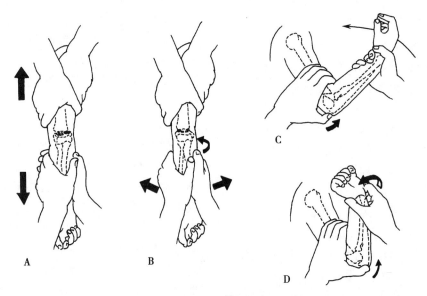

图 18-12　肱骨髁上骨折三维整复方法
A. 轻度屈肘位纵向牵引；B. 矫正侧方移位及旋转畸形；C. 牵引下屈肘，矫正向后移位；D. 屈肘、前臂旋前或旋后维持对位

性。尺偏型骨折应使前臂旋前,桡偏型骨折使前臂旋后(患儿拇指指向骨折初始移位方向)。术前如骨折远端为桡偏移位者整复时要达到解剖对位;尺偏移位者,整复时可将健侧携带角作为参照指标。如健侧携带角小,整复时要矫枉过正维持在轻度桡偏位;如健侧携带角大,整复时达到解剖对位即可。复位时避免暴力整复和多次整复,以免加重软组织损伤。

(2)经皮克氏针固定:骨折复位后,术者以左手或由助手维持复位。在 C 型臂电视 X 线机透视下用电钻先由肱骨外髁经皮穿入第一枚克氏针,方向与肱骨干纵轴呈 45°角,向后 25°。在穿入内侧第二枚克氏针之前,先检查肘部肿胀情况。如肿胀不明显,可以触及内上髁,则用左手拇指沿内上髁向下方滑动至尺神经沟处,以拇指保护尺

神经后再由内上髁顶点进针(图 18-13);如肿胀明显,为避免医源性尺神经损伤,则先外旋肩关节 30°,在 C 型臂透视下清晰地显示内上髁后,在内上髁顶点的前方进针穿入第二枚克氏针,方向同前。肿胀明显时亦可将患肘稍伸直,这样尺神经向后滑动,然后在内上髁的前下方进针。这些都能有效地预防因内侧穿针造成的尺神经损伤。注意两枚克氏针的交叉点应在骨折线上或鹰嘴窝上方,这样固定最牢靠(图 18-14,图 18-15)。

有学者主张两枚克氏针均从外髁穿入,或从外髁以两枚克氏针固定,仅对仍不稳定者再从内上髁穿针固定,以避免穿入内侧针时造成医源性尺神经损伤。但无论内外交叉固定或均从外侧固定,两针在骨折线平面相距越远则固定越稳固,应避免两针在骨折线平面交叉。

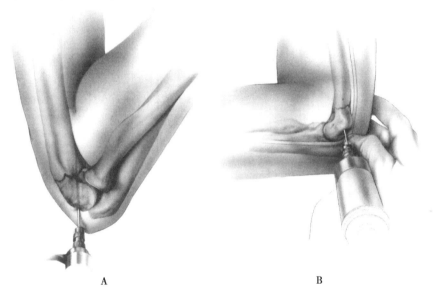

A　　　　　　　　　　　　B

图 18-13　经皮由肱骨外髁进针

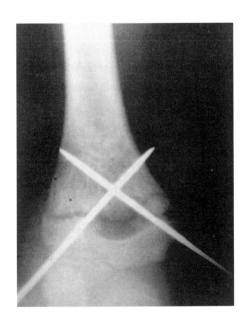

图 18-14　两枚克氏针交叉在骨折线上方或鹰嘴窝上方

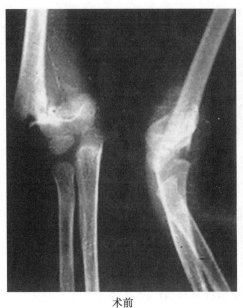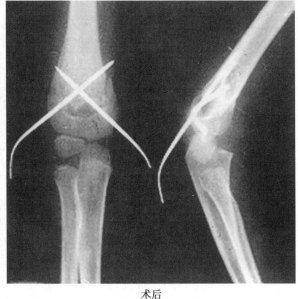

术前　　　　　　　　　　　　　　　　　术后

图18-15　典型病例:经皮交叉克氏针固定完全移位的肱骨髁上骨折

拍正侧位片证实复位和固定满意后,将克氏针尾留于皮外,折弯,剪短,无菌敷料包扎,石膏托固定于屈肘约60°位。5~10天后复查,术后3~4周去除克氏针和石膏托,开始功能锻炼。

经皮克氏针固定的并发症包括针眼感染、尺神经损伤和骨折再移位。针眼感染发生率为2%~3%,一般拔出克氏针并应用抗生素治疗后均可治愈。内侧穿针所致尺神经损伤经拔针和观察治疗多可完全恢复。骨折再移位多因克氏针在骨折线平面交叉或克氏针未穿透骨折近端对侧的皮质。

(3)石膏托固定:闭合复位后石膏托固定3~4周,此法简单易行,不产生感染和医源性尺神经损伤等并发症。但单纯石膏托固定需高度屈曲患肘,加重患肘肿胀,使骨筋膜室综合征危险性增加。此外,石膏固定期间,随患肢肿胀消退,石膏松动,骨折远端可能发生再移位,骨折畸形愈合,后遗肘内翻畸形。因而石膏托固定仅限于Ⅰ型和无内侧柱塌陷的Ⅱ型骨折。

(4)尺骨鹰嘴牵引:骨牵引住院时间长,不易解剖对位,且有发生针眼感染的危险。目前仅用于粉碎骨折,或多次整复、肿胀严重的骨折,暂时牵引,待消肿后再行整复和经皮克氏针固定。

(5)切开复位:切开复位指征包括血管损伤,骨折复位后血运仍不恢复者,以及开放骨折、不可复位骨折或整复后对位不理想的骨折。复位后残留矢状面轻度成角、冠状面轻度移位及冠状面轻度外翻为可接受的对位。冠状面内翻尤其伴矢状面过伸或健侧携带角小者易产生肘内翻畸形,需重新整复。怀疑血管神经损伤时,取前内侧切口探查,单纯切开复位取侧方切口。

(八)并发症

近期并发症包括血管损伤、神经损伤、骨筋膜室综合征;远期并发症包括畸形愈合、肘关节僵硬、骨化性肌炎等。

1. 血管损伤　因对血管损伤定义不同(桡动脉搏动减弱、消失或肢体缺血),文献报道血管损伤发生率为2%~38%,但是造成永久性血管损伤的概率非常低,不足1%。骨折端对血管的直接损伤可使动脉断裂、内膜撕裂或血管嵌入断端之间;肿胀压迫等间接损伤可致一过性缺血、痉挛或永久性损害如内膜撕裂、动脉瘤、血栓形成。但若血管损伤发生在尺侧副动脉分支以下,丰富的侧支循环仍可供应前臂和手的血运。发现患手缺血时,应先伸直患肘,使骨折部分复位,此时多半可恢复血供。对患手末梢充盈可但触不到动脉搏动者宜严密观察,这可能是滑车上动脉固定于骨折远端,肱动脉受压绷紧,血流受阻。复位骨折后通常血流受阻缓解。尽管桡动脉搏动消失,但多能恢复,动脉撕裂罕见。利用超声多普勒检查,可与动脉痉挛、动脉断裂以及动脉阻断鉴别。肘关节周围侧支循环丰富,即使动脉断裂,多数情况下,也能够使患肢获得充分的血液以维持存活。

肱骨髁上骨折常合并骨筋膜室综合征,导致

Volkmann 缺血性挛缩。因此，必须仔细检查早期缺血的征象。典型的表现为：①出现与损伤程度不成比例的剧烈疼痛，尤其是手指被动牵拉痛；②前臂张力性肿胀；③感觉异常。如有以上发现，应立即行前臂切开减张术，打开浅、深筋膜和肌膜，切断肱二头肌腱膜。待出现典型的苍白、麻木、麻痹症状时，往往神经肌肉已发生不可逆性损伤。

2. 神经损伤　肱骨髁上骨折合并神经损伤发生率相对较高，文献报道约为 10% ~20%。其中，45% 累及桡神经，多见于伸直尺偏型骨折；32% 累及正中神经，常见于伸直桡偏型骨折。尺神经较少受累，多见于屈曲型骨折及内侧穿针所致的医源性损伤。尽管根据文献报道桡神经最易受累，但作者发现正中神经的骨间掌侧支受累最多。当近侧骨折块向前移位时，正中神经及其骨间掌侧支受牵拉，骨间掌侧支尤其容易受损，这是由于它在旋前圆肌深头的纤维腱弓下绷紧所致。正中神经骨间掌侧支受累时不能主动屈曲拇、示指的远侧指间关节。

由于幼儿检查不配合，有时不易早期确诊。肱骨髁上骨折所伴发的神经损伤大多可自行恢复，一般需观察至少 12 周。若仍不恢复，经神经传导速度测定和肌电图检查证实神经断裂者需手术探查。

3. 畸形愈合　肘内翻是肱骨髁上骨折最常见的残余畸形。文献报道发生率可高达 68%。伸直尺偏型骨折易发生肘内翻畸形。目前多认为肘内翻是骨折畸形愈合的结果，而非生长不平衡所致，因为骨折愈合后一旦形成肘内翻，并不随生长发育而进行性加重。20 世纪 60 年代，邸建德等就提出尺偏畸形和尺侧骨皮质受压塌陷是形成肘内翻的重要原因。因此整复时强调矫正尺偏移位。但在实践中，作者注意到某些病例即使复位后 X 线片显示尺偏移位已经矫正，但在骨折愈合后仍可出现肘内翻。分析其原因可能就是在复位石膏固定数日之后，肿胀消退，骨折远端在石膏托内出现了向尺侧的再移位，导致骨折畸形愈合，形成肘内翻。因此，整复时尺偏移位矫正不足，以及整复后位置丢失产生尺侧的再移位导致骨折畸形愈合，是形成肘内翻的两个主要因素。作者自 1997 年至 2003 年采用三维手法复位、经皮克氏针固定治疗完全移位肱骨髁上骨折 500 余例，无一例因肘内翻需截骨术矫正，表明经皮克氏针固定可防止骨折远端的再移位，能避免骨折畸形愈

合形成肘内翻。

测量肘内翻角度时需和健侧肘关节携带角对比。肘关节过伸可使肘内翻角度加大。肘内翻除冠状面成角外还有旋转畸形。肘内翻易发生肱骨外髁骨折及外观不美观，其中关节功能障碍并不常见，有时伴屈曲受限和肘关节不稳。屈曲受限和肘内翻畸形多同时伴肘关节过伸，肘关节总的屈伸活动范围并未减小。肱骨远端生长潜力小，且成角畸形与肘关节运动平面相垂直，故肘内外翻畸形自我塑形改善可能性小。因其最主要问题为外形不美观，故对于畸形角度小者仅观察即可。对畸形明显和伴其他功能障碍确需手术矫正者行肱骨髁上截骨术矫正。

4. 肘关节僵硬和骨化性肌炎　这些并不常见，经观察及功能锻炼、理疗多可恢复，不建议手术松解。

二、肱骨远端骨骺分离

肱骨远端骨骺分离多见于 2 岁以下的儿童。因此年龄阶段肱骨远端多为软骨，临床易漏诊，肘内翻发生率非常高。国外报道 50% 为虐待所致。

（一）解剖

女孩 6 ~7 岁之前，男孩 8 ~9 岁之前肱骨远端骨骺包括内上髁二次骨化中心，在大龄儿童仅包括内外髁骨骺。肱骨远端骨骺分离多发生于 5 岁之前，年龄越小，所占体积越大。

（二）受伤机制

在婴儿多为产伤或虐待所产生的旋转或剪切力所致，稍大儿童多为伸直位摔伤产生的伸直暴

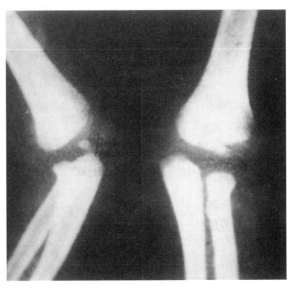

图 18-16　肱骨下端全骺分离

力所致。

（三）诊断

需同肘关节脱位、肱骨外髁骨折和肱骨髁上骨折相鉴别。同肘关节脱位的鉴别要点在于肱桡关系。桡骨小头应自始至终经过肱骨小头中心。婴幼儿肱骨远端骨骺完全分离时（图 18-16），肱桡关系维持不变，但肘关节脱位时肱桡关系改变

（图 18-17）。在肱骨小头尚未骨化的幼儿，不能利用肱桡关系鉴别，但在此年龄段韧带比骺板坚强，故多见骨骺分离，而脱位罕见。有时同 Milch Ⅱ 型外髁骨折鉴别困难。二者肱桡关系均可正常，拍斜位片有助于诊断，有时需关节造影或 MRI 检查确诊。肱骨髁上骨折多发生于鹰嘴窝，而肱骨远端骨骺分离位置较远。

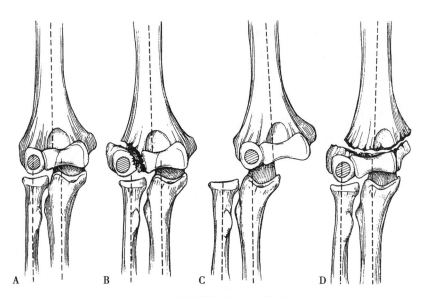

图 18-17　肘部损伤肱桡关系的变化
A. 正常；B. 肱骨外髁骨折，肱桡关系改变；C. 肘关节脱位，肱桡关系改变；D. 肱骨远端骨骺分离、肱桡关系正常

（四）影像检查

同肱骨髁上骨折一样，通常难于拍标准正侧位片。即使可拍正侧位片，有时仍需 B 超、MRI 或关节造影确诊。

（五）治疗

2 岁以下患儿闭合复位、单纯石膏托固定时，肘内翻发生率非常高。闭合复位成功后可行经皮克氏针内固定，以避免再移位形成肘内翻。

（六）并发症

2 岁以下患儿应高度怀疑是否为虐待骨折。神经血管损伤少见，畸形愈合形成肘内翻者多为复位欠佳或再移位所致，但固定过程中再次移位所致肘内翻发生率较肱骨髁上骨折低。

三、肱骨外髁骨折

肱骨外髁骨折占肱骨远端骨折的 16.9%，可伴发肘关节脱位、桡骨颈骨折、尺骨鹰嘴骨折。骨折线自肱骨远端干骺端后侧向前下方经骺板、骨骺进入关节，常需手术切开复位内固定。

（一）解剖

肱骨外髁骨折远端包括肱骨小头、肱骨外上

髁及伸肌和旋后肌的起点。肱骨小头骨骺是肘关节最早出现的二次骨化中心，约 1 岁时出现，肱骨外上髁骨骺出现最晚，约 12 ~ 13 岁。在骨骼成熟时两个二次骨化中心融合在一起。肱骨外髁骨折时，骨折线可经肱骨外髁骨骺或向内经滑车沟进入关节，此时肘关节可不稳或脱位。

（二）损伤机制

肱骨外髁骨折通常为肘关节伸直位摔伤所致。摔伤可产生内翻应力使外髁撕脱，或产生外翻使桡骨头直接撞击外髁而骨折。

（三）诊断

患儿多以肘关节疼痛、关节活动受限就诊。需与肱骨远端骨骺滑脱、肱骨髁上骨折、桡骨颈骨折或牵拉肘、感染相鉴别。仔细临床检查，压痛位于肘关节外侧。肱骨远端骨骺滑脱和外髁骨折侧位片均可见后侧干骺端骨块，有时难于鉴别。正位片上肱骨远端骨骺滑脱，肱桡关系正常；外髁骨折，肱桡关系破坏，外髁向外移位。此外，肱骨远端骨骺滑脱多向后内移位，而外髁骨折多为向后外移位。

（四）影像检查

正位片骨折线平行肱骨小头骺板，侧位片可见干骺端骨块。斜位片、关节造影有助于诊断。

（五）分类

Milch 按骨折线位置分类：Ⅰ型为骨折线经过肱骨小头骨骺进入关节；Ⅱ型为骨折线经过滑车进入关节，肱尺关节不稳定（图 18-18）。因骨折线经干骺端、骺板、骨骺进入关节，故为 Salter-Harris Ⅳ型损伤。按移位程度分类：无移位；间隙小于 2mm 为轻度移位；间隙 2～4mm 为明显移位。

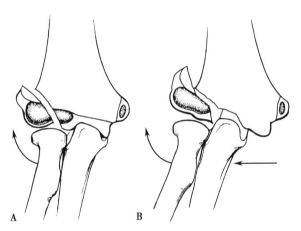

图 18-18　肱骨外髁骨折分型
A. Milch Ⅰ型骨折；B. Milch Ⅱ型骨折

（六）治疗

骨折有移位，间隙>2mm 者均需切开复位、克氏针内固定。手术取后外侧切口，术中保护后侧软组织，避免损伤血供，术中以对齐关节面为准。术后屈肘 90°，石膏托固定 4 周。间隙<2mm 可行石膏托固定或经皮克氏针固定。轻度移位者下列因素提示不稳定：斜位片示间隙大于 2mm；外侧严重肿胀，外侧淤血（提示肱桡肌腱膜撕裂）；触诊可及骨擦感。无移位者单纯屈肘 90°，前臂中立位石膏托外固定。伤后 1、2、4 周复查拍片。伤后 4～6 周去除石膏托，功能锻炼。

（七）并发症

常见的并发症包括肘内翻，外侧骨刺形成，迟缓愈合（伴或不伴肘外翻），不愈合（伴或不伴肘外翻），外髁生长障碍及鱼尾状畸形。肱骨外髁骨折后肘内翻发生率约 40%（其中包括真正的肘内翻和外侧骨刺形成所致内翻外观）。肘内翻可能为畸形愈合、外髁骨骺过度生长或综合因素所致。外侧骨刺形成可见于手术治疗和非手术治疗

患儿，可能与干骺端骨块外移、骨膜撕裂有关。因为仅有冠状面畸形，不伴过伸及旋转畸形，肱骨外髁骨折所致肘内翻不如肱骨髁上骨折所致严重，一般不需治疗。少数情况下，畸形呈进行性，尤其为生长障碍和骨折不愈合所致者需手术治疗。延迟愈合和不愈合是肱骨外髁骨折最严重的并发症。妨碍愈合因素包括外髁骨折为关节内骨折，骨折块暴露在关节液中；外髁血运差；外固定不坚强，骨块受伸肌牵拉产生活动从而影响愈合。延迟愈合是指轻度移位骨折经固定 6 周仍不愈合或伤后 2 周以上 3 个月以下未经治疗者。一般手术固定可治愈，但伤后 2～12 周才就诊者，术后关节僵硬、骨坏死和鱼尾状畸形发生率高。不愈合是指伤后 3 个月内仍未愈合者。不愈合者临床可表现为疼痛性不愈合，最少见；明显外翻畸形；外翻畸形伴迟发性尺神经麻痹。虽然外髁骨折线通过骺板的生发层，属于 Salter-Harris Ⅳ型损伤，但生长障碍少见。鱼尾状畸形及骨坏死常见，一般症状较轻。

四、肱骨小头骨折

肱骨小头骨折仅累及肱骨外髁关节面，包括关节面软骨和骨骺软骨，多见于青少年，12 岁以下者罕见。

损伤机制包括桡骨头撞击、剪切力，肘过伸、肘外翻易损伤。31% 伴发桡骨近端损伤。

分两型。Hahn-Steinthal 型，骨折远端包括外髁骨松质及滑车外侧嵴；Kocher-Lorenz 型，少见，骨折远端仅包括关节面软骨，无软骨下骨质或干骺端骨块。肱骨外髁和滑车套状骨折亦属于 Kocher-Lorenz 型。

治疗包括手术切开复位内固定，粉碎者切除。手术采用后外侧入路或 Kocher 入路。

并发症有骨缺血性坏死、骨性关节炎及关节功能障碍。

五、肱骨内上髁骨折

肱骨内上髁骨折占儿童肘关节损伤的 11.5%，占儿童肱骨远端骨折的 14.1%。50% 的肱骨内上髁骨折伴发肘关节脱位，15%～18% 的内上髁骨块嵌入关节内。肱骨内上髁骨折多见于 9～14 岁儿童，以 11～12 岁最常见，男孩占 79%。

（一）解剖

肱骨内上髁骨骺 5～7 岁开始出现，约 18～

20 岁与肱骨干融合。前臂屈肌及尺侧副韧带起自肱骨内上髁，尺神经位于其后。肱骨内上髁不参与肱骨的纵向生长。

（二）损伤机制

急性损伤分为直接暴力打击和牵拉损伤。直接暴力损伤少见，骨折块为粉碎性。牵拉损伤可分为肘关节伸直位牵拉（外翻应力损伤）及肘关节屈曲位牵拉（单纯肌肉牵拉），骨折同时可发生肘关节脱位。伴发于肘关节脱位者，内侧副韧带撕脱，肘关节内呈一过性负压可将骨折块嵌入关节内。亦可见慢性牵拉应力损伤。

（三）病理变化

骨折块多向远侧移位，但也有向近侧移位者。一般为骨骺全部撕脱，骨骺部分撕脱者少见，但更易嵌入关节内。嵌入关节内者，骨折块与尺骨冠状突粘连，纤维束带压迫尺神经造成尺神经损伤。肱骨内上髁骨折可伴发桡骨头或桡骨颈骨折、尺骨鹰嘴骨折、尺骨冠状突骨折。骨折块轴位旋转、内侧副韧带前束松弛导致肘关节伸直时内侧不稳定。

（四）诊断与鉴别诊断

肘关节肿胀、活动受限，肱骨内上髁压痛，外翻时疼痛加重，可有尺神经麻痹或感觉异常。

（五）影像检查

大年龄患儿（7 岁以上儿童）内上髁骨块较容易发现。小年龄儿童，内上髁骨骺尚未骨化者，诊断困难。与健侧比较骨骺和干骺端间的宽度，有助于判断轻度移位骨折。骨块嵌入关节者容易漏诊，尤其小年龄骨骺核小者（图 18-19）。此时虽可表现为正位片内侧关节间隙加宽，但大多数情况下仅侧位片显示肱尺关节不能同心圆对位。

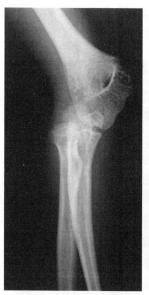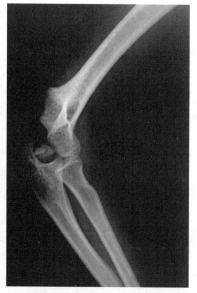

图 18-19 内上髁撕脱骨折合并肘关节脱位，骨块嵌入关节内

对内上髁骨骺未出现，关节内血肿明显及有移位的肱骨内上髁骨折伴有大的干骺端骨块者，应高度怀疑为肱骨内髁骨折。关节造影或 MRI 可确诊。

（六）治疗

移位小于 2mm 者保守治疗，石膏托固定 1 ~ 2 周后开始主动功能锻炼。肱骨内上髁骨折可发生不愈合，但一般功能无影响。如骨折块嵌入关节内，争取伤后 24 小时内抽出嵌入关节内的骨块。方法是外翻肘关节、前臂旋后、背伸腕关节、伸直手指以牵拉屈肌，可抽出骨块。闭合不能抽出者，手术切开取出骨块。骨折移位大于 2mm 者应手术切开复位内固定。如有尺神经功能障碍，肘关节不稳定以及对肘关节功能要求高者如运动员也宜手术治疗。术中用克氏针坚强内固定，以利于术后早期功能锻炼（术后 7 ~ 10 天）。骨块粉碎者加垫圈固定或切除骨块，抵止点重新缝合。

早期功能锻炼至关重要，伤后 3 ~ 4 天开始主动功能锻炼，伴发肘关节脱位者亦如此。因为肘关节脱位一旦复位后，再次脱位少见，但关节功能障碍常见。以主动功能锻炼为主，尽量避免强力手法按摩。

（七）并发症

主要并发症包括未发现嵌入关节内的骨块及尺神经损伤。尺神经损伤发生率 10%～16%，伴肘关节脱位者可达 50%。其他并发症包括关节僵硬、骨化性肌炎、外侧副韧带钙化、运动丧失、骨折不愈合。

六、桡骨近端骨折

儿童桡骨近端骨折临床上并不少见，处理不当常致明显病残如桡骨头缺血性坏死，前臂旋转功能障碍。文献中报道的桡骨近端骨折命名混乱，如桡骨头骨折、桡骨头骨骺滑脱及桡骨颈骨折等名称经常混用，Leung 建议桡骨头骨折是指累及骺板及其近侧的骨折，而桡骨颈骨折的骨折线位于骺板以远。在骨骼尚未成熟时，90% 桡骨近端骨折累及干骺端或骺板，真正的单纯桡骨头骨折罕见。

桡骨近端骨折约占儿童骨折的 1% 稍多，占儿童肘部骨折的 5%～8.5%。在全部年龄组的桡骨近端损伤中，儿童桡骨头和桡骨颈骨折占 14%～20%。

桡骨近端骨折的发病年龄为 4～14 岁，平均为 9～10 岁，其中桡骨颈骨折平均年龄 9.3～9.8 岁，而桡骨头骨折平均年龄 12.6～14 岁。男女发病率基本相同，但此种损伤似乎在女孩比男孩平均要早 2 年发生。

（一）解剖

胚胎发育过程中，受孕 9 周桡骨头与桡骨颈即清晰可辨，4 岁时桡骨头和桡骨颈外形已与成人相同。5 岁时桡骨近端出现小扁平状二次骨化中心。骨化形式可有变异，初始时可呈小球状或分为双骺，双骺核易被误诊为骨折。

骨骺未骨化时，正位 X 线片上，桡骨近侧干骺端外缘向远侧倾斜，给人以桡骨颈发生成角畸形的假象。

桡骨头或桡骨颈无韧带直接附着。桡侧副韧带附于环状韧带上，而后者起于尺骨桡侧缘。关节囊起于桡骨近 1/3，此处关节囊从环状韧带下方向远端突出，形成囊状隐窝，因此仅桡骨颈的一小部分位于关节囊内。因大部分桡骨颈位于关节囊外，故单纯累及桡骨颈的骨折可不产生关节内渗出及积液。此时脂肪垫征阴性。上尺桡关节彼此密切配合相容，旋转轴恰位于桡骨颈中央。任何桡骨头中心与桡骨颈中心的偏移均可改变桡骨头的旋转弧度。桡骨头相对于桡骨颈发生移位，则桡骨头不再做光滑的圆周旋转，而呈凸轮样转动，近尺桡关节的相容性被破坏，旋前和旋后活动受限。有人认为移位大于 10% 即破坏了近尺桡关节的相容性，桡骨头不再做圆周旋转。

（二）损伤机制

1. 骨头移位的骨折　占桡骨近端骨折的绝大部分。桡骨头移位使近尺桡关节失去相容性，最终导致功能障碍。大多数作者认为此种损伤为上肢伸展肘关节伸直位摔倒所致。受伤时前臂外翻，此外翻应力挤压肱桡关节，因桡骨头大部分为软骨，故应力传至相对薄弱的骺板或桡骨颈干骺端而发生骨折。其特点为桡骨头相对于桡骨颈成角畸形。成角方向因摔倒时前臂位置不同而不同。Vostal 证实在中立位时压力集中于桡骨头颈外侧部分，旋后位压力集中于前侧，而旋前位压力集中于后方。

因外翻应力作用，可伴肘关节其他组织损伤，常见者为尺骨干骺端青枝骨折、肱骨内上髁撕脱骨折、内侧副韧带断裂。在外翻应力损伤中，骨折远端亦有移位。当外翻作用较强时，桡骨远折端可交锁于尺骨冠突内侧，使闭合复位几乎不可能成功。

2. 桡骨颈移位的骨折　较为少见，成角暴力和扭转暴力直接作用于桡骨颈使其骨折移位，而桡骨头仍保持上尺桡关节的相容性。成角暴力几乎仅见于类似Ⅲ型孟氏骨折者。扭转暴力损伤似乎多发生于桡骨近侧骨骺尚未骨化的幼儿，此种损伤可能需关节造影或全身麻醉下检查才能确诊，并需与牵拉肘相鉴别。

3. 纵向及旋转性反复慢性应力作用于桡骨头或近侧骺板，干扰了桡骨颈或桡骨头的生长。若骺板前部受损则桡骨颈成角畸形，桡骨头可见类似骨软骨炎的病变。此类损伤多见于少儿运动员，尤与投掷运动有关。

（三）分类

为便于指导治疗，估计预后，大多数作者根据成角畸形程度将骨折分类。O'Brien 依据成角程度分为四型：Ⅰ型成角小于 30°；Ⅱ型成角介于 30°～60°；Ⅲ型成角大于 60°（图 18-20）。完全分离移位的可划分为Ⅳ型。对累及骺板的骨折常用的为 Salter-Harris 分型。

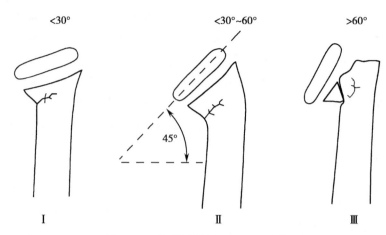

图 18-20　桡骨颈骨折 O'Brien 分类

（四）诊断

诊断中应详细全面检查,勿遗漏伴发损伤如内上髁骨折、尺骨鹰嘴骨折、肘关节脱位、桡骨远端骨折、舟骨骨折及神经损伤等。

因损伤暴力大小不同,初始症状可能并不严重,患儿伤后数天才就医。肿胀及疼痛多由于关节内出血扩张所致,此过程一般需数小时,疼痛一般局限于桡骨头或桡骨颈,旋转前臂比屈伸肘更能加重疼痛。在幼儿可能腕痛为主要症状,此可能为桡骨相对短缩及远尺桡关节功能障碍所致,压迫桡骨近端可加重腕区疼痛。

儿童肘关节的 6 个二次骨化中心的相继出现有很大变异,有时单纯依赖平片诊断困难。虽大多数正侧位片即可看到骨折,但有些病例需充分旋转前臂才能确诊。当怀疑桡骨头骨骺损伤时,应拍健侧片对比除外为 2 个骨化中心的可能。

对临床怀疑有桡骨颈骨折时需详细检查,肘关节内外应力摄片、关节造影、断层摄片及切线位片、CT、MRI 均有助于诊断。对桡骨近端骨骺尚未骨化的患儿,有人认为 B 超为经济、简便、无创且有效的确诊手段。

（五）治疗

选择恰当的治疗方案依赖于许多因素,包括移位的类型和程度,伴发的损伤,患儿年龄及受伤至就诊的间隔时间。

1. 纯石膏托或夹板外固定　小年龄患儿、成角小于 30°者一般不致畸形和运动丧失,对于骨成熟患儿 15°为可接受角度。

2. 闭合手法整复　对于成角大于 30°者应手法整复。成角小于 60°者闭合复位多可获满意疗效。多数作者采用 Patterson 法于肘关节伸直位下闭合复位。亦有采用肘关节屈曲、前臂旋前位整复（Israeli 法）。整复后肘关节屈曲 90°,前臂轻度旋前位固定。依初始移位程度及复位后稳定程度不同,伤后 10～14 天逐渐开始主动活动。

3. 经皮钢针撬拨复位　1969 年,Feray 描述了经皮钢针撬拨复位,其后出现了许多改进方法,目前于 C 型臂下经皮钢针撬拨复位已成为治疗中重度桡骨近端骨折的首选方法。

4. 髓内穿针闭合复位　1980 年,Metaizeau 提出从桡骨远侧干骺端髓内穿针整复中重度倾斜的桡骨颈骨折,其后有人将此技术应用于临床并取得较好疗效,此法复位同时可起固定作用,且并发症较少。

5. 切开复位　是否行切开复位的关键在于手术治疗后能否产生比闭合整复更好的疗效。临床上对成角不超过 40°,无侧方移位,临床检查旋前和旋后分别有 50°～60°活动范围者可不手术切开复位。手术切开复位仅适用于完全移位的骨折及经各种方法复位失败的骨折。

一旦确定需要手术治疗,应尽早开始。对超过 4 天的骨折应用其他方法失败,前臂无旋转活动者仍可手术切开复位,但术后发生骨化性肌炎及尺桡骨近端骨性连接的危险性增加。

术中复位后骨块稳定者,修补环状韧带不用内固定;若骨块不稳定则由远及近斜行穿针固定,或髓内穿针固定。应避免应用经肱骨小头克氏针内固定。

对于累及关节面的桡骨头骨骺骨折一般需早期切开复位。若骨块小可去除,稳定者可不用内固定,不稳定者应用克氏针、细钉或可吸收钉固定,但此类损伤通常预后差。

6. 桡骨头切除术　20 世纪 20 年代和 30 年代曾流行桡骨头切除术,但可后遗肘外翻、腕关节桡偏及功能障碍。目前认为对骨骺未成熟者应避免桡骨头切除术。

（六）并发症

桡骨头和桡骨颈骨折尤其伴其他骨折或关节脱位者，并发症发生率较高。这些并发症包括功能受限、桡骨头过度生长、桡骨颈切迹、骺板早闭、成角畸形、骨折不愈合、缺血性坏死及尺桡骨骨性连接。功能受限多为关节失去相容性及纤维性粘连的结果。旋前受限比旋后受限更多见，屈伸明显受限罕见。手术切开复位治疗者因加重关节内外粘连挛缩而更易发生功能障碍。

桡骨头过度生长见于20%～40%的病例，创伤引起的血运增加可能刺激了骨骺生长。其功能效果尚好，但可能于前臂旋转时有弹响及摩擦感。桡骨颈切迹是由环状韧带围绕桡骨颈的瘢痕所致，似乎并不导致功能障碍。同健侧相比，桡骨短缩不超过5mm，骺板早闭对功能影响不大。桡骨颈骨折不愈合罕见。Wedge和Roberson发现一例桡骨颈骨折不愈合，但肘关节功能满意。桡骨头血运源于桡侧返动脉及骨间上动脉，此两支动脉与来自旋后肌的小动脉组成的骨膜血管网吻合，继而沿干骺端进入关节供应桡骨头。其关节内部分为环状韧带包绕，使关节内的骨骺血供同股骨头骨骺一样易受损害。此外，在新生儿和婴儿二次骨化中心出现以前，骺板即已形成骨骺与干骺端间的血运屏障，故桡骨近端骨折后有发生缺血性坏死的危险。手术切开复位病例中缺血性坏死发生率为25%。坏死后可发生再血管化而无明显功能障碍，或被完全吸收，功能障碍相对较轻。文献中有因骨折直接作用导致部分尺神经损伤及骨间背侧神经损伤的报道，大部分骨间背侧神经损伤发生于手术探查或经皮撬拨复位过程中，这些损伤常为一过性，能自行恢复。上尺桡骨骨性连接是并发症中最严重的，大多发生于严重移位及手术治疗者，但也有发生于闭合复位者，延迟治疗增加此并发症的发生率。骨化性肌炎后遗功能障碍相对较轻，在较轻病例主要局限于旋后肌，若范围广泛且伴骨性连接则效果差。

七、儿童孟氏骨折

Giovanni Monteggia于1814年首先报道了尺骨上1/3骨折合并桡骨小头前脱位病例。1844年，Copper报道了桡骨小头前、后脱位及外侧脱位合并尺骨干骨折病例。1909年Perrin首次将此类骨折命名为孟氏骨折（Monteggia frature）。虽然临床孟氏骨折并不常见，但因其容易漏诊，不及时治疗可产生严重并发症，骨科医师应予以重视。

（一）尺桡关节解剖

尺桡骨被远近两端韧带和中间的骨间膜紧密连接在一起。环状韧带将桡骨头固定于尺骨桡切迹内。方形韧带、桡侧副韧带和肘关节囊亦增加了近尺桡关节的稳定性。在过伸型损伤中，随肘关节过伸，肱二头肌将桡骨头牵离肱骨小头，使之向前脱位。在孟氏骨折时，前臂屈肌使尺骨变短并向桡侧弯曲。脱位的桡骨头容易损伤邻近的桡神经和正中神经。因肘前和前臂深筋膜的束缚，骨折容易产生骨筋膜室综合征。

（二）分类与受伤机制

Bado分类法：将孟氏骨折分为真性孟氏骨折及类孟氏骨折（孟氏样损伤）两种类型。

真性孟氏骨折分为四型（图18-21）：

Ⅰ型：桡骨小头前脱位合并尺骨干骨折，亦称伸直型。此型骨折最多见，约占儿童孟氏骨折的70%～85%。此型特点为尺骨骨折向前成角。其受伤机制为肘关节于过伸位损伤，桡骨小头因肱二头肌的强力收缩而发生前脱位，然后身体的重量移于尺骨造成骨折，并因骨间膜和肱肌的牵拉向前成角。有人认为受伤机制是尺骨后侧直接暴力损伤，尺骨骨折后，应力传导至桡骨头，桡骨头撕裂环状韧带，向前脱位。Bado认为损伤机制为过度旋前。摔伤时肘关节伸直位前臂旋前位着地，身体围绕患肢旋转，被动过度旋前使尺骨近端骨折，桡骨头前脱位。

Ⅱ型：桡骨小头后脱位合并尺骨干骨折，亦称屈曲型。此型骨折不多见，约占孟氏骨折的3%～10%。特点为尺骨向后成角并常合并桡骨小头脱位。受伤机制是屈肘位纵向暴力使尺骨骨折，受伤时前臂可在旋前、中立位或旋后位。

Ⅲ型：桡骨小头向外或向前外侧脱位，合并尺骨干骺端骨折。此类尺骨骨折在儿童多为青枝骨折，骨折向桡侧成角，也称内收型。此骨折约占孟氏骨折的23%，仅次于Ⅰ型骨折。上肢处于肘关节伸直位摔倒，手掌着地，在肘关节内翻的应力作用下造成尺骨上端的青枝骨折，使环状韧带撕裂，桡骨小头向外脱出，成角的尺骨骨折断端也可以将桡骨头向外挤出。此型骨折常伴有桡神经损伤症状。

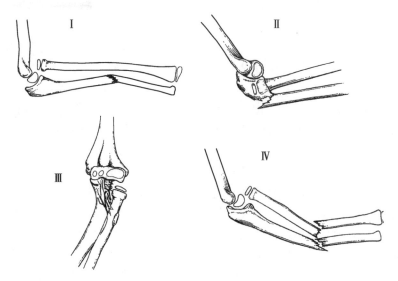

图18-21 孟氏骨折 Bado 分型

Ⅳ型：桡骨头向前脱位合并桡骨中1/3骨折及同水平或稍近侧的尺骨骨折（前臂双骨折），也称特殊型孟氏骨折。此型骨折少见，约占儿童孟氏骨折的1%左右。

类孟氏骨折（或称为孟氏样损伤）分三型：

类Ⅰ型：包括单纯桡骨小头前脱位、尺骨干骨折合并近端无移位的桡骨颈骨折、尺骨干骨折合并肘关节后脱位。

类Ⅱ型：包括桡骨小头骺板损伤或桡骨颈骨折及肘关节后脱位。

类Ⅲ型：尺骨斜行骨折合并移位的肱骨外髁骨折，此类骨折罕见。

（三）诊断

孟氏骨折患儿前臂和肘畸形明显，旋转前臂和屈伸患肘时疼痛，活动范围受限。因脱位方向不同，可在前侧、后侧或外侧扪及桡骨头。触诊尺骨可及压痛和畸形。需对患儿进行全面检查，Bado Ⅱ型骨折常伴同侧患肢的其他损伤。检查皮肤感觉和手指运动功能，尤其注意有无骨间背侧神经损伤。

（四）影像检查

发现尺骨骨折时，均应拍肘关节正侧位片，观察肱桡关系。正常情况下，在任何屈曲或伸直角度内，桡骨纵轴线均通过肱骨小头中心。孟氏骨折需同尺骨骨折合并先天性桡骨头脱位相鉴别。先天性桡骨头脱位无明显外伤骨折史，通常为双侧性，并向后脱位。X线片检查，先天性脱位的桡骨头位于后方、增大，呈椭圆形、轻度不规则。先天性桡骨头脱位桡骨小头上关节面呈凸状与肱骨

小头相对应。必要时做关节内造影，正常桡骨头为盘状关节面。

（五）治疗

儿童孟氏骨折一旦及时诊断多可采用保守治疗，即手法复位、石膏托外固定而获得满意疗效。治疗的目标是获得并维持桡骨头解剖复位，不强求尺骨解剖对位。若能维持桡骨头同心圆复位，尺骨骨折成角10°亦可接受。

1. Ⅰ型孟氏骨折（伸直型）　在复位过程中，首先在前臂旋后位纵向牵引，纠正成角的尺骨骨折，恢复尺骨的长度。然后屈曲肘关节，使桡骨小头自行复位，或于桡骨小头前方施压协助其复位。复位后维持屈肘110°～120°位前臂中立位或轻度外旋位石膏托固定，因110°～120°位可以抵消肱二头肌的牵拉力。

2. Ⅱ型孟氏骨折（屈曲型）　屈肘60°位纵向牵引前臂，复位尺骨骨折，此时桡骨小头多可自行复位，或手法协助复位。一旦复位成功后应维持肘关节伸直位，前臂中立位石膏托固定。

3. Ⅲ型孟氏骨折（内收型）　以手法复位为主，但约有12%手法复位不成功而需手术治疗。手法复位将肘关节伸直位纵向牵引，在牵引过程中要有向外翻的力量，使尺骨成角得以纠正，以便桡骨小头复位。也可用手按压桡骨小头向尺侧，协助纠正尺骨骨折的成角畸形，以便桡骨小头复位。主要应纠正尺骨的成角畸形才能使桡骨小头复位。复位后石膏托固定于屈肘关节110°～120°位。如向后外脱位者，固定在屈肘70°～80°位，前臂固定于旋后位，使骨间膜处于紧张状态，进一步

使复位稳定。

4. Ⅳ型孟氏骨折(特殊型)　首先试用保守治疗,先复尺桡骨骨折,再行桡骨头的同心圆复位。复位失败可手术切开复位。

伤后3周内,每周拍片复查了解骨折有无再移位,若患肢肿胀消退,石膏松动,要及时更换石膏托。3~4周后去外固定,开始练习肘关节活动,尤其前臂的旋转功能。通常在6~8周恢复正常活动。

5. 手术治疗　若保守治疗不能获得或维持桡骨头的同心圆复位,则需手术治疗。若尺骨骨折不能维持复位,随尺骨骨折端移位,桡骨头常发生再脱位。大多数情况下,固定尺骨后即可使桡骨头维持复位。固定尺骨的方法包括应用克氏针、螺钉、钢板。尺骨骨折固定后,长臂石膏托外固定,前臂固定于桡骨头最稳定的位置(通常为旋后位,但需术中透视下确定)。术后2周拍片复查,术后6周去除石膏托。Bado Ⅳ型骨折可能需要同时固定尺骨和桡骨。桡骨可采取切开复位,钢板固定或髓内针复位固定。

有时尺骨桡切迹内嵌入环状韧带、软骨或骨软骨碎片,桡骨头不能闭合复位。环状韧带可能尚完整或破裂。此时需要切开复位桡骨头。手术采用后外侧切口或长的Boyd切口。在急诊病例,后外侧切口经肘肌和尺侧伸腕肌间隙进入即可显露,但需注意避免骨间背侧神经损伤。若需广泛显露,则采用Boyd切口,由骨膜外剥离旋后肌至骨间膜,可同时显露肱桡关节、环状韧带、尺桡骨近端、骨间背侧神经。显露近尺桡关节,去除阻碍复位的因素。若环状韧带完整,可用神经钩将其勾起复回至桡骨头,不成功则切开,重新修补缝合。若环状韧带断裂,多可一期修补缝合。不可缝合者,清理残端。去除阻碍复位的因素后,复位固定尺骨骨折。固定尺骨后检查桡骨头的稳定性,稳定者不需重建环状韧带,少数情况下桡骨头仍不稳定则行环状韧带重建,术后长臂石膏托固定于最稳定位置6周。有学者建议经肱骨小头穿针固定肱桡关节,但克氏针需一定直径,以免折断,有学者认为经肱骨小头固定有发生针折断、关节僵硬和桡骨头缺血性坏死的危险,不建议使用。

(六)陈旧性孟氏骨折的处理

陈旧性孟氏骨折多为漏诊所致。为了避免漏诊,在临床上如见到尺骨上1/3骨折者,在拍摄X线片时,必须包括肘关节,观察桡骨小头有无问题,肱桡关系是否正常。即使肱桡关系无改变,也应按孟氏骨折处理,因为桡骨小头脱位后有自行还纳可能,如不处理有再脱出可能。临床治疗陈旧性桡骨头脱位常常两难。短期内桡骨头持续脱位并无明显症状,但远期效果并不乐观。许多文献报道未经治疗的孟氏骨折患儿至成人时出现疼痛、不稳定、活动受限。长期未治疗的孟氏骨折可出现迟发性尺神经麻痹。但手术复位重建环状韧带并不容易,术后并发症常见且常严重。Fahey建议仅治疗有症状的患儿(屈曲受限,旋前/旋后受限,少数情况下因不美观就诊),成人后出现症状可行桡骨头切除术,术式安全可靠。

陈旧性孟氏骨折切开复位手术,有学者发现在伤后1年内手术者,术后满意率可达到83%,1年以上者只有30%。但手术时间也不宜太早,因为伤后组织有水肿,手术操作有难度,术后也容易粘连,不利于术后功能的恢复,以伤后6周为宜。作者认为手术时间伤后6周至6个月为最佳。

手术方法:取Boyd切口,从肱骨外上髁至尺骨鹰嘴,沿尺骨嵴向下至中上1/3处。切开皮肤后做皮下游离,暴露肘后肌,于尺骨骨膜外将肘后肌向近端剥离,向上牵开,显露关节囊,横形切开关节囊后可以见到环状韧带及周围的瘢痕组织及脱位的桡骨头,此时注意尽量保留一些坚韧的瘢痕组织,不要清除,以备做环状韧带的修补,因为环状韧带与瘢痕有时不易鉴别。用骨膜剥离器沿尺骨骨膜外将旋后肌向桡侧推开,以免损伤桡神经的深支,然后将桡骨小头的周围粘连剥开,此时桡骨头可自行还纳。若还纳的桡骨头稳定,则长臂石膏托固定6周。若桡骨头复位后不稳定,则利用肱三头肌外侧腱膜重建环状韧带(图18-22)。但重建术后环状韧带无活力,有限制桡骨颈

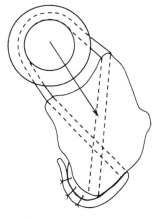

图18-22　肱三头肌腱膜重建环状韧带方法

部的发育,使旋转功能受限的危险。

如尺骨有成角或尺骨短缩,妨碍桡骨头复位,可在尺骨畸形处行尺骨截骨,截骨有两种方法:

(1)尺骨延长:适用于尺骨短缩者。于尺骨中上1/3段,环状韧带抵止点下方,切开骨膜,骨膜内剥离(注意保护环状韧带抵止点,勿剥下)。尺骨做斜形截骨后将截骨断端纵向拉开延长,用四孔钢板固定。

(2)尺骨上端线状截骨:见于内收型孟氏骨折,尺骨上端骨折向桡侧成角,阻碍桡骨头复位。于尺骨成角处做线状截骨时最好不要完全截断,桡侧留部分骨皮质,以免断端完全移位。将骨折成角处矫正直,再行桡骨头复位。如截骨处稳定,可不用内固定;不稳定时可用克氏针固定。

若尺骨截骨后仍不能复位则行桡骨近端截骨术。复位后评估桡骨头稳定性,若截骨坚强固定,在一定活动范围内桡骨头稳定,无需环状韧带重建,否则重建。因术后并发症多见且严重,术中常规显露桡神经和尺神经,预防性筋膜切开。有学者桡骨头复位后与肱骨头达到同心圆,用克氏针自肱骨小头后于屈肘90°位,将肱桡关节固定(视其复位后稳定程度,也可不用),然后将环状韧带及瘢痕组织进行环状韧带修补。术后石膏托固定3~4周拔针,练习功能活动,以前臂旋转功能为主。应用Ilizarov延长技术复位桡骨头见诸报道,但临床应用不多。

(七)并发症

最常见的并发症为漏诊,导致陈旧性孟氏骨折。其他可能的并发症包括复发桡骨头脱位,尺骨畸形愈合,骨节僵硬、骨间背侧神经损伤和缺血性肌挛缩。

1. 复发性桡骨头脱位 多见于闭合复位、石膏托固定治疗者,因不能维持尺骨骨折对位所致。约占孟氏骨折的20%。一旦及时发现,应重新复位,经皮髓内针固定尺骨。若尺骨已愈合,则治疗同陈旧性孟氏骨折。故密切随访,及时发现至关重要。

2. 尺骨畸形愈合 在各平面轻度成角不产生明显症状。虽然向桡侧移位会减少骨间隙,使旋转活动受限,但患儿并不感明显功能障碍。向尺侧偏斜,往往因前臂外观畸形而引起家长和患儿重视。

3. 关节僵硬 关节僵硬可能是单纯固定、关节囊骨化、骨化性肌炎及纤维性或骨性近尺桡骨

连接所致。单纯石膏固定所致关节僵硬通常主动活动后1~2个月即可恢复。关节周围骨化亦可随时间推移而改善。儿童骨化性肌炎通常在伤后1年内可自行改善。暴力被动活动反而会加重骨化性肌炎。近尺桡骨骨性连接是一种罕见并发症,多见于伴明显软组织损伤者。有行骨连接切除置入脂肪等间置物者,但效果不一。

4. 神经损伤 约20%的Ⅰ型及Ⅲ型孟氏骨折合并桡神经骨间背侧支损伤。一般伤后2~3个月恢复。桡神经浅支于Frohse弓近侧从桡神经主干发出,骨间背侧神经从Frohse弓深层走行。桡骨头压迫性损伤多产生运动功能障碍,牵拉性损伤可同时合并运动和感觉功能障碍。一般不会造成神经的断裂伤,一旦桡骨头复位,解除压迫,绝大部分可以恢复,所以要观察3个月左右,如3个月无恢复应行肌电图和神经传导速度测定,若神经电生理检查无神经恢复表现,可考虑手术探查。

5. 骨筋膜室综合征 孟氏骨折同时伴有严重肘关节周围软组织损伤,且闭合治疗时常需屈曲肘关节超过90°,这增加了骨筋膜室综合征的可能性。

八、尺骨鹰嘴骨折

尺骨鹰嘴骨折相对少见,仅约占肘关节损伤的5%,约20%~50%伴发其他损伤(最常见的为肱骨内上髁骨折),约10%~20%需手术治疗。

(一)解剖

儿童尺骨鹰嘴主要由软骨构成,尤其在幼儿,尺骨鹰嘴受直接暴力作用时,发生骨折机会较成人少;其次儿童骨膜肥厚,干骺端皮质相对较薄,发生的骨折多为青枝型,移位小。

(二)损伤机制

最常见的损伤机制为过伸型损伤,亦可为直接暴力作用于屈曲的肘关节、过屈型损伤或剪切暴力损伤的结果。过伸型损伤常伴发肘关节其他损伤,外翻过伸型损伤可同时伴发桡骨颈或肱骨内上髁骨折,内翻过伸型损伤可同时伴发桡骨头脱位,即Bado Ⅲ型孟氏骨折。屈曲型损伤为屈肘患手背伸着地摔伤,肱三头肌以肱骨远端为杠杆强力牵拉致尺骨鹰嘴撕脱骨折,骨折线横行,与尺骨纵轴垂直,后侧移位较前侧移位大,常不伴其他损伤。

（三）诊断

肘关节肿胀明显。关节后侧的挫伤有助于判断损伤机制。肘关节后侧可扪及裂隙，关节不能伸直。确诊尺骨鹰嘴骨折后，仍应仔细检查患儿和 X 线片，以明确有无其他伴发损伤。

（四）分类

应明确骨折是关节内骨折还是关节外骨折，无移位骨折（<2mm）或移位骨折（>3mm），是否存在伴发损伤及其严重程度。

（五）治疗

无移位或轻度移位骨折（<2mm），单纯石膏托固定 3~4 周即可。骨折移位大于 2mm 的关节外骨折，骨折稳定者可行闭合复位，石膏托固定。剪切力损伤所致骨折复位后，屈曲位置下骨折稳定不易再移位。屈曲损伤需伸直位固定。关节内骨折，移位大于 2mm 者，常需切开复位、内固定。固定方式可用克氏针张力带，近来有学者采用可吸收内植物。伴其他肘关节损伤者，在治疗伴发损伤后，有可能鹰嘴骨折仍不稳定，此时可经皮克氏针固定。关节造影有助于判断是否充分复位。

（六）并发症

尺骨鹰嘴骨折后并发症并不常见。最多见的为漏诊伴发损伤。其他包括关节僵硬，骨折再移位，延迟愈合，不愈合，神经损伤和骨筋膜室综合征。

九、肘关节脱位

肘关节脱位多见于青少年，幼儿少见，约占肘关节损伤的 3%，多伴发其他肘关节损伤，如肱骨内上髁、桡骨近端、尺骨鹰嘴和冠状突骨折。

（一）损伤机制

肘关节脱位多为患肢伸直位摔伤所致。脱位方向与损伤暴力方向有关，最常见的为后侧脱位或后外侧脱位。多为肘关节过伸、前臂旋后位摔伤，内侧副韧带断裂，肘关节外翻、外旋进而脱位。Osborne 认为肘关节先处于半屈曲位，因内侧嵴外侧的滑坡使纵向暴力变为外翻、外旋。有人发现脱位后内侧副韧带的前侧部分尚保留完整，因而闭合复位者仍保留外翻稳定性。其他少见的脱位包括前脱位、内脱位、外脱位及近尺桡关节分离或交叉型脱位。前脱位为直接暴力或尺骨鹰嘴摔伤所致。内外脱位多为直接创伤、前臂被暴力扭转或手着地摔伤所致。

（二）解剖

防止后脱位的因素包括前侧关节囊、尺骨冠状突和侧副韧带。肘关节后脱位时，身体重量传至肱骨远端，前侧关节囊撕裂。因尺骨冠状突较小，不能阻止尺骨向后上移位，侧副韧带被拉长或断裂。尺桡骨因被环状韧带和骨间膜紧密连接在一起，故一同向后移位。肱二、三头肌收缩，尺骨冠状突交锁于鹰嘴窝内。在后外侧脱位，远端以肱二头肌腱为支点向外旋转。携带角亦促使远端外移。若仅一侧侧副韧带断裂，则尺桡骨一骨脱位，一骨旋转性半脱位。

后脱位或后外侧脱位时，尺侧副韧带和肱骨内上髁可被撕脱。复位后，内上髁可仍然嵌于关节内。亦常见桡骨头、桡骨颈骨折。后内侧脱位时，可发生肱骨外髁骨折。

肱动脉和正中神经走行于肘关节前方，后脱位时可因近端的牵拉而受损。尺神经紧贴内上髁后方走行，当脱位伴发肱骨内上髁骨折时尤易受损。

（三）诊断

伤后患肘肿胀、疼痛，处于屈曲位。前面观前臂变短，后面观上臂变短，肘窝饱满。

鉴别诊断包括肱骨远端骨骺滑脱、肱骨髁上骨折、Milch Ⅱ 型外髁骨折、孟氏骨折。诊断肘关节脱位时应仔细阅片了解有无伴发损伤如内上髁、尺骨冠状突、桡骨近端、外髁骨折。

（四）治疗

开始治疗前应先明确有无血管神经损伤。肘关节后脱位一般可成功闭合整复。先过伸位牵引患肘，使冠状突脱离鹰嘴窝，但应避免过度伸肘关节，以免对前侧软组织造成不必要的牵拉。恢复长度后，维持牵引下屈曲肘关节，尺骨鹰嘴恢复同滑车的对位时可触及或闻及弹响。另一种方法是患者俯卧位，患肢垂于床边，一边牵引，一边向下、向前推挤尺骨鹰嘴。

肘关节前脱位罕见，Linscheid 和 Wheeler 报道 110 例肘关节脱位，其中仅见 2 例前脱位。前脱位常伴广泛软组织损伤和尺骨鹰嘴或尺骨近端骨折。复位时先肘关节屈曲位纵向牵引，在缓慢伸直的同时，向后下推挤前臂。内外侧脱位遵循同样的治疗原则，即牵引、纠正冠状面畸形后屈肘复位。

复位后石膏托固定 1~2 周，其后开始主动功能锻炼。伤后 6~8 周仍有关节僵硬者行康复理疗。不建议伤后6周内早期被动功能锻炼,因其可加重僵硬。

伴其他骨折者,复位后拍片,了解骨折对位情况,根据具体情况予以相应处理。陈旧性肘关节脱位多需手术切开复位。

(五)并发症

近期并发症有神经血管损伤。

远期并发症包括运动功能丧失、骨化性肌炎、复发性脱位、尺桡骨骨性连接、肘反张。关节僵硬是最常见的并发症。运动丧失一般表现为伸直受限5°~10°,多见于行长时间固定和暴力被动功能锻炼者。肘关节脱位后可见异位钙化和骨化性肌炎。异位钙化常沿侧副韧带排列。骨化性肌炎多见于肱肌。复位不及时和去石膏后强烈被动锻炼与骨化性肌炎有关。在骨化性肌炎活动期采取休息、轻柔主动活动和抗炎止痛治疗。一般可随时间延长而自愈。

血管损伤并不常见,约3%,多见于开放性损伤。肘关节脱位较肱骨髁上骨折容易损伤侧支循环,故手术探查指征放宽。

约10%复位后出现神经症状,较血管损伤多见。尺神经损伤最多见,尤其见于伴发内上髁骨折的脱位,其次为正中神经、桡神经损伤。正中神经可向后滑过内髁嵌入肱骨远端和鹰嘴之间,或嵌于内上髁骨块于肱骨干骺端之间,或复位时神经被挤入滑车与鹰嘴之间。早期手术探查,一般可恢复,少有需重新吻合者。

复发性脱位罕见,但难于治疗。最早的报道见于1881年。多见于年轻的成年人,其首次肘关节后脱位或后外脱位多发生在青少年末期。Osborne和Cotterill认为病理机制为后外侧关节囊松弛。对复发性脱位首选保守治疗,保守治疗无效者,行后外侧关节囊紧缩术。

十、牵拉肘

牵拉肘或桡骨头半脱位多为肘关节伸直,前臂旋后位突然牵拉手部所致。多见于2~3岁儿童,最小为2个月,7岁以后罕见,60%~65%为女孩,70%为左侧。

(一)解剖

桡骨头呈椭圆形而非圆形。当前臂旋后时,桡骨头前侧明显突起,但桡骨头外侧、后侧平缓。当牵拉时桡骨头从环状韧带下方滑出,停止牵拉后,环状韧带嵌入桡骨头和肱骨小头之间。少数

情况下床上翻身,患肘伸直位压于身下亦可导致半脱位。5岁后环状韧带变厚,桡骨颈骨膜的附着点加强,半脱位少见。

(二)诊断

伤后患儿疼痛、哭闹、拒绝使用患肢。脱位时可闻及或感到弹响。患儿常以健侧手托持患肘于轻度屈曲、前臂旋前位,并诉肘痛、腕痛。若患儿合作,则可被动屈伸肘关节,但前臂不能旋后。X线片无异常发现,无桡骨头脱位,无关节内渗液表现。

(三)治疗

闭合复位,前臂旋后位屈伸肘关节,复位时常可闻及弹响,患儿停止哭闹,恢复患肘活动。一般不用外固定,必要时可三角巾悬吊。但应与家属讲明约5%的患儿可出现复发性脱位,需注意预防。伤后超过24小时才复位者,症状不会立即消失,可石膏固定1~2周。反复脱位者可长臂石膏托固定2~3周。

第7节 尺、桡骨骨折

儿童尺、桡骨骨折相对常见,占所有骨折的5%~10%。尺、桡骨骨折可发生在骨干的远、中或近1/3,但发生于远端较近端常见。骨折可能表现为尺、桡骨均完全骨折或青枝骨折。也可能表现为一个完全骨折,另一个为青枝骨折。完全骨折可能无移位、轻度移位或明显移位伴有短缩及成角畸形。成角可能向掌侧或背侧,相对或相背。当仅有尺、桡骨单骨折时,应警惕孟氏骨折或盖氏(Galeazzi)骨折,需拍包括肘、腕关节的前臂正、侧位X线片。儿童前臂骨折较成人前臂骨折容易处理。通常闭合复位效果满意,能力显著,畸形愈合及不愈合非常少见。

(一)解剖

尺、桡骨骨折多见于远端,其原因是桡骨干近端横截面呈圆形,中段呈三角形而远端呈卵圆形,这种几何学特征使其在移行部有结构上的薄弱点。此外,前臂近端有发达的肌肉附着,而远端仅有肌腱包绕,在受外力情况下,远端易出现骨折。

软组织的解剖在前臂双骨折的移位中起重要作用。肱二头肌、旋后肌、旋前圆肌和旋前方肌均能影响骨折端的移位方向。前臂近1/3骨折,桡骨骨折近端因肱二头肌和旋后肌的作用产生旋后和屈曲,而骨折远端因旋前方肌和旋前圆肌的作

用产生旋前。在前臂中段骨折(旋前圆肌止点以下),因旋后肌的作用被旋前圆肌中和,桡骨骨折近端处于中立位,骨折远端因旋前方肌作用旋前并向尺侧移位。在前臂远1/3骨折,骨折远端因旋前方肌作用旋前并向尺侧移位。

(二)损伤机制

跌倒时上肢伸直位着地是前臂骨折最常见的发生机制。Evans等证实,跌倒时前臂旋后伸直导致向掌侧成角的青枝骨折,前臂旋前伸直导致向背侧成角的青枝骨折。前臂双骨折也可因直接暴力所致,这种骨折通常属于高能量创伤,有开放伤口,软组织损伤严重。

(三)诊断

因为前臂开放骨折在儿童中尤为常见,注意观察皮肤是否完整无损,如果骨折端从内向外刺破皮肤,无论伤口大小,均应急症手术。开放骨折如处理不当会带来严重后果。

在骨折明显移位时凭借疼痛、肿胀、骨摩擦音和畸形容易得出诊断,但弯曲型和青枝型骨折体征很少,不易诊断。轻微的弯曲型、青枝型或可塑形骨折在受伤后1周才发现并不少见,之前常被误诊为"扭伤"。

(四)影像检查

拍摄标准的正、侧位X线片十分重要,因为斜位片常不足以显示骨折移位。X线片诊断应包括对腕和肘关节的细致评估,在前臂单一骨折时,注意除外孟氏骨折和盖氏骨折。

(五)分型

前臂骨折的分型很少报道。孟氏骨折、盖氏骨折、远端干骺端骨折和骨骺骨折均有单独分型。尺、桡骨骨折可按其程度分型:弯曲型、青枝型、完全型。按部位分型:近端、中段、远端。按移位方向分型:掌侧、背侧、尺侧、桡侧。

(六)治疗

前臂双骨折几乎都能通过闭合复位,石膏固定达到满意疗效。手术适应证包括前臂筋膜间隔综合征、合并血管损伤需修复者、开放骨折、不可复性骨折、闭合复位后不易固定者。其中开放骨折通常也可清创后用闭合方法治疗。对于生长潜力较小的大龄儿童,也应看作儿童骨折对待。根据作者的经验,如果闭合复位满意和外固定牢靠,前臂双骨折延迟愈合与不愈合非常罕见。

1. 闭合复位、石膏或夹板外固定 传统的观点认为,闭合复位后前臂近1/3骨折应旋后位固

定,中段骨折应中立位固定,远端1/3应旋前位固定。Evans对此提出异议,认为向背侧成角的青枝骨折应旋后位固定,向掌侧成角的青枝骨折应旋前位固定,所有完全型骨折均应旋后位固定。Evans还推崇用肱二头肌结节作为衡量前臂旋转的标记物。前臂旋后位时肱二头肌结节在桡骨内侧,中立位时在后侧,旋前位时在外侧。实际上我们通常将绝大多数前臂双骨折置于中立位固定。

通常在患儿镇静清醒状态下闭合复位。闭合复位可在助手的帮助下依次采用加大成角、牵引、手法复位的完成,然后用石膏管型固定。正确的石膏固定技术十分重要,如果石膏不良,肯定会造成复位丢失。一个好的石膏管型应该是舒适的并与患肢帖服,几乎不需要衬垫或分骨垫。石膏管型向远侧滑脱也是复位丢失的重要原因,将患肢固定在屈肘90°位并保持管型尺侧缘平直可杜绝管型滑脱。

闭合复位、石膏或夹板外固定后,患儿可回家,要求抬高患肢,保持手高于肘,肘高于心脏。患儿应定期复诊,带石膏管型拍X线片。一旦发现骨折移位应立即纠正。大量文献及作者经验证实5%~10%的前臂双骨折患儿需要再次复位。轻微的骨折移位并非都需要再次复位,但应引起重视,检查管型是否松动并及时更换。在10~14天更换石膏管型较1周内更换不易引起疼痛和骨折明显移位。更换石膏后应立即拍片明确骨折是否移位及管型是否服帖。骨折移位通常发生在伤后3周,3周内应每周检查1次,而3周后如骨折位置满意,石膏帖服,可在伤后6周复查,拍片并去除石膏管型。

目前,闭合复位的可接受标准尚未统一。前臂双骨折的治疗目的是保证前臂的正常外形,功能完好,活动范围大致正常。前臂旋转功能受限和有碍外观是畸形愈合的后遗症。要建立闭合复位的可接受标准就必须了解畸形愈合对前臂旋转功能和外观的影响。

许多文献报道畸形愈合并不一定和前臂旋转功能受限相关。Daruwalla指出成角畸形和前臂功能受限没有相关性。其他许多学者也得出类似结论。事实上前臂旋转功能受限常发生在X线片表现"满意"的病例中,说明一定还有其他因素影响前臂功能。有研究表明前臂旋前或旋后角度少量丢失不会影响前臂功能。Carey等报道了5例10岁以上病例,前臂旋转丢失20°~35°均未出

现明显功能受限。

评估前臂畸形愈合X线片表现有以下参数：成角（包括矢状面和冠状面），旋转，侧方移位，桡骨弓和骨长度。尸体解剖和临床研究均证实骨干中段10°成角畸形不会造成明显的功能障碍。旋转畸形会造成明显前臂旋转功能障碍，且不会随生长而改善。Price认为"刺刀"畸形和桡骨弓轻度丢失是可以接受的。前臂的长度对功能影响不明显。

多项研究表明前臂近端骨折预后较前臂远端骨折差。回顾大量文献发现儿童前臂双骨折畸形愈合并不少见，但对于畸形愈合的外科处理方面的报道不多。说明儿童前臂双骨折畸形愈合实际上的功能丧失并不像其在X线片上表现得那么严重。患儿往往是因为尺骨弯曲影响美观再次就诊，而并非功能受限，这一点和儿童肱骨髁上骨折类似。

鉴于儿童前臂双骨折畸形愈合并不一定造成严重功能丧失，Price提出闭合复位后10°成角、45°旋转、完全侧方移位、桡骨弓消失是可以接受的。在临床实践中，某些特例表明，有些更严重的畸形也可能被接受。大龄患儿尺骨弯曲严重影响美观，因此应特别注意防止尺骨出现弯曲畸形。

2. 手术治疗　手术适应证包括患肢血管损伤、筋膜间隔综合征、不可复性骨折、肌腱或神经卡压于骨折端、开放骨折、闭合复位石膏固定失败。近年来儿童前臂双骨折手术治疗有增多的趋势，应严格把握手术适应证。Jones和Weiner报道300例儿童前臂双骨折，仅22例需要二次处理，仅12例需要克氏针固定。

（1）开复位、钢板内固定：切开复位、加压钢板螺丝钉固定是治疗成人前臂双骨折的标准方法，对儿童前臂双骨折也可应用。钢板、螺丝钉固定的优点是可以解剖复位、坚强内固定，不需要过多外固定。但也有其缺点，如手术切口大、内置物反应和再次手术等。作者认为钢板固定主要适用于开放骨折，因为开放伤口经清创后便于置入钢板。应用管状钢板可降低加压钢板的一些并发症，虽然有在成人患者管状钢板折断的报道，但其强度对儿童是足够的。

（2）切开复位、单骨钢板内固定：有文献报道前臂双骨折仅固定单个骨如尺骨，也能达到治疗目的。其原理是单骨固定后，为另一骨提供了支点，可被相对复位，辅以石膏管型固定，能稳定愈合。这种方法尤其适用于伤后1~2周、闭合复位失败后的病例。这种情况下闭合复位经皮穿针非常困难，因此可以在尺骨骨折端处做一小切口，固定尺骨，而不需再做切口处理桡骨。这种方法还适用于单骨的开放骨折。

（3）闭合复位、经皮克氏针内固定：随着"C"型臂X线机的普及，闭合复位、经皮穿针技术成为治疗儿童前臂双骨折的一个理想选择。此技术并不适合在成人中应用，因为其骨折不愈合率较高，另外术后需石膏或夹板固定一段时间，影响功能锻炼。儿童骨折不愈合非常罕见，短期外固定即可达到骨折愈合。

闭合复位、经皮克氏针内固定术需在臂丛神经阻滞或全麻下施行。因为闭合穿针往往不易一次成功，局部浸润麻醉和静脉镇静剂效果肯定不理想。选择直径2.5mm的克氏针，针头必须圆钝，以免穿透骨皮质。如果用Steinmann针或其他粗的髓内针固定，将破坏桡骨固有的弧度，选择弹性克氏针能保留其弧度，不影响前臂旋转功能。如果复位困难，必要时在骨折端做一个小切口以利复位。虽然弹性克氏针固定不一定能达到解剖复位，但足以保证骨折愈合和恢复功能。

Parsch主张从尺骨鹰嘴后面进针，近年来Verstreken等指出从尺骨远端进针较从尺骨近端进针有许多优点。如从尺骨近端骨骺的远端进针，针尾将留在尺骨鹰嘴后方皮下，此处软组织较少，容易顶压皮肤。从尺骨远端进针时前臂可处于伸直旋后位，有利于进针。从鹰嘴处进针时，肘关节必须屈曲90°，不利于克氏针通过骨折端，其位置也影响"C"型臂X线机监测。

手术时将患肢置于透X线的小桌上。先在"C"型臂X线机监测下行手法复位，要求尽量解剖复位，如果达不到对位的50%，克氏针很难通过骨折端。穿针时要求前臂处于旋后位。由于桡骨复位困难，穿针可先从桡骨开始。当骨折复位满意后，在桡骨茎突上方做一个直切口，切口不必过小，此处要仔细暴露桡神经浅支的两个分支。暴露出桡骨骨骺后，在其上方用2.5mm克氏针钻孔，并逐渐向近侧倾斜。将克氏针的一端折2个弯。首先在距末端5mm处，折弯约30°，有利于克氏针通过骨折端；然后在其近端1~1.5cm处折一个较小的弧度，这样有利于克氏针进入骨髓腔。在进针时用锤子将克氏针缓慢地打入，并向不同方向转动克氏针。当克氏针达到骨折端时，第二个弧度往往已变直。如有移位,通过旋转克氏针可以让第一个弯曲顺利进入骨折近端。随着克氏针继续前进,逐渐达到骨折复位。克氏针头应达到桡骨的肱二头肌结节处,针尾在骨皮质外做180°折弯。

在尺骨远端做一个小切口,因尺神经浅支偏于掌侧,此切口应尽量靠尺骨背侧。尺骨进针方法和桡骨相同,最终克氏针头需达到尺骨鹰嘴。缝合切口时要注意不能让克氏针尾卡压桡神经或尺神经的浅支。如果是开放伤口则需延期缝合伤口(图18-23)。术后用石膏托或管型固定1个月,去石膏后开始活动,但应避免剧烈运动。克氏针固定需4~6周,当骨折线消失、骨折端形成大量骨痂后,可在局麻下手术取出克氏针。

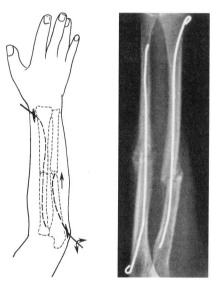

图18-23　经皮克氏针固定技术与方法

(七)合并症

1. 骨折　经大量临床病例回顾性研究发现,再骨折约占全部前臂骨折的5%。青枝骨折和开放骨折容易发生再骨折。取出钢板后前臂再骨折发生率高。因此有些学者提出只要没有症状,前臂钢板可以不取出。如有再骨折移位,需手术复位内固定。因复位困难及髓腔封闭不利于克氏针通过,这种情况下应选择钢板固定。

2. 畸形愈合　即使精心医治、密切随访,仍不能完全避免畸形愈合的发生。如果伤后1个月内发现,应当在全麻下再次复位,至少固定尺骨。如果发现明显畸形较晚,可以建议患儿家长9~18个月后复诊,观察塑形的结果。塑形常有不可思议的效果,但其结局通常不可预料。应向患儿

家长解释清楚,虽然骨折畸形愈合的X线片表现和外观受一定影响,但较之长期外固定带来的肌萎缩、关节强直还是可以接受的,而且随着生长,畸形和功能受限通常能够逐步改善。

前臂骨折畸形愈合需截骨矫正的非常少。少数文献报道过折断畸形愈合骨、石膏管型固定和截骨后加压钢板固定。作者认为通过有限切口复位骨折端后,髓内钉、石膏固定也可取得很好的效果。

3. 延迟愈合与不愈合　前臂双骨折延迟愈合与不愈合发生率极低。往往继发于开放骨折和大量骨、软组织缺损的病例。如果经长期观察确认骨折不愈合,可取髂骨植骨、加压钢板固定。

4. 骨桥形成　儿童前臂骨折骨桥发生率低。有研究表明骨桥形成的危险因素有高能量创伤、外科手术、反复闭合复位、合并脑外伤。儿童前臂骨桥手术切除的效果较好。

5. 筋膜间隔综合征　筋膜间隔综合征可继发于前臂骨折,前臂夹板或石膏可能加重病情。纸垫可能是发生筋膜间隔综合征的重要原因,并可压迫局部导致肌肉缺血、坏死发生。如果怀疑筋膜间隔综合征发生,应立即去除外固定。

6. 周围神经损伤　前臂三大神经在前臂双骨折时均可能损伤。可能发生于创伤当时、闭合复位过程中或手术过程中。神经损伤大多数为创伤当时造成的挫伤,神经功能可望在2~3个月后恢复。正中神经、骨间前神经和桡神经浅支均可能卡压于骨折端,这种情况下只有解决神经卡压,神经功能才有可能恢复。虽然对年幼儿童进行神经功能检查十分困难,在复位前应尽一切努力完成神经功能检查,如果复位后出现神经功能障碍,应立即手术探查骨折端,尤其是非解剖复位的骨折。

第8节　腕及手部骨折脱位

10岁以下儿童跌倒时手掌着地常导致前臂骨折,而很少造成腕部骨折。出生时腕骨完全为软骨,而在儿童期始终保留部分软骨。腕骨软骨具有缓冲作用,可防止腕骨发生骨折。腕部软骨骨化首先从头状骨开始,一般发生在生后2~3个月,然后以顺时针方式骨化,1个月后钩骨出现骨化,2年后可见三角骨骨化发生,月骨在3岁左右可在X线片显影,大、小多角骨在6岁时显影,上

学前除豌豆骨外均已开始骨化。豌豆骨一般在9～10岁时开始骨化,青春期开始后腕骨 X 线片所见接近成人。

腕骨骨折在年幼儿可以是多发骨折的一部分,一般都伴有前臂、掌骨骨折或为多发腕骨骨折。青春期后期可见到与成人一样的单一的腕骨骨折,一般此类骨折比较稳定。腕骨骨折可以合并韧带损伤,这种骨折可以导致腕部不稳定,需要治疗,否则会后遗关节僵硬和无力。

掌指骨骨折一般都不严重,可以通过铝板、支具或石膏固定,其诊断和治疗原则与一般骨折相同,通常掌指骨折切开复位指征与其他部位骨折相同,主要是如何使骨折复位并保持固定,克氏针是内固定的主要选择,可以在 C 型臂透视下经皮做内固定。儿童掌指骨折很少需要钢板内固定。

一、舟骨骨折

儿童最常见的腕部骨折为舟骨骨折,但在儿童期常表现为舟骨远端撕脱骨折。青少年此类骨折可能是腕部重要软组织结构广泛而严重损伤之 X 线片唯一所见。伴发的韧带损伤可能导致骨折不稳定、延迟愈合或不愈合。任何移位和不稳定的腕骨脱位多见于青少年运动员,须用内固定治疗。

(一)诊断

一般是青少年运动时摔倒,手部着地所致。伤后伴有腕部桡侧疼痛,医生必须仔细检查才能发现。

"鼻烟壶"轻度肿胀和压痛需与健侧比较才能确定,如肿胀比较明显,尤其是尺侧腕部和舟骨均有压痛时,医生必须考虑存在月骨周围损伤,因为有时受伤后月骨周围脱位可能已自动复位,故 X 线片可能无阳性发现。

(二)影像检查

月骨骨折 X 线片表现可能很细微,或者在最初几周内很少有所发现,医生需靠经验通过体格检查作出诊断。对鼻烟壶区局限性的压痛要慎重分析。无移位的舟骨骨折最初 X 线片可能无任何表现。如果怀疑骨折,应用石膏固定舟骨 2～3 周。舟骨骨折伴发的周围韧带损伤一般不显影,医生只能凭借体检时广泛的软组织肿胀和压痛作出诊断。螺旋 CT 三维重建对细小骨折和移位的诊断很有价值,但必须是在临床体征阳性时,再做此项检查。如果有明显肿胀、腕尺侧压痛、粉碎性

尺骨骨折以及正常腕部不存在的局限性异常活动,则做螺旋 CT 三维重建很有价值。对 X 线片不能显示的骨折可行骨扫描,尤其是在石膏外固定 2～3 周后 X 线片仍无阳性所见,但临床检查仍怀疑骨折时,骨扫描阳性结果可以给继续外固定一个充分理由。如果伤后 4 周骨扫描结果正常,则提示没有骨折。此外,若骨扫描异常可以做深入的检查,如螺旋 CT 三维重建。MRI 检查价格昂贵,一般对舟骨骨折很少能够提供有价值的信息,对于舟骨这样的小骨块血液供应及伴随的韧带损伤也无法作出判断,但对年幼儿腕部软骨骨折的诊断很有价值。

(三)治疗

1. 稳定或无移位型舟骨骨折　较小儿童可用短的石膏托治疗 4～8 周,较大儿童运动伤可给予内固定甚至是坚强内固定治疗,以便早日恢复体育活动,但对未愈合的舟骨骨折或固定时间较短者要防止局部过分受压。一般骨折充分愈合需要 8 周,在去除石膏或夹板保护时,要先锻炼屈伸活动,而后再增加其他活动。

2. 不稳定和移位型舟骨骨折　X 线片显示骨折移位超过 1mm 则可诊断不稳定骨折,这种骨折的治疗首选切开复位内固定,一些比较特殊的内固定器械,比如 Herbert 舟骨螺钉,可能对此部的骨折更有效,但需要一定的经验和技术,有时要在腕背侧充分显露,甚至要增加掌侧切口才能对舟骨骨折伴有的韧带损伤进行修补。

3. 发育期腕部骨折脱位　因为腕骨尚未骨化,所以处于此年龄段的儿童腕部骨折脱位诊断非常困难。伤后儿童腕部有明显肿胀,不能屈伸活动,而同时又排除了前臂骨折,则必须除外有无腕部损伤,有时需同健侧对比。侧位片有时可提供更大的诊断价值,拍侧位片时须保持腕部屈伸中立位,尺桡骨相互重叠。掌骨和前臂骨轴线不对称可能是提示腕骨损伤的有效证据,此时 MRI 或关节造影对这种少见的脱位能够显示清楚。儿童其他手腕部骨折少见,一般是严重创伤方可见到。

二、掌骨骨折

单一掌骨骨折通常是稳定的,只需适当加以保护直至愈合。但多发骨折一般不稳定,经常是暴力直接撞击所致,多为开放骨折。在适当清创后用克氏针固定 4～5 周。当掌骨骨折由于成角

和旋转移位导致闭合复位失败,有明显的手指重叠和旋转畸形,很难日后再加以矫正,应切开复位、克氏针固定。

三、指骨骨折

指骨近节和中节骨折伴有明显成角和移位者,有时由于骨膜、肌腱、腱鞘的嵌插,闭合复位困难。一旦嵌插物被解除,则很容易复位,但需要克氏针内固定维持复位。

指骨远节紧邻甲床基底和指背肌肤,因此除非伴有甲床的破裂,很少有骨折发生移位。必须将骨折嵌插的软组织清除,否则很难准确复位,复位以后用细克氏针纵向固定骨折和中、远节指指间关节,用无创可吸收线缝合甲床。

关节内骨折最好在急诊行切开复位内固定。无移位的关节内骨折一般不需要特殊治疗,如果骨折块发生明显的旋转,切开复位是挽救关节功能的主要手段。

第 9 节　脊 柱 损 伤

一、颈椎损伤

儿童颈椎损伤相对少见,由于患儿多不能准确叙述病史,且由于儿童脊柱本身特有的骨骺和骨化中心的存在,给阅片带来一定难度,因此有时诊断非常困难。10 岁以下儿童多为枕骨至 C_2 节段损伤;10 岁以上儿童颈椎损伤与成人相似,多发生在 C_2 以下节段。儿童颈椎损伤绝大多数不伴脊髓损伤(spinal cord injury,SCI),而且多数患儿保守治疗有效。

(一) 解剖

寰椎在发育过程中出现 3 个骨化中心:前弓 1 个,经常在 1 岁左右时出现;后侧左右神经弓各有 1 个。前弓与后弓之间的软骨连接称神经中央结合部,在 7 岁时闭合,7 岁前此处经常被误诊为骨折;两侧后弓在 3 岁时融合,但个别可仍呈开放状态或部分闭合。

枢椎的骨化中心包括椎体 1 个,每侧神经弓各 1 个,齿状突 1 个。齿状突在 3 ~ 6 岁与椎体和神经弓相融合。在胎儿期,齿状突包括 2 个骨化中心,妊娠 7 个月时融合。齿状突尖部 4 ~ 6 岁出现一个次级骨化中心,12 岁左右与齿状突融合。其余颈椎发育与此类似,中央部 1 个骨化中心,每侧神经弓各 1 个骨化中心,3 岁时闭合,而神经中央结合部在 4 ~ 6 岁时闭合。

齿状突血供由前、后升动脉分支支配,升动脉由椎动脉在第 3 颈椎水平分支而来并在中线汇合而成。颈动脉和升动脉在齿突尖部附近有吻合支形成。

(二) 损伤机制

儿童颈椎骨折发生率低,Henry Ford 医院 20 年间收治的 631 例颈椎骨折患者中仅有 12 例(1.9%)为 15 岁以下者。儿童脊柱损伤大多发生在颈椎,Anderson 和 Schutt 报道了 156 例儿童脊柱损伤,其中 39% 为颈椎损伤。

与成人所见不同,儿童颈椎损伤大多发生在 C_3 以上节段。寰枢椎损伤约占儿童颈椎损伤的 70%,而仅占成人颈椎损伤的 16%。其原因可能与儿童颈椎的韧带松弛、活动度较大、头部比例相对较大有关。

损伤机制与年龄有关,在新生儿期约 25% 的臀位产新生儿伴脊髓损伤。婴幼儿颈椎损伤多见于虐待损伤,大多数是由于儿童遭受剧烈晃动所致,X 线片可能无异常所见,即所谓的无影像学异常型脊髓损伤(spinal cord injury without radiographic abnormality,SCIWORA)。较大儿童颈椎损伤常见于交通事故、坠落伤、运动伤。

(三) 诊断要点

对伴面部擦伤或裂伤、头外伤、锁骨骨折、高速交通事故、坠落伤,均应警惕是否伴颈椎损伤。其最常见的症状为颈部疼痛并有斜颈畸形。触诊颈部是否存在触痛、保护性肌肉痉挛、棘突是否存在局部塌陷(这经常是后纵韧带损伤的特征)。当疑有神经损伤时要进行神经系统检查,包括肛门括约肌功能检查。

X 线片检查包括正侧位、开口位、左右斜位。当 X 线片正常但可疑有损伤存在时,应补拍过屈-过伸侧位片。阅片时应仔细、全面,以免仅发现一处损伤,而漏诊伴发的其他节段损伤。第一,阅侧位片时要检查脊柱排列是否正常,主要是查看椎体前、后缘线及 Swischuk 椎板线。椎体前后缘线在 C_2 ~ C_4 之间可中断而呈阶梯状,易误诊为半脱位。与其相比,椎板线更有诊断价值,此线连接 C_1、C_2、C_3 的棘突前缘,正常儿童此线彼此间前、后移位在 1mm 内。在儿童 C_2 ~ C_3 间,如果仅注意椎体前、后缘线可能会误诊为半脱位-假性半脱位,一般 8 岁以内儿童 C_2 椎体前后缘线向前移位

4mm 以内是正常的(图 18-24)。第二,后侧棘突间距离可鉴别后方韧带损伤。第三,应测量椎前软组织宽度,此宽度在 C_2 椎体前不超过 5~6mm。第四,观察颈椎前突度数,颈椎前突丧失提示肌紧张和痉挛。后方韧带不稳定可通过侧位 X 线片棘突间距离增大,关节突间平行性丧失,椎间隙后方宽度增加来证实。

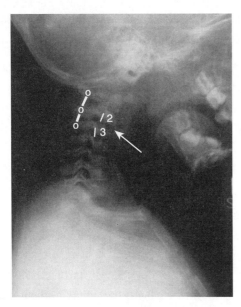

**图 18-24　Swischuk 椎板线除外 C_2~C_3
假性半脱位(箭头所示)**

儿童颈椎不稳定公认的诊断标准包括:①C_1 相对 C_2 前屈 10° 以上;②寰椎、齿状突间距(ADI)超过 4mm。Fielding 等发现成人 ADI 值为 3~5mm 时,横韧带即有破裂,ADI 值为 10~12mm 时,横韧带和翼状韧带均有破裂。儿童低位颈椎不稳定尚无诊断标准,但 White 等报道,对于成人,损伤椎体与邻近椎体斜度超过 11°时即可诊断。

CT 对诊断骨折、关节脱位或终板骨折很有价值;MRI 对诊断软组织损伤,包括后方韧带损伤、椎间盘脱出、神经孔受累、髓内病变和水肿、伤后髓内囊性变、鉴别髓内水肿(一般可恢复)与髓内出血(经常不能恢复)有帮助。

(四) 损伤类型与治疗

1. 可疑颈椎损伤处理原则　由于儿童头部比例相对大,要及时固定,以防头颈前屈,尤其在转运、体检和拍片过程中。1989 年,Herzenberg 等报道 10 例 7 岁以下颈椎不稳定患儿置于常规仰卧位硬板床时,侧位片显示颈椎有向前成角或移位,他们建议使用一端有凹槽可容纳头后部的平板床来防止颈椎前倾,这对低龄儿童更为重要,因 8 岁后头部比例始接近成人。患儿在急诊室即应佩戴高硬度围领,但仍可能存在微动,可用沙袋或绷带辅助。对颈后部触诊时,需在助手持续中立位牵引下方可撤除围领,拍片时需撤除围领,同样要慎重。

2. 枕寰关节脱位　属少见骨折类型,多由交通意外引起,产伤可致枕寰脱位和四肢瘫。枕寰关节脱位发生率较低的原因可能与儿童此关节面相对水平有关。枕寰关节脱位死亡率很高,但经积极抢救仍有存活者,存活者多后遗不同程度的神经功能障碍。

急诊 X 线片多无所获,最好的检查方法是测量 Powers 比值(见图 8-3):在侧位片上,颅底点(枕骨大孔前缘中点)与后弓连线(BC 线)被颅后点(枕骨大孔后缘中点)与前弓的连线(OA 线)分割的两部分比值,正常值在 0.7~0.9 之间。比值 >1.0 即可诊断枕寰关节前脱位;比值<0.7 即可诊断枕寰关节后脱位。对 X 线片无阳性所见但却高度可疑者,可轻轻牵引头部来判定枕骨与寰椎间是否存在分离。

治疗包括头环 Halo 外固定及枕骨与 C_1 或 C_2 间的后路融合术,术后继续 Halo 背心或 Halo 石膏固定。年幼儿内固定较困难,3 岁以上患儿可使用后路椎弓根钉系统固定枕骨、C_1 和 C_2。外固定时间一般为 3~4 个月。

3. 寰椎骨折　C_1 前弓骨折,即所谓的 Jefferson 骨折,是一种少见骨折,占儿童颈椎骨折的 5% 以下。损伤机制是由于头部受到轴向压迫,通过枕髁作用于前弓,可造成前弓多处骨折,骨折也可发生在神经中央结合部。X 线片很难发现此处是否存在骨折,CT 是最佳检查手段。当骨折明显移位时,横韧带过分受牵拉而失去作用,致 C_1~C_2 不稳定,可通过过伸位、过屈位 X 线片判定。

治疗可用 Halo 背心外固定 3~4 个月,如存在 C_1~C_2 不稳定,则应手术进行融合与固定。

4. 外伤性寰枢椎不稳定　在成人 C_1~C_2 不稳定多由横韧带和翼状韧带破裂,使得寰椎与齿状突距离增加引起。大龄儿童或存在 Down 综合征、少年类风湿关节炎、Larsen 综合征及其他骨发育不良者的受伤机制与此类似。在年幼儿,受伤机制可为齿状突基底部软骨结合处骨折。

患者要首先拍侧位、过伸、过屈位片测量 ADI

值。Steel 将椎管在 C_1 水平三等分,前 1/3 为齿状突,中 1/3 为脊髓,后 1/3 为空隙,此区可允许脊髓有少许移动。在成人,当齿状突后移超过其本身直径的距离时,则可危及脊髓,需要行 $C_1 \sim C_2$ 内固定以预防脊髓损伤。儿童的手术指征尚未确定,一般前移超过 8 ~ 10mm 或有神经损害表现时须手术固定。术中必须使关节缓慢复位后再行固定,年幼儿最好在 Halo 背心固定下行后路手术。儿童内固定有一定困难,但可采用 Gallie 或 Brooks 融合法固定 $C_1 \sim C_2$(图 18-25)。

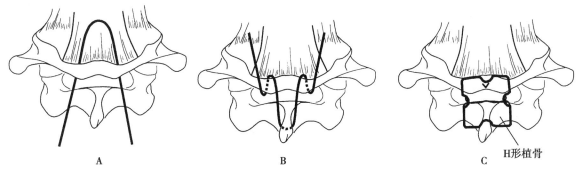

图 18-25　Gallie $C_1 \sim C_2$ 后路融合方法
A、B. 钢丝固定方法;C. 钢丝捆绑植入的 H 形髂骨块

术后 Halo 背心固定 2 ~ 4 个月。大年龄组患儿,可选用前路复位钢板固定或后路椎弓根钉复位固定术,这种技术可辅以 Gallie 或 Brooks 植骨融合术。外固定则可用软的围领佩戴 8 周。如果为陈旧性骨折,在术前须先行 Halo 架牵引使寰椎前脱位复位。

5. 齿状突骨折　齿状突骨折占所有儿童颈椎骨折和脱位的 10%。儿童齿状突骨折部位在基底软骨结合处并向前移位。损伤机制相对严重,一般为高处坠落伤或交通意外。然而,4 岁以下儿童损伤机制可能较轻,如从床上或栅栏摔下。

患者可能主诉颈痛,同时存在上颈椎压痛。患者强烈抵抗医生后仰其颈部,也可能会拒绝直立位或平卧位,除非其头部被检查者托住。

颈椎侧位片常可见齿状突向前移位,通常超过其宽度的 50%,大约 10 ~ 15% 的病例为向后移位或无移位,这样的病例普通 X 线片罕有发现,可行 CT 检查包括矢状位和断层扫描。由于上颈椎明显前移,可使脊髓在颈胸交界处受到牵拉,对有神经症状者,MRI 检查可能发现 C_2 以远节段的脊髓损伤。

儿童齿状突骨折多数可成功保守治疗而无需手术。Odent 等用 Minerva 背心或 Halo 石膏外固定治疗 11 例,7 例需先行复位,4 例不需要。有 1 例伤后 6 个月才确诊,尽管未进行治疗,但骨折已经愈合。一般可在 Halo 架配合下进行闭合复位,

可给予镇静剂但保持患儿清醒,以便随时检查神经系统有无损伤,复位后 Halo 背心固定 2 ~ 3 个月直至获得坚固融合。撤除外固定前,要拍过屈、过伸侧位 X 线片以鉴别有无骨折处的活动。一般及时地诊治患儿少有不愈合发生,对不愈合者可行后路 $C_1 \sim C_2$ 融合术。

6. C_2 椎弓根骨折　即所谓的 Hangman 骨折,文献报道较少。损伤机制是过伸位轴向压迫,常伴头面部损伤。常见于交通意外和高处坠落伤,一般无脊髓损伤。对可疑 Hangman 骨折应行 CT 扫描以明确骨折范围和移位程度。

骨折无移位或 C_2 相对 C_3 向前移位小于 3mm,如患儿能合作,可用围领外固定,对依从性差的患儿行 Halo 背心固定;移位大于 3mm,给予适当牵引使骨折复位,然后用 Halo 背心固定 2 ~ 3 个月。

7. 枢椎以下颈椎骨折和脱位　8 岁以下儿童发生枢椎以下颈椎骨折少见,超过 8 岁的儿童发生率接近成人。Birney 和 Hanley 报道 43 例颈椎损伤,其中 56% 为 C_2 以上损伤(平均年龄 6.2 岁),44% 为 $C_3 \sim C_7$ 间损伤(平均年龄 13.6 岁)。

这些损伤包括骨折-脱位,爆裂骨折,压缩骨折,后侧韧带损伤,单侧或双侧关节脱位,双侧关节骨折。

Birney 和 Hanley 报道骨折-脱位是枢椎以下节段最常见的损伤类型(图 18-26)。一般损伤机制为交通意外和高处头向下垂直坠落伤。应行 MRI 检查。治疗包括复位和固定。

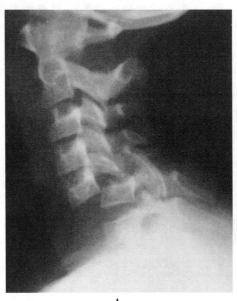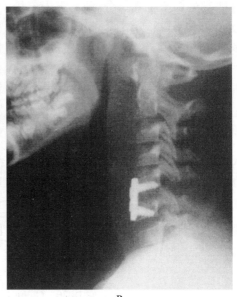

图 18-26　枢椎下骨折-脱位
A. C₅完全脱位；B. Halo 架牵引后颈椎前路植骨和钢板固定

爆裂骨折是由于轴向负荷作用于头部，多同时伴头部轻度屈曲。典型骨折表现包括椎体前下缘骨块向前移位形成泪滴状骨折。椎体后部骨折较危险，骨折块可陷入椎管，这种损伤一般伴脊髓损害，足球运动员多见。常规行 CT 检查椎管情况，后方韧带和间盘损伤与脱出，需经 MRI 确诊。有神经系统损害者应用 Halo 架适度牵引，然后用 Halo 背心固定 2~3 个月。如果牵引仍有脊髓压迫症状，则需经前路清除碎块并做支撑植骨。Shacked 等报道 6 例 3~14 岁儿童颈椎骨折行前路减压和植骨融合，结果融合坚固，效果良好。但前路不是儿童首选入路，因其有引起颈椎后突的危险。如果前方爆裂骨折合并明显后方韧带不稳定，后方亦需固定。

压缩骨折由单纯过屈运动引起，一般无明显旋转和轴向暴力，后方韧带完整，椎体后缘无损伤，无碎骨块或间盘突入椎管。椎体压缩骨折儿童少见，一般无神经系统损害。Apple 等报道 11 例颈椎损伤，仅有 1 例 9 岁女孩为 C₄~C₆ 压缩骨折，由交通意外引起，无脊髓损害；Mcgrory 等报道 143 例中 10 例（7%）为压缩骨折，其中 9 例超过 10 岁。压缩骨折由于椎体后缘完整，无椎管内受损，故很少伴脊髓损伤。

压缩骨折儿童诊断困难，主要是因为 X 线片一般显示病变较轻，且正常儿童椎体前缘本身就呈轻度楔形，一般根据年龄和损伤范围用围领固定 2~4 个月即可，多数不需手术治疗。

后方韧带损伤是由于屈曲和屈曲旋转外力所致，导致后方韧带和关节囊撕裂。受力不大时，仅致后方韧带撕裂，受力加重时，还包括一侧或双侧小关节损伤。单纯韧带损伤儿童少见，一般无神经损害。根据不稳定的程度采取相应治疗。在成人邻近椎体矢状面成角 >11° 或矢状面移位 >3.5mm 即可诊断为不稳定。既然大多数儿童病例在 10 岁以上，此标准可用于儿童。后方韧带损伤严重者需要后路椎弓根钉系统或棘突间钢丝固定，同时行植骨融合。

单侧或双侧关节脱位是过屈和旋转造成的，可合并有关节骨折。单侧关节脱位时，椎体前移可达矢状面直径的 25%~50%，可致单侧神经根受压或脊髓受损，必须用 Halo 架即刻牵引复位。对大龄儿童，治疗与成人相似，根据侧位片复位与否适当增加牵引重量。头部先取轻度屈曲位，如果 X 线片示关节对线良好接近复位时改为后伸位。双侧关节脱位极不稳定，损害神经的危险性很大，但复位方式与单侧脱位相同，逐渐牵引和复位时要密切观察神经系统状况，复位后 Halo 背心固定 2~3 个月。如果复位失败，则行切开复位、融合及后路椎弓根钉系统固定，术后 Halo 背心外固定 2~4 个月。

（五）颈椎损伤晚期并发症

常见的晚期并发症包括肺功能障碍，胃肠道

出血(尤其应用激素者),深静脉血栓,泌尿系统感染,压疮。

合并脊髓损伤的幼年颈椎损伤患儿出现脊柱畸形的概率很大。Lancourt 等曾报道,10 岁前受伤患儿 100% 出现脊柱侧弯,10 ~ 16 岁年龄间受伤患儿 19% 出现脊柱侧弯,而 17 岁以后者仅 12% 出现。Brown 等报道 14 岁以下者约 78%,16 岁以下者约 50% 发生脊柱畸形。早期应用支具对维持坐立平衡、预防压疮、降低畸形的发生率很有帮助。脊髓损伤后出现脊柱畸形一般采取脊柱后路矫形固定融合术。当侧弯达到 40° ~ 50° 或不能维持坐立平衡,护理困难者,一般需融合到骶区。

二、胸、腰段脊柱骨折

儿童胸、腰段脊柱损伤较颈段脊柱损伤少见。10 岁前上胸段脊柱损伤多见(T_4 ~ T_{10}),多由交通意外或坠落伤引起,也见于虐待损伤。10 岁至 20 岁之间,多为胸腰段损伤,常由交通意外或娱乐活动引起,约一半患者合并神经损伤,多为不全损伤。胸腰段骨折特指 T_{12} ~ L_1 段骨折。

(一)解剖

儿童脊柱尚处于发育阶段,脊柱柔韧性大,经常发生脊髓损伤而 X 线片无异常发现。儿童脊柱柔韧性由如下因素决定:①软组织更具弹性,韧带弹性大,肌肉不发达,椎间盘无病理改变且含水分大;②软骨成分比例大;③关节面更趋水平,活动度大。

治疗儿童胸、腰段骨折需理解"三柱"概念。前柱包括前纵韧带、椎体前半部和椎间盘纤维环前半部;中柱包括后纵韧带、纤维环后半部、椎体后壁;后柱包括椎弓、后方韧带(棘上和棘间韧带、黄韧带、关节囊)(图 18-27)。

Denis 认为仅后方韧带完全破裂不致引起脊柱不稳定,前屈位脊柱不稳定不仅有后方韧带破裂,而且有中柱的破裂。

(二)损伤机制

胸椎和腰椎损伤一般为高能量损伤,交通意外最常见,其他如坠落伤、娱乐活动、虐待伤、产伤、枪弹伤也有报道。致伤外力一般使躯体过屈,可同时伴有压缩、牵拉和剪切力。过伸位损伤少见。1960 年 Roaf 报道过脊柱骨折机制,当有垂直负荷过重时,终板会突入椎体,而间盘纤维环与髓核变化不明显,当负荷进一步加大时,终板变形将

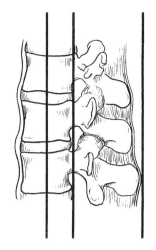

图 18-27 Denis 脊柱三柱概念
将脊柱划分为前、中、后三柱

椎体骨松质内的血液挤出,降低了椎体能量吸收能力,最终超出椎体弹性极限,发生骨折。儿童脊柱的弹性可使外力多节段分布,因而儿童的压缩骨折可同时发生在多个节段。如果牵拉力或剪切力持续存在,尚可通过终板部位而不是椎间盘导致椎体变形。

脊髓损伤有原发和继发两种,原发伤为直接对脊髓的损伤,可以是挫伤、牵拉伤、压迫伤、切割伤。挫伤最多见,预后差。压迫可以直接损伤脊髓产生原发伤,也可因改变了脊髓血运而产生继发性损害。继发伤一般为缺血引起,常见于胸椎"分水岭"(T_7 ~ T_{10})。缺血损伤是一个机械因素与生物化学变化之间的恶性循环,原发伤产生机械性缺血,引起细胞坏死,血管活性物质释放,引起血管收缩和水肿,水肿又加重机械性压迫,如此循环反复,不断恶化。由于缺血性损伤是逐渐进展的,神经损伤症状往往延迟出现。创伤性休克时的低血压可加重缺血性脊髓损伤。

(三)诊断

胸、腰椎损伤有时诊断困难,患者常有多发伤和神志的改变,有时儿童脊柱特有的弹性会造成 X 线片正常的假象。患者在最初检查时不应随意搬动,要注意脊柱区是否有瘀斑、软组织肿胀、对线消失-台阶状畸形、压痛。如果四肢不能活动,应高度怀疑脊柱损伤。因儿童脊柱损伤可发生在多个平面,故应全面检查。有神经系统损害表现者,一定要明确损害是完全的还是部分损害。完全损害表现为损伤平面以下感觉和运动完全丧失。脊髓休克恢复后方能明确是否为完全性损伤。球海绵体肌反射的恢复提示脊髓圆锥 S_3 ~ S_4

节段支配区生理和解剖功能正常,脊髓休克恢复。99%的患者24小时内球海绵体肌反射恢复。损伤平面以下残存部分神经功能者为脊髓不完全损伤,预后较好。骶神经支配区功能存在可能是首诊时不完全损伤的唯一体征。骶区功能未受损表现为尚存肛周感觉、肛门括约肌反射、跗趾屈曲功能。这些表现提示下骶段运动神经元功能正常且与大脑皮质联系尚存,提示将来功能可能会有所恢复。相反,如果仅损伤马尾或圆锥时,这些功能的丧失可能是唯一体征。因此,脊髓损伤患者全面检查时要包括对这些功能的检查。

初诊时尚应判断功能丧失程度。常用方法有二:

1. Frankel 分类法

A级:损伤平面以下感觉和运动功能完全丧失;

B级:损伤平面以下运动功能完全丧失,残留部分感觉功能;

C级:感觉不全,存在部分运动功能,但无实际意义;

D级:存在运动且有功能,感觉不全;

E级:无明显感觉运动障碍,能进行正常生活,但不完全正常。

2. 截瘫指数法 本法适用于各种原因引起的截瘫,把感觉、运动和括约肌功能分别用"0""1""2"三个损伤级别表示。"0"代表正常或接近正常功能;"1"代表部分功能丧失;"2"代表功能完全丧失或接近完全丧失。将三者所得数字分别相加,即可得出截瘫指数。如果患者双下肢完全不能活动("2"),浅、深感觉丧失("2"),二便失控("2"),其截瘫指数为2+2+2=6,表示完全瘫;如果患者运动完全丧失("2"),感觉不全丧失("1"),括约肌功能不全丧失,表现为排尿滴漓费力,尿液有残余,但可自主排尿("1"),该患者的截瘫指数为2+1+1=4。截瘫指数愈高,截瘫愈重。

轻微外伤导致的胸、腰椎损伤要怀疑是否为病理骨折。一般为压缩骨折,X线片骨质明显不正常。Gaucher病、黏多糖病、成骨不全、特发性骨质疏松症、转移性神经母细胞瘤、尤文瘤、白血病等均可产生背痛和多发压缩骨折。

(四)影像学所见

正位X线片观察有无脊柱损伤,如椎体高度的缩短,椎弓根间距离增宽,棘突不对称;侧位片

经常能提示损伤性质,尤其有助于判断是否为过伸外力损伤。对颈胸段和上胸段X线片阅片困难者可行三维CT检查。MRI对创伤性脊柱损伤诊断最有价值,它可直接提供脊髓、椎管、间盘、后方韧带结构的情况(图18-28)。

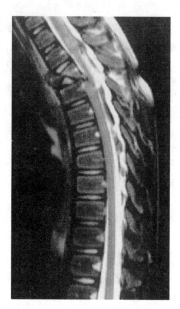

图18-28 $T_{3\sim4}$骨折-脱位矢状面 MRI

(五)分类

我们应用 Denis 五分法(表18-1),将脊柱损伤分轻、重两级,又将重级再分为四级。轻度伤包括棘突和横突骨折、关节和关节突骨折。严重骨折包括压缩骨折、爆裂骨折、座位-安全带损伤和骨折-脱位。

表18-1 胸、腰椎脊柱损伤 Denis 分类

轻型	重型
棘突骨折	压缩骨折
横突骨折	爆裂骨折
关节突骨折	座位-安全带骨折
双关节骨折	骨折-脱位

压缩骨折仅表现为椎体前缘变扁,椎体后半部分高度正常,中柱正常为其特征;爆裂骨折时前、中柱屈曲位均断裂,后柱正常,侧位片可见椎体后壁骨折,椎体后壁高度缩短,一端或两端终板倾斜。侧位片有时难以确定是否有骨折片进入椎管,最好行CT检查。正位片可见椎弓根间距增宽和椎体高度丢失。"座位-安全带"损伤是由于屈曲、牵拉力所致。后柱、中柱在张力作用下断

裂,前柱可完整或产生压缩骨折。根据后柱和中柱损伤的部位(经骨质或韧带)及是否位于同一水平或邻近水平而将座位-安全带损伤再分型(图18-29)。

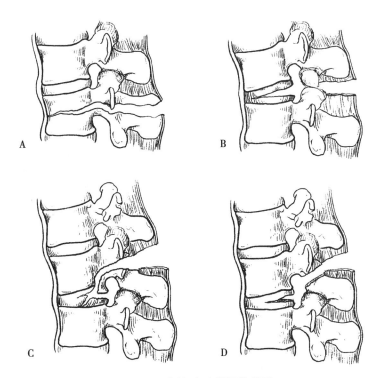

图 18-29　座位-安全带损伤类型
A. 单一水平完全性骨折;B. 示单一水平单纯软组织破裂;C. 双平面后柱和中柱骨折;D. 双平面软组织破裂合并关节内关节突骨折

骨折-脱位是胸、腰椎损伤中最不稳定者,三柱在压力、张力、旋转力和剪切力的作用下均断裂。

(六)治疗

治疗包括支具或石膏固定等对症治疗及脊柱融合术(伴或不伴减压术)。

1. 非手术治疗　非手术治疗适用于所有轻型损伤(棘突和横突骨折,关节及关节突骨折),所有压缩骨折,"骨性"安全带损伤,多数爆裂骨折。轻型骨折仅需对症治疗,卧床休息数天后逐渐恢复正常活动,多数不需要支具治疗。因为此类损伤多由高能量伤所致,多伴有合并损伤,如腹腔脏器伤,治疗时应予以注意。

压缩骨折也可仅取保守治疗。大多数患者可舒适地穿戴伸直位支具,有研究表明卧床和石膏固定治疗疗效无明显差别。无论采取何种治疗,大多数患者 2 周内症状消失。小年龄患儿可经自身再塑形恢复椎体前缘高度。中柱和后柱均有骨折的 Chance 骨折(图 18-28 中的 A 型和 C 型),可用过伸位石膏外固定治疗。

爆裂骨折多发生于青少年,治疗与成人相似。治疗无神经损伤的爆裂骨折,首先要卧床一段时间,然后用石膏或波士顿支具固定 6～12 周。治疗要个体化,要考虑患儿年龄、合并症、后突和前缘塌陷程度及椎管受累情况。通常,如果后突大于 25°(椎体前缘如有塌陷超过 50% 则后突 15° 以上)或椎管占位大于 50% 则不应再保守治疗。

2. 手术治疗　手术适应证包括有脊髓受损表现、"韧带性"座位-安全带损伤(图 18-28 中的 B 型和 D 型)、保守治疗无效的爆裂骨折及骨折-脱位者。手术治疗包括单纯融合术和融合伴减压手术。一般对神经不全损害患者要行减压术。对完全损伤的患者行减压术主要依各人观点而异,但神经恢复的可能性微乎其微。理论上,减压术应在伤后 8 小时内进行,但很难有这样的机会。早期手术固然可及时减压,但要想到手术创伤亦可能会引起水肿-缺血恶性循环。根据损伤性质和是否需要减压选取手术入路。手术入路和内固定方法与脊柱侧弯前、后路融合与固定方法相似。

大多数韧带性"座位-安全带"损伤单纯后路融合即可,如果患者年龄较大,我们主张后路椎弓根钉内固定并融合。对于小年龄组患儿,可以选用特制椎板钩、棒固定,对于幼儿甚至可以考虑使用钢丝固定及石膏外固定。一般年长儿无需外固定或用可拆卸的支具。融合范围由年龄和损伤范围决定,例如,较小患儿单一水平损伤一般需后路融合2个节段,较大儿童2个水平损伤一般需上下各增加融合2个节段左右。

保守治疗无效的爆裂骨折和骨折并脱位者可能需要前路或后路融合。一般首选后路进行复位、减压和固定,但有时客观条件要求前路减压和融合。融合范围取决于患儿年龄、损伤部位和程度。提倡短节段融合者认为这种方法对"正常"脊柱改变较小。但短节段融合使融合节段内应力增加,有发生矫正丢失和假关节的可能。在远期预后方面一般认为恢复正常的矢状面平衡比融合长度更重要。因此,建议选择合适的融合节段以提供能维持矢状平衡的稳定结构(图18-30)。

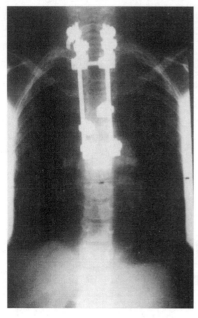
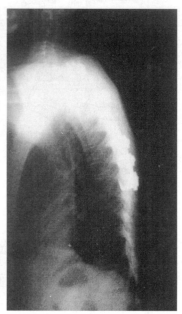

图18-30　$T_{3\sim4}$骨折

融合范围为 $C_7 \sim T_8$

3. 脊髓损伤的药物治疗　脊髓损伤后用药的目的是阻断水肿-缺血循环。一些药物的动物实验结果是肯定的,包括甲泼尼龙,促甲状腺素释放激素,纳酪酮,神经节苷酸GM1。虽然神经节苷酸GM1的临床应用也有报道,然而只有甲泼尼龙被临床广泛应用。1997年第三次美国急性脊髓损伤多中心研究(NASCI-Ⅲ)的研究结果公布,推荐的给药方案为:如果脊髓损伤患者3小时内给予了甲泼尼龙,则在24小时继续给予甲泼尼龙5.4mg/(kg·h),在伤后3~8小时内给药者,则在48小时内给予甲泼尼龙5.4mg/(kg·h)。

（七）并发症

胸、腰椎损伤后多伴神经损伤。生长障碍或畸形在10岁前不多见,因为此期内儿童自我塑形能力强,但如果终板损伤会对这种能力产生影响。Roaf研究发现终板受损多为轴向暴力下髓核压迫所致。与脊柱融合术有关的手术并发症包括感染(急性或迟发)、内固定断裂、矫形丢失、假关节。

合并脊髓损伤后遗神经功能障碍者经常出现并发症,急性并发症包括肺炎、脓肿、脓血症、肺栓塞、深静脉血栓。远期并发症除肺部和泌尿系并发症外尚包括压疮、脊髓空洞症、脊柱侧弯。出现MRI以后,脊髓损伤患者合并脊髓空洞患儿的诊出率增加,脊髓空洞可以在伤后几个月或几十年后出现,多见于神经完全损伤。儿童脊髓损伤最常见并发症是脊柱侧弯,发生率在85%~100%,与截瘫时年龄呈反比,和病变部位呈正比,病变越靠上者越易发生。支具对截瘫型脊柱侧弯无效,但可推迟手术时间。如果不治疗,此型侧弯会导致坐立失衡和肺功能障碍。手术时最好后路自上胸段融合至骶部。年龄小,单纯后路融合容易产生曲轴现象者,以及长弯且僵硬者需同时行前路松解与融合。

三、无影像学异常型脊髓损伤

无影像学异常型脊髓损伤(spinal cord injury without radiographic abnormality, SCIWORA)一般

仅见于儿童(成人也有无骨折型脊髓损伤,但在 MRI 常见韧带损伤)。SCIWORA 由 Pang 和 Wilberger 于 1982 年首次描述于儿童。其病理损伤机制在于脊柱弹性大于脊髓,因此,脊柱牵拉变形可超出脊髓弹性极限,致伤力消失后,脊柱恢复正常形态,但脊髓可能已产生永久性损伤。SCIWORA 约占儿童脊髓损伤的 15% ~35%。SCIWORA 可见于任何年龄任何解剖位置,但最多见于颈椎。Pang 和 Wilberger 报道约一半的患者 4 天内延迟发病。

SCIWORA 的表现随年龄不同而不同。SCIWORA 更多见于较小儿童,经常颈椎有一完全损伤,其神经损伤预后较差。较小儿童头部比例大,使颈椎更易过度活动从而超过脊髓的生理弹性极限。青少年不全损伤多见,预后较好。

SCIWORA 是一个用排除法作出的诊断。其最初的检查和治疗与脊髓损伤相同。在经过最初的评估与复苏后,要行 X 线片检查,根据 X 线片提示,决定是否行 CT 检查。MRI 往往对诊断起决定作用,可揭示脊柱正常形态下的脊髓信号改变。一旦诊断明确,必须行全脊柱成像。

对损伤 8 小时以内者,根据 NASCIS-Ⅲ 指南给予甲泼尼龙。一旦儿童清醒,能合作的,要行动态屈伸位 X 线片检查以明确是否存在韧带损伤。对 SCIWORA 患儿进行制动似乎没必要,因为根据其定义,脊柱无损伤。但 Pang 和 Poliack 报道 55 例 SCIWORA 患儿中 8 例(15%)在原发伤后 3~10天内再次出现 SCIWORA。他们推测,原发损伤使脊柱出现"原发不稳定"从而容易产生另外的、更为严重的神经损伤。再发性 SCIWORA 的高发病率使得医生有足够理由对 SCIWORA 患者伤后给予制动 3 个月。

第 10 节 骨盆与髋臼骨折

儿童骨盆与髋臼骨折的发生率远低于成人,多由高能损伤所致。对儿童骨盆与髋臼骨折,重要的是检查和处理可能威胁生命的脏器和其他系统损伤,如腹和盆腔脏器、血管、泌尿生殖系统和神经系统等的损伤。儿童骨盆有许多尚未闭合的骨骺,也是肌肉起始处,因此易发生撕脱损伤。骨折累及髋臼,可能导致髋臼发育不良或下肢长短不齐。儿童骨盆软骨成分多,弹性大,因此多采取非手术治疗。

一、骨盆骨折

(一)分类

成人骨盆骨折依骨折的解剖部位、损伤机制和稳定性有很多分类方法。由于儿童特殊的生理解剖特点,目前广泛使用的是 Torode-Zieg 分类法,其优点是可指导治疗、估计预后。此方法根据 X 线表现分为:Ⅰ 型撕脱骨折;Ⅱ 型髂骨翼骨折;Ⅲ 型单纯骨盆环骨折;Ⅳ 型骨盆环破裂,为不稳定骨折(图 18-31)。

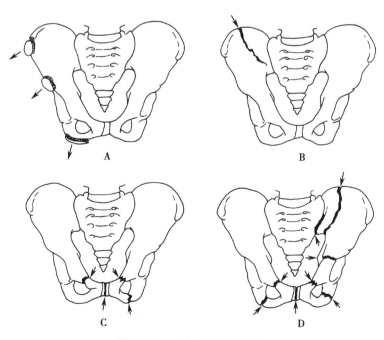

图 18-31　儿童骨盆骨折分型

（二）损伤机制

儿童骨盆骨折的 75% ~90% 为机动车交通事故伤，特征是受伤儿童不仅仅是被机动车撞伤，而且有被车辗过史。其他致伤原因还包括从高处坠落（8% ~10%）、自行车或摩托车损伤（5% ~8%）、运动损伤（3% ~5%）。撕脱骨折多是在参加运动时肌肉猛烈的强力收缩造成，以足球和短跑最常见。

（三）合并损伤

常见的合并损伤有泌尿生殖系统如膀胱破裂或撕裂和尿道损伤，会阴或阴道的裂伤。文献报道有近 60% 的骨盆骨折患儿在伤后可有肉眼血尿，与轻度的挫伤有关，多数随着时间的推移症状消失。

腹腔脏器损伤包括脾脏、肝脏、肾脏的挫伤或裂伤，肠系膜的损伤以及大、小肠的损伤也较常见。神经系统以震荡伤最常见，其次为颅骨骨折。血管损伤多由静脉出血导致腹膜后血肿，患儿表现为低血容量休克，需要输入全血或浓缩细胞。不稳定的骨盆骨折易合并股骨干骨折。

（四）诊断

首先要详细了解受伤过程。仔细观察皮肤上的轮胎痕迹、擦伤。严重的挤压伤，皮肤、皮下脂肪常与其下方的筋膜分离，尤其是在大转子和臀部多见。

骨科检查应包括全身各部位。骨盆的触诊可以检查骨的触痛，骶髂关节压痛或叩痛，骨盆前后、内外、垂直平面的稳定性。对任何骨性突起的触痛（比如骶髂关节或骶骨）都应当怀疑骨盆骨折。沿着髂前上棘的直接压迫痛或沿着髂骨翼向内的压痛提示可能有开书本型或侧方挤压型损伤。骨盆倾斜或下肢长短不齐可能有垂直不稳定型骨盆骨折尿道出血或阴囊血肿提示可能有尿道损伤。注意直肠或阴道有无撕裂。

（五）影像检查

常规行骨盆前后位 X 线检查，对可疑不稳定型骨盆骨折的患儿，应拍摄床旁像，不宜反复搬动。

拍照骨盆入口和出口 X 线片很重要。骨盆入口像对于评价骨盆环前后方向的移位最好，尤其对于骶髂关节、骶骨、髂骨翼后移，骨盆内旋畸形，骶骨压缩损伤的观察。骨盆出口像对于评价骨盆环上下方向的移位最好，尤其是半盆向上旋转、骶骨孔的位置。骨盆入口像为患者仰卧，X 线

向尾部倾斜 60° 照射，可以看到髂耻线、耻骨支、骶髂关节、骶骨翼和体部。拍照出口像时患儿仰卧，X 线向患者头侧倾斜 45°。

薄层 CT 扫描（2mm 或 3mm）加三维重建具有更多的优点，可以从多平面观察骨盆损伤情况。

（六）治疗

1. **Ⅰ型（撕脱骨折）**　最常见的骨盆撕脱骨折是坐骨结节（内收肌和腘绳肌的附着点）、髂前上棘（缝匠肌的附着点）、髂前下棘（股直肌直头的附着点），较少见的是髂嵴和股骨的小转子（髂腰肌的附着点）。剧烈运动时附着肌肉的强力收缩导致撕脱骨折是最主要的原因，男孩多见，常发生在骨骺闭合之前的 12 ~14 岁。

典型的病史是青少年在运动时突然的强力动作时（如快速转向），局部突然、剧烈的锐痛。被动活动髋关节给附着的肌肉增加张力时疼痛加重，如屈曲和外展髋关节（坐骨结节撕脱骨折）、伸直髋关节（髂前上、下棘和小转子撕脱骨折）。主动收缩导致撕脱骨折的肌肉剧烈疼痛。表浅结构的触痛对于确立诊断很有帮助。大、小转子和坐骨结节的撕脱骨折 X 线表现比较明显，但髂前下棘的撕脱骨折仅在斜位像显示清晰。

对撕脱骨折采取保守治疗效果很好，包括对症处理，卧床 2 ~3 周，直到症状消失和 X 线片显示骨折愈合后方可扶拐行走。如移位明显，则行切开复位、可行吸收螺钉固定。坐骨结节撕脱骨折易出现不愈合，有报道不愈合率可以达到 68%。这种不愈合可能有坐下时和活动后疼痛，需手术治疗。

2. **Ⅱ型（髂骨翼骨折）**　这种骨折的损伤机制是外力施加于髂骨翼导致髂骨隆起处断裂或侧方挤压型损伤，占儿童骨盆骨折的 15%，多为机动车撞伤。保守治疗效果好，骨折愈合快，功能受限非常少见，但需除外腹腔和泌尿生殖系统损伤。髂骨翼骨折后可出现肠梗阻，必须严密观察，必要时可以做腹部 CT 检查。肠梗阻的治疗包括肠道休息和放置鼻胃管。

3. **Ⅲ型（单纯骨盆环骨折）**　这是最常见的骨盆骨折类型，包括同侧两处耻骨支骨折、耻骨联合分离、骶髂关节分离或移位但无临床不稳定。具有明显移位的单纯骨盆环骨折如没有后环损伤亦应列为Ⅲ型骨折，因为骨盆环整体仍然是完整和稳定的。骶骨和尾骨的骨折也属Ⅲ型骨折，在

骨盆出口像显示最清晰。

耻骨联合分离可能为单独的损伤,但常常伴随骶髂关节前关节囊的损伤或邻近髂骨的部分分离。由于骶髂关节后方结构(关节囊、骨膜和韧带结构)的存在,耻骨联合分离移位是稳定的。单纯骨盆环骨折的患儿保守治疗效果很好。先行短期卧床治疗后,再逐渐负重,直到患者可以安全和独立地扶拐行走。无移位的骨折愈合很快,但在移位的骨折可能发生愈合延迟。尾骨骨折由于有很多解剖变异,有时 X 线片难以确诊,当尾骨处有明显压痛时可以临床诊断,保守治疗和对症处理包括坐在垫圈上直到症状消失。

Ⅲ型骨折合并其他骨关节损伤多于前两型骨折,需仔细检查。

4. Ⅳ型(骨盆环破裂骨折)　骨盆环破裂骨折包括双侧耻骨支骨折,即所谓的骑跨损伤;双环骨折或破裂(如耻骨支骨折和骶髂关节的分离);骨盆环前方结构和髋臼部分的骨折(图 18-32)。

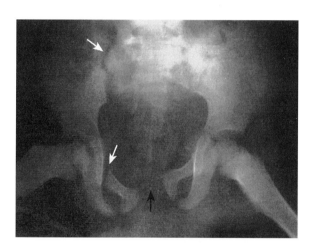

图 18-32　Ⅳ型骨盆骨折

Ⅳ型骨折合并泌尿生殖系统、腹腔脏器、神经系统损伤以及其他部位骨折常见,文献报道死亡率可以达到13%。

骑跨损伤包括双侧耻骨上下支的骨折,或者耻骨联合分离连同一侧耻骨上下支的骨折,通常发生在由高处坠下骑跨于物体之上或发生在侧方挤压损伤之后。合并泌尿生殖系损伤可以高达20%。

治疗的一般原则是以卧床休息为主。轻度屈曲髋关节以放松腹肌,因腹肌有使骨折再移位的倾向。此外,还应轻度外展髋关节以防止内收肌紧张。卧床持续时间应当根据骨折移位的程度和疼痛的程度,多数儿需要2～3周。当患儿有明

显的血流动力学不稳定时,需要急诊行骨盆外固定架固定,以减少骨盆容积和压塞静脉出血。

对垂直和旋转损伤导致不稳定的骨盆骨折,前方挤压型损伤造成骨盆后方有移位的骨折或骶髂关节分离者,既往采用骨盆吊带和骨牵引的保守治疗。近年来由于成人骨盆骨折治疗的进展,切开复位和内固定也已经用于儿童,取得了满意的临床效果。

侧方挤压型损伤导致骨盆环前方骨折和部分骶髂关节损伤(前方的韧带损伤但后方韧带保持完整),骨盆为旋转不稳定但垂直方向是稳定的,治疗为卧床休息6～8周,然后再逐渐进行负重。对有移位的侧方挤压型骨折,可以进行切开复位和内固定。

孟氏骨折(图 18-33),是骨盆半盆结构完全破坏的垂直剪切力损伤和垂直移位,临床表现为肢体长度不等和骨折的垂直和旋转不稳定。在年幼的儿童,可以通过2～3周皮肤或骨牵引来纠正垂直移位,然后行髋人字石膏裤固定。10 岁以上的儿童,经牵引复位骨盆之后再经皮固定骶髂关节,前方可以通过外固定架做固定。

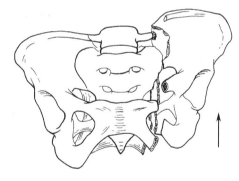

图 18-33　Malgaigne 型骨折,垂直移位

5. 应用骨盆外固定架的指征与技术　使用外固定架的指征是:①有明显的血流动力学不稳定,输血和输液后效果不明显。骨盆外固定架可以减少骨盆的容量以压迫静脉出血。如果在急诊室情况危急,血流动力学不稳定情况非常严重,可以临时将床单缠绕在患者骨盆周围并舒适地绑紧。②骨盆前环移位伴有后方旋转和垂直不稳定的骨折。这种情况下,应当结合使用稳定后方损伤的内固定。

由于髂骨翼由外向内倾斜,因此钻头和固定针的方向应当与垂线呈约30°角由外向内进入,避免穿透内侧皮质。在髂前上棘处做一横行的小

切口,横行切口可以使固定针在复位时沿切口方向滑动。先用电钻钻孔,然后使用 T 形手柄拧入固定针,保持其在骨盆的内外侧皮质之间拧入。固定针的螺纹部分应当全部进入较厚的髂骨翼前方。如果要使用第二枚固定针,则应使其距离第一枚针 1～2cm 处拧入,从而保证能提供较大的稳定性(图 18-34)。

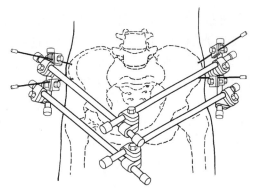

图 18-34　外固定器治疗不稳定的骨盆骨折

固定针安置完毕后,在复位之前安放支架。医生必须在复位之前了解骨折移位的情况。对于骨盆垂直移位,需要沿着适当肢体的轴向牵引,对于旋转畸形,骨盆必须反旋转来复位。复位之后,拧紧外固定器以固定骨盆。拍 X 线片以确定骨盆复位情况,并适当调整支架使腹部有足够的空间。

6. 耻骨联合的切开复位和内固定　耻骨联合切开复位内固定的指征:①耻骨联合骨折移位超过 3cm;②不稳定的开书本型损伤,有后环破裂。应在血流动力学稳定后施行切开复位。

术前插导尿管以减少膀胱的压力。在耻骨结节上方一横指处做 Pfannenstiel 切口。分离精索并从手术野牵开。在耻骨联合上方分开腹直肌鞘。钝性分离膀胱前方耻骨联合后的脂肪组织。腹直肌鞘前方常在损伤时已经从耻骨上撕裂,但如果完整,应当横行切开,并留下一部分以便骨折复位固定后再将其缝回原位。在耻骨联合的后方放置一块纱布来保护膀胱。向外侧进行骨膜下剥离直到可以进行钢板固定。在耻骨联合周围使用 Hohmann 牵开器,最好使用复位钳穿过闭孔复位。在直视下取得解剖复位后,大龄儿童,用动力加压或重建钢板固定。小于 8 岁的患儿,可以使用两孔的半管状或 1/3 管状钢板固定。

(七)　骨盆骨折的并发症

常见的并发症与伴发损伤有关,以泌尿生殖和神经系统损伤、阴道或直肠的裂伤多见,内出血可危及生命。

骨盆骨折的并发症包括延迟愈合、不愈合、畸形愈合和骶髂关节疼痛。Nierenberg 等报道了 14 例稳定骨盆骨折的患儿没有并发症发生,但 6 例不稳定骨折中有 3 例畸形愈合。Torode 等报道 40 例患者中,有 8 例表现为耻骨支的不愈合,3 例有骨骺早闭,5 例有明显骨盆环的移位,其中 4 例恢复很好,1 例由于骨盆扭曲变形致骶髂关节融合。Heeg 等报道 8 例髋臼骨折,4 例有早期尿路或呼吸道感染,2 例有骨骺早闭需要进一步的手术治疗,1 例由于广泛地异位骨化而有髋关节疼痛,需行融合术。

二、髋臼骨折

儿童的髋臼骨折不常见,占儿童骨盆骨折的 5%～10%,多数保守治疗有效。Y 形软骨损伤可导致骨骺早闭,随生长发育造成髋臼发育不良。

儿童髋臼骨折分为四种类型。Ⅰ型:髋关节脱位时出现小的骨折块。Ⅱ型:导致一个或以上较大的稳定骨折块的线形骨折。Ⅲ型:导致髋关节不稳定的线形骨折。Ⅳ型:继发于髋关节中心性脱位的骨折。

评价髋臼骨折的 X 线片包括 Judet 斜位像。髂骨斜位像可显示后柱和髋臼前壁以及髂骨翼。闭孔的斜位像能显示前柱和髋臼后壁以及闭孔。仔细检查骨盆前后位、两个斜位片可以对髋臼壁骨折进行分类。CT 扫描可作进一步评价,能发现较小的骨折块以及确定臼壁骨折的大小和移位程度。

儿童髋臼骨折保守治疗的指征是骨折轻度移位(小于 2mm)和股骨头复位后能保持稳定并使骨折块仅轻度移位的骨折-脱位。这包括所有的Ⅰ型和大部分髋关节复位后骨折块移位小于 2mm 的Ⅱ型骨折,还有一些Ⅳ型骨折随着髋关节中心性脱位的复位、骨折移位小于 2mm。所有移位小于 2mm 的骨折-脱位预后都较好。

Ⅰ型骨折　患儿需卧床 3～7 天,待疼痛消失后开始扶拐行走,但不负重。8～10 周以后逐步负重。

Ⅱ型骨折　常伴发骨盆环的骨折,这需要认真评估并按骨盆骨折的治疗方法处理。通常为皮肤或骨牵引 4 周,之后逐渐负重行走,完全负重行走的时间在 10 周左右。

Ⅲ型骨折 先行骨牵引以恢复关节面的平整,移位小于2mm。如果骨牵引复位成功,应维持12周以避免骨折的再移位。如骨牵引不能取得满意的复位,则行手术切开复位内固定。

Ⅳ型骨折 Ⅳ型骨折为中心性骨折脱位,应当首先行骨牵引尽量使脱位复位,获得可以接受的复位。文献报道Ⅳ型骨折通常需要切开复位和坚强的内固定。

髋臼骨折切开复位的手术入路取决于骨折类型。后柱和髋臼后壁最好采用Kocher-Langenbeck入路固定。前柱和内壁的骨折则通过髂腹股沟入路固定。经扩大的髂腹股沟入路可以同时固定前柱和后柱,但该入路容易导致异位骨化且术后恢复时间长,所以在儿童髋臼骨折很少应用。

髋臼Y形软骨损伤可以导致进行性的髋臼变浅和髋关节的半脱位,应引起重视。Heeg等报道4例Y形软骨损伤患儿,随访时3例有髋臼畸形和半脱位。因此Heeg等建议所有Y形软骨损伤的患儿应临床随访至少1年。髋臼畸形的程度取决于受伤时的年龄,超过11岁的患儿没有明显髋臼发育不良。诊断可以通过薄层CT扫描来确立。Y形软骨损伤导致的骺板早闭可以通过切除骨桥、填充脂肪治疗。有学者建议对年龄小于12岁的患者,可通过髂腹股沟入路行骨桥切除。

第11节 股骨颈骨折

儿童股骨颈骨折相对少见,约占全部儿童骨折的1%。多由高能量损伤所致,也可见于病理骨折。

近年来,儿童股骨颈骨折的治疗取得了很多新的进展,但并发症如股骨头缺血性坏死、髋内翻、骺板早闭以及不愈合的发生率仍相对较高。

(一)解剖

股骨近端在出生时仅有一个骨骺,后来分化成两个独立的骨化中心——股骨头骨骺和转子骨骺。股骨头的二次骨化中心生后4~6个月时出现,大转子的二次骨化中心4岁左右时出现。股骨颈干角在出生时为135°,在1~3岁增加到约145°,在骨骼发育成熟后逐渐变为130°。出生时股骨的前倾角大约为30°,在骨骼发育成熟后减小到平均10.4°。转子骨骺在16~18岁闭合,股骨近端骨骺18岁左右闭合。在骨骼发育成熟之前股骨近端骨骺的生长紊乱可能导致股骨颈干角、前倾角的不正常以及关节转子距离变短。股骨近端骨骺的生长约占下肢长度的15%。因此,股骨近端的生长紊乱可能导致轻度的下肢长短不齐。

由于股骨头坏死的发生率高,因而了解股骨近端的血管解剖很重要。股骨近端的血供主要来自股深动脉的两个分支,分别为旋股内侧和旋股外侧动脉,两个分支起自髂腰肌的腱性部分水平。旋股外侧动脉向后到股骨颈后方,旋股内侧动脉到股骨颈的前方。出生时,旋股外侧动脉供应股骨头骨骺的前外侧、大转子的大部分和股骨头的前内侧。旋股内侧动脉供应骨骺的后内侧、后侧骨骺、大转子的后侧。旋股外侧动脉的横支在转子间线的前外侧发出分支穿入大转子的外侧和前外侧。直到5~6岁,这个分支仍供应着股骨近端骨骺前方的大部分区域。圆韧带动脉供应股骨头内侧的一小块区域。生后血管穿过骨骺,在15~18个月时逐渐消失,没有血管通过骺板。股骨近端的主要血供来自旋股内侧动脉。该血管在髂腰肌腱的后方走行到股骨近端的内侧,位于小转子和关节囊内下方之间。它有两条主要的分支,即后下分支(沿着股骨颈后下缘走行)和后上分支(沿股骨颈的上缘走行)。

3岁时,旋股外侧动脉对股骨近端的血液供应减少。股骨近端骨骺全部血供来自髋外侧血管,由旋股内侧动脉发出。Ogden认为后下分支和后上分支在股骨头的血供中都有重要作用。供应股骨头的血管很少在关节囊内走行,因此关节囊切开并不危害股骨头的血供。

(二)分类

Delbet根据骨折的解剖部位将儿童股骨颈骨折分为四型(图18-35)。

Ⅰ型(股骨头骨骺分离) 是急性股骨头骨骺创伤性分离。这种损伤与Salter-Harris Ⅰ型骨骺损伤相似,占股骨颈的10%。此型损伤多见于幼儿(小于2岁)和5~10岁的儿童。新生儿的骨和骨骺分离,常见于臀位分娩之后,易被误诊为先天性髋关节脱位,2周之后有大量骨痂形成时才能正确认识。

这种损伤通常是由严重创伤所致,如被机动车撞伤或由高处摔下,但也有报道虐待儿童导致骨折发生。60%以上的患儿有伴随损伤,骨盆骨折(常为双侧)最为多见。治疗效果不佳,股骨头坏死的发生率为20%~100%。

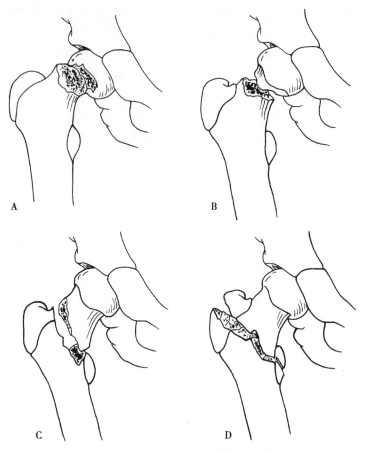

图18-35　Delbet 儿童股骨颈骨折分类
A. Ⅰ型;B. Ⅱ型;C. Ⅲ型;D. Ⅳ型

Ⅱ型(经颈型骨折)　骨折通过股骨颈的中部。这是最常见的骨折类型,占儿童股骨颈的40%～50%。该型骨折由严重的创伤所致,通常就诊时骨折已有明显移位。最常见的并发症为股骨头坏死,文献报道可以达到50%。近年,随治疗方法的改进,如抽空关节内的血肿,股骨头坏死的发生率有明显下降。其他并发症包括骨折再移位、延迟愈合、不愈合、髋内翻畸形、骨骺早闭等。

Ⅲ型(股骨颈基底型骨折)　骨折通过股骨颈的基底。该型骨折发生率为25%～35%。合并股骨头坏死约为20%～25%,同损伤时骨折的移位程度有关。

Ⅳ型(股骨转子间骨折)　骨折位于大、小转子之间,发生率为6%～15%。此型合并股骨头坏死小于10%,预后最好。

(三)　损伤机制
儿童股骨颈骨折多由严重创伤(车祸、高处摔下或从自行车跌下)造成。这种损伤机制占所有股骨颈骨折的85%～90%。大约30%的病例有伴发的严重损伤,以腹腔或盆腔内脏器的损伤

以及头部损伤最常见。由于这些伴随损伤,任何股骨颈骨折都应当仔细检查。仅少部分患儿的股骨颈骨折由轻度创伤造成,常在骨折部位有原发的病理损害,如单房性骨囊肿、骨纤维结构不良、脊髓脊膜膨出以及成骨不全症。1岁以下婴儿的股骨颈骨折可由虐待导致。

(四)　诊断
常在严重创伤后有髋关节的明显疼痛。病史采集应当包括受伤机制和其他部位疼痛的描述。患儿因髋部疼痛严重,可能不能准确描述其他的疼痛部位。因此,必须仔细检查以除外其他的伴随损伤。无移位的股骨颈骨折和应力骨折占大约30%,可能仅有扭伤或挫伤史,剧烈疼痛不明显。

体格检查时,患肢呈外旋和轻度内收畸形,肢体有短缩。局部有压痛,在股骨颈的后方最明显。被动活动肢体明显受限,尤其屈曲、外展和内旋时。无移位的骨折,髋部检查可能体征不明显,在被动活动患肢时仅有轻度不适。

(五)　影像检查
髋部正位和侧位 X 线片,可确定骨折的类

型、骨折线的方向、移位的程度、内翻角度、股骨头骨骺的位置。无移位骨折或应力骨折能通过放射性同位素骨扫描来确认,骨扫描应在创伤后骨折部位的骨代谢增加再检查,这样可以避免假阴性的结果。MRI 是诊断无移位股骨颈骨折和应力骨折的最好方法,具有准确性高、可以早期诊断、留院时间短、无放射线损害等优点。MRI 的表现为 T_1 加权像低信号以及水肿和出血导致的 T_2 加权像高信号。同时,MRI 还可除外有无骨囊肿等病变。

(六)治疗

儿童股骨颈骨折的治疗目的是取得稳定的解剖复位直到骨折完全愈合。治疗方法的选择应考虑患儿的年龄、骨折的类型、骨折移位的程度、骨折线的方向。年龄小于 8 岁的无移位骨折以及Ⅲ型、Ⅳ型骨折的预后较大龄儿童的Ⅰ型和Ⅱ型有移位骨折为好。对小年龄的患儿以及轻度移位的Ⅲ型、Ⅳ型骨折或应力骨折,髋人字石膏裤固定即可取得满意的治疗效果。

Ⅰ型(股骨头骨骺分离) 此型骨折的并发症发生率非常高,包括骨折的再移位、股骨头坏死、骨骺早闭以及内翻成角畸形等。文献报道 35% 的Ⅰ型股骨颈骨折使用石膏固定后再移位可以导致内翻成角畸形。股骨头坏死的发生同受伤时骨折移位的程度密切相关,但骨折的再移位也是导致股骨头坏死的一个因素,应尽量避免。

目前,首选的治疗方法是解剖复位、克氏针或空心钉内固定和髋人字石膏裤外固定。如伤后原始 X 线片显示股骨头骨骺在髋臼内,则先行轻柔的手法复位,操作可在 C 型臂电视 X 线机透视下进行。方法为先屈髋,再轻度外展和内旋髋关节,通常可取得满意的复位。然后通过外侧的小切口进行内固定。4 岁以下患儿宜选用光滑的克氏针;4~7 岁的患儿使用 4.0mm 的空心钉;大于 7 岁的患儿使用 5.0~6.5mm 空心钉做内固定。如果股骨头骨骺脱出在髋臼之外,作者建议只尝试一次闭合复位,但是复位成功的可能性很小。多次复位容易导致股骨头坏死,因此不宜采用。Canale 报道了 5 例股骨头骨骺不在髋臼内的患儿,其中 4 例闭合复位失败,5 例患儿最终都合并有股骨头坏死。因此,应行切开复位或只做一次轻柔闭合复位的尝试。

闭合复位或切开复位术后应采用髋人字石膏裤固定。髋关节固定在外展 30°,内旋 10° 位至少 6 周,大龄儿童的固定时间应当延迟至 12 周。

Ⅱ型(经颈型骨折) 对所有经颈型骨折(包括无移位型骨折)的儿童都应当稳定内固定以避免骨折再移位、愈合不良、延迟愈合或不愈合。这些并发症在单纯应用石膏固定时更容易发生,因而必须达到解剖复位以避免不愈合和减少股骨头坏死的发生。应当在 X 线透视下行轻柔的闭合复位。复位时首先将健侧髋关节充分外展以固定骨盆,之后将伸直的患髋逐渐外展。在大转子施压并以髋臼上缘作为支点恢复股骨近端的正常解剖关系。在髋关节外展时,下肢内旋 20°~30° 来完成复位。复位成功后应将将患肢缓慢内收以便从侧方做内固定。如果闭合复位不能解剖复位,应经前侧或前外侧入路切开复位。小年龄患者可以使用带螺纹的克氏针固定,年龄较大患者可以使用空心钉。内固定物应尽量位于骺板以远。但是,骨折的稳定性是最重要的,不要只为了避开生长板而使固定强度减弱。在较大的患儿,至少应当使用两枚平行放置的空心拉力螺钉,骨折近端因螺纹通过而使骨折部位得到加压(图 18-36)。手术后用髋人字石膏裤固定 6~12 周直到丰满的骨痂形成。

尽管仍然有争议,但越来越多的证据表明在Ⅱ型骨折通过穿针抽吸髋关节可以减少股骨头坏死的发生率。通过内收肌下针刺抽吸危险性小,应当在复位和内固定之后进行。

Ⅲ型(股骨基底型骨折) 尽管Ⅲ型骨折较Ⅱ型骨折预后好,但移位的骨折同样预后较差。应对所有移位的骨折给予闭合复位和内固定治疗。较大患儿(超过 6 岁)的无移位骨折也应当行内固定治疗。尽管有学者建议闭合复位外展位人字石膏裤固定而不需要内固定,但这样治疗的病例有 65%~85% 发生髋内翻畸形。年龄小于 6 岁的无移位骨折患儿或许可以考虑外展石膏裤固定。但对有移位的骨折患儿,仍应行内固定。另外,由于骨折的位置相对距骺板较远,可能影响空心螺钉的把持力,导致再移位和内翻发生,因此应使用人字石膏裤加强固定。

Ⅳ型(转子间骨折) 这种骨折类型的预后最好,在小于 6 岁的患者经常可以非手术治疗。如Ⅱ型、Ⅲ型骨折一样,任何年龄的有移位骨折或较大患儿的无移位骨折可以选择闭合复位内固定。

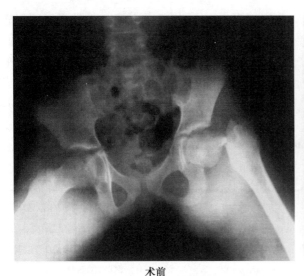
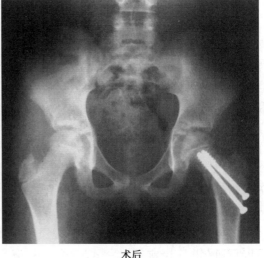

术前　　　　　　　　　　　　　　　　　　术后

图 18-36　股骨颈Ⅱ型（经颈型）骨折，闭合复位、空心钉加压固定

（七）并发症

儿童股骨颈骨折并发症较高，尤其是在有移位的骨折和年龄较大的患儿。随着治疗方法和手术操作技巧的进步，每一种并发症的发生率都有减少。儿童股骨颈骨折的并发症包括股骨头缺血坏死、髋内翻、不愈合、骨骺早闭。

1. 骨头缺血性坏死　股骨头坏死是儿童股骨颈骨折最常见和危害最大的并发症。据报道，Ⅰ、Ⅱ、Ⅲ、Ⅳ型骨折股骨头坏死的发生率各自为 100%、50%、25%、15%，总的发生率为 43%。股骨头缺血性坏死的原因可能是损伤当时（骨折移位）股骨头血供的破坏和髋关节内积血压迫。

导致股骨头坏死的主要危险因素是骨折移位，还包括骨折类型如Ⅰ、Ⅱ型骨折和年龄（超过 12 岁）。Heiser 等报道无移位的骨折 100% 预后好，而移位骨折仅有 50%。Pforringer 等报道青少年股骨头坏死发生率为 30%，而小于 12 岁的儿童仅有 19%。近年，越来越多的文献报道早期积极的手术治疗包括关节切开减压可以减少股骨头坏死的发生。Cheng 等报道 10 例有移位骨折的患儿（平均 12.9 岁），7 例做了针刺抽吸减压和闭合复位内固定；3 例切开复位和内固定。在平均长达 4.6 年的随访中没有合并股骨头坏死。Ng 和 Cole 回顾总结了文献并得出这样的结论：髋关节减压降低了股骨头坏死的发生率，尤其对Ⅱ、Ⅲ型骨折。因此，作者建议在复位和内固定之后使用 18 号针经内收肌腱下穿刺减压，以减少骨折血肿的再聚集。

股骨头坏死的症状可能在早期出现，主诉为腹股沟区疼痛。X 线表现可在伤后 2 个月就出现，但多在受伤后 1 年有明显变化。股骨头坏死的 X 线表现为股骨头骨质减少，之后有硬化，并常常有塌陷和畸形。MRI 是诊断股骨头坏死的最敏感方法，并可明确股骨头和颈受累的程度。同位素骨扫描表现为股骨头和（或）颈部低摄取，在用不锈钢材料固定的髋关节（不能行 MRI 检查）很有价值。

Ratliff 描述了三种形式的股骨头坏死：

Ⅰ型是严重广泛的坏死，全部股骨头和近端股骨颈均受累。股骨头坏死伴随有不同程度的塌陷，从节段性坏死的轻度塌陷到完全的塌陷和半脱位。此型最常见，占 50% 以上，预后最差。

Ⅱ型股骨头坏死的特点是从股骨颈骨折线到骺板的硬化，但股骨头不受累。Ⅱ型约占 25%，预后最好。

Ⅲ型股骨头坏死的特点是较局限的坏死改变，常出现在股骨头的前上部，很少有塌陷。这种类型约占 25%，预后较Ⅰ型为好。

股骨头缺血性坏死的治疗目的是保存髋关节的功能，维持股骨头在髋臼内的包容，尽量保持股骨头的发育能力。应当在症状出现的早期采取治疗措施，使患者部分负重或不负重直到疼痛症状消失。Canale 等研究了 22 例股骨头坏死的患者，7 例在发现股骨头坏死时便采取了卧床或不负重运动，持续了平均 8 年，其中 1 例患者效果很好，3 例效果较好，3 例效果差。在 Ratliff 的一项研究中，20 例Ⅰ型股骨头坏死但没有半脱位的患儿，采用减少负重后的长期随访显示效果较好。

作者建议在股骨头坏死的疼痛症状出现时就采取受累肢体部分负重或不负重,直到再血管化完成和疼痛症状消失。如果股骨头坏死的症状严重并伴有半脱位,可行转子间内翻截骨手术使受累但尚有活性的股骨头位于髋臼内,并增加负重面积。

2. 髋内翻 髋内翻可能主要由以下四个原因造成:复位不佳造成骨折内翻位愈合;由于骨折固定不可靠造成再移位(常发生于单纯使用石膏裤固定);延迟愈合或不愈合最终导致内翻;股骨近端骺板早闭和股骨大转子的过度生长。文献报道发生率为10%～32%。

闭合复位和外展位石膏外裤固定最容易导致髋内翻,大部分是由于骨折再移位所致。尽管闭合复位和内固定可能导致髋内翻,但同闭合复位石膏裤外固定相比,畸形的严重程度较轻。幼儿的轻度畸形可以通过塑形来纠正,但颈干角小于100°者预后不好,即使是小年龄患者,再矫正的能力也很差。

对于大部分病例防止髋内翻畸形的方法是解剖复位、坚强内固定和石膏裤外固定。为了减少骺板早闭和随之发生的髋内翻,应当使内固定在获得好的把持力前提下尽量避免穿过骺板。作者建议对颈干角小于110°、骨折有再移位的患儿行外翻截骨手术。

3. 不愈合 文献报道不愈合的发生率为6.5%～12.5%,这同骨折的治疗方法密切相关。很多研究都表明,多数不愈合发生在仅采用外固定治疗的患儿。其他因素包括骨折对位不佳、内固定时骨折有分离、Pauwels角超过60°。不愈合可以导致髋内翻和增加其他并发症(如股骨头坏死、骺板早闭)的发生。因此,解剖复位、坚强内固定和适当的外固定非常重要。

当不愈合的诊断确立后,为了防止其他并发症的发生,应当早期治疗。小于10岁的患儿,可行自体植骨和坚强内固定,使用拉力螺钉对骨折端加压。在年龄较大的患儿或任何Pauwels角超过60°的患者或不可恢复的髋内翻患者,可以使用转子下外翻截骨术矫正。术前设计应包括恢复正常的颈干角,这需要在小转子上方去除底边在外的大约25°的楔形骨块,并用钢板固定。Canale等报道使用转子下外翻截骨成功治疗了4例儿童股骨颈骨折不愈合的患者。

4. 骺板早闭 骺板早闭的发生率在10%～62%之间。其原因包括受伤时骨折移位的程度、股骨头坏死、内固定物通过骺板。大部分骺板早闭的患儿,伴有股骨头坏死。损伤时骨折的移位破坏了骨骺的血供和骺板的血供,导致股骨头坏死,造成骺板早闭。Lam等报道9例骺板早闭的患儿中8例伴有股骨头坏死。

内固定物穿过骺板可能会导致骺板早闭的发生。骺板早闭本身并不造成明显的畸形或肢体长度不等,因为近端股骨的生长仅占整个下肢长度的15%。但是如果年龄小的患者骺板早闭并伴发股骨头坏死几乎都有明显的肢体长度不等。

为了防止骺板早闭的发生,治疗有移位的骨折时应行轻柔的闭合复位并避免Ⅰ型骨折的进一步损伤。小年龄患者用光滑的骨圆针固定,大龄患儿使用空心钉固定时应避免穿过骺板。

第12节 股骨干骨折

儿童股骨干骨折相对愈合快,既往多采用保守方法治疗。近年来随着对骨折愈合机制认识的深入和固定技术的进步,渐倾向于手术治疗。

(一)解剖

怀孕4周时股骨发育为致密的间质组织,8周时开始软骨化骨。股骨干的发育最早为软骨内化骨,外周骨化而中心血管化因而形成髓腔。最初18个月内形成的骨骼为编织骨,以后逐渐成为成人的板层状骨。股骨头骨化中心在生后4～5个月时出现,大转子骨化中心4岁时出现,小转子骨化中心约在10岁时出现。

股骨干的血运来自骨内膜和骨外膜的血管。骨内膜血管来自由后内方进入股骨的两条滋养动脉。骨外膜毛细血管供应皮质的外侧25%～30%,多集中于肌肉附着处。此两套血供与干骺端血供彼此相连,供应丰富血液,有利于骨折愈合。

(二)分类

同大多数骨干骨折一样,依据X线片显示的骨折位置(近1/3、中1/3、远1/3),形状(横行、斜行、螺旋形),成角,粉碎程度,移位和短缩程度进行分类。病理性骨折分类,如骨囊肿、骨发育不良、成骨不全、脑瘫后骨质疏松、脊柱裂。开放骨折按Gustilo分类。

(三)损伤机制

损伤机制与年龄有关,婴儿可能从床上跌落,学龄儿童和青少年往往发生交通伤或运动伤。高能量多发伤常见于青少年。婴幼儿股骨干骨折，应除外虐待骨折的可能。直接暴力通常造成横行骨折，可伴有蝶形骨块；而成角及扭转暴力可造成螺旋形或斜行骨折。

轻度损伤即致骨折或反复骨折者，应怀疑是否为病理性骨折。因脑瘫、脊髓脊膜膨出症及其他神经肌肉疾病所致广泛的骨质疏松也易发生骨折。仔细阅片，观察有无导致病理骨折的局部病变。最常见的良性病变包括动脉瘤样骨囊肿，单腔性骨囊肿，非骨化性纤维瘤和嗜伊红肉芽肿。恶性病变少见。

儿童股骨干应力骨折罕见，多为运动员诉大腿区长期疼痛，一般无创伤病史，多次诊治无确切诊断。应及时诊治以免骨折变为完全性。

国外学者研究显示伴多发伤的儿童股骨干骨折与成人不同。儿童多发性损伤伴股骨干骨折者罕见肺部并发症，骨折固定时间对肺部呼吸窘迫综合征等并发症发生率影响不大。

（四）诊断

患儿有局部压痛、肿胀、短缩畸形，触诊可及骨擦感。仔细检查软组织损伤情况。臀部有淤血者可能提示伴发同侧的股骨颈骨折、转子间骨折或脱位。仔细检查皮肤有无破损，并按 Gustilo 标准分类。

检查患肢神经和血管，并和健侧比较。轻柔复位、夹板固定或骨牵引后神经情况和血运应正常，若出现异常，则立即去除夹板，重新整复。

许多股骨干骨折患儿为高能量损伤，故查体时不应仅局限于主诉部位，应全面检查，对于脑外伤不能交流者更应细致检查，有时需重复检查。

（五）影像检查

标准股骨全长正侧位片，应包括髋、膝关节，股骨干骨折可同时伴有股骨颈骨折、转子间骨折或髋脱位。文献报道，漏诊率可达 1/3。在股骨远端，常伴有髌板损伤、韧带和半月板损伤。

阅片时应观察骨折形态、粉碎程度、移位、成角和短缩程度，借以了解损伤机制、制定治疗计划。不同部位的骨折，因周围肌肉软组织的牵拉可产生特定的畸形，如近 1/3 骨折时，骨折近端屈曲（髂腰肌）、外展（外展肌群）、外旋（外旋肌群）。股骨远 1/3 骨折，远端呈过伸（腓肠肌）畸形（图18-37）。

对股骨干骨折一般平片检查即可。少数情况

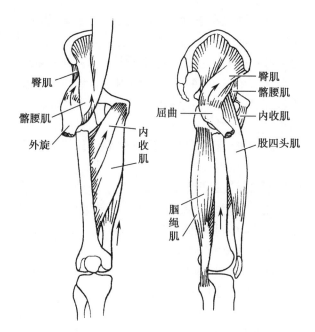

图 18-37　股骨干上 1/3 骨折移位的机制

下，如应力骨折需 CT 或 MRI 确诊。股骨头、股骨远端的关节内骨折、骨骺损伤，需行 CT 检查。病理骨折有时需 MRI 或 CT 检查。股骨干骨折动脉搏动减弱，所有膝脱位者及浮膝损伤者需行动脉造影。

（六）治疗

儿童股骨干骨折的治疗取决于患儿的年龄和体重的大小。此外，还需考虑损伤机制、伴发损伤、软组织条件及经济状况。

治疗原则

1. 0～8 个月　新生儿至 8 个月的婴儿，因有肥厚的骨膜，股骨干骨折通常稳定。对稳定的近 1/3 或中 1/3 骨折，可采用 Pavlik 挽具治疗，疗效满意，平均 5 周即可愈合。对不稳定骨折，短缩超过 2cm 或成角超过 30°，可应用改良 Bryant 牵引治疗。

2. 8 个月～5 岁　初始短缩小于 2cm 的稳定或不稳定的股骨干骨折，即刻或早期石膏裤固定为首选的治疗方法。初始短缩大于 2cm 或成角畸形超过 30° 的骨折，可先行皮牵引或骨牵引 7～14 天，待有骨痂生长后，给予石膏裤固定。多发伤患儿，需对骨折行坚强固定，一般采用外固定器或钢板内固定。体形较大的患儿、骨折稳定者，亦可 Enders 钉固定。

3. 5～10 岁　先行 90/90 骨牵引，然后给予石膏裤外固定。外固定器适用于开放骨折或多发骨折，普通髓内钉仅用于易发生骨折的代谢性疾病如成骨不全症或多发性骨折。近年来,在C型臂X线机监视下应用闭合复位、弹性髓内钉固定(Nancy或Enders钉)已成为国外治疗5岁以上儿童股骨干骨折的首选治疗方法。弹性髓内钉可应用顺行或逆行穿入方法。国外有报道在儿童应用带锁髓内钉的治疗方法,入口应位于大转子尖而非梨状肌窝,以避免发生股骨头缺血性坏死。

4. 11岁至骨骼成熟 骨折稳定者,可行弹性髓内钉固定。此年龄的稳定骨折亦可行坚强交锁钉固定,但近端进针点应置于大转子尖处,以减少股骨头缺血性坏死的危险。

治疗方法

1. 石膏裤固定 适用于5岁以下的股骨干骨折、初始短缩小于3cm和大腿肿胀不明显者。不符合以上条件者,先行牵引治疗。骨折复位在全麻下进行。石膏裤固定时要求双侧髋关节屈曲60°~90°(如为股骨干上1/3骨折,应增加髋屈曲角度),髋外展30°,双膝屈曲90°。髋外旋10°~15°有助于矫正骨折远端的旋转畸形。先行小腿石膏固定,石膏稍干后由助手持小腿,维持复位情况下完成石膏裤的其他部分。固定范围应包括患侧足。骨折复位后短缩移位,婴儿不应超过2cm,幼儿不应超过1cm,如有对线不良,应加衬垫矫正。小于10岁的患儿,最佳位置为短缩1cm并轻度外翻以抵消石膏裤固定期间内翻趋势及过度生长(文献报道平均为0.9cm)。在青少年,大于11岁者,应维持正常长度。冠状面成角小于15°,矢状面成角小于25°~30°为可接受的位置。

2. 皮牵引 皮牵引主要用于骨折短缩移位超过3cm,不能直接用髋石膏裤固定的患儿,可用皮牵引维持力线,直到足够骨痂形成,再予石膏裤固定。年龄小于2岁的患儿,Bryant牵引是最常用的皮牵引方式,要求双髋屈曲90°,双膝伸直位牵引。虽然皮牵引被广泛应用,但使用不当也可引起严重的并发症。双下肢垂直向上(静脉回流阻力增加)、伸膝(腘动脉受牵拉)、皮牵引绷带的压迫均影响肢体血运,甚至造成肢端缺血坏死;而且皮肤破损的患儿也不适用皮牵引,应严格把握适应证。为避免以上并发症,可改为90°屈髋、45°屈膝位牵引。密切观察下肢血运和皮肤情况,防止皮肤水疱及溃破;而且牵引重量不应超过4kg,如需更大的重量应改用骨牵引。

3. 90/90骨牵引 骨牵引部位首选股骨远

端,因胫骨近端骨牵引有生长阻滞、膝反张的危险,长期慢性的牵引还可能加重已有的韧带或半月板损伤。目前,屈膝、屈髋各90°的(90/90)股骨远端牵引应用较广(图18-38)。股骨髁上牵引时克氏针穿入点是膝关节伸直时,髌骨上一横指或内收肌结节上方,由内向外,可避免伤及股骨远端骨骺。克氏针需垂直于股骨干,与膝关节水平面平行,以防止膝内外翻畸形(图18-39)。骨牵引位置是双侧髋、膝关节各屈曲90°。牵引力通常为体重的1/5。应用骨牵引3~4周后,改用髋石膏裤固定2~3周,然后开始让患儿练习活动,直至完全自行负重行走。当软组织条件及感染禁忌股骨远端骨牵引时,可行胫骨近端牵引,但应除外膝关节韧带损伤。胫骨近端牵引时,进针点应位于胫骨结节骨骺以远,以免损伤骺板而形成膝反张。

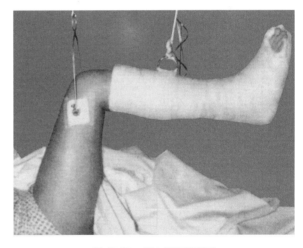

图18-38 90°/90°骨牵引

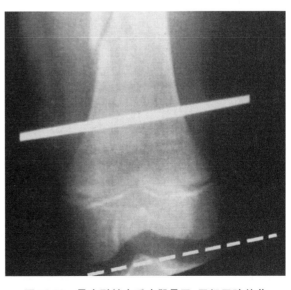

图18-39 骨牵引针应垂直股骨干,平行于膝关节

4. 外固定　适用于 5 岁以上的股骨干骨折尤其是伴广泛软组织损伤、多发创伤、严重烧伤、头外伤、开放骨折和动脉损伤需立即重建血运者以及骨折不稳定者。目前常用的外固定器有 Orthofix Dynamic Axial Fixator（EBZ）和 AO Fixator（Synthes）。这些单臂支架易于应用，在随访期间亦可矫正成角畸形。一般需维持 10～16 周直到骨折的坚强愈合。支架外固定需要在 C 型臂 X线机辅助下操作，根据不同的外固定器可先复位后装支架或反之。Orthofix 支架要求先复位骨折端，在骨折端两侧分别做小切口，分别打入钢钉，然后安装外固定系统。近侧钉应置于大转子下 2cm，常与小转子水平相对，远侧钉至少位于骺板近侧 2cm，以防骺板损伤。

有学者报道外固定器术后可立即负重行走，但一般情况下，应根据骨折的类型在 1～3 周后开始活动。通常术后 12 周，骨折达到骨性愈合后可去除支架。Blasier 报道 139 例应用外固定器治疗的儿童股骨干骨折，平均年龄 9 岁，术后逐渐增加负重，平均用外固定器时间 11.4 周，无不愈合者。

常见的外固定器并发症如骨折不能解剖对位，无加压作用，愈合慢。支架的坚强性阻碍了骨折的动态愈合过程，限制了骨痂生长，与坚强内固定相比，不愈合率、延迟愈合率和成角畸形发生率稍高。文献报道再骨折发生率为 1.5%～21%。这些并发症最常见于短斜骨折者。再骨折发生于原先骨折处，为骨折未完全愈合所致，故应待 X线片证实愈合坚强者才可去除外固定。针道感染常为浅表感染，深层感染少见。

5. 切开复位、钢板内固定　对多发伤或伴头部闭合性损伤者应行切开复位坚强内固定。优点为迅速稳定骨折，解剖对位，固定坚强，允许早期活动。缺点是切口较大，需剥离软组织，有钢板折断和再骨折的危险，需二次手术取内固定。解剖对位，可见过度生长，但步态无明显跛行。手术经外侧入路，通常能够达到解剖复位。AO 动力加压钢板应用较广，如为粉碎骨折，可用加压螺钉固定骨折块；如有骨缺损，需要植骨。钢板固定后可早期活动患肢，但早期不能负重，术后 4～6 周骨折骨性愈合后才能开始负重行走。

6. 髓内钉固定　Kuntscher 钉从 1942 年开始应用于治疗儿童股骨干骨折。1951 年开始和扩髓技术结合使用。因其从梨状窝处进针会影响股骨头血运，导致股骨头缺血性坏死和髋内翻，这种术式已被淘汰多时。直到最近，有学者报道在 10岁以上儿童，从大转子处或股骨颈与大转子交界处进针可避免股骨头缺血性坏死。主要优点为无需外固定，术后可早期负重。

交锁钉固定已成功用于成人股骨干骨折。其固定坚强，可控制旋转，用于极度不稳定的骨折，允许术后早期负重，减少成角畸形的并发症，并可动力化以促进骨折愈合。最近有文献报道应用坚强交锁髓内钉治疗 55 例儿童股骨干骨折，平均年龄 12.8 岁。所有骨折均愈合，无旋转和成角畸形。肢体不等长平均 0.7cm。13 例出现并发症：5 例 ATD 值差别大于 1cm，7 例双下肢不等长大于 2cm，1 例发生股骨头缺血性坏死。所有的并发症均发生于小年龄患者（平均年龄 11.7 岁），所使用的交锁髓内钉为成人型，直径较粗（14mm和 11mm），近端直径 13mm。建议使用儿童型髓内钉（8～10mm），进针点应位于大转子。

坚强交锁髓内钉治疗青少年股骨干骨折少见，但严重的并发症为股骨头缺血性坏死。可能与进针点位于大转子尖内侧损伤了旋股内侧动脉的分支有关。

7. 弹性髓内钉固定　应用弹性髓内钉治疗儿童股骨干骨折首先是由法国的 Metaizeau 和罗马尼亚的 Firica 等共同开展的。该技术已在欧洲和北美广泛使用。在远离骨折端的长骨干骺端做小切口，逆行或顺行导入两枚弹性髓内钉。这种方法不干扰骨骺、不介入骨折端血肿、无需剥离骨膜，因此骨折愈合较快。而且由于切口远离骨折端，可降低术后感染的概率。弹性髓内钉固定允许骨折端有轻微的活动，有研究表明微动可促进骨折愈合。弹性髓内钉有足够的抗旋、抗弯及纵向稳定性，因此术后患儿可以早期活动。稳定的股骨干横断骨折，患儿可在术后几天内开始负重；长螺旋形骨折，应 2～3 周后才负重。顺行穿钉的入口在大转子的下方，可避免由梨状肌窝进入造成股骨头缺血性坏死，以及经大转子进入导致的骨生长障碍。

（1）弹性髓内钉固定的原理：预弯成"C"形的弹性钉，每根钉均从三点上产生固定作用，这三点分别是进针点、骨折端处对侧骨皮质和股骨干骺端。当多根钉从不同方向打入骨髓腔，就可在多个方向上固定骨折端。

（2）弹性髓内钉材质与型号：常用的弹性髓内钉有钛合金类（包括 Nancy 钉、ECMES 钉、De

Puy 等),铬钼合金、镀镍钛合金,Ender 钉等。直径为 1.5~5.0mm,长度 130~450mm。弹性髓内钉的直径要求达到骨髓腔直径的 1/3,长度要求从近端干骺端到远端干骺端。

(3) 术前准备:手术需在全麻下进行。如患儿年龄小于 5 岁,可在普通的手术床上手术;如患儿年龄大于 5 岁,则需要用牵引床。打入钉之前应先行牵引,牵引时保持患肢内旋约 20°。对侧下肢尽量外展,术者可站在患儿两腿之间,有利于内侧穿钉的操作。根据 C 型臂 X 线机成像决定所需髓内钉的长度。将所需髓内钉预弯成 C 形,使其钝头成 45°角。术前应常规一次性给予抗菌药物。

(4) 逆行穿钉:逆行穿钉固定适用于股骨干近端及中 1/3 骨折。C 型臂 X 线机定位股骨远端骨骺后,在大腿内侧骨骺板近端 1.5cm 处(一般在髌骨上缘处)做一个 2cm 长的纵行切口,注意此切口要在大腿侧中线偏后,避免术后可能出现钉尾退出进入髌上囊。纵行分离股直肌内侧头到达骨皮质,然后用开路器向股骨近端钻一个孔,用咬骨钳子向股骨近端扩大骨孔,以利导入髓内钉。将预弯过的弹性髓内钉用持钉器导入髓腔,在 C 型臂 X 线机监控下,通过不断旋转的方式继续将钉打入到骨折端,此时适当旋转可使弯曲的钉头进入骨折近端,继续打入髓内钉至股骨大转子处,可使骨折逐步复位。股骨外侧进钉方式和内侧相同。髓内钉头应达到股骨颈处,钉尾留于骨皮质外几毫米,多余的可剪断(图 18-40,图 18-41)。如遇进钉困难,可先分别从内、外侧进钉至骨折端处,纵向牵引尽量使骨折达到 50% 复位,在 C 型臂 X 线机监控下确定容易进入骨折近端的一根钉,进钉 2cm 后旋转患肢,确定进入骨折近端后继续进钉,在此过程中反复旋转可使骨折逐渐复位,然后可顺利打入第二根钉。有些情况下可再打入第三根钉,目的是使髓腔更加充实、增加钉与骨的接触面积,从而提供更好的抗旋、抗弯稳定性。

(5) 顺行穿钉:顺行穿钉固定适用于股骨干远端骨折。在股骨大转子下 1~2cm 处做纵行切口,分离皮下软组织直达骨皮质。用开路器钻一个向下的骨孔,从这一个孔内用以上相同的方式打入两根方向相反的弹性髓内钉。髓内钉的头端要求达到股骨远端骺板近端,进钉时要在 C 型臂 X 线机监控下,注意避免穿透远端骺板。

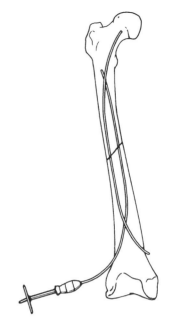

图 18-40　经皮弹性钉固定方法

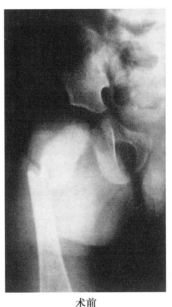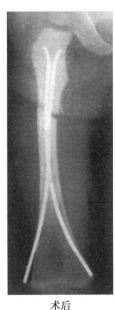

术前　　　　　　　术后

图 18-41　股骨近端骨折,经皮弹性钉固定

冲洗、止血、逐层缝合伤口后,酌情放置引流条。搬动患儿时要避免患肢旋转,如有明显旋转应立即在牵引床上复位。注意进钉处的骨孔应足够大,方向朝向骨折端。注意防止髓内钉穿透对侧骨皮质和断钉的发生。在麻醉失效之前再次检查骨折端是否存在旋转移位,如有可通过旋转针尾矫正。

(6) 术后处理:术后将患肢下垫枕,无需石膏管型固定。术后第 1 天即可开始不负重的功能锻炼,稳定型的骨折可早期开始负重;而粉碎骨折和其他不稳定型骨折3周后才可练习负重。

术后取出内固定的时间取决于临床和影像学表现,一般术后1年左右骨折愈合坚强后取出内固定。

(7)弹性髓内钉固定的并发症:术后骨折端经常出现血肿,绝大部分血肿都会自行吸收,并发深部感染的非常罕见。髓内钉尾应留在骨皮质外,钉尾过长将限制膝关节活动,并激惹局部软组织形成滑囊,如钉尾太短则固定不牢固。这些现象在顺行和逆行打钉时均可能出现。

Heinrich等报道,弹性髓内钉固定后内外翻成角畸形发生率为11%,向前或向后成角畸形发生率8%,旋转畸形发生率8%,随访发现68%中双下肢等长。Skak等比较钢板、坚强髓内钉以及弹性钉治疗52例股骨干骨折,随访16年,弹性钉治疗组平均短缩约9mm,且多见于大年龄患儿。近年,有很多文献比较不同的治疗方法,均认为儿童股骨干骨折的最佳治疗为弹性髓内钉固定。

并发症

1. 过度生长 儿童股骨干骨折后患侧的过度生长为常见并发症,具体原因不明。过度生长与年龄、性别、骨折类型、骨折部位、侧别及重叠程度有关。年龄为最主要因素,常见于2~10岁患儿,男孩多见,平均0.9cm,范围0.8~1.5cm。同侧胫骨也可见过度生长,平均约为0.3cm。愈合时骨折等长或过牵均可发生过度生长,多发生于骨折后3个月内,18~24个月逐步停止。Staheli认为2~10岁患儿应用牵引治疗后易发生过度生长。骨折部位、类型与过度生长的关系仍有争议。有学者报道近1/3骨折及斜行、粉碎骨折易致过度生长。但也有学者认为较大暴力所致的螺旋斜行和粉碎骨折易出现过度生长。

由于过度生长现象,皮牵引、骨牵引或石膏裤固定时最大允许短缩范围为1~2cm。但要注意患儿的年龄,如在一个6岁儿童可接受2.5cm短缩,14岁患儿仅允许1~2cm的短缩。2~10岁患儿即刻石膏裤固定后短缩超过3cm者应去除石膏裤,重新牵引获得可接受的长度,然后石膏裤固定。

2. 成角畸形 成角畸形的塑形取决于患儿的年龄、骨折部位以及成角畸形的平面。如年幼儿童,骨折端越靠近骺板,成角畸形越靠近关节运动的方向上,能力越强。Wallace及Hoffman认为74%的塑形发生于骺板,骨折端成角的塑形仅占

一小部分。成角畸形的塑形最易发生在关节运动方向上,因而股骨干骨折后前后成角比内外成角易矫正。严重的内翻畸形,常可致股骨外髁发育不良,当内翻畸形被矫正后可出现股骨远端外翻畸形。Wallace及Hoffman还认为13岁以下儿童前后或内外成角小于25°者均可获得满意。2岁以下患儿可允许有30°~40°的前后成角,但在大龄患儿则只允许有10°。5岁以下患儿可允许有10°~15°内翻成角,15°~20°的外翻成角。较大儿童及青少年只允许有10°内外成角。

3. 旋转畸形 旋转畸形一般不能自行矫正,但在动物实验中,可纠正55%的旋转畸形。有学者报道,15°~25°的旋转畸形,随生长发育可获得部分矫正。各种治疗方法均应使旋转畸形小于10°。残余旋转畸形一般不影响患肢的功能。

4. 儿童股骨干骨折不愈合和延迟愈合少见。不愈合者采用坚强固定,植自体骨治疗。小年龄应用钢板,大年龄应用弹性髓内钉。延迟愈合多见于采用外固定器治疗者,应使支架动力化,或重新髓内钉或钢板固定,但感染危险增加。术前口服抗感染药物治疗10~14天。

骨筋膜室综合征少见。一旦出现应及时切开减张。股四头肌最易受累。可经前外侧切口切开髂胫束和外侧肌间隔减张。

总之,对新生儿、婴儿的股骨干骨折,采用Pavlik挽具治疗即可获得满意的疗效。年龄稍大的患儿,即刻或早期石膏裤固定是常用的治疗方法。骨牵引或皮牵引,治疗住院时间长,患儿不适感重,还可能有股骨过度生长和对线不良问题。切开复位、钢板内固定需要广泛剥离、手术切口瘢痕大。髓内钉固定有可能造成股骨头坏死以及损伤骨骺,导致股骨外翻畸形。支架外固定适用于少数开放骨折和粉碎骨折。弹性髓内钉固定的技术易于掌握,住院时间短,并发症相对较少,股骨过度生长平均为5mm,明显少于其他几种固定方法。因此,弹性髓内钉固定可以作为治疗5~14岁儿童股骨干骨折的首选方法。

第13节 股骨远端骨折

股骨远端骨折多为高能量损伤所致,相对少见,常伴其他损伤。治疗需解剖对位,稳定的内固定。并发症常见,多需再次手术治疗如骨桥切除、矫正成角畸形或肢体不等长、前交叉韧带重建。

（一）解剖

股骨远端骨骺是人体最早开始骨化的骨骺，由单一骨骺核形成，出生时即存在，股骨远端骺板每年生长约 8～10mm，生长占下肢长度的 40%。女孩约 13 岁闭合，男孩约 15 岁闭合。胫骨近端骨骺约生后 2 个月时出现，胫骨结节骨骺约 10～14 岁出现。胫骨近端每年生长约 6mm，骺板在 14～15 岁时闭合。

由于股骨远端有特殊的形状，膝关节水平线倾斜，股骨轴线与垂直线相交形成的夹角约 9°，股骨机械轴线与垂直线的夹角为 3°，股骨干解剖轴线与机械轴线的夹角为 6°，股骨远端关节面交角（机械轴线与膝关节水平面夹角）为 87°，外翻 3°。

腓肠肌内外侧头及跖肌均起自股骨远端干骺端骺板的近侧。如骨折线位于肌肉起点的近端时，肌肉牵拉使骨折远端向后屈曲。大收肌止于干骺端的内侧，使骨折远端内翻。侧副韧带止于骺板线以远的骨骺。过度内外翻应力作用于儿童膝关节时将使侧副韧带紧张，变紧的侧副韧带将暴力传导至股骨远端骺板，导致骺板损伤，而韧带本身尚完整。前后交叉韧带止于股骨髁间窝，可在股骨远端骨骺骨折或骺板损伤的同时受损。

在股骨远端，股动脉走行于内收肌管，随后绕向膝关节后方。腘动脉紧贴股骨远端后方走行，中间仅间隔薄层的软组织。在此水平分为骨间前动脉、骨间后动脉和腓动脉。膝上动脉在股骨远端干骺端水平起自腘动脉，在肌肉深层走行供应骨骺。膝关节侧支循环不丰富，腘动脉损伤后可导致血供障碍，患肢不能存活。

腓神经走行于股二头肌和腓肠肌外侧头后方，沿腓骨头下方下降，在膝关节水平腓神经浅在，直接创伤和内翻牵拉均易损伤腓神经。

（二）分类

股骨远端骨折可分为单纯干骺端骨折和骨骺骨折。Salter-Harris Ⅰ 型损伤约占股骨远端骨骺损伤的 7.7%，最常见于新生儿和青少年。在新生儿，多见于臀位分娩所致的产伤骨折，无明显移位，常在伤后 2～3 周有骨痂生长后才发现。在青少年，无移位时容易漏诊，需应力位拍片才可确诊。Salter-Harris Ⅱ 型损伤最常见，约占 60%，多见于青少年。Salter-Harris Ⅲ 型和 Ⅳ 型分别约占 10%，骨折多有移位，需手术治疗。Salter-Harris Ⅴ 型损伤罕见。与其他部位的骨骺损伤不同，

Salter-Harris 分型不能精确判断日后生长障碍、肢体不等长和成角畸形的程度，对预后的判断尚需考虑损伤机制和初始的移位程度。

（三）损伤机制

损伤机制因年龄而不同。在新生儿，臀位产常导致产伤骨折，以 Salter-Harris Ⅰ 型损伤多见。3～10 岁骨折多为严重创伤，尤其是高处坠落或车祸。在青少年，大多数骨折为运动时所致，仅少部分为车祸伤。

最常见的损伤暴力为外翻暴力和过伸暴力。直接暴力在张力侧产生骨骺分离，在压力侧产生干骺端或骨骺骨折。外翻型损伤为股骨远端外侧遭受暴力，常见于足球运动员，以 Salter-Harris Ⅱ 型或 Ⅲ 型损伤多见，内侧骨膜断裂，骨骺和干骺端骨块向外移位。过伸型损伤因过伸暴力和股四头肌牵拉导致股骨远端骨骺向前移位，后侧骨膜断裂，腓肠肌纤维被拉长或部分断裂。前方可见干骺端三角形骨块，骨膜完整。骨折近端向后移位，进入腘窝处软组织，可能损伤腘动静脉及腓总神经或胫后神经。不伴直接暴力的过伸型损伤若损伤能量较大可产生骺板骨折。此外，股骨远端骨折亦见于多发关节挛缩症及脊髓脊膜膨出症患者。

（四）诊断

常有明显创伤病史。11 岁以下患儿产生股骨远端骨骺损伤的暴力比青少年大，常为机动车撞击或从高处坠落。在青少年，运动损伤尤其足球运动占大多数。

骨折移位时，膝关节肿胀、张力高。腘绳肌紧张、膝关节常处于屈曲位。远端伸直或外翻时，畸形明显。皮下瘀斑位置有助于帮助判断暴力方向。如外翻暴力骨折时干骺端向内移位，使内侧出现瘀斑。腘窝肿胀应警惕是否有血管断裂，应仔细检查神经血管，就诊时及伤后 48 小时内应注意有无骨筋膜室综合征。

（五）影像检查

常规拍膝关节正侧位 X 线片及股骨干全长片。必要时加拍斜位或应力 X 线片。CT 检查有助于判断骨折移位程度及 Salter-Harris Ⅲ 型、Ⅳ 型骨块分离程度，Ⅴ 型损伤相对罕见，容易漏诊，应仔细比较健患两侧骺板的厚度和形状。末梢循环差者应行动脉造影。由于新生儿股骨远端骨化核小，骨骺滑脱诊断困难。有时需 MRI 或超声确诊。

（六）股骨远端骨折的治疗

1. 闭合复位内固定　闭合复位方法取决于初始畸形情况。过伸型损伤，骨折远端由于腓肠肌牵拉而屈曲，骨折近端向后移位。过屈型损伤，由于腓肠肌作用，骨折远端仍屈曲，但近端向前移位。因为骨折端移位平面和膝关节运动平面相同，骨折远端无足够的力臂，因而这些骨折复位困难。复位时，患儿仰卧于可透过 X 线的手术台上。过伸型骨折，屈髋以放松股四头肌，屈膝以放松腓肠肌和腘绳肌，纵向牵引并加大膝关节屈曲，向后推挤远端，矫正其向前的移位。复位后屈膝 60°，透视下观察是否复位。过屈型骨折，伸膝位轴向牵引，同时向前推挤远端，向后推挤近端。

复位后，用带罗纹 Steinmann 针交叉固定，在不影响稳定性前提下，尽可能远离骺板。针尾剪短埋于皮下，石膏托外固定。不稳定者，石膏托屈膝 60°固定，稳定者屈膝 30°固定。闭合复位失败常由于骨折近端刺入股四头肌，肌肉嵌夹于骨折断端之间，妨碍复位。

2. 外固定器　应用指征包括开放骨折，软组织损伤严重；多发伤；严重粉碎骨折需经关节固定者。应用外固定器前先复位骨折。在 C 型臂 X 线机透视下，由外向内穿针。2 枚针置于干骺端，平行于股骨远端关节面，至少距离骺板 1cm。2 枚针置于骨折近端。固定后，应完全伸直膝关节，直视下观察下肢的力线，内外翻及旋转畸形均应矫正。若骨折稳定，可早期部分负重，逐渐过渡至完全负重。若骨折不稳定，则应限制负重，直至 X 线片可见骨痂生长，其后再开始逐渐负重。骨痂丰富后，将外固定器动力化 3～4 周后，再去除外固定器以免再骨折，少数情况下，骨折粉碎需超关节固定。2 枚针固定于胫骨近端，至少胫骨结节以远 3cm，伤后 4～6 周，骨折开始稳定后去除胫骨外固定器以利于膝关节活动。

最常见的并发症为针眼感染。可口服抗感染药物及针眼换药治愈。畸形愈合可通过术中调整外固定器使对位、对线满意来预防。伤后 2～3 周内，每周拍片复查。若穿钉距骺板小于 1cm，则有可能损伤股骨远端骺板。

3. 切开复位内固定　适应证包括闭合复位失败者和需要坚强内固定者。手术多采用外侧入路，但伴动脉损伤者，则需内侧入路暴露骨折端和动脉。外侧入路经阔筋膜张肌和股外侧筋膜，将股外侧肌从外侧筋膜上剥离直达股骨后外侧起点

处，其后切开骨膜，骨膜下剥离显露骨折断端，清理断端间组织，直视下复位。内侧入路可同时修复骨折和动脉损伤，并可同时取大隐静脉以供吻合动脉。切口起自内收肌结节，后者位于股骨内髁后方，分隔股内侧肌和内侧腘绳肌。浅层沿缝匠肌和股内侧肌分离，深层沿股内侧肌和内收大肌分离。大收肌后方走行腘动静脉和胫神经。将大收肌牵向后方可保护神经血管束，并有利于将股内侧肌从股骨内侧剥离。大多数儿童，交叉斯氏针固定可提供足够的稳定性。12 岁以上患儿以及粉碎骨折，应用加压钢板或特殊钢板固定。任何内固定物均应距离骺板至少 1cm。术后辅以长腿石膏托屈膝 30°固定 6～8 周。

（七）股骨远端骨骺损伤的治疗

治疗原则：闭合复位应在全麻下或镇静下进行；整复前应充分牵引；受伤超过 10 天，不宜再试行复位；Salter-Harris Ⅲ型、Ⅳ型损伤需要解剖对位；内固定应避开骺板，通过骺板者应选用不带螺纹的克氏针（图 18-42）。若需过度整复才能获得复位，不如保持患肢生长潜力，日后再行截骨术矫形，不应过度挤压骺板，以便加重损伤。

股骨远端骨骺损伤的治疗目的是解剖对位，坚强固定，尤其是对 10 岁以上的患儿。小年龄患儿，可接受矢状面 20°、冠状面 5°成角，无旋转畸形。

无移位的骨骺损伤，长腿石膏托固定 4～6 周即可，固定期间可扶拐下负重行走，去石膏后，功能锻炼。

新生儿的 Salter-Harris Ⅰ型损伤单纯固定即可，无需复位，因其生长潜力大。稍大儿童骨骺完全分离者需在全麻下闭合整复，复位后石膏裤或长腿石膏托屈膝 60°固定，伤后 3～4 周逐渐伸直位固定。大年龄患儿或复位后不稳定者，经皮交叉克氏针固定，术后 4 周去除克氏针，继续石膏托固定 2 周，其后功能锻炼。

无移位或轻度移位的 Salter-Harris Ⅱ型损伤，闭合复位外固定。全麻下先纵向牵引，其后矫正成角畸形，术后屈膝 20°～30°固定。对同时伴有韧带损伤者，复位困难且复位会加重韧带损伤，复位后不稳定，需内固定。有移位的 Ⅱ型损伤，在全麻下闭合复位，克氏针经皮固定干骺端骨块。10 岁以上可用空心钉固定。术后患肢屈膝 20°～30°固定 6 周。闭合复位失败的原因主要为骨膜或肌肉嵌入，需切开复位内固定。

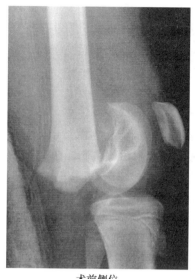 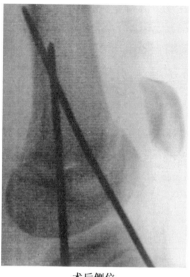 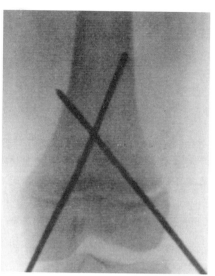

术前侧位　　　　　　　　　术后侧位　　　　　　　　　术后正位

图 18-42　股骨远端 Salter-Harris Ⅱ型骨骺损伤闭合复位、经皮交叉克氏针固定

Salter-Harris Ⅲ型损伤相对少见,但通常均有移位,需切开复位内固定。此型损伤应解剖对位以恢复关节面的完整性,避免生长障碍的发生。因骨折类型不同,可取前内侧切口或前外侧切口,直视下解剖对位,经皮空心钉固定骨骺,尽可能应用 2 枚空心钉,并使螺纹位于骨折线一侧,以起到加压作用,术后长腿石膏托屈膝 20°~30°固定 6 周。

Salter-Harris Ⅳ型损伤的治疗同Ⅲ型。内固定物如空心钉或克氏针应平行骺板,固定骨骺或干骺端。

所有的股骨远端骨骺损伤后随诊至少 18 个月,以观察骨骺生长情况。

股骨远端骨骺损伤的预后取决于患儿年龄、骨折移位程度、复位和固定程度及损伤类型。Salter-Harris Ⅰ、Ⅱ型损伤预后较Ⅲ、Ⅳ型好。10 岁以下患儿需高能量损伤才能导致明显的骨骺损伤,骺板破坏严重,预后比青少年差。Riseborough 报道少年组 83% 出现生长障碍,而青年组约 50% 有生长畸形,这与生长潜力有关。

（八）并发症

伤后早期并发症少见,包括腘动脉损伤、腓神经损伤、膝韧带损伤和骨折复位后再移位。晚期并发症常见,包括下肢不等长、成角畸形、膝关节挛缩、僵硬及韧带损伤后遗关节不稳定。

1. 早期并发症　股骨远端骨骺损伤伴发动脉损伤多见于过伸损伤,骨骺完全分离,骨折近端向后移位,损伤血管。就诊时应仔细检查双下肢血运,若双下肢血运不一致,则试行轻柔复位后再次检查,若仍不恢复,则动脉造影、血管探查。热缺血时间超过 6 小时则预后差。下列情况下应行切开减张:过长的热缺血时间;围术期明显低血压;软组织间隔张力大;挤压伤致腘区或股区静脉损伤。伴动脉损伤者,应急诊行内侧入路骨折切开复位内固定,修复动脉。

腓神经损伤可能为小腿近端后外侧直接损伤所致,或内翻损伤过度牵拉所致。发生率约为 5%。文献中所有的腓神经损伤 6 个月内自行恢复。伤后 3 个月无恢复者行肌电图检查,纤颤或失神经支配或传导速度下降者手术探查直接修复或神经移植。开放骨折伴腓神经损伤者,清创同时探查吻合。

股骨远端骨骺损伤伴韧带损伤相对常见。有学者总结 5 篇文献,共 111 例患者,26 例(23%)伴韧带损伤。前交叉韧带损伤最常见,其次外侧副韧带,再次内侧副韧带,受伤时明确诊断韧带损伤往往困难。骨折愈合后应再次反复检查。

复位丢失是由于固定不牢靠所致。单纯复位石膏托固定复位丢失可达 40%,随着内固定的应用,发生率明显下降。

2. 晚期并发症　即使解剖对位稳定内固定,生长障碍所致下肢不等长或成角畸形仍相对常见。约 37% 双下肢不等长超过 2cm。危险因素包括高能量损伤,少年(小于 10 岁)严重移位骨折、粉碎骨折、骺板多处损伤。

怀疑骺板损伤者应仔细 CT 检查,骺板受累面积小于 50%，残留至少 2.5cm 生长潜力时，行骨桥切除术。若双下肢不等长小于 2cm，无需治疗，2～6cm 者行对侧股骨远端或胫骨近端骨骺阻滞术，大于 6cm 者行股骨延长术。

成角畸形较下肢不等长少见，约 29%。成角畸形大于 5°，可行截骨矫形或部分骨骺阻滞术。

股骨远端骨骺损伤后，膝关节活动丧失约占 27%。运动受限可能与长期制动关节内粘连、关节囊挛缩、腘绳肌或股四头肌挛缩有关。此外，Salter-Harris Ⅲ型、Ⅳ型损伤后关节面不平滑亦可导致关节挛缩。为预防关节功能障碍，关节内骨折要解剖对位，尽可能缩短外固定时间，早期主动及被动功能锻炼。

第14节　膝关节损伤

一、髌骨骨折

儿童髌骨骨折少见，不到膝关节损伤的 5%。髌骨骨折常为跳远时强力伸膝或膝前直接损伤所致。诊断困难，容易漏诊。大多数需要切开复位内固定。

（一）解剖

髌骨为位于股四头肌肌腱内的种子骨，为一伸膝装置。一般生后 2～3 年，最长生后 6 年出现单一的骨化中心。在此骨化中心的周围最多可出现 6 个小的骨化中心。这些骨化中心彼此融合，由中间开始骨化，向周围生长。约 5% 的患儿可出现双分髌骨，可能与软骨间融合骨化障碍有关，常见于髌骨的外上方。

髌骨关节面被骨嵴分为 7 个小面，中间一竖嵴将髌骨分为内外两面，靠近内缘处一小嵴又分出一单一小面，两条横行嵴将髌骨分为上、中、下三面。髌骨下极为非关节面部分。

股四头肌腱为一条三层的肌腱，股直肌腱在浅层，股内外侧肌腱在中间，股中间肌腱位于深层。深筋膜于膝前扩展，并与股内外侧肌相编织，形成髌支持带，止于胫骨。髌股韧带、股外侧肌外侧部分和髂胫束亦参与构成髌支持带。髌腱主要为股直肌腱的延伸，止于胫骨结节。

髌骨有两套动脉供血系统。第一套为骨外动脉环位于薄层结缔组织内，由膝最上动脉、内外侧膝上动脉、内外侧膝下动脉及胫前返动脉构成。膝下动脉分支为髌周升动脉、髌前斜动脉及髌下横动脉。这些血管与膝上动脉分支相交通。第二套供血系统为骨内供血系统。髌中动脉由髌骨中 1/3 进入骨内。髌下动脉由髌韧带后方上行。髌骨上极骨折后，易发生缺血性坏死。

（二）分类

儿童髌骨骨折可分为两类：骨化核骨折和撕脱骨折。最常见的骨化中心骨折为髌骨中 1/3 横行骨折，亦可见纵行骨折和粉碎骨折。骨化核骨折又可进一步分为闭合骨折、开放骨折。另一类为套状撕脱骨折，最常见于髌骨下极，但亦可见于髌骨上极。髌骨内侧撕脱，常伴髌骨脱位。

（三）损伤机制

髌骨中部横行骨折常为直接创伤所致。摔倒时髌骨着地，暴力直接作用于髌骨。少数情况下产生纵行或粉碎骨折。套状撕脱骨折为股四头肌强力收缩所致，常见于打篮球时跳跃投球及田径运动中的跳高和跳远。直接创伤亦可导致髌骨下极套状撕脱。髌骨上极撕脱骨折常为直接暴力所致。内侧撕脱多为髌骨向外脱位所致。

（四）诊断

儿童髌骨骨折多见于 8～14 岁，平均年龄 11～12 岁，大多数为男性。完全骨折或撕脱时，患儿症状体征典型，膝关节肿胀，张力性血肿，压痛。患儿常因疼痛而不能负重，不能主动伸膝。在下极撕脱骨折和完全横行骨折，可触及高位髌骨及裂隙。不完全骨折（无移位的横行骨折、轻度移位的下极撕脱骨折），症状和体征不典型，常延误诊断。

查体时应全面检查骨骼及周围软组织。约 1/3 髌骨骨折伴发其他损伤，常见的是同侧股骨干或胫骨干骨折，约 30%～40% 的骨折为开放性。

（五）影像检查

X 线片检查包括正位和侧位片，拍侧位片时屈膝 30°。骨折可无移位，轻度移位，前方分离而关节面尚完整或完全分离。撕脱骨折诊断困难。对高位髌骨者，应仔细检查有无小的骨片。此小骨片常伴有大的与髌腱相连的软骨块（图 18-43）。正位片观察有无双分髌骨，纵行骨折及粉碎骨折，有时需拍健侧片对比。

（六）治疗

无移位骨折，尤其能主动伸直膝关节者，长腿石膏托固定 6～8 周，对关节面分离或错位超过 2～3mm 者，手术切开复位内固定。开放骨折需清

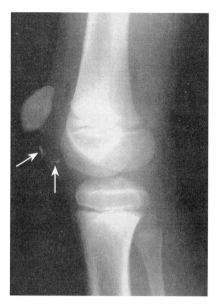

图 18-43 髌骨袖套状撕脱骨折

创、复位、内固定。

10 岁以下的套状撕脱骨折,可吸收线修补缝合,术后长腿石膏托固定 6 ~ 8 周,10 岁以上患儿用克氏针张力带固定,术后石膏托固定,术后 2 周练习直腿抬高。

晚期就诊的套状撕脱骨折常为轻度移位,可仅行伸直位石膏固定,虽拍片示不愈合,但大多数患儿功能恢复佳。若就诊时伸直无力,则需手术治疗。

有移位的横行骨折,行切开复位,张力带固定,术中取纵行切口,注意对齐关节面。无移位的横行骨折单纯石膏固定疗效佳。

粉碎骨折难于治疗,术中应仔细探查,对齐大骨块,内固定。非关节面的小骨块可去除或固定于大骨块上。尽量不切除髌骨。

伴股骨干骨折者,行股骨干骨折 Ender 钉固定,髌骨切开复位内固定。石膏固定 4 ~ 6 周后,开始功能锻炼。伴胫骨骨折者,胫骨骨折闭合复位,石膏托固定。髌骨周缘骨折,骨块不大或累及关节面小者可手术切除。

(七)并发症

套状骨折及时发现行解剖对位内固定后并发症少见,常见并发症为固定不充分和固定丢失而不愈合。固定不充分也导致伸膝困难。

二、胫骨结节骨折

胫骨结节骨折为强力伸膝或小腿着地直接撞击所致。骨折有移位和轻度移位但软组织肿胀严重者均需要手术治疗。

(一)解剖

胫骨结节为胫骨近端骨骺的最前端,参与胫骨近端的生长。9 岁或 10 岁以前胫骨结节为软骨。女孩 8 ~ 12 岁时,男孩 10 ~ 14 岁时胫骨结节可出现 2 ~ 3 个次级骨化中心,其后次级骨化中心相互融合,形成一个胫骨结节骨化中心,最终骨骺和干骺端融合。胫骨近端骺板的融合从中间开始,沿离心方向进展,胫骨结节下方的骺板最后融合。

胫骨结节早期发育阶段,髌腱止于次级骨化中心附近的纤维软骨,其后止于胫骨近端骨骺前方的纤维软骨,胫骨结节骨化后直接止于骨质。髌支持带亦止于胫骨结节以加强髌腱,故胫骨结节撕脱骨折后,仍可部分伸直膝关节。

(二)分类

Watson-Jones 最早将胫骨结节骨折分为三类。Ogden 对其进行了修订。

Ⅰ型 位于胫骨近端骨化中心和胫骨结节骨化中心正常连接部以远。

Ⅰ A 型 轻度移位;

Ⅰ B 型 向前向近端翻转。

Ⅱ型 发生在胫骨近端骨化中心和胫骨结节骨化中心的连接部。

Ⅱ A 型 为单纯骨折;

Ⅱ B 型 为粉碎骨折。

Ⅲ型 骨折线进入关节,骨块移位,关节面不平。

Ⅲ A 型 为简单骨折;

Ⅲ B 型 为粉碎骨折。

(三)损伤机制

胫骨结节骨折常发生在跳跃运动时,最常见的为玩篮球、踢足球、跳高和跳远。损伤机制包括两方面,一方面跳跃时股四头肌突然强力收缩以伸直膝关节,另一方面下肢受绊膝关节突然被动屈曲。

Osgood-Schlatter 病纤维软骨转变为肥大的柱状软骨,后者结构软弱,易于发生骨折。文献中胫骨结节骨折患儿中伴发 Osgood-Schlatter 病者占 27% ~ 64%。

(四)诊断

患儿在玩篮球、足球或跳跃时突感膝部疼痛,不能完全伸直小腿。查体可见胫骨结节前方肿胀明显,压痛,膝关节常处于屈曲 20° ~ 40° 位置。在大多数Ⅱ型和Ⅲ型骨折可触及胫骨结节水平裂隙。有移位的骨折,髌骨向近端移位。患儿试图伸膝时疼痛,不能伸直膝关节。注意检查小腿筋膜室张力,尤其小腿前侧筋膜室。尚需检查血管神经是否受损。

(五) 影像检查

X线侧位片可清楚显示骨折,并依据 Ogden 标准分类。骨骼成熟者,容易诊断。幼儿由于发育阶段不同,诊断困难,有时需拍健侧片对比。髌骨位置有助于判断胫骨结节骨折移位的程度。Insall 指数为髌骨长度和髌骨下极至胫骨结节距离的比值,正常值不小于 0.8。比值减小提示髌腱或胫骨结节断裂。

(六) 治疗

Ⅰ型骨折轻度移位者可闭合复位,石膏托固定 6～8 周。对所有的Ⅱ型和Ⅲ型骨折应行手术治疗。术中清除血肿,骨折解剖对位。Ⅲ型骨折需探查关节内病变,坚强内固定。沿髌腱内侧或外侧做纵切口,清除血肿,并清理断端间的软组织。伸直膝关节,使骨折解剖对位,应用两枚骨松质螺钉平行膝关节固定,为防止钉帽穿入皮质,常需加垫圈。修补髌腱和支持带。这些骨折常见于接近骨成熟患儿,一般不会产生成角畸形,故固定时不必避开骺板。在粉碎骨折需多枚螺钉或钢丝捆绑固定。

术后石膏固定 6 周,功能锻炼 4～6 周,关节活动范围和肌力恢复后,再开始体育活动。

(七) 并发症

一般手术治疗胫骨结节骨折效果满意。少见的并发症主要包括筋膜室综合征、关节活动丧失、胫骨结节突出和再损伤。胫骨结节紧邻小腿前侧筋膜室和胫前返动脉,胫骨结节骨折时常伴有软组织损伤,容易发生小腿前侧筋膜室综合征,临床应严密观察其张力变化。Ⅲ型骨折有可能同时伴发半月板损伤,术中应注意探查。其他少见的并发症包括感染、不愈合、再骨折及螺钉帽处滑囊炎。

三、胫骨近端骨骺骨折

儿童胫骨近端骨骺骨折少见,仅占儿童骨骺损伤的 0.5%～3%。这是因为胫骨近端骨骺无韧带附着。内外翻暴力被侧副韧带传导至股骨远端骨骺、腓骨头和胫骨干骺端。此类骨折诊断困难,但并发症包括严重动脉损伤相对常见。

(一) 解剖

胫骨近端骨化中心约生后 2 个月出现,而胫骨结节骨化中心约 10～14 岁出现。约 15 岁时胫骨结节骨化中心和胫骨近端骨化中心融合。胫骨近端骺板的融合一般认为从中间向边缘融合,但有学者观察 12～20 岁患儿,发现融合由后向前进行。

膝关节囊并不完整,在腘肌腱起于股骨远侧骨骺附着于胫骨近端处关节囊缺损。膝关节囊止于胫骨近端骨骺,而内、外侧副韧带分别止于胫骨干骺端和腓骨小头。

腘动脉紧贴胫骨近端后方走行,且有纤维与关节囊相连。在胫骨近端骨骺水平腘动脉分出膝下内外侧动脉,进一步束缚腘动脉。在跖肌以远腘动脉又分为腓动脉、胫前动脉和胫后动脉,紧邻分叉处,胫前动脉穿过骨间膜进入小腿前侧肌间隔,再次束缚了动脉。此外,收肌管末端、关节囊后侧和腓骨肌深层的结缔组织间隔也起到固定作用。这些对血管的束缚以及血管紧邻骨骺,使血管受损发生率高。

(二) 分类

为评估患者,指导治疗和判断预后,对胫骨近端骨骺损伤应结合 Salter-Harris 骨骺损伤分型和损伤机制分类。例如移位的过伸型 Salter-Harris Ⅰ型损伤发生血管损伤可能性大,Ⅰ型损伤亦容易发生骺板生长障碍。Ⅰ型损伤约占胫骨近端骨骺损伤的 15%,通常无移位,有时需应力摄片才可确诊。

Salter-Harris Ⅱ型损伤最常见,约占 37%。此类损伤通常为膝关节外翻损伤,干骺端骨块位于外侧,内侧骺板损伤。移位明显者可因骨膜或鹅足嵌入骨折端而使闭合复位困难。少见的屈曲型Ⅱ型损伤为跳跃时受损,干骺端骨块位于后侧。

Salter-Harris Ⅲ型损伤约占 21%。最常见的为骨折线通过内侧或外侧平台,正位片显示最清楚。其次为累及胫骨结节和胫骨近端骨骺前侧的骨折,侧位片显示最清楚。Ⅲ型骨折通常移位明显,需要手术治疗。

Salter-Harris Ⅳ型骨折最少见,仅占 16%。多见于胫骨外侧骨骺,常需手术治疗。Ⅴ型骨折罕见,直到发生骺板生长障碍后才能诊断。

(三) 损伤机制

直接和间接损伤均可导致胫骨近端骨骺骨折。最常见的损伤机制为小腿固定、膝关节过伸时遭受间接暴力,如外翻、内翻及少数情况下屈曲型损伤。直接暴力也可导致此类骨折,如踢足球时小腿固定,膝关节遭受直接撞击,或车祸中直接被机动车撞伤。屈曲型损伤少见,见于跳跃运动产生撕脱、剪切和压缩力时。此类患儿年龄偏大,16岁左右,此时胫骨近端骺板前侧未闭,而后侧骺板已闭合。

约42%伴发其他损伤。最常见的为腓骨骨折,其他包括同侧胫骨干和股骨干骨折、侧副韧带撕裂、髌骨骨折、股四头肌断裂、髌骨撕脱骨折。

此外,臀位难产和脊髓脊膜膨出症也可导致胫骨近端骨骺损伤。后者常无外伤史,局部红肿、疼痛,X线片可见骨痂生长,至少需石膏固定8周。

(四)诊断

典型患儿为13~16岁的男孩。查体见患膝肿胀,处于屈曲位。伸膝时疼痛,因腘绳肌痉挛,膝关节不能伸直。伸直型损伤膝关节仅可屈曲10°,屈曲型损伤膝关节屈曲角度加大。小腿外侧遭受直接暴力导致膝关节外翻型损伤,常为Salter-Harris Ⅱ型损伤,干骺端骨块位于外侧,可伴腓骨骨折和内侧副韧带撕裂。

因为血管损伤相对常见,对胫骨近端骨折患儿应仔细检查足背动脉和胫后动脉,伤后24~48小时内应多次检查。骨折有移位,无动脉搏动者,应立即复位骨折,再次检查动脉搏动,复位后仍无搏动者行动脉造影。

仔细检查小腿各个肌间隔,勿漏诊筋膜室综合征。拍正侧位片,对X线片未见骨折而病史和体检高度怀疑者,行应力摄片。怀疑韧带损伤和软组织嵌入者可行MRI检查。

(五)治疗

只有在详细检查患肢远端血运后才可开始治疗。治疗目的是在不增加骺板损伤的情况下解剖对位,并维持对位直至骨折愈合。骨折移位需要手法整复者应在全麻下轻柔进行,以免过度挤压骺板。

无移位骨折和轻度移位骨折可在全麻下轻柔复位并外固定。最常见的骨折为过伸型Salter-Harris Ⅰ型和Ⅱ型骨折。复位时固定大腿,牵引小腿,将干骺端向前推挤以复位。屈膝以复位并稳定骨折。屈膝位石膏固定4~6周,但屈膝不超过60°,以免压迫动脉,导致筋膜室综合征。伤后3周改为屈膝20°~30°固定。

外翻型Salter-Harris Ⅱ型损伤可试行闭合复位石膏固定。复位时先伸膝位纵向牵引,其后内翻,复位后长腿石膏托固定,并轻度内翻。闭合复位,石膏固定后应抬高患肢,并连续观察足趾血运,预防筋膜室综合征。2周内每周拍片了解对位情况,2周内移位数毫米可以接受,因为再次复位增加了发生骺板骨桥的可能性。

手术指征:①Salter-Harris Ⅰ型、Ⅱ型骨折闭合复位失败者;②屈膝40°以下不能稳定维持对位者;③有移位的Salter-Harris Ⅲ型、Ⅳ型骨折;④伴血管损伤者,伴同侧骨干骨折者。

外固定不能维持复位者可用光滑克氏针固定,交叉点位于骺板以远。针尾留于皮外,术后4~6周拔除,石膏固定6~8周。在移位的Ⅱ型骨折,针穿过干骺端固定,不通过骺板。

有移位的Salter-Harris Ⅲ型、Ⅳ型骨折需切开复位内固定,术中切开关节囊直视下对齐关节面,使骨折解剖对位。其后经皮骨松质螺钉加压固定骨骺骨块或干骺端骨块。石膏固定6~8周。

伴动脉损伤的过伸型骨折先稳定固定骨折后再修复血管,固定方法可采用光滑克氏针。

(六)并发症

胫骨近端骨骺骨折74%~86%治疗效果满意。最严重的并发症为腘动脉受损,约占3%~7%。就诊时、复位后及伤后48小时内应严密观察血运。双下肢血运不一致或患肢无动脉搏动,应即刻复位,复位后血运仍不恢复者,急诊手术探查血管。对患肢有血供但无动脉搏动者,行动脉造影,确诊后固定骨折,取出血栓,修补血管或静脉移植。

当筋膜室压力超过40mmHg或与舒张压差值小于30mmHg者应将四个间隔全部减张。

骺板生长障碍后遗成角畸形或双下肢不等长约占10%~20%。常见于有移位的Salter-Harris Ⅰ型、Ⅱ型骨折,所有的Salter-Harris Ⅳ型和Ⅴ型骨折,伴同侧骨折者及割草机损伤者。

四、外伤性髌骨脱位

正常的儿童罕见髌骨脱位。髌骨脱位常为扭伤或直接创伤所致。多见于青少年,女孩多见,常为外侧脱位。急性髌骨脱位常伴髌骨和股骨的骨软骨骨折。一般均采用保守治疗。最常见并发症为复发性脱位和慢性不稳定。

（一）髌骨解剖

伸膝装置由股四头肌、肌腱、髌骨和髌腱构成。此装置轻度外翻，顶点位于膝关节中心，股四头肌角（Q 角）由股四头肌至髌骨力线和髌骨至胫骨结节力线相交而成。容易发生髌骨脱位和复发性脱位者，Q 角增大。屈膝 20° 时髌骨下极开始与股骨髁间窝接触，随屈曲角度增大，接触面积增大。

大多数髌骨脱位患儿存在某些伸膝装置的异常。这些异常包括髌骨向外被动活动度过大，股内侧肌斜束远 1/3 发育不良，高位髌骨或髌骨偏外，既往有髌骨脱位或半脱位病史。

内侧髌股韧带位于关节囊浅层股内侧肌斜束深层，与股内侧肌纤维一起止于髌骨，内侧髌股韧带是内侧对抗伸膝装置外移的主要结构。

（二）分类

髌骨脱位可分为急性和慢性或复发性脱位。急性脱位经保守治疗后复发性脱位发生率高，在 11 ~ 14 岁可达 60%，在 15 ~ 18 岁可达 30%。一般均为外侧脱位，可伴股骨外髁或髌骨内侧的骨软骨骨折。

（三）损伤机制

两种机制发生髌骨脱位。第一种为间接损伤。小腿固定，股骨内旋，扭伤同时股四头肌强力收缩进一步将髌骨拉向外方，造成髌骨脱位。第二种为直接损伤，暴力直接作用于膝关节外侧，使膝关节外翻，造成髌骨脱位，或暴力直接作用于髌骨内侧，使之向外脱位。此两种情况下髌骨均可自行复位，而不需特殊整复。髌骨脱位最常见于球类运动（足球、篮球、垒球），坠落伤和体操。

（四）诊断

病史通常为参加体育活动时扭伤或直接暴力创伤。患儿就诊时常诉关节落空感。

伤后常因伸直膝关节而髌骨自动复位。少数就诊时髌骨仍脱位者，患膝多为屈曲位，关节肿胀、疼痛明显，主动伸屈膝关节均受限，但可被动伸膝。髌骨位于关节外侧，股骨髁容易触及，有时可触及内侧关节囊和支持带裂隙。更多情况下髌骨已复位，膝关节可呈张力性肿胀，尤其当伴有骨软骨骨折时，髌骨内侧和股内侧肌抵止点处压痛。

拍双膝正位片、侧位片和切线位片。观察髌骨内侧和股骨外髁有无骨软骨骨块。侧位片观察髌骨位置，并计算 Insall 指数。屈膝 45° 拍 Merchant 切线位片，计算髁间窝角（SA）、外侧髌股角（LPA）及髌骨外移程度（LPD）。髁间窝浅，SA 大于 142°，LPD 大于对侧，LPA 内侧张开及 Insall 指数大于 1.3 者容易发生髌骨脱位。

（五）治疗

急性髌骨脱位很少需要手法复位，因为大多数就诊时已自行复位，少数情况下就诊时仍脱位者，需轻柔复位。缓慢伸直膝关节并将髌骨向内侧推回，复位时需轻柔，因为髌骨内侧缘从股骨外髁滑过时可发生骨软骨骨折。髌骨复位后，股四头肌收缩产生剪切力，髌骨下内缘可被股骨外髁剪切掉。

髌骨已复位者，膝关节穿刺可减轻患者症状，且抽吸液中含有脂肪时可帮助诊断骨软骨骨折。这在幼儿尤为重要，因为该年龄段 X 线片不易诊断骨软骨骨折。

大多数髌骨脱位长腿石膏托固定 2 ~ 4 周，其后行关节功能及肌力锻炼。

急性髌骨脱位伴股内侧肌斜束撕裂及骨软骨骨折者需手术治疗。股内侧肌撕裂者，经前内侧切口，切开修补，术后石膏托固定 6 周。随着对髌骨脱位病理解剖的认识深入，愈来愈多的髌骨脱位实施手术治疗。年轻运动员因间接暴力而导致髌骨脱位者，一般髌骨内侧韧带从股骨起点撕脱，术中取内上髁前侧切口，在股内侧肌斜束下方探查找到韧带将其缝合固定。若仍有髌骨倾斜则行膝关节外侧松解。

约 5% ~ 39% 的病例伴骨软骨骨折，一般骨块较小，不能固定，行手术切除。对骨块大于 2cm，骨性部分较大，骨块来自股骨髁及患儿年龄大者，建议可吸收钉固定，术后固定 6 周后开始功能锻炼。

（六）并发症

复发性脱位为急性髌骨脱位后最常见的并发症，常见于第一次脱位发生于 16 岁以前者，Q 角大者，韧带松弛者，股骨髁或髌骨发育不良者，以及股内侧肌斜束无力者。对复发性脱位可试行锻炼股内侧肌斜束及股四头肌等康复治疗。失败者手术治疗。对急性脱位后有关节疼痛但无慢性脱位者，行外侧支持带松解。对复发性脱位、骨骼未成熟者，行 Galeazzi 半腱肌转移术，同时外侧松解，内侧支持带和股内侧肌斜束紧缩。骨骼成熟者、Q 角大者，行胫骨结节内移术（Elmslie-Trillat）。

骨软骨骨折容易漏诊，尤其在小年龄患儿，

膝关节穿刺抽吸发现脂肪滴和 CT 检查有助于确诊。

五、胫骨髁间棘骨折

儿童骨骼未成熟,胫骨髁间棘骨折罕见。常发生于从自行车或摩托车摔下时,很少伴发其他损伤。

（一）解剖

胫骨髁间棘位于两侧胫骨平台之间,包括内外两个骨棘。内侧棘与前交叉韧带相连。两棘之间为内外侧半月板前后脚的止点。前交叉韧带止于内侧棘,其纤维与半月板相融合,后交叉韧带止于髁间棘后方的胫骨,其纤维沿胫骨后方延伸。

在骨骼未成熟时,髁间棘骨化不完全,较韧带容易断裂,断裂发生于软骨下骨板的骨松质。骨折一般局限于髁间棘,但有累及胫骨平台负重区者,多为内侧胫骨平台。

（二）损伤机制

当轴向负重的膝关节过伸、股骨外旋时,可将胫骨前棘撕脱。膝关节屈曲位,前方遭受暴力,使股骨在固定的胫骨上向后移位,撕脱胫骨前棘。后交叉韧带撕脱发生于膝关节过伸损伤时,或屈膝时胫骨沿股骨向后移位。约 50% ~ 65% 的胫骨棘撕脱发生于从自行车或摩托车摔下时,此时小腿在股骨上内旋,拉紧前交叉韧带。其他损伤包括从高处跳下,机动车撞伤及体育运动亦可导致此种损伤。

（三）分类

依据侧位片骨折移位程度,Meyers 和 McKeever 分为三型:

Ⅰ 型　骨折无明显移位,仅前缘翘起。

Ⅱ 型　骨块的前 1/3 ~ 1/2 抬起,形如鸟嘴。

Ⅲ 型　骨块完全移位或骨块翻转,关节软骨面对向骨折端(图 18-44)。

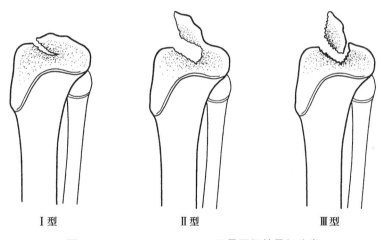

Ⅰ型　　　　　　　Ⅱ型　　　　　　　Ⅲ型

图 18-44　Meyers-McKeever 胫骨髁间棘骨折分类

（四）诊断

患儿平均年龄 10 ~ 14 岁,多以膝关节血肿就诊。膝关节处于屈曲位。被动伸膝时疼痛加重。膝关节可屈曲至 80° ~ 100°。膝关节前侧中间部分触压痛。因疼痛、肌肉痉挛,难于检查膝关节的稳定性。X 线侧位片可清楚显示骨折块。有时需拍斜位片或 CT 确诊。

（五）治疗

Ⅰ 型骨折,无移位或轻度移位,无需复位,长腿石膏托屈膝 10° ~ 20° 固定。前交叉韧带在膝关节伸直和过伸时紧张,开始屈曲时松弛,完全屈曲时又紧张。膝关节张力性血肿时,针刺抽吸。

Ⅱ 型骨折,骨折前端移位,仍采用保守治疗。缓慢伸直膝关节至过伸位,其后屈膝 10°,随后拍片证实骨折是否复位。复位后屈膝 10°,长腿石膏托固定。伤后 2 周内,每周拍片复查。

Ⅲ 型骨折,采用关节镜或手术切开治疗。术中探查内外侧半月板的前脚,以免嵌夹于骨折断端之间。在幼儿因包含骨软骨成分骨块较大,将撕脱块缝合固定,效果满意。在大年龄儿童或青少年,骨块较小,需经前交叉韧带远端通过胫骨近端骨孔固定。术后屈膝 10° 固定。术后 2 周内应每周拍片,了解骨折复位情况,6 周后去除外固定,功能锻炼。

对后交叉韧带撕脱伤的治疗存在争议。无移位者石膏固定 6 周,轻度移位者在石膏托固定期间易发生再移位,故需要修复。移位骨折需切开复位内固定,采用后侧入路,解剖对位。骨块足够大者,螺钉固定,骨块小者缝合固定。术后石膏固定6周,开始功能锻炼。

（六）并发症

文献报道85%疗效满意。最常见的并发症为后遗前侧不稳定和膝关节运动受限,尤其伸直受限。有学者报道约38%～100%前交叉韧带松弛,然而仅一小部分有关节不稳定症状。韧带松弛可能与复位不完全和骨棘撕脱前韧带已牵拉变长有关。移位的骨块撞击股骨髁间窝可导致伸直受限,对伸直受限明显者,可行关节镜下清理,去除阻挡因素。

对骨骼未成熟患儿,严禁行经骺板螺钉固定,因可能前侧骺板阻滞导致膝反张。术中钻孔时尽量避开骺板。

六、膝关节韧带损伤

（一）解剖

前交叉韧带起于股骨髁间窝外侧壁后缘,止于胫骨棘前方。膝关节由屈曲变伸直时,前交叉韧带扭转约90°,因而前交叉韧带纤维可被分为两部分:前内侧束和后外侧束。屈曲时前内侧束拉长,后外侧束缩短,伸膝时与此相反。前交叉韧带位于关节内,但本身被滑膜包裹,其血运来自膝中动脉,后者发自腘动脉穿过后侧关节囊,间接血供来自穿过脂肪垫的膝下内外侧动脉。

后交叉韧带起自股骨髁间窝后内侧,止于胫骨后侧内外侧关节面之间。同前交叉韧带一样,后交叉韧带亦可分为两束:前外侧束,屈曲时紧张;后内侧束,伸膝时紧张。

膝关节其他稳定结构包括关节囊、内侧副韧带、外侧副韧带、关节囊后外侧和后内侧复合体。膝关节内侧稳定结构可分为三层。第一层为深筋膜,其后面覆盖腓肠肌,前面与第二层和内侧髌支持带相融合。第二层为内侧副韧带浅层,此为对抗膝外翻的主要结构。内侧副韧带起自股骨内上髁,经股薄肌和半腱肌深层止于胫骨内侧。第三层为关节囊,其前侧薄、内侧增厚成为内侧副韧带深层,后侧与第二层融合。

膝关节外侧亦包括三层。第一层为外侧支持带,由浅层斜束和深层横行纤维构成。第二层由外侧副韧带(由外上髁至腓骨头)、弓形韧带,三角韧带(由腓骨呈扇形止于股骨)构成。第三层为关节囊,前侧薄弱,后侧因弓形韧带加强而增厚。

这些韧带结构协同作用稳定膝关节。前交叉韧带主要限制前移的组织,其次为内侧副韧带深层。后交叉韧带主要限制后移的组织,其次为外侧副韧带、后外侧复合体、内侧副韧带浅层。

（二）损伤机制

前交叉韧带受损有两种机制:直接创伤和体育运动中扭伤。在小年龄患儿,前交叉韧带撕裂常为直接创伤所致。在青少年则多为运动中扭伤。前交叉韧带损伤常见于篮球、足球、排球和体操等体育运动中。在所有的前交叉韧带损伤机制中,足固定,小腿承受了直接或间接暴力。可由胫骨移位方向判断暴力类型。胫骨内收、内旋,前交叉韧带在后交叉韧带上被牵拉。胫骨承受外翻、外旋暴力,前交叉韧带在股骨外髁上被牵拉。胫骨亦可被动向前移位。

后交叉韧带损伤可为机动车撞伤,此时常伴其他韧带或骨性损伤;亦可为体育运动损伤。在体育运动时,典型的损伤机制为屈膝、足跖屈位摔倒,胫骨在股骨上向后移位。屈膝时,小腿前方遭受直接暴力也可导致后交叉韧带损伤。后交叉韧带撕裂伴其他韧带损伤时常需要较大创伤暴力。多为旋转暴力同时伴内翻或外翻暴力。例如,当足固定位负重,屈膝位时外翻外旋暴力可产生后交叉韧带-内侧副韧带损伤。

体育运动中内侧副韧带损伤常见,多为运动中膝关节外侧遭受直接暴力使膝关节突然外翻所致,亦可见于坠落伤时使膝关节外翻者。外侧副韧带损伤远少于内侧副韧带损伤,多发生于膝关节内翻时。因为单纯膝关节外侧副韧带损伤少见,应仔细检查有无其他韧带或半月板损伤。

（三）诊断

前交叉韧带撕裂时常突感落空或前移。40%～60%的患儿常可听到断裂声,活动受限,其后膝关节迅速肿胀。

前交叉韧带损伤者常伴严重膝关节积血。Stanitski等报道在急性创伤性膝关节血肿病例,7～12岁年龄组47%伴发前交叉韧带损伤;青少年组65%伴发前交叉韧带损伤。查体时注意检查膝关节活动度,尤其膝关节能否伸直。两种机制可阻碍膝关节伸直。第一种为前交叉韧带残端位于股骨髁间窝阻挡伸膝,第二种机制为患儿自我保护以免伸直膝关节后胫骨向前半脱位。

Lachman试验是检查前交叉韧带损伤的最敏感的试验。屈膝20°～30°,小腿轻度外旋以放松屈髋肌,向前牵拉胫骨近端。

根据胫骨向前移位程度分级:

1 级　向前移位 1～5mm;

2 级　向前移位 6～10mm;

3 级　向前移位 11～15mm;

4 级　向前移位 16～20mm。

前抽屉试验时屈膝 90°,嘱患儿放松腘绳肌,向前牵拉胫骨近端。最后为杠杆滑移试验。其机制为伸膝时胫骨在股骨上向前半脱位,屈膝 20°～40°时,胫骨复位。此检查在急性期困难,需要患儿配合。

后交叉韧带损伤的检查与前交叉韧带相似,但方向相反。先屈膝 90°,垫起足跟,观察胫骨近端有无后陷。后交叉韧带损伤者在屈膝 70°～90°时后侧不稳定最明显,此时后抽屉试验最敏感。检查时患儿仰卧,屈膝 90°,检查者双手握持患儿胫骨近端,并使患儿腘绳肌松弛,向后推挤胫骨近端。检查者拇指置于胫骨结节处,借以判断胫骨后移程度。检查时,注意双侧对比。后交叉韧带损伤常同时伴发膝关节后外侧角损伤(弓形韧带、腘肌腱、外侧副韧带)。Hughston 和 Norwood 后外侧抽屉试验可帮助判断有无后外侧角损伤。当同时发生后外侧角损伤和后交叉韧带损伤时,屈膝 90°时比屈膝 30°时胫骨在股骨上后外侧旋转角度增大。检查时患儿仰卧,在屈膝 30°和 90°时分别外旋小腿,比较足的外旋角度。单纯后外侧角损伤者屈膝 30°时比屈膝 90°时外旋角度大。其他后交叉韧带不稳定试验包括反杠杆滑移试验,屈膝 20°～30°时胫骨向后半脱位。

怀疑内侧副韧带损伤者,先触诊内侧副韧带在股骨内髁和胫骨近端前内侧的起止点。韧带或起止点压痛提示韧带撕裂。其后行应力试验,膝关节伸直位,外翻膝关节。膝关节内侧张开者,提示内侧副韧带断裂、内侧关节囊撕裂并伴一条或两条交叉韧带断裂。其后屈膝 10°～15°,再次行应力试验,此位置下松弛后侧关节囊,仅检查内侧副韧带。

内侧副韧带损伤按 Marshall 标准分类:

Ⅰ级　韧带压痛,无松弛;

Ⅱ级　屈膝时外翻松弛,而伸直时稳定;

Ⅲ级　伸直和屈曲时,外翻应力下均松弛。

外侧副韧带起自股骨外髁,止于腓骨头,容易触及。压痛或触及裂隙提示外侧副韧带损伤,因为屈膝时正常膝关节即可内翻,外侧副韧带应力

试验应在膝关节伸直位下进行。

虽然可发生单一韧带损伤,但更多的韧带损伤为彼此伴发。最常见的为前交叉韧带伴内侧副韧带损伤,发生率约 15%～40%。前交叉韧带撕裂者常伴发半月板损伤。一般认为正常膝关节和前交叉韧带无力的膝关节多发生内侧半月板损伤,在急性前交叉韧带撕裂伤时,多发生外侧半月板撕裂伤。

拍正位、侧位、切线位和轴位片,了解有无骨折,或骨块撕脱。损伤范围和程度不清时行 MRI 检查。

（四）治疗

治疗时需考虑患儿受损伤的韧带、年龄和骨骼成熟程度。治疗前交叉韧带缺陷时,先恢复膝关节活动范围,其后再重建韧带恢复膝关节的稳定性。非手术治疗常后遗膝关节不稳定,复发疼痛和积液,多不能恢复体育活动,且需手术切除损伤的半月板。

对骨骼未成熟的前交叉韧带损伤患儿,应伤后早期手术修复,还是待骨骼成熟后再手术重建存在争议。大多数文献报道骨骼未成熟时行关节内重建术,并未发生明显的肢体不等长和成角畸形。对无明显不稳定症状的可先行保守治疗。短期固定后,练习膝关节活动,锻炼股四头肌和腘绳肌肌力以帮助稳定膝关节。伤后 6～8周开始参加体育活动,但应避免剧烈运动。如不稳定症状明显,则利用腘绳肌腱重建前交叉韧带,于胫骨中央钻孔,股骨骨孔位于骺板以远的骨骺上。在骨骼成熟的青年患者也可采用髌腱重建前交叉韧带。

Ⅰ、Ⅱ级内侧副韧带损伤行膝关节支具治疗 4～6 周。Ⅲ级损伤需手术直接修复撕裂的韧带,对伴有前交叉韧带损伤的大年龄患儿,术中同时修复前交叉韧带。

后交叉韧带损伤通常采用非手术治疗。Ⅲ级损伤可后遗不稳定,需手术重建,尤其在运动员。

单纯外侧副韧带损伤少见,治疗与单纯内侧副韧带损伤一样。Ⅲ级外侧副韧带损伤常伴发前交叉韧带损伤。骨骼未成熟的儿童,先修复外侧副韧带,骨骼成熟后再修复前交叉韧带。骨骼成熟的青年可一期同时修复。

七、半月板损伤

儿童半月板损伤不多见,但文献报道其发病

率有升高趋势。儿童半月板损伤多见于12岁以上的青少年,罕见于小年龄患儿。

（一）解剖

半月板由纤维软骨构成,其负重面的胶原纤维呈环行排列,以承受张力。部分纤维放射状排列,加强支撑。半月板血运来自关节囊、滑膜围绕半月板的毛细血管丛,后者来自膝内、外、中动脉。半月板周围30%血运最丰富。孕10周时半月板发育成半月状。出生时半月板细胞多于基质,此后逐渐下降,10岁时其镜下结构与成人相同。内侧半月板比外侧半月板大,呈C行。内侧半月板前角止于胫骨髁间棘和前交叉韧带前方,其后角止于后交叉韧带止点前方,髁间棘后方。其周边与内侧关节囊相连,并通过冠状韧带止于胫骨。外侧半月板较内侧厚、小,活动度大,其前角止于胫骨髁间棘前方,后角止于内侧半月板后角前方的髁间棘。板股韧带协助固定后角。

（二）分类

半月板损伤分四类:垂直纵行撕裂、水平撕裂、斜行撕裂和放射状撕裂。可单一出现某种损伤,也可联合出现。纵行撕裂,胶原纤维沿其环行方向裂开,若累及全层,则内侧部分不稳定。非全层撕裂可发生在半月板的上面,也可发生在下面。水平撕裂平行于上面和下面,儿童少见。斜行撕裂为全层垂直撕裂,起于内侧游离缘向边缘发展。放射状撕裂起于游离缘最内侧,垂直于边缘向外发展。

（三）损伤机制

大多数半月板损伤为膝关节扭转伤所致。多发生于膝关节部分屈曲时,暴力使股骨髁在半月板上扭转,由此产生的剪切力使半月板破裂。可导致膝关节突然扭转的暴力也可产生半月板损伤。

（四）诊断

大多有膝关节扭伤病史,受伤时可能闻及弹响。但约40%的病例可无明显外伤史。伤后可能疼痛减轻,但24~48小时内疼痛加重并伴关节积液。其他症状包括交锁、落空和弹响感。

查体时应同时仔细检查膝关节韧带。检查有无关节积液,内侧关节间隙有无压痛。McMurray征和Apley征有助于确定诊断。

拍片检查有无隐匿骨折、骺板损伤、骨软骨折和撕脱骨折。MRI是最准确的检查方法,准确率达95%。

（五）治疗

治疗方法包括观察、部分切除或修补治疗。对起于股骨面或胫骨面的不全厚度撕裂伤,探针探查稳定者,周缘短的垂直或放射状撕裂观察,定期随访。修补指征包括边缘长的(15~25mm)垂直纵行裂伤,半月板体部无明显损伤者。儿童较成人血运好,故超过边缘3mm以外的裂伤也可能愈合。

部分切除指征包括因裂伤部位、时间和形状而不能修补者。术中切除碎裂的半月板,但尽可能保留正常部分,内缘修整平滑。其近期和远期疗效均满意。完全切除半月板近期效果满意,但远期疗效不佳,容易早发退行性关节炎。

第15节 胫腓骨骨折

胫腓骨骨干骨折是儿童常见骨折,仅次于股骨干和前臂双骨折,多见于10岁以下的男孩。受伤机制与患儿的年龄有关,年龄越小创伤越轻微。典型胫骨骨折一般用外固定治疗即可,预后一般良好。开放性骨折相对少见,需要仔细检查和治疗,但通常治疗结果满意。

一、解剖

胫骨呈三棱形外观,前方有一锐利骨嵴,远端逐渐变宽。胫骨前内侧鹅足附着处以远无肌肉和韧带附着,骨干中段轻度凹陷。胫骨内侧骨面紧贴皮下极易触及。胫骨前外侧有许多肌肉附着并构成小腿前肌间隔内侧壁,胫前肌、踇长伸肌和血管神经束紧贴此面。胫骨后面有半膜肌、腘肌、比目鱼肌、胫后肌、踇长屈肌附着。胫骨前外侧和后侧均不能皮下触及。

腓骨近端紧贴皮下,膝关节外侧副韧带和股二头肌腱附着于腓骨头。腓总神经向前绕过腓骨头下方并在此处分成浅深二支。腓骨远端构成外踝,与距骨和胫骨相关节,是保持踝关节稳定的重要结构。胫腓骨中段由起自胫骨外侧嵴抵于腓骨前内侧缘的骨间膜相连。胫前动、静脉穿骨间膜进入小腿前肌间隔。

胫骨干在孕7周开始骨化,近端骨骺在生后数月内出现,远端骨骺生后第2年出现。腓骨干骨化中心在孕8周出现,近端二次骨化中心4岁时出现,而远端骨骺在2岁出现。16~18岁时腓骨近端骨骺闭合,远端骨骺一般在16岁时闭合。

胫骨血液供应由三部分构成:胫后动脉发出供应骨内膜和髓腔的骨滋养动脉、骨骺动脉和骨外膜动脉。滋养动脉自胫骨近端后面进入,向远、近端发出分支与干骺端骨内膜血管交通。胫骨干内 2/3 皮质血运由滋养血管供给,外 1/3 由彼此交通的骨外膜血管供应。

小腿有 4 个肌间隔。前肌间隔内有背屈踝关节和足趾的肌肉及血管神经束。外侧肌间隔内有腓骨长、短肌及支配足背感觉的腓浅神经。后侧浅层肌间隔内有腓肠肌、比目鱼肌和跖肌及支配足外缘感觉的腓肠神经。后侧深层肌间隔内有胫后动、静脉、腓动脉、胫神经、趾长屈肌、踇长屈肌及胫骨后肌。

二、分类

根据解剖部位将不累及骺板的胫腓骨骨折分为近端干骺端骨折、骨干骨折和远端干骺端骨折三类。骨干骨折又可分为上 1/3,中 1/3 和下 1/3 骨折。根据骨折的外形分为翘棱或压缩性骨折、青枝骨折及完全骨折。开放性骨折可根据 Gustilo 和 Anderson 标准进行分类。

三、损伤机制

儿童胫骨骨折可以由直接亦可由间接暴力损伤所致,损伤机制随年龄而不同。婴儿和 4 岁以下儿童,从高处或站立时摔倒及骑自行车摔伤等间接损伤可致螺旋形或斜形骨折。4 岁以上儿童,骨折多见于行走时被汽车撞伤,一般为粉碎性骨折。体育活动引起胫骨骨折在较大儿童所占比例较大。儿童虐待骨折不到胫骨骨折的 5%。所有胫骨骨折中开放性骨折可达 8%,其中 75% ~ 85% 为车祸所致。

四、诊断

首先详细询问病史,判定是直接暴力还是间接暴力损伤。由于大多数胫骨骨折无移位或移位轻微,患儿小腿一般没有明显畸形。对以不能下地行走就诊的小年龄患儿需仔细检查大腿和小腿,以明确损伤部位。较大儿童一般能指出疼痛部位,没有必要过分用力触诊以引出骨擦感。在车祸造成的直接暴力损伤或小腿严重扭伤,应注意检查小腿软组织损伤情况。虽然儿童胫骨骨折伴发肌间隔综合征相对少见,仍应注意检查踇趾被动屈伸时有无疼痛及"5P"征。

影像学检查包括小腿的正、侧位 X 线片,拍片时要包括膝关节和踝关节。大多数胫骨骨折容易诊断,但在较小儿童无移位骨折,有时需拍健侧 X 线片对比。怀疑胫骨隐匿骨折时可行核素骨扫描,表现为轻度摄取量增加。病理骨折时 CT 对明确病变的性质和范围有一定帮助。

(一)胫骨近端干骺端骨折

1. 损伤机制　胫骨近端干骺端骨折多见于 3 ~ 6 岁儿童。损伤机制一般为小腿内侧面受到扭转暴力或伸膝位时小腿外方受到直接暴力所致。骨折类型多数为青枝骨折,其内侧骨皮质断裂而外侧面皮质完整。胫骨青枝骨折或骨折移位轻微时,腓骨一般无骨折,但可发生弯曲变形。而在高能量损伤中,即使胫骨骨折看似并不严重,也有可能伴发腓骨骨折。

胫骨近端干骺端骨折患儿常诉胫骨上方疼痛,软组织轻度肿胀无明显外观畸形。X 线片可见骨折为翘棱型、青枝型或完全型骨折,绝大多数骨折没有移位。

2. 并发症的成因及表现　胫骨近端干骺端骨折常见并发症为胫外翻畸形,一般在伤后 6 个月内出现,2 年内持续加重(图 18-45)。开始治疗时及每次随诊中要向家长交待此种畸形发生的可能性。

胫外翻成因有几种学说:①早期没有充分复位;②早期负重;③髂胫束牵拉;④软组织嵌插;⑤未骨折的腓骨牵拉;⑥胫骨近端骨骺生长不均衡;⑦胫骨近端外侧骺板的损伤。

复位不充分学说的提出缘于早期认为胫骨近干骺端骨折一般不严重,部分病例未予复位,仅行单纯外固定治疗。但后来发现很多充分复位者仍发生胫外翻,甚至过矫至内翻者中仍可发生胫外翻畸形。

早期负重学说认为负重时胫骨外侧受压力作用,内侧受张力作用而逐渐形成外翻。但临床发现伤后未早期负重患者也同样会发生胫外翻。

髂胫束牵拉胫骨外侧,鹅足牵拉内侧,后者破裂造成胫骨上端两侧牵拉不平衡被认为是发生胫外翻的原因之一。也有人认为腓骨的牵拉使胫骨内侧过度生长而外侧生长受抑制。很多学者认为软组织嵌插可导致胫外翻,嵌插的软组织可为鹅足、骨膜和膝关节内侧副韧带。Weber 报道 2 例创伤后胫外翻患儿,手术切除了嵌插的鹅足,骨折愈合无畸形。但其他学者报道采用类似治疗仍有发生胫外翻者。

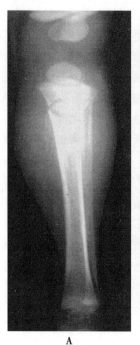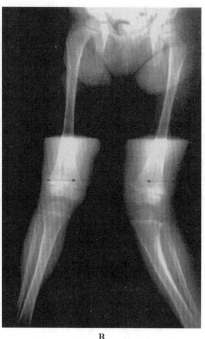

图 18-45 胫骨近端骨折并发膝外翻
A. 左胫骨近端骨折;B. 3 年后左侧膝外翻畸形

外侧骨骺早闭引起生长不平衡也被认为是胫外翻成因之一。其中一个机制是外翻暴力会产生外侧骺板 Salter-Harris V 型损伤,从而导致内外侧生长不平衡。也有人认为不对称生长是由于骨折时外侧骨骺血管损伤所致。

3. 治疗 大多数胫骨近干骺端骨折不需要手术治疗。若伤后骨折有外翻畸形,手法矫正外翻畸形,矫正成角畸形的青枝骨折时必须使青枝骨折折断并使之轻微过矫,然后用长腿石膏管型固定。复位后,标准正位 X 线片必须显示恢复正常力线,并拍健侧正位片做比较。最初 2 周要随诊 X 线片确保维持正常力线。长腿石膏管型依患儿年龄不同,维持 5 ~ 7 周。

外固定去除后患儿即可逐渐负重行走,每 3 ~ 6 个月定期复查。一般伤后 12 ~ 18 个月时外翻畸形最明显,平均最大外翻角度 18°。伤后 3 年左右通过胫骨远近两端骺板的生长畸形逐渐自我矫正。X 线片示平均残余 6°外翻畸形,膝关节稍位于机械轴线内侧,临床上畸形不明显。

胫骨近干骺端骨折很少需手术治疗。只有因软组织嵌插(鹅足、骨膜或内侧副韧带)使闭合复位无法纠正外翻畸形时,才需切开复位。术中以骨折处为中心做内侧小切口,清除嵌插的软组织,在直视下解剖复位后缝合撕裂的骨膜,用长腿石膏外固定,如果骨折不稳定,可用交叉克氏针固

定,一般不需钢板固定。

胫骨近干骺端骨折除可并发成角畸形外,还可见到患肢的过度生长,平均 1cm,最多见到 1.7cm。一般结果良好,日常生活无受限,但在高强度体育活动时可偶感膝关节不适。

胫外翻畸形会随时间延长而部分自我改善。医生要避免采用内翻截骨术矫形,因为截骨愈合后仍会出现外翻畸形且胫骨近端截骨容易伴发间隔综合征。Robert 等报道 4 例因创伤后外翻畸形而行内翻截骨矫形术的患儿,其中 2 例畸形复发,2 例出现间隔综合征。Balthazar 和 Pappas 报道 9 例胫骨近端干骺端骨折治疗后发生外翻畸形,其中 6 例做了内翻截骨矫形术,结果畸形全部复发。

对超过 15° ~ 20°的残余畸形在患儿生长接近停止时行胫骨上端内侧骺阻滞术治疗。较小儿童只有在伤后 3 年外翻畸形仍超过 20°时才考虑内翻截骨矫形,术中同时行腓骨截骨并切开前侧与外侧筋膜室的间隔。截骨后交叉克氏针内固定,长腿石膏外固定直至愈合,一般 6 周左右。

(二)胫腓骨骨干骨折

在不同年龄阶段,因损伤机制不同,胫骨干骨折类型不同。6 岁以下儿童骨折一般为斜形骨折或螺旋骨折,多伴有轻度移位。损伤机制一般为摔伤或扭伤。6 ~ 11 岁儿童骨折一般为横形骨折,多伴有腓骨骨折,一般为直接暴力伤。青少年

胫骨骨折多伴发腓骨骨折,多由高能量伤所致,与成人骨折相似。

1. 分类 胫骨上 1/3 骨折占 13%,中 1/3 占 45%,下 1/3 占 59%。70% 的儿童胫骨骨折伴发腓骨骨折。儿童开放骨折少见,占总数 5% 以下,多伴发延迟愈合及其他并发症。

2. 损伤机制 Karrholm 的研究显示,男孩胫骨干骨折多发于 3～4 岁及 15～16 岁两个年龄组,前者骨折一般无移位,后者多为横行骨折,多由运动损伤或交通伤所致。女孩骨折多见于11～12 岁前,此后逐渐减少,损伤机制多为间接伤。虐待骨折约占胫骨干骨折的 3%。

3. 诊断 较小儿童往往外伤史不清楚,仅表现为不能下地行走或行走时有明显跛行。检查时可无畸形或肿胀,但骨折部位压痛明显。较大年龄患儿完全骨折者多已遭受明显外伤,不能行走且有明显畸形。

临床检查包括有无外观畸形及软组织开放伤;检查踇趾被动屈伸时有无疼痛,末梢毛细血管充盈时间及神经系统功能以除外发生间隔综合征的可能;触诊胫后和足背动脉以除外血管损伤。

影像检查应拍包括膝关节和踝关节在内的小腿正侧位片,对无移位的不完全骨折有时需与对侧 X 线片对比。应力骨折早期不易发现,可行 CT、MRI 或骨扫描证实。

4. 治疗 大多数儿童胫骨骨折可在复位后石膏外固定,对所谓的 Toddler 骨折最合适。Toddler 骨折由 Dunbar 等于 1964 年提出,一般见于 6 岁以下儿童,一般发生在行走或奔跑时足部扭伤,导致胫骨斜行或螺旋形骨折,多无移位,腓骨一般无骨折。斜位 X 线片显示 Toddler 骨折最清楚。一经诊断,则用长腿管型膝关节屈曲 30°～40° 固定 3～4 周。临床怀疑骨折但不能确诊者,先石膏固定 2 周后再拍 X 线片。如果无任何骨痂形成,即可去除外固定,骨痂存在即可证实骨折,继续外固定 2～4 周。

第二类骨折类型为年长儿童胫骨移位骨折,但腓骨尚完整。因外侧有腓骨支撑,小腿前外侧肌群牵拉骨折远端使骨折有内翻成角的倾向,在复位及石膏管型固定过程中要注意此点。儿童胫骨干骨折复位后力线在所有平面偏离不超过 5°～10° 是可接受的,但冠状面要尽可能解剖对位。不负重长腿石膏固定 4～6 周后,根据患儿年龄及 X 线片愈合情况可改为短腿行走石膏。在最初 2～3 周内每周拍一次 X 线片,若内翻超过 5° 则及时再次整复。

第三类为大年龄患儿胫骨骨折有移位同时合并腓骨骨折。一般见于 10 岁以上儿童,多为直接暴力、高能量伤所致。因伴腓骨骨折而致骨折不稳定,常需在全麻下整复。可接受的复位标准为对位超过 50%,冠状面和失状面成角均小于 5°～8°。这类骨折容易残余冠状面内翻畸形和矢状面向后成角。石膏固定过程中三点塑形纠正内翻畸形,踝关节跖屈 15°～20° 以防止向后成角。膝关节屈曲 30°～45° 固定,以控制骨折旋转及避免下肢负重。石膏固定后注意观察软组织情况,垫高小腿,冰敷骨折处,每 2 小时检查一次血运。疼痛剧烈者警惕有无间隔综合征的可能。伤后 3 周内每周拍一次 X 线片复查。

儿童闭合性胫骨骨折很少需要切开复位。手术适应证包括:①骨折极度不稳定,外固定无法维持复位;②随诊过程中骨折移位,楔形劈开石膏管型不能纠正者;③骨折粉碎且伤肢严重短缩,保守治疗无法矫正者;④骨骼发育成熟患儿,骨折移位明显者。

对不稳定骨折类型或易在石膏管型固定时移位者,经皮交叉克氏针固定并石膏托外固定,针尾留在皮肤外,4 周后取出。外固定器最适用于开放性骨折,也可用于极度不稳定的闭合性胫骨骨折。一般固定 4～6 周,直至骨痂充分形成,然后短腿行走石膏固定 3～4 周。儿童胫骨干骨折一般不用钢板内固定,因为需要广泛剥离软组织,增加了感染的机会和不愈合的可能,而且需再次手术去除内固定。成人胫骨骨折采用的交锁钉治疗,适用于骨骼发育成熟的青少年患者。

(三)胫骨干开放性骨折

尽管胫骨干开放性骨折不足所有胫骨骨折的 5%,但还是越来越受到关注。与闭合性骨折不同,所有开放骨折几乎均由高能量创伤引起,都伴有明显的软组织损伤,容易导致愈合延迟和感染的发生。多伴发其他部位骨折及胸部或腹部损伤。80% 以上损伤是由于汽车撞击行人、自行车或摩托车手引起,平均年龄 8～10 岁,男孩多见,男女比例 3:1,左侧多于右侧。

1. 分类 开放性骨折可根据 Gustilo 和 Anderson 分类法分类:

Ⅰ型 低能量伤所致,伤口长不足 1cm,软组织损伤及污染极轻。

Ⅱ型 中度低能量损伤,伤口长超过 1cm,软组织损伤轻,轻度伤口污染。

Ⅲ型 伴明显软组织损伤及伤口污染。

ⅢA 型 尽管软组织损伤严重,但伤口可以闭合,无需植皮或皮瓣转移。

ⅢB 型 局部软组织无法覆盖骨折处,需植皮或肌瓣转移。

ⅢC 型 伴发血管损伤,需要吻合血管。

综合文献中 5 组开放性骨折病例,各型所占比例相当:Ⅰ型占 32%,Ⅱ型占 38%,Ⅲ型占 30%（A 占 17%、B 占 8%、C 占 5%）。

由于高能量损伤所致,约 58% 伴发其他损伤。这些伴发损伤包括其他骨骼损伤、闭合性脑外伤、腹部伤和胸部伤、颌面外伤。

2. 治疗 儿童开放骨折治疗与成人相似,首先在急诊室简单处理伤口并暂时固定骨折,静脉滴注第二代头孢类抗生素。Ⅲ型骨折和伤口污染严重患者另外联合应用氨基糖苷类抗生素,与农牧业有关的损伤均加用青霉素。然后立即急诊行冲洗清创术,骨折内固定。对Ⅰ型和小的Ⅱ型伤口扩创以便彻底对骨和软组织进行清创。如果创口在小腿内侧,软组织覆盖少,可另于前外侧切口进行手术。手术切口可Ⅰ期缝合,而创口应敞开,我们主张用丝线水平缛式缝合Ⅰ级和Ⅱ级伤口,但暂不打结。这有利于引流,以免炎性物质积聚。待伤后 24～48 小时再收紧缝线打结。任何无软组织附着的游离碎骨片应予清除,对Ⅰ级或Ⅱ级伤口污染严重者应每 48 小时冲洗和清创一次,直到创面均为存活组织。所有Ⅲ级患儿均需反复冲洗和清创。坏死的肌肉或已无血供的肌肉应予清除。肌肉是否存活的指征可通过钳夹刺激有无收缩,切割动脉有无流血,以及颜色是否红润判定。

软组织严重创伤者可用薄层或全厚皮片、肌肉皮瓣或游离肌瓣覆盖。一般在伤后 5～7 天内闭合伤口,以防止继发感染。多数儿童创伤可用薄层皮片植皮覆盖,但小腿近端软组织缺损有时需取腓肠肌皮瓣,小腿中段软组织缺损有时需取比目鱼肌皮瓣覆盖。小腿远端损伤严重者经常需要带血管游离皮瓣移植。游离肌瓣适用于小腿任何部位的大面积软组织缺损,它对继发感染是一道很好屏障,而且血运丰富,能促进软组织和骨折愈合。

患肢大块骨缺损时,首先要保持骨断面清洁

无感染,可将 1g 头孢唑啉干粉、2.4g 妥布霉素干粉与骨水泥混合,做成串珠以普罗纶缝线相连后置入骨缺损处。或者暂时以骨水泥填充骨缺损以防止软组织长入缺损处并可部分维持胫骨稳定性,待创面覆盖后再手术植骨。大块骨缺损的治疗包括滑移植骨、带血管腓骨移植及自体骨移植。一般在创面愈合后 6～10 周,皮瓣表皮完全上皮化且伤口边缘完全脱痂后行自体骨移植,既减少了感染的危险又可促进骨愈合。大块骨缺损同时伴有畸形、短缩或慢性骨髓炎者最好应用 Ilizarov 或其他外固定器治疗。

儿童开放胫骨骨折的固定方式有长腿石膏管型固定以及外固定架固定。所有Ⅰ型和小的不需要反复清创的Ⅱ型损伤行石膏管型固定即可,在创面部位开窗。对大的Ⅱ型和所有Ⅲ型损伤,行 AO 外固定器固定,骨折两端各置 2 个固定钉。这种装置固定可靠并允许对创面进行多次清创而不影响骨折稳定性。固定钉要远离骺板 1cm 以上,骨痂生长丰富后,改为短腿行走石膏管型。

儿童严重的开放骨折并发血管神经损伤少见,约占所有胫骨骨折的 5%。多普勒超声检查可明确有无血管损伤,应在伤后 4～6 小时内行血管吻合。术中一般先应用外固定器固定骨折,然后再吻合血管,对缺血时间超过 4 小时者均应行预防性切开减张。对由于广泛软组织损毁无法进行血管重建,以及严重肌肉损伤伴广泛骨缺损者手术截肢。

开放骨折感染概率在 5%～15% 之间,与损伤的严重程度及受伤至清创术的间隔时间有关。Kreder 和 Amstrong 报道 56 例儿童胫骨开放骨折,感染率 14%,伤后 6 小时以内手术者为 12%,6 小时以外者为 25%。大多数为金黄色葡萄球菌感染。由于损伤严重无法修复或静脉移植失败,约 50% 的ⅢC 型骨折需截肢。尽管开放伤有时软组织损伤严重,间隔综合征仅占 5% 以下,且一般多为Ⅱ型开放伤。

胫骨骨折平均愈合时间为 5～6 个月,愈合快慢与软组织损伤的范围、患儿的年龄、骨折类型、骨缺损程度及是否并发感染有关。Buckley 等报道胫骨骨折平均愈合时间为 4.8 个月,但粉碎骨折 5.7 个月,而螺旋形和横形骨折约 4.2 个月;骨缺损者约 14.7 个月,合并感染者 7.1 个月,无感染者 4.6 个月。11 岁以上儿童愈合与成人相似,愈合时间较幼儿长。

3. 并发症 胫骨干骨折常见并发症有肌间隔综合征,骨折延迟愈合或不愈合,肢体不等长,成角畸形,旋转畸形,血管损伤。

成人和儿童胫骨骨折后小腿四个肌间隔的任何一个或全部都可发生间隔综合征。出现足趾被动活动时疼痛,间隔区肿胀,张力大,触诊时疼痛等症状、体征时应测量间隔压力,诊断一旦明确立即切开四个间隔减张。

儿童闭合性胫骨骨折相对少见骨折不愈合和延迟愈合。易患因素包括单纯胫骨骨折,严重软组织损伤,应用外固定架,年长儿童合并感染,开放骨折。不伴腓骨骨折的胫骨延迟愈合在年幼儿最好的治疗办法是远离胫骨骨折处行腓骨截骨术,使压力通过胫骨骨折面,术后管型固定。髂骨植骨可通过小腿后外侧切口入路,促进骨折愈合。

8%～10% 的患者伤肢过度生长,不超过3cm,一般见于早期既已对位恢复长度者。10 岁以下多见,多见于粉碎性骨折,近端或远端骨折、开放骨折。胫骨过度生长相对于股骨少见,平均延长 4mm。尽管胫骨骨折过度生长少见,但对将超过 2cm 者应随诊 X 线片以确定行骺阻滞术的时间。

成角畸形多见于复位和固定不充分或由于生长不对称引起。尽管胫骨成角畸形发生后可出现骨骺再塑形,但潜力远小于股骨。胫骨再塑形最大潜力见于年幼儿(女孩<8 岁,男孩<10 岁),一般为单平面成角,前弯畸形或内翻畸形,且畸形邻近骨骺。儿童胫骨干骨折后旋转畸形少见,一般不需手术治疗。伤后 2 年内旋转畸形持续在 30°以上者行胫骨旋转截骨术,截骨平面在踝上水平,术中同时截断腓骨。仅在畸形主要在胫骨近端时行近端截骨术,因为这种术式存在较高的发生间隔综合征和神经损伤的危险。

儿童胫骨骨折血管损伤少见,多见于开放骨折,但也可见于闭合性骨折,尤其近端干骺端骨折和胫骨干骨折,且并发症发生率极高。就诊时,复位后,每次检查时都要仔细检查远端动脉搏动,以免漏诊。

因胫前动脉紧贴和固定于软组织,近端胫骨干骺端骨折和胫骨干骨折可能损伤胫前动脉,骨折远端向后移位可直接伤及该动脉。动脉损伤的治疗包括骨折解剖复位固定,一般用外固定器,然后行血管修补或重建,并切开间隔减张。

(四)胫骨远端干骺端骨折

与近端干骺端骨折相似,多见于年幼儿,一般为翘棱或青枝骨折,石膏管型闭合治疗愈合良好。青枝骨折最多见,后侧皮质骨折而前侧压缩。

年幼儿无移位或轻度移位用石膏管型外固定,有移位者在镇静或全麻下复位,然后管型外固定。6 岁以下轻度移位者,短腿石膏管型固定即可维持复位,伤后 5～6 周拆除,年长儿童或任何移位骨折,需长腿石膏管型,膝关节屈曲 40°固定3～4 周,然后再改短腿管型 2～3 周,向后成角骨折需足跖屈 20°。

一般结果好,骨折愈合快,残余成角少见,与胫骨近端和干端骨折不同,很少发生愈后成角畸形。

(五)胫骨应力骨折

胫骨是儿童发生应力骨折最常见部位,男孩多见,大多数发生在酷爱体育活动的青少年。

患儿常诉小腿中段至近端疼痛,但无明确外伤史。10～15 岁高发,一般发生在大运动量活动,使小腿承受过多应力。腓骨应力骨折儿童少见,可发生在 3～8 岁年幼儿,多见于滑冰者。疼痛轻微,活动稍剧烈时则疼痛,休息后缓解。一般患儿均能指出确切的疼痛部位,在骨折水平有压痛点。一般无软组织肿胀,发红或变色。

症状出现的最初 2 周内 X 线片一般无任何异常,但 2 周后骨外膜骨内膜成骨,可见皮质增厚。从 X 线片可分 3 个阶段,但并非每例均可见到,初期可见骨皮质内透亮区,第 2 期可见骨膜下新骨形成。第 3 期可见这些新骨的吸收。第 2 期有时可见骨折线,胫骨应力骨折线最常见后内侧或后外侧面。

平片诊断此类型骨折困难,需要一些其他方法除外感染、骨样骨瘤或成骨肉瘤。锝扫描可早期诊断,此时 X 线平片无异常。骨扫描可见局部摄入增加,边缘清楚。其他辅助手段包括 CT 和MRI。CT 可显示骨内外膜新骨形成。MRI 可见皮质内与髓腔相连的低信号改变区,其周围为 T_1相信号减低区。

治疗主要是调整活动方式使作用于胫骨的持续应力减轻,必须骨折愈合后再恢复此类活动,除非治疗不合作,一般无需外固定。限制活动需持续 6 周直至症状完全消失,然后逐渐增加活动量。适当治疗,儿童胫骨应力骨折均预后良好。

（六）同侧股骨、胫骨骨折

儿童严重外伤有时可见同侧股骨和胫骨双骨折，即所谓的浮膝损伤。儿童此骨折少见，一般是由于行走时被汽车直接撞击所致，一般为开放骨折，常合并其他脏器损伤。治疗结果一般令人满意，但这种损伤比单纯股骨或胫骨骨折并发症多见。

临床检查时对软组织包括神经血管系统的检查很重要。此种损伤经常伴随腘动脉损伤，如果怀疑有血管损伤应行血管造影术。

浮膝损伤的治疗取决患儿的年龄，损伤程度包括软组织损伤程度。一般坚强固定防止复位后再移位。Letts 等回顾 15 例患者，均为交通意外，采取的治疗方式各异，其中保守治疗效果最差，他们建议必须至少坚强固定一处骨折。7 岁以下患儿两骨均闭合复位外固定效果尚好，一般股骨近端骨折需要一个短时期的骨牵引再行石膏裤固定。7 岁以上儿童，股骨干骨折弹性髓内钉稳定固定骨折，便于对胫骨骨折复位后用管型或外固定器固定。对骨骺已闭合的青少年，可用坚强髓内钉固定股骨和胫骨，通过膝关节处一个切口即可达到治疗目的而无需外固定。术后早期负重和活动膝关节和踝关节。

浮膝损伤治疗结果一般满意，但并发症可能很多。并发症有畸形愈合，骺板早闭，不愈合，针道感染，肢体不等长，膝关节韧带损伤。Yasko 等报道有 29% 的并发症出现率。6 例患者中 4 例需再手术，包括骨移植治疗胫骨不连和成角畸形截骨术。检查膝关节稳定性很重要，在随诊中发现有许多患者因韧带损伤而再次就诊。

第16节 踝关节骨折

一、踝关节解剖

胫骨远端骨骺在出生后 6～12 个月开始骨化，女孩在 7 岁，男孩在 8 岁内踝骨化。内踝骨骺多是胫骨远端骨化中心向远端的直接延伸，但有时可形成独立的骨化中心，易被误认为骨折。胫骨远端骨骺到 14～15 岁时完全骨化，18 岁时骨骺与骨干融合。骺板闭合从中央开始，然后是内侧部分，外侧骺板最后闭合，整个闭合过程持续大约 18 个月。因此，在骺板完全闭合前的胫骨远端骨折可仅为胫骨远端外侧骺板损伤而内侧不受

累。胫骨远端骺板的生长占胫骨长度的 45%。腓骨远端骨骺在出生后第 2 年（通常在生后 18～20 个月）开始骨化，其骺板闭合常比胫骨远端骺板闭合晚 12～24 个月。

踝关节由距骨顶和胫腓骨远端构成。胫腓骨远端由横韧带和下胫腓前后联合相连。韧带组织将胫腓骨远端和距骨、足稳定地连接在一起。内踝由三角韧带附着于足，三角韧带的深层附着于距骨（胫距前韧带），浅层由三条韧带组成，根据行经的部位命名分别是胫跟韧带、胫舟韧带和胫距后韧带。踝关节外侧由前、后距腓韧带和跟腓韧带三条韧带稳定。三条韧带均起自外踝，分别附着于距骨和跟骨。这些韧带在胫腓骨远端的附着点位于骺板以远的骨骺上，由于儿童韧带比骺板坚强，因此骨折类型常为撕脱骨折。

本节将踝关节损伤分为踝关节骨折（旋后-内翻型、旋后-跖屈型、旋后-外旋型、旋前-外翻-外旋型、轴向压缩型及其他类型骨骺损伤）、Tillaux 骨折、三平面骨折三方面讨论。

二、踝关节骨折

胫腓骨远端骨骺损伤约占骨骺损伤的 25%～38%，仅次于桡骨远端骨骺损伤。这是由于骺板走行水平，而坚强的韧带却附着于骺板以远的结果。这些骨骺损伤常常比桡骨远端骨骺损伤更需要手术治疗也更容易继发骨骺早闭。胫腓骨远端骨折以 10～15 岁的儿童最多见，男孩比女孩多见，约 58% 的损伤发生于体育活动时。

（一）分类

成人最常用的踝关节骨折分类是由 Lauge-Hansen 基于受伤机制提出的。Dias 和 Tachdjian 对 Lauge-Hansen 分类加以改良，并结合 Salter-Harris 骨骺损伤分类，最初将儿童踝关节损伤分为四种类型，每型命名包括两部分，前者表示受伤时足的姿势，后者表示暴力方向，并按损伤轻重分级（图 18-46）。后来又增加了四种类型：青少年 Tillaux 骨折、三平面骨折、垂直压缩骨折和其他骨骺损伤。应用该分类方法时必须明确损伤的 Salter-Harris 类型、骨折线的方向、骨骺-干骺端骨折块移位的方向。

1. 旋后-内翻型损伤 这种损伤是足处于旋后位时受到内翻暴力所致。

Ⅰ级损伤是外踝韧带牵拉引起腓骨远端骨骺 Salter-Harris Ⅰ型或Ⅱ型骨折。偶有外踝尖发生

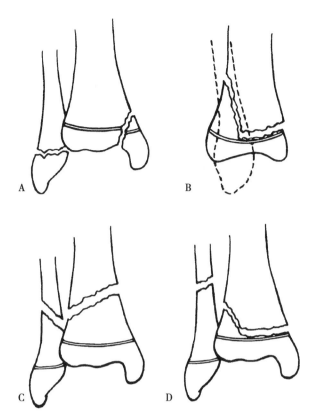

图 18-46　Dias-Tachdjian 踝部损伤分类
A. 旋后-内翻损伤；B. 旋后-跖屈损伤；C. 旋后-外旋
损伤；D. 旋前-外翻-外旋损伤

骨折，外踝韧带损伤罕见。腓骨远端骨骺移位轻微，常易漏诊。

Ⅱ级损伤为Ⅰ级损伤进一步加重所致。此时，距骨被向内推挤，挤压内踝，同时距骨发生扭转，作用于胫骨远端的内侧半，造成 Salter-Harris Ⅲ型或Ⅳ型骨折。Ⅲ型骨折的骨折线从关节面经骨骺至骺板肥大细胞区后沿骺板方向走行。对于Ⅳ型骨折，骨骺、骺板和部分干骺端骨质完全劈裂，伴内侧骨折块向近侧移位。胫骨远端偶尔发生 Salter-Harris Ⅱ型骨折，这时骨折线累及胫骨远端骺板的外侧部分，经内侧干骺端穿出。骨折线仅经过胫骨远端骺板，造成 Salter-Harris Ⅰ型骨折的情况罕见。

2. 旋后-跖屈型损伤　这种损伤是足处于旋后位时受到跖屈外力所致。

最常见的骨折类型是胫骨远端骨骺 Salter-Harris Ⅱ型损伤，骨骺-干骺端骨折块向后移位，而腓骨无骨折。胫骨干骺端骨折块位于后侧，在侧位 X 线片上显示最清楚。

3. 旋后-外旋型损伤　这种损伤是足处于旋后位时，踝关节受到外旋外力所致。

Ⅰ级损伤造成胫骨远端骨骺 Salter-Harris Ⅱ型骨折，伴后侧干骺端骨块且骨折块向后移位。胫骨远端骨折从外下至内上呈螺旋形走行，腓骨完整无骨折。此类骨折表现与旋后-跖屈型损伤很相似，尤是侧位 X 线片，但在正位 X 线片上，后者骨折线不从外下至内上呈螺旋形走行。

Ⅱ级损伤为外旋外力继续作用的结果，腓骨发生螺旋骨折。骨折线从内向上向后延伸。

4. 旋前-外翻、外旋型损伤　这种损伤是足处于旋前位时受到外翻外旋外力所致。

胫骨远端产生典型的 Salter-Harris Ⅰ型或Ⅱ型骨折，伴腓骨在外踝近侧 4~7cm 处发生横行或短斜骨折。发生 Salter-Harris Ⅱ型骨折时，胫骨干骺端骨折块位于外侧或后外侧，远折端向外向后移位。

5. 垂直压缩型和其他类型骨骺损伤　这类 Salter-Harris Ⅴ型损伤由胫骨远端受到轴向暴力所致，多在出现骺板生长障碍后才能确诊。这类损伤罕见，不足胫骨远端骨骺或踝关节损伤的 1%。若怀疑发生这种损伤，而 X 线片很难确定是否存在 Salter-Harris Ⅴ型损伤时，MRI 检查有助于明确诊断。

其他类型骨骺损伤为那些用现有的踝关节骨折分类不能加以分类的骨折。其中包括应力骨折和腓骨远端的各种骨折。

（二）诊断

踝关节骨折的患者常诉踝关节扭伤，但不能准确说出受伤时足的姿势或致伤外力。

查体时瘀斑的位置和肿胀明显的部位可提供一些有关致伤外力性质等的线索。必须检查肢体远端的脉搏，详细检查神经功能，以及软组织张力以除外骨筋膜室综合征。应该检查踝关节骨骺有无特殊的压痛点，如内、外踝，胫骨前缘和胫腓骨干。对小年龄儿童，尤其要明确腓骨远端骺板和（或）胫骨远端内侧骺板有无压痛，因 X 线片可能无法显示 Salter-Harris Ⅰ型骨折。对踝关节软组织也要检查有无压痛，特别是外侧副韧带（前后距腓和跟腓韧带）。对单纯腓骨远端骨折，特别要检查内侧副韧带有无压痛。若此时内侧副韧带有压痛，就需要仔细检查踝关节的稳定性。腓骨肌腱半脱位罕见，常被误诊为踝关节扭伤或腓骨远端骨折。主动背屈和外翻踝关节可以诱发腓骨肌腱半脱位产生腓骨远端后侧疼痛有助于明确诊断。

若怀疑踝关节骨折,X线检查应包括前后位、侧位和踝穴位片。仔细检查X线片有无骨折,胫腓骨关系是否正常,整个踝穴的关节间隙是否对称。怀疑关节不稳,但X线片示骨折并不严重时,应加做应力摄片。

在踝关节两侧可见副骨化中心,通常都是双踝对称的。内踝副骨化中心发生率可达20%,外踝副骨化中心少见,仅为1%。副骨化中心易被误认为撕脱骨折,最好的区别方法就是检查内外踝有无压痛。

(三)治疗

Dias和Tachdjian根据受伤机制提出的分类有助于理解骨折的致伤暴力,以及要获得满意对位所必须采取的复位手法。大多数儿童踝关节骨折都可以采用闭合复位外固定方法治疗,因此需要透彻理解该分类方法和受伤机制。对任何一种骺板损伤,尽可能轻柔复位,并尽早复位,避免粗暴复位。复位每拖延1天,成功复位就越困难,越容易因粗暴手法复位造成骺板损伤。如果就诊时损伤已超过10天,由于复位所需力量过大,复位时极易造成骺板损伤。早期残留的畸形尤其是在矢状面的畸形可随着时间的推移,通过塑形而得以纠正。若晚期就诊患儿存在冠状面成角畸形,则待骨折坚强愈合后再行截骨矫形。

儿童踝关节骨折主要的手术适应证为闭合复位失败或外固定不能维持对位的骨折,有移位的骺板骨折,有移位的关节内骨折,开放骨折,以及伴有明显软组织损伤的踝关节骨折。

1. 腓骨远端Salter-Harris Ⅰ型或Ⅱ型骨折 腓骨远端Salter-Harris Ⅰ型骨折是儿童最常见的踝关节骨折,常被误诊为踝关节扭伤。因为儿童骨骺损伤比踝关节扭伤常见,所以应高度怀疑腓骨远端骨骺损伤。损伤机制通常是由于足处于旋后位,受到内翻暴力作用,可伴胫骨远端骺板损伤。Salter-Harris Ⅰ型骨折患者的平均年龄为12岁。Salter-Harris Ⅱ型骨折患者年龄略小,平均为10岁。

查体可见外踝肿胀和瘀斑、外踝压痛。还要触诊踝关节内侧,包括韧带和内踝有无压痛。大多数情况下,无移位的Salter-Harris Ⅰ型骨折在X线片上无异常表现,但是腓骨远端骨骺部位软组织肿胀、局部压痛。Salter-Harris Ⅱ型骨折和移位的Salter-Harris Ⅰ型骨折很容易诊断,常伴有胫骨

远端Salter-Harris Ⅲ型或Ⅳ型骨折。

单纯无移位的Salter-Harris Ⅰ型骨折可用短腿行走石膏管型固定4周,移位骨折需要闭合复位,短腿非负重石膏管型固定4~6周。Salter-Harris Ⅱ型骨折行短腿非负重石膏管型固定4~6周即可愈合而多无并发症。有移位的腓骨远端骨折同时合并有移位的胫骨远端骨折时,胫骨骨折复位后腓骨骨折即可复位,骨折复位后多数稳定,无需内固定。

2. 胫骨远端Salter-Harris Ⅰ型骨折 这种损伤在儿童相对少见,约占胫腓骨远端全部骨折的15%。患儿年龄偏小,平均10岁。Dias和Tachdjian所述四种损伤机制都可以造成这种损伤,具体的受伤机制根据伤后X线片上骨折块的部位确定。约25%的胫骨骨折合并腓骨骨折,这有助于判断损伤机制。治疗包括按照损伤机制相反的方向轻柔闭合复位,然后石膏管型固定6周。尽管这些损伤的并发症罕见,可有报道约3%发生骨骺早闭和肢体不等长。也有文献报道受累肢体发生过度生长,但通常不超过1.5cm。

3. 胫骨远端Salter-Harris Ⅱ型骨折 这是儿童胫骨远端最常见的骨骺损伤,占踝关节骨折的40%。患者平均年龄为12.5岁,大约有20%合并腓骨干骨折。Dias和Tachdjian所述四种损伤机制都可以造成这种损伤,但是,旋后-外旋型(57%)和旋后-跖屈型(32%)损伤最常见,旋前-外翻型和其他类型骨折各占5%。干骺端骨折块的部位对明确损伤机制最有帮助。位于后侧的干骺端骨折块表明为旋后-跖屈型损伤,因此需要按照与损伤机制相反的方向,将远端骨折块向前推移以复位。

无移位骨折要求用良好的长腿石膏管型固定3~4周,然后改换为短腿石膏管型再固定2~3周。移位的Salter-Harris Ⅱ型骨折需要在麻醉下使肌肉松弛,轻柔闭合复位,以防进一步加重骺板损伤。长腿石膏管型固定3~4周,然后改换为短腿石膏管型再固定2~3周。闭合复位时,屈膝90°,足跖屈位,以放松小腿三头肌。助手握住大腿做对抗牵引,术者一手抓住足跟,另一只手握住胫骨远端,先沿畸形的方向做轴向牵引,然后按照与受伤机制相反的方向手法复位。对于旋后-外旋型损伤,先从内侧向远端牵引,然后将足外翻。超膝关节石膏管型固定,使足处于轻度旋前位以维持骨折复位。对于旋后-跖屈型损伤,先将足置

于跖屈位做轴向牵引,然后逐渐将足背伸至约20°。X线片示复位满意后足中立位,超膝石膏管型固定。对于旋前-外翻型损伤,先将足置于旋前位做轴向牵引,然后轻柔地将足旋后并内翻,复位满意后长腿石膏管型固定。

如果闭合复位失败,应行切开复位,清除骨折端嵌夹的软组织。这种情况最常见于旋后-跖屈型损伤的患者,胫骨远端前侧骨膜撕裂,嵌夹在骨折端而妨碍复位。术中清除嵌夹的软组织,满意复位后,用长腿石膏管型固定。有报道因神经血管束嵌夹而妨碍复位者。

对于残留多少移位可以接受,目前尚未达成一致。一般尽可能解剖复位,避免残留成角畸形。Speigel 等报道胫骨远端 Salter-Harris Ⅱ型骨折的成角畸形不能通过塑形纠正,因此必须解剖复位。

4. 胫骨远端 Salter-Harris Ⅲ型骨折 这些损伤约占儿童所有胫腓骨远端骨折的 20%,平均 11~12 岁。这类损伤多是由旋后-内翻型损伤造成的,约 25% 伴有腓骨远端骨折。内翻暴力作用于旋后位的足,使得踝关节外侧的韧带受到应力作用,腓骨远端发生撕脱骨折,同时距骨内翻挤压胫骨远端的内侧部分。Salter-Harris Ⅲ型骨折的骨骺部骨折线一般位于中线内侧,当骨骺骨折线位于中线或中线外侧时,不要与 Tillaux 骨折和三平面骨折混淆。无移位骨折先用长腿石膏管型固定 6 周,再改用短腿石膏管型固定 4 周。开始足置于外翻 5°~10°位固定,踝关节内侧石膏需准确以免压疮。Speigel 等报道了 26 例轻微或无移位的 Salter-Harris Ⅲ型骨折采用闭合复位治疗的结果,其中有 1 例内侧骨骺早闭,继发 5°成角畸形。这类骨折必须每周随访一次以确保维持骨折复位。

移位超过 2mm 的骨折需要在手术室进行闭合复位或切开复位后螺钉固定。术中取踝关节前侧小切口,经趾长伸肌和姆长伸肌之间进入,显露胫骨远端关节面及骨折块。然后用 Weber 复位钳复位,经皮螺钉坚强固定。短腿石膏管型固定 6 周,然后逐步负重行走。这些移位骨折的手术切开复位内固定的疗效一般良好,约 15% 并发骨骺早闭和继发成角畸形。当移位骨折未能解剖复位时,可早期发生退行性关节炎,伤后 5~8 年疼痛开始出现。

5. 胫骨远端 Salter-Harris Ⅳ型骨折 这些骨折罕见,约占儿童胫骨远端骨折的 1%。损伤机制为旋后-内翻型损伤,距骨向内推挤内踝,骨折线从关节面经过骨骺和干骺端。

由于大多数骨折移位且骨折累及关节面,首选切开复位内固定。保守治疗这些骨折容易并发早期退行性关节炎及生长障碍。手术入路类似于内踝骨折的入路,切口为凸向前侧的弯形切口,以便能显露关节面和干骺端骨折块。术中复位后在骨骺和干骺端用螺钉平行骺板固定,也可以用不带螺纹的斯氏针或克氏针固定,针尾露于皮外,6 周后拔除。术后长腿石膏管型固定 3~4 周,然后改用短腿石膏管型固定 3 周。

6. 胫骨远端 Salter-Harris Ⅴ型骨折 这些损伤极其罕见,为轴向压缩所致,伤后 X 线片并无阳性发现,而在以后出现骺板生长停止时才被注意。骺板的损伤是由生发层挤压或血管损伤造成,或两者均有。其治疗与其他生长障碍的治疗相同。

（四）并发症

1. 骺板早闭 骺板生发层的损伤引起的对称性或非对称性生长障碍是儿童胫骨远端骨骺损伤最常见的并发症,多见于有移位的 Salter-Harris Ⅲ型和Ⅳ型骨折。

产生这些骨折的内收暴力造成胫骨远端骺板的内侧部分损伤,产生非对称性的生长障碍,继而出现内翻畸形。Kling 等报道了 16 例 Salter-Harris Ⅲ型骨折和 12 例 Salter-Harris Ⅳ型骨折的资料,他们均并发胫骨远端生长停止并继发内翻畸形和肢体短缩。患者年龄平均 8~9 岁,伤后出现部分骺板生长停止的时间,Salter-Harris Ⅲ型骨折为 17 个月,Salter-Harris Ⅳ型骨折为 20 个月。Salter-Harris Ⅲ型和Ⅳ型骨折分别平均短缩 1.6cm 和 1.1cm,均伴有 15°内翻畸形。这些骨折大多数采用闭合复位,石膏管型固定治疗。Kling 等研究了另一组 20 例 Salter-Harris Ⅲ型和Ⅳ型骨折,均早期采用切开复位内固定治疗,19 例愈合而无生长障碍。因此对移位的 Salter-Harris Ⅲ型Ⅳ型骨折为防止出现生长障碍,必须早期切开解剖对位并坚强内固定。但有时即使获得解剖复位,受伤时生长板所受的严重损伤仍可造成继发生长障碍。受伤时骨折移位明显的 Salter-Harris Ⅱ型骨折也有发生生长过早停止的危险,如果闭合不能达到解剖复位,就应切开复位内固定。Speigel 等报道了 66 例闭合复位的 Salter-Harris Ⅱ型骨折患者中有 6 例(9%)发生 5°以上的成角畸形。

对胫骨远端骺板损伤的患者需要在伤后 2 年内密切随访。骺板早闭可以在 2 年以后出现,因此应该继续随访至接近骨骼发育成熟。当平片怀疑有生长停止时,需要进一步做诊断性检查。在平片上注意寻找骺板内有无骨桥,有无 Park-Harris 生长障碍线,后者有助于判断是否出现非对称性生长过早停止。CT 和 MRI 检查前要手术取出内固定物。生长停止的治疗取决于病变部位、范围和患儿生长潜力。总的来说,当生长潜力大于 2 年,骺板早闭范围小于骺板宽度的 1/2 时,可行骨桥切除,脂肪或硅橡胶填塞治疗。若患者接近骨骼成熟(女孩超过 11 岁,男孩超过 13 岁),则行胫骨外侧骺板和腓骨骺板阻滞术,健侧也要行骺板阻滞以防出现严重的肢体不等长。如果在做骺板阻滞术时合并有严重的内翻畸形,行胫骨楔形截骨及腓骨截骨术。胫骨楔形截骨在远端骺板近侧 2cm 处,截骨后内侧张开,植入全厚三角形髂骨块,克氏针或螺钉交叉固定。石膏管型外固定至截骨愈合。

2. 延迟愈合和不愈合　尽管胫骨远端骨折的青少年患者可以发生此并发症,但小年龄儿童中极其罕见。如果发生不愈合,手术清除骨折端的纤维组织,然后取自体骨植骨和内固定,尤其是骨折端存在活动者。

3. 畸形愈合所致的外翻畸形　这种并发症通常是旋前-外翻、外旋型骨折未完全复位所致。踝关节外翻大于 15°~20°时无法自我塑形,必须手术治疗。若尚有足够的生长潜力,以螺钉穿过内侧骺板行骨骺阻滞术。将要矫枉过正时,可取出螺钉使内侧继续生长。若骨骺生长已完成,最好行 Wiltse 截骨术矫形,该法可避免肢体过度短缩和踝关节内侧明显突出。

三、Tillaux 骨折

Tillaux 骨折由踝关节外旋暴力所致,其原因在于胫骨远端骺板的不对称性闭合。胫骨远端骺板中央部位最先闭合,然后是内侧骺板,最后是外侧。骺板内侧闭合大约在 13~14 岁,骺板外侧在 14.5~16 岁开始闭合,因此有 18 个月的窗口期使患者容易发生这种特殊类型的骨折。当胫骨远端外侧骺板尚未闭合,足受到外旋暴力时,由于远端骨骺的前外侧受下胫腓韧带的牵拉而发生撕脱骨折(图 18-47)。这属于 Salter-Harris Ⅲ型骨折,垂直走行的骨折线从关节面向近侧延伸,经骨骺、外侧骺板,由外侧皮质穿出。由于骺板内侧已经闭合,患儿年龄越大,骨折线越靠外。尽管骨折块大小和移位程度不尽相同,但这一年龄组的骨折块和移位多较小。

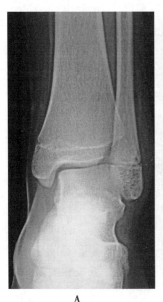
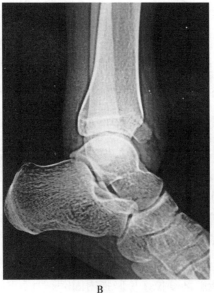
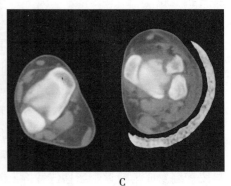

图 18-47　Tillaux 骨折
A. X 线正位片;B. X 线侧位片;C. CT 扫描片

患者典型表现为外伤后受累踝关节出现肿胀和疼痛,患者常不能说出确切的受伤机制或受伤时足所处的姿势。如果不仔细检查,这种损伤可误诊为踝关节扭伤。那些不熟悉胫骨远端骨骺闭合特点和这种特殊类型损伤的急诊医生常会漏诊。Letts 报道 26 例中有 5 例在诊断为踝关节扭伤 2 ~ 3 天后,仍不能负重而复诊才发现 Tillaux 骨折。早期踝关节 X 线片应该包括踝穴像,该位置显示骨折最清楚。

这些撕脱骨折传统的治疗为先试行闭合复位,使骨折移位小于 2mm。对于移位达 2mm 或以上者,切开解剖复位。

试行闭合复位时,要将足内旋以放松胫腓前韧带,同时,用手指按压胫骨远端骨骺骨折块。复位应该在镇静或全麻下进行。足内旋位以维持骨折复位,超膝石膏管型固定。复位后,需要拍摄踝穴像和踝关节侧位 X 线片及 CT 检查,如果骨折块移位仍大于 2mm,则行切开复位内固定。如果闭合复位成功,应该用超膝石膏管型固定 3 ~ 4 周,其后改为足中立位短腿石膏固定 3 周。定期拍摄包括踝穴像在内的 X 线片观察是否维持对位,并与受伤时的 X 线片加以比较。

切开复位内固定的适应证包括闭合复位后骨折块移位大于 2mm,或伤后超过 2 ~ 3 天且骨折块移位大于 2mm。因为切开复位内固定手术相对较小,可使关节面达到解剖复位,并获得良好的远期疗效,所以我们倾向对移位超过 2mm 的 Tillaux 骨折全部施行切开复位。有报道 6 例患者采用经皮撬拨复位和内固定,结果良好。

通常 Tillaux 骨折短期疗效很好。Kleiger 和 Mankin 报道了 4 例 Tillaux 骨折,2 例需要切开复位内固定以准确复位,而另 2 例闭合复位满意,4 例全部在 1 年时愈合,疗效满意。Letts 报道了 26 例患者,8 例需要切开复位克氏针内固定。随访 2.5 年均无并发症发生。

四、三平面骨折

此类骨折最早为 Marmor 所描述,1972 年 Lynn 对其作了更为详尽的描述,并将之定义为三平面骨折,此后又有其他人报道了类似病例。三平面骨折其骨折线可同时存在于冠状面、水平面和矢状面上。这种骨折相对少见,约占儿童胫骨远端骨骺损伤的 6% ~ 8%。这些损伤发生于青少年,其平均年龄约为 13.5 岁(10 ~ 16 岁),比

Tillaux 骨折的儿童略小。由于女性胫骨远端骨骺闭合比男性早,所以发生三平面骨折的女孩也比男孩大约平均小 1 岁。由于将足内旋可使骨折部分复位,而未完全复位者多后遗足相对于小腿的外旋畸形,提示损伤是旋后位的足受到外旋暴力所致。

三平面骨折时冠状面骨折线从骨骺板向近侧通过干骺端后部,矢状面骨折线从关节面的中线至骨骺板,形成前内侧,更常见的为前外侧骨折块。水平面骨折线经过骨骺板。这些骨折线可产生两分骨折或三分骨折(图 18-48)。在两分骨折中,内侧骨折块含有胫骨干、内踝和前内侧骨骺,外侧骨折块含有骨骺的其余部分和干骺端的后部。在三分骨折中,内侧骨折块与前者相同,外侧骨折块分成两部分,矩形的骨骺前外侧 1/4 形成单独的骨折块。此类骨折的其他类型有四分骨折和关节外三平面骨折,后者骨折线经过内踝。Ertl 等报道了 23 例此类骨折,15 例的骨折线走行获得证实:11 例为三分骨折,4 例为两分骨折。关节外三平面骨折或关节内非负重区的三平面骨折亦见于报道,在这类病例中,矢状面上的骨折线经内踝前侧穿出,而水平骨折线经骨骺板,冠状面上的骨折线经过胫骨远端干骺端的后部。

患者多在足扭伤后就诊,大多数损伤发生于

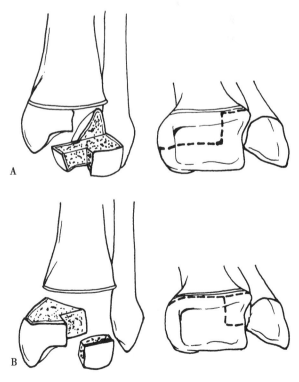

图 18-48　踝关节三平面骨折

体育活动中,但也可能由高处坠落或行走时扭伤造成。在 Ertl 等报道的 23 例骨折中,15 例发生于体育活动中,4 例由高处坠落造成,3 例为走路时踩到地面的凹坑或从便道石上踩空所致,1 例为车祸致伤。

由于 Salter-Harris Ⅲ型骨折仅在前后位 X 线片上清楚显示,Salter-Harris Ⅱ型骨折仅在侧位 X 线片上清楚显示,所以 X 线片检查应包括前后位、侧位和踝穴像。矢状面上垂直走行的骨折线从关节面向上至骺板,然后向外侧穿出。尽管骨折线垂直走行的部分可能紧靠中线内侧,且常有移位,但它通常位于胫骨的中心。有时,特别是早期检查踝关节 X 线片质量不佳时,很难在平片上看到骨折线。三平面骨折中约 50% 伴有腓骨骨折。踝穴像显示骨骺矢状面骨折线更清晰,显示骨折移位程度最准确。治疗前后,尤其是试行闭合复位时,最好进一步行 CT 检查以明确关节面分离的程度。

远期随访表明当未获得解剖复位时,可出现疼痛和早期退行性关节炎,故治疗三平面骨折的主要目的是获得胫骨远端关节面的解剖复位。Ertl 等报道了三平面骨折的近期(3 年)和远期(最长为 13 年)的疗效,发现随时间延长,疗效满意率显著降低,尤其是骨折移位大于 1mm 的患者。他们进一步发现在采用闭合复位石膏管型固定的 8 例骨折轻微移位的患者中,有 3 例最后一次随访结果比第 3 年随访结果低(优降为良,良降为可)。

大多数学者主张对那些移位小于 2mm 的骨折采用非手术治疗。在全麻下行闭合复位时,先轴向牵引踝关节,然后将足内旋,复位后在足内旋位,非负重长腿石膏管型固定 3~4 周,然后再改为短腿石膏管型固定 2~3 周。此外有学者建议在闭合复位成功后,经皮或做一 2~3cm 的小切口以光滑克氏针或螺钉固定关节内骨折块以减少再移位的危险。

平片很难精确地显示胫骨远端关节面的轻微移位,闭合复位后行 CT 扫描可以证实是否解剖复位。早期复位后需要每周拍摄一次 X 线片以确保在此期间没有出现不可接受的再移位,也可以每周作一次 CT 检查。伴发的腓骨青枝骨折或移位骨折使复位困难,在试行胫骨闭合复位之前,必须先将腓骨骨折复位。

早期检查时骨折移位大于 3mm 者,由于受伤时所受的致伤能量、软组织肿胀和骨折端软组织嵌夹等原因,要想获得可接受复位的可能性很小。在 5 例移位大于 3mm 骨折中,闭合复位均未成功,切开复位时发现,骨折断端间嵌入的组织为骨膜或踇长伸肌腱。

关节外三平面骨折为两分骨折,矢状面骨折线经内踝前侧穿出,水平面骨折线经过骺板,冠状面骨折线经过后侧干骺端。由于这些骨折为关节外骨折,故可用闭合复位长腿石膏管型固定 4 周,再用短腿石膏管型固定 2 周。

切开复位内固定的指征为闭合复位失败和早期检查发现骨折移位大于 3mm 者。手术方法取决于骨折类型和移位程度,可通过平片和 CT 检查帮助制定手术方案。

当 Salter-Harris Ⅱ型骨折后侧的骨折块移位轻微或为两分三平面骨折,则仅需经踝关节前侧切口即可。术中清除骨折端血肿,将足内旋使骨折复位,并用骨折复位钳使断端加压。在内踝做一小切口,C 型臂透视下用直径 4.0mm 的骨松质螺钉固定,也可以使用空心钉固定。在解剖复位稳定内固定后,足内旋位短腿石膏管型固定 6 周。内固定欠坚强者,先用长腿石膏管型固定 4 周,再改用短腿石膏管型固定 2~3 周。

伴有 Salter-Harris Ⅱ型损伤干骺端骨折块较大且有移位的三平面骨折常常合并腓骨骨折,骨折复位时需要更广泛的暴露。先经踝关节前侧入路显露和移开骨骺前外侧骨折块,然后推压并内旋足试行将干骺端后侧骨折块闭合复位,或在踝关节后外侧,跟腱外侧做一小切口,用 Weber 复位钳经该小口试行复位。若上述方法均未成功,则做后外侧切口,在跟腱外侧经踇长屈肌和腓骨短肌之间进入,在直视下将骨折复位,沿从前向后方向用 1~2 枚骨松质螺钉固定。在干骺端骨折块复位时可将腓骨骨折临时复位,必要时,在后侧骨折块内固定后再次复位,最后将骨骺前外侧骨折块复位内固定。患肢用长腿非负重石膏管型固定 4 周,然后再用短腿石膏管型固定 2~3 周。

三平面骨折的近期疗效一般良好,患者一般可以恢复到受伤之前的活动水平。但是这些骨折的远期疗效尚不完全明了。仅有的一篇对三平面骨折相对远期疗效的研究发现,最后一次随访(平均刚超过 6 年)的结果与第 3 年的结果相比,疗效满意的例数减少,疼痛和肿胀是疗效降低最常见的原因。推测远期疗效降低有以下几点原因:第一,一般认为骨折移位小于 2mm 是可以接受的,结果良好。但是,在 8 例受伤时骨折移位轻微的患者中有 3 例伤后 3~6 年疗效降低。第二,有些骨折在固定过程中可能发生再移位,却未做 CT 进行更为精确的检查。第三,有些移位严重的骨折,尽管通过切开复位达到解剖复位并稳定内固定,但随着时间的增加,功能逐渐降低,提示受伤时关节软骨可能已严重受损。

第17节　足部损伤

一、距骨骨折

儿童距骨骨折少见,不到全部距骨骨折的 10%。距骨颈骨折多见,其预后比距骨体骨折好。损伤机制多为高处坠落,同时踝关节强力背伸,足稍旋后,往往同时产生内踝骨折。在幼儿由于 X 线片改变不明显,初诊时容易漏诊。小年龄患儿多采用保守治疗即可,石膏固定疗效满意。青少年患儿的治疗同成人,疗效相似,移位骨折的缺血性坏死率高。

(一) 解剖

距骨处于小腿与足的连接部位,可分为体、头、颈。距骨体上面呈穹窿状与胫骨远端相关节,其关节面呈四边形,前端宽于后端,侧方各有一小关节面。前后观距骨体上面呈凹陷状,侧面观呈凸起状。距骨颈相对较短,是距骨唯一不被关节面包绕处,滋养血管由此处进入距骨体。距骨外侧突为一大的楔形突起,被覆关节软骨,外上方与腓骨相关节,下方参与形成距下关节。距骨的后缘常有一单独的骨化中心,男孩约 11~13 岁出现,女孩约 8~10 岁出现,出现后 1 年与距骨体融合。距骨下面有三个关节面与跟骨相关节。发生移位的距骨颈或距骨体骨折时,距骨血运受损,容易产生缺血性坏死。由胫后动脉、胫前动脉和腓动脉发出 4 支主要分支供应距骨血运。第一支为跗管动脉,在足底内外侧动脉起点近侧 1cm 处起自胫后动脉,走行于趾长屈肌腱腱鞘和姆长屈肌腱鞘之间,随后进入跗管,发出分支供应距骨体。第二支血供为从跗管动脉发出的三角支,走行于三角韧带的胫距纤维和距跟纤维之间,供应距骨体的内侧骨膜,并与足背动脉相交通。第三支血管供应距骨颈背侧,起自足背动脉分支间的交通支。第四支血运为跗窦动脉,主要来自腓动脉穿支,供应距骨外侧。

(二) 分类

距骨骨折可初步分为距骨颈骨折和距骨体骨折。根据骨折移位程度和发生缺血性坏死可能性大小,将距骨颈骨折分为四型。Ⅰ型为无移位的距骨颈垂直骨折。Ⅱ型骨折为移位的骨折,距下关节半脱位或脱位,踝关节尚完整。Ⅲ型骨折与Ⅱ型骨折相似,但踝关节也有半脱位或脱位。Ⅳ型骨折罕见,距骨头从距舟关节脱位。

距骨体骨折分为五型。Ⅰ型为距骨顶经软骨骨折;Ⅱ型为剪切骨折;Ⅲ型距骨后结节骨折;Ⅳ型为距骨外侧突骨折;Ⅴ型为粉碎骨折。

(三) 损伤机制

大多数距骨颈骨折为高处坠落伤,受伤时踝关节背伸。此时距骨体被固定于胫骨和跟骨之间,过度的背伸和轴向暴力作用于足底产生向背侧的剪切力使距骨颈骨折。骨折线垂直或斜行通常位于距下中、后关节面之间,骨折远端向上向内移位。产生此类骨折的暴力约为产生跟骨或舟骨骨折暴力的 2 倍,故距骨骨折少见。

(四) 诊断要点

高处坠落踝关节轴向受力病史,伤后距骨区疼痛、肿胀提示有距骨骨折的可能。患肢不能负重,查体可见踝关节肿胀,活动尤其背伸时疼痛明显。距骨颈骨折移位,同时伴有单踝或双踝骨折者,踝关节处疼痛剧烈、肿胀严重。

拍踝关节正位片、侧位片和斜位片。旋前斜位片可清晰观察距骨有无骨折。拍片时足马蹄位,旋前约 15°,X 线与水平面成角 75°。有移位的距骨骨折多伴有内踝或外踝骨折。临床怀疑骨折但 X 线片未发现者行 CT 检查确诊有无骨折及移位程度。小年龄(小于 6 岁)患儿由于距骨骨化不完全,诊断困难,即使诊断出距骨骨折,也往往低估其移位程度。

(五) 治疗

儿童距骨骨折的治疗取决于患儿年龄和移位大小。大多数小于 8 岁的患儿轻度移位者,保守治疗疗效满意。

1. 距骨颈骨折　多数距骨颈骨折就诊时无移位,对于无移位的距骨颈骨折(Ⅰ型),短腿石膏托固定 6~8 周,去石膏托后开始下地负重。骨折有移位但踝关节或距下关节无半脱位者,试行闭合复位。虽然目前尚无可接受的复位标准,一般认为距骨颈骨折残留成角大于 15°~20°者需闭合整复。因为骨折远端多向背侧、内侧移位,复位时应使足跖屈、旋前,最初4周足轻度跖屈位长腿石膏托固定,其后足中立位短腿石膏托固定3～4周。闭合复位不能使成角小于15°～20°者需切开复位。

大于10岁的距骨颈骨折患儿的治疗与成人相同。Ⅰ型骨折一般可足轻度跖屈内翻位短腿石膏托固定6～8周,直至骨折愈合。多数Ⅱ、Ⅲ型骨折需切开复位内固定。Ⅱ型骨折虽可闭合复位,但因伴软组织断裂,单纯外固定多不能维持复位。早期复位内固定有助于重建循环和早期活动。

Ⅲ型骨折多需切开复位、内固定。后外侧入路可显露骨折端,直视下复位螺钉固定,避免进一步损伤距骨血运。后侧入路不能复位时,可采取前内侧入路,但应注意保护胫后动脉的三角支。最佳固定方法为半螺纹骨松质螺钉以对骨折端加压。螺钉由后向前固定最坚强。在儿童一枚直径6.5或4.0mm螺钉即可,术后短腿石膏托固定4～6周。同成人距骨颈骨折一样,此类骨折预后较差。文献报道一例10岁女孩,Ⅲ型距骨颈骨折行切开复位内固定,伤后3个月骨折愈合,但发生缺血性坏死。

距骨颈骨折患儿伤后6～8周拍踝关节正位片和踝穴位片观察有无Hawkins征。Hawkins征是指距骨顶的软骨下萎缩,该征是排除缺血性坏死的预后指标。无Hawkins征者应避免负重,以免距骨顶塌陷。

2. 距骨体骨折　距骨顶骨软骨骨折单独讨论。在成人和儿童距骨体骨折均较距骨颈骨折少见,且预后差,骨折移位时预后更差。距骨体骨折大多就诊时无移位,可短腿石膏托固定6～8周直至骨折愈合。移位的骨折需切开复位内固定以防止早发退行性骨性关节炎。

3. 外侧突骨折　外侧突骨折罕见,不到踝关节损伤的1%。损伤机制为足强力背伸、内翻。诊断困难,容易漏诊,一方面因为此类骨折少见,一方面初诊时难于在X线片上发现骨折,尤其当骨折无移位时。因而当踝关节受伤后有关节外侧疼痛时应怀疑有无距骨外侧突骨折,在从事体育活动需经常做急停动作的患儿尤其如此。治疗取决于就诊时骨折的移位程度。多数骨折无移位,长腿不负重石膏托固定6周即可。骨折移位大于1cm者需切开复位一枚加压螺钉固定,恢复关

面的完整性。

(六) 并发症

缺血性坏死是距骨骨折最严重的并发症,其发生率与骨折部位和移位程度有关。Ⅰ型距骨颈骨折缺血性坏死率文献报道0～10%,Ⅱ型40%～50%,Ⅲ型80%～90%,Ⅳ型100%。

伤后6～8周拍片观察有无Hawkins征。有Hawkins征者距骨血运好,可存活,伤后6～8周能开始下地负重。无Hawkins征者不一定预示一定发生缺血性坏死,但应使患儿不负重,伤后3个月再次复查仍无Hawkins征者应行MRI检查。当骨折愈合后仍有缺血性坏死者,应限制活动,以免距骨塌陷。

二、距骨骨软骨骨折

距骨骨软骨骨折又称为剥脱性骨软骨炎,一般累及距骨顶的后内侧或前外侧。虽然病因尚未完全明了,但多数患儿有外伤史,尤其前外侧受累者。骨块稳定时多数患者保守治疗满意,骨块剥脱时则需手术去除或固定骨块。

(一) 损伤机制

关于距骨骨软骨骨折的损伤机制争论多年,目前认为创伤为最主要的病因。Berndt和Hardy经尸体研究发现当背伸的足被强力内翻时,距骨顶前外侧与外踝内侧撞击;当跖屈的足被强力内翻、外旋时,距骨顶后内侧与胫骨远端关节面撞击受损。

距骨前外侧病变与创伤机制最为密切。98%的前外侧病变有外伤史,70%的后内侧病变有外伤史。外侧病变中的薄片状浅在病变比深层杯状病变更与创伤性剪切力所致损伤相一致。

此外,尚有其他因素参与形成病变。文献中有同一家族多人发病的报道,5%～10%的病例双侧发病。

(二) 分类

Berndt和Hardy于1959年将此类疾病分为四期。Ⅰ期,小块软骨下骨小梁压缩骨折,此时X线片无异常发现。Ⅱ期骨块不完全撕脱或分离。Ⅲ期完全撕脱但无移位。Ⅳ期骨块剥脱旋转可游离于关节内。Ⅰ期损伤一般需MRI确诊,在T_1和T_2加权像上病变均为低信号,有时因髓内水肿可在T_2加权像上表现为高信号。Ⅱ期早期(Ⅱa)由于机体对创伤后死骨的反应,MRI可见软骨下囊性变。

Pritsch 等采用关节镜检查,将病变表面软骨分为 3 级。Ⅰ级软骨完整、质韧有光泽。Ⅱ级完整但变软。Ⅲ级软骨磨损。X 线片不能观察软骨病变情况,MRI 所见与关节镜下所见较一致,在 92% 的病例可精确判断骨块的稳定性。

(三)诊断要点

患儿常有踝关节损伤病史,可在伤后立即就诊。但更多见的是因伤后很长时间症状仍不缓解或无外伤诱因下踝关节慢性疼痛而就诊。

慢性疼痛者查体时可见踝关节广泛肿胀,多继发于滑膜炎和关节积液。病变稳定者,前外侧病变时,足被动背伸内翻时疼痛;后外侧病变时,足跖屈、内翻、外旋时疼痛。骨块松动或完全移位者,被动活动踝关节疼痛。

拍正位、侧位和踝穴位片,仔细观察有无骨软骨病变。拍对侧踝关节片对比,且有时可发现双侧均受累者。当 X 线片无异常发现,但临床高度怀疑时,行核素骨扫描确诊,当距骨摄入不增加时,应警惕有无其他病变。

对Ⅰ期Ⅱ期患者行 MRI 检查骨松质情况以及有无软骨下囊性变。在Ⅲ期和Ⅳ期患儿 CT 检查有助于确定病变部位、大小及其稳定性。

(四)治疗

1. Ⅰ期、Ⅱ期病变 采取非手术治疗,短腿不负重石膏固定 6 周后开始下地负重,但限制剧烈体育活动 6 周。不负重使骨块部分恢复血运从而愈合,多数文献报道保守治疗可取得优良效果,随访 7.5 年优良率可达 78%。距骨内侧Ⅲ期损伤保守治疗亦可取得良好结果。若保守治疗临床症状改善不明显或 X 线片显示病变向Ⅲ期或Ⅳ期发展,则需及时手术治疗。出现症状后 12 个月才开始手术治疗者效果不佳。

手术适应证包括距骨外侧病变Ⅲ期和所有的Ⅳ期病变及各期病变中保守治疗失败者。首选关节镜治疗,损伤小,距骨顶显示清楚。Ⅱ期病变关节软骨尚完整者,镜下钻孔以促进愈合和骨软骨块的再血管化。术后不负重 6~8 周。

2. Ⅲ期病变 关节软骨磨损轻者治疗方法类似Ⅱ期病变,但骨块应稳定内固定。急性损伤后产生小块病变,病变表面关节软骨正常者最适于此种治疗。内固定物最好用可吸收钉,可避免二次手术取内固定,且不会因距骨塌陷而损伤胫远端关节面。术中使用 2 枚可吸收钉沿远端彼此分开方向固定以获得最大稳定,术后外固定,不负

重 6~8 周,其后开始逐渐负重。

大于 1cm 的慢性Ⅲ期病变伴关节软骨磨损者,刮除病变,基底部钻孔。病变刮除时应深达健康、出血的骨质,周围达正常健康软骨。术后固定 2 周后开始踝关节功能锻炼以促进纤维软骨形成。

最近有文献报道刮除软骨下硬化死骨后病变基底植骨,关节软骨保留完整,短腿石膏固定不负重 6~8 周,其后开始功能锻炼并逐步负重直至病变愈合。随访 2 年以上,植骨组 83% 疗效良好,单纯刮除组 50% 疗效良好。

三、跟骨骨折

儿童跟骨骨折罕见。损伤机制多为高处坠落伤,小年龄儿童坠落高度可不高,而青少年患者坠落高度至少 3 米以上。小年龄儿童跟骨骨折常难于诊断,多在随访过程中出现骨痂才确诊。保守治疗在小年龄患儿多取得良好结果,青少年患儿,关节内骨折有移位者需手术治疗。

(一)解剖

跟骨为足部最大的跗骨。其解剖形状既提供一个杠杆增加小腿三头肌的力量又能传导体重。跟骨形状不规则,有 6 个面,其中 4 面为关节,跟距关节面 3 个,跟骰关节面 1 个。

在骨骼比较成熟者,侧位片测量 Bohler 角。跟骨后关节面最高点到跟骨结节最高点连线和后关节面最高点到跟骨前缘连线相交所呈角度为 Bohler 角,正常为 25°~40°,跟骨骨折时可用以判断压缩和畸形程度。

(二)损伤机制

多数跟骨骨折为高处坠落伤产生的轴向暴力所致,暴力使距骨撞击跟骨,产生骨折。小年龄患儿的坠落高度一般不超过 1.2 米,10 岁以上患儿,坠落高度一般在 4 米以上。此外,交通事故、割草机损伤及物体砸伤均可产生跟骨骨折。

(三)分类

成人跟骨骨折常采用 Essex-Lopresti 和 Letournel 分类。Schmidt 和 Weiner 在 Essex-Lopresti 分类基础上制定了更适合于儿童的跟骨骨折的分类。

Ⅰ型 A. 跟骨结节或骨突骨折;B. 载距突骨折;C. 跟骨前突骨折;D. 下外侧骨折;E. 跟骨体小撕脱骨折。

Ⅱ型 A. 喙状骨折;B. 跟腱抵止处撕脱骨折。

Ⅲ型 未累及距下关节的线形骨折。

Ⅳ型 累及距下关节的线形骨折。

Ⅴ型 A. 舌状骨折;B. 关节压缩骨折。

Ⅵ型 伴明显软组织损伤、骨质丢失及跟腱抵止处缺如的骨折。

（四）诊断要点

患儿常高处坠落伤后就诊,跟骨区疼痛明显。大年龄患儿从 3~5 米以上高度摔下者除后足肿胀外,还常伴有脊柱和下肢损伤,查体时应全面检查以免漏诊伴发伤。

小年龄患儿跟骨骨折无移位时诊断困难,文献报道漏诊率达 27%~55%。怀疑跟骨骨折时应拍跟骨轴位片、侧位片、直背跖位片和斜背跖位片。Broden 片有助于发现侧位和斜位不易发现的骨折。拍片时小腿内旋 40°,X 线以跗窦为中心分别以向头部 10°、20°、30° 和 40° 角度投照,从后向前观察跟骨后关节面。

对于成人跟骨骨折累及关节面者,CT 检查有助于判断骨折类型、关节内骨块多少,用以指导治疗。Sanders 等根据后关节面损伤情况将跟骨骨折分为四型。Ⅰ型,无移位骨折;Ⅱ型,劈裂型,分为两部分;Ⅲ型,劈裂压缩型,骨折分为三部分;Ⅳ型,关节粉碎型,骨折分为四部分。

（五）治疗

一般儿童跟骨骨折短腿石膏或支具固定 3~

6 周即可,其后逐渐下地负重,效果满意。尤其适用于 10 岁以下儿童,因为此年龄阶段愈合能力强,且关节内骨折发生率低。5 岁以下儿童,骨折常无移位,就诊时往往难于发现骨折线,怀疑跟骨骨折者,短腿石膏固定 3 周后下地负重。

10~12 岁患儿,虽有部分患儿为关节内骨折,疗效尚满意。Schmidt 和 Weiner 报道 37 例关节外骨折患儿,平均年龄 10 岁,而 22 例关节内骨折患儿平均年龄 13 岁。根据患儿年龄短腿石膏固定 4~6 周,其后逐渐负重。

12 岁以上患儿关节内骨折比例高（63%,小年龄者仅 27%）,患肢创伤大,伴发损伤发生率高（50%,小年龄组仅 20%）。关节外骨折的治疗同小年龄患儿,但固定时间长,约 12 周。此年龄组,关节内骨折常见,闭合保守治疗一般功能良好,但多为短期随访结果,且某些病例短期随访内即出现疼痛,X 线片可见后遗畸形及距下关节早期退行性变表现。Schantz 和 Rasmussen 保守治疗 15 例儿童跟骨骨折,随访 12 年。4 例出现疼痛,X 线片示 9 例跟骨变宽,4 例后关节面出现台阶,2 例出现骨性关节炎。天津医院小儿骨科采用经皮撬拨复位治疗移位的儿童跟骨骨折,远期疗效满意（图 18-49）。骨骼成熟者的关节内骨折有移位时的治疗同成人,切开复位内固定,恢复关节面、恢复跟骨高度、恢复跟骨宽度。

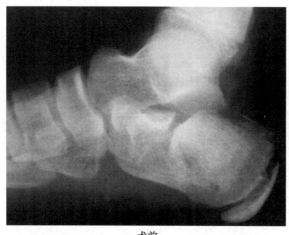
术前

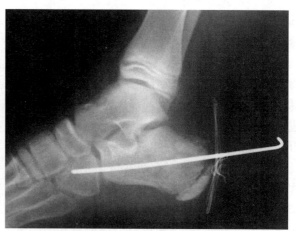
术后

图 18-49 跟骨骨折,经皮撬拨复位

（六）并发症

儿童跟骨骨折并发症不常见。最常见的并发症为后遗疼痛和早发距下关节炎,尤其见于移位的关节内骨折。在成人,约 10% 出现足骨筋膜室综合征,需将 9 个间隔减张。文献中尚未报道儿童跟骨骨折出现骨筋膜室综合征,但在青少年患

者应予以注意。

四、跗跖关节骨折

跗跖关节骨折（Lisfranc 骨折）在成人亦罕见,儿童跗跖关节骨折多为个案报道,直到 1981 年 Wiley 报道了 18 例儿童患者。因为其解剖结

构在 X 平片不易清晰分辨,且儿童骨折多无移位,故诊断常困难。多数患儿单纯石膏固定即可,但移位的骨折需闭合复位内固定或切开复位内固定。虽然部分患儿尤其未解剖复位或复位丢失者会后遗持续性疼痛,儿童跗跖关节骨折效果一般尚好。对持续疼痛者可行跗跖关节融合术。

（一）解剖

跗跖关节由远排跗骨与跖骨基底构成,内侧三跖骨分别与相应的楔骨相关节,外侧二跖骨与骰骨相关节。第二、三跖骨通过跗跖韧带与邻近楔骨相连,跖侧坚强,背侧弱,此处为跗跖关节中的重要部分。跖骨间韧带比背侧和跖侧韧带更坚强。Lisfranc 韧带起自第二跖骨,止于第一楔骨。在第一、第二跖骨基底走行胫前动脉足底支和腓总神经深支。

（二）损伤机制

第一种　间接损伤,足尖着地时足遭受外力撞击。多见于高处坠落时,患足着地时足趾屈曲位,使跗跖关节水平急剧跖屈。结果足急剧外展,第二跖骨基底骨折,跖骨向外移位。

第二种　机制为患儿跪地,物体撞击足跟产生的直接损伤。

第三种　为足固定于地上,身体以足跟为支点后倒。此种损伤可产生多发骨折。

儿童中高处坠落伤最常见（56%）,其次后倒摔伤（22%）,足跟至足趾压缩伤最少见（18%）。在成人多为车祸、撞击伤、高处坠落伤。

（三）分类

Hardcastle 将跗跖关节损伤分为三类:

A 型　关节完全脱位。跗跖关节完全失去同心圆对位,跖骨向外移位。

B 型　关节部分脱位。仅部分跗跖关节脱位,或内侧半,或外侧半。第一跖骨可因 Lisfranc 韧带断裂或基底骨折而向内侧移位。

C 型　关节分离型损伤。跗跖关节部分或全部失去同心圆对位,第一跖骨向内移位,其余四跖骨向外移位。

儿童 A 型、C 型损伤少见,B 型骨折常移位轻微。成人 A、B、C 型骨折发生率分别为 17%、72%、10%。

（四）诊断

诊断困难,约 20% 误诊或漏诊。漏诊病例预后差。患儿常以足部疼痛和足背尤其跗跖关节背侧肿胀就诊。损伤严重时可整个足背肿胀,不易判断局部压痛。足部畸形少见,因为儿童患者骨折时常无移位,或受伤时有移位,但伤后自行复位。负重时疼痛明显或查体及 X 线片正常仍不能负重时应警惕有无跗跖关节损伤。中足足底出现淤血提示有跗跖韧带损伤。

拍患足正位、侧位和斜位片。斜位片上第一跖骨外缘应与内侧楔骨对齐,第二跖骨内侧缘应与中间楔骨内缘对齐。轻微 Lisfranc 损伤可表现为第二跖骨基底骨折,第一、第二跖骨基底间分离至少 2mm。与对侧相比,负重下 X 线片示分离增加,有助于诊断。X 线片怀疑不能确诊者行 CT 检查,可诊断并判断损伤程度。对 X 线片表现正常者,MRI 可发现其韧带损伤。Potter 报道在 X 线片分离 0~2mm 患者中,MRI 发现 3 例韧带完全断裂,18 例部分断裂。

（五）治疗

治疗取决于移位大小、复位程度和复位后稳定性。多数儿童跗跖关节损伤就诊时无移位或移位小于 2mm,可行保守治疗,短腿石膏固定 5~6 周。

最初 X 线片或 CT 示移位大于 2mm 者,全麻下闭合复位,复位后残留移位大于 1mm 者需切开复位内固定。闭合复位失败的三个主要原因为胫前肌嵌入、内侧楔骨和第一跖骨非同心圆对位及骨块嵌入第二跖骨和中间楔骨之间。若闭合复位满意但不稳定者,则需经皮克氏针固定。

切开复位内固定指征为闭合不能解剖对位及后遗分离有慢性症状者。术中取第一、二跖骨间隙及第三、四间隙纵切口,直视下解剖对位,经皮克氏针固定,针尾留于皮外,术后 6 周拔除。慢性症状患者,术中清理关节内碎片,使关节面粗糙后解剖对位克氏针固定。

（六）并发症

文献报道中短期随访 3~8 个月时,18 例患者中 14 例无症状,效果优良。但随访 1 年时 4 例感不适:2 例后遗对位不良,其中 1 例为闭合复位失败;另 1 例为漏诊病例;1 例 16 岁患儿发生第二跖骨头缺血性坏死。成人最常见的并发症为后遗疼痛,可能与进行性平足或外侧撞击摩擦有关,可行跗跖关节融合术治疗。

五、跖骨骨折

跖骨骨折是儿童足部最常见的损伤,约占所有足部损伤的 15%。可为物体砸落足背,及自行车或机动车碾过时直接损伤所致,也可为间接损伤如足落地时轴向和旋转暴力所致。10岁以上第五跖骨骨折最常见,占所有儿童跖骨骨折的45%。5岁以下儿童第一跖骨骨折最常见。在幼儿第一跖骨基底骨折常为翘棱型。儿童跖骨骨折容易漏诊,第一跖骨骨折漏诊率可达20%。

患儿常以足扭伤或直接外伤后足部疼痛就诊。应明确损伤机制,因为挤压伤应警惕有无筋膜室综合征的可能。Silas报道7例儿童足部筋膜室综合征,其中3例为足部挤压伤跖骨骨折患儿。

拍足正、侧、斜位片。小年龄患儿初始X线片可能见不到骨折线,需2周后复查拍片确诊。扭伤多致跖骨颈骨折,而直接外力多致跖骨干骨折。

因多数跖骨骨折无明显移位,故多采用保守治疗,短腿石膏托固定3～6周,伤后24～48小时抬高患足。在大年龄患儿完全移位的骨折,骨折向背侧成角大于20°需闭合复位。

开放骨折、闭合复位失败骨折及单纯靠外固定不能维持对位的骨折需切开复位内固定。术中将克氏针顺行从远折端打出,复位后再逆行打入,针尾折弯,剪短留于皮外。石膏固定4～6周后拔除克氏针,继续石膏固定2周。若就诊时或治疗后出现骨筋膜室综合征,则将足部9个间隔全部减张。

六、第五跖骨基底骨折

第五跖骨近端可分为三部分:近端骨松质结节,稍远端结节及近端骨干-干骺端交界区。滋养动脉经内侧皮质进入髓腔后分为远近两支,近支与干骺端血管间存在一分水岭,此区的骨折容易发生延迟愈合或不愈合。第五跖骨基底骨骺化骨中心约9岁时出现,12～15岁融合。此骨骺容易误诊为骨折。骨骺线多呈矢状,骨折线多横行与跖骨干呈钝角可资鉴别。

第五跖骨基底骨折依其骨折部位分型:

Ⅰ区 骨松质结节,是腓骨短肌及足底结膜中跟跖韧带的抵止点。

Ⅱ区 结节的远侧部分,有跖侧、背侧韧带与第四跖骨相连。

Ⅲ区 从韧带抵止点以远至骨干中间。

Ⅳ区 又称为Jones骨折,因血运差易发生不愈合。

治疗取决于骨折部位和患儿的运动水平:

Ⅰ区骨折为腓骨短肌腱和足底筋膜外侧部分撕脱骨折。短腿石膏固定3～6周后开始下地负重。就诊时移位大于3mm者可能发生不愈合,石膏固定6周,疗效满意。

Ⅱ区骨折位于干骺端-骨干交界处,骨折线从外侧皮质斜行向近端达内侧皮质与第四跖骨相关节处。损伤机制可能为垂直外力和冠状面撕脱联合作用。此类患儿多在急性损伤前已有慢性应力损伤,多见于从事体育活动的青少年。慢性损伤症状持续时间长(3～4个月)的患儿容易发生骨折不愈合。Josefsson报道一组病例,急性骨折者远期约12%需手术治疗,而慢性骨折保守治疗后远期约50%需手术治疗。对急性骨折病例,短腿石膏固定、不负重6周。6周后局部仍有压痛,X线片无骨痂生长者继续固定、不负重。无压痛但有骨痂生长者穿硬底鞋保护下负重4周,X线片示骨折愈合坚强后恢复正常活动。在慢性骨折患者,症状存在3个月以上者,保守治疗骨折不愈合可能性增加。未经治疗者可先石膏固定不负重6周,仍不愈合者行植骨、加压螺钉髓内固定,术后短腿石膏固定3～4周。疗效满意,并发症少。

Ⅲ区骨折多为应力骨折,多见于运动员。急性损伤行短腿石膏固定、不负重6周,其后保护下负重3～4周。慢性损伤或不愈合者行髓内固定。

七、趾骨骨折

儿童趾骨骨折罕见,多为直接损伤,常不需要特殊治疗。近节趾骨损伤比远节多见,踇趾损伤比小趾多见。损伤机制多为足趾踢物或背落物砸伤。直接暴力所致骨折常伴严重软组织损伤,开放骨折罕见,且多为趾甲和甲床损伤。

多数趾骨骨折仅需对症处理,穿硬底鞋保护下负重。移位严重者,手法整复并与邻近足趾固定。在大年龄患儿复位后可能需经皮克氏针固定,术后6周去除克氏针。伴发的甲床损伤,手术修补;开放骨折行清创,静脉抗生素治疗24小时后改为口服抗生素5～7天。

(王强 杨建平 范竟一)

参 考 文 献

1. Herring JA. Musculoskeletal injuries ∥ Herring JA. Tachdjian's Pediatric Orthopaedics. 3rd ed. Philadelphia:Elsevier Science Health Science div,2002;2059-2438.

2. Burch JG. Surgical technique of physeal bar resection. Instr Couese Lect,1992,41:445-450.

3. Beringer DC, Weiner DS, Noble JS, et al. Severely displaced proximal humeral epiphyseal fractures: a follow-up study. J Pedaitr Orthop,1998,18(1):31-37.

4. Huber RI, Keller HW, Huber PM, et al. Flexible intramedullary nailing as fracture treatment in children. J Pediatr Orthop,1996,16(5):602-605.

5. 杨建平,刘宝昆,张质彬,等. 闭合复位、经皮克氏针固定治疗儿童完全移位的肱骨髁上骨折. 中华骨科杂志,1999,19(11): 659-661.

6. Chambers HG, Wilkins KE. Fractures of the neck and head of the radius // Rockwood CA, Wilkins KE, Beaty JH. Fractures in Children. Philadelphia: Lippincott-Raven,1996:586.

7. 任秀智,张质彬,杨建平,等. 手术治疗儿童桡骨近端骨折的长期疗效随访. 中华小儿外科杂志,2002,23(3): 284-285.

8. De Boeck H. Surgery for nonunion of the lateral humeral condyle in children: 6 cases followed for 1-9 years. Acta Orthop Scand,1995,66(5):401-402.

9. Best TN. Management of old unreduced Montaggia fracture dislocations of the elbow in children. J Pediatr Orthop,1994,14(2):193-199.

10. Akbarnia BA. Pediatric spine fractures. Orthop Clin North Am,1999,30(3):521-536.

11. Apple DF Jr, Anson CA, Hunter JD, et al. Spinal cord injury in youth. Clin Pediatr (Phila),1995,34(2):90-95.

12. Cheng J, Tang N. Decompression and stable internal fixation of femoral neck fractures in children can affect the outcome. J Pediatr Orthop,1999,19(3):338-343.

13. Bar-On E, Sagiv S, Porat S. External fixation or flexible intramedullary nailing for femoral shaft fractures in children: a prospective, randomized study. J Bone Joint Surg Br,1997,79(6):975-978.

14. Albrecht-Olsen P, Kristensen G, Burgaard P, et al. The arrow versus horizontal suture in arthroscopic meniscus repair: a prospective randomized study with arthroscopic evaluation. Knee Surg Sports Traumatol Arthrosc,1999,7(5):268-273.

15. Janarv PM, Westblad P, Johansson C, et al. Long-term follow-up of anterior tibial spine fractures in children. J Pediatr Orthop,1995,15(1):63-68.

16. Maguire JK, Canale ST. Fractures of the patella in children and adolescents. J Pediatr Orthop,1993,13(5): 567-571.

17. McCarthy JJ, Kim DH, Eilert RE. Posttraumatic genu valgum: operative versus nonoperative treatment. J Pediatr Orthop,1998,18(4):518-521.

18. Inokuchi S, Usami N, Hiraishi E, et al. Calcaneal fractures in children. J Pediatr Orthop,1998,18(4):469-474.

19. Jensen I, Wester JU, Rasmussen F, et al. Prognosis of fracture of the talus in children: 21 (7-34)-year follow-up of 14 cases. Acta Orthop Scand,1994,65(4):398-400.

20. Herring JA. Musculoskeletal Injuries//Herring JA. Tachdjian's Pediatric Orthopaedics. 5th ed. Philadelphia: Saunders,2013:1199-1516.

21. Burch JG. Surgical technique of physeal bar resection. Instr Couese Lect,1992,41:445-450.

22. Akbarnia BA. Pediatric spine fractures. Orthop Clin North Am,1999,30(3):521-536.

23. Apple DF Jr, Anson CA, Hunter JD, et al. Spinal cord injury in youth. Clin Pediatr (Phila),1995,34(2):90-95.

索　引

1,25-二羟维生素 D　253

1,25-二羟维生素 D(1,25-dihydroxyvitamin D)　253

3D 打印技术　119

3D 打印模型　119

3-甲氧基-4-羟基-苦杏仁酸(VMA)　325

5/8 环　114

7-脱氢胆固醇　253

7-脱氢胆固醇(7-dehydrocholesterol)　253

A

Adams 前弯试验　142

Albright 病　205

AO 万能脊柱系统　150

Apert 综合征　129

Apgar 评分　17

Apley 征　394

阿-奇综合征　162,182

安放反应和迈步反射　27

B

Baclofen　230

Barlow 试验　56

Barlow 征　57

Baumann 角　341

Birbeck 颗粒　314

Blount 病　68

Borden 粗隆下截骨术　69

Boston 支具　148

白血病　42

半侧骺固定　139

半月板损伤　393

半椎体　157

半椎体切除术　160

伴有恶变者(Ⅲ型)　249

包容疗法　210

孢子丝菌病(sporotrichosis)　278

闭孔神经前支切断术　236

表面成像　146

表皮样囊肿　162

髌骨骨折　386

髌骨下移手术　237

并指　50

并指分离　48

病因学分类(SRS 标准)　136

病灶清除　281

玻璃软骨　9

剥离性骨软骨炎　224

补充植骨　166

不协调的步态　21

布氏杆菌骨髓炎　276

步态　18

步态异常　20

C

Carpenter 综合征　129

Catterall 分类法　217

CD 地平线　150

C-D 和 TSRH 系统　150

C-E 角　59

Charcot-Marie-Tooth(CMT)病　243

Charleston 支具　149

Cobb 法　145

Cockayne 综合征　130

Cornelia DeLange 综合征　130

Cotrel-Dubousset　177

Cotrel-Dubousset 器械矫正　177

CT 扫描　29

颤搐(ballismus)　229

肠道感染　43

常染色体显性肌营养不良　247

常染色体隐性肌肉营养不良　248

"敞篷轿车"反射　28

超声检查　30

成骨不全　194

成骨不全遗传及表型异质性　195

成骨细胞　5

成角和(或)内、外翻畸形　22

成年典型皮肌炎(Ⅱ型)　249

成年多发性肌炎(Ⅰ型)　249

持续被动活动　186

尺骨鹰嘴骨折　354

尺骨中央化　48

尺、桡骨骨折　356

齿状突发育不全　121

齿状突分离　120

齿状突骨折　363

齿状突游离骨　120

耻骨联合的切开复位和内固定　372

川德伦堡(Trendelenburg)试验　18,58

创伤性肌炎　249

纯结核蛋白衍生物(PPD)皮肤试验　279

唇样变切除术(Cheilectomy)　221

磁共振　30

脆发鼻咽综合征(trichorhinophalangeal 综合征)　219

D

De Bastiani 技术　107

Debre-DeToni-Fanconi 综合征　255

Dejerine-Sottas 病　243

Dennis-Browne 支架　89

Dimeglio 评分法　87

Duchenne 肌营养不良　247

Dwyer 技术　178

代谢性骨病　253

带血管蒂的腓骨移植　80

带血管蒂腓骨移植　187

带血管蒂肋骨移植　187

戴支具的时间　149

单纯骨盆环骨折　370

单发内生软骨瘤　317

单房骨囊肿　320

单肢骨骺发育不良　207

单肢瘫(monoplegia)　229

蛋白多糖　4

低磷酸酶血症　257,258

低血磷性抗 D 型佝偻病　254

骶骨缺如　162

骶椎和腰椎缺如　184

第二跖骨头栓死(Freiberg 栓死)　41

第五跖骨基底骨折　412

第一掌骨先天性缺如　52

典型皮肌炎　249

点状骨病　206

电刺激疗法　81

调钙蛋白　143

动脉瘤样骨囊肿　320

短颈综合征　122

短腿非负重石膏管型　402

短腿行走石膏管型　402

短指　52

多发内生软骨瘤　318

多发性创伤　334

多发性骨骺发育不良　207

多发性骺发育不良　218

多发性肌炎　249

多发性神经炎　243

多髌骨畸形　77

多指　51

E

ELY 征阳性　237

Ender 钉　387

Erb-Duchenne 型　245

恶性转移瘤　43

恶性骨母细胞瘤　323

恶性软骨母细胞瘤　324

儿童皮肌炎(Ⅳ型)　249

耳腭指综合征　130

F

Fairbank 颖悟试验　78

Ferguson 手术　61

Frankel 线　258

Freeman-Sheldon 综合征　130,252

Freiberg 栓死　223

Frejka 枕　60

French 方法　88

Friedreich 共济失调　244

发育受阻　14

发育性变形　14

发育性髋关节脱位　55

发育性髋内翻　67

发育性肢体不等长　104

发育异常　14

反向侧弯 X 线片　145

范可尼综合征　255

放射菌病(actinomycosis)　277

放线菌素 D　325

非成骨性纤维瘤　321

非营养型脊柱侧弯　166

非甾体抗炎药(NSAIDS)　219

肥厚层　7

腓骨肌萎缩　243

腓骨远端 Salter-Harris Ⅰ型或Ⅱ型骨折　402

分节不良　158

跗跖关节骨折(Lisfranc 骨折)　410

跗跖关节松解和跖骨截骨术　91

伏克曼(Volkmann)管　5

浮动拇指　52

浮膝损伤　400

脯氨酸（proline）　258

副舟骨　96

G

Galant 反射　28

Galeazzi 手术　78

Galeazzi 征　57

Gauvain 试验　283

Gower 征　227

Guillain-Barre 综合征　243

钙的代谢　6

干骺端骨发育不全　207

干骺端纤维性骨皮质缺损　321

高弓足（pes cavus）　93

高胱氨酸尿　43

高速荧光屏-胶片系统　145

跟骨骨折　409

跟骨后方疼痛　41

跟骨截骨术　91

跟腱延长　234

跟距骨桥（tarsal coalition）　92

跟骰关节融合术　91

弓形板　116

弓形韧带　392

肱骨近端骨骺骨折　337

肱骨近端和肱骨干骨折　339

肱骨髁上骨折　340

肱骨内上髁骨折　347

肱骨外髁骨折　346

肱骨小头骨骺缺血性坏死　223

肱骨小头骨折　347

肱骨远端骨骺分离　345

共分析　43

共济失调（ataxia）　229

佝偻病　253

股骨粗隆间旋转截骨　62

股骨干骨折　377

股骨颈骨折　373

股骨颈基底型骨折　374

股骨颈前倾角　60

股骨髁上截骨术　236

股骨扭转　71

股骨头动脉问题　211

股骨头骨骺分离　373

股骨头骨骺滑脱　202

股骨头缺血性坏死　41,210

股骨远端骨折　382

股骨转子间骨折　374

股四头肌进行性纤维化　249

股直肌试验（rectus femoris test）　230

骨包壳　272

骨的反应　9

骨的化学　5

骨的结构　5

骨的盘形手术　275

骨的形成　4

骨的转移瘤　325

骨骼成熟度　145

骨关节感染　266

骨关节结核　278

骨骺点状发育不良　206

骨骺早闭　400

骨化性肌炎　248,345

骨霍奇金病　325

骨嵴切除　166

骨结缔组织增生性纤维瘤　319

骨筋膜室综合征　344

骨巨细胞瘤　321

骨瘤　316

骨瘘孔　272

骨梅毒　277

骨母细胞瘤　43

骨内酶含量　6

骨盆骨髓炎　276

骨盆骨折　369

骨盆环破裂骨折　371

骨盆倾斜　159

骨盆与髋臼骨折　369

骨皮质切开　116

骨气臌（spina ventosa）　283

骨桥　158,332

骨桥切除术　332

骨缺损　117

骨肉瘤　43

骨软骨瘤　316

骨嗜伊红肉芽肿　314

骨细胞　5

骨纤维肉瘤　324

骨性斜颈　124

骨血管瘤　319

骨血管肉瘤　324

骨样骨瘤　41,42,315

骨钻孔　275

固定螺栓　115

刮除所有感染的肉芽组织　275

关节穿刺　270

关节的发育　10

关节滑液　31

关节活动范围　24

关节交锁　289

关节镜的手术　38

关节镜检查　38

关节挛缩症　203

关节囊后外侧和后内侧复合体　392

关节囊周围截骨术　62

关节内压　266

关节强直　283

关节液的黏稠度　267

关节液的外观　266

关节造影　30,61

胱氨酸病　255

胱氨酸累积型佝偻病　255

胱氨酸尿并发佝偻病　255

腘动脉受损　389

腘绳肌的分段延长术　237

腘窝角（popliteal angle）　230

腘窝囊肿（popliteal cyst）　308

过度治疗　29

H

Hangman 骨折　363

H-E 角　69

Hilgenreiner 线　59

Hilton 定律　40

Hilton 征　214

Holt-Oram 综合征　130

Horner 综合征　245

哈氏系统　175

海扇贝状椎体　166

含空泡细胞（physaliferous cell）　321

韩-薛-柯（Hand-Shuller-Christian）病　314

合并截瘫的胸椎结核病灶的清除和减压手术　285

红细胞沉降率　273

骺板的血运　8

骺板损伤　330

骺板阻滞术　404

骺的生长　6

骺固定术　102

骺和骺板的发育　7

后撤反射　27

后方脊柱融合　160

后方融合和器械矫正　166

后方松解　90

"后加"现象　160

后交叉韧带　392

滑膜　266

滑膜骨软骨病　219

滑膜切除术　289

滑膜炎　212

滑囊　316

滑液　266

滑液内蛋白含量　267

滑液内葡萄糖含量　267

化脓性肌炎　248

踝关节骨折　400

踝间距　263

踝震挛试验　156

踝足支具（AFO）　230

坏血病（scurvy）　258

环磷酰胺　325

寰齿间隙　120

寰枢椎融合　122

唤醒试验　156

活体组织检查　32

获得性髋内翻　68

I

Ilizarov 矫正法　69

Ilizarov 外固定器加压治疗　81

Ilizarov 肢体延长术　108

Isola 器械矫正　177

Isola 系统　150

J

肌电图　32

肌动蛋白　143

肌发育不良　251

肌腱损伤　299

肌力测定　26

肌强直性营养不良（myotonic dystrophy）　247

肌球蛋白　143

肌肉瓣填充　275

肌肉的生长与发育　10

肌肉劳损　42

肌肉神经连接部　226

肌肉痛性痉挛　249

肌炎　248

肌营养不良　246

肌张力 Ashworth 评级法　232

畸胎性马蹄足　87

急性 Werdnig-Hoffman 病　242

急性化脓性关节炎　269

急性肌肉溶解症（Ⅴ型）　249
急性髋关节一过性滑膜炎　287
急性血源性骨髓炎　271
脊髓发育不良　240
脊髓灰质炎　241
脊髓灰质炎后综合征　241
脊髓肌肉平面　226
脊髓监测　156
脊髓空洞症　181
脊髓前方减压　184
脊髓受压　194
脊髓损伤　361
脊髓纵裂　157,162
脊索瘤　321
脊柱的生长发育　11
脊柱骺发育不良　219
脊柱后路器械矫正术　175
脊柱肌肉萎缩（spinal muscular atrophy,SMA）　242
脊柱结核　43,280
脊柱截骨术　160
脊柱前方器械矫正　178
脊柱神经管闭合不全　162
脊柱失衡　144
脊柱损伤　361
加铅的丙烯过滤器　145
家族性间质肥大性多发神经变性病　243
家族性颈部强硬　123
甲下骨疣　41
甲状旁腺　253
甲状旁腺功能低下　262
甲状腺功能亢进　43
假关节　117
假性甲状旁腺功能低下症（pseudohypoparathyroidism, PHP）　263
间质软骨肉瘤　323
肩峰畸形　49
肩关节脱位　336
肩椎骨　127
剪刀畸形　236
减压死腔　275
碱性磷酸酶　314
腱鞘囊肿（ganglion）　307
腱转移术　91
交叉伸直反射　27
交锁髓内钉　380
节段性脊柱发育不良　186
截瘫　281
筋膜肩胛肱营养不良（fascioscapulohumeral dystrophy,

FSHD）　247
进行性骨干发育不良　206
经颈型骨折　374
经验医学　43
惊吓反射　27
颈肋　130
颈张力反射　27
颈正直反射　28
颈椎后方融合术　121
颈椎结核病灶清除手术　283
颈椎损伤　361
颈椎椎弓根和小关节面缺如　122
胫腓骨骨干骨折　394,396
胫腓骨远端骨骺损伤　400
胫骨干开放性骨折　397
胫骨后内侧成角　84
胫骨结节骨软骨炎　41,222
胫骨结节骨折　387
胫骨结节转移（Hauser）术　78
胫骨近端干骺端骨折　395
胫骨近端骨骺骨折　388
胫骨髁间棘骨折　391
胫骨内旋　71
胫骨扭转畸形　71
胫骨疲劳性骨折　41
胫骨外旋　71
胫骨楔形截骨　404
胫骨应力骨折　399
胫骨远端 Salter-Harris Ⅲ型骨折　403
胫骨远端 Salter-Harris Ⅰ型骨折　402
胫骨远端 Salter-Harris Ⅳ型骨折　403
胫骨远端 Salter-Harris Ⅱ型骨折　402
胫骨远端 Salter-Harris Ⅴ型骨折　403
胫骨远端干骺端骨折　399
胫内翻　72
痉挛性步态　21
静脉回流异常　211
静止肌力　26
静止性脑病　229
巨指　52
距骨骨软骨骨折　408
距骨骨折　407
距骨颈骨折　407
距骨体骨折　408

K

Kaneda 脊柱侧弯系统　150
Köhler 病　223

Kidner 手术　96

King-Moe 的分类　151

King 分类　151

Kite 方法　88

Kugelberg-Walander 病　242

开放性骨折　333

开胸引起的脊柱侧弯　168

抗结核药　279

考德曼套袖状三角　322

空洞分流　182

口面指综合征　130

口腔反射　28

口哨面孔综合征(whistling face)　252

口哨面容综合征(whistling face 综合征)　130

髋关节急性一过性滑膜炎　40

髋关节结核　282

髋关节伸展试验(prone extension test)　230

髋臼骨折　372

髋臼基底球面截骨术　62

髋臼指数　59

L

Langenskiöld 粗隆间截骨术　69

Laurence-Moon-Biedl-Bardet 综合征　130

Legg-Calvé-Perthes 病　210

Lenke 分类　151

Lignac-Fanconi 综合征　255

Lignac 病　255

Little 病　229

Luque 方法　150

Luque 节段器械矫正术　176

赖氨酸(lysine)　258

朗格汉斯细胞组织细胞增生症　314

勒-雪(Letterer-Siwe)病　314

肋骨畸形　155

类孟氏骨折　351

利多卡因　188

良性骨母细胞瘤　316

良性软骨母细胞瘤　318

两性霉素 B(amphotericin B)　277

裂手　52

淋巴瘤　43

磷的代谢　6

瘤巢　315

颅后窝减压手术　119

颅锁发育不全　126

颅腕跗综合征　130

屡发性髌骨脱位　77

挛缩性蜘蛛指　252

螺纹杠　115

M

Maffucci 综合征　318

Maroteaux-Lamy 综合征　219

McMurray 征　394

Milwaukee 支具　148

Moire 高低形态法　146

Moro 反射　27

Morquio 病　219

Moseley 直线图预测法　101

Mose 分类　218

Moss Miami 器械　150

马方综合征　201

麦角甾醇(ergosterol)　253

慢性 Werdnig-Hoffman 病　242

慢性肾衰竭所致的骨发育不良　256

慢性肾小管酸中毒　43

猫抓热(cat-scratch fever)　277

毛细血管扩张性(telangiectic)肿瘤　322

镁的代谢　6

孟氏骨折(Monteggia frature)　351

面颌骨发育障碍综合征　129

末端小骨　119

拇指内收肌松解术　237

拇指狭窄性腱鞘炎　53

拇指再造　48

N

Nash-Moe 法　146

Nelaton 线　57

脑瘫　229

内侧副韧带　392

内侧松解　90

内耳正直反射　28

内生甲(ingrowing nail)　306

内收肌切腱术　236

O

Ober 试验　22

Ogden 分类　330

Ollier 病　318

Ombredanne 垂直线　59

Omega 环　114

Ortolani 试验　56

Ortolani 征　55

Osgood-Schlatter 病　222

P

Paley 乘数法预测法　104

Panner 病　223

Pavlik 吊带　60

Pemberton 截骨术　62

Perdriolle 法　146

Perkins 线　59

Ponseti 方法　88

Putti 垫　60

帕米膦酸二钠　199

盘状半月板　73

盘状骺板　7

膀胱控制能力失常　164

皮肤咖啡色素斑　319

皮肤皱褶不对称　57

皮下杠　139

皮样窦道　162

皮样囊肿　162

偏心性扩张　320

平均延长指数　117

平行校准光束　145

破骨细胞　5

破骨细胞瘤　321

Q

Q 角　390

髂骨翼骨折　370

髂腰肌延长术　236

牵开速度和频率　110

牵拉肘　356

铅笔样变　166

前、后方融合　160

前、后路弧度突侧半骺固定　160

前交叉韧带　392

羟脯氨酸(hydroxyproline)　258

羟赖氨酸(hydroxylysine)　258

羟芪咪(2-hyroxystilbamidine)　277

切除硬脊膜束带　119

青年驼背　42

青年型特发性脊柱侧弯　140

轻偏瘫(hemiparesis)　229

倾斜反应　28

清除死骨　275

球孢子菌病(coccidioidomycosis)　277

球状骺板　7

曲轴现象　155

屈指和屈腕肌的分段延长术　238

屈趾反射　27

躯干失衡　159

去矿化骨基质　320

缺指(ectrodactyly)　52

R

Refsum 病　243

Rett 综合征　239

Risser 征　141

Roux-Goldthwait 手术　78

Rubinstein-Taybi 综合征　130

染色体异常　13

桡骨近端骨折　349

桡骨头半脱位　356

人类体位　61

"日光放射"状阴影　322

容纳脊髓间隙　120

肉毒杆菌毒素(botulinum toxin)　230

乳酸脱氢酶　314

软骨发育不良　193

软骨痂实化　117

软骨内软骨　9

软骨黏液纤维瘤　318

软骨肉瘤　323

S

Salter-Harris 分类　330

Salter 骨盆截骨术　62

Salter 征　214

Sandifer 综合征　125

Schwartz-Jampel 综合征　219

Shanz 截骨术　64

Shenton 线或 Menard 线　59

Sjögren 综合征　249

Smith-Lemli-Opitz 综合征　130

Stulberg 分类法　218

三关节固定术　91

三角肌挛缩　250

三角韧带　392

三节拇指　53

三平面骨折　405

三维重建数据　119

三肢瘫(triplegia)　229

三主弧　151

色素绒毛结节性滑膜炎　289

沙门菌骨髓炎　276

沙氏截骨术(Zahradnick)　63

闪烁照像　30

上臂型麻痹　245

少年型特发性脊柱侧弯　140

伸肌推进反应　28

身体正直反射　28

神经肠囊肿　162

神经根异常　162

神经母细胞瘤　42

神经系统的发育　11

神经纤维瘤病　166,319

神经性斜颈　124

肾上腺皮质酮　320

肾小管性佝偻病　254

肾盂积水　43

生长高峰速度　141

生长激素（growth hormone，GH）　261

生长激素缺乏症（growth hormone deficiency，GHD）　261

生长率　99

生长痛（growing pain）　41

拾物试验　18

视力正直反射　28

嗜酸性肉芽肿　42

手部感染　305

手指弯斜　53

手足徐动　229

枢纽关节　24

术后疼痛综合征　235

双脊髓　162

双肩不对称　159

双肢瘫（diplegia）　229

双主弧　151

撕脱骨折　370

四肢瘫（quaraplegia）　229

"搜寻"或"寻找"反射　28

梭形横突　166

锁骨部分切除　127

锁骨骨髓炎　275

锁骨骨折　335

T

Tanner 系统检查　145

Texas Scottish Rite 医院　177

Texas Scottish Rite 医院器械矫正　177

Tillaux 骨折　404

TLSO 支具　149

Tonnis 臼成形术　62

胎儿期　4

弹力软骨　9

弹性髓内钉固定　379

特发性低蛋白血症　43

特发性脊柱侧弯　42,138

特发性马蹄足　87

特发性溶骨症　209

特发性少年骨质疏松　42

体感兴奋电位（somatosensory-evoked potentials，SSEPs）　156

天花骨髓炎　277

同侧股骨和胫骨双骨折　400

同杏草酸（HVA）　325

头干角（head shaft angle）　69

头环牵引　139

褪黑激素　142

臀部型综合征　276

臀大肌挛缩　250

托马斯（Thomas）试验　230

U

U 形"泪滴"　60

V

vertical expandable prosthetic titanium rib，VEPTR　173

Volkmann 缺血性挛缩　345

Von Rosen 位　60

Von Rosen 支架　60

Vulpius 手术　235

W

Wagner 技术　107

Waldenström 的分类　214

Wassertein 技术　107

Weill-Marchesani 综合征　130

Williams 髓内针固定加表面植骨　80

Wiltse 截骨术　404

Wisconsin 节段器械矫正术　177

外侧副韧带　392

外侧突骨折　408

外侧柱分类法　217

外胫骨　96

外伤性髌骨脱位　389

弯曲变形性发育异常（diastrophic dysplasia）　252

顽固性畸形足　117

望远镜样动作　57

维生素 A 过多症（hypervitaminosis A）　259

维生素 C 缺乏病（vitamin C deficiency）　258

维生素 D　253

维生素 D₃（胆骨化醇，cholecalciferol）　253

维生素 D 缺乏性佝偻病　253

维生素 D 中毒　260
未来生长潜力　155
纹状骨病　206
稳定椎体　151
无影像学异常型脊髓损伤　361
误吸　235

X

X 线平片　29
"吸吮反射"　28
膝关节　283
膝关节屈曲挛缩　117
膝关节韧带损伤　392
膝关节损伤　386
膝间距　263
膝内翻　263
膝外翻　41,263
细胞线粒体氧代谢　164
下臂型麻痹(Klumpke 型)　245
下部腰椎、骶椎和骶髂关节结核病灶清除手术　285
下颌发育不良综合征　129
下肢力线　18
下肢扭转畸形　70
下肢痛　40
下肢外观不等长　159
先天缺陷　13
先天性下桡尺关节半脱位　50
先天性扁平足　92
先天性成骨不全　43
先天性尺骨发育不良　48
先天性齿状突畸形　120
先天性垂直距骨　81
先天性第一颈椎枕骨融合　119
先天性多关节挛缩　251
先天性多关节挛缩症　203
先天性腓骨缺如　84
先天性高肩胛症　127
先天性肌强直(myotonia congenita)　247
先天性肌强直性营养不良(congenital myotonic dystrophy)　247
先天性肌性斜颈　123
先天性肌营养不良(congenita muscular dystrophy)　248
先天性脊柱侧弯　157
先天性脊柱后突　182
先天性脊柱脱位　186
先天性肩关节脱位　49
先天性胫骨假关节　79
先天性胫骨缺如　83

先天性髋关节脱位　55
先天性髋关节外展挛缩　250
先天性马蹄内翻足　86
先天性桡尺骨连接　48
先天性桡骨缺陷　47
先天性桡骨头脱位　50
先天性手指外翻畸形　53
先天性束带畸形　95
先天性锁骨假关节　129
先天性无痛症　244
先天性膝关节脱位　76
先天性下肢不等长　104
先天性小趾内翻　96
先天性心脏病和脊柱侧弯　167
先天性椎体移位　186
纤维软骨　9
纤维异样增殖　205
相对长度　99
相对成熟　99
小儿全血量　299
小脑平面　226
小指营养不良　53
协同脊柱系统　150
斜头畸形　129
心理性腰背疼痛　43
新生儿臂丛神经麻痹　245
新生儿坐骨神经麻痹　246
行椎板切除　166
形成缺陷　157
形态生成异常　14
胸段畸形的前方矫正术　179
胸廓旋转　159
胸腔功能不全综合征　168
胸腔镜脊柱手术　190
胸腔镜技术　189
胸腔镜下脊柱前路松解及融合术　191
胸腰骶支具(TLSO)　149,184
胸腰段和腰段实心杠前方矫正　179
胸、腰段脊柱骨折　365
胸腰脊椎结核病灶清除手术　285
胸椎结核病灶清除手术　283
胸椎颈椎化　123
旋前圆肌延长术　238
选择性脊神经后根切断术　230
血管损伤　301
血友病　208
循证医学　43

Y

Y 等同线（Ponseti）　59

Y 线　59

Y 型截骨　69

压疮　235

芽生菌病（blastomycosis）　277

咽后壁脓肿　281

炎症性斜颈　124

眼下颌面综合征　129

眼性斜颈　124

眼牙指综合征　129

眼源性斜颈　125

腰背疼痛　40

腰骶发育不全　184

腰间盘型综合征　276

夜啼　283

遗传性感觉神经病和痉挛性截瘫（hereditary sensory neuropathy with spastic paraplegia），243

遗传性感觉神经病和视神经萎缩（hereditary sensory neuropathy with optic atrophy）243

遗传性感觉运动神经病（hereditory sensory motor neuropathy）242

遗传性共济失调性多发神经炎　243

异常背部纤维索条　162

异性软骨瘤病　219

疫苗性骨髓炎　277

翼蹼综合征　252

隐匿畸形　166

应力性骨折　41

婴儿骨皮质增生　289

婴儿型髋内翻　67

婴儿型特发性脊柱侧弯　138

罂粟碱　188

营养不良型侧弯　166

营养障碍性步态　22

硬膜内血管瘤　162

硬膜外脓肿　42

硬纤维瘤　319

尤文瘤　324

幼年特发性关节炎（juvenile idiopathic arthritis，JIA）　289

釉质瘤　321

远端多关节挛缩　252

运动电位器　156

运动肌力　26

运动系统神经平面　226

运动支切断术　235

Z

Z 字成形术　123

Zielke 前方去旋转脊柱融合技术　178

增殖层　7

张力-应力　108

张力障碍（dystonia）　229

掌骨骨折　360

掌骨旋转截骨　48

折叠缝合关节囊　49

枕骨大孔减压　182

枕椎骨　119

真性孟氏骨折　351

正直反射　28

支持反应或下肢伸直反射　28

支具内的矫正效果　149

支具治疗　140,148

肢体不等长　98

肢体带肌肉营养不良（limb-girdle muscular dystroply）248

肢体延长　117

脂肪瘤　162

蜘蛛指（趾）　201

植骨术　156

跖骨骨折　411

跖骨头缺血性坏死　223

指骨骨折　361

指骨融合　53

指蹼加深　48

趾骨骨折　412

致密性骨发育障碍　208

中心性膨胀　320

终丝约束　162

舟骨骨折　360

轴旁尺侧半肢　48

轴旁桡侧半肢　47

轴旁性腓骨半肢畸形（paraxial fibular hemimelia）　84

轴旁性胫骨半肢畸形（paraxial tibial hemimelia）　83

轴突神经病　243

肘关节脱位　355

肘内翻　345

注意力缺失症　212

转换反应　43

椎板和棘突变形　164

椎弓根骨折　363

椎管内畸形　159

椎管内肿瘤　42

椎管狭窄　194

椎间盘疝 42

椎间盘脱出症 309

椎间盘炎 42,43,310

椎旁脓肿 281

椎体骨髓炎 42,43,276

椎体旋转 146

锥体外系运动功能异常 226

锥体系平面 226

赘踇 96

姿势性马蹄足 87

自然电位 33

自体骨髓 320

自主活动电位 36

纵向可撑开钛制肋骨假体 173

足部损伤 407

足舟骨缺血（Köhler 病） 41

足舟骨缺血性坏死 223

组织细胞增生症 X 314

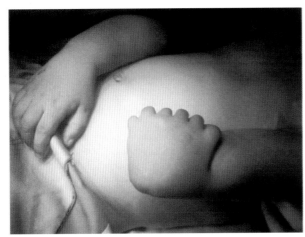
外观

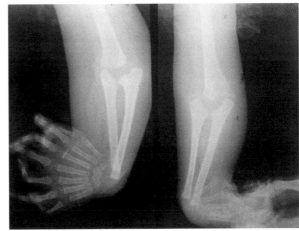
X线照片

图 5-6　多指畸形

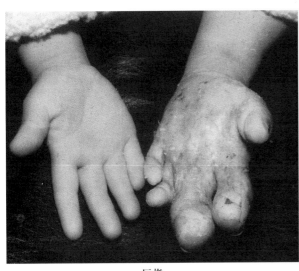
巨指

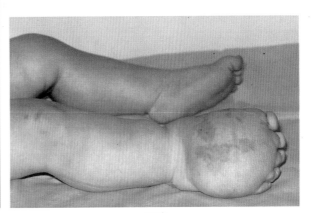
巨肢

图 5-8　淋巴血管瘤引起的巨指(肢)

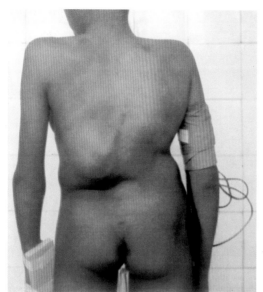
术前正位外观

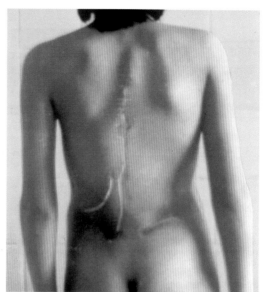
术后正位外观

A

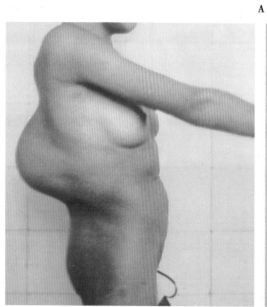
术前侧位

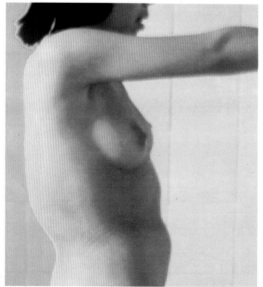
术后侧位

B

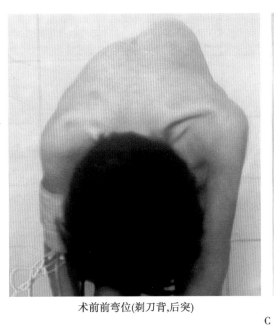
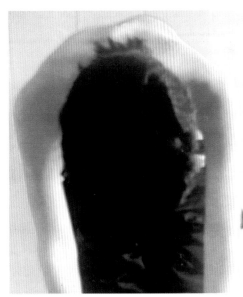

术前前弯位(剃刀背,后突)　　　　　　术后前弯位

C

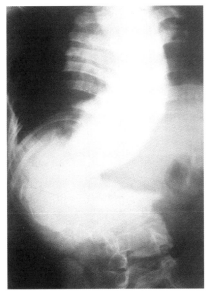
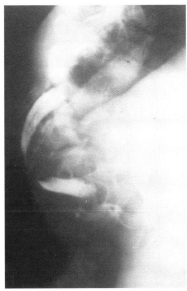
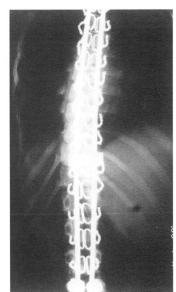

胸腰段侧弯100°,后突95°　　　　后突脊髓造影　　　　E. 术后X线片

D

图 9-16　严重脊柱侧弯手术后对比

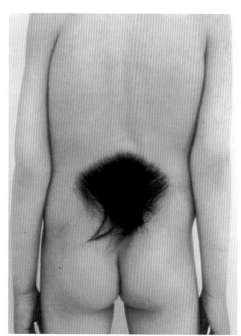

A. 毛发丛生外观

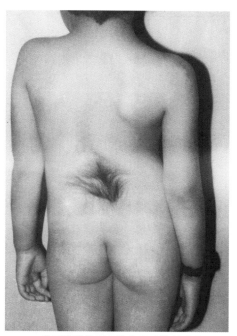

B. 先天性脊柱侧弯并发脊髓纵裂,术前

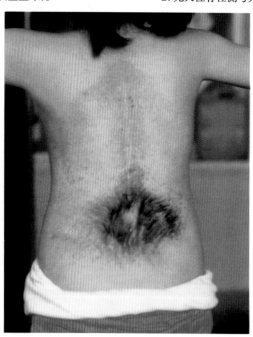

C. 术后半年

图 9-17　脊髓纵裂病儿又恢复局部毛发丛生外观

28